医药类高职高专新形态精品教材

供药学、药品经营与管理、医学检验技术、卫生检验技术、医学生物技术、医学营养、医学影像技术、康复治疗技术、口腔医学技术、眼视光技术、社区管理与服务、健康管理、卫生信息管理、卫生财会等专业用

临床医学概要

（第4版）

主　编　蔡小红　杨淑丽

副主编　叶建峰　王　菊　潘　青

编　委（按姓氏笔画排序）

王　菊　苏州卫生职业技术学院

叶建峰　苏州卫生职业技术学院

庄志祥　苏州大学第二附属医院

刘玉林　苏州市吴中人民医院

许晓敏　苏州卫生职业技术学院

孙　静　苏州卫生职业技术学院

孙妍珺　苏州卫生职业技术学院

杨淑丽　苏州卫生职业技术学院

张　颖　苏州卫生职业技术学院

张一思　苏州卫生职业技术学院

高　贤　苏州高博职业学院

郭　慧　苏州卫生职业技术学院

蔡小红　苏州高博职业学院

潘　青　苏州高博职业学院

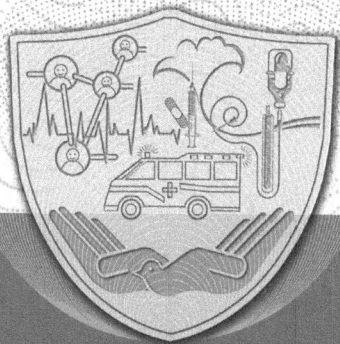

西安交通大学出版社
XI'AN JIAOTONG UNIVERSITY PRESS

内容提要

《临床医学概要》(第4版)主要介绍临床医学的基础知识,内容涵盖诊断学及内科、外科、妇产科、儿科、五官科、皮肤科、传染科的常见疾病,紧扣药学、检验、康复、影像、口腔、眼视光、健康管理等医药类专业的岗位需求,按98学时课程标准编写。本书内容包括临床诊疗基础、临床疾病总论以及各系统常见疾病,共17篇、83章,共涉及100余种疾病。每章后有目标检测,方便学生进行课后自测。第4版修订时,根据临床医学发展,与时俱进,删除了一些疾病,又增加了部分疾病。所有章节内容均制作了配套课件,可以更好地立体化展示教学内容,辅助教学。

本教材可供药学、药品经营与管理、医学检验技术、卫生检验技术、医学生物技术、医学营养、医学影像技术、康复治疗技术、口腔医学技术、眼视光技术、社区管理与服务、健康管理、卫生信息管理、卫生财会等医药类专业的临床医学概要、疾病学概要等课程教学使用,也可供基层医疗机构从事医学相关技术岗位的医务人员工作、培训时参考。

图书在版编目(CIP)数据

临床医学概要 / 蔡小红,杨淑丽主编. -- 4版.

西安:西安交通大学出版社,2025.8. --(医药类高职
高专新形态精品教材). -- ISBN 978 - 7 - 5693 - 4127 - 0

Ⅰ. R4

中国国家版本馆CIP数据核字第2025SP6796号

书　　名	临床医学概要(第4版)
主　　编	蔡小红　杨淑丽
责任编辑	张永利
责任校对	肖　眉
出版发行	西安交通大学出版社
	(西安市兴庆南路1号　邮政编码710048)
网　　址	http://www.xjtupress.com
电　　话	(029)82668357　82667874(市场营销中心)
	(029)82668315(总编办)
传　　真	(029)82668280
印　　刷	西安五星印刷有限公司
开　　本	787 mm×1092 mm　1/16　印张　40.5　字数　936千字
版次印次	2025年8月第4版　2025年8月第1次印刷
书　　号	ISBN 978 - 7 - 5693 - 4127 - 0
定　　价	98.00元

如发现印装质量问题,请与本社市场营销中心联系。
订购热线:(029)82665248　(029)82667874
投稿热线:(029)82668803

前　言

《临床医学概要》(第 4 版)是为高职高专药学、药品经营与管理、医学检验技术、卫生检验技术、医学生物技术、医学营养、医学影像技术、康复治疗技术、口腔医学技术、眼视光技术、社区管理与服务、健康管理、卫生信息管理、卫生财会等专业临床医学概要、疾病学概要等课程设计的配套教材，也可供城乡医疗机构中医药类技术人员及基层医药工作者培训进修时参考。

本教材于 2012 年出版第 1 版，2015 年出版第 2 版，2020 年出版第 3 版，自出版以来，被许多高职高专院校选用，所用院校教学效果良好，受到了师生的普遍好评。随着医学的发展，书中的部分内容需要及时更新，因此进行了本轮修订。修订后的第 4 版教材在保留了第 3 版教材中大部分常见疾病的基础上，对部分疾病进行了增删，使内容更为精简和贴近医药类专业的需要。本次修订将教材内容与专业标准、工作岗位对接，根据"思想性、科学性、先进性、启发性、实用性、可读性"等优质教材要求，以"教师易教、学生易学、临床实用"为目标，对第 3 版教材进行传承与创新，将临床新理论、新知识、新技术和新进展融入教材之中。全书内容包括临床诊疗基础、临床疾病总论，以及各系统、各科的临床常见疾病。临床诊疗基础包括问诊与病史、常见症状与体征、体格检查、实验室与其他检查；临床疾病总论包括体液代谢和酸碱平衡、外科感染、休克、肿瘤、创伤、输血、临床营养支持治疗；临床常见疾病以系统为单元确定模块化教学内容，主要介绍了各系统的内科及外科常见病、中毒、传染病、皮肤病、女性生殖系统炎症、感官系统疾病等。全书共 17 篇、83 章，内容涉及 100 余种临床各科的常见疾病。此外，书中还编写了 46 个项目教学案例及全部章节共 87 个配套课件。通过本课程的学习，读者可以拥有从事药学、检验、营养、康复、影像、口腔、眼视光、健康管理、卫生信息等工作所必备的医学专业知识、能力、情感态度和价值观，以适应今后工作的基本要求和职业生涯发展的需要。

修订后的《临床医学概要》(第 4 版)教材主要体现了以下几个方面的特色。

第一，编写理念突出"课岗融通"的职业教材特色，符合医药类专业人才培养需求。以工作过程系统化理论为指导，对临床医学概要的教学内容进行系统化设计。对接行业标准、岗位，以项目教学案例、工作任务按人体系统模块和临床诊断思维进行内容编排，每章节先展示学习目标，将重点疾病以项目化情景案例和工作任务导入，再从病因及发病机制、临床表现、实验室及其他检查、治疗要点及预防的临床工作程序建构相关疾病内容，促进临床知识、能力和思维的养成。附录设置的教学大纲以及实训指导的 13 个综合实训项目有利于"工学结合"和"教－学－做一体化"，能提高学生的临床诊断思维和分析解决实际问题的能力，并能培养其临床实践技能。

第二，突出"实用、创新、先进"特色。在体现教材"宽泛、必需、够用"和传统教材编写基本原则的基础上，教材内容紧跟临床前沿，围绕医学新发展、专业新标准及医学相关类岗位新需求精心设计内容。教材内容包括临床各科室、各系统常见疾病的基本理论、基本知识和基本技能，内容简明扼要、通俗易懂、专业性强，融入了最新的医学理论、知识、技术、用药和标准，体现了先进性和时代特征，深度贴近临床工作实际。

第三，结构与内容设计"辅教助学"，实现"纸数线立体融合"教材特色。本书每章节都有学习目标，重点疾病有项目化情景案例和工作任务，突出学习的重点、难点和导向性，可提高学生的学习兴趣。每章后设置有名词解释、填空题、简答题及选择题等题型，可帮助学生进行目标达成度检测，以提高其学习效果和成绩。各章均制作了配套课件，读者可自行扫二维码学习，以方便教学和学习，拓展了教材内容和多元化数字资源。此外，编写组还主持建设了与教材配套的"疾病学概要"在线精品课程，向本校及全国师生免费开放，可供开展线上线下"融合式"教学使用。

第四，将"德技兼修"融入职业精神培养。部分课件中融入了思政案例和故事，使学生感受敬畏生命、吃苦耐劳、勇于奉献、精益求精、提高服务质量等医者职业精神的熏陶，养成崇高医德、精良技术和人文情怀，从而更好地服务于人类健康事业。

本教材的第一主编为医学教授（二级岗位），编者团队为苏州卫生职业技术学院、苏州高博职业学院、苏州市吴中人民医院、苏州大学第二附属医院的双师型教师或医师，皆有丰富的临床工作及本课程教学经验。

鉴于以上原因，本书是一部体现现代职业教育理念、临床工作理念及医药类专业特点的优质立体化融合式创新教材，可作为高职高专医药类专业临床医学概要、疾病学概要课程的主教材，也可作为临床执业医师、执业药师资格考试或康复治疗师、检验医师、验光师、口腔技师、医学营养师、健康管理师等的培训教材。

本书在编写过程中得到了各位编者所在单位的领导、同行及西安交通大学出版社的大力支持，也参考了许多文献资料，在此一并致以诚挚的谢意！限于编者水平及编写时间，书中疏漏之处在所难免，恳请广大师生在使用本书的过程中多提宝贵意见，以便于我们今后再次修订和完善。

蔡小红　杨淑丽

2025 年 3 月

目　录

第一篇　临床诊疗基础

第二篇 临床疾病总论

第十六篇 女性生殖系统炎症

第十七篇 感官系统疾病

附 录

绪　论

学习目标

掌握：健康、亚健康、疾病、健康促进的概念。

熟悉：临床医学概要的概念、课程性质、研究范围。

了解：临床医学发展简史，临床医学概要的学习目标和方法。

医学（medicine）是研究健康相关问题的科学，以治疗和预防生理、心理疾病，提高人体身心素质为目的。医学包括基础医学、临床医学、康复医学、检验医学、预防医学、特种医学、传统医学及药学等。

临床医学（clinical medicine）是研究人类身心疾病的病因、诊断、治疗及预后，促进人体健康的科学。临床医学分为临床诊断学和临床治疗学，后者又按医疗服务的对象、疾病的特性、治疗手段的不同分为内科学、外科学、妇产科学、儿科学、神经病学、精神病学、传染病学、眼耳鼻咽喉科学、口腔科学、皮肤性病学、核医学、泌尿科学、骨科学、麻醉科学、肿瘤医学、急诊医学、性医学、护理学、康复医学、保健医学、临终关怀学等。

第一节　临床医学概要概述

一、临床医学概要的概念

临床医学概要，也称疾病学概要，主要内容包括诊断学概要和临床常见疾病，是一门阐述诊断疾病的基本原则和方法以及内、外、妇、儿等科常见疾病和传染病的发生和发展规律、诊断和防治措施的综合性临床医学课程。该课程是药学、药品经营与管理、医学检验技术、康复治疗技术、医学营养、口腔医学技术、眼视光技术、健康管理等专业的重要专业课程，也是卫生信息、卫生财会等专业的临床医学类课程。通过本课程的学习，医学生可以构建疾病诊疗与健康教育的专业技能，提高为患者提供健康服务的能力，并为职业生涯的发展奠定基础。

二、临床医学发展简史

近代医学经历了 16—17 世纪的奠基，18 世纪的系统分类，19 世纪的大发展，20 世纪与现代科学技术紧密结合，逐步发展为现代医学。20 世纪以来，医学发展迅速，主要体现在以下方面。

1. *治疗方法日新月异*　20 世纪新药不断出现，如 1922 年弗雷德里克·格兰特·

班廷提取胰岛素用以治疗糖尿病，1928 年英国的亚历山大·弗莱明发现了青霉素，1944 年美国赛尔曼·亚伯拉罕·瓦克斯曼发现链霉素等。同时，治疗方法也有明显进步，如联合化学治疗逐步从对白血病的治疗扩展到其他肿瘤，要素饮食、静脉高营养疗法开始应用于重症衰弱患者，免疫疗法提高了一些慢性病、难治之症的疗效，除颤仪、人工心脏起搏器、人工呼吸机的使用显著提高了一些疾病的疗效。

2. 诊断技术迅猛发展　自 1895 年威廉·康拉德·伦琴发现 X 线，X 线诊断就逐步成为临床医学的重要手段。此后相继发明了心电图(1903 年)、脑血管造影(1911 年)、心脏导管术(1929 年)、脑电图(1929 年)、超声检查(20 世纪 50 年代)、胃镜(20 世纪 60 年代)、X 线电子计算机断层成像(CT)、磁共振成像(MRI)及数字减影血管造影(20 世纪 70 年代)、心肺监视仪器、核素检查等，使得疾病的诊断水平不断提高。

3. 医学领域不断拓展　内分泌学、营养学、分子生物学、医学遗传学、免疫学、神经外科技术、显微外科技术、器官移植学、精神病学、心身医学以及行为医学等相继出现。

4. 医学模式逐步转变　20 世纪后期，由于人类文明的高度进步和科技的发展，社会环境、生活习惯和行为方式随之发生变化，疾病谱也发生了明显的变化，生物医学模式受到了挑战。1977 年，美国医学家乔治·恩格尔提出"生物-心理-社会医学模式"，即应从生物学、心理学和社会学 3 个方面综合考虑人类的健康和疾病问题，疾病的治疗目标不仅是治愈某一疾病，还要促进康复、减少残疾、提高生活质量，这一新模式对医学提出了更高的要求。

诊断、治疗技术的迅猛发展及医学模式的转变使人们认识到在人类的健康维护和促进过程中，医生已不再是唯一的角色，迫切需要更多的护士、药剂师、临床药师、检验技师、影像技师、康复治疗师、营养师、心理治疗师、健康管理师以及卫生财会、卫生信息管理等专业人员参与其中。因此，医学相关类专业人才已经成为医疗卫生事业队伍的重要组成部分。

三、健康与疾病的概念

"预防为主"和"以人的健康为中心"的现代健康观要求医疗服务向改进人群健康的方向发展，通过提高人群自我保健和预防疾病的意识，提高生活质量，尽可能减少发病率、残疾率和死亡率。

1. 健康(health)　为人类社会存在的正常状态。1947 年，世界卫生组织(WHO)提出"健康不仅仅是没有躯体疾病，还要有完好的生理、心理和社会适应状态"。人的健康受很多因素的影响，主要包括环境因素、生物学因素、生活方式及是否采取保健或干预措施等 4 个方面。健康与疾病之间没有明确的界限。一个看起来很健康的人，体内可能潜伏着病理形态或生理功能的异常，出现临床表现时才被发现已经"生病"，而此时病变可能已经发展到很严重的阶段了。因此，医护人员有责任对社会人群进行健康教育，提倡早期发现和治疗疾病，促进和维持理想的健康状态。

2. 亚健康(sub health)　指人的健康状态处于健康与疾病之间的身体状态，以及人们对这种状态的体验。它有别于"健康状态"和"疾病状态"。处于亚健康状态的人虽然机体没有器质性改变，通过检查也没有发现患病的客观证据，但具有发生某些疾病的危险因素，常有虚弱、不适、疲劳感，反应能力减退，适应能力降低。亚健康状态主要见于中年人群，具有 3 个特征：①普遍性，约总人口 60％的人处于亚健康状态。②隐匿性，不易被个人所重视，不被社会所承认，不被医学所确认。③双向性，既可向疾病状态发展，又可向健康状态发展。亚健康应引起人们的重视，应对其定期监测，并进行适当的干预，改变生活方式和行为习惯，促进其向健康状态发展。

3. 疾病（disease） 指一定的原因造成人身体结构和（或）功能发生改变，使正常的生命活动受到限制或破坏，出现症状，其结局可以康复或长期残存，甚至导致死亡，如肺炎、高血压、糖尿病等。疾病的存在是从痛苦和不适等自觉症状开始的。但是，并不是所有的疾病都伴有痛苦不适，如肿瘤的早期、传染病的潜伏期，患者可以毫无不适感；反之，也不是所有的疼痛都是疾病，如儿童出牙、妇女分娩，长期缺乏体力活动的人稍有劳累就腰酸背痛。患病后的反应则不仅受病理生理功能的影响，还受心理状态、人际关系、价值观、文化程度、信仰和他人的认知及态度的影响。随着医学的发展，人们查明一些症状常由一定的原因引起，这些原因在人体内造成特定的病理改变，症状只是在这些病理改变基础上出现的形态或功能的变化，这个过程有一定的转归（死亡、致残、致畸等），人们称这一过程为"疾病"；对尚未查明原因者，则称为综合征。

疾病种类很多，世界卫生组织 1978 年颁布的《疾病分类与手术名称》第九版（ICD9）记载的疾病名称就有上万个，新的疾病还在不断发现中，如获得性免疫缺陷综合征就是 1981 年补充进去的。人类的疾病主要分为两大类。

（1）传染性疾病：病原体包括病毒、立克次体、细菌、真菌、原虫、蠕虫、节肢动物等。由于病原体均具有繁殖能力，可以在人群中从一个宿主通过一定途径传播到另一个宿主，使之产生同样的疾病，称为感染或传染性疾病，简称传染病。

（2）非传染性疾病：指除传染病以外的其他疾病。随着经济的发展和人们生活行为方式的改变，传染病被逐步控制，非传染性疾病尤其是心脑血管疾病、肿瘤已居我国居民死因的前三位。非传染性疾病按病因分为：①遗传病，指受精卵形成前或形成过程中因遗传物质改变造成的疾病。②物理和化学性损伤，如中毒、烧伤、冻伤、电击伤、放射性损伤、高原病、潜水病以及噪声等所致的疾病。③免疫源性疾病，指免疫反应紊乱所致的疾病，又可分为两类，一类是对外部环境中某种抗原物质反应过强；另一类是免疫系统对自身的组织或细胞产生不应有的免疫反应，即自身免疫病。④细胞异常生长，如增生及肿瘤。⑤代谢和内分泌疾病。⑥营养性疾病，包括营养不良和营养过剩所致的疾病。⑦心因性疾病，分器质性及非器质性两大类，器质性心因性疾病有明显的遗传倾向，非器质性心因性疾病是人们面临生活中的压力时表现出来的精神症状，以焦虑和抑郁最为普遍。⑧老年性疾病，老年人器官功能发生退行性变，抵抗力减退，容易发生感染、创伤。

4. 健康促进 指达到或维持最佳的身体和心理状态的过程。WHO 将健康促进定义为"促进人们维护和提高自身健康的过程，是协调人类和环境之间的战略，规定个人和社会对健康各自所负的责任"。健康促进包括鼓励健康的生活方式，创造有利于健康的环境，加强社区的作用，重新认识卫生服务机构的职能及建设相应的政策。因此，健康促进不仅限于个人，而且涉及家庭和社区。健康促进的目的是减少健康中的不平衡因素，创造有利于健康的环境和支持体系，提高大众的健康知识水平。健康促进属于主动行为，而不是被动地维护。

生活方式对健康有显著的影响。人类的健康与长寿，40％取决于遗传和客观条件，60％取决于生活方式和心理行为。在我国和其他发达国家，成人的主要死因是慢性非传染性疾病，而不良的生活方式和行为是其危险因素。比如，缺少体力活动，常进食高热量、高动物性脂肪、高胆固醇、高糖、高钠盐饮食，或有性情急躁、竞争过强性格的人易患冠心病。帮助人们了解其健康状况、养成良好生活习惯已成为医疗卫生服务工作的重要内容之一。

第二节 临床医学概要的学习目标与学习方法

一、学习目标

临床医学概要的学习目标：通过本课程的学习，掌握诊断疾病的基本方法，了解常用诊疗技术；掌握临床常见疾病的基本知识，对疾病的发生、发展、临床表现、检查方法及诊治原则诸方面有一个比较全面的认识，初步构建药学、药品经营与管理、医学检验技术、康复治疗技术、医学营养、口腔治疗技术、眼视光技术、健康管理、卫生信息、卫生财会等高技能人才所必须具备的知识、能力、情感态度和价值观，为学习其他专业课和从事相关医药类专业奠定基础。具体目标如下。

1. 知识目标

(1)掌握临床各科常见病、多发病的概念、临床特点和诊疗要点。

(2)熟悉常见症状的问诊内容和常见病、多发病的病因、发生、发展及治疗原则。

(3)了解体格检查的基本方法和常见病、多发病的发病机制、辅助检查及防治措施。

2. 能力目标

(1)初步养成临床思维模式，能运用所学知识对常见病、多发病进行初步诊断。

(2)能根据患者的症状和体征制订初步的治疗方案。

(3)能对常见慢性疾病进行健康教育。

(4)能对常见疾病或症状进行用药咨询和合理指导。

(5)能对常见临床急症进行初步院前处理。

3. 素质目标

(1)培养严谨、认真的学习态度和自主学习及合作学习的能力。

(2)培养实事求是的工作态度和高度的责任心，不怕辛苦，热爱劳动。

(3)培养尊重生命、爱岗敬业的医者职业精神和品德，具有医学人文关怀精神。

二、学习方法

临床医学概要是一门理论和实践融合性课程，实践性很强，涉及面广。学习时，课前认真预习；课中积极参与学习和讨论；做好笔记；课后及时复习，做好目标检测；既要注重理论学习，也要进行操作训练，训练临床思维与实践技能，对重点疾病进行综合实训；课余时间可到医疗卫生机构实地参观、学习、实习，验证疾病的基本理论、知识和诊疗技术，提高临床思维能力和解决实际问题的能力；注意充分利用图书馆、在线课程和互联网等资源拓宽知识面。

目标检测

一、名词解释

1. 临床医学概要　　2. 健康　　3. 亚健康　　4. 疾病

二、简答题

1. 课后组成学习小组，实地调查或上网检索调研一所医疗卫生机构，撰写一篇调研报告，包括医院规模、开设科室、特色、医务人员数量、专家团队、药学服务等。

2. 结合所学的专业，谈谈为什么要学习本课程，自己打算如何学好本课程。

（蔡小红）

第一篇

临床诊疗基础

临床诊疗基础主要介绍临床诊疗疾病的基本方法，主要内容包括问诊与病史、体格检查、实验室与其他检查。其中，问诊、体格检查是诊断疾病最常用、最基本的操作。

正确的治疗基于正确的诊断。早期、及时、正确的诊断能使患者得到及时、合理的处置，早日康复，提高生存质量；而错误的诊断则可能延误病情，甚至危及患者的生命。

学习临床诊疗基础的主要目的是掌握诊断的基本理论、基本方法以及各种诊断方法的目的和临床意义，为学习各系统疾病知识打下基础。

第一章　问诊与病史

学习目标

掌握：问诊的方法及主要内容。

熟悉：问诊的重要性，医院病案管理的重要性及病案的规范格式和主要内容。

了解：问诊的注意事项，能进行简单的问诊。

问诊（inquiry）是医生以对话的方式向患者或知情人了解患者的病情和健康状况，经过综合分析而做出临床判断的一种诊断方法，又称为病史采集。

一、问诊的目的与重要性

1. 问诊的目的　问诊是采集病史最重要的手段，是医生最常用的收集资料的方法。问诊不是医生与患者之间的一般谈话，而是通过双向交流，了解疾病的发生、发展、病因、诊治经过、机体功能状况及既往健康状况等，从中获得诊断依据的过程。

2. 问诊的重要性　体现在以下几个方面。①问诊对现患疾病的诊断具有极其重要的意义，有些疾病症状典型，依据问诊得到的病史就能做出初步诊断。某些疾病的早期可有机体功能或病理生理改变而出现异常的感受，如疼痛、头晕等，但尚缺乏形态学方面的改变，问诊所得的资料可成为早期诊断的主要依据。忽视问诊常造成漏诊或误诊。②问诊可以为随后的进一步检查提供线索。如发热、咳嗽、胸痛的患者，可能为肺炎，应重点进行肺部体格检查和X线胸部检查，即可明确诊断。③在病程中，问诊还有助于观察病情和了解治疗效果。④问诊也是医患沟通的重要方式，正确的方法和良好的问诊技巧使患者感到医生亲切、可信，对建立良好的医患关系、保证治疗效果十分重要。

随着医学的发展，新的诊断技术不断出现，但是详细地询问病史仍然是诊断疾病最基本、最重要的方法，是任何仪器、设备都无法替代的。

将问诊中了解到的情况去粗取精、去伪存真，并按规定的格式记录下来，就是病史。病史的真实性、系统性和完整性很大程度上取决于问诊的方法和技巧，因此必须认真学习、反复实践。

问诊可分为对住院患者全面系统的问诊和门、急诊患者的重点问诊，初学者应从全面系统的问诊开始学习。

二、问诊的对象

问诊最主要的对象是患者。对危重患者、意识不清者，也可询问知情人、目击者或其他卫生保健人员。

三、问诊的内容

问诊的内容即住院病历所要求的内容，也是病史所应包含的内容。病史是关于患者目前、过去健康状况及生活方式的主观资料，包括一般项目、主诉、现病史、既往史、系统回顾、个人史、婚姻史、月经史及家族史。

1. 一般项目　包括姓名、性别、年龄、籍贯、民族、婚姻、职业、工作单位、现在住址、电话、入院日期、记录日期、病史陈述者及可靠程度、医疗费支付形式、联系人及联系方式等。

一般项目中，成年人年龄应记周岁，儿童不满周岁者记月龄，不满月者记日龄，不可用"儿"或"成"代替。性别、年龄、婚姻、职业可为某些疾病提供有价值的信息，籍贯、地址等有助于了解流行病学资料。联系人及联系方式有助于病情变化时及时与患者家人联系及随访。若提供病史者不是患者本人，则应注明其与患者的关系和对病情的了解程度。

2. 主诉（chief complaint）　指患者感受最主要的疾苦或最明显的症状和（或）体征，也就是本次就诊最主要的原因及其性质和持续时间。

症状（symptom）是患者对机体生理功能异常的自身体验和感觉，也包括患者自己发现的某些客观病态改变。症状是病史的重要内容。体征（sign）是医生通过体格检查获得的患者机体的体表形态或内部结构的改变，如血压下降、心脏杂音、肝脏肿大等。

确切的主诉可初步反映病情的轻重与缓急，通过主诉可初步了解患者患的是哪一系统和哪种性质的疾病，为诊断提供线索。如"左上腹持续性疼痛阵发性加剧2天"多提示为急性胰腺炎；"反复发作右上腹饥饿痛3个月，加剧3小时"多提示为十二指肠溃疡；"心悸、胸闷3个月余，双下肢水肿7天"多提示为右心衰竭；"突发胸骨后压榨感，休息后5分钟内缓解"，多提示为冠心病心绞痛。

记录主诉的注意事项有：①主诉中不宜用疾病诊断用语，如"高血压2年""糖尿病1年"等，而应尽可能用患者自己描述的症状或体征，如"发现血压升高2年""多饮、多尿、多食伴体重减轻1年"。②主诉中包含不同发病时间的几个症状时，应按发生的先后顺序排列，如"活动后心悸气促2年，下肢水肿1周"。③记录主诉应简明扼要，文字不宜超过20个字，不超过3个主要症状，通常用一两句话加以高度概括，如"畏寒、发热、咳嗽3天伴右侧胸痛1天""反复发作胸骨后压榨性闷痛2周"。④描述用语应规范，如"腹泻"不应记录为"拉肚子""拉稀"。⑤对病程长、症状多而复杂的患者，就诊时的主诉不一定是疾病的主要表现，应结合病史分析选择最确切的主诉。⑥为接受特殊治疗入院的患者记录主诉时应遵照一定的格式，如"发现肾结石6个月，入院接受手术治疗""乳腺癌手术后2个月，要求入院化学治疗"。

3. 现病史（history of present illness）　为病史的主体部分，是围绕主诉详细记述患者患病后疾病的发生、发展、演变及诊疗的全过程。其主要内容及描述要点包括以下几点。

（1）起病情况及患病的时间：包括起病的具体时间、起病的环境、发病的缓急、原因或诱因等。例如，对于瘫痪患者，应详细询问是在夜间睡眠时或是在活动时发生，若是夜间睡眠时逐渐发生，提示脑血栓形成；如是活动时突然瘫痪，则多为脑出血所致。患病时间是指从起病至就诊或入院的时间，如先后出现几个症状者，应按时间顺序分别记录。

（2）主要症状或体征及其特点：包括症状或体征出现的部位、性质、持续时间、严重程度、发作频率、缓解或加剧因素及患者的心理反应等。例如，某男性，65岁，发现血压升高20年，入院前半小时因情绪激动突发胸骨体上段或中段后压榨性剧烈疼痛，就地休息5分钟左右即缓解。根据上述病史特点，可初步诊断该患者患有冠心病心绞痛。

（3）病因与诱因：问诊时，应尽可能了解与本次发病有关的病因（如外伤、中毒、感染等）和诱因（如气候变化、情绪、饮食等），有助于明确诊断或治疗。

（4）病情的发展与演变：包括有关症状的变化，有无新的症状出现等。如食管癌患者吞咽困难进行性加重，并逐步出现消瘦。

（5）伴随症状：指与主要症状同时或随后出现的其他症状，与主要症状之间的关系及其演变。例如，发热伴胸痛、咳嗽，多提示患有肺炎；腹痛伴呕吐、腹胀、停止排便，多提示患有肠梗阻。

（6）诊疗经过：本次就诊前曾到何处接受过哪些诊治，包括医疗诊断、检查结果、用药情况（药名、剂量、时间）及疗效。

（7）病程中的一般情况：包括患病后的精神状态、食欲与食量改变、睡眠、大小便情况、体重改变、情绪与心理、生活能力等。这些内容对判断病情轻重及预后、采用什么辅助检查及治疗措施是十分必要的。

4. 既往史（history of past illness）　指患者既往的健康状况，特别是与现病史有密切关系的疾病情况。其主要内容有4个方面。①既往患病（含传染病）史：包括患病名称、时间、临床表现、诊疗经过、检查方法与结果、治疗方法及效果等，尤其应询问与现病有关的患病情况，如对脑出血患者，应询问既往有无高血压病史；对上消化道出血患者，应询问有无消化性溃疡、肝硬化病史；此外，还应询问是否患过居住或生活地区的主要传染病和地方病。②住院、外伤、手术史：包括住院时间、原因、转归，外伤的时间、原因、部位、转归，手术时间、原因及名称。③预防接种史：包括接种时间和接种类型。④过敏史：包括药物、食物、环境中的过敏原、过敏的表现、脱敏方法。

5. 系统回顾　指按机体系统详细询问可能发生过的疾病，尤其要注意患过的疾病与现病之间的因果关系。系统回顾的要点如下。

（1）呼吸系统：有无咳嗽、咳痰、咯血、胸痛、呼吸困难等。

（2）循环系统：有无胸痛、胸闷、心悸、呼吸困难、水肿等。

（3）消化系统：有无吞咽困难、食欲改变、反酸、嗳气、恶心、呕吐、腹胀、腹痛、腹泻、黑便、便秘等。

（4）泌尿系统：有无排尿困难、尿频、尿急、尿痛，尿量和颜色变化，有无尿潴留或尿失禁等。

（5）造血系统：有无乏力、头晕、眼花、耳鸣，皮肤黏膜有无苍白、出血点、瘀斑、血肿，有无肝脾肿大、淋巴结肿大、骨骼痛等。

（6）内分泌与代谢系统：有无怕热、多汗、乏力、视力障碍、烦渴、多尿等。

（7）神经系统：有无头痛、失眠、记忆力减退、意识障碍、晕厥、性格改变、痉挛、震颤、瘫痪、肢体麻木等。

（8）肌肉骨骼系统：有无骨折、畸形、关节肿痛、关节强直或变形等。

（9）精神状态：有无幻觉、妄想、情绪异常等。

6. **个人史主要包括**　①社会经历，包括出生地、居住与旅居地区和居留时间（尤其是传染病和地方病流行区）等。②职业及工作条件，包括劳动环境、工种，与工业毒物、化学药品、放射性物质的接触情况及时间。③习惯与嗜好，如个人卫生习惯、烟酒嗜好等。④冶游史，即有无与性病患者密切接触史，是否患过性病及其诊疗情况。

7. **婚姻史**　记述未婚、已婚（包括结婚年龄）、配偶健康状况、性生活情况、夫妻关系等。如有丧偶，应记录死亡原因和时间。

8. **月经史**　对青春期后女性应询问其月经初潮年龄、月经周期和经期天数、月经血量和颜色、经期症状及有无痛经与白带、末次月经日期或绝经年龄。记录格式如下：

$$初潮年龄 \quad \frac{行经期（天）}{月经周期（天）} \quad 末次月经时间或绝经年龄$$

例：$14 \quad \dfrac{28\sim30\ 天}{3\sim5\ 天} \quad 2019.6.5（或 50 岁）$

9. **生育史**　包括妊娠与生育次数，人工或自然流产次数，有无死产、手术产、围生期感染及计划生育、避孕措施（安全期、避孕药、避孕环、子宫帽、阴茎套）等。对于男性，询问是否患过影响生育的疾病。

10. **家族史**　主要了解患者的父母、兄弟、姐妹及子女的健康情况，特别应询问有无与患者相似的疾病、与遗传有关的疾病及传染病，如糖尿病、原发性高血压、血友病、白化病、精神病、支气管哮喘等。对已死亡的直系亲属，要问明死因与年龄。必要时，给出家系图，显示详细情况。

四、问诊的方法与技巧

为了有效、准确地采集病史，获得真实可靠的病情资料，医生在和患者交谈时必须注意方法与技巧。

1. **问诊前的过渡性交谈**　由于对病痛的恐惧和医院环境的陌生感，患者在就诊时常有紧张情绪。医生应创造一种宽松和谐的氛围，以解除患者的不安心理。问诊开始时，一般从礼节性交谈开始，医生应先作自我介绍（佩戴胸牌是较好的自我介绍方式），用恰当的语言和体态表示愿意为解除患者的病痛尽自己所能，说明问诊的目的是收集资料，以便取得患者的配合。问诊时，尽量使用礼貌用语，能增进医患关系，增加患者对医生的信任感，有利于问诊的顺利进行。

2. **一般由主诉开始**　问诊应从主诉开始，有目的、有层次、有顺序地进行。先问简单、易回答的问题，等患者稍适应后，再询问需要思考和回忆的问题。如开始时可以问"您哪儿不舒服，病了多长时间了"，如当患者诉说是胃痛时，可以逐个询问以下问题："您腹痛的部位在哪里？是什么性质的？多在什么情况下发病？腹痛时还有没有其他不适，有无恶心、呕吐、腹泻？经过哪些治疗？疗效如何？"等，当患者对医生所问的问题不能很好地理解时，可提供多个备选答案供患者选择，如患者不理解何为腹痛的性质时，可问"您的腹痛是像刀割样、烧灼样、闷痛还是绞痛"，有时为收集一些特定的细节资料，可直接提问，如"您曾经有过头痛吗"，要求患者回答"是"或"不是"。

3. 注意时间顺序 问诊时，应问清症状出现的确切时间，根据时间顺序询问症状的演变过程，注意各种症状出现的先后顺序，以避免遗漏重要的信息。

4. 两个话题间使用过渡性语言 问诊时，应认真倾听患者叙述，尽可能让患者充分陈述和强调他认为重要的情况和感受，当患者的陈述离题太远时，可根据陈述的主要线索灵活地将话题转回，如可以先重复一下患者刚讲的话，然后自然地把话题引入主题继续询问。

5. 根据情况采用开放式提问或直接提问

(1)开放式提问：指使用特殊疑问句，患者需将自己的情况详细描述才能回答。如问主诉腹痛的患者"您的腹痛是在什么部位"，患者需根据自己的疼痛部位进行回答。开放式提问不具有暗示性，获得的资料客观而全面，能调动患者的主动性，但是患者应具有一定的语言表达能力，问诊的时间较长。

(2)直接提问：指使用一般疑问句直接提问，如"您什么时候开始腹痛的呢"或"您是否吸烟或饮酒"，可直接获得想了解的情况。应注意避免有较强暗示性的提问，如"您的右上腹痛放射至右肩，对吗？"

6. 结束语 问诊结束时，应向患者说明下一步的计划以及对患者的指导等，最后应对患者的配合致谢。

五、问诊的注意事项

(1)问诊应选择患者方便的时间，如避开患者进餐、排便、情绪波动等时段。问诊前，应事先通知患者，使之有心理准备。当病情危重时，只进行必要的简单问诊，立即实施救治，等病情稳定后再补充问诊或向其他知情者问诊。

(2)问诊时应选择安静、舒适的环境，光线、温度要适宜。问诊环境应有较好的秘密性，避免受到干扰，保护患者的隐私。最好不要当着陌生人的面开始问诊，无法回避众人时，应注意问诊声音宜小。对外观异常者，不要显露惊奇的神情，回避患者不愿提及的问题。问诊中如涉及患者的隐私，应依法为其保密。

(3)问诊时态度应诚恳友善，采用合适的人际沟通方式，当患者回答不确切时，要细心启发。医生应尊重患者的文化和宗教信仰，坦诚接受患者提供的信息。对患者的错误观点不要直接批评。不同年龄的人生理、心理状态也不同，老年人视觉、听觉和记忆力减退，问诊时语言应简洁、通俗，语速宜慢；小儿不能自述者可由他人代述，对能自述者，要重视患儿的心理和回答时的反应，判断病史的可靠性。危重患者反应迟钝或有抑郁、绝望心理，应充分理解和关心患者。注意非语言沟通，适当的体势语言有助于沟通和交流，医生应与患者的视线保持接触，适时微笑或点头，恰当地运用一些评价、赞扬与鼓励的语言。

(4)语言应通俗易懂，避免使用医学术语，如不应问"您有里急后重吗""您有心悸吗"，而应该问"您有没有一种很急很难受的便意感，到厕所时又排不出来""您心里是否有说不出的难受感"。提问时，一般宜用普通话或患者能理解的地方语言，有利于与患者的沟通交流。

(5)避免诱问和套问，如不应问"您今天的大便是否是黑色的"或"您的腹痛是不是先在右上腹,然后到脐部,最后固定在右下腹",应该问"您今天的大便是什么颜色的"或"你腹痛时痛先在哪里,后来部位有没有变化"。

(6)防止不良刺激,避免责难性提问。应遵循对患者无心理损害的原则,避免对患者有不良刺激的语言和表情,比如说"你这个病挺麻烦的"或皱眉头。责难性提问常使患者产生防御心理,如"您为什么晚上不睡觉呢"或"您为什么要吃变质的东西呢"。这样既会影响病史的真实性,又会影响患者对医生的信任。

(7)避免重复提问。提问时要注意系统性和目的性,避免重复提问,医生要全神贯注地倾听患者的回答。对重要细节,应及时记录,以免遗忘。

(8)及时核实资料:为确保所获病史资料的准确性,在问诊过程中,对含糊不清、存在疑问的内容应及时进行核实,可让患者对模糊不清的内容做进一步的解释和说明,有时可通过分析和推论来核实。如患者说"5年前我患了肺结核",医生为核实情况可问:"您当时做过哪些检查,用过什么药?"。当患者回答"拍过胸片,口服异烟肼"时,则可断定患者确实患过肺结核。

(9)对重危患者,在做扼要询问和重点查体后,应立即进行抢救,待病情好转后再做详细的补充问诊和查体,以免延误治疗。

(10)对其他医院转来的患者,病情介绍和病历摘要只作参考,不能代替临诊医生的亲自问诊。

【案例】问诊举例

王某,男,20岁,在校大学生。2天前淋雨后突然高热,频繁咳嗽,今晨入院。医生陈丽,45岁,于患者入院后对患者进行问诊。以下是主要的交谈内容。

陈医生:你好,王同学,我是你的主管医生陈丽。为了在住院期间给你提供最合适的治疗,我需要了解一下你的有关情况。你现在身体主要哪里不舒服?

王同学:感觉全身燥热、肌肉酸痛难受。

陈医生:什么时候开始的?

王同学:前天开始的。

陈医生:有没有什么原因?自己量过体温吗?

王同学:前天外出时突然下雨,被雨淋了,回到学校后不久就感到发冷,量了体温,为39.0℃。

陈医生:当时你做了哪些处理?用药了吗?效果如何?

王同学:喝了两杯热水,吃了一片退热药,还吃了两颗阿莫西林。半个小时后,体温还是39.0℃。

陈医生:除了发热,还有别的不舒服吗?

王同学:还有咳嗽,胸部这儿像刀割一样痛(用手指右侧下胸部),在咳嗽时更厉害,不敢深呼吸。

陈医生:你咳嗽时有痰吗?是什么颜色的?

王同学:昨天没有,今天咳嗽时有一点痰,颜色较暗。

陈医生:你再咳嗽时,把痰吐在这个空纸杯子里,让我看一看。

王同学:好的。

陈医生：你现在的感觉与昨天相比如何？

王同学：今天与昨天比起来更难受，痰也更多了，还有点头痛，胸痛也挺厉害。

陈医生：你这次生病后有没有到其他地方去看过，做过什么检查？

王同学：没有，今天上午到你们医院来看病了，做了胸透，门诊医生说可能是肺炎，还化验了血，白细胞有点高。（患者咳嗽、咳痰，观察痰呈铁锈色）

陈医生：你以前对药物、食物过敏吗？

王同学：我对药物和食物都不过敏。

陈医生：你以前出现过类似的情况吗？有没有住过医院、做过手术或发生过外伤？

王同学：没有，这是第一次，原来除了偶尔感冒，没有得过什么病，也没有做过手术。

陈医生：你的亲属或同学中有没有人有和你类似的不舒服？

王同学：没有。

陈医生：今天胃口好吗？喜欢或忌讳什么食物？

王同学：胃口不好，不想吃东西，没有什么特殊爱好或忌讳。

陈医生：你平时睡眠情况好吗？平时大小便习惯如何？

王同学：睡眠一向很好。一般每天大便1次，小便5～6次。这两天未大便，小便也很少。

陈医生：这两天有没有出汗？如果有汗，多不多？

王同学：出汗很多。

陈医生：有没有吸烟、饮酒的习惯？

王同学：我从不吸烟，偶尔饮少量啤酒。

陈医生：你的医疗费是自费的还是公费的？

王同学：是自费的。

陈医生：好的，你现在先休息一会儿，待会儿我来给你做体格检查，还请你先排空大小便。

王同学：好的，谢谢你！

六、住院病案

病案是对病情发生、发展、诊疗过程和转归的真实记录，是医疗、教学、科研、医院卫生行政管理、卫生统计、医疗保险理赔、疾病和交通等伤残事故鉴定及医疗事故处理的重要法律依据。通过病案对疾病和住院谱进行分析，可以为医院经营管理和决策提供依据，从而产生广泛的社会、经济效益。

病案内容来自于临床医疗实践。狭义的住院病历分为传统病历和表格式住院病历两种，内容包括病史、体格检查、实验室及辅助检查、病历摘要和诊断。广义的住院病历包括完整病历（狭义的住院病历）、入院记录、病程记录、会诊记录、转科记录、出院记录、死亡记录、手术记录等。写好病案记录、保证病案质量是杜绝因病案记录存在缺陷引发医疗纠纷的关键，是医院管理的重要工作内容。

病案管理是指负责医院全部病案（文字、影像、多媒体等）资料的统一管理，包括病案的收集、整理、保管、供应、存储、疾病分类、编目、缩微、随访、计算机应用及有关统计工作等，检查临床科室的病案质量，以病案信息指导医教研实践等。根据国家卫生健康委员会病案管理制度的规定，住院病案原则上应永久保存。门诊病案虽没有明确规定，但一般保存期限不得低于 30 年。所有的病案不一定都有同等保存价值，应当进行选择性的处理淘汰。对有价值的病案，如医教研典型病案、疑难病案、罕见病案或者终身难治的病案，可采用缩微或光盘存储；对于实用价值不大的病案，也应该保存 10 年以后才能销毁。

目标检测

一、名词解释

1. 问诊　2. 症状　3. 体征　4. 主诉　5. 现病史

二、填空题

1. 问诊又称为_____。

2. 主要症状的特点包括_____、_____、_____、_____、_____。

3. 现病史是病史的_____部分。

三、简答题

1. 什么是病史？病史包括哪些内容？

2. 现病史主要包括哪些内容？

四、选择题

1. 下列问诊语句中，正确的是（　　）。

    A. 你经常失眠吗？ 　　　　　　　　B. 你睡眠习惯如何？

    C. 你是不是经常下午发热、脸上发烫？ 　D. 你头痛时有无恶心、呕吐？

    E. 你头痛时是不是像针在刺？

2. 下列有关腹痛的问诊语言，正确的一项是（　　）。

    A. 您腹痛是在右上腹吗？

    B. 您的腹痛是先在右上腹，后至脐部，最后在右下腹吗？

    C. 您是什么时候感到腹痛的？

    D. 您腹痛是一阵一阵加重的吗？

    E. 您腹痛时右肩也痛吗？

3. 下列属于现病史内容的是（　　）。

    A. 社会经历 　　　　B. 职业及工作条件 　　　　C. 习惯、嗜好

    D. 生育史 　　　　　E. 诊疗经过

4. 下列属于既往史的是（　　）。

    A. 病因与诱因 　　　B. 预防注射 　　　　　　C. 诊疗经过

    D. 工业毒物接触史 　E. 生活习惯

5. 关于主诉的叙述，下列不恰当的是（　　）。

    A. 患者感受最主要的痛苦 　　　　　　B. 最明显的症状或体征

    C. 本次就诊最主要的原因 　　　　　　D. 主要症状加其持续时间

    E. 医生对患者的诊断用语

6. 下列主诉书写正确的是（　　）。

    A. 腹痛 3 天 　　　　B. 恶心、呕吐伴腹泻 　　　C. 腹痛后伴发热

D. 左下腹痛伴脓血便 1 天　　E. 腹泻、脓血便

7. 现病史不包括(　　)。

A. 本次疾病的起病情况　　　　B. 主要症状的部位、性质、程度

C. 病情的发展、演变情况　　　　D. 治疗情况

E. 既往的健康状况

8. 问诊的注意事项中，不正确的是(　　)。

A. 尽量询问患者　　　　　　　B. 语言通俗易懂

C. 回避患者不愿提及的问题　　　D. 对患者的错误观点应及时批评教育

E. 危重患者于简要问诊、体格检查后立即抢救

9. 张先生，23 岁，2 天前因淋雨、受凉后畏寒、发热、咳嗽，体温高达 39 ℃，今晨起咳铁锈色痰，伴右侧胸痛和呼吸困难。据此简要病史，记述最恰当的主诉是(　　)。

A. 发热、咳嗽 2 天，伴铁锈色痰、右侧胸痛、呼吸困难 1 天

B. 受凉后畏寒、发热、咳嗽 2 天、铁锈色痰、右侧胸痛 1 天

C. 畏寒、发热、咳嗽、咳痰伴右侧胸痛和呼吸困难

D. 2 天前淋雨后发热、咳嗽，今起咳铁锈色痰伴右侧胸痛和呼吸困难

E. 受凉后畏寒、发热、咳嗽 2 天，咳痰、胸痛伴呼吸困难 1 天

10. 患者，男，60 岁，因 1 小时前突然呕吐咖啡样胃内容物约 400 mL 急诊入院，测血压为 70/50 mmHg。下列处理中，正确的是(　　)。

A. 与患者交谈，了解病情变化

B. 积极采取止血措施

C. 边询问病情，边积极采取急救措施

D. 在查体的基础上，实施相应的治疗措施

E. 以上都不是

(11～13 题基于以下病例)

秦先生，32 岁，因咳嗽、咳痰 3 天入院。

11. 与秦先生交谈时，应重点注意(　　)。

A. 用药史　　　　　　B. 有无发热　　　　　　C. 咳嗽、咳痰的性质

D. 生育史　　　　　　E. 有无胸痛

12. 从主诉可知对秦先生进行体格检查时应重点检查(　　)。

A. 一般状况　　B. 头颈部　　C. 腹部　　D. 心脏　　E. 肺部

13. 从主诉可初步判断对秦先生首要的辅助检查是(　　)。

A. 三大常规检查　　　B. 胸部 X 线检查　　　　C. 痰培养

D. 胸部 CT 检查　　　E. 肝、肾功能检查

(选择题答案：1. B，2. C，3. E，4. B，5. E，6. D，7. E，8. C，9. A，10. C，11. C，12. E，13. B)

(叶建峰)

第二章　常见症状与体征

学习目标

熟悉：发热、头痛、咳嗽与咳痰、咯血、呼吸困难、心悸、发绀、恶心与呕吐、呕血与黑便、腹痛、腹泻与便秘、血尿的概念和临床特点。

了解：发热、头痛、咳嗽与咳痰、咯血、呼吸困难、心悸、发绀、恶心与呕吐、呕血与黑便、腹痛、腹泻与便秘、血尿的病因，黄疸、胸痛、水肿、意识障碍的临床特点。

症状是指患者主观感受到的不适、痛苦的异常感觉或病态改变。

第一节　发　热

正常人在大脑皮质和下丘脑体温中枢的有效调节下，机体的产热与散热过程保持动态平衡，使体温保持在相对恒定的正常范围，一般在 36.3～37.2 ℃（口温）范围内波动。机体在致热原作用下或体温中枢功能障碍时产热增加，散热不增加或减少，使体温升高，超过正常范围（口温≥37.3 ℃），称为发热（fever）。

【病因】

发热的病因分为感染性和非感染性两大类，以感染性发热最常见。

1. 感染性发热　各种病原体，如细菌、病毒、支原体、立克次体、螺旋体、真菌、寄生虫等侵入机体后，均可引起发热。

2. 非感染性发热　指非病原体引起的发热，主要包括：①组织损伤，如手术后、烧伤、创伤、骨折、组织坏死、急性溶血等。②变态反应性疾病，如药物热、血清病、风湿热等。③血液病，如白血病、淋巴瘤、再生障碍性贫血等。④内分泌与代谢性疾病，如甲状腺功能亢进症、严重脱水等。⑤体温调节中枢功能失常，如中暑、药物中毒、严重脑部病变等。⑥自主神经功能紊乱。

【临床特点】

1. 发热程度　以口测法为例，37.3～38.0 ℃为低热，38.1～39.0 ℃为中度发热，39.1～41.0 ℃为高热，41.0 ℃以上为超高热。

2. 发热的临床过程

（1）体温上升期：机体产热大于散热，使体温上升，多伴有疲乏无力、肌肉酸痛、皮肤苍白、畏寒或寒战等。

（2）高热期：体温上升达高峰后可持续一定的时间，如疟疾多持续数小时，肺炎球菌肺炎、流感多持续数天，伤寒则可长达数周，可有皮肤发红伴灼热感、呼吸加快、出汗增多。

（3）体温下降期：病因消除后，致热原作用逐渐减弱或消失，产热减少，使体温降至正常，多伴有多汗、皮肤潮湿。

【伴随表现】

发热前伴寒战，多为感染性发热，特别是细菌性感染。反复寒战，多见于疟疾、急性肾盂肾炎、败血症、流行性脑脊髓膜炎等。发热伴皮疹，多见于急性传染病，也可见于药物过敏、风湿热、系统性红斑狼疮等。发热伴有昏迷，常见于神经系统疾病、中毒性痢疾、中暑等。发热伴有皮肤、黏膜出血，多见于血液病、重症感染及某些急性传染病等。发热伴局部淋巴结疼痛性肿大，提示相应淋巴回流区炎症；发热伴淋巴结无痛性肿大，多见于淋巴瘤、白血病、恶性肿瘤转移等。

第二节 头 痛

头痛（headache）是指额、顶、颞及枕部的疼痛，系头部痛觉神经纤维受理化刺激或感染、血管病变、缺氧等引起。

【病因】

1. *颅脑疾病* ①感染性疾病，如脑膜炎、脑炎、脑脓肿等。②脑血管性病变，如脑血管意外、高血压脑病等。③颅内占位，如脑肿瘤、脑水肿、中枢神经系统白血病等。④颅脑外伤。⑤头痛型癫痫、偏头痛等。

2. *颅外疾病* ①颅骨疾病，如颅骨肿瘤、颅骨骨膜炎等。②颈部疾病，如颈椎病、颈肌劳损及外伤等。③神经痛，如三叉神经痛、舌咽神经痛、枕神经痛等。④颅腔邻近器官，如眼、耳、鼻、牙齿疾病等。

3. *全身性疾病* 见于急性感染、高血压、心力衰竭、某些毒物或药物中毒，以及尿毒症、低血糖、贫血、缺氧、月经期及绝经期头痛等。

4. *神经功能紊乱* 如精神紧张、过度疲劳等。

【临床特点】

1. *起病情况* 急性突发性头痛多为急性感染、急性脑血管病等，其中伴有发热多见于感染性疾病，持续性头痛伴有意识障碍多为脑血管疾病。慢性进行性头痛，并逐渐出现颅内压增高表现，提示颅内占位；长期反复发作及搏动性头痛，见于血管性头痛及神经衰弱。

2. *部位* 全头部弥散性疼痛多见于颅内外急性感染、颅内压增高等；脑肿瘤、脑脓肿等颅内占位病变，多为深在性头痛，头痛向病变同侧外面放射；枕部疼痛可见于颈椎病、后颅窝疾患、蛛网膜下腔出血、脑膜炎等；神经症头痛多无固定部位。

3. *程度与性质* 搏动性跳痛多为血管性头痛，如偏头痛、高血压、发热等；深在性胀痛、牵拉痛或头部转动时头痛多为颅内高压性头痛；偏头痛、三叉神经痛及刺激脑膜所致的头痛多剧烈；神经痛多呈烧灼样或刺痛；肌紧张性头痛多伴有重压感及紧箍感。但应注意，头痛的程度与病情无平行关系。

4. 发生的时间与持续时间　早晨疼痛加重可见于颅内占位、颅内压增高等；午后疼痛加重见于偏头痛；女性偏头痛与月经周期有关；持续性头痛并有长短不等的缓解期多为颅脑肿瘤；神经痛多短暂，可反复发作。

【伴随表现】

头痛伴有呕吐、视力减退、肢体抽搐或瘫痪、神志改变等，多见于急性脑血管病、颅内占位。慢性进行性头痛突然加剧伴神志改变，提示有发生脑疝的可能。头痛伴脑膜刺激征，见于脑膜炎、蛛网膜下腔出血。头痛伴剧烈眩晕，见于小脑肿瘤等颅后窝病变。头痛伴发热，见于感染、中暑及颅脑外伤。头痛伴恶心、呕吐、出汗、心悸、幻视、眩晕，呕吐后头痛明显减轻者，多为偏头痛。头痛伴视力障碍、复视者，多为青光眼、脑肿瘤、椎基底动脉供血不足。头痛伴失眠、焦虑、注意力不集中，多为神经症。

第三节　咳嗽与咳痰

咳嗽（cough）是在短而深的吸气后所发生的一种暴发性呼气动作，是人体的一种保护性反射。通过咳嗽反射将呼吸道内分泌物清除于体外的动作，称为咳痰（expectoration）。

【病因】

1. 呼吸系统疾病　包括呼吸道及肺部感染，如急性或慢性支气管炎、肺炎、肺结核等；呼吸道肿瘤、异物或呼吸道受压；胸膜疾病，如胸膜炎、气胸、胸膜肿瘤。此外，理化刺激，如刺激性气体、冷空气等也可引起咳嗽。

2. 循环系统疾病　如心力衰竭所致的肺淤血、肺水肿；体循环静脉或右心栓子脱落引起的肺栓塞。

3. 其他　如脑损伤刺激咳嗽中枢；服用血管紧张素转换酶抑制剂，如卡托普利、依那普利等。

【临床特点】

1. 咳嗽的性质　咳嗽无痰或痰量很少，称为干性咳嗽，多见于急、慢性咽喉炎、急性支气管炎早期，轻型肺结核，支气管异物等；带金属音的刺激性干咳，见于早期原发性支气管肺癌等。咳嗽伴有痰液，称为湿性咳嗽，多见于慢性支气管炎、支气管扩张、肺结核等。

2. 咳嗽的节律、时间和病程　急剧发生的咳嗽，多见于急性上呼吸道感染、支气管异物、吸入刺激性气体、支气管哮喘等。夜间阵发性咳嗽，见于左心衰竭。长期慢性咳嗽，晨起及夜间睡眠体位改变时咳嗽加剧，常见于慢性支气管炎、支气管扩张、肺结核等。

3. 痰液的性状与量 痰量少，为无色透明的黏液状，见于急性呼吸道感染；白色泡沫样黏液痰，见于慢性支气管炎；黄脓痰，见于支气管或肺部细菌感染；体位改变时咳大量脓性痰，见于支气管扩张、肺脓肿；铁锈色痰，见于肺炎球菌肺炎或肺梗死；红色血痰，多见于肺癌、肺结核；粉红色泡沫痰，见于肺淤血或急性肺水肿。

【伴随表现】

咳嗽、咳痰伴发热，提示呼吸道感染。咳嗽伴痰中带血或反复咯血，多见于肺结核、肺脓肿、肺癌、支气管扩张及二尖瓣狭窄等。咳嗽伴胸痛，见于肺炎、胸膜炎、肺癌、气胸等。咳嗽伴呼吸困难，可见于喉头梗阻、慢性阻塞性肺疾病及严重的心肺疾病。

第四节 咯 血

咯血（hemoptysis）是指喉及喉部以下呼吸道或肺组织出血并经口腔排出。

【病因】

1. 呼吸系统疾病 如肺结核、支气管扩张、原发性支气管肺癌、慢性支气管炎、肺炎、肺脓肿、肺梗死等，以肺结核最常见。

2. 循环系统疾病 常见于二尖瓣狭窄等风湿性心瓣膜病。

3. 其他 如血液病、肾综合征出血热、尿毒症等。

【临床特点】

1. 判断是否为咯血 咯血要与口腔、鼻、咽部出血相鉴别。此外，根据出血前症状及血液的特征，咯血还要与呕血进行鉴别（表 1-2-1）。

表 1-2-1 咯血与呕血的鉴别

鉴别点	咯血	呕血
原发疾病	肺结核、支气管扩张、肺脓肿、肺梗死等	消化性溃疡、肝硬化、急性胃黏膜病变等
先兆症状	胸闷、咽喉痒感、咳嗽	上腹不适、恶心、呕吐
出血方式	咳出	呕出
血液特点	鲜红，混有痰和泡沫，不易凝固	暗红色或咖啡色，混有食物残渣、胃液
血液 pH	呈碱性	呈酸性
伴随症状	咯血停止后常痰中带血，不伴有黑便	呕血停止后无痰中带血，伴有黑便

2. 判定咯血的程度 24 小时咯血量少于 100 mL 或痰中带血，为小量咯血；24 小时咯血量达 100～500 mL，为中等量咯血；24 小时咯血量超过 500 mL 或 1 次咯血量超过 100 mL，为大量咯血。

3. 发病年龄 青壮年咯血，多见于肺结核、支气管扩张、二尖瓣狭窄等。40 岁以上中老年人或有长期吸烟史者持续痰中带血，提示支气管肺癌。

4. 有无窒息的表现 大量咯血时最主要的危险是窒息，发现后，应及时处理。如果咯血患者出现表情恐怖、张口瞠目、不能说话、大汗淋漓、呼吸困难或"三凹征"、发绀等，提示窒息已发生，数秒至数分钟内会出现意识丧失，继之呼吸停止。

【伴随表现】

咯血伴发热，常为肺部炎症或急性传染病。咯血伴低热、盗汗，多为肺结核。咯血伴发热及大量脓痰，多为肺脓肿。咯血伴脓痰而无发热，见于支气管扩张。咯血伴胸痛，多见于肺炎、肺结核、肺梗死、肺癌等。

第五节 呼吸困难

呼吸困难(dyspnea)是指患者主观上感到空气不足、呼吸费力，客观上表现为呼吸用力，呼吸频率、深度和节律异常，严重时出现鼻翼扇动、张口抬肩、端坐呼吸、发绀、辅助呼吸肌参与呼吸运动等。

【病因】

呼吸困难的主要病因为呼吸系统和循环系统疾病，此外还有中毒性疾病、血液病和神经精神疾病等。

1. 呼吸系统疾病 ①呼吸道疾病：如支气管哮喘，慢性阻塞性肺疾病，喉、气管、支气管炎症，水肿、异物、肿瘤等引起的呼吸道狭窄或阻塞。②肺部疾病：如肺炎、肺结核、肺淤血、肺水肿、肺纤维化、肺不张等。③胸膜疾病：如气胸、胸腔积液、广泛胸膜粘连等。④胸壁疾病：如肋骨骨折、胸廓畸形、呼吸肌麻痹等。⑤膈肌运动障碍：如大量腹水、腹腔巨大肿瘤致膈肌运动受限等。

2. 循环系统疾病 如各种原因所致的心力衰竭、大量心包积液等。

3. 中毒性疾病 如代谢性酸中毒、一氧化碳中毒、吗啡或巴比妥类药物中毒等。

4. 血液病 如严重贫血、大出血等。

5. 神经精神疾病 如脑炎、脑血管意外、脑外伤、脑肿瘤等引起颅内高压累及呼吸中枢，吉兰-巴雷综合征，重症肌无力，神经症等。

【临床特点】

1. 肺源性呼吸困难 可分为 3 种类型，即吸气性、呼气性和混合性呼吸困难。

(1)吸气性呼吸困难：特征为吸气明显困难，严重者吸气时出现胸骨上窝、锁骨上窝、肋间隙显著凹陷，称为"三凹征"，常伴干咳及高调吸气期喘鸣音，见于喉、气管、主支气管狭窄或阻塞，如喉、气管的炎症、水肿、异物或肿瘤等。

(2)呼气性呼吸困难：特征为呼气明显费力，呼气时间延长，常伴哮鸣音，系肺泡弹性减弱、小支气管痉挛狭窄所致，见于喘息型慢性支气管炎、支气管哮喘、慢性阻塞性肺气肿等。

(3)混合性呼吸困难：特征为吸气和呼气过程均感费力、呼吸浅快，系肺部病变广泛、呼吸面积减少而影响换气功能所致，见于重症肺炎、广泛肺纤维化、大量胸腔积液和气胸等。

2．心源性呼吸困难　指由于左心及（或）右心衰竭引起的呼吸困难。左心衰竭所致的呼吸困难的特点为活动时出现或加重，休息时减轻或缓解；仰卧位加重，坐位减轻，病情重者常采取端坐呼吸体位。心源性呼吸困难按严重程度可分为：①劳力性呼吸困难，左心衰竭早期在体力劳动时出现呼吸困难，休息后缓解。②夜间阵发性呼吸困难，患者在夜间睡眠中突感胸闷、气急而憋醒，被迫坐起，轻者伴咳嗽、咳痰，数分钟至数十分钟症状消失；重者气喘、发绀、咳粉红色泡沫痰，两肺有广泛性哮鸣音，两肺底可闻及湿啰音，称为心源性哮喘。③端坐呼吸，休息时也感气急，不能平卧，被迫取半卧或端坐位，以减轻呼吸困难。

3．中毒性呼吸困难　代谢性酸中毒时，呼吸深、大，称为库斯莫尔呼吸；吗啡、巴比妥类中毒时，呼吸变缓，甚至出现潮式呼吸或毕奥呼吸。

4．血源性呼吸困难　血源性呼吸困难时，呼吸加快的同时伴心率加快。

5．神经精神性呼吸困难　颅脑病变时，呼吸变缓、变深；呼吸中枢受抑制时，出现潮式呼吸或毕奥呼吸；神经症患者可出现叹息样呼吸；癔症患者可出现发作性呼吸困难，呼吸浅速，因过度通气致呼吸性碱中毒，出现口周、肢体麻木或手足搐搦。

【伴随表现】

呼吸困难伴发热、咳嗽、咳痰，见于呼吸系统感染。呼吸困难伴胸痛，见于肺炎、气胸、肺癌、急性心肌梗死等。呼吸困难伴咳粉红色泡沫痰，见于急性肺水肿。

第六节　心　悸

心悸（palpitation）是一种自觉心跳不适或心慌并伴心前区不适感的症状，可发生于心脏病患者或健康人剧烈活动、紧张兴奋时。心悸本身无危险性，但严重心律失常时可能引起晕厥或猝死。

【病因】

1．心律失常　为心悸最常见的病因，多见于期前收缩、心动过速、心房颤动、房室传导阻滞等。

2．心室肥大　高血压心脏病、主动脉瓣关闭不全、二尖瓣关闭不全等引起左心室肥大时，因心肌收缩力增强而心悸。

3．其他心搏出量增加的疾病　如甲状腺功能亢进症、贫血、高热等。

4．心脏神经症　患者自觉心悸严重。

5．功能性因素　健康人剧烈活动、精神紧张，或过量吸烟、饮酒、饮浓茶或咖啡等。

6．药物　如应用肾上腺素、异丙肾上腺素、麻黄碱、阿托品、甲状腺片等药物时。

【临床特点】

1. 病史　仔细询问患者有无心脏病病史、神经精神因素，每天酗酒、吸烟、饮浓茶或咖啡等情况。

2. 心悸的特点　患者自觉心脏有突然的"冲击感"或"上提后下坠感""停顿感"，体格检查时可见脉搏、心率、心律的改变。心悸的严重程度并不一定与病情成正比。心悸突发突止，多为心律失常；心悸呈持续性，时轻时重，多为器质性心脏病。

【伴随表现】

心悸伴有胸骨后压榨感、胸闷感或心前区疼痛，提示心绞痛或急性心肌梗死。心悸伴有发热，可见于急性传染病及各种感染性疾病。心悸伴有晕厥及抽搐，多见于阿-斯综合征，常发生于重度房室传导阻滞、阵发性室性心动过速等严重心律失常时。心悸伴有贫血，见于急性失血、缺铁性贫血等。心悸伴有易饥饿、多食、多汗及体重下降，提示甲状腺功能亢进，多同时伴有甲状腺肿大、突眼、易怒等。

第七节　发　绀

发绀(cyanosis)指血液中还原血红蛋白绝对值增多，或血中含有异常血红蛋白衍生物(如高铁血红蛋白、硫化血红蛋白)时，皮肤和黏膜呈青紫色的现象，多见于口唇、鼻尖、颊部、甲床等处。重度贫血患者虽有严重缺氧，但可无发绀。

【病因】

1. 血液中还原血红蛋白增多(真性发绀)

(1)循环功能障碍：见于先天性心脏病、心力衰竭、休克等。

(2)呼吸功能障碍：见于大气道阻塞、肺炎、肺气肿、肺淤血、肺水肿、气胸、胸腔积液、呼吸衰竭等。

(3)吸入气体中氧分压过低：如在高山地区。

2. 血液中出现异常血红蛋白衍生物

(1)高铁血红蛋白血症：多为药物、化学物质、食物中毒所致。进食大量含有亚硝酸盐的变质蔬菜和腌制的食物，也可发生高铁血红蛋白血症而引起发绀，称为肠源性发绀。

(2)硫化血红蛋白血症：较少见。

【临床特点】

1. 发绀的特点

(1)中心性发绀：发绀呈全身性分布，并累及黏膜，发绀部位皮肤温暖，按摩和加温后发绀不消失，心、肺功能改善后发绀缓解或消失。中心性发绀又可分为肺性发绀和心性混合性发绀。

(2)周围性发绀：多见于右心衰竭、慢性缩窄性心包炎等。发绀常见于肢端末梢、耳垂、口唇、鼻尖等，以及下垂部位或明显缺血、淤血的部位，皮肤发冷，经按摩和加温后发绀可减轻或消失。风湿性心脏病二尖瓣狭窄的发绀多出现于口唇及面颊部，称为二尖瓣面容。

（3）混合性发绀：指中心性与周围性并存的发绀，见于全心衰竭。

（4）中毒性发绀：①高铁血红蛋白血症，发绀发生突然，持续时间短暂，病情严重，呈全身性，尤以唇、指为重；多无明显呼吸困难；氧疗不能使发绀缓解，静脉注射亚甲蓝、硫代硫酸钠或大剂量维生素 C 可使发绀消退。②硫化血红蛋白血症，发绀持续时间长，达数月以上；多无明显呼吸困难；患者血液呈蓝褐色。

2. 发绀的程度　重度发绀，见于发绀型先天性心脏病、高铁血红蛋白血症、慢性肺源性心脏病等。伴有休克或贫血时，发绀程度一般较轻。

【伴随表现】

发绀伴呼吸困难，多见于严重心、肺疾病或大气道阻塞、气胸、大量胸腔积液等。明显发绀伴有意识障碍，应考虑药物、化学物质或食物中毒。发绀伴低血压、皮肤苍白、冷汗、脉搏细速等，多见于休克。

第八节　恶心与呕吐

恶心（nausea）为上腹不适、紧迫，欲将胃内容物吐出的不适感，并伴有迷走神经兴奋的表现，如皮肤苍白、出汗、流涎、血压降低及心动过缓，常为呕吐的前奏，但也可仅有恶心而无呕吐。

呕吐（vomiting）为将胃内容物甚至部分肠内容物经食管、口腔而排出体外的现象。

恶心、呕吐均是延髓的呕吐中枢受到刺激引起的反射动作。呕吐可将胃内的有毒物质排出体外，对人体有保护作用；但频繁而剧烈的呕吐可引起水、电解质紊乱，代谢性碱中毒及营养障碍。

【病因】

1. 胃肠源性呕吐　如急性胃肠炎、慢性胃肠炎、消化性溃疡、胃癌、幽门梗阻、急性阑尾炎、肠梗阻、急性出血性坏死性肠炎等。

2. 反射性呕吐　①咽部受炎症或机械刺激。②前庭功能障碍，如迷路炎、梅尼埃病、晕动症等。③肝、胆、胰腺疾病，如急性肝炎、肝硬化、胆囊炎、胰腺炎。④腹膜及肠系膜疾病，如腹膜炎。⑤泌尿生殖系统疾病，如肾结石、输尿管结石、肾盂肾炎、盆腔炎、早期妊娠或异位妊娠等。⑥心血管疾病，如急性心肌梗死、心力衰竭、高血压、休克等。

3. 中枢性呕吐　各种颅内感染、脑血管疾病、颅脑外伤、颅脑肿瘤、癫痫持续状态及其他原因，药物如洋地黄类、抗生素、抗肿瘤药等以及有机磷等化学毒物。

4. 神经性呕吐　如胃肠神经症、神经性厌食等。

【临床特点】

1. 呕吐的时间　育龄女性清晨空腹呕吐，多见于妊娠，也可见于尿毒症、鼻窦炎；

夜间或晨起吐出隔宿食物,见于幽门梗阻。

2. 呕吐与进食的关系 餐后不久呕吐,集体发病,提示食物中毒;餐后立即发生呕吐、量少,吐后可再进食,可能为精神性呕吐;餐后较久呕吐,见于幽门梗阻。

3. 呕吐的方式 吐出大量宿食,吐后舒服,提示幽门梗阻;喷射状呕吐,吐前无恶心,吐后不感轻松的顽固性呕吐,提示颅内压升高;呕吐与头部位置有关,多为前庭功能障碍。

4. 呕吐物的性质 呕吐物为食物、呈酸性,见于急性胃炎、溃疡病等;呕吐物呈咖啡色,见于上消化道出血;呕吐物混有胆汁,见于胃切除术后、高位小肠梗阻、妊娠剧吐、晕动病等;呕吐物量大、有腐败味,见于幽门梗阻,伴有粪臭味,提示肠梗阻等。

【伴随表现】

恶心、呕吐伴腹痛、腹泻,多见于急性胃肠炎、急性腹膜炎、急性胆囊炎和各种原因的急性中毒。呕吐伴剧烈头痛,见于颅内高压、偏头痛、青光眼或全身感染。恶心、呕吐伴眩晕、耳鸣、眼球震颤,提示前庭功能障碍性疾患,如迷路炎、梅尼埃病等。

第九节 呕血和黑便

呕血(hematemesis)是指上消化道即屈氏韧带以上的消化道(包括食管、胃、十二指肠或肝、胆、胰等)出血时,胃内或反流入胃的血液经口腔呕出。呕血要与口腔、鼻、咽部出血及咯血鉴别。

便血(hematochezia)是指消化道出血,血液由肛门排出,颜色可呈鲜红、暗红或黑色。

黑便(melena)是消化道出血量达 $50\sim60$ mL 及以上,红细胞被破坏后,其血红蛋白的铁质在肠道经硫化物的作用形成黑色的硫化亚铁随大便排出,因附有黏液而发亮,故又称柏油样便。

【病因】

消化性溃疡、食管胃静脉曲张破裂出血、急性糜烂性胃炎是急性上消化道出血的三大主要病因,其中以消化性溃疡居首位,约占50%。上消化道出血的病因主要有以下几类。

1. 消化系统疾病 ①食管疾病:见于食管静脉曲张破裂、食管炎、食管癌等。②胃及十二指肠疾病:常见于消化性溃疡、急性糜烂性胃炎等。③肝、胆、胰腺疾病:如肝硬化致食管胃静脉曲张破裂、急性出血性胆管炎等。

2. 血液及造血系统疾病 见于血小板减少性紫癜、再生障碍性贫血、白血病等。

3. 急性感染 如败血症、肾综合征出血热等。

4. 其他 如尿毒症、抗凝剂过量等。

【临床特点】

1. 起病情况　有反复发作周期性节律性上腹痛史，尤其是中青年患者呕血，应先考虑消化性溃疡；有肝炎、黄疸、血吸虫病、酗酒史者突发大量呕血，提示食管胃静脉曲张破裂出血；服阿司匹林、吲哚美辛、保泰松、磺胺药、糖皮质激素等药物或大量酗酒、应激状态(如外伤、脑出血等)者呕血，应考虑急性糜烂性胃炎；老年人出现呕血及慢性上腹痛，无明显规律且伴有食欲缺乏、消瘦者，应高度怀疑胃癌。

2. 呕血和黑便的性状、颜色和量　呕血时，病变多在上消化道，若出血量少，在胃内停留时间长，可呕出咖啡色胃内容物；当出血量大、在胃内停留时间短时，则呕出暗红色甚至鲜红色的胃内容物。出血量估计：可根据呕血、便血的量及性状，全身症状、体征及实验室检查，综合估计出血量。①隐血便：消化道出血每日在 5～10 mL 以内者，粪便颜色无改变，需用大便隐血试验才能确定，称为隐血便。②黑便：提示上消化道出血已超过 50～60 mL。柏油样便多提示出血量超过 300 mL。③呕血：提示胃内积血超过 250～300 mL。④失血性周围循环衰竭：出血量占循环血量的 10%～20% 时，可有头晕、无力等症状，无血压、脉搏等变化；达 20% 以上时，则有冷汗、四肢厥冷、心慌、脉搏加快等急性失血症状；达 30% 以上时，有神志不清、面色苍白、心率加快、脉搏细速、血压下降、呼吸急促等急性周围循环衰竭的表现。

【伴随表现】

呕血伴肝脾肿大、蜘蛛痣或肝掌、腹水等表现，多为肝硬化门脉高压致食管胃静脉曲张破裂。呕血伴寒战、高热，考虑败血症、恶性肿瘤等。呕血伴皮肤黏膜出血，考虑血液及造血系统疾病、急性感染性疾病及急性传染病等。

第十节　腹　痛

腹痛(abdominal pain)是因腹部神经受到病变刺激而产生的一种难受感觉，可由腹部或腹外器官疾病引起。按起病急缓与病程长短，可将腹痛分为急性腹痛与慢性腹痛两大类。

【病因】

腹痛一般由腹内病变所致，少部分可由腹外疾病所致。

1. 急性腹痛

(1)腹内脏器病变：①腹腔脏器急性炎症，如急性胃肠炎、阑尾炎、胆囊炎、胰腺炎等。②急性胃肠穿孔及腹膜炎，如胃、十二指肠溃疡等引起的胃肠穿孔。③腹腔脏器阻塞或扭转，如肠梗阻、胆石症、尿路结石、卵巢囊肿扭转等。④脏器破裂出血，如外伤性肝脾破裂、异位妊娠破裂等。⑤腹腔血管梗阻，如肠系膜动脉栓塞、脾梗死或肾梗死等。⑥其他疾病，如急性胃扩张或痉挛、痛经等。

(2)胸部及全身性疾病：如胸膜炎、肺炎、心绞痛、急性心肌梗死等引起的腹部牵涉痛，以及腹型过敏性紫癜、腹型癫痫、尿毒症、酮症酸中毒、低血糖等。

2. 慢性腹痛

(1)腹腔脏器疾病：①腹内器官慢性炎症，如慢性胃炎、慢性胆囊炎及胆道感染、慢性胰腺炎、慢性盆腔炎、结核性腹膜炎、溃疡性结肠炎、克罗恩(Crohn)病等。②空腔脏器张力变化，如胃肠痉挛等。③消化性溃疡、反流性食管炎。④腹膜或脏器包膜受牵张，如病毒性肝炎、肝淤血、肝癌时肝包膜受牵张等。⑤腹腔脏器慢性扭转或梗阻。⑥恶性肿瘤压迫或浸润。⑦自主神经功能紊乱，如胃神经症、肠易激综合征等。

(2)全身性疾病：如铅中毒、尿毒症等。

【临床特点】

1. 起病及诱发因素 急性腹痛的特点是起病急、变化快和病情重。慢性腹痛的特点是起病缓慢、疼痛轻、病程长。例如，腹腔血管梗死性腹痛有风湿性心脏病伴心房颤动病史，肝、脾破裂有外伤史，异位妊娠有停经史，胆绞痛有进油腻食物史，急性胰腺炎有暴饮暴食史，每次月经前 1～2 日或经期腹痛要考虑痛经。

2. 腹痛的部位

(1)一般腹痛部位：多为病变所在部位。例如，胃及十二指肠疾病、急性胰腺炎，疼痛多位于中上腹部；胆囊炎、胆石症、肝脓肿等，疼痛位于右上腹部；急性阑尾炎，疼痛位于右下腹部；小肠疾病，疼痛位于脐周；膀胱炎、盆腔炎、异位妊娠破裂，疼痛位于下腹部；结肠疾病，疼痛多位于下腹部或左下腹部。

(2)弥漫性或部位不确定的疼痛：①急性弥漫性或部位不确定疼痛，多见于急性弥漫性腹膜炎、肠梗阻、急性出血性坏死性肠炎；腹外疾病的牵涉痛、转移性腹痛，如阑尾炎早期有上腹或脐周痛，以后固定为右下腹痛。②慢性腹痛呈广泛性或不能定位，见于慢性腹膜炎、腹膜粘连或中毒等。

3. 腹痛的性质及程度 突发上腹部刀割样、烧灼样疼痛，多见于胃、十二指肠溃疡穿孔；中上腹部持续性剧痛或呈阵发性加剧，多见于急性胰腺炎；胆道及泌尿系统结石梗阻，多呈阵发性绞痛；阵发性剑突下钻顶样剧痛为胆道蛔虫病的特点；持续性全腹剧痛伴有腹肌紧张，提示急性弥漫性腹膜炎；隐痛或钝痛多由胃肠张力变化、实质脏器牵张或慢性炎症所致。

【伴随表现】

急性腹痛伴有寒战、发热，多见于炎症，如急性胆囊炎或胆道感染、脓肿等。急性腹痛伴有黄疸，见于肝胆疾病、急性溶血。腹痛伴有呕吐、腹泻，见于急性胃肠炎；伴有黏液血便，见于肠套叠、绞窄性疝及肠道血管阻塞。急性腹痛伴有血尿，见于泌尿系统结石。

第十一节 腹泻与便秘

腹泻(diarrhea)指排便次数增加，粪便量多而稀薄，或含有黏液、脓血、未消化食物等。腹泻分为急性与慢性 2 种。急性腹泻指病程未超过 2 个月者，可引起脱水、电解质紊乱与代谢性酸中毒；病程超过 2 个月者称为慢性腹泻，可引起营养障碍、维生素缺乏、体重减轻，甚至发生营养不良性水肿。

便秘（constipation）是指排便次数减少，每周排便次数少于 2 或 3 次，排便困难，粪便干硬。

【病因】

（一）腹泻病因

1. 急性腹泻

（1）肠道疾病：如细菌、病毒、真菌、原虫、蠕虫等感染性肠炎，急性出血性坏死性肠炎，溃疡性结肠炎，克罗恩病等。

（2）急性中毒：如河豚、鱼胆、马铃薯中毒，砷、磷、铅、汞等化学物质中毒，使用某些药物（如新斯的明、利舍平、氟尿嘧啶等）。

（3）全身性感染：如败血症、伤寒、副伤寒等。

（4）其他：如进食鱼、虾、乳类所致的变态反应性肠炎，过敏性紫癜等。

2. 慢性腹泻

（1）消化系统疾病：①胃部疾病，如慢性萎缩性胃炎、胃大部切除术后胃酸缺乏。②肝胆疾病，如肝硬化、慢性胆囊炎、胆石症等。③肠道感染，如肠结核、细菌性痢疾等。④肠道非感染性炎症，如溃疡性结肠炎、克罗恩病等。⑤胰腺疾病，如慢性胰腺炎等。⑥肿瘤，如结肠癌、胰腺癌等。

（2）全身性疾病：①内分泌与代谢障碍，如甲状腺功能亢进等。②其他系统疾病，如系统性红斑狼疮、尿毒症等。③神经功能紊乱，如功能性腹泻、肠易激综合征等。④药源性腹泻，见于各种导泻剂、利血平、洋地黄类等。

（二）便秘病因

1. 功能性便秘 ①饮食不当，如进食量少及食物中缺乏纤维素，对结肠运动的刺激减少。②由于时间、地点、生活规律改变，精神因素等使原有的排便习惯受到干扰或抑制。③结肠冗长。④药物性便秘，如应用吗啡、抗胆碱类药物、钙通道拮抗剂、神经阻滞类药物、镇静剂、抗抑郁药以及含钙、铝的制酸剂等。

2. 器质性便秘 ①结肠良性与恶性肿瘤、肠梗阻、肠粘连、克罗恩病及先天性巨结肠等，多为弛缓性及梗阻性便秘。②直肠、肛管病变，如痔、肛裂、肛周脓肿、直肠炎等，导致肛门括约肌痉挛而发生排便疼痛，因惧怕排便而引起便秘。③腹腔与盆腔内肿瘤压迫。④全身性疾病，如尿毒症、甲状腺功能减退可致肠道平滑肌松弛而发生弛缓性便秘。

【临床特点】

（一）腹泻

1. 起病、病程与年龄 急性腹泻多起病急、病程短，以感染及食物中毒最常见。慢性腹泻起病缓慢，病程较长，多见于慢性感染、吸收不良、肠道肿瘤及神经功能紊乱。

2. 腹泻次数与粪便性状 急性感染性腹泻排便次数一般较多，每天可达 10 次以上，粪便量多而稀薄，常为黏液血便或脓血便。慢性腹泻排便次数及排便量差别较大，一般每日可排便数次，可为稀便，亦可带有黏液、脓血等。大便量多，呈米汤样，应考虑为霍乱；洗肉水样便，见于急性细菌性出血性肠炎或重症溃疡性结肠炎；暗红色或果酱样便，见于阿米巴痢疾或升结肠癌；粪便中脂肪含量增加，见于吸收不良性腹泻。

3. 腹泻与腹痛的关系　急性腹泻多伴有明显的腹痛，以感染性腹泻最明显。小肠疾病的腹痛多位于脐周，排便后疼痛缓解不明显；结肠疾病的腹痛多位于下腹部，排便后腹痛可减轻或缓解；功能性腹泻多无明显腹痛。

(二)便秘

排便困难严重者因肛裂或痔疮加重，可出现便血。新生儿严重便秘，应考虑先天性巨结肠，无大便时，应检查有无锁肛。中老年人便秘进行性加重，应考虑结肠癌；便秘反复加重及缓解，可见于肠易激综合征。急性便秘多见于肠梗阻；便秘有腹部手术史者，首先考虑肠粘连。

【伴随表现】

腹泻伴有发热，多见于肠道感染、非特异性炎症、恶性肿瘤。腹泻伴有里急后重，见于细菌性痢疾、直肠癌等。进食后数小时内呕吐、腹泻，多提示食物中毒。腹泻伴有消瘦，多见于肠道恶性肿瘤、吸收不良性腹泻、甲状腺功能亢进症。腹泻伴有重度脱水，见于细菌性食物中毒、尿毒症、霍乱等。便秘伴呕吐、腹胀、肠绞痛，多见于肠梗阻。便秘与腹泻交替出现，多见于肠结核、溃疡性结肠炎、克罗恩病、肠易激综合征、结肠肿瘤。

第十二节　血　尿

正常人尿液可有少量的红细胞，其正常值为尿沉渣在显微镜下每个高倍视野可有红细胞 1~2 个，如每个高倍视野有红细胞 3 个以上，称为血尿(haematuria)。小量出血，仅在显微镜下检出，称为镜下血尿；如每升尿液含血量超过 1 mL，尿液肉眼可见呈洗肉水色或血色，称为肉眼血尿。

【病因】

1. 泌尿系统疾病　是最常见的血尿原因，如泌尿系统结石、结核或其他细菌感染、肿瘤、血管异常、畸形、损伤等。

2. 全身性疾病　常见有血小板减少性紫癜、败血症、肾综合征出血热等。

3. 尿路邻近器官疾病　如前列腺炎、急性阑尾炎、盆腔炎、直肠癌等。

4. 药物与化学因素　如使用磺胺类、甘露醇、环磷酰胺等药物。

5. 其他　如正常人可有运动后血尿。

【临床特点】

1. 尿颜色的改变　血尿的主要表现是尿颜色的改变。除镜下血尿颜色正常外，肉眼血尿可因出血量的多少而呈不同颜色。尿呈淡红色，像洗肉水样，提示每升尿液含血量超过 1 mL。出血严重时，尿液可呈血液状的红色。肾脏出血时，尿液与血液混合均匀，尿液呈暗红色；膀胱或前列腺出血时，尿色鲜红，有时有血凝块。

2. 镜下血尿　尿颜色正常，但显微镜检查可确定血尿，并可判断是肾性或肾后性血尿。常见于肾小球肾炎，以及肾盂、肾盏、膀胱和前列腺病变。

3. 症状性血尿　出现血尿的同时，患者伴有全身或局部症状，以泌尿系统症状为主，如伴有肾区钝痛或绞痛，提示病变在肾脏；如伴有膀胱和尿道病变，则常有尿频、尿急和排尿困难。

4. 无症状性血尿　部分患者血尿既无泌尿系统症状，也无全身症状，见于某些疾病的早期，如肾结核、肾癌或膀胱癌早期。

【伴随表现】

血尿伴肾绞痛是肾结石或输尿管结石的特征。血尿伴尿流中断，见于膀胱结石和尿路结石。血尿伴尿流细和排尿困难，见于前列腺炎、前列腺癌。血尿伴尿频、尿急、尿痛，见于膀胱炎和尿道炎；同时伴有腰痛、高热、畏寒，常为肾盂肾炎。血尿伴有水肿、高血压、蛋白尿，见于肾小球肾炎。血尿伴有皮肤黏膜及其他部位出血，见于血液病和某些感染性疾病。血尿合并乳糜尿，见于丝虫病、慢性肾盂肾炎。

第十三节　黄　疸

黄疸(jaundice)是由于血清中胆红素升高，导致巩膜、皮肤黏膜发黄的表现。黄疸既是症状，又是体征。正常的血清总胆红素(TB)浓度为 1.7～17.1 μmol/L。其中，结合胆红素(CB)应低于 3.42 μmol/L，其余为非结合胆红素(UCB)。当血液中胆红素浓度为 17.1～34.2 μmol/L 时，不出现肉眼可见的黄染，称为隐性黄疸；胆红素浓度超过 34.2 μmol/L 时，出现肉眼可见的黄疸，称为显性黄疸。黄疸出现的部位主要是软腭、巩膜和皮肤。

【病因】

黄疸根据病因和发生机制可分为溶血性黄疸、肝细胞性黄疸、胆汁淤积性黄疸和先天性非溶血性黄疸。

1. 溶血性黄疸　指先天性或后天获得性溶血性疾病引起的黄疸，如自身免疫性溶血性贫血、新生儿 Rh 溶血病、血型不合输血反应、蚕豆病、伯氨喹型药物性溶血、蛇毒中毒、毒蕈中毒、疟疾、阵发性睡眠性血红蛋白尿症等。

2. 肝细胞性黄疸　见于肝细胞广泛性损害，如病毒性肝炎、肝硬化、伤寒、败血症等。

3. 胆汁淤积性黄疸　指各种原因引起肝内、肝外胆管阻塞以及肝内胆汁淤积而发生的黄疸，常见于肝内泥沙样结石、原发性胆汁性肝硬化、胆总管结石等。

4. 先天性非溶血性黄疸　指由肝细胞对胆红素的摄取、结合和排泄有缺陷所致的黄疸。

【临床特点】

1. 起病情况与病史　黄疸多数起病缓慢，少数则呈进行性。对黄疸患者进行问诊时，注意询问有无溶血性疾病、肝病、胆石症、胆道蛔虫病等病史及胆道手术史；有无肝炎患者密切接触史或血制品输注史；有无长期用药或大量饮酒史。

2. 黄疸的特征

(1) 溶血性黄疸：①轻度至中度黄染，皮肤呈浅柠檬色，无皮肤瘙痒。②伴有发热、寒战、腰背酸痛、呕吐等急性溶血反应的表现，或伴有贫血、脾肿大，严重时可导致急性肾衰竭。③血清总胆红素升高，主要为非结合胆红素升高。④尿呈酱油色（血红蛋白尿），尿中尿胆原增加，胆红素呈阴性。⑤粪便黄色加深。

(2) 肝细胞性黄疸：①中度至高度黄疸，皮肤黏膜、巩膜呈浅黄色至深金黄色，有时有皮肤瘙痒。②伴有原发肝病的表现，如恶心、呕吐、食欲缺乏、厌油腻、乏力、持续性右上腹痛、肝脾肿大、腹水等，严重时有皮肤出血倾向。③血清结合胆红素与非结合胆红素均升高。④尿呈深黄色，尿胆红素呈阳性，尿胆原轻度增加。⑤粪胆原减少或缺如，使粪色变浅。

(3) 胆汁淤积性黄疸：①中度至高度黄疸，皮肤呈暗黄、黄绿或绿褐色，多有明显的皮肤瘙痒。②伴有原发病的表现，如寒战、高热、肝肿大、胆囊肿大等。③血清总胆红素增高，以结合胆红素为主。④尿呈浓茶色，尿胆红素呈强阳性，尿胆原减少或消失。⑤粪中尿胆原减少或缺如，使粪便呈浅灰或陶土色。

【伴随表现】

黄疸伴寒战、高热，见于细菌感染（如胆道感染、败血症、肝脓肿）以及急性溶血等。黄疸伴持续性右上腹痛，见于肝癌、肝炎、肝脓肿、胆石梗阻、胆道蛔虫病；伴肝区隐痛、恶心、厌油腻，见于病毒性或中毒性肝炎；伴剧烈腹痛，见于急性重型肝炎；伴上腹痛和腰背痛，见于胰腺癌。黄疸伴皮肤瘙痒，见于阻塞性黄疸。

第十四节　胸　痛

胸痛（chest pain）是指胸部的感觉神经纤维受到某些因素（如炎症、缺氧、物理和化学因子等）刺激后，产生冲动传至大脑皮质的痛觉中枢而引起的局部疼痛。胸痛的严重程度与原发疾病的严重程度并不完全一致。

【病因】

1. 胸壁疾病　为胸痛最常见的原因，如胸背部肌肉局部损伤、肋软骨炎、肋骨骨折等。

2. 肺与胸膜疾病　如胸膜炎、气胸、胸膜肿瘤、支气管炎、肺癌等。

3. 心血管疾病　如心绞痛、心肌梗死、急性心包炎等。

4. 纵隔、食管及腹腔疾病　如纵隔炎症、食管炎、膈下脓肿、肝脓肿等。

【临床特点】

1. **发病年龄** 青壮年胸痛多见于胸膜炎、自发性气胸、肋骨及肋间神经病变；老年人胸痛多考虑心绞痛、急性心肌梗死、食管癌、肺癌等。

2. **胸痛的部位** 胸膜病变引起的胸痛多位于患侧腋前线及腋中线附近，有深部压痛，常可放射至肩部或腹部；胸壁炎症引起的胸痛位于红、肿、热、痛的局部；肋骨骨折时，用手前后挤压胸壁，可引起骨折处剧痛；带状疱疹的疼痛沿一侧肋间神经分布；心绞痛、急性心肌梗死的胸痛多位于胸骨后，边界模糊，可向肩、颈及左上肢放射；食管与纵隔病变的胸痛多位于胸骨后，位置较深。

3. **胸痛的性质** 胸膜炎胸痛常呈尖锐刺痛或撕裂样；肋间神经炎疼痛多呈刺痛或烧灼样；带状疱疹胸痛为刀割样或烧灼痛；心绞痛多呈压榨样并有窒息感或濒死感，急性心肌梗死疼痛更加剧烈，持续时间长；食管炎胸痛多呈烧灼样疼痛。

4. **胸痛的影响因素** 胸膜病变的胸痛在深吸气、咳嗽、体位变动时加剧，屏气时减轻；典型心绞痛可因劳累、激动、紧张而诱发，休息或舌下含服硝酸甘油后数分钟内缓解；心肌梗死的胸痛不能被硝酸甘油所缓解；反流性食管炎的烧灼痛吞咽时加重，在服用抗酸剂后减轻或消失。

【伴随表现】

胸痛伴发热，多见于支气管、肺、胸膜的炎症及肺癌。胸痛伴咳嗽、咳痰、咯血，多见于肺结核、支气管扩张、肺癌等。胸痛伴呼吸困难、发绀，多见于气胸、肺炎、肺栓塞、急性心肌梗死等。

第十五节 水 肿

人体组织间隙有过多的液体积聚使组织肿胀，称为水肿(edema)。当液体在体内各组织间隙弥漫性分布时，称为全身性水肿；若液体积聚于局部组织间隙内，称为局限性水肿；当体腔内发生液体潴留时，称为积液，如胸腔积液、腹水、心包积液等。

【病因】

水肿最常见的病因是各种心脏病引起的右心衰竭或全心衰竭，也可见于渗出性或缩窄性心包炎及其他系统疾病。

1. **全身性水肿**

(1)心脏疾病：如右心衰竭、缩窄性心包炎、心包积液等。

(2)肾脏疾病：如肾小球肾炎、肾病综合征、慢性肾盂肾炎等。

(3)肝脏疾病：如慢性肝炎、肝硬化等。

(4)营养不良：如慢性消耗性疾病晚期、低蛋白血症等。

(5)内分泌功能紊乱及应用激素类药物：如甲状腺功能减退、肾上腺皮质功能亢进，以及长期使用肾上腺皮质激素或性激素等。

(6)其他：如女性经前期紧张综合征患者可出现经期前水肿，育龄期或更年期妇女可出现特发性水肿等。

2.局限性水肿　见于局部静脉回流受阻、淋巴回流受阻或毛细血管通透性增加的情况，如静脉血栓形成、血栓性静脉炎、丝虫病、局部蜂窝织炎、疖、痈、丹毒、药物或食物过敏等。

【临床特点】

1.全身性水肿

(1)心源性水肿：主要由右心衰竭所致。①先发生于身体下垂部位(如足踝部、胫骨前)，卧床者先见于骶尾部，缓慢发展，向上延及全身，可致严重的全身性水肿，比较坚实，移动性小。②活动后加重，休息后减轻或消失。③呈对称性、凹陷性水肿。④水肿部位皮肤发绀。⑤皮肤易发生溃破、压疮及感染。⑥伴体循环淤血的其他表现，如呼吸困难、发绀、颈静脉怒张、肝大、肝颈静脉回流征阳性等。

(2)肾源性水肿：①晨起颜面及眼睑水肿，随病情发展可呈现全身性水肿，发展迅速，水肿处组织软而移动性大。②伴有蛋白尿、高血压、肾功能减退等。③若有全身高度水肿伴大量蛋白尿、低蛋白血症、高胆固醇血症，为肾病综合征的典型表现。

(3)肝源性水肿：肝硬化是其最常见的原因。①以腹水为主要表现，也可先出现踝部水肿，逐渐向上蔓延，头面部、上肢一般无水肿。②伴有黄疸、蜘蛛痣、肝掌、脾大等表现。

(4)营养不良性水肿：①多从下肢开始并逐渐蔓延至全身，水肿部位随体位变化而变化。②水肿前常有体重减轻、消瘦、贫血等表现。

(5)内分泌性水肿：甲状腺功能减退患者黏液性水肿的特点为指压水肿部位皮肤时不产生明显凹陷，称为非凹陷性水肿，颜面与下肢较明显；伴乏力、食欲缺乏、嗜睡、无汗、反应迟钝等表现。肾上腺皮质功能亢进症或长期服用肾上腺皮质激素患者水肿时伴满月脸、面红、向心性肥胖。原发性醛固酮增多症患者的水肿伴高血压、周期性瘫痪、多尿等表现。

(6)其他：女性水肿于月经前出现，有明显的周期性，并伴有失眠、烦躁、乳房胀痛等表现，多为经前期紧张综合征；更年期肥胖女性长期直立或劳累后出现水肿，平卧后消退，伴夜尿增多、自主神经功能紊乱及月经失调表现，见于特发性水肿。

2.局限性水肿　静脉受压和阻塞时，受阻静脉的回流区域内出现明显水肿，可伴有局部浅表静脉的充盈显露与曲张，水肿局部皮肤发绀。淋巴回流受阻性水肿以象皮腿为特点，指压无凹陷。炎症性水肿多伴局部红、热、痛。变态反应所致的水肿多与药物、食物有关，表现为皮肤、黏膜的局限性水肿，常以荨麻疹为主要表现。

【伴随表现】

水肿伴颈静脉怒张，多为心源性。水肿伴有重度蛋白尿，则为肾源性，而轻度蛋白尿也可见于心源性。水肿伴呼吸困难与发绀，常提示由心脏病、上腔静脉阻塞综合征等所致。水肿与月经周期有明显关系者，可见于特发性水肿；女性水肿伴失眠、烦躁、思想不集中等，见于经前期紧张综合征。

第十六节　意识障碍

意识障碍(disturbance of consciousness)是指人对周围环境及自身状态的识别和觉察能力出现障碍。

【病因】

1. **颅脑疾病**　①脑血管疾病：如脑出血、脑血栓形成、蛛网膜下腔出血、脑栓塞、高血压脑病等。②颅内感染：如脑膜炎、脑炎、脑型疟疾等。③颅内占位：如脑肿瘤、颅内血肿等。④颅脑外伤：如脑震荡、颅骨骨折等。⑤癫痫：如癫痫大发作及癫痫持续状态。

2. **颅外疾病**　①内分泌代谢性疾病：如甲状腺危象或功能减退、低血糖、糖尿病性昏迷等。②内源性中毒及水、电解质平衡紊乱：见于肝性脑病、尿毒症、肺性脑病、酸中毒、脱水、稀释性低钠血症、低氯性碱中毒等。③严重感染：如中毒型细菌性痢疾、休克型肺炎、败血症等。④心血管疾病：如严重心律失常引起的阿-斯综合征等。⑤物理因素：如高热、中暑、电击等。⑥药物、化学中毒：如镇静催眠药、麻醉镇痛药、有机磷农药、一氧化碳等中毒。

【临床特点】

1. **起病情况**

(1)起病缓急：急骤发生的昏迷，多见于颅内急性感染、外伤、脑血管疾病、中暑、中毒、电击等。缓慢发生的昏迷，多见于内分泌代谢障碍、颅内慢性感染、脑肿瘤等。

(2)发病年龄：儿童突发昏迷，首先考虑全身或颅内感染；青年人突发昏迷，要考虑蛛网膜下腔出血；中年以上突发昏迷，应先考虑脑血管疾病；老年人有高血压史，在活动或激动时突然昏迷，应考虑脑出血；老年人在睡眠或安静状态下发生昏迷，多见于脑血栓形成。

(3)发病季节：冬春季节发生昏迷，要考虑流脑、肺炎球菌性肺炎等；夏秋季节发生昏迷，考虑乙脑、脑型疟疾、中毒型菌痢、伤寒及中暑；高温环境或烈日照射下发生昏迷，首先考虑热射病和中暑。

2. **意识障碍的临床表现**

(1)嗜睡：为最轻的意识障碍，是一种病理性嗜睡。患者处于持续的睡眠状态，可被唤醒，醒后能正确回答问题，并勉强配合检查，但停止刺激后又很快进入睡眠状态。

(2)意识模糊：指意识水平轻度下降，是较嗜睡更深的意识障碍。患者可保持简单的精神活动，但对时间、地点、人物的定向力发生障碍。

(3)昏睡：指接近于人事不省的意识状态。患者处于熟睡状态，不易被唤醒，在强烈的刺激下(如摇晃身体、压迫眶上神经等)可被唤醒，但醒后答话含糊或答非所问，很快又进入昏睡状态。

(4)昏迷：为严重的意识障碍，表现为意识持续中断或完全丧失。按其程度分为：

①轻度昏迷(浅昏迷),即意识大部分丧失,无自主运动,对声、光刺激无反应,对疼痛刺激可有痛苦的表情及肢体退缩等防御反应,生理反射(如角膜反射、瞳孔对光反射、眼球运动、吞咽反射)可存在。②中度昏迷,即对周围事物及各种刺激均无反应,对强烈刺激(如疼痛刺激)可有防御反应,角膜反射减弱,瞳孔对光反射迟钝,眼球无转动。③深度昏迷,即意识完全丧失,全身肌肉松弛,对各种刺激均无反应,深、浅反射均消失。

此外,有一种以兴奋性增高为主的高级神经中枢急性活动失调状态,患者意识模糊、定向力丧失、感觉错乱(幻觉与错觉)、躁动不安、胡言乱语,称为谵妄,多出现于急性感染的发热期、某些药物(如颠茄类)或乙醇中毒、肺性脑病、肝性脑病及中枢神经系统疾病。若病情进一步加重,患者可进入昏迷状态。

【伴随表现】

先发热后昏迷,多见于颅内或全身急性感染;先昏迷后发热,多见于脑出血(如蛛网膜下腔出血)及巴比妥类药物中毒。昏迷伴瞳孔缩小,见于吗啡类、巴比妥类、有机磷杀虫剂等中毒以及桥脑出血;昏迷伴瞳孔扩大,见于阿托品、乙醇等中毒;昏迷伴瞳孔大小不等,见于急性脑血管病、脑疝等。昏迷伴呼吸缓慢,可见于吗啡类、巴比妥类、有机磷杀虫剂等中毒。昏迷伴心动过缓,见于颅内高压、房室传导阻滞以及吗啡、毒蕈中毒。昏迷伴高血压,见于高血压脑病、脑出血、肾炎等;伴低血压,见于休克。昏迷伴偏瘫,见于脑出血、脑梗死、颅内占位性病变等。昏迷伴明显脑膜刺激征,多为脑膜炎、蛛网膜下腔出血。昏迷伴呼气有特殊气味,如氨味见于尿毒症,烂苹果味见于酮症酸中毒,大蒜味见于有机磷中毒,腥臭味(肝臭)见于肝性脑病。

目标检测

一、名词解释

1.发热　2.咯血　3.呼吸困难　4.心源性哮喘　5.发绀　6.呕血　7.便秘
8.血尿　9.黄疸　10.谵妄

二、填空题

1.体温的临床分度为_____、_____、_____、_____。

2.引起发热的原因中,以_____最多见。

3.突然发生的全腹持续性剧痛伴肌紧张提示_____。慢性周期性节律性上腹部烧灼痛、钝痛提示_____。

4.青壮年咯血见于_____、_____、_____。

5.频繁和剧烈的呕吐可引起_____、_____、_____。

6.呕血的病因中最常见的是_____,其次是_____和_____。

7.上消化道出血多为_____,出血多为鲜红血便。

8.尿中胆红素阳性见于_____黄疸和_____黄疸。

9.局部性水肿常见于_____、_____、_____。

三、简答题

1.呼吸困难的问诊要点包括哪些?常见病因有哪些?

2. 简述呕血的常见原因。

3. 引起血尿的泌尿系统疾病有哪些？

4. 依据发生机制不同，腹泻分为哪几种？

5. 意识障碍根据表现程度不同分为哪几种？

四、选择题

1. 引起发热的病因甚多，临床上最为常见的疾病是（　　）。

    A. 感染性发热疾病　　　　　　　　　B. 皮肤散热减少性疾病

    C. 体温调节中枢功能失常性疾病　　　D. 心脏、肺、脾等内脏梗死或肢体坏死

    E. 组织坏死与细胞破坏性疾病

2. 咳嗽与咳痰中，下列错误的是（　　）。

    A. 咳嗽是一种保护性反射动作　　　　B. 咳嗽亦属一种病理现象

    C. 咳嗽的控制中枢在延髓　　　　　　D. 咳痰是一种病态现象

    E. 胸膜疾病或心血管疾病不会出现咳嗽

3. 咳铁锈色痰最常见的疾病是（　　）。

    A. 慢性支气管炎　　B. 支气管哮喘　　C. 大叶性肺炎　　D. 肺脓肿　　E. 慢性咽炎

4. 我国咯血最常见的病因是（　　）。

    A. 肾综合征出血热　　B. 肺结核　　C. 肺炎　　D. 支气管结核　　E. 支气管扩张

5. 下列正确的是（　　）。

    A. 每日咯血＜150 mL 为小量咯血　　B. 咯血前，患者常有胸闷、恶心、呕吐

    C. 一次咯血量＞500 mL 为大量咯血　D. 咯出的血液常呈碱性

    E. 咯血患者宜取健侧卧位，以利于血液排出

6. 引起呼吸困难的病因，最多见的是（　　）。

    A. 呼吸系统疾病　　B. 心血管疾病　　C. 中毒　　D. 血液病　　E. 神经精神因素

7. 呼吸困难患者出现"三凹征"，提示（　　）。

    A. 气管、大支气管阻塞　　　　　　B. 小支气管阻塞　　　　　　C. 肺部炎症

    D. 胸膜炎　　　　　　　　　　　　E. 肺结核

8. 以夜间阵发性呼吸困难为突出表现，见于（　　）。

    A. 肺癌　　B. 左心衰竭　　C. 喉头水肿　　D. 气胸　　E. 胸骨骨折

9. 皮肤黏膜发绀时，其毛细血管血液中还原血红蛋白量超过（　　）。

    A. 10 g/L　　B. 20 g/L　　C. 30 g/L　　D. 40 g/L　　E. 50 g/L

10. 关于呕血，下列不正确的是（　　）。

    A. 病因最多见于消化性溃疡　　　　B. 出血方式为呕出

    C. 血中混有食物残渣、胃液　　　　D. 酸碱反应为碱性

    E. 出血前有上腹部不适、恶心、呕吐

11. 呕血最常见的疾病是（　　）。

    A. 消化性溃疡　　　　　B. 食管静脉曲张破裂出血　　　　　C. 胃癌

    D. 急性胃黏膜病变　　　E. 急性出血性胃炎

12. 呕血的颜色为（　　）。

    A. 出血量大时为咖啡色　　　　　　　B. 出血速度快时为咖啡色

C. 出血量大、出血速度快时色鲜红　D. 出血量小时色鲜红

E. 出血速度慢时色鲜红

13. 肾源性水肿者，其水肿常先出现于（　　　）。

A. 下肢　　B. 全身　　C. 眼睑　　D. 胸腔　　E. 腹腔

14. 心源性水肿者，其水肿常先出现于（　　　）。

A. 人体的最低部位　　B. 眼睑　　C. 全身　　D. 胸腔　　E. 腹腔

15. 心源性水肿最常见的病因是（　　　）。

A. 右心衰竭　　B. 左心衰竭　　C. 缩窄性心包炎　　D. 渗出性心包炎　　E. 心绞痛

16. 出现持续压榨性或窒息性胸部闷痛，最可能的诊断是（　　　）。

A. 心包炎　　B. 肋间神经痛　　C. 急性心肌梗死　　D. 食管炎　　E. 自发性气胸

17. 阑尾炎的疼痛特点是（　　　）。

A. 上腹痛　　B. 下腹痛　　C. 左下腹痛　　D. 右下腹痛　　E. 转移性右下腹痛

18. 消化性溃疡表现为（　　　）。

A. 上腹痛　　B. 肩下痛　　C. 脐周痛　　D. 上腹部节律性、周期性痛　　E. 下腹痛

19. 腹痛伴里急后重可见于（　　　）。

A. 肠结核　　B. 急性细菌性痢疾　　C. 伤寒　　D. 副伤寒　　E. 结肠癌

20. 右上腹痛并黄疸及肝大可见于（　　　）。

A. 肝硬化　　B. 肝炎　　C. 脂肪肝　　D. 肝癌　　E. 肝血吸虫病

21. 慢性腹泻是指病程超过（　　　）。

A. 2 周　　B. 3 周　　C. 1 个月　　D. 2 个月　　E. 3 个月

22. 有关腹泻的叙述，不正确的是（　　　）。

A. 变态反应可引起腹泻

B. 腹泻的某些发病因素互为因果

C. 病程超过 2 个月者属于慢性腹泻

D. 分泌性腹泻是由胃肠黏膜分泌过多的液体所致

E. 渗出性腹泻黏膜组织学基本正常

23. 黏液脓血便里急后重可见于（　　　）。

A. 肠结核　　B. 直肠息肉　　C. 急性细菌性痢疾　　D. 阿米巴痢疾　　E. 伤寒

24. 下列疾病所致的腹泻，可伴重度脱水的是（　　　）。

A. 霍乱　　　　　　B. 溃疡性结肠炎　　　　　　C. 肠结核

D. 慢性细菌性痢疾　　E. 吸收不良综合征

25. 功能性便秘的原因是（　　　）。

A. 肠粘连　　B. 克罗恩病　　C. 肠易激综合征　　D. 肠梗阻　　E. 铅中毒

26. 器质性便秘的原因是（　　　）。

A. 进食量少和食物缺乏纤维素　　B. 肠易激综合征　　C. 结肠冗长

D. 先天性巨结肠　　　　　　　　E. 应用吗啡致肠肌松弛，引起便秘

27. 少尿是指 24 小时尿量少于（　　　）。

A. 100 mL　　B. 200 mL　　C. 300 mL　　D. 400 mL　　E. 500 mL

28. 引起血尿最常见的原因是（　　　）。

A. 败血症　B. 肾综合征出血热　　C. 泌尿系结石　D. 前列腺炎　E. 痛风

29. 下列疾病引起的黄疸，主要为肝细胞性黄疸的是（　　）。

  A. 胆管结石　　　　　　B. 中毒性肝炎　　　　　C. 毛细胆管型病毒性肝炎

  D. 胆道蛔虫病　　　　E. 原发性胆汁性肝硬化

30. 肝细胞性黄疸可引起（　　）。

  A. 寒战、高热　　　　B. 感染性休克　　　　C. 右上腹阵发性绞痛

  D. 血清胆固醇增高　　E. 出血倾向

31. 处于熟睡状态不易被唤醒，虽在强烈刺激下可被唤醒，但很快又入睡，醒时答话含糊或答非所问是指（　　）。

  A. 嗜睡　B. 意识模糊　C. 昏睡　D. 昏迷　E. 谵妄

32. 下列关于胸痛的描述，不正确的是（　　）。

  A. 带状疱疹呈刀割样痛或灼痛　　　　B. 心绞痛呈压榨性痛

  C. 自发性气胸于用力后突发剧痛　　　D. 胸膜炎时胸痛可随咳嗽而加剧

  E. 心肌梗死时胸痛可服用硝酸甘油而缓解

33. 中度昏迷与深度昏迷最有价值的鉴别是（　　）。

  A. 对各种刺激无反应　B. 不能唤醒　　　　C. 无自主运动

  D. 深、浅反射均消失　E. 大小便失禁

34. 患儿，男，5岁，在家中玩耍时突然出现呼吸困难、面部青紫、"三凹征"阳性，并听到单一高调的哮鸣音、最可能的诊断是（　　）。

  A. 气管异物　　　　　B. 急性喉炎　　　　　C. 支气管哮喘

  D. 急性支气管炎　　　E. 急性左心衰竭

35. 患者，男，30岁，淋雨后出现寒战高热、呼吸困难、右侧胸痛，咳铁锈色痰，口唇处可见疱疹。最可能的诊断是（　　）。

  A. 大叶性肺炎　　　　B. 急性胆囊炎　　　　C. 急性肾盂肾炎

  D. 急性支气管炎　　　E. 伤寒

36. 患者，女，40岁，近半个月来常于夜间睡眠时憋醒，伴咳嗽、咳黏液痰、气喘，两肺底可闻及湿啰音。该表现属于（　　）。

  A. 肺源性呼吸困难　　B. 神经精神性呼吸困难　　C. 中毒性呼吸困难

  D. 血源性呼吸困难　　E. 心源性呼吸困难

37. 患者，男，19岁，突发脐周疼痛，呈进行性加重并逐渐转至右下腹，伴恶心、呕吐，右下腹局部压痛。最可能是（　　）。

  A. 急性胃穿孔　B. 急性胆囊炎　C. 急性阑尾炎　D. 胆道蛔虫病　E. 胆结石

38. 患者，男，50岁，大量饮酒后突发左上腹痛，疼痛呈持续性伴阵发性加重，向左背部放射，伴恶心、呕吐。提示（　　）。

  A. 急性胃炎　B. 急性胰腺炎　C. 急性胆囊炎　D. 急性阑尾炎　E. 胃癌

39. 患者，男，15岁，颜面水肿2天，查血尿、蛋白尿阳性。应首先考虑（　　）。

  A. 急性肾炎　B. 慢性肾炎　C. 急性肾盂肾炎　D. 尿崩症　E. 糖尿病

40. 患者，女，45岁，排便疼痛伴鲜红色血便3天。出血最可能来自（　　）。

  A. 胃　　B. 直肠　　C. 空肠　　D. 降结肠　　E. 十二指肠

41. 患者，男，35岁，上腹灼痛2个月，柏油样大便2天。提示(　　)。

　　A. 痔出血　　　　B. 胃或十二指肠溃疡出血　　　　C. 直肠癌出血

　　D. 肛裂出血　　　E. 乙状结肠出血

42. 患者，男，67岁，2个月前出现巩膜黄染，呈进行性加深，皮肤瘙痒，消瘦明显。最可能是(　　)。

　　A. 病毒性肝炎　　B. 肝硬化　　　C. 胰头癌　　　D. 胆道蛔虫病　　　E. 胆石症

43. 患者，男，28岁，车祸外伤后处于沉睡状态，不易被唤醒，仅在护士给其静脉输液扎针时苏醒片刻，但答非所问，很快又入睡。意识状态检查应为(　　)。

　　A. 意识模糊　　B. 谵妄　　　C. 昏睡　　　D. 嗜睡　　　E. 浅昏迷

(44～45题基于以下病例)

王先生，30岁，咳嗽、咳痰伴午后低热、乏力、盗汗、食欲减退、体重减轻已3个月，今晨患者一次咯出鲜红色血液约400 mL，急诊入院。

44. 此患者最可能的诊断是(　　)。

　　A. 慢性支气管炎　　　　　B. 支气管扩张症　　　　　C. 支气管肺癌

　　D. 肺结核　　　　　　　　E. 风湿性心脏病二尖瓣狭窄

45. 此患者最易发生且危险的并发症是(　　)。

　　A. 继发感染　　B. 肺不张　　　C. 失血性休克　　　D. 营养不良　　　E. 窒息

(46～48题基于以下病例)

李先生，患肝硬化已4年，3天前饮酒后突然大量呕血，且神志恍惚，四肢湿冷，血压下降。入院后经积极治疗，现病情稳定，出血已停止。

46. 判断患者的出血量约为(　　)。

　　A. 500 mL　　　B. 600 mL　　　C. 700 mL　　　D. 800 mL　　　E. 1000 mL 以上

47. 患者不可能出现(　　)。

　　A. 发热　　　　　　　　　B. 黑粪　　　　　　　　　C. 脉搏细数

　　D. 血红蛋白量减少　　　　E. 血尿素氮低于正常

48. 出血停止的指征是(　　)。

　　A. 口渴　　　　　　　　　B. 尿少　　　　　　　　　C. 肠鸣音亢进

　　D. 血压正常稳定　　　　　E. 血红细胞数明显增加

(选择题答案：1. A，2. E，3. C，4. B，5. D，6. A，7. A，8. B，9. E，10. D，11. A，12. C，13. C，14. A，15. B，16. C，17. E，18. D，19. B，20. D，21. D，22. E，23. C，24. A，25. C，26. D，27. D，28. C，29. B，30. E，31. C，32. E，33. D，34. A，35. A，36. E，37. C，38. B，39. A，40. B，41. B，42. C，43. C，44. D，45. E，46. E，47. E，48. D)

(叶建峰)

第三章　体格检查

学习目标

掌握： 体格检查的 5 种基本方法及视诊、触诊、叩诊、听诊、嗅诊的主要内容。

熟悉： 常见体征的表现及临床意义。

了解： 体格检查前的准备及注意事项，全身体格检查的基本项目及检查流程。

体格检查(physical examination)是医生用自己的感官(如眼、耳、鼻、手)或借助简便的检查工具(如体温计、血压计、听诊器、叩诊锤等)对患者的身体进行细致观察和系统检查，以了解其身体健康状况的一组最基本的检查方法。体格检查的基本方法有 5 种：视诊、触诊、叩诊、听诊和嗅诊。体格检查一般于采集病史后进行，目的是全面了解患者的身体状况，发现异常体征，了解患者对治疗的反应，为确立诊断提供客观依据。许多疾病通过问病史和体格检查即可做出临床诊断。体格检查是医生的基本功，需要认真学习、反复训练，积累丰富的临床经验，才能真正掌握要领。

第一节　体格检查前的准备及注意事项

一、医生的准备

1. **知识准备**　对住院患者首次进行体格检查前，除询问病史外，还可以阅读其门诊及住院病历、实验室及其他检查报告等，大概了解病情，以便检查时更有重点和针对性。

2. **心理准备**　以患者为中心，尊敬、关心、体贴患者，以高度的责任感和良好的医德修养为患者进行检查。

3. **仪表与卫生**　按照职业规范正规着装，衣帽、鞋袜整洁，剪短指甲，仪表端庄，举止大方，态度诚恳和蔼，面带微笑，并当着患者的面用肥皂或洗手液洗手，保持手部温暖、清洁，防止交叉感染。

二、环境准备

环境应安静，有适宜的光线和温度；必要时以屏风或布帘遮挡，保护患者的隐私；男医生检查女患者时要有第三者陪伴在场。

三、用物准备

用物包括治疗盘、听诊器、血压计、消毒的体温计、消毒的压舌板、电筒、叩诊锤、消毒棉签、清洁玻璃片、大头针、卷尺、直尺、秒表、置有热水及冰水的试管、弯盘、记录的纸和笔等(图1-3-1)。此外,尚需准备体重秤、身高测量仪,必要时准备检眼镜、检耳镜、检鼻镜、音叉、近视力表、手套、润滑油等。

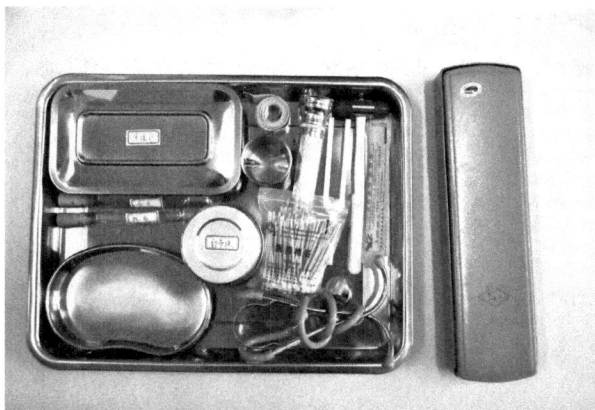

图1-3-1 体格检查常用的器械和物品

四、患者准备

1. 心理准备 检查前10~15分钟,医生应到患者床前先做自我介绍,并说明体格检查的目的、注意事项和要求,使患者有一个心理准备,防止患者紧张、恐慌。

2. 身体准备 嘱患者检查前穿前开襟的棉质体检服,排空大小便,适当盖被,平卧于病床。若叩诊胸部,可嘱患者取坐位坐于靠背椅上待检。腹部触诊时,宜取平卧位,双腿屈曲。检查时,应嘱患者充分暴露检查部位,不可隔着衣服检查。

五、注意事项

(1)医生应站立于患者的右侧,触诊前,应向患者说明检查目的和配合动作。

(2)检查时,注意全面、有序、重点、规范。通常按生命体征、一般状况、头、颈、胸、腹、脊柱、四肢和神经系统的规范顺序进行检查,以免出现不必要的重复和遗漏。根据病情轻重及避免影响检查结果的原则,也可适当调整检查顺序,检查中依次暴露被检部位。

(3)检查时应注意观察患者的反应,并注意左、右及相邻部位的对比。

(4)注意保暖,动作应轻柔,尽量减少给患者带来的痛苦。

(5)对危重患者,应重点检查后立即配合抢救,待病情好转后再做补充检查。

(6)应根据病情变化随时复查,及时发现新的体征,以利于修正或补充诊断。

第二节 体格检查的基本方法

一、视诊

视诊(inspection)指用视觉来观察患者全身或局部表现的一种检查方法。

(一)视诊的方法

视诊分为直接观察和间接观察 2 种方法。

1. 直接观察 观察全身一般状态，如年龄、发育与体型、营养状态、意识状态、面容、表情、体位、步态、外表整洁情况和精神状况等；观察局部特征，如皮肤、黏膜、瞳孔、胸廓、腹部、脊柱、四肢外形、呼吸运动、心尖搏动、颈部血管等。直接观察法简单易行，是医生观察病情的一种基本和重要的方法。

2. 间接观察 特殊部位(如外耳道、鼓膜、眼底、消化道、泌尿道等)需借助某些仪器，如耳镜、检眼镜、内镜等进行视诊。

(二)注意事项

视诊应在温暖的环境和适宜的间接自然光线下进行，灯光下不易辨别黄疸、轻度发绀、皮疹和出血点。

二、触诊

触诊(palpation)指通过手的触觉对患者某些器官或组织的物理特征进行判断的一种检查方法。它可以补充视诊的不足，发现视诊未能发现的体征，如温度、湿度、震颤、波动、压痛、摩擦感以及包块的位置、大小、轮廓、表面性质、硬度、移动度等。触诊适用于全身各部，尤以腹部检查最常用。

(一)触诊的方法

一般用手指指腹(对触觉较敏感)、掌指关节掌面(对震动较敏感)、手背皮肤(对温度较敏感)等进行触诊。根据施加压力的轻重，触诊分浅部触诊法和深部触诊法 2 种。

1. 浅部触诊法 适用于体表浅在病变的检查，如腹部压痛、腹肌紧张、搏动、包块和某些肿大脏器、皮肤温度、脉搏、浅表淋巴结、关节、软组织、阴囊、精索等。触诊时，将一手放在被检部位，用掌指关节和腕关节的协同动作以旋转或滑动方式轻压触摸。腹部浅部触诊时，触及的深度为 1 cm 左右。

2. 深部触诊法 主要用于检查腹腔病变和脏器情况。检查时，用单手或双手重叠，由浅入深，逐渐加压，以达到深部触诊的目的。一般触及的深度常在 2 cm 以上，有时达到 4~5 cm。深部触诊法根据检查目的和手法的不同，可分为以下几种(图 1-3-2)。

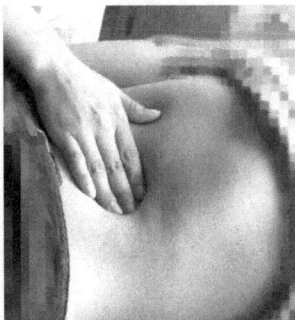

深部滑行触诊法　　　　　　深压触诊法

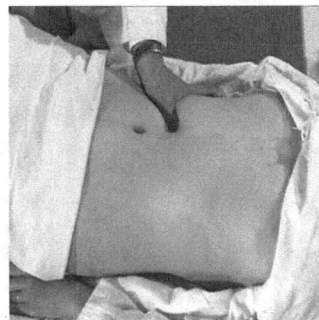

图 1-3-2 深部触诊的常用方法

(1)深部滑行触诊法：嘱患者张口平静呼吸，或与患者讲话以转移其注意力，使腹肌松弛，以右手并拢的示、中、环指平放在腹壁上，以手指末端逐渐触向腹腔脏器或包块，在其表面做滑动触摸。这种方法常用于腹腔深部包块和胃肠病变的检查。

(2)双手触诊法：将右手置于被检部位，左手置于被检查脏器或包块背后部，向右手方向托起，有利于右手触诊，适用于肝、脾、肾和腹部包块的检查。

(3)深压触诊法：用一个或两个并拢的手指逐渐深压腹壁被检查部位，以探测腹腔深部病变和压痛点，如阑尾压痛点、胆囊压痛点等。在深压基础上，迅速将手抬起，询问患者有无疼痛加剧或观察其面部有无痛苦表情，为反跳痛的检查方法。

(4)冲击触诊法：又称浮沉触诊法，检查时，将右手并拢的示、中、环指置于腹壁上，做数次急速有力的冲击动作，指端有腹腔脏器或包块浮沉的感觉。此法仅用于大量腹水时肝、脾及腹腔包块难以触及的患者，操作时应避免用力过猛。

(二)触诊的注意事项

触诊时，应注意以下几点：①检查前向患者讲清触诊的目的，取得患者的配合。②医生的手应温暖、指甲不宜过长，触诊时压力适当，由浅入深，先触健侧，后触病侧，以免引起患者肌肉紧张。③检查腹部时，嘱患者取两腿屈膝仰卧位；检查肝、脾时，可取侧卧位。④检查下腹部时，应嘱患者先排尿或排便，以免将充盈的膀胱或肠腔粪块误认为包块。⑤密切观察患者的表情和反应。

三、叩诊

叩诊(percussion)指用手指叩击身体表面使之震动而产生音响，根据震动和声响特点来判断被检部位的脏器有无异常的一种检查方法。

(一)叩诊的方法

叩诊分为直接叩诊法和间接叩诊法 2 种。

1. 直接叩诊法　将右手中间三指并拢，用其掌面直接拍击被检查的部位，根据拍击的音响和指下的震动感来判断病变情况。该法适用于胸部、腹部范围较广泛的病变，如大量胸腔积液或腹水的检查。

2. 间接叩诊法　为应用最多的叩诊方法。医生将左手中指第二指节紧贴于被检部位，其他手指稍抬起，勿与体表接触；将右手各指自然弯曲，以中指指端垂直地叩击左手中指第二指骨的远端(图 1-3-3)。叩击时，应以腕关节与指掌关节的活动为主，避免肘、肩关节参与运动；叩击动作要灵活、短促、富有弹性，叩击后右手应立即抬起；叩击力量与间隔时间要均匀适中，一个叩诊部位每次只需连续叩击 2~3 次；应注意与对称部位的比较。该法主要适用于胸、腹部检查。

(二)叩诊的注意事项

叩诊时应注意：①环境安静、温暖，避免噪声干扰。②检查胸部宜取坐位或仰卧位，检查腹部宜取仰卧位。③应充分暴露被检部位，注意对称部位的对比。④病灶、检查范围小或表浅时宜轻叩，被检部位范围大或较深时用中度或重度力量叩诊。

(三)叩诊音

叩击人体时产生的音响，称为叩诊音。因被叩击的组织或脏器的密度、弹性、含

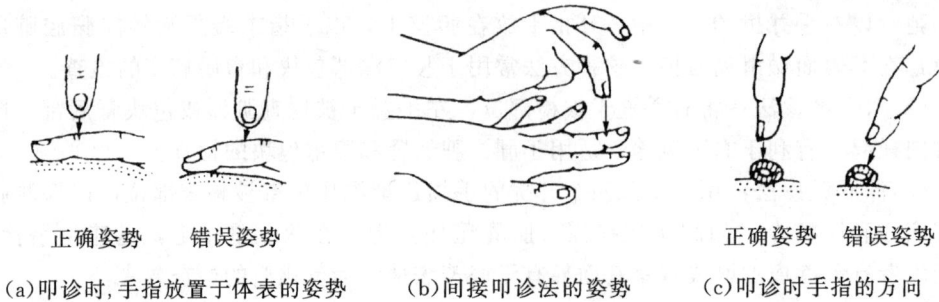

正确姿势　　错误姿势　　　　　　　　　　　　　　　正确姿势　错误姿势

(a)叩诊时,手指放置于体表的姿势　　(b)间接叩诊法的姿势　　(c)叩诊时手指的方向

图1-3-3　间接叩诊法示意图

气量及与体表的距离不同,在叩击时可产生不同的音响。根据音调高低、音响强弱等特点,将叩诊音分为5种。正常胸部叩诊音的体表投影见图1-3-4。

1.**清音**　一种音调较低、音响较强、振动持续时间较长的叩诊音,系正常肺部的叩诊音。

2.**浊音**　一种音调较高、音响较弱、振动持续时间较短的叩诊音,系叩击被少量含气组织覆盖的实质性脏器,如心或肝被肺遮盖的部分产生的音响,病理情况下见于肺组织含气量减少,如肺炎、肺不张、胸膜肥厚等。

3.**实音**　一种音调较浊音更高、音响更弱、振动持续时间更短的叩诊音,

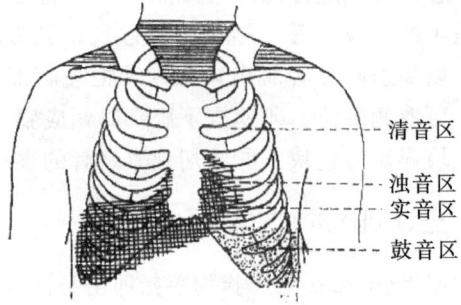

清音区
浊音区
实音区
鼓音区

图1-3-4　正常胸部叩诊音的体表投影图

系叩击实质性脏器,如心或肝产生的音响,病理状态下见于大量胸腔积液或肺实变等。

4.**鼓音**　一种和谐的低音,如击鼓声,音响较清音强,振动持续时间较清音长,系叩击含有大量气体的空腔器官,如左下胸的胃泡鼓音区及腹部产生的音响,病理情况下见于气胸、肺内大空洞等。

5.**过清音**　介于鼓音与清音之间,音调较清音低、音响较清音强的一种叩诊音,正常人不会出现,主要见于肺组织含气量增多、弹性减弱的病变,如肺气肿。

人体叩诊音的特点见表1-3-1。

表1-3-1　人体叩诊音及其特点

叩诊音	音调	音响强度	持续时间	出现的部位
清音	低	强	长	正常肺部
浊音	较高	较强	较短	正常心、肝被肺覆盖的部分
鼓音	高	强	较长	正常胃泡区和腹部
实音	高	弱	短	正常实质性脏器
过清音	更低	更强	更长	肺气肿者的两肺

四、听诊

听诊(auscultation)指医生直接用耳或借助听诊器听取患者体内有关脏器活动时所产生的微弱声音,以判断脏器正常与否的检查方法。该法在诊断心、肺疾病中尤其重要。

(一)听诊的方法

听诊分为直接听诊法与间接听诊法2种。

1. **直接听诊法**　指用耳郭直接贴附在患者体表听体内发出的声音,目前仅用于特殊或紧急情况下使用。广义的直接听诊还包括听语音、咳嗽、呼吸、呻吟、哭喊以及人体发出的任何声音。

2. **间接听诊法**　指借助听诊器进行听诊的一种检查方法。此法方便,是临床主要的听诊方法,主要用于心、肺、腹部、血管等处的听诊。

(二)注意事项

听诊时,环境应安静、温暖、避风。听诊前,注意听诊器(图1-3-5)的耳件弯曲部应向上。听诊器的体件有钟型和膜型2种,钟型体件适用于听低调的声音(图1-3-6);膜型体件适用于听高调的声音,如呼吸音、肠鸣音等。听诊时,应注意两侧声音的对比。

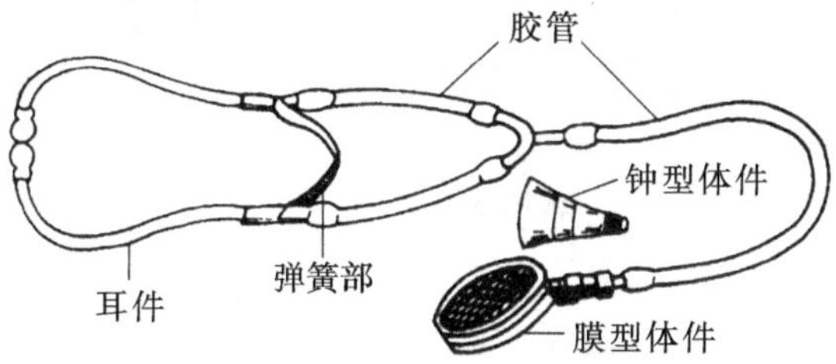

图1-3-5　听诊器示意图

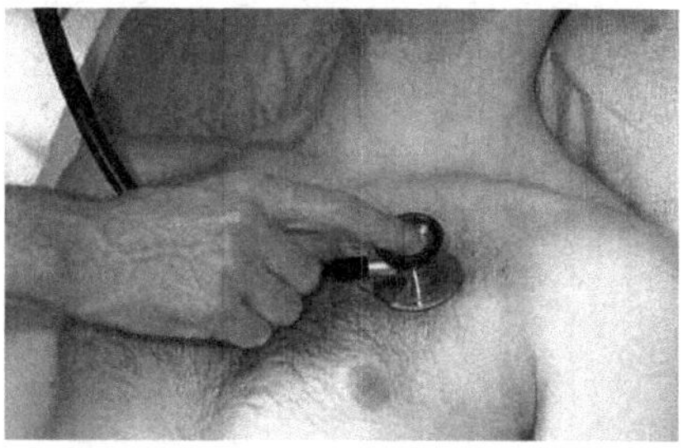

图1-3-6　间接听诊法(钟型体件)

五、嗅诊

嗅诊(smelling)指以嗅觉辨别发自患者体表、呼气、口腔或呕吐物、尿、粪、痰等发出的异常气味,以判断其与疾病关系的一种检查方法。

(一)方法

嗅诊时,用手将患者散发的气味扇向自己的鼻部,仔细判断气味的特点。

(二)临床意义

1. **口腔气味**　口臭见于齿龈炎、龋病、牙周炎。

2. **呼气味**　呼气有刺激性蒜味常见于有机磷中毒,有烂苹果味为糖尿病酮症酸中毒,有氨味见于尿毒症,有腥臭味见于肝性脑病。

3. **呕吐物气味**　胃内容物呈酸臭味见于幽门梗阻,呈粪臭味见于低位肠梗阻。

4. **粪便味**　粪便呈腐败性臭味见于消化不良或胰腺功能不良。

5. **尿液味**　尿液有浓烈的氨味见于膀胱炎。

6. **痰液味**　恶臭味的脓性痰提示厌氧菌感染,见于支气管扩张或肺脓肿。

7. 脓液味 恶臭的脓液见于气性坏疽。

第三节 体格检查的内容

体格检查的内容包括全身状态、皮肤、浅表淋巴结、头面颈部、胸部、血管、腹部、脊柱与四肢、神经系统九大部分的检查。

一、全身状态检查

(一)生命体征

生命体征(vital sign)是评价生命活动是否存在及其质量的重要指标,包括体温(T)、呼吸(R)、脉搏(P)、血压(BP)。

1. 体温 ①测量方法:腋测法简便、安全,且不易发生交叉感染,为最常用的体温测量方法,正常值为 36.0~37.0 ℃;口测法结果较准确,但不能用于婴幼儿及神志不清者;肛测法结果稳定,多用于婴幼儿及神志不清者。②临床意义:生理情况下,体温 1 日内有所波动,早晨略低,下午略高,24 小时波动范围一般不超过 1 ℃;运动或进食后体温略高,老年人体温略低,月经期前或妊娠期女性体温略高。体温升高,超出正常范围(口腔温度≥37.3 ℃或一日内温差>1 ℃),称为发热,见于感染、无菌性坏死物质吸收、抗原抗体反应、内分泌与代谢性疾病、皮肤散热异常、体温调节中枢功能失常、自主神经功能紊乱等。

2. 呼吸 检查方法及临床意义详见本节"五、胸部检查"。

3. 脉搏 检查方法及临床意义详见本节"六、血管检查"。

4. 血压 检查方法及临床意义详见本节"六、血管检查"。

(二)发育与体型

1. 发育 可通过年龄、智力、体格成长状态(包括身高、体重及第二性征)之间的关系综合评估。发育受遗传、内分泌、营养代谢、生活条件及体育锻炼等多重因素影响。

2. 体型 指身体发育的形体表现,包括骨骼、肌肉、脂肪的成长与分布状态等。成年人的体型分为正力型(匀称型)、无力型(瘦长型)和超力型(矮胖型)。

(三)营养状态

营养状态与食物的摄入、消化、吸收及代谢等因素密切相关,可通过观察皮肤黏膜的色泽及弹性、毛发的分布与色泽、指甲的色泽、皮下脂肪分布、肌肉是否结实等来判断。监测体重的变化亦可反映机体的营养状态,体重在标准体重±10%范围内为正常,也可参考体重指数(body mass index, BMI)来判断;BMI = 体重(kg)/身高(m)^2,正常范围为 18.5~23.9 kg/m^2。标准体重(kg)= 身高(cm)−105,女性按上式所得再减 2~3 kg。

营养状态分为营养良好、营养不良、营养中等 3 个等级。营养不良多由于摄食不足、消化吸收障碍、消耗增多所致。体重低于标准体重的 10% 或 BMI<18.5 kg/m^2,称为消瘦;极度消瘦者多为恶病质。体重超过标准体重的 20% 以上或 BMI>28 kg/m^2 者,称为肥胖。

(四)意识状态

意识是大脑功能活动的综合表现,即对环境的知觉状态。正常人意识清晰,反应敏锐,思维和情感活动正常,语言流畅、准确,表达能力良好,定向力正常。意识障碍是指人体对周围环境及自身状态的识别和察觉能力出现障碍的一种精神状态。凡能影响大脑功能的疾病,均可引起不同程度的意识障碍。根据意识障碍的程度,将其分为嗜睡、意识模糊、昏睡和昏迷。

(五)面容与表情

健康人表情自然、神态安逸。疾病及情绪变化等可引起面容与表情发生变化。某些疾病可呈现特征性病容(图1-3-7),如急性病容、慢性病容、贫血面容、二尖瓣面容、甲状腺功能亢进面容、黏液性水肿面容、满月面容、肢端肥大症面容等。

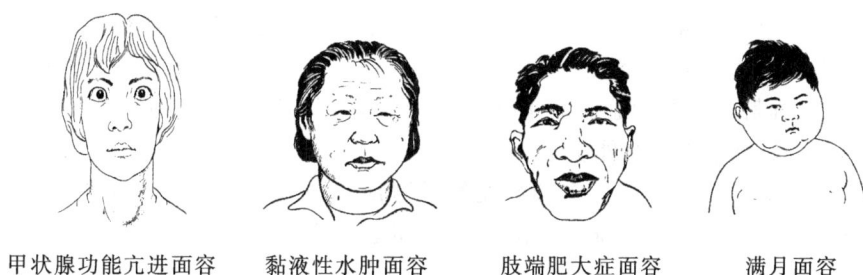

| 甲状腺功能亢进面容 | 黏液性水肿面容 | 肢端肥大症面容 | 满月面容 |

图1-3-7 常见异常面容

(六)体位

体位是指被检查者身体所处的状态。某些疾病可使患者体位发生改变。常见的体位有:①自动体位,即身体活动自如,不受限制,见于正常人及轻症患者。②被动体位,即不能随意调整或变换身体的位置,见于瘫痪、极度衰弱或昏迷患者。③强迫体位,即患者因减轻疾病所带来的痛苦而被迫采取的某种特殊体位。

(七)步态

步态指人走路时所表现的姿态。健康人步态稳健,某些疾病可使步态发生一定特征的变化。常见的典型异常步态(图1-3-8)有醉酒步态、偏瘫步态、跨阈步态、剪刀步态和慌张步态等。

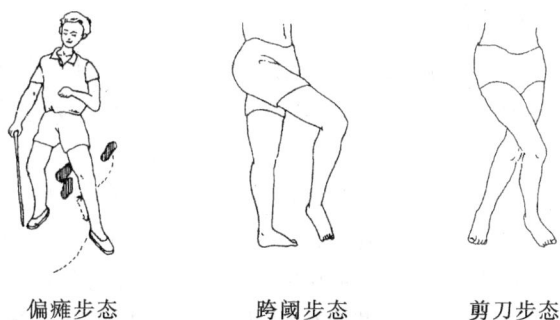

| 偏瘫步态 | 跨阈步态 | 剪刀步态 |

图1-3-8 常见的异常步态

二、皮肤检查

皮肤检查以视诊为主，配合触诊。

1. 颜色　皮肤颜色与毛细血管的分布、血液充盈度、色素含量、皮下脂肪厚薄有关，同时还与人种有关。常见的异常皮肤颜色有苍白、发红、发绀、黄染、色素沉着及色素脱失等。

2. 弹性　皮肤弹性即皮肤紧张度，与年龄、营养状态、皮下脂肪及组织间隙所含液量有关。皮肤弹性减弱时，皮肤皱褶平复缓慢，见于长期消耗性疾病、严重脱水等。

3. 皮疹　为全身性疾病的表现之一，常见于某些传染病、皮肤病、药疹等。检查时，应仔细观察和记录其出现和消失的时间、发展顺序、分布部位、颜色、形态大小、压之是否褪色、有无瘙痒、脱屑等。

4. 皮下出血　根据皮下出血的直径大小及伴随情况分为以下几种：①瘀点，出血部位直径不超过 2 mm。②紫癜，出血部位直径在 3～5 mm。③瘀斑，出血范围直径大于 5 mm。④血肿，片状出血并伴有皮肤显著隆起。皮肤黏膜出血主要见于出血性疾病、重症感染、某些中毒及外伤等。

5. 蜘蛛痣　指皮肤小动脉末端分支性扩张所形成的形似蜘蛛的血管痣（图 1-3-9）。蜘蛛痣主要位于上腔静脉分布的区域，如面、颈、手背、前臂、上臂、前胸及肩部等处。一般认为，蜘蛛痣与体内雌激素增高有关，常见于急、慢性肝炎、肝硬化等患者，正常青春期女性和妊娠女性也可出现。

6. 水肿　为皮下组织的细胞内或组织间隙液体潴留过多所致。常用的检查部位为浅表骨表面（如胫骨前、踝部等）及眼睑。水肿部位指压后出现凹陷者，称为凹陷性水肿。黏液性水肿及象皮肿尽管肿胀明显，但指压后无凹陷，称为非凹陷性水肿。水肿根据程度可分为轻度水肿、中度水肿和重度水肿。轻度水肿仅见于眼睑、胫骨前、踝部等皮下组织；中度水肿指全身性水肿；重度水肿时，全身水肿严重，并有液体渗出，可有胸水、腹水。

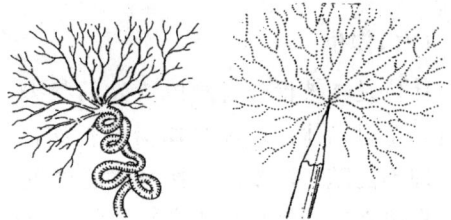

图 1-3-9　蜘蛛痣

三、浅表淋巴结检查

1. 浅表淋巴结分布　浅表淋巴结呈组群分布，如枕后和耳后淋巴结群、颌下淋巴结群、颏下淋巴结群、颈部淋巴结群、腋窝淋巴结群及腹股沟淋巴结群（图 1-3-10）等。

2. 检查方法与内容　采用滑行触诊法，依次按照耳前、耳后、乳突区、枕骨下区、颈后三角、颈前三角、锁骨上窝、颌下、颏下、腋窝、滑车上、腹股沟、腘窝的顺序进行触摸。正常淋巴结较小，直径多在 0.2～0.5 cm，质地柔软，表面光滑，无压痛，与毗邻组织无粘连，不易触及。当淋巴结肿大时，可被触及，应注意其出现的部位、大小、数目、硬度、压痛、活动度、有无粘连、局部皮肤有无红肿、瘢痕及瘘管等。

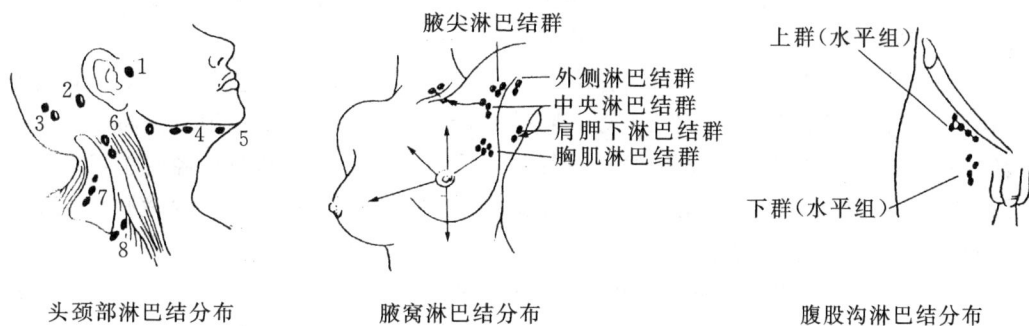

头颈部淋巴结分布　　　腋窝淋巴结分布　　　腹股沟淋巴结分布

1—耳前淋巴结；2—耳后淋巴结；3—枕后淋巴结；4—颌下淋巴结；
5—颏下淋巴结；6—颈前淋巴结；7—颈后淋巴结；8—锁骨上淋巴结。

图1-3-10　浅表淋巴结分布图

3. 淋巴结肿大的临床意义

(1)局部淋巴结肿大：见于非特异性淋巴结炎、淋巴结结核、恶性肿瘤淋巴结转移等。

(2)全身性淋巴结肿大：淋巴结肿大的部位可遍及全身，大小不等，无粘连，见于淋巴结炎、淋巴瘤、白血病等。

四、头部、面部与颈部检查

(一)头部

头颅的检查应注意其大小、形态和运动情况。临床常见的异常颅形有小颅、方颅及巨颅(图1-3-11)。

(二)面部

1. 眼　眼的检查应按从外向内、先左后右的顺序进行。

(1)眼睑：眼睑水肿常见于肾炎、慢性肝病、营养不良等；双侧上睑下垂见于重症肌无力，单侧上睑下垂见于动眼神经麻痹。

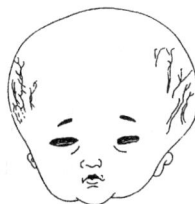

图1-3-11　巨颅

(2)结膜：眼睑充血见于结膜炎，出血见于亚急性感染性心内膜炎，颗粒与滤泡见于沙眼，苍白见于贫血。

(3)巩膜：正常呈瓷白色、不透明。巩膜是黄疸最早出现的部位。

(4)角膜：注意角膜的透明度，有无白斑、云翳、软化、溃疡和新生血管等。角膜干燥或软化见于维生素A缺乏，角膜周围血管增生见于严重沙眼。

(5)瞳孔：正常为圆形，双侧等大，直径为3～4 mm。瞳孔散大见于外伤、青光眼、视神经萎缩、濒死状态，瞳孔扩大见于阿托品及可卡因等药物反应，瞳孔缩小见于有机磷中毒等，双侧瞳孔大小不等见于脑外伤、脑肿瘤等，双侧瞳孔散大、对光反射消失为濒死状态特征。

1)瞳孔对光反射：分直接反射和间接反射。检查时，嘱患者注视正前方，检查者用手掌放于患者鼻中隔前方，用光照一侧瞳孔，被照射侧瞳孔缩小称为直接对光反射，对侧瞳孔也缩小称为间接对光反射。同法做对侧。瞳孔对光反射迟钝见于脑炎、脑膜炎、脑血管病等，对光反射消失见于深昏迷。

2）瞳孔调节与集合反射：嘱患者注视正前方，检查者将示指竖立，从 1 m 以外迅速移向患者眼球至距眼球约 30 cm 处，瞳孔逐渐缩小，称为调节反射；当将手指从远处缓慢移向患者眼球时，双侧眼球向内集合，称为集合反射。动眼神经受损时，调节反射与集合反射均消失；对光反射消失而集合反射存在时，称为阿·罗瞳孔，见于动脉硬化、脑外伤、糖尿病等。

（6）眼球：①双侧眼球突出可见于甲状腺功能亢进症，单侧眼球突出多由局部炎症或眶内占位性病变所致。②双侧眼球下陷见于严重脱水，单侧眼球下陷见于霍纳征（见于肺尖部肺癌压迫颈交感神经时）。③眼球运动，嘱患者眼球随检查者手指从正前方分别向左、右、左上、左下、右上、右下运动，观察运动是否正常。眼球运动受动眼神经、滑车神经、展神经支配，上述神经麻痹时，均可出现眼球运动障碍并伴有复视、斜视。④眼球震颤，嘱患者将眼球跟随检查者示指方向做水平、垂直或旋转运动数次，观察眼球是否发生震颤，即发生一系列有节律的快速往返运动，以水平性震颤最常见，常见于耳源性眩晕、小脑疾患等。

2. 耳　应注意外耳有无畸形、外耳道有无分泌物。有脓性分泌物见于中耳炎，耳道内有水样液体（脑脊液）或血液见于颅底骨折，乳突压痛常见于中耳炎。

3. 鼻　鼻翼扇动见于严重呼吸困难，如支气管哮喘、心源性哮喘和小儿肺炎等；鼻腔有稀薄的无色分泌物为卡他性炎症，见于急性上呼吸道感染。鼻窦包括额窦、蝶窦、筛窦和上颌窦，共 4 对（图 1-3-12），额窦、筛窦和上颌窦压痛伴有鼻塞、流涕、头痛，见于鼻窦炎。

4. 口　①口唇：正常人口唇红润、有光泽，口唇苍白见于贫血、虚脱；口唇发绀多为心、肺功能不全；口唇呈樱桃红色见于一氧化碳中毒；口唇疱疹见于单纯疱疹病毒感染。②口腔黏膜：在相当于第二磨牙的颊黏膜处出

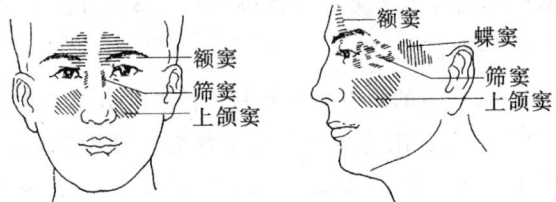

图 1-3-12　鼻窦

现针尖大小的白色斑点，称为科氏斑，为麻疹早期体征；黏膜溃疡见于口腔炎症；黏膜上有白色或灰白色凝乳块状物称为鹅口疮，为白色念珠菌感染。③牙齿与牙龈：应注意有无龋齿、缺齿、义齿或残根；注意观察牙龈颜色，有无肿胀、溢脓、溃疡及出血。④舌：正常人舌质淡红，有薄白苔，伸出时居中，活动自如，无颤动；舌面光滑、舌质淡为光滑舌，见于贫血或营养不良；舌鲜红伴舌乳头肿胀凸起称草莓舌，见于猩红热或长期发热患者；伸舌有细微震颤，见于甲状腺功能亢进。⑤口咽：注意颜色、对称性，有无充血、肿胀、分泌物及扁桃体大小。扁桃体肿大分为 3 度：未超出咽腭弓者为Ⅰ度肿大，超出咽腭弓者为Ⅱ度肿大，达到或超出咽后壁中线者为Ⅲ度肿大（图 1-3-13）。

（三）颈部

1. **颈部外形与活动**　正常人颈部两侧对称，活动自如。颈部向一侧偏斜称斜颈，

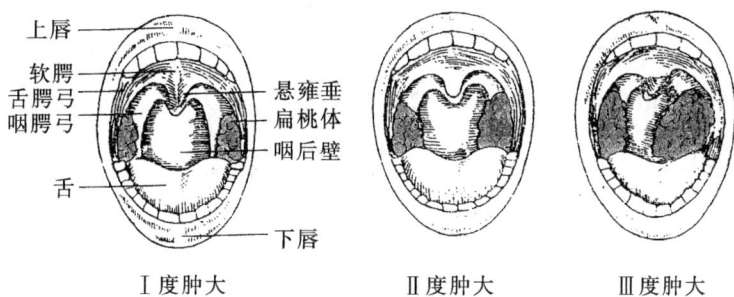

图 1-3-13　扁桃体肿大分度

见于先天性颈肌挛缩或斜颈。颈向前倾，甚至头不能抬起，见于重症肌无力、重度消耗性疾病晚期等。颈部活动受限伴疼痛，见于颈椎病变、软组织炎症和颈肌扭伤等。颈项强直为脑膜刺激征表现，见于脑膜炎、蛛网膜下腔出血等。

2. **颈部血管**　①颈静脉：正常人取立位或坐位时，颈外静脉不显露。若取坐位、立位时见颈静脉充盈，称为颈静脉怒张，提示静脉压增高，见于右心衰竭、心包积液、缩窄性心包炎或上腔静脉阻塞综合征。②颈动脉：正常人静息状态下看不见颈动脉搏动，如出现明显的颈动脉搏动，提示脉压增高，见于高血压、主动脉瓣关闭不全、甲状腺功能亢进等。

3. **甲状腺**　①视诊：观察甲状腺有无肿大及是否对称。②触诊：注意甲状腺大小、形态、质地，有无结节、压痛及震颤。青春发育期女性甲状腺可略增大，属正常现象。病理性肿大见于单纯性甲状腺肿大、甲状腺功能亢进或甲状腺肿瘤等。甲状腺触诊法见图 1-3-14。③听诊：触及肿大甲状腺时，

前面触诊　　　　后面触诊

图 1-3-14　甲状腺触诊法

应以钟型听诊器置于甲状腺上听诊有无血管杂音，甲状腺功能亢进时可闻及血管杂音。

4. **气管**　正常人气管居中。一侧胸腔积液、积气、纵隔肿瘤时，气管向健侧移位；肺不张、肺纤维化、胸膜增厚粘连时，气管向患侧移位。

五、胸部检查

胸部检查的顺序为先查前胸及两侧胸，后查背部。

(一)胸部的体表标志

胸部的体表标志在检查胸部时用于标记正常胸部脏器的轮廓和位置，也用于描述胸部异常体征所在部位及范围(图 1-3-15)。

1. **骨骼标志**　包括胸骨角、脊柱棘突、肩胛下角等。

2. **垂直标志线**　包括前正中线、锁骨中线、腋前线、腋后线、腋中线、肩胛下角线、后正中线。

3. **自然陷窝与解剖分区**　包括胸骨上窝，锁骨上、下窝，腹上角，腋窝，肩胛区，肩胛上、下区，肩胛间区。

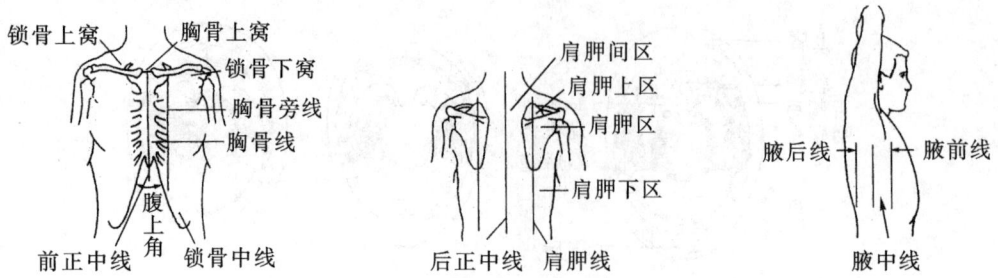

图 1-3-15 胸部的体表标志与分区

(二)胸壁与胸廓

1. **胸壁** 注意胸壁有无静脉充盈或曲张、皮下气肿、压痛。

2. **胸廓** 正常胸廓两侧大致对称，成人胸廓前后径较左右径短，比例约为 1:1.5，近乎椭圆形。常见的异常胸廓有以下几种(图1-3-16)。①扁平胸：胸廓前后径不及左右径的一半，呈扁平形，见于瘦长体型者或肺结核患者等。②桶状胸：胸廓的前

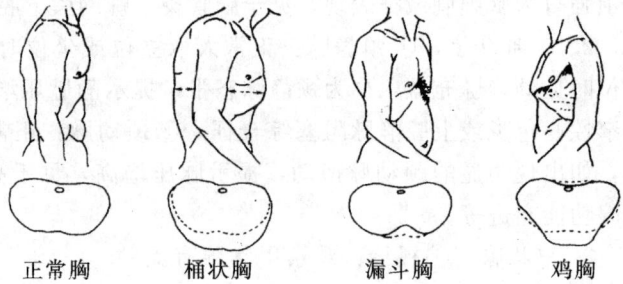

图 1-3-16 正常胸廓与病态胸廓

后径增大，与左右径几乎相等，胸廓呈圆桶状，肋间隙增宽，见于肺气肿患者及部分老年人或矮胖体型者。③佝偻病胸：胸骨特别是其下部显著前突，左、右侧塌陷，形状似鸡胸部，又称鸡胸。

(三)肺和胸膜

1. **视诊** 主要内容包括呼吸运动，呼吸频率、节律及深度的变化(图1-3-17)。

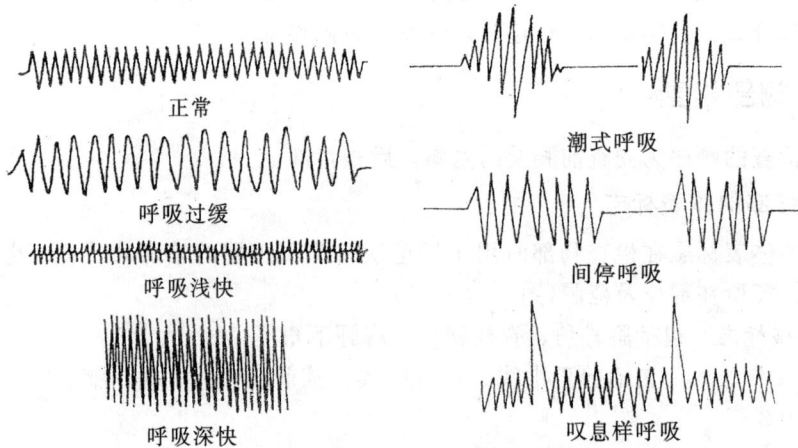

图 1-3-17 呼吸视诊检查

（1）呼吸运动：正常男性和儿童以腹式呼吸为主，女性以胸式呼吸为主。肺或胸膜疾病时，胸式呼吸减弱，腹式呼吸增强；腹部病变及妊娠后期，腹式呼吸减弱，胸式呼吸相对增强。

（2）呼吸频率及深度：健康人平静呼吸时呼吸频率为 16～20 次/分，均匀整齐。呼吸过速指呼吸频率超过 24 次/分，见于剧烈运动、强体力劳动、情绪激动、发热、贫血、心力衰竭、胸腔积液、气胸等。呼吸过缓指呼吸频率低于 12 次/分，见于麻醉剂或镇静剂过量和颅内压增高等。

（3）呼吸深度的变化：严重代谢性酸中毒时，呼吸深大、频率加快，称为酸中毒大呼吸或库斯莫尔呼吸，见于糖尿病酮症酸中毒和尿毒症酸中毒等。

（4）呼吸节律的变化：健康人平静呼吸时节律规则。潮式呼吸（陈-施呼吸）是一种由浅慢逐渐变为深快，然后再由深快转为浅慢，随之出现一段呼吸暂停，后又开始上述变化的周期性呼吸。间停呼吸（毕奥呼吸）为有规律地呼吸几次后突然停止一段时间，又开始呼吸，周而复始。以上两种周期性呼吸节律变化的发生机制是呼吸中枢的兴奋性降低。发生间停呼吸的患者病情较潮式呼吸更为严重，常见于濒死前患者。

2. 触诊

（1）胸廓扩张度：嘱患者做深呼吸，检查者将两手掌平放于患者前胸下部两侧，拇指沿肋缘指向剑突，嘱患者深呼吸，观察比较两手活动度是否一致。一侧活动度减弱见于多发性肋骨骨折、大量胸腔积液、气胸、肺不张，或肺炎球菌肺炎等单侧肺、胸膜、胸腔疾病；双侧活动度减弱见于肺气肿、大量胸腔积液等。

（2）语音震颤：检查者将两手掌或手掌的尺侧缘平贴于患者胸部两侧的对称部位，让患者用低音调发长音"yi"，声带振动产生声波，沿气管、支气管及肺泡传到胸壁，检查者用手掌触及振动，称为语音震颤，又称触觉语颤，简称语颤（图1-3-18）。检查顺序为自上到下，左右对比，由前而后。

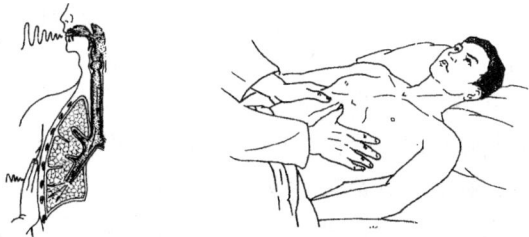

图 1-3-18　语音震颤检查

语音震颤增强见于：①肺组织实变，如大叶性肺炎实变期等。②接近胸膜的巨大肺空腔，如空洞型肺结核、肺脓肿等。③压迫性肺不张。

语音震颤减弱或消失见于：①肺泡内含气量过多，如肺气肿。②支气管阻塞，如阻塞性肺不张。③胸膜增厚粘连。④大量胸腔积液或气胸。⑤胸壁皮下气肿等。

（3）胸膜摩擦感：纤维素性胸膜炎时，因纤维蛋白沉积于胸膜，触诊时有皮革相互摩擦的感觉，称为胸膜摩擦感，临床意义同胸膜摩擦音。

3. 叩诊

（1）叩诊的方法：分为间接叩诊法或直接叩诊法，多采用前者。

（2）胸部正常叩诊音：5 种叩诊音及分布见本篇第一章第二节。

（3）胸部异常叩诊音：正常肺的清音区如出现浊音、实音、过清音或鼓音时，称为异常叩诊音。①异常浊音或实音：见于肺组织含气量减少或不含气的病变，如肺炎、肺结核、肺梗死、肺不张、肺肿瘤、肺脓肿，或胸腔积液、胸膜肥厚等。②异常鼓音：见于气胸、直径大于3～4 cm的近胸壁空洞。③过清音：见于慢性阻塞性肺气肿。

4. 听诊

(1)正常呼吸音：可分为3种(图1-3-19)。①支气管呼吸音：为吸入或呼出的空气在声门、气管或主支气管形成湍流所产生的音响，颇似将舌抬高后经口腔呼气时所发出的"哈—"音。呼气时音响较强，音调较高，时间较长。正常人支气管呼吸音分布于喉部，胸骨上窝，背部第6、7颈椎及第1、2胸椎附近。②支气管肺泡呼吸音：一种兼有支气管呼吸音和肺泡呼吸音特点的混合性呼吸音。正常人支气管肺泡呼吸音分布于胸骨两侧第1、2肋间隙，肩胛间区第3、4胸椎水平及肺尖前后部。③肺泡呼吸音：呼吸时气流进出肺泡，肺泡壁在吸气时由弛缓变为紧张，呼气时由紧张变为弛缓，这种弹性变化及气流的振动所产生的音响是一种柔和吹风样性质的声音，类似上齿咬住下唇吸气时发出的"夫—"音。吸气时音响较强，音调较高，时间较长。正常人肺泡呼吸音分布于除支气管呼吸音和支气管肺泡呼吸音区域以外的大部分肺野。

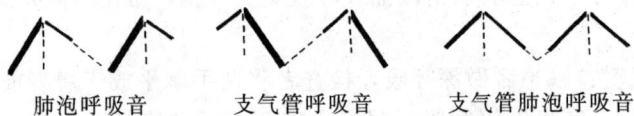

肺泡呼吸音　　　支气管呼吸音　　　支气管肺泡呼吸音

图1-3-19　3种正常呼吸音示意图

(2)异常呼吸音：具体如下。①异常支气管呼吸音：指在正常肺泡呼吸音的区域听到支气管呼吸音，又称病理性呼吸音或管状呼吸音，见于肺组织实变(如大叶性肺炎实变期、肺梗死)、肺内大空腔(如肺脓肿、肺结核所致空洞)、压迫性肺不张(如胸腔积液上方的肺受压膨胀不全)。②异常支气管肺泡呼吸音：指在正常肺泡呼吸音的区域听到支气管肺泡呼吸音，见于支气管肺炎、大叶性肺炎初期、肺结核等。③异常肺泡呼吸音：肺泡呼吸音减弱或消失，见于胸廓活动受限、呼吸肌病变、支气管阻塞、胸膜腔病变、呼吸中枢功能障碍、腹部疾病等；肺泡呼吸音增强，见于剧烈运动、发热、缺氧、酸中毒、一侧肺部或胸膜腔病变。

(3)啰音：为呼吸音以外的一种附加音，可分为干啰音和湿啰音。正常人肺部听诊无啰音。

1)干啰音：由于气管、支气管、细支气管狭窄或部分阻塞，呼吸时气流通过狭窄的气道发生湍流振动而产生的音响(图1-3-20)。听诊特点为音调较高、持续时间长、呼气末明显，其强度和性质易变。干啰音的分类及临床意义：①鼾音，是一种低调而响亮的干啰音，类似人在熟睡时打呼噜的鼾声，多见于昏迷患者。②哨笛音，是一种高音调的干啰音，类似吹笛发生的声音，常描述为哮鸣音，见于慢性喘息型支气管炎、支气管哮喘发作、心源性哮喘等。

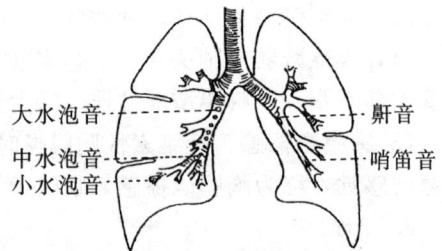

大水泡音
中水泡音
小水泡音
鼾音
哨笛音

图1-3-20　啰音的听诊部位

2)湿啰音：由于呼吸时气流通过支气管或空洞中稀薄的液体形成的水泡破裂时所产生的音响，又称水泡音(图1-3-20)。听诊特点为断续而短暂，深呼吸及吸气末最为清楚，部位、性质较恒定，咳嗽后可减轻或消失。湿啰音可分为：①大水泡音，见于肺内大空洞、肺水肿、垂危患者无力排痰等。②中水泡音，见于支气管炎、支气管肺炎等。③小水泡音，见于细支气管肺炎、肺结核、肺淤血等。④捻发音，是一种极细而均匀的声音，类似耳旁用手捻搓一束头发所发生的音响，在吸气末易闻及。湿啰音持续存在见于肺炎早期、肺淤血、肺结核等。

(4)胸膜摩擦音：胸膜炎症时，胸膜脏层和壁层上有纤维素沉积而变得粗糙，呼吸时胸膜脏、壁层互相摩擦而发出的振动音响，称为胸膜摩擦音。胸膜摩擦音以吸气末或呼气初较明显，屏气消失为其特征性表现，一般腋前线下部最易闻及，多见于纤维素性胸膜炎、胸膜肿瘤等。

(四)心脏

1. 视诊

(1)心前区：正常人心前区无隆起。心前区隆起见于某些先天性心脏病患者。

(2)心尖冲动：正常人心尖冲动位于左侧第5肋间锁骨中线内0.5～1.0 cm处，冲动直径范围为2.0～2.5 cm。左心室增大时，心尖冲动向左下移位；右心室增大时，心尖冲动向左移位。一侧胸腔积液或气胸，心尖冲动移向健侧；一侧肺不张或胸膜粘连，心尖冲动移向患侧。

2. 触诊　检查者用右手全手掌置于患者心前区，然后用手掌尺侧(小鱼际)或示指和中指指腹并拢同时触诊，必要时用单指指腹触诊。

(1)心尖冲动位置及范围：同视诊。左心室肥大时心尖冲动增强，用手指触诊，可使指端抬起片刻，称为抬举样心尖冲动，为左心室肥厚的可靠体征。

(2)心脏震颤：用手触诊时，手掌感觉到的一种微细震动感，与在猫颈部摸到的呼吸震颤类似，故又称猫喘，为器质性心血管病的特征性体征，多见于心脏瓣膜病及某些先天性心脏病。

(3)心包摩擦感：指在心前区触及的摩擦震动感，见于急性心包炎。

3. 叩诊　心脏叩诊的目的是确定心脏的大小、形状及其在胸腔内的位置。心脏的叩诊采用间接叩诊法，顺序为先左后右、从外向内、自下而上。

(1)正常心浊音界：临床上所指的心界即为心脏的相对浊音界。正常人心脏左、右相对浊音界与前正中线的平均距离见表1-3-2。

表1-3-2　正常成人心脏相对浊音界

右 /cm	肋间	左 /cm
2～3	第2肋间	2～3
2～3	第3肋间	3.5～4.5
3～4	第4肋间	5～6
	第5肋间	7～9

注：正常人左锁骨中线至前正中线的距离为8～10 cm。

（2）心浊音界改变的临床意义：心浊音界改变的原因包括心脏因素和心外因素。①心脏本身因素：左心室增大，心浊音界向左下扩大，心腰部由正常的钝角变为近似直角，使心浊音区呈靴形，称为靴形心，最常见于主动脉瓣关闭不全，故又称其为主动脉型心（图1-3-21）。右心室显著增大时，相对浊音界向左扩大较显著，常见于肺源性心脏病。左、右心室增大时，心浊音界向两侧扩大，且左界向左下增大，称为普大心，见于心肌炎、扩张型心肌病等。心包积液时，心界向两侧增大，其相

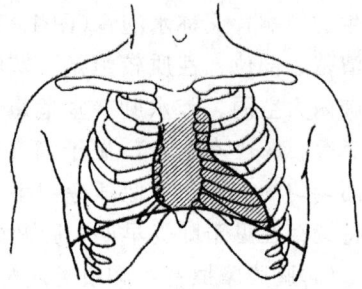

图1-3-21 主动脉型心浊音界

对浊音界与绝对浊音界几乎相同，同时心浊音界也随体位改变而变化，坐位时心脏浊音界呈三角烧瓶形，卧位时心底部浊音增宽呈球形，为心包积液的特征性体征（图1-3-22）。左心房与肺动脉段扩大时，心腰部饱满或膨出（胸骨左缘第3肋间），心浊音界呈梨形，称为梨形心，常见于二尖瓣狭窄，故又称其为二尖瓣型心（图1-3-23）。②心外因素：肺及胸膜病变使纵隔移位；大量胸腔积液、气胸时，心界移向健侧；肺不张、胸膜增厚时，心界向患侧移位；腹腔病变使膈肌抬高，心脏呈横位，如腹腔大量积液、巨大肿瘤、妊娠末期等，使心浊音界向左扩大。

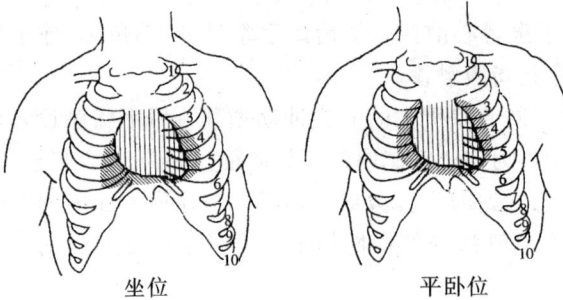

坐位　　　　　　　平卧位

图1-3-22 心包积液的心浊音界

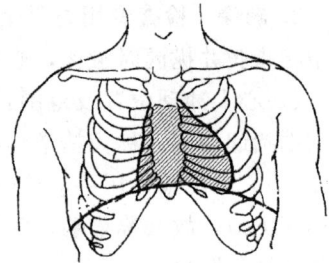

图1-3-23 二尖瓣型心浊音界

4.听诊　心脏听诊是心脏检查最重要的方法。其目的是听取心脏正常或病理的音响。

（1）心脏瓣膜听诊区：心脏收缩和舒张时，各瓣膜开放与关闭所产生的音响沿血流方向传导到前胸壁的不同部位，于体表听诊最清楚的部位即为该瓣膜听诊区。瓣膜听诊区的位置如图1-3-24所示。①二尖瓣听诊区：位于心尖冲动最强点，即心尖区，正常成人位于第5肋间左锁骨中线交点稍内侧处。②主动脉瓣听诊区：有2个听诊区，即胸骨右缘第2肋间隙及胸骨左缘第3、4肋间隙，后者通常称为主动脉瓣第二听诊区。主动脉瓣关闭不全的早期舒张期杂音常在主动脉瓣第二听诊区最响亮。③肺动脉瓣听诊区：在胸

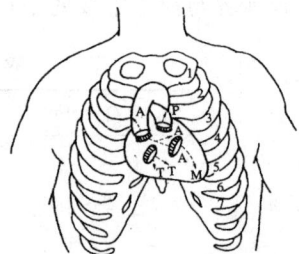

图1-3-24 心脏瓣膜解剖部位及瓣膜听诊区

骨左缘第 2 肋间，由肺动脉瓣病变所产生的杂音在该处最清楚。④三尖瓣听诊区：在胸骨体近剑突稍偏右或稍偏左处。

（2）心脏的听诊顺序：一般从二尖瓣听诊区开始，沿逆时针方向依次为肺动脉瓣听诊区、主动脉瓣听诊区、主动脉瓣第二听诊区、三尖瓣听诊区。

（3）听诊的内容：包括心率、心律、心音、额外心音、心脏杂音及心包摩擦音等。

1）心率：为每分钟心脏搏动的次数。正常成人心率为 60～100 次/分，3 岁以下儿童多在 100 次/分以上，老年人多偏慢。

2）心律：指心脏搏动的节律。正常人心律规则，部分青年人可出现随呼吸改变的节律，一般无临床意义。听诊所能发现的心律失常最常见的有期前收缩和心房颤动。①期前收缩：又称过早搏动，简称早搏，是由于窦房结以外的异位起搏点过早发出冲动控制心脏收缩所致，是最常见的心律失常，可见于冠状动脉硬化性心脏病、风湿性心脏病、心肌炎及药物中毒等。②心房颤动：简称房颤，听诊特点为心律绝对不规则、心音强弱不等、心率与脉率不等（称为脉搏短绌，简称绌脉）。心房颤动常见于风湿性心脏病、冠状动脉硬化性心脏病、甲状腺功能亢进等。

3）心音：正常生理情况下，每一个心动周期有 4 个心音，按其出现的先后顺序称为第一心音（S_1）、第二心音（S_2）、第三心音（S_3）和第四心音（S_4）。听诊正常人可听到 S_1、S_2，在部分健康儿童及青少年中可听到 S_3，而 S_4 听不到。心音的发生机制及其临床意义：S_1 主要由二尖瓣、三尖瓣关闭时瓣叶紧张度突然增强所产生，标志着心室收缩的开始；S_2 主要由半月瓣的突然关闭引起瓣膜振动所致，标志着心室舒张的开始。S_1 与 S_2 之间所占的时限为心脏的收缩期，S_2 与下一心动周期的 S_1 之间为舒张期。听心音时，应首先区分 S_1 和 S_2。二者的区别见表 1 - 3 - 3。

表 1 - 3 - 3 第一心音与第二心音的区别

区别点	第一心音	第二心音
音调	较低	较高
强度	较响	较 S_1 低
性质	较钝	较 S_1 清脆
所占时间	较长，持续约 0.1 秒	较短，持续约 0.08 秒
与心尖冲动的关系	同时出现	之后出现
听诊部位	心尖部最清晰	心底部最响

4）额外心音：指在原有 S_1 和 S_2 之外出现的病理性附加音，大部分出现在舒张期。舒张早期的额外心音即病理性 S_3，听诊在 S_2 之后，与原有的 S_1、S_2 组成的节律在心率＞100 次/分时犹如马奔跑的蹄声，称为舒张早期奔马律。心尖部闻及舒张早期奔马律是心肌严重受损的重要体征，多见于心肌炎、心肌病等发生左心衰竭时。

5）心脏杂音：为正常心音和额外心音之外的附加音，由心室壁、瓣膜或血管壁振动所产生；其特点是持续时间较长，性质特异，可与心音分开或连续，甚至完全遮盖心音，对心脏病患者的检查有重要意义。杂音的产生机制：任何原因使血流加速或血流紊乱致层流变成湍流产生旋涡而冲击心壁或血管壁发生振动，即可产生杂音（图 1 - 3 - 25）。

听诊杂音要注意其最响部位、出现的时期、持续时间、性质、强度、传导方向，以及杂音与呼吸、运动和体位的关系等，综合判断其临床意义。①杂音最响部位：往往提示病变所在的部位。②杂音出现的时期和持续时间：可帮助诊断瓣膜病变的性质，舒张期和连续性杂音为器质性杂音，收缩期杂音有功能性和器质性2种。③杂音的性质：主要取决于杂音的音调(如吹风样杂音、隆隆样杂音等)与强度，功能性杂音较柔和，器质性杂音较粗糙。收缩期杂音强度通常采用 Levine 6 级分级法(表 1-3-4)，记录杂音强度时以 6 级分类法为

分母，以杂音级别为分子，如响度为 4 级，记为 4/6 级杂音。④杂音的传导：病理性杂音常沿着产生杂音的血流方向传导，并可借周围组织向四周扩散；功能性杂音一般比较局限，但有些病理性杂音也较局限。临床常见器质性心脏杂音的特点见表 1-3-5。

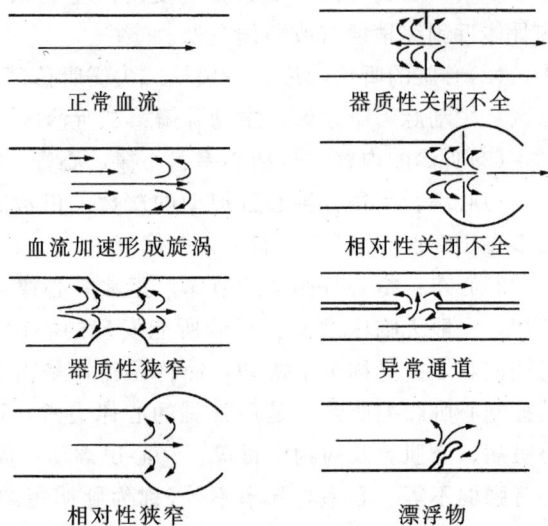

图 1-3-25 杂音发生机制示意图

表 1-3-4 杂音强度分级

级别	响度	听诊特点	震颤
1	很轻	很弱，须在安静环境下仔细听诊才能听到，易被忽略	无
2	轻度	较易听到，杂音柔和	无
3	中度	明显的杂音	无
4	中度	杂音响亮	有
5	响亮	杂音很强，向周围甚至背部传导	明显
6	响亮	杂音震耳，即使听诊器稍离开胸壁也能听到	明显

表 1-3-5 常见器质性心脏杂音的特点

时期	病变	最响部位	性质	传导
收缩期	二尖瓣关闭不全	心尖部	吹风样	腋下
	主动脉瓣狭窄	主动脉瓣听诊区	喷射性	颈部
	肺动脉瓣狭窄	肺动脉瓣听诊区	喷射性	上、下肋间
	室间隔缺损	胸骨左缘第 3、4 肋间	粗糙吹风样	心前区
舒张期	二尖瓣狭窄	心尖部	隆隆样	无
	主动脉瓣关闭不全	主动脉瓣第二听诊区	叹气样	心尖部
连续性	动脉导管未闭	胸骨左缘第 2 肋间	机器样	上胸部及肩胛区

6)心包摩擦音：心包脏、壁层因炎症使表面变得粗糙而在心脏收缩或舒张时发生摩擦所致，犹如手指擦耳壳声，近在耳边，常在胸骨左缘第 3、4 肋间心脏绝对浊音界以内听诊最清楚。

六、血管检查

血管检查包括动脉、静脉及毛细血管的检查，检查方法主要有视诊、触诊和听诊。

1. 脉搏　检查脉搏(pulse)主要用触诊，可选择桡动脉、肱动脉及足背动脉等。触诊时，应注意脉率、节律、紧张度、动脉壁弹性强弱和脉搏的波形。

(1)脉率：脉率受年龄、性别、运动、情绪等因素的影响。脉率少于心率，称为绌脉。

(2)节律：正常人脉律规则，窦性心律不齐者脉搏可随呼吸改变，吸气时增快，呼气时减慢。某些心律失常可影响脉律，如心房颤动时会出现脉律绝对不规则、绌脉；房室传导阻滞可有脉搏脱落，称为脱落脉。

(3)紧张度、弹性强弱：与动脉壁状态与心搏出量、脉压、外周血管阻力相关。①洪脉：脉搏强而振幅大，见于高热、甲状腺功能亢进、主动脉瓣关闭不全。②细脉：脉搏弱而振幅小，见于心力衰竭、主动脉瓣狭窄、休克等。

(4)常见异常波形：①水冲脉，脉搏骤起骤落，急促而有力，犹如潮水涨落，由周围血管扩张或存在分流、反流所致，见于主动脉瓣关闭不全、甲状腺功能亢进、动脉导管未闭和严重贫血。②交替脉，脉搏一强一弱交替出现，节律规整，为左室收缩力强弱交替所致，是左心衰竭的重要体征之一。③奇脉，吸气时脉搏明显减弱，甚至消失，见于缩窄性心包炎和大量心包积液。奇脉由心脏压塞或心包缩窄，吸气时右心舒张受限，回心血量减少，使左心排血量降低所致，又称吸停脉。④无脉，即脉搏消失，见于严重休克及多发性大动脉炎。

2. 周围血管征　脉压增大时，会出现周围血管征，包括水冲脉、毛细血管搏动征、枪击音、Duroziez 双重杂音，主要见于主动脉瓣重度关闭不全、甲状腺功能亢进和严重贫血。

3. 血压　通常指动脉血压。①高血压：在安静、清醒的条件下采用标准测量方法，至少 3 次非同日血压的收缩压≥140 mmHg 和(或)舒张压≥90 mmHg，称为高血压、常见于原发性高血压、继发性高血压(如肾脏疾病、肾上腺皮质和髓质肿瘤、颅内压增高等)。②低血压：血压低于 90/60 mmHg，称为低血压，常见于周围循环衰竭、心肌梗死、急性心功能不全、急性心包填塞等。③脉压变化：正常脉压为 30~40 mmHg，脉压增高见于主动脉瓣关闭不全、甲状腺功能亢进、严重贫血等；脉压降低见于低血压、心包积液、严重二尖瓣狭窄等。

七、腹部检查

(一)腹部体表标志与分区

腹部的体表标志有肋弓下缘、剑突、腹上角、脐、髂前上棘、腹直肌外缘、腹中线(腹白线)、耻骨联合、腹股沟韧带和肋脊角等(图 1-3-26)。腹部分区有四区法(图 1-3-27)和九区法(图 1-3-28)两种。

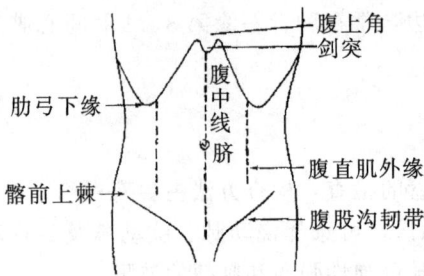

图 1-3-26 腹部体表标志

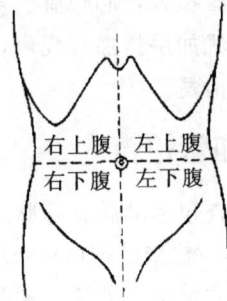

图 1-3-27 四区法

(二)视诊

1. **腹部外形** 正常人腹部平坦。前腹壁明显高于肋缘至耻骨联合所在平面，称为腹部膨隆。全腹膨隆常见于大量腹水、腹腔内积气、腹内巨大包块等；局部膨隆多见于腹腔内相应部位脏器肿大或肿块。前腹壁明显低于肋缘至耻骨联合所在平面，称为腹部凹陷。全腹凹陷主要见于脱水和消瘦者，严重时前腹壁凹陷几乎贴近脊柱，肋弓、髂嵴和耻骨联合显露，腹外形如舟状，称为舟状腹，多见于慢性消耗性疾病晚期（如恶性肿瘤患者）；局部凹陷多见于手术后腹壁瘢痕收缩。

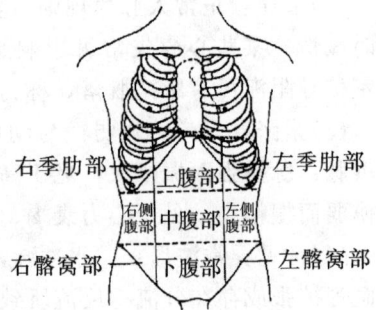

图 1-3-28 九区法

2. **腹壁静脉** 正常人腹壁静脉一般不显露。腹壁静脉明显扩张迂曲变粗者，称为腹壁静脉曲张，常见于门静脉高压或上、下腔静脉阻塞（图 1-3-29）。

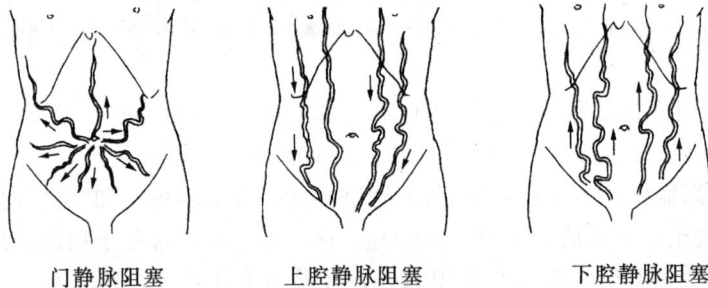

门静脉阻塞 上腔静脉阻塞 下腔静脉阻塞

图 1-3-29 腹壁静脉曲张

3. **胃肠型及蠕动波** 正常人腹部一般看不到胃和肠的轮廓及蠕动波。若在腹壁见到胃和肠的轮廓，称为胃型或肠型。胃型见于幽门梗阻，由胃内容物聚集所致；肠型见于肠梗阻。

(三)触诊

触诊是腹部检查的主要方法。触诊时，嘱患者取仰卧位，头垫低枕，两臂自然放于身体两侧，两腿屈起稍分开，做平静腹式呼吸。浅部触诊法适用于检查腹壁紧张度、抵抗感、浅表压痛和腹壁肿块等；深部触诊法适用于检查腹腔内脏器状况、深部压痛、反跳痛及肿块等。

1. 腹壁紧张度　正常人腹壁有一定的张力，但触之柔软，无抵抗，称为腹壁柔软。全腹壁紧张可见于肠胀气、气腹、大量腹水、腹腔内巨大肿物等。如腹壁明显紧张，触之硬如木板，称为板状腹，见于胃肠道穿孔或脏器破裂所致的急性弥漫性腹膜炎。触诊腹壁柔韧，有抵抗，不易压陷，称为揉面感，多见于结核性腹膜炎及癌性腹膜炎。局限性腹壁紧张多因局部脏器炎症波及腹膜所致，如急性胆囊炎可致右上腹腹肌紧张，急性阑尾炎可致右下腹腹肌紧张。

2. 压痛和反跳痛　正常腹部触压时无疼痛。压痛可因腹壁或腹腔内病变引起，常见于腹部炎症、肿瘤，以及脏器淤血、破裂、扭转等。压痛部位常为病变所在的部位，如位于右锁骨中线与肋缘交界处的胆囊点压痛为胆囊病变的标志，位于脐与右髂前上棘中外 1/3 交界处的麦氏（McBurney）点压痛为阑尾病变的标志。检查者的手指在触诊压痛处稍停片刻，使压痛感觉趋于稳定，然后将手指迅速抬起，若患者感觉疼痛骤然加剧，并伴有痛苦表情或呻吟，称为反跳痛。反跳痛为壁腹膜受到炎症刺激所致，见于腹膜炎。腹部压痛、反跳痛、肌紧张（板状腹）合称为腹膜刺激征，见于胃肠穿孔等急腹症。

3. 肝脏触诊　可用于了解肝下缘的位置、质地、表面及边缘情况，有无触痛和搏动等。肝脏触诊时，嘱患者腹壁放松，做较深而均匀的腹式呼吸。

（1）触诊方法：可用单手触诊或双手深部滑行触诊（图 1-3-30）。单手触诊法较常用，检查者将右手沿着患者右锁骨中线平放于右下腹部（或脐右侧）估计肝下缘的下方，由下向上滑行触诊。触诊时，中间三指并拢，掌指关节伸直，示指与中指的指端指向肋缘或示指前端的桡侧与肋缘平行，与患者的呼吸运动紧密配合。深呼气时，腹壁松弛下陷，指端随之压向深部；深吸气时，腹壁隆起，触诊的手随腹壁抬起，上抬的速度要慢于腹壁抬起的速度，直至触及肝缘或肋缘。以同样的方法于前正中线上触诊肝左叶。采用双手触诊法时，辅以左手托住患者右腰部，拇指张开置于肋部，向上推，限制右侧胸廓扩张；右手同单手触诊法。

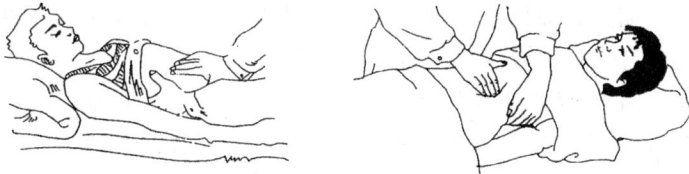

图 1-3-30　肝、脾触诊示意图

（2）肝脏触诊的内容：①大小，正常人在右锁骨中线上不能触及肝下缘，少数瘦长体型者可触及，但应在 1 cm 以内；剑突下可触及肝下缘，多在 3 cm 以内。弥漫性肝大见于肝炎、肝淤血、脂肪肝等；局限性肝大局部隆起，见于肝脓肿、肝肿瘤及肝囊肿等。②质地，质软如触口唇，见于正常肝脏；质韧如触鼻尖，见于急性肝炎、脂肪肝、慢性肝炎、肝淤血；质硬，触之如前额，见于肝硬化和肝癌。③表面及边缘，正常肝表面光滑，边缘薄而整齐，且厚薄一致；表面不光滑，呈不均匀的结节状，边缘锐薄不整齐，见于肝硬化；肝表面光滑，边缘圆钝，见于肝淤血、脂肪肝。④疼痛，肝包膜有炎症反应或受到牵拉可致肝区压痛，见于肝炎或肝淤血。

4. 脾脏触诊

(1)触诊方法：正常脾脏位于左季肋区左侧腋中线第 9～11 肋，前缘不超过腋前线。脾脏触诊可采用单手触诊或双手触诊法(图 1-3-30)。明显脾大时，单手触诊即可触及；轻度脾大、位置较深时，则需采用双手触诊法。触诊时，嘱患者仰卧，双腿稍屈曲，检查者立于患者的右侧，左手绕过患者腹前方，手掌置于其后背部第 9～11 肋处，用力将脾脏由后向前托起；右手掌平放于脐部，与肋弓大致呈垂直方向，以稍弯曲的手指随患者的腹式呼吸运动逐渐由下向上有节奏地触诊，直至触到脾缘或左肋缘。轻度脾大仰卧位不易触及时，可嘱患者取右侧卧位，并采用双手触诊法。

(2)脾脏触诊的内容：触及脾脏则提示脾大，应注意其大小、质地、表面情况及有无压痛等。临床上将脾大分为轻、中、高 3 度。深吸气时，脾在肋缘下触及但不超过 2 cm 者为轻度脾大，见于急性肝炎、慢性肝炎、伤寒等，质地多较柔软；脾下缘超过肋下 2 cm，但在脐水平线以上者为中度脾大，见于肝硬化、慢性淋巴细胞性白血病、淋巴瘤等；脾下缘超过脐水平线或向右超过前正中线者为高度脾大。

5. 胆囊触诊 可采用单手滑动触诊法或钩指触诊法，方法为检查者将左手掌平放在患者的右肋缘，拇指指腹以中等压力置于右肋缘与腹直肌外缘交界(胆囊压痛点)处，然后嘱患者缓慢深吸气。正常情况下，胆囊隐藏于肝下面的胆囊窝内，不能被触及。有炎症的胆囊在吸气过程中下移时，碰到用力按压的拇指，即可引起疼痛或因剧烈疼痛而突然屏气，称为墨菲(Murphy)征阳性。胆囊肿大呈囊性感并有明显压痛者，常见于急性胆囊炎；呈囊性感而无压痛者，见于壶腹周围癌、胆囊结石。

(四)叩诊

1. 腹部叩诊音 正常情况下，腹腔叩诊呈鼓音。肝、脾等脏器高度肿大，腹腔内肿瘤或大量腹水时，可致鼓音范围缩小，病变部位叩诊呈浊音或实音。

2. 移动性浊音 患者仰卧位时，两侧腹部叩诊呈浊音，中腹部叩诊呈鼓音；侧卧位时，低位的侧腹部大部分为浊音，而上位的侧腹部为鼓音；转向对侧卧位时，原浊音部位转为鼓音，而鼓音部位转为浊音，这种因体位不同而出现腹部浊音区变动的现象，称为移动性浊音，见于腹腔内游离液体在 1000 mL 以上者。

3. 肝脏叩诊 主要用来确定肝上界。嘱患者平卧、平静呼吸，检查者沿患者右锁骨中线由肺部清音区向下叩诊，当叩诊音由清音转为浊音时，即为肝上界，又称肝相对浊音界。正常肝上界在右锁骨中线第 5 肋间。肝上界上移可见于肺纤维化、右下肺不张等；肝上界下移可见于肺气肿、右侧张力性气胸等。肝浊音界扩大见于肝癌、肝脓肿、肝炎等；肝浊音界缩小见于肝硬化、急性或亚急性重症肝炎和胃肠胀气等；肝浊音界消失而代之以鼓音者，见于急性胃肠道穿孔、人工气腹等。检查者将左手掌平放于患者右季肋区，右手握拳，以轻至中等力量叩击左手手背，正常肝区无叩击痛，肝区叩击痛阳性者，见于肝炎、肝脓肿、肝淤血等。

(五)听诊

1. 肠鸣音 肠蠕动时，肠腔内的气体和液体随之流动而产生一种断断续续的咕噜声,称为肠鸣音。正常情况下,肠鸣音为每分钟 4～5 次。肠蠕动增加时,肠鸣音达每分钟 10 次以上,称为肠鸣音活跃,见于急性胃肠炎、胃肠道大出血或服用泻药后等。如伴有声音响亮、音调高亢,甚至呈叮当声或金属声,称为肠鸣音亢进,为机械性肠梗阻的表现。若肠蠕动减弱,肠鸣音明显少于正常,甚至数分钟才能听到 1 次,称为肠鸣音减弱,见于便秘、腹膜炎、低钾血症、胃肠动力低下等。如持续听诊 3～5 分钟仍未听到肠鸣音,称为肠鸣音消失,主要见于急性腹膜炎、麻痹性肠梗阻或腹部大手术后。

2. 振水音 嘱患者取仰卧位,检查者将听诊器体件放于患者左上腹部,用稍弯曲的手振动胃部,若闻及胃内气体与液体相撞击而产生"咣啷、咣啷"的声音,即为振水音。正常人在进食较多液体后可出现振水音。清晨空腹及餐后 6～8 小时以上仍能听到振水音者,提示幽门梗阻、胃扩张。

八、脊柱与四肢检查

(一)脊柱检查

1. 脊柱弯曲度 嘱患者取坐位或直立位,双臂自然下垂,检查者从侧面观察 4 个生理弯曲,即颈、腰段前凸,胸、骶段后凸,并注意有无病理性弯曲。脊柱后凸(驼背)见于佝偻病、结核病、强直性脊柱炎、脊柱退行性变等;脊柱前凸多发生于腰椎部位,见于大量腹水、腹腔巨大肿瘤、髋关节结核、先天性髋关节脱位等;脊柱侧凸分为姿势性侧凸和器质性侧凸。

2. 脊柱活动度 让患者做前屈、后伸、侧弯、旋转等动作,观察其活动情况。脊柱活动障碍见于软组织损伤、脊椎脱位、椎间盘脱出、脊柱骨折、骨质增生与破坏、脊柱结核等。

3. 脊柱压痛与叩击痛 让患者取端坐位,身体稍前倾。检查者以右手拇指自上而下逐个按压棘突及椎旁肌肉,观察有无压痛。用叩诊锤或手指直接叩击各脊椎棘突,观察有无疼痛;间接叩击时,可将左手置于患者头上,右手半握拳,以小鱼际部叩左手背,如有病变,相应部位有疼痛,称为传导痛,见于脊柱结核、脊柱骨折及椎间盘突出等。

(二)四肢检查

1. 常见形态异常

(1)杵状指:指手指或足趾末端增生、肥厚,呈杵状膨大,指甲从根部到末端呈弧形隆起(图 1-3-31),常见于支气管肺癌、支气管扩张、慢性肺脓肿、发绀型先天性心脏病、感染性心内膜炎等。

(2)匙状指(反甲):即指甲中部凹陷,边缘翘起,指甲变薄,表面有条纹,呈匙状(图 1-3-32),常见于缺铁性贫血。

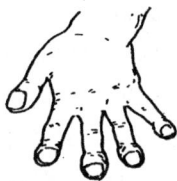

图 1-3-31 杵状指

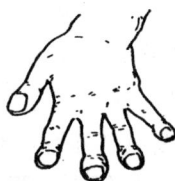

图 1-3-32 匙状指(反甲)

（3）指关节变形：①梭形关节，指关节呈梭形畸形，活动受限，重者手指及腕部向尺侧偏移，多为双侧性，见于类风湿关节炎。②爪形手，手掌的骨间肌和小鱼际肌明显萎缩，手指呈鸟爪样，见于尺神经损伤、进行性肌萎缩等。

（4）足内、外翻畸形：足呈固定内翻、内收位，或外翻、外展位（图1-3-33），见于脊髓灰质炎后遗症、先天性畸形等。

（5）膝内、外翻畸形：正常人两脚并拢直立时，双膝和双踝均能靠拢。如双踝靠拢时两膝却向外分离，称为膝内翻或"O"形腿畸形；两膝靠拢时双踝分离，称为膝外翻或"X"形腿（图1-3-34）。二者均见于佝偻病。

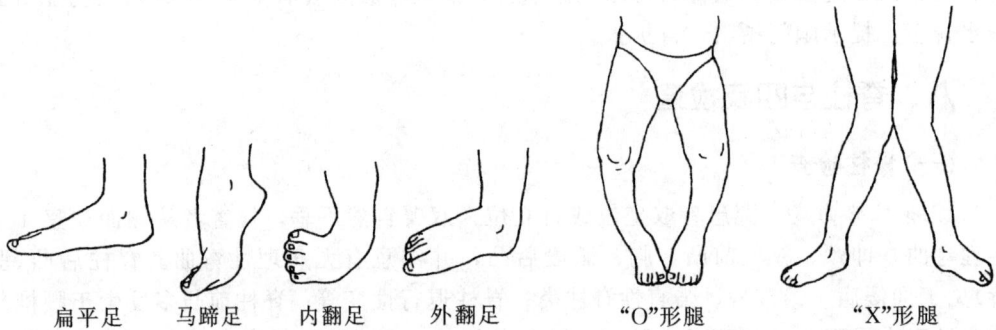

扁平足　马蹄足　内翻足　外翻足
图1-3-33　常见的足畸形

"O"形腿　　"X"形腿
图1-3-34　膝关节畸形

2. 运动障碍　嘱患者做四肢主动或被动运动，观察各关节的活动度。运动障碍主要见于瘫痪、骨折、关节脱位、肌腱或软组织损伤。

九、神经系统检查

神经系统检查包括精神状态、脑神经、运动、感觉、反射等项目。精神状态又包括意识（见本章第一节）、记忆、思维、情感、智能和言语，本节主要介绍神经反射检查。

神经反射是神经系统活动的基本形式。反射弧任何一个环节有病变，均可导致反射异常，主要表现为反射减弱或消失。整个神经反射受高级神经中枢的控制，当锥体束以上发生病变时，反射失去高级神经中枢的控制而出现反射亢进。根据刺激的部位不同，神经反射分为浅反射和深反射两大类。浅反射为刺激皮肤或黏膜引起的反射；深反射为刺激骨膜和肌腱引起的反射。

（一）浅反射

1. 角膜反射　检查时，让患者眼睛向内上方注视，用细棉絮轻触角膜外缘，受刺激侧迅速闭眼，称为直接角膜反射；如刺激一侧角膜，对侧也出现眼睑闭合，称为间接角膜反射。直接角膜反射消失，间接角膜反射存在，见于患侧面神经病变；直接与间接角膜反射均消失，见于患侧的三叉神经病变。深昏迷的患者角膜反射完全消失。

2. 腹壁反射　嘱患者仰卧，双下肢稍屈曲，使腹壁放松，检查者用钝头竹签分别于上、中、下（相当于肋缘下、脐部、腹股沟处）腹部由外向内轻划腹壁皮肤（图1-3-35），正常可见受刺激部位腹肌收缩。上腹壁反射消失见于胸髓7～8节病损，中腹壁反射消失见于胸髓 9～10 节病损，下腹壁反射消失见于胸髓 11～12 节病损。一侧腹壁反射消失见于同侧锥体束损害；双侧腹壁反射消失见于昏迷和急性腹膜炎患者。年老、体胖者和产妇也可出现腹壁反射减弱或消失。

3. 提睾反射　嘱患者仰卧，检查者用钝竹签由下向上轻划患者股内侧皮肤，正常时同侧睾丸上提。一侧反射减弱或消失见于锥体束病变或阴囊与睾丸等局部病变；双侧反射消失见于腰髓 1～2 节病损。

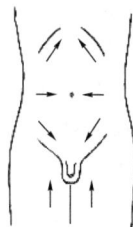

图 1 - 3 - 35　腹壁反射和提睾反射检查

(二)深反射

1. 肱二头肌反射　嘱患者前臂屈曲，检查者将左手拇指置于患者肘部肱二头肌肌腱上，其余四指托住其肘关节，右手持叩诊锤叩击左手拇指，正常反应为肱二头肌收缩，前臂快速屈曲(图 1 - 3 - 36)。其反射中枢为颈髓 5～6 节。

2. 肱三头肌反射　患者外展上臂，半屈肘关节，前臂搭在检查者的左臂上，检查者用左手托起患者半屈的肘部，右手持叩诊锤直接叩击鹰嘴上方的肱三头肌肌腱，正常反应是肱三头肌收缩，前臂伸展(图 1 - 3 - 37)。其反射中枢为颈髓 6～7 节。

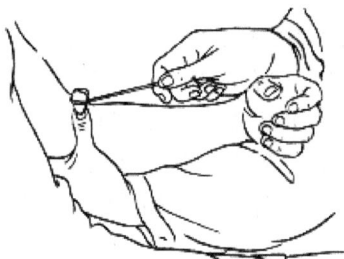

图 1 - 3 - 36　肱二头肌反射

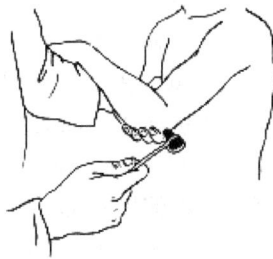

图 1 - 3 - 37　肱三头肌反射

3. 膝反射　坐位检查时，嘱患者小腿完全松弛下垂，膝关节屈曲；卧位检查时，检查者以左手托起患者膝关节，使之屈曲 120°左右，足跟不离开床面。检查者以右手持叩诊锤叩击患者股四头肌肌腱，正常反应为患者小腿前伸(图 1 - 3 - 38)。其反射中枢在腰髓 2～4 节。

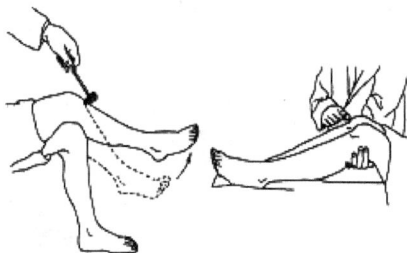

图 1 - 3 - 38　膝反射

深反射减弱或消失多为器质性病变使反射弧受损所致，如末梢神经炎、脊髓前角灰质炎等。深反射亢进多因锥体束受损，常为上运动神经元瘫痪的重要体征。

(三)病理反射

病理反射是指锥体束病损时，大脑失去了对脑干和脊髓的抑制功能而出现的踝和拇趾背伸的异常反射(图 1 - 3 - 39)。

1. 巴宾斯基征(Babinski sign)　嘱患者仰卧，髋及膝关节伸直，检查者用左手握住患者踝部，右手用钝头竹签在患者足底外侧由足跟划向小趾根部，再转向内侧。正常反应为足跖屈，即巴宾斯基征阴性。阳性表现为拇趾缓缓背伸，其他四趾呈扇形展开，见于锥体束损害。

2. 奥本海姆征（Oppenheim sign）检查者用示指及中指或拇指沿患者胫骨前缘自上而下用力滑压，阳性反应同巴宾斯基征。

3. 戈登征（Gordon sign）检查者将拇指和其余四指分置于患者腓肠肌处，以适度力量挤捏，阳性反应同巴宾斯基征。

4. 查多克征（Chaddock sign）检查者用钝头竹签沿患者足背外侧从外踝下方由后向前划至趾跖关节处，阳性反应同巴宾斯基征。

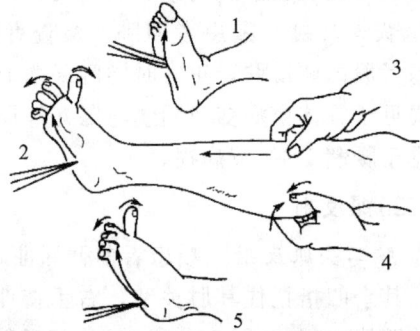

1—巴宾斯基征阴性；2—巴宾斯基征阳性；3—奥本海姆征阳性；4—戈登征阳性；5—查多克征阳性。

图1-3-39 病理反射示意图

（四）脑膜刺激征

脑膜刺激征为脑膜受激惹的表现，见于脑膜炎、蛛网膜下腔出血和颅内压增高等。

1. 颈项强直 嘱患者去枕仰卧，双下肢伸直；检查者以右手置于患者胸前，左手托住患者枕部做屈颈动作，以测试颈肌抵抗力。如抵抗力增强，则为颈项强直。

2. 凯尔尼格征（Kernig sign）嘱患者仰卧，一侧下肢髋、膝关节屈曲呈90°；检查者将患者小腿抬高以伸展膝部，正常人膝关节可被伸展至135°以上，如伸展受限并伴有疼痛和肌肉痉挛，则为阳性（图1-3-40）。

3. 布鲁津斯基征（Brudzinski sign）嘱患者仰卧，双下肢自然伸直；检查者一手按于患者胸前，另一手托起患者枕部并使其头颈前屈，此时若出现双侧膝、髋关节屈曲，则为阳性（图1-3-41）。

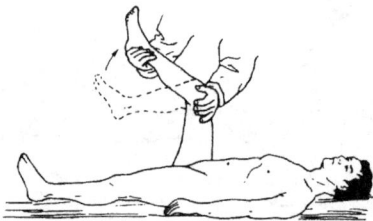

图1-3-40 凯尔尼格征

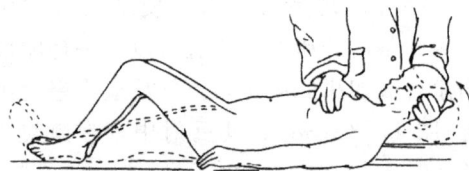

图1-3-41 布鲁津斯基征

目标检测

一、名词解释

1. 被动体位 2. 肥胖 3. 蜘蛛痣 4. 水肿 5. 科氏斑 6. 桶状胸 7. 库斯莫尔呼吸 8. 潮式呼吸 9. 语音震颤 10. 啰音 11. 胸膜摩擦音 12. 心脏震颤 13. 期前收缩 14. 水冲脉 15. 交替脉 16. 周围血管征 17. 胃型或肠型 18. 板状腹

19. 揉面感　20. 反跳痛　21. 腹膜刺激征　22. 墨菲征阳性　23. 移动性浊音　24. 肠鸣音　25. 空腹振水音

二、填空题

1. 体格检查的基本方法有＿＿＿＿、＿＿＿＿、＿＿＿＿、＿＿＿＿、＿＿＿＿。

2. 生命体征包括＿＿＿＿、＿＿＿＿、＿＿＿＿、＿＿＿＿。

3. 正常呼吸音有＿＿＿＿、＿＿＿＿、＿＿＿＿3种。

4. 腹膜刺激征是指＿＿＿＿、＿＿＿＿、＿＿＿＿。

5. 正常肠鸣音大约每分钟＿＿次。若每分钟＿＿次以上，称为肠鸣音亢进。

6. 麦氏点位于＿＿＿＿。

7. 正常心尖冲动处位于＿＿＿＿。

8. 心房颤动的听诊特点有＿＿＿＿、＿＿＿＿、＿＿＿＿。

9. 周围血管征包括＿＿＿＿、＿＿＿＿、＿＿＿＿、＿＿＿＿。

10. 脑膜刺激征包括＿＿＿＿、＿＿＿＿、＿＿＿＿。

11. 浅反射是刺激＿＿＿＿引起的反应；深反射是刺激＿＿＿＿引起的反应。

三、简答题

1. 深部触诊法分为哪几种？各适用于什么部位的检查？

2. 局部淋巴结肿大有何临床意义？

3. 瞳孔扩大或缩小有何临床意见？

4. 甲状腺肿大分哪三度，如何判断？甲状腺肿大的主要病因有哪些？

5. 简述语音震颤增强或减弱的临床意义。

6. 简述心脏瓣膜听诊区的位置及听诊内容。

7. 简述肝脏触诊的方法及内容。

8. 何谓脑膜刺激征？有哪几个项目？阳性有何临床意义？

四、选择题

1. 关于间接叩诊法，不正确的一项是（　　）。

　　A. 左手中指第2指节紧贴于叩诊部位

　　B. 右手中指指端垂直地叩击左手中指第2指节的前端

　　C. 右侧肘、肩关节参与腕关节的协调运动

　　D. 叩击动作要灵活、短促、富有弹性

　　E. 连续叩击不利于分辨叩诊音

2. 叩及过清音主要见于（　　）。

　　A. 胸腔积液　B. 气胸　C. 正常肺组织　D. 肺气肿　E. 胃泡区叩诊音

3. 浅部触诊法适用于（　　）检查。

　　A. 阑尾压痛点　　　　B. 腹部压痛及腹肌紧张度　　　　C. 腹部反跳痛

　　D. 胆囊压痛点　　　　E. 肝、脾触诊

4. 瞳孔的正常直径为（　　）。

　　A. 2～5 mm　　B. 1～2 mm　　C. 3～4 mm　　D. 5～6 mm　　E. 3～5 mm

5. 临床上用于计算前肋和肋间隙的标志是（　　）。

　　A. 胸骨角　　B. 肩胛下角　　C. 第7颈椎　　D. 锁骨上窝　　E. 胸骨上窝

6. 慢性阻塞性肺气肿患者的胸廓形态是（　　）。

　　A. 鸡胸　　　　B. 扁平胸　　　C. 漏斗胸　　　D. 串珠胸　　　E. 桶状胸

7. 成年人呼吸频率低于12次/分，称为（　　）。

　　A. 潮式呼吸　　B. 呼吸过缓　　C. 叹息样呼吸　　D. 深长呼吸　　E. 间停呼吸

8. 下列病变不会出现浊音的是（　　）。

　　A. 肺气肿　　　B. 肺炎　　　　C. 肺脓肿　　　　D. 肺结核　　　　E. 肺肿瘤

9. 患者表现为明显的吸气性呼吸困难，伴有"三凹征"，常见于（　　）。

　　A. 支气管肺炎　　B. 支气管哮喘　　C. 气管异物　　D. 阻塞性肺气肿　　E. 肺结核

10. 气胸时不会出现的体征是（　　）。

　　A. 患侧呼吸运动减弱　　　　B. 气管移向对侧　　　　C. 患侧语颤增强

　　D. 病变侧呼吸音消失　　　　E. 病变侧变为鼓音

11. 引起气管向患侧移位的病变是（　　）。

　　A. 大叶性肺炎　　　　　　　B. 气胸　　　　　　　　C. 胸腔积液

　　D. 肺气肿　　　　　　　　　E. 肺不张

12. 心前区隆起常见于（　　）。

　　A. 左心房增大　　　　　　　B. 左心室增大　　　　　C. 右心房增大

　　D. 右心室增大　　　　　　　E. 心包积液

13. 正常心尖冲动直径范围为（　　）。

　　A. 1.0～1.5 cm　　　　　　B. 1.5～2.0 cm　　　　　C. 2.0～2.5 cm

　　D. 2.5～3.0 cm　　　　　　E. 3.0～3.5 cm

14. 剑突下异常搏动见于（　　）。

　　A. 右心室肥大　　B. 左心室肥大　　C. 大量腹水　　D. 右位心　　E. 门静脉高压

15. 抬举性心尖冲动提示（　　）。

　　A. 左心房肥大　　　　　　　B. 左心室肥大　　　　　C. 右心房肥大

　　D. 右心室肥大　　　　　　　E. 左、右心室肥大

16. 心尖区触及舒张期震颤，最常见于（　　）。

　　A. 室间隔缺损　　　　　　　B. 动脉导管未闭　　　　C. 二尖瓣狭窄

　　D. 主动脉瓣狭窄　　　　　　E. 肺动脉瓣狭窄

17. 大量胸腔积液患者心尖冲动位置（　　）。

　　A. 向上移位　　B. 向下移位　　C. 向患侧移位　　D. 向健侧移位　　E. 不能确定

18. 关于心脏瓣膜听诊区的部位，下列不正确的是（　　）。

　　A. 三尖瓣区位于胸骨体下端稍偏右缘或左缘

　　B. 主动脉瓣第二听诊区位于胸骨左缘第3、4肋间

　　C. 二尖瓣区位于心尖部

　　D. 主动脉瓣区位于胸骨右缘第3肋间

　　E. 肺动脉瓣区位于胸骨左缘第2肋间

19. 心脏听诊的规范顺序是（　　）。

　　A. 二尖瓣区—主动脉瓣第二听诊区—主动脉瓣区—肺动脉瓣区—三尖瓣区

　　B. 三尖瓣区—主动脉瓣区—肺动脉瓣区—主动脉瓣第二听诊区—二尖瓣区

C. 主动脉瓣区—肺动脉瓣区—主动脉瓣第二听诊区—二尖瓣区—三尖瓣区

D. 二尖瓣区—肺动脉瓣区—主动脉瓣区—主动脉瓣第二听诊区—三尖瓣区

E. 二尖瓣区—三尖瓣区—主动脉瓣第二听诊区—肺动脉瓣区—主动脉瓣区

20. 成人高血压的诊断标准为（　　）。

　　A. 收缩压＞120 mmHg 和（或）舒张压＞80 mmHg

　　B. 收缩压＞130 mmHg 和（或）舒张压＞85 mmHg

　　C. 收缩压＞140 mmHg 和（或）舒张压＞90 mmHg

　　D. 收缩压≥140 mmHg 和（或）舒张压≥90 mmHg

　　E. 收缩压≥150 mmHg 和（或）舒张压≥95 mmHg

21. 关于腹部检查，下列说法错误的是（　　）。

　　A. 空腹振水音见于幽门梗阻　　　　B. 肋下触及肝脏提示肝大

　　C. 正常人不能扣及脾脏　　　　　　D. 肠鸣音消失可见于急性腹膜炎

　　E. 正常人可触到腹主动脉搏动

22. 腹部触诊的内容不包括（　　）。

　　A. 压痛及反跳痛　　　　B. 肌紧张度　　　　C. 振水音

　　D. 液波震颤　　　　　　E. 移动性浊音

23. 下列不会出现振水音的是（　　）。

　　A. 正常人餐后 1 小时　　B. 幽门梗阻　　　　C. 正常人清晨空腹

　　D. 胃扩张　　　　　　　E. 正常人大量饮水后

24. 腹部检查方法以（　　）最为重要。

　　A. 视诊　　B. 触诊　　C. 听诊　　D. 叩诊　　E. 嗅诊

25. 上腹部出现明显胃蠕动波，常见于（　　）。

　　A. 急性胃炎　　B. 慢性胃炎　　C. 胃癌　　D. 溃疡病　　E. 幽门梗阻

26. 腹部揉面感最多见于（　　）。

　　A. 胃穿孔　　　　　　　B. 腹腔内出血　　　　C. 急性弥漫性腹膜炎

　　D. 结核性腹膜炎　　　　E. 急性阑尾炎

27. 下列可使肝浊音界下移的是（　　）。

　　A. 肺不张　　B. 肺气肿　　C. 大叶性肺炎　　D. 肝硬化　　E. 肝脓肿

28. 肝逐渐肿大，质地坚硬如石，有结节，最常见于（　　）。

　　A. 肝淤血　　B. 慢性肝炎　　C. 肝癌　　D. 脂肪肝　　E. 急性肝炎

29. 腹部叩诊移动性浊音阳性，说明游离腹水量至少达（　　）。

　　A. 300 mL　　B. 500 mL　　C. 800 mL　　D. 1000 mL　　E. 1500 mL

30. 关于腹部叩诊，下列叙述正确的是（　　）。

　　A. 正常腹部叩诊均为鼓音

　　B. 正常腹部叩诊除肝、脾所在部位，余为鼓音

　　C. 胃肠穿孔时，肝绝对浊音区扩大

　　D. 腹部叩诊音包括鼓音、浊音、过清音

　　E. 肺气肿患者的肝浊音界上移

31. 肝浊音界消失，代之以鼓音，首先考虑（　　）。

A. 气胸　　B. 急性重型肝炎　　C. 急性胃肠穿孔　　D. 肝癌　　E. 肺气肿

32. 肠鸣音消失常见于(　　)。

A. 大量腹水　　　　　　B. 机械性肠梗阻　　　　C. 巨大卵巢囊肿

D. 肠麻痹　　　　　　　E. 急性胆囊炎

33. 诊断阑尾炎的重要依据是(　　)。

A. 早期上腹痛或脐周痛　　B. 右下腹压痛

C. 右下腹包块　　　　　　D. 右下腹麦氏点有显著而固定的压痛与反跳痛

E. 早期上腹痛数小时后转为右下腹痛

34. 关于脾肿大分度及测量法，下列叙述错误的是(　　)。

A. 深吸气时，脾缘不超过肋下 3 cm 为轻度肿大

B. 超过 2 cm 至脐水平线以上为中度肿大

C. 超过脐水平线为高度肿大

D. 超过前正中线亦为高度肿大

E. 如脾高度肿大向右越过正中线，则测量脾右缘至正中线的最大距离，以"＋"表示

35. 属于病理反射的检查是(　　)。

A. 角膜反射　　B. 膝腱反射　　C. 巴宾斯基征　　D. 凯尔尼格征　　E. 跟腱反射

36. 布鲁津斯基征阳性提示患者可能有(　　)。

A. 锥体束受损　　　　　　B. 精神分裂症　　　　　C. 脑膜炎

D. 多发性神经根炎　　　　E. 癫痫大发作

37. 匙状指(反甲)最常见于(　　)。

A. 缺铁性贫血　　B. 先天性心脏病　　C. 甲癣　　D. 风湿热　　E. 肺炎

38. 杵状指与(　　)有关。

A. 支气管哮喘　　　　　　B. 急性心律失常　　　　C. 先天性心脏病

D. 缺铁性贫血　　　　　　E. 类风湿关节炎

39. 从侧面看，脊柱的正常生理弯曲有(　　)。

A. 2 个　　B. 3 个　　C. 4 个　　D. 5 个　　E. 6 个

40. 患者面色晦暗，双颊紫红，口唇轻度发绀，属于(　　)。

A. 病危面容　　B. 肝病面容　　C. 肾病面容　　D. 二尖瓣面容　　E. 慢性面容

41. 患者，男，35 岁，呼吸深大，21 次/分，既往有糖尿病病史 20 余年。首先应考虑(　　)。

A. 发热　　　　　　　　　B. 颅内压增高　　　　　C. 休克

D. 糖尿病酮症酸中毒　　　E. 甲状腺功能亢进

42. 患者气促，诊断为右侧大量胸腔积液。该患者多采用(　　)。

A. 自主体位　　　　　　　B. 被动体位　　　　　　C. 强迫体位

D. 右侧卧位　　　　　　　E. 左侧卧位

43. 患者，男，20 岁，低热 5 天，右侧胸痛，深呼吸时加剧。查体：右肺呼吸音稍减弱，并闻及胸膜摩擦音。最可能的诊断为(　　)。

A. 流行性胸痛　　　　　　B. 肋间神经痛　　　　　C. 纤维素性胸膜炎

D. 渗出性胸膜炎　　　　　　　E. 肺炎球菌性肺炎

44. 某患者查体右侧胸廓饱满，呼吸运动减弱，语音震颤消失，叩诊呈实音，呼吸音消失，气管向左侧移位。符合（　　）病情。

A. 左侧肺不张　　　　　　　B. 右侧胸腔积液　　　　C. 右下大叶性肺炎

D. 右侧气胸　　　　　　　　E. 右侧肺不张

45. 某患者因上腹部胀痛不适，清晨未进食来院就诊，听诊上腹部有振水音。最可能是（　　）。

A. 正常　　　　　　　　　　B. 胃内大量液体潴留　　C. 腹腔内有大量液体

D. 胃内有大量气体　　　　　E. 腹腔内有气体

46. 患者，男，55岁，突然左侧胸部疼痛，呼吸困难，左胸廓饱满且叩诊呈鼓音。应考虑为（　　）。

A. 左侧胸腔积液　　　　　　B. 左侧气胸　　　　　　C. 左侧肺炎

D. 左侧肺癌　　　　　　　　E. 左肺不张

47. 患者，男，55岁，腹部查体见肝剑突下5 cm，边缘不整，坚硬，有压痛，表面有结节感，可闻及血管杂音。该患者最可能的诊断为（　　）。

A. 肝左叶癌　　　　　　　　B. 肝血管瘤　　　　　　C. 肝血吸虫病

D. 腹主动脉瘤　　　　　　　E. 胰腺囊肿

48. 患者，男，26岁，腹部剧烈阵发性绞痛3小时，伴呕吐入院。体格检查：肠鸣音8次/分，伴金属音。最可能的诊断为（　　）。

A. 血管性肠梗阻　　　　　　B. 机械性肠梗阻　　　　C. 急性胃肠炎

D. 急性胃肠出血　　　　　　E. 麻痹性肠梗阻

49. 患者，男，35岁，上腹部反复发作性疼痛10年，近来上腹疼痛缓解的规律消失，且出现持续的剧烈上腹痛及腰背痛，背部明显压痛。该患者最可能的诊断是（　　）。

A. 胃溃疡活动期　　　　　　B. 胃黏膜脱垂　　　　　C. 十二指肠溃疡活动期

D. 胃癌　　　　　　　　　　E. 消化性溃疡穿孔

50. 患者，男，46岁，满腹剧痛10小时，腹部检查发现腹式呼吸运动减弱，腹部稍隆起，触诊全腹腹肌紧张，有压痛和反跳痛。最有可能的诊断是（　　）。

A. 急性腹膜炎　　　　　　　B. 急性阑尾炎　　　　　C. 急性胰腺炎

D. 门静脉性肝硬化　　　　　E. 结核性腹膜炎

（选择题答案：1. C，2. D，3. B，4. C，5. A，6. E，7. B，8. A，9. C，10. C，11. E，12. D，13. C，14. A，15. B，16. C，17. D，18. C，19. D，20. D，21. B，22. E，23. C，24. B，25. E，26. D，27. B，28. C，29. D，30. B，31. C，32. D，33. D，34. A，35. C，36. C，37. A，38. C，39. C，40. B，41. D，42. D，43. C，44. B，45. B，46. B，47. A，48. B，49. E，50. A）

（蔡小红　叶建峰）

第四章 实验室及其他检查

学习目标

熟悉：常用实验室检查的参考值与临床意义，心电图的概念、常用导联、各波段正常范围。

了解：X线、CT、超声、磁共振成像、核医学检查的方法及临床应用，心电图的描记、测量方法和临床应用。

实验室检查是应用现代科技对患者的体液、分泌物、排泄物、组织细胞等标本进行检验，以协助疾病诊断的一种方法。实验检查结果与其他临床资料综合分析有助于疾病的诊断、病情与疗效的观察、防治措施的制订和预后的判断。

实验室检查方法发展十分迅速，在临床诊断中应用广泛，但因受检测方法、机体反应性及技术误差等多种因素的影响，在解释检验结果时必须结合其他临床资料，进行全面、综合、动态的分析，以符合客观实际。

第一节 血液检查

血液由有形成分（血细胞）和无形成分（血浆）两部分组成，通过血液循环与全身各个组织器官紧密联系。除血液系统本身的疾病外，机体功能性疾病或器质性疾病也可影响血液成分的变化。因此，血液检查不仅是诊断血液病的主要依据，也有助于其他系统疾病的诊断。

一、血常规检查

传统的血常规检查包括红细胞（RBC）计数、血红蛋白（Hb）测定、白细胞（WBC）计数及白细胞分类计数。随着检验技术的发展，血常规项目检测内容逐渐增多，包括网织红细胞计数、血小板计数等已成为常规检测内容，因此也把血常规检测称为全血细胞计数。

（一）红细胞计数和血红蛋白测定

使用自动化血液细胞计数仪可快速、准确地测出红细胞和血红蛋白含量。

[正常参考值]

红细胞和血红蛋白含量：正常参考值见表1-4-1。

[临床意义]

1. 红细胞和血红蛋白增多   红细胞和血红蛋白增多指单位容积血液内的红细胞数

和血红蛋白含量高于正常参考值上限。

表 1-4-1 正常人红细胞计数与血红蛋白参考值

对象	红细胞/($\times 10^{12}$/L)	血红蛋白/(g/L)
成年男性	4.0～5.5	120～160
成年女性	3.5～5.0	110～150
新生儿	6.0～7.0	170～200

(1)相对性增多：指某些原因使血浆中水分丢失，血液浓缩，红细胞和血红蛋白含量相对增多，如剧烈呕吐、严重腹泻、大量出汗、大面积烧伤、尿崩症、甲状腺功能亢进危象、酮症酸中毒等。

(2)绝对性增多：指各种原因引起的血液中红细胞和血红蛋白绝对值增多。①继发性红细胞增多：包括生理性增多(血中红细胞生成素增多所致，见于新生儿、高原居民、剧烈运动、恐惧等)和病理性增多。②真性红细胞增多症：见于骨髓增殖性肿瘤，先天及后天心、肺疾病(如法洛四联症、肺动静脉瘘、肺源性心脏病等)。

2. 红细胞和血红蛋白减少　指单位容积血液内的红细胞数和血红蛋白含量低于正常参考值的下限。生理性减少见于 3 个月的婴儿至 15 岁以前的儿童、妊娠中后期女性和老年人。病理性减少见于各种贫血，按病因和发病机制不同可分为：①红细胞生成减少，如缺铁性贫血、巨幼红细胞贫血、再生障碍性贫血等。②红细胞破坏过多，如遗传性球形红细胞增多症、地中海贫血、免疫性溶血性贫血、血红蛋白病等。③红细胞丢失过多，如急性失血或慢性失血。

(二)白细胞计数和白细胞分类计数

[正常参考值]

白细胞计数：成年人为(4～10)$\times 10^9$/L，6 个月至 2 岁为(11～12)$\times 10^9$/L，新生儿为(15～20)$\times 10^9$/L。

白细胞分类计数：具体见表 1-4-2。

表 1-4-2 白细胞分类计数和绝对值

分类	百分比	计数绝对值/($\times 10^9$/L)
中性粒细胞	50%～75%	2～7
嗜酸性粒细胞	0.5%～5%	0.05～0.5
嗜碱性粒细胞	0～1%	0～0.1
淋巴细胞	20%～40%	0.8～4
单核细胞	3%～8%	0.12～0.8

[临床意义]

白细胞计数大于 10×10^9/L 为白细胞增多，小于 4×10^9/L 为白细胞减少。因中性粒细胞占外周血白细胞总数的大多数，故通常情况下白细胞增减与中性粒细胞增减的临床意义相同。

1．中性粒细胞增多

(1)生理性增多：常见于饱食、高温、寒冷、剧烈运动、婴幼儿、妊娠期、分娩期等。

(2)病理性增多：常见于以下几种情况。①急性感染，尤其是化脓性细菌（如金黄色葡萄球菌、溶血性链球菌、肺炎链球菌、大肠埃希菌、铜绿假单胞菌）所致的感染。②严重组织损伤或坏死，如大面积烧伤、心肌梗死、严重外伤等。③急性出血或急性溶血，如消化道大出血、肝破裂、脾破裂、宫外孕等；恶性肿瘤晚期、白血病。④急性中毒，如化学药物、代谢产物、生物毒素中毒等。

2．中性粒细胞减少　常见于：①感染，如伤寒、副伤寒、病毒感染以及某些原虫感染。②血液病，如再生障碍性贫血、粒细胞减少症。③单核巨噬细胞系统功能亢进，如各种原因引起的脾肿大及脾功能亢进。④理化因素，如长期接触 X 射线、γ 射线、放射性核素，化学物质（苯、铅、汞等），应用氯霉素、抗癌药物、治疗糖尿病药物及抗甲状腺药物等。⑤自身免疫病，如系统性红斑狼疮。

3．嗜酸性粒细胞增多　常见于：①过敏性疾病，如支气管哮喘、荨麻疹、食物或药物过敏等。②寄生虫病，如钩虫、血吸虫、蛔虫、华支睾吸虫等感染。③皮肤病，如湿疹、银屑病、天疱疮、剥脱性皮炎等。④血液病，如慢性粒细胞白血病、肺癌、恶性淋巴瘤、多发性骨髓瘤等。⑤某些传染病、风湿性疾病等。

4．嗜酸性粒细胞减少　常见于伤寒、副伤寒、长期应用糖皮质激素治疗后。

5．淋巴细胞增多　常见于：①感染，主要为病毒感染，也可见于百日咳杆菌、结核分枝杆菌、梅毒螺旋体等感染。②慢性淋巴细胞白血病。③急性传染病恢复期。④组织移植后排斥反应。

6．淋巴细胞减少　多见于放射线损伤，免疫缺陷病，应用糖皮质激素、烷化剂，抗淋巴细胞球蛋白治疗等。

7．单核细胞增多　多见于：①某些感染，如疟疾、黑热病、结核病、亚急性感染性心内膜炎等。②某些血液病，如急性单核细胞白血病、恶性组织细胞病、淋巴瘤、骨髓增生异常综合征等。

(三)血小板计数

[正常参考值]

血小板计数：$(100\sim300)\times10^9/L$。

[临床意义]

血小板是由骨髓中巨核细胞胞质分离形成的，其数量和功能与止、凝血有密切关系。生理情况下，如进食、运动、午后，以及妊娠中晚期，血小板可轻度增加。

1．病理性减少　血小板$<100\times10^9/L$，为血小板减少；在$(30\sim50)\times10^9/L$，可出现自发性紫癜；若$<20\times10^9/L$，可发生内脏出血。血小板病理性减少可见于：①血小板的生成障碍，如再生障碍性贫血、急性白血病、放射病、骨髓转移瘤等。②血小板破坏或消耗增多，如原发性血小板减少性紫癜、系统性红斑狼疮、脾功能亢进及弥散性血管内凝血等。③血小板分布异常，如脾功能亢进等。

2．病理性增多　血小板$>400\times10^9/L$为血小板增多，常见于：①原发性增多，如真性红细胞增多症、原发性血小板增多症等。②反应性增多，如急性感染、急性溶血等。

(四)红细胞沉降率(ESR)测定

红细胞沉降率(简称血沉)是指红细胞在一定条件下沉降的速率。正常红细胞膜表面的唾液酸带负电荷,互相排斥,故沉降较慢。血浆中的大分子蛋白质(如纤维蛋白原、γ球蛋白、α球蛋白、β球蛋白等)带有正电荷,可以中和红细胞表面的负电荷,促使红细胞聚集,使红细胞沉降率加快。此外,血浆中胆固醇和甘油三酯可使血沉加速,而白蛋白带负电荷,具有抑制红细胞聚集的作用,可使红细胞沉降率减慢。

[正常参考值]

红细胞沉降率(魏氏法):男性为 0~15 mm/h,女性为 0~20 mm/h。

[临床意义]

1. 生理性增快 见于儿童、老年人,以及女性月经期、妊娠期(怀孕 3 个月以后)、分娩,可能与生理性贫血或纤维蛋白原含量增加有关。

2. 病理性增快 常见于:①炎症性疾病,如细菌性炎症、风湿活动、结核病、心肌炎等。②组织损伤、坏死,如心肌梗死、肺梗死、手术创伤、大面积烧伤等。③恶性肿瘤、白血病等。④各种贫血,贫血越重,红细胞沉降率越快。⑤系统性红斑狼疮、类风湿关节炎、慢性肾炎、肝硬化、多发性骨髓瘤等。⑥血中胆固醇增高。

二、血液其他检查

(一)出血时间测定

出血时间(BT)指人为刺破皮肤毛细血管后,从血液自然流出到停止所需的时间,受血小板数量和质量、毛细血管壁功能的影响,与血液凝血因子关系较小。

[正常参考值]

WHO 推荐用模板法或出血时间测定器法测定,参考值为(6.9±2.1)分钟,超过9 分钟为异常。

[临床意义]

出血时间延长的常见原因有:①血小板数量减少,如原发性血小板减少性紫癜、继发性血小板减少性紫癜。②血小板功能障碍,如血小板无力症、血管性假血友病。③血管壁结构异常,如遗传性毛细血管扩张症、坏血病等。④其他,如弥散性血管内凝血、纤维蛋白原极度降低、严重肝病等。

(二)凝血时间测定

凝血时间(CT)指血液离体后至完全凝固所需的时间。凝血时间与各凝血因子的含量和功能有关,常用于检测内源性凝血途径第一阶段有无障碍。

[正常参考值]

凝血时间(试管法):4~12 分钟。

[临床意义]

凝血时间延长见于各型血友病(Ⅷ、Ⅸ或Ⅺ因子缺乏)、重症肝病(凝血因子缺乏)、纤溶亢进、抗凝物质过多(如肝素、双香豆素应用)等。凝血时间缩短见于弥散性血管内凝血早期(高凝状态)及血栓性疾病(如心肌梗死、深静脉血栓形成)等。

(三)血液比黏度测定

血液比黏度测定是在一定温度下,使一定量的血液(血浆或血清)自然通过一定长度和内径的毛细玻璃管时所需的时间,并以此与相同体积的生理盐水流过同一毛细玻璃管所需时间相比,其比值即为该血液(血浆或血清)的比黏度。

[正常参考值]

全血比黏度:男性为 3.45~5.07;女性为 3.01~4.29。

血浆比黏度:1.46~1.82。

血清比黏度:1.38~1.66。

全血还原比黏度:5.9~8.9。

[临床意义]

1. 全血比黏度增高　见于:①血管疾病,如高血压、冠心病、动脉粥样硬化等。②缺血性脑血管病或出血性脑血管病。③血液病,如慢性粒细胞白血病、真性红细胞增多症、球形细胞增多症等。④内分泌及代谢病,如糖尿病、血脂异常、甲状腺功能减退症等。⑤恶性肿瘤。

2. 血浆比黏度增高　见于:①原发性高球蛋白血症紫癜,如多发性骨髓瘤。②继发性高球蛋白血病紫癜,如系统性红斑狼疮、类风湿关节炎等。

第二节　尿液检查

一、一般性状检查

1. 尿量　正常成人 24 小时尿量为 1000~2000 mL,与饮水和出汗量有关。成人 24 小时尿量超过 2500 mL 称为多尿,病理性多尿见于糖尿病、尿崩症、慢性肾衰竭多尿期和肾移植早期。成人 24 小时尿量少于 400 mL 为少尿,主要见于脱水、高热、急性肾炎、严重烧伤、休克和腹水等。成人 24 小时尿量少于 100 mL 为无尿,主要见于急性肾衰竭少尿期、尿毒症晚期。

2. 颜色　尿液颜色受尿量多少及食物或药物影响,正常为淡黄色。常见的尿色变化有:①淡黄至无色,见于大量饮水、尿崩症、糖尿病。②褐色,可见于胆红素尿。③葡萄酒色或浓茶色,见于血红蛋白尿。④乳白色,见于乳糜尿(如丝虫病)。⑤淡红色或洗肉水样,见于血尿。⑥绿色,见于铜绿假单胞菌感染。⑦蓝紫色荧光,见于服用氨苯蝶啶后。⑧橘黄色,见于服用维生素 B_2、呋喃类等药物后。

3. 透明度　正常人的新鲜尿液清晰透明,放置后可出现少量絮状沉淀。尿液出现混浊的常见原因有:①尿酸盐,加热或加碱后混浊消失。②磷酸盐或碳酸盐,加酸后混浊消失。③脓尿或菌尿,加热、加酸、加碱后混浊加重。

4. pH 值　正常人尿液呈弱酸性,pH 值为 4.6~8.0,一般为 6 左右,食植物性食物为主者的尿液呈中性或弱碱性,食动物性食物为主者的尿液呈弱酸性。pH 值降低见于代谢性酸中毒、糖尿病酮症酸中毒、痛风及服用大量酸性食物等;pH 值增高见于膀胱炎、代谢性碱中毒、严重呕吐及服用大量碱性药物等。

5. 相对密度　指 40 ℃时尿液与同体积纯水的质量比。相对密度是尿中溶解物质浓度的指标，常用来衡量肾脏浓缩及稀释功能。正常成人尿液相对密度为 1.015～1.025。尿液相对密度增高见于高热、脱水、急性肾炎、糖尿病等，尿液相对密度降低见于大量饮水、慢性肾衰竭、尿崩症等。

二、化学检查

1. 蛋白定性　　正常人尿蛋白含量很少，24 小时尿中排出的蛋白质不超过 100 mg，故一般检测方法不能检出。24 小时尿中排出蛋白达 150 mg 时，则蛋白质测定呈阳性反应，称为蛋白尿。根据尿蛋白产生的机制，可将蛋白尿分为生理性和病理性两种。

(1)生理性蛋白尿：包括劳累、寒冷、精神紧张引起的功能性蛋白尿，直立或妊娠压迫引起的体位性蛋白尿，摄入性蛋白尿，均为轻度、暂时性蛋白尿，定性一般不超过(＋)。

(2)病理性蛋白尿：见于各种肾脏及肾脏以外疾病所致的蛋白尿，多为持续性蛋白尿。

1)肾小球性蛋白尿：最常见的一种蛋白尿。各种原因导致肾小球滤过膜通透性及电荷屏障受损，血浆蛋白大量滤入原尿，超过肾小管重吸收能力时，即可发生蛋白尿。肾小球性蛋白尿常见于肾小球肾炎、肾病综合征等原发性肾小球损害性疾病，以及糖尿病、高血压、系统性红斑狼疮、妊娠高血压综合征等继发性肾小球损害性疾病。

2)肾小管性蛋白尿：指炎症或中毒等因素引起近曲小管对低分子量蛋白质的重吸收减弱而引起的蛋白尿，常见于肾盂肾炎、间质性肾炎、肾小管性酸中毒、重金属(如汞、镉、铋)中毒，使用某些药物(如庆大霉素、多黏菌素 B 等)也可引起肾小管性蛋白尿。

3)混合性蛋白尿：指肾小球和肾小管同时受损所致的蛋白尿，常见于肾小球肾炎或肾盂肾炎后期，以及可同时累及肾小球和肾小管的全身性疾病(如糖尿病、系统性红斑狼疮等)。

4)溢出性蛋白尿：指血浆中出现异常增多的低分子量蛋白质，超过肾小管重吸收能力所致的蛋白尿。血红蛋白尿、肌红蛋白尿即属于此类，见于溶血性贫血和挤压综合征等；另一类较常见的是本周蛋白，见于多发性骨髓瘤、浆细胞病等。

2. 尿糖定性　　正常人尿中含糖量极微，24 小时尿液中仅为 0.56～5.0 mmol，一般检测方法不能检出，普通定性试验为阴性反应。当血中葡萄糖浓度增高，超过肾阈值(8.88 mmol/L)时，尿糖阳性，称为糖尿。糖尿见于：①生理性糖尿，如精神紧张、妊娠中晚期。②病理性糖尿，包括血糖增高性糖尿，如糖尿病、甲状腺功能亢进、脑垂体前叶功能亢进等，肾性糖尿，暂时性糖尿，假性糖尿等。

3. 尿酮体测定　　酮体是 β-羟丁酸、乙酰乙酸及丙酮的总称，为脂肪代谢的中间产物。当各种原因导致脂肪代谢加速时，脂肪酸氧化不全，酮体产生增加，使血酮过多而引起尿酮体阳性，见于糖尿病酮症酸中毒、长期禁食、妊娠剧吐等。

三、显微镜检查

用显微镜观察尿液中的有形成分，主要观察其中的细胞、管型、结晶等。

[临床意义]

1. 红细胞 每高倍视野超过 3 个，为镜下血尿。肾小球性血尿时，红细胞呈现多形性；肾以下部位出血时，红细胞形态正常。常见的血尿原因有急性肾炎、慢性肾炎，以及泌尿系统结石、结核、肿瘤、外伤等。

2. 白细胞 每高倍视野超过 5 个，为镜下脓尿，常见于尿路感染、急性肾炎、慢性肾炎、前列腺炎等。

3. 管型 指由 T-H 糖蛋白、血浆蛋白、肾小管分泌物、变形的肾小管上皮细胞等成分聚集于肾小管、集合管中形成的圆柱体物质。正常尿液中偶见少许透明管型。管型出现提示肾脏有实质性损伤。

(1)透明管型：经常或大量出现表示肾小球毛细血管膜损伤，见于急性肾炎、慢性肾炎、长期发热等。

(2)颗粒管型：指由变性肾上皮细胞分解产物和大量蛋白质形成的有较多颗粒的管型，提示肾小管有严重损伤，见于急性肾炎、慢性肾炎及某些药物中毒(如慢性铅中毒)。

(3)细胞管型：管型内含有各种细胞及其碎片，其数量超过管型体积的 1/3 时，称为细胞管型。细胞管型常见的类型有：①红细胞管型，见于急性肾炎、急性肾小管坏死、肾移植排斥反应、肾梗死、肾静脉血栓形成。②白细胞管型，见于肾盂肾炎、肾化脓症。③上皮细胞管型，见于肾病综合征、肾小管重金属中毒、肾移植排斥反应等。

(4)肾衰竭管型：又称宽幅管型，由损坏的肾小管上皮细胞碎裂后在明显扩大的集合管中凝聚而成，见于肾衰竭。

(5)脂肪管型：上皮细胞脂肪变性所致，常见于肾病综合征及慢性肾炎的急性发作期。

(6)蜡样管型：颗粒管型、细胞管型久留肾小管内形成，提示肾小管严重变性坏死，多见于重症肾小球肾炎、肾淀粉样变。

第三节 粪便检查

粪便是食物在体内经消化后的最终产物。消化道各脏器的功能状态及器质性病变可影响到粪便的性状和组成。粪便检查的目的在于：①了解消化道有无炎症、出血、寄生虫或恶性肿瘤。②了解消化状况，借以粗略判断胃肠、肝胆、胰的功能。③寻找致病菌。

一、一般性状检查

1. 颜色 正常大便呈棕黄色，其颜色变化可因摄食不同或服药而有差别。大便颜色的异常变化有：①绿色，见于婴幼儿腹泻。②灰白色，见于胆道梗阻。③红色，提示肠道下部出血。④果酱色，见于急性溶组织阿米巴痢疾。⑤柏油色，提示上消化道出血。

2. 形状 正常大便为柱状软便。粪便形状的异常变化包括：①黏液便，见于慢性结肠炎、急性血吸虫病等。②稀水样便，见于急性肠炎、消化不良。③黏液脓血便，见于痢疾、溃疡性结肠炎、结直肠癌。④米泔水样便，见于霍乱、副霍乱。⑤细条状、扁平状便，见于直肠癌。

3. 量　正常大便日行 1 次，排泄量有 100～300 g。胃肠或胰腺有炎症、功能紊乱，以及消化不良时，粪便量会增多。

4. 气味　正常粪便因含有蛋白质分解产物（如吲哚、粪臭素、硫醇、硫化氢等）而产生臭味。肉食多者，其粪便味重；素食多者，其粪便味轻；患慢性肠炎、胰腺疾病、结直肠癌溃烂时，粪便有恶臭；阿米巴肠炎患者的粪便呈血腥臭味；脂肪及糖类消化或吸收不良时，粪便呈酸臭味。

5. 寄生虫　正常大便中无寄生虫。有寄生虫感染时，可见到钩虫、蛔虫、绦虫等。

二、显微镜检查

粪便的显微镜检查主要包括以下内容。①红细胞：常见于下消化道炎症或出血，如阿米巴痢疾、菌痢、痔疮、肿瘤等。②白细胞：大量出现见于菌痢、溃疡性结肠炎等。③吞噬细胞：常与脓细胞同时出现，临床意义同白细胞。④寄生虫卵：见于阿米巴、钩虫、蛔虫、蛲虫、姜片虫、肺吸虫、绦虫、血吸虫等感染。⑤食物残渣：包括肌纤维、淀粉颗粒、中性脂肪等，如大量出现，表示消化功能障碍。

三、隐血试验

当上消化道有少量出血时，红细胞被消化道分解破坏，粪便外观无血色，且显微镜检查也未发现红细胞者，称为隐血（occult blood）。采用化学方法或免疫学方法检查粪便微量出血的试验称为粪便隐血试验（fecal occult blood test）。粪便隐血试验阳性常见于消化性溃疡、药物致胃黏膜损伤、克罗恩病、溃疡性结肠炎、结肠息肉、钩虫病、胃癌、结肠癌。消化性溃疡呈粪便隐血试验间断阳性，消化道恶性肿瘤可呈粪便隐血试验持续阳性。此外，再生障碍性贫血、急性白血病、血小板减少性紫癜、恶性组织细胞增生、伤寒、肾综合征出血热等也可呈现粪便隐血试验阳性或弱阳性反应。免疫学法隐血试验主要用于检测下消化道出血，是大肠癌筛检最适合的试验。行粪便隐血试验前 3 天应禁食肉类、蛋类、含叶绿素丰富的食物以及含铁药物（包括中药），以免引起假阳性。

第四节　常用肾功能检查

肾脏是维持人体内水、电解质、渗透压和酸碱平衡的重要排泄器官，也是重要的内分泌器官，能分泌肾素、促红细胞生成素等。肾脏具有强大的储备功能，即使 75%的肾单位受损，仍能维持泌尿功能。目前临床上常用的肾功能测定并不能查出早期和轻微的肾实质损害，因此定期复查肾功能，动态观察对病情的估计意义更大。一旦查出肾功能有损害，可据此了解肾脏损害的部位和严重程度，有助于制订治疗方案。

一、肾小球功能检查

（一）血尿素氮测定

蛋白质的代谢产物包括尿素、尿酸、肌酸、肌酐、氨基酸、氨等，称为非蛋白质氮(NPN)。因尿素是其中的主要成分，故称血尿素氮(BUN)，它主要由肾小球滤过，随尿排出。当肾小球滤过率降低时，血尿素氮在血中浓度增加，较非蛋白质氮更早、更显著。

[正常参考值]

血尿素氮：成人为 3.2～7.1 mmol/L。

[临床意义]

血尿素氮升高的原因可分为肾性、肾前性、肾后性 3 种。

1. 肾性　如急性肾炎、慢性肾炎、肾盂肾炎、肾结核、肾肿瘤晚期均可出现血尿素氮升高，一旦高于正常值，即提示有效肾单位已有 60%～70% 受损，因此血尿素氮测定不能作为肾疾病的早期功能测定指标。但对尿毒症而言，血尿素氮增高程度与病情严重性成正比，有助于病情判断和预后估计。

2. 肾前性　脱水、失血、休克等，可引起肾血流灌注不足，当体内蛋白质分解过多时(如发热、上消化道出血、大面积烧伤、大手术后、甲状腺功能亢进等)，由于尿素生成过多，也可使血尿素氮暂时升高。

3. 肾后性　输尿管、膀胱、尿道的排尿受阻，如尿路结石、前列腺增生、膀胱肿瘤等，亦可引起血尿素氮增高。

(二)血肌酐测定

血液中肌酐(Cr)由外源性肌酐和内源性肌酐组成，主要由肾小球滤过，肾小管基本上不重吸收。当肾实质受损时，血中肌酐浓度会升高。

[正常参考值]

全血肌酐：88.4～176.8 μmol/L。

血清或血浆肌酐：男性为 53～106 μmol/L，女性为 44～97 μmol/L。

[临床意义]

1. 血肌酐升高　各种原发性肾实质损害和继发性肾实质损害，以及急、慢性肾衰竭均可引起血肌酐升高。需要注意的是，肾小球滤过功能只有降到正常人的 1/3 时，血肌酐才会明显升高，此时血肌酐升高的程度与肾病的严重性平行。

2. 非肾源性血肌酐升高　右心衰竭者常不超过 200 μmol/L，肾源性者常超过 200 μmol/L。

3. 血肌酐和血尿素氮同时升高　表示肾实质受损。若仅血尿素氮升高，则可能为肾外因素引起。

(三)血清、尿液 β_2 微球蛋白测定

β_2 微球蛋白是细胞膜上组织相容性抗原的一部分，是分子量为 11 800 的小分子多肽，可从肾小球自由滤过，又由肾小管重吸收，故血和尿中的含量都很低。

[正常参考值]

血清 β_2 微球蛋白：1～2 mg/L。

尿液 β_2 微球蛋白：<0.3 mg/L。

[临床意义]

1. 血清 β_2 微球蛋白升高，尿液 β_2 微球蛋白正常　主要见于肾小球滤过功能受损，

如急性肾炎、慢性肾炎、肾衰竭。

2. 尿液 β_2 微球蛋白升高，血清 β_2 微球蛋白正常　主要见于肾小管吸收功能受损，如急性肾盂肾炎、慢性肾盂肾炎、肾小管坏死、范科尼综合征、药物性肾小管损伤、肾移植排斥反应。

3. 血清、尿液 β_2 微球蛋白均升高　见于肾小球、肾小管均受损或体内 β_2 微球蛋白产生过多，如恶性肿瘤、自身免疫病、慢性活动性肝炎等。

二、肾小管功能检查

(一)α_1 微球蛋白测定

[正常参考值]

成人尿液 α_1 微球蛋白：<15 mg/24 h(尿)或<10 mg/g(肌酐)。

血清游离 α_1 微球蛋白：$10\sim30$ mg/L。

[临床意义]

1. 近端肾小管功能损害　尿液 α_1 微球蛋白升高是反映各种原因(包括肾移植排斥反应)所致早期近端肾小管功能损伤的特异性敏感指标。

2. 评估肾小球滤过功能　根据 α_1 微球蛋白的排泄方式，血清 α_1 微球蛋白升高提示肾小球滤过率降低所致的尿潴留，比血肌酐和 β_2 微球蛋白检测更灵敏。血清、尿液中 α_1 微球蛋白均升高，表明肾小球滤过功能和肾小管重吸收功能均受损。

3. 严重肝实质性病变　α_1 微球蛋白生成减少，血清 α_1 微球蛋白降低，见于重症肝炎、肝坏死等。

(二)昼夜尿比密试验

[正常参考值]

成人尿量 $1000\sim2000$ mL/24 h，其中夜尿量<750 mL，昼尿量(晨 8 时至晚 8 时的 6 次尿量之和)和夜尿量比值一般为$(3\sim4)$：1；夜尿或昼尿中至少 1 次尿比密>1.018，昼尿中最高与最低尿比密差值>0.009。

[临床意义]

昼夜尿比密试验用于诊断各种疾病对远端肾小管稀释及浓缩功能的影响。

(1)夜尿>750 mL 或昼夜尿量比值降低，而尿比密值及变化率仍正常，为浓缩功能受损的早期改变，可见于间质性肾炎、慢性肾小球肾炎、高血压肾病和痛风性肾病早期主要损害肾小管时。

(2)尿量少而昼夜尿比密值增高，固定在 1.018 左右(差值<0.009)，多见于急性肾小球肾炎及其他影响减少肾小球滤过率的情况。

(3)尿量明显增多(>4 L/24 h)而尿比密值低于 1.006，为尿崩症的典型表现。

(三)3 小时尿比密试验

[正常参考值]

3 小时尿比密试验的正常参考值同昼夜尿比密试验，至少 1 次尿比密值>1.020(多为夜尿)，1 次尿比密值低于 1.003。

[临床意义]

3 小时尿比密试验及昼夜尿比密试验均用于诊断各种疾病对远端肾小管稀释及浓缩功能的影响，以昼夜尿比密试验较常用。

第五节　肝脏疾病常用检查

肝脏是人体重要的代谢器官，参与机体诸多方面的代谢过程，维持生命活动所必需的生理功能。肝功能检查可协助诊断各种肝脏疾病，了解肝脏损害的程度；确定有无黄疸，以及黄疸的类型和程度；监测药物对肝的影响；检测全身性疾病对肝的影响。但是，肝功能检查有一定的局限性、片面性，大多数肝功能检查也缺乏特异性；同时，由于肝脏有强大的储备、代偿和再生能力，轻度或早期局部病变常无临床表现，因此需动态地结合临床其他有关检查资料进行全面分析，才不至于贻误诊断。已知的人体蛋白质有 300 多种，绝大部分在肝脏合成，如血中白蛋白（又称清蛋白）、部分球蛋白、纤维蛋白原、凝血酶原、糖蛋白、脂蛋白、转运蛋白等。病理情况下，它们会出现各种变化，对疾病诊断有重要价值。

一、血清总蛋白和白蛋白、球蛋白比值测定

（一）血清总蛋白及白蛋白、球蛋白比值测定

[正常参考值]

血清总蛋白：60～80 g/L。

白蛋白：40～55 g/L。

球蛋白：20～30 g/L。

白蛋白、球蛋白比值：(1.5～2.5)∶1。

[临床意义]

1. 总蛋白　＞80 g/L 为高蛋白血症，见于血液浓缩（如严重呕吐、腹泻）和球蛋白增加（如肝硬化、多发性骨髓瘤）；＜60 g/L 为低蛋白血症，见于血液稀释、慢性肝病、营养不良。

2. 白蛋白　①白蛋白增多：见于血液浓缩、急性失血、大面积烧伤。②白蛋白减少：常见于合成减少，如慢性肝炎、肝硬化失代偿期、肝癌等；白蛋白＜25 g/L，可出现腹水；摄入不足，如营养不良、吸收不良综合征等；丢失过多，如大面积烧伤、肾病综合征、胸腔积液、腹水等；消耗增加，如糖尿病、甲状腺功能亢进、长期发热、恶性肿瘤等。

3. 球蛋白　若球蛋白＞35 g/L，称为高球蛋白血症。高球蛋白血症主要见于：①慢性肝炎、肝硬化、肾病综合征等。②结缔组织疾病，如系统性红斑狼疮、风湿热、硬皮病等。③感染，如亚急性感染性心内膜炎、疟疾、结核病、黑热病等。④恶性肿瘤，如白血病、淋巴瘤等。

4. 白蛋白、球蛋白比值　若比值≤1，见于严重肝功能损伤及 M 蛋白血症，如慢性肝炎、肝硬化、原发性肝癌、多发性骨髓瘤等；若病情好转，则比值逐渐接近正常。

(二)血清前白蛋白测定

血清前白蛋白是由肝细胞合成的糖蛋白，分子量为 60 000，半衰期为 1.9 天，是血液中甲状腺素、维生素 A 的载体蛋白。

[正常参考值]

血清前白蛋白(成人)：280～360 mg/L。

[临床意义]

1. 肝病　急性肝炎、慢性肝炎、肝硬化、肝癌、阻塞性黄疸等患者的血清前白蛋白均有明显降低。由于急性肝炎患者血清前白蛋白的降低早于血清白蛋白的降低，因此血清白蛋白可作为早期肝功能损害的指标。当肝炎恢复时，血清白蛋白回升也快。

2. 营养不良　血清前白蛋白降低，可作为营养不良的监测指标。

二、血清胆红素测定

胆红素是血红蛋白分解代谢的产物，主要来源于血液循环中衰老的红细胞，其次是骨髓中幼稚红细胞破坏释放的血红蛋白，此外尚有少量来自肌红蛋白、过氧化物酶及细胞色素的分解。在胆红素代谢过程中，肝脏承担着摄取、结合和排泄 3 个过程，其中任何一个环节出现障碍，均可引起胆红素在血中的积聚。

(一)血清总胆红素、结合胆红素测定

血清中的结合胆红素是水溶性的，与重氮试剂能发生显色反应，生成偶氮胆红素；而非结合胆红素需在促进剂的协助下才能生成偶氮胆红素。结合胆红素和非结合胆红素之和即为总胆红素(TBil)。

[正常参考值]

血清总胆红素：1.7～17.1 μmol/L。

血清结合胆红素：0～6.8 μmol/L。

血清非结合胆红素：1.7～10.2 μmol/L。

[临床意义]

1. 判断黄疸程度　血清总胆红素在 17.1～34.2 μmol/L，为隐性黄疸；在 34.2～171 μmol/L，为轻度黄疸；在 171～342 μmol/L，为中度黄疸；＞342 μmol/L，为重度黄疸。

2. 判断黄疸类型　①溶血性黄疸：血清总胆红素增高，非结合胆红素增高，结合胆红素基本正常，结合胆红素/总胆红素＜20％，为溶血性黄疸；见于溶血性贫血、恶性疟疾、血型不合的输血等。②肝细胞性黄疸：血清总胆红素增高，结合胆红素和非结合胆红素均增高，结合胆红素/总胆红素＞20％～50％，为肝细胞性黄疸；见于急性黄疸型肝炎、慢性活动性肝炎、肝硬化、肝坏死等。③阻塞性黄疸：血清总胆红素增高，结合胆红素增高，结合胆红素/总胆红素＞50％，为阻塞性黄疸；见于胆道结石、胰头癌、肝癌等。

(二)尿胆红素测定

[正常参考值]

尿胆红素(重氮试剂法)：阴性。

[临床意义]

1. **阴性** 见于溶血性黄疸。

2. **弱阳性或中等度阳性** 见于肝细胞性黄疸。

3. **强阳性** 见于阻塞性黄疸。

(三)尿胆素原测定

[正常参考值]

尿胆素原：阴性或弱阳性(阳性稀释度<1∶20)。

[临床意义]

1. **强阳性** 见于溶血性黄疸。

2. **阳性** 见于肝细胞性黄疸。

3. **阴性** 见于阻塞性黄疸。

三、血清酶学检验

肝脏中含酶极为丰富，当肝胆系统出现病变时，有些酶从受损肝细胞逸出入血，有些酶则在病变部位合成增加，也有一些酶因肝功能不良而滞留在血液中。因此，测定血清中相应酶的活性有助于对肝胆疾病的诊断。

(一)血清氨基转移酶测定

常用的肝功能检查有丙氨酸氨基转移酶(ALT)和天冬氨酸氨基转移酶(AST)。人体许多细胞都含有 ALT，但以肝细胞中含量最丰富、活性最大，仅 1% 的肝细胞坏死时即可使血清 ALT 含量增高 1 倍，因此 ALT 是敏感的肝功能检测指标之一。AST 存在于人体各组织细胞中，以心肌中含量最高，肝脏中次之。

[正常参考值]

血清氨基转移酶(速率法，37 ℃)：丙氨酸氨基转移酶(ALT)为 5～40 U/L，天冬氨酸氨基转移酶(AST)为 8～40 U/L，天冬氨酸氨基转移酶/丙氨酸氨基转移酶(AST/ALT)比值为 1.15。

[临床意义]

引起 ALT 和 AST 增高的常见原因有以下几种。

1. **肝胆疾病** ①急性病毒性肝炎：通常 ALT>300 U/L，AST>200 U/L，AST/ALT 比值<1 是诊断急性病毒性肝炎重要的检测手段。若 ALT 持续升高，波动大于 6 个月，应考虑肝炎慢性化；在部分急性重症坏死型肝炎中，可出现黄疸加深但 ALT 反而下降，称为胆酶分离现象，提示预后凶险。②肝硬化和慢性肝炎活动期：此时 AST>ALT。③原发性肝癌：血清氨基转移酶升高的程度与肝细胞受损有关。④脂肪肝、胆囊炎、胆结石、胆管炎时，ALT 可轻度升高。

2. **心血管疾病** 如心肌炎、心肌梗死时，ALT、AST 都升高，以 AST 升高明显。

3. **全身性疾病** 如骨骼肌损伤、多发性肌炎、结缔组织疾病时，血清氨基转移酶可升高。

4. **药物性肝损害** 如异烟肼、利福平、红霉素、氯丙嗪可引起中毒性肝炎，导致血清氨基转移酶升高。

5. 毒物蓄积 如有机磷、铅、汞、四氯化碳可引起肝细胞坏死，导致血清氨基转移酶升高。

(二)血清 γ-谷氨酰转移酶

γ-谷氨酰转移酶在体内广泛存在，活性顺序为肾＞胰＞肝＞脾，正常血清中的 γ-谷氨酰转移酶主要来自肝脏。

[正常参考值]

血清 γ-谷氨酰转移酶(硝基苯酚连续监测法，37 ℃)：男性为 11～50 U/L，女性为 7～32 U/L。

[临床意义]

引起血清 γ-谷氨酰转移酶升高的常见原因有：①原发性或转移性肝癌，由于癌组织刺激或对肝内胆管压迫，使胆汁淤滞，肝内合成 γ-谷氨酰转移酶增加，当将癌变部分肝切除后，此酶含量迅即下降，复发时又升高，故可作为疗效和预后监测的指标。②阻塞性黄疸，肝内、外胆道阻塞时，γ-谷氨酰转移酶排泄受阻，反流入血。③急性病毒性肝炎，γ-谷氨酰转移酶轻度至中度升高，若持续升高，提示有转为慢性的可能。④脂肪肝、酒精性肝硬化，γ-谷氨酰转移酶可轻度至中度升高。

(三)血清碱性磷酸酶

碱性磷酸酶(ALP)为一组在碱性环境中能水解磷酸酯的酶类，广泛分布于人体的骨骼、肝、肾、肠、胎盘等组织，主要由骨细胞产生，由肝脏经胆道排入小肠。因此，当肝胆病变特别是胆道受阻时，此酶明显升高。

[正常参考值]

血清碱性磷酸酶(磷酸对硝基苯酚速率法，37 ℃)：男性为 45～125 U/L；女性 20～49 岁者为 30～100 U/L，50～79 岁者为 50～135 U/L。

[临床意义]

血清碱性磷酸酶升高见于：①阻塞性黄疸，即肝内、外阻塞胆道时，碱性磷酸酶因滞留于血液而升高，其升高程度与梗阻程度和持续时间长短成正比。②原发性肝癌或继发性肝癌。③骨骼系统疾病，如佝偻病、骨折恢复期、成骨细胞瘤。④儿童、孕中晚期的血清碱性磷酸酶会生理性升高。

四、Ⅳ型胶原及其分解片段检测

肝脏中存在多种胶原蛋白。在肝纤维化早期，Ⅳ型胶原增加明显，其次是Ⅲ型胶原，而Ⅵ型胶原晚期增加。血清Ⅳ型胶原及其分解产物的增加是肝纤维化早期的表现。

[正常参考值]

Ⅳ型胶原及其分解片段(RIA 法)：血清Ⅳ型胶原 NC1 片段为(5.3±1.3) μg/mL。

[临床意义]

Ⅳ型胶原增高见于慢性肝炎、肝硬化。

第六节 临床常用血液生化检查

一、血清电解质测定

(一)血清钠离子测定

钠离子(Na^+)是细胞外液中含量最多的阳离子。钠离子的功能是维持细胞外液容量、渗透压、酸碱平衡和神经肌肉的兴奋性。

[正常参考值]

血清钠离子(火焰光度法):135~145 mmol/L。

[临床意义]

1. 高钠血症 血清钠离子>145 mmol/L,见于过多输入含钠溶液、肾上腺皮质功能亢进、原发性醛固酮增多症、单纯性脱水、渗透性利尿等。

2. 低钠血症 血清钠离子<135 mmol/L,见于长期限制钠盐摄入、大量出汗、严重呕吐、腹泻、胃肠造瘘、利尿剂大量使用、慢性肾上腺皮质功能减退症、糖尿病酮症酸中毒、大面积烧伤等。

(二)血清钾离子测定

钾离子(K^+)是细胞内液中的主要阳离子。钾离子的功能是维持细胞内液渗透压平衡,参与糖和蛋白质代谢,保证神经、肌肉兴奋性。

[正常参考值]

血清钾离子(火焰光度法):3.5~5.5 mmol/L。

[临床意义]

1. 高钾血症 指血清钾离子>5.5 mmol/L。高钾血症见于:①钾输入过多,如静脉输入大量库存血或青霉素钾盐,补钾太快,浓度过高。②钾排泄障碍,如急、慢性肾衰竭,肾上腺皮质功能减退等。③细胞内钾外移,如严重贫血、大面积烧伤、挤压伤、组织缺氧、重症酸中毒等。

2. 低钾血症 指血清钾离子<3.5 mmol/L。低钾血症见于:①钾摄入不足,如长期禁食、厌食或低钾饮食等。②钾丢失过多,如严重呕吐、腹泻、幽门梗阻、胃肠减压、长期使用排钾利尿剂和糖皮质激素、肾上腺皮质功能亢进症、原发性醛固酮增多症等。③钾分布异常,如大量输入葡萄糖和胰岛素、细胞外钾移入细胞内、急性碱中毒、低钾性周期性麻痹等。

(三)血清氯离子测定

氯离子(Cl^-)是细胞外液中的主要阴离子,与钠离子一起调节机体的酸碱平衡、渗透压和水、电解质平衡。血浆中的氯离子主要以氯化钠形式存在。

[正常参考值]

血清氯离子(离子选择电极法):95~105 mmol/L。

[临床意义]

高氯血症或低氯血症往往与高钠血症和低钠血症并存。当幽门梗阻、严重呕吐时,失氯大于失钠，可引起碱中毒。血清氯离子增高见于急、慢性肾衰竭少尿期，心力衰竭，摄入盐过多或输入氯化钠过量，呼吸性碱中毒和高氯性酸中毒等。

(四)血清钙离子测定

钙离子(Ca^{2+})是人体内含量最多的阳离子，99％以上分布在骨骼和牙齿中。血液中的钙含量仅为1％，但其在维持神经、肌肉兴奋性，维持心肌及其传导系统的节律性、兴奋性，促进酶的活性和凝血过程等方面都起着重要作用。

血钙可分为游离钙(扩散钙)和结合钙(非扩散钙)，两者各占50％左右，处于动态平衡中。血钙和血磷呈负相关。正常血钙和血磷乘积常数为2.88～3.45 mmol/L，＜2.88 mmol/L者有佝偻病可能；如降至1.5～1.75 mmol/L，则可发生抽搐。

[正常参考值]

血清钙离子：总钙为2.25～2.58 mmol/L，离子钙为1.10～1.34 mmol/L。

[临床意义]

1. 血清钙离子升高 常见于甲状旁腺功能亢进症、大量使用维生素D、多发性骨髓瘤、肿瘤广泛骨转移等。

2. 血清钙离子降低 常见于甲状旁腺功能减退症、佝偻病、手足搐搦、维生素D和钙摄入不足、乳糜泻、慢性肾衰竭、代谢性碱中毒、坏死性胰腺炎等。

(五)血清无机磷测定

磷(P)是骨骼的主要成分，也是核酸、磷脂的重要成分。血液中的磷有无机磷和有机磷两种形式。有机磷与三大物质代谢(糖、脂肪、蛋白质)有密切关系。无机磷与钙的浓度有密切关系，临床上血清钙和磷的浓度乘积为一常数。钙、磷乘积过低，易发生佝偻病。

[正常参考值]

血清无机磷：0.97～1.61 mmol/L。

[临床意义]

1. 血清无机磷降低 见于甲状旁腺功能亢进症、佝偻病、长期腹泻、胰岛素分泌过多(如胰岛β细胞瘤)、肾小管疾患等。

2. 血清无机磷增高 见于甲状旁腺功能减退症、维生素D使用过多、骨折愈合期、多发性骨髓瘤、慢性粒细胞白血病、甲状腺功能亢进、晚期肾衰竭等。

(六)血清镁离子测定

镁离子(Mg^{2+})在肾、心和肌肉等组织中含量较高，在细胞内液中的含量仅次于钾离子。镁是多种酶的激活剂，可影响机体许多生理、生化过程，与钙具有很多相似的生理功能。

[正常参考值]

血清镁离子(比色法)：成人为0.67～1.04 mmol/L，儿童为0.6～0.78 mmol/L。

[临床意义]

1. 血清镁离子升高 见于肾脏疾病(如急、慢性肾衰竭)、内分泌疾病(如甲状腺、甲状旁腺、肾上腺皮质功能减退症)、严重脱水等。当血清镁离子＞6 mmol/L时，可致呼吸麻痹。

2. 血清镁离子降低　见于摄入不足(如营养不良、长期禁食、厌食)、排出过多(如肾衰竭多尿期、使用利尿剂)、内分泌疾病(如甲状腺、甲状旁腺功能亢进症以及醛固酮增多症等)、晚期肝硬化、急性酒精中毒、慢性酒精中毒、妊娠中毒症等。血清镁离子降低可导致手足搐搦、肌肉震颤和反射亢进等。

二、血糖测定

[正常参考值]

血糖(葡萄糖氧化酶法)：3.9～6.1 mmol/L。

[临床意义]

1. 血糖增高　①生理性增高：见于饭后1～2小时或情绪紧张等。②病理性增高：主要见于糖尿病，还可见于垂体功能亢进症、甲状腺功能亢进症、肾上腺皮质功能亢进症、颅脑外伤、颅内出血、脑膜炎、大量出汗、剧烈呕吐等。

2. 血糖减低　①生理性减低：见于饥饿、剧烈运动等。②病理性减低：见于胰岛细胞瘤(胰岛素分泌过多)、垂体功能减退症、肾上腺皮质功能减退症、甲状腺功能减退症、严重肝脏疾病、长期营养不良、注射胰岛素或服降糖药过量。

三、血脂及脂蛋白检测

血脂是血浆中脂质的总称，主要包括胆固醇、甘油三酯、磷脂及游离脂肪酸等。胆固醇可分为游离胆固醇和胆固醇酯两部分。脂质在体内必须与载脂蛋白合成脂蛋白，才能在血液循环中被转运。脂蛋白是由蛋白质、胆固醇、甘油三酯和磷脂组成的复合体。脂蛋白分为4类，即乳糜微粒(CM)、极低密度脂蛋白(VLDL)、低密度脂蛋白(LDL)和高密度脂蛋白(HDL)。

(一)血清甘油三酯测定

[正常参考值]

血清甘油三酯：0.56～1.70 mmol/L(合适水平)，1.70～2.30 mmol/L(边缘水平)，>2.30 mmol/L(升高)。

[临床意义]

1. 血清甘油三酯升高　见于冠心病、血脂异常、动脉粥样硬化、高血压、糖尿病、肾病综合征、甲状腺功能减退等。

2. 血清甘油三酯减少　见于甲状腺功能亢进、重症肝病、吸收不良等。

(二)血清总胆固醇测定

总胆固醇包括游离胆固醇和胆固醇酯。肝脏是合成和储存胆固醇的主要器官。

[正常参考值]

血清总胆固醇：<5.20 mmol/L(合适水平)，5.20～6.20 mmol/L(边缘水平)，>6.20 mmol/L(升高)。

[临床意义]

1. 血清总胆固醇升高　血浆总胆固醇≥6.20 mmol/L，为高胆固醇血症；血浆总胆固醇在5.20～6.20 mmol/L，为轻度升高；血浆总胆固醇<5.20 mmol/L，为理想水

平。血浆总胆固醇升高常由长期进食高脂、高热量饮食，缺少运动，精神紧张等外源性因素引起，也可见于家族遗传、糖尿病、肾病综合征、脂肪肝、胆总管阻塞、甲状腺功能减退等。血浆总胆固醇升高是导致动脉粥样硬化、冠心病、心肌梗死的高危因子之一。

2. 血清总胆固醇减少　见于甲状腺功能亢进、严重贫血、重症肝病、营养不良等。

(三)血清高密度脂蛋白胆固醇(HDL－C)测定

高密度脂蛋白主要由肝脏合成，其作用是将外周组织的胆固醇转运到肝脏内降解，这一过程可促进组织细胞内胆固醇清除，从而防止动脉粥样硬化的发生和发展。因此，高密度脂蛋白被称为抗动脉粥样硬化的保护因子，高密度脂蛋白胆固醇亦被称为"好胆固醇"。

［正常参考值］

血清高密度脂蛋白胆固醇：$1.03 \sim 2.07$ mmol/L。>1.04 mmol/L 为合适水平，$\leqslant 1.0$ mmol/L 为减低。

［临床意义］

正常人高密度脂蛋白胆固醇占总胆固醇的 $25\% \sim 30\%$。若高密度脂蛋白胆固醇 <0.9 mmol/L，总胆固醇 >6.2 mmol/L，易致冠心病、心肌梗死。慢性肝病、肝硬化、糖尿病、慢性肾衰竭等可导致高密度脂蛋白胆固醇降低。

(四)血清低密度脂蛋白胆固醇(LDL－C)测定

低密度脂蛋白胆固醇是血浆中携带胆固醇的主要颗粒，其作用是将胆固醇从肝内转运到肝外组织。低密度脂蛋白胆固醇升高与动脉硬化及冠心病的发生、发展有关，故称之为"坏胆固醇"。

［正常参考值］

低密度脂蛋白胆固醇：$\leqslant 3.4$ mmol/L(合适水平)，$3.4 \sim 4.1$ mmol/L(边缘水平)，>4.1 mmol/L(升高)。

［临床意义］

低密度脂蛋白胆固醇升高主要见于动脉硬化、心脑血管疾病。此外，肾病综合征、甲状腺功能减退、糖尿病、肝脏疾病也可引起低密度脂蛋白胆固醇升高。

(五)血清载脂蛋白 AⅠ及 B 测定

脂蛋白中的蛋白质称为载脂蛋白(Apo)。载脂蛋白除能与脂类结合以外，还是某些酶的激活或抑制因子，也是细胞膜受体的识别标志。现已发现 10 余种载脂蛋白，主要有 ApoAⅠ、ApoAⅡ、ApoB、ApoCⅠ、ApoCⅡ、ApoCⅢ、ApoD、ApoE 等。其中，ApoAⅠ、ApoAⅡ主要存在于高密度脂蛋白中，ApoB 主要存在于低密度脂蛋白和极低密度脂蛋白中，ApoC 和 ApoE 主要存在于低密度脂蛋白和高密度脂蛋白中。

［正常参考值］

血清载脂蛋白 AⅠ及 B：男性 ApoAⅠ为 (1.42 ± 0.17) g/L，ApoB 为 (1.01 ± 0.21) g/L；女性 ApoAⅠ为 (1.45 ± 0.14) g/L，ApoB 为 (1.07 ± 0.23) g/L。

ApoAⅠ/ApoB 值为 $1 \sim 2$。

[临床意义]

ApoAⅠ含量与高密度脂蛋白含量呈正相关，与冠心病和动脉粥样硬化的发生呈负相关。ApoB越高、低密度脂蛋白含量越高，则患冠心病的危险性越大。ApoB是冠心病的优选指标。ApoAⅠ下降和ApoB升高还见于未控制的糖尿病、肾病综合征、活动性肝炎等。ApoAⅠ/ApoB<1对诊断冠心病的危险性较血清甘油三酯、总胆固醇、低密度脂蛋白、高密度脂蛋白更有价值，其灵敏度约为87%，特异性约为80%。

第七节　心电图检查

一、心电图概述

1. **电激动和机械收缩**　心脏在机械收缩之前，首先产生电激动。心脏起搏细胞产生的电流经过传导系统到达心肌（心房肌、心室肌）工作细胞，引起收缩。在体表不同部位放置电极，分别用导线连接到心电图机（精密电流计）正、负两端，组成心电图导联。电极位置和连接方法不同，可组成不同的导联。用心电图机按照心脏电激动的时间顺序从体表记录下来心脏每一心动周期所产生活动变化的曲线图形，即为心电图（ECG）。

2. **导联和导联轴电极（板）**　导线与心电图机的连接方式称为导联。某一导联正、负电极之间假想的连线称为该导联的导联轴。常用的导联有12个，即反映心脏电激动在额面（上、下、左、右）上电位变化的6个肢体导联（标准导联Ⅰ、Ⅱ、Ⅲ和加压单极肢体导联aVR、aVL、aVF）以及反映心脏电激动在横面（前、后、左、右）上电位变化的6个胸导联（$V_1 \sim V_6$）。

具体连接方法：将心电图机上红色电极板连接右上肢，黄色电极板连接左上肢，绿（或蓝）色电极板连接左下肢，黑色电极板连接右下肢。将胸导联检测电极分别吸附在以下位置：V_1（胸骨右缘第4肋间）、V_2（胸骨左缘第4肋间）、V_3（V_2与V_4连线中点）、V_4（左锁骨中线第5肋间）、V_5（左腋前线平V_4水平）和V_6（左腋中线平V_4水平）。6个肢体导联构成额面六轴系统，6个胸导联构成横面六轴系统，每个导联的心电图波形也可以认为是心脏在电激动过程中产生的额面和横面向量在各导联轴上的投影。

3. **心电轴及其临床意义**　心脏在电激动过程中产生的心电向量综合成一个总的向量，称为心电轴或平均心电轴。P环、QRS环、T环都有平均心电轴。临床一般以额面QRS环的电轴作为判断电轴偏移的标准。

目测定性法（图1-4-1）：Ⅰ、Ⅲ导联QRS主波均向上，电轴正常；Ⅰ导联QRS主波向下，Ⅲ导联QRS主波向上，电轴右偏；Ⅰ导联QRS主波向上，Ⅲ导联QRS主波向下，电轴左偏。

定量测定法：可用振幅法或查表法求得心电轴的具体角度。

平均心电轴的正常变动范围在0°至+90°；+30°至-90°为左偏，见于心脏横位、左心室肥大、左前分支阻滞等；+90°至+110°为轻度右偏，见于心脏垂位、右心室肥大等；>+110°为显著右偏，见于重症右心室肥大及左后分支阻滞；+180°至+270°为极度右偏，见于显著右心室流出道肥厚。

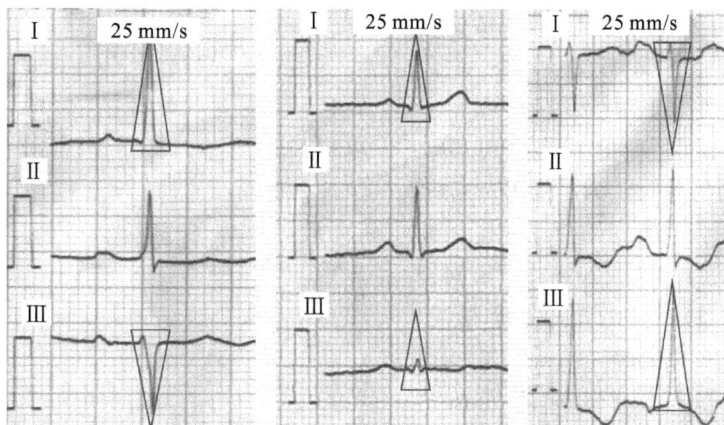

图 1-4-1 心电轴的判断（目测定性法）

4.心电活动的长轴转位（钟向转动） 额面心电轴是指心脏总除极方向在额面上偏移，而长轴转位是从横面上观察心电活动沿心脏长轴（假想的通过心尖和心底的轴）方向的转位。若 V_3、V_4 图形（反映左、右心室壁过渡波形）出现在 V_5、V_6 位置上，则称顺钟向转位，常见于右心室肥大；若 V_3、V_4 图形出现在 V_1、V_2 位置上，则称逆钟向转位，常见于左心室肥大（图 1-4-2）。

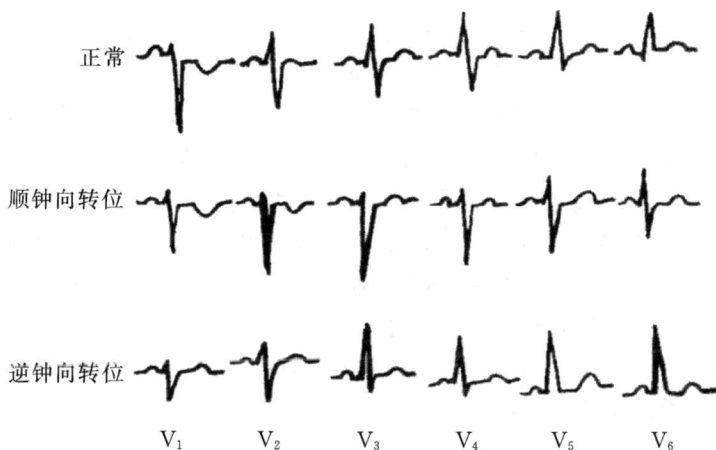

正常

顺钟向转位

逆钟向转位

V_1 V_2 V_3 V_4 V_5 V_6

图 1-4-2 心电活动的长轴转位

二、正常心电图

(一)心电图各波段的正常值

心电图各波段的正常值如图 1-4-3 所示。

1.P 波 即心房除极波。

(1)方向：Ⅰ、Ⅱ、aVF、V_4~V_6 导联直立，aVR 导联倒置，其余导联可呈双向、倒置、低平。

(2)形态：圆钝状，有时有轻微切迹。P 波低平一般无病理意义。

（3）时间：不超过 0.12 秒。

（4）电压：肢体导联不超过 0.25 mV，胸导联不超过 0.2 mV。

2.PR 间期　指由 P 波起点到 QRS 波群起点相隔的时间，为心房开始除极至心室开始除极的时间。成人 PR 间期的正常范围为 0.12～0.20 秒。PR 间期随个人的年龄和心率而异，心率越快、年龄越小，PR 间期越短；反之，PR 间期越长；老年人 PR 间期可长达 0.21～0.22 秒。PR 间期延长见于房室传导阻滞，缩短见于预激综合征。

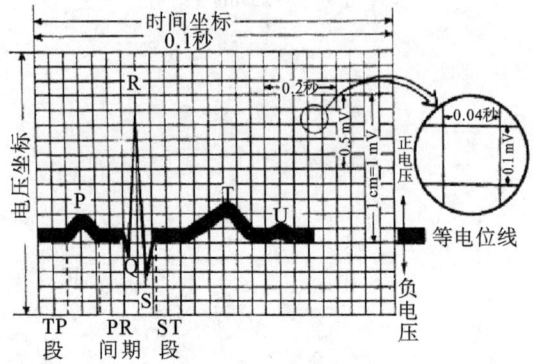

图 1-4-3　心电图各波段

3.QRS 波群　即心室除极波，代表心室除极电位和时间的变化。

(1)命名：第一个向下的波为 Q 波，第一个向上的波为 R 波，R 波后的下降波为 S 波，S 波后再向上的波则为 R' 波，其后再有的下降波为 S' 波。

(2)时间：正常成人 QRS 波群持续 0.06～0.10 秒，儿童 QRS 波群持续 0.04～0.08 秒。R 峰时间（过去称室壁激动时间）是从 QRS 波群起始到 R 波顶点至基线的垂直线之间的水平距离，正常成人 V_1、V_2 导联的 R 峰时间<0.04 秒，V_5、V_6 导联的 R 峰时间<0.05 秒。QRS 波群或 R 峰时间延长提示心室肥大或室内传导阻滞。

(3)波形和振幅：①Q 波，除 aVR 导联可呈 QS 或 Qr 型外，其余导联 Q 波的振幅不得超过同导联 R 波的 1/4，时间不超过 0.04 秒；V_1、V_2 导联不应有 Q 波，但可呈 QS 型（如完全性左束支传导阻滞、B 型预激）；V_3 极少有 Q 波；V_5、V_6 可见正常范围的 Q 波；过深、过宽的 Q 波称为异常 Q 波或病理性 Q 波，常见于心肌梗死或心肌病。②R 波和 S 波，在胸导联中的 V_1、V_2 呈 rS 型，R/S<1，R_{V_1} 一般不超过 1.0 mV；V_5、V_6 可呈 qR、qRs、Rs 或 R 型，R 波不超过 2.5 mV，R/S>1；V_3、V_4 的 R 波和 S 波振幅大致相当；aVR 导联 R 波不超过 0.5 mV，如超过，则提示右心室肥大；aVL 导联 R 波不应超过 1.2 mV，aVF 导联 R 波不应超过 2.0 mV，如超过，则提示左心室肥大；Ⅰ 导联 R 波应小于 1.5 mV。

6 个肢体导联的 QRS 波群振幅（正向波与负向波振幅的绝对值相加）一般不应都小于 0.5 mV，6 个胸导联的 QRS 波群振幅一般不应都小于 0.8 mV，否则称为低电压。低电压常见于肺气肿、肥胖、全身水肿、心包积液等。

4.J 点　指 QRS 波群终末部分与 ST 段起始的交接点。

5.ST 段　指 QRS 波群的终点至 T 波起点间的线段，代表心室除极结束后的缓慢复极。ST 段正常时为一等电位线，有时有轻微偏移，但在任一导联向下偏移不应超过 0.05 mV；V_1～V_2 导联 ST 段上抬一般不应超过 0.3 mV，V_3 导联 ST 段上抬不应超过 0.5 mV，V_4～V_6 及肢体导联 ST 段上抬不应超过 0.1 mV。ST 段下移超过正常，见于心肌损害或缺血；上移超过正常，见于急性心肌梗死和急性心包炎等。

6.T 波　反映的是心室肌快速复极的电位改变。

(1)形态：呈圆钝状，升支较慢，降支较快，故不对称。

（2）方向：正常情况下与同一导联 QRS 波群主波方向一致，Ⅰ、Ⅱ、$V_4 \sim V_6$ 导联直立，aVR 导联倒置，Ⅲ、aVL、aVF、$V_1 \sim V_3$ 导联可直立、双向、倒置。若 V_1 导联 T 波直立，则 $V_2 \sim V_6$ 导联 T 波不应倒置。

（3）振幅：在 R 波为主的导联中（除Ⅲ、aVL、aVF、$V_1 \sim V_3$ 导联外），T 波应大于同一导联 R 波的 1/10，胸导联的 T 波有时可高达 $1.2 \sim 1.5$ mV；但 V_1 导联 T 波一般不应超过 0.4 mV（如超过，见于后壁心肌梗死）。T 波过高除可见于正常人外，也见于心肌梗死早期和高钾血症。

7.QT 间期　指从 QRS 波群起始至 T 波终末的间距，代表心室除极与复极所需的时间，其长短与心率快慢有密切关系。心率越快，QT 间期越短；反之，QT 间期越长。当心率为 $60 \sim 100$ 次/分时，QT 间期正常范围在 $0.32 \sim 0.44$ 秒。QT 间期延长，常见于心肌缺血、心肌损害、低钙血症、低钾血症、心肌梗死、奎尼丁中毒等；QT 间期缩短，常见于高钙血症、洋地黄效应等。

8.U 波　指 T 波后 $0.02 \sim 0.04$ 秒出现的小圆波，其方向与 T 波方向一致，振幅很小，在肢体导联中不易辨认，一般在胸导联（尤其是 V_3、V_4）较清楚，可达 $0.2 \sim 0.3$ mV。U 波明显增高，常见于低钾血症、甲状腺功能亢进、窦性心动过缓以及洋地黄、奎尼丁等药物影响；U 波倒置，见于冠心病和心肌损害等。

(二)阅读与分析心电图的方法

（1）先核对记录本身有无技术误差，分析心电以外引起心电图失真的情况。造成伪差的常见原因有：①基线不稳，操作时患者肢体移动或呼吸过度，导线拉得过紧或导线的接触部分松脱等，均可使基线移位。②肌肉震颤，受检者情绪紧张，肌肉未放松，或电极板缚得太紧；某些患者（如甲状腺功能亢进症、帕金森病患者）可因肌肉震颤造成心电图出现细小、不规则的波动。③交电流干扰，出现细密规则杂波，甚至无法描记心电图。

（2）审视导联标记，定准电压与走纸速度。

（3）判断心律：选择 P 波较明显的导联（Ⅱ或 V_1），根据 P 波的有无、形状及顺序，判断是窦性心律还是异位心律。

（4）计算心率：可测定 PP 间期或 RR 间期，分别计算心房率和心室率。

（5）观察测量各导联的 P 波、QRS 波群、ST 段和 T 波的形状、方向、电压、时间以及各波段的相互关系，测量室壁激动时间及 QT 间期长短。

（6）观察心电轴和钟向转位（心电位）。

（7）必要时，可做一段较长的心电图（如Ⅱ导联），或加做其他导联，如 $V_7 \sim V_9$、V_3R 等。

（8）根据心电图特征，结合相关临床资料，做出心律、传导、房室肥大、心肌等方面的判断，写出心电图结论（加正常、可疑、不正常）。

三、心电图的临床应用

心电图检查是目前临床使用广泛的检查方法之一，具有无创、可重复、低费用等优点，对某些疾病，尤其是心血管疾病的诊断具有重要价值。其临床应用范围包括：①诊断各种心律失常，心律失常需借助心电图检查才能明确诊断。②可明确诊断心肌梗死，而且可确定病变部位、范围、病期以及演变过程。③协助诊断心房、心室肥大，如心肌炎、心肌病、冠状动脉供血不足及心包炎。④了解某些药物（洋地黄、奎尼丁等）和电解质紊乱，如高血钾、低血钾对心脏的影响。

应当注意的是，心电图对上述情况虽有重要诊断价值，但是也有局限性，心电图正常并不说明心脏无病变，如某些心脏瓣膜病的心电图可表现正常；相反，心电图异常也并非都是器质性改变，如偶发期前收缩、短阵心房颤动可以是生理性的。因此，心电图检查必须密切结合临床其他检查，以免漏诊和误诊。

四、常见异常心电图

(一)心房、心室肥大

1. **右心房肥大** 心电图特征：①P波高尖，电压≥0.25 mV，在Ⅱ、Ⅲ、aVF导联最明显（图1-4-4）。②在V_1导联上，P波的全部或前部显得高尖，起始P波指数可超过正常。③P波时间正常。

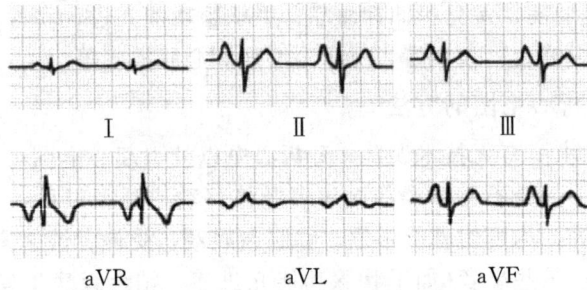

图1-4-4 右心房肥大的心电图特征

2. **左心房肥大** 心电图特征为P波增宽（>0.11秒），常呈前低后高的双峰P波，双峰间距≥0.04秒，在Ⅰ、Ⅱ、aVL导联较明显。

3. **双侧心房肥大** 心电图特征为P波在Ⅱ、Ⅲ、aVF导联上电压增高且时间超过正常，V_1导联P波为双向波，前部向上、高而尖，后部向下、宽而钝。双侧心房肥大可见于风湿性心脏病及某些先天性心脏病。

4. **左心室肥大** 心电图可发生明显改变。①QRS波群电压增高：胸导联中R_{V_5}或R_{V_6}>2.5 mV，$R_{V_5}+S_{V_1}$>4.0 mV（男性）或>3.5 mV（女性）；肢体导联中，R_I>1.5 mV，R_{aVL}>1.2 mV，R_{aVF}>2.0 mV，$R_I+S_{\text{Ⅲ}}$>2.5 mV。②可出现额面心电轴左偏。③QRS波群时间延长到0.10～0.11秒，一般不超过0.12秒；V_5导联上的室壁激动时间>0.05秒。④在R波为主的导联中，其ST段呈下斜型压低达0.05 mV以上，T波低平、双向或倒置；在以S波为主的导联中（如V_1导联），反而可见直立的T波。QRS波群电压增高同时伴有ST-T波改变者，称为左心室肥大伴劳损。

5. **右心室肥大** 心电图特征：①QRS波群电压与波形改变，R_{V_1}≥1.0 mV，V_1的R/S>1，V_5的R/S<1，或$R_{V_1}+S_{V_5}$≥1.2 mV。②电轴右偏是诊断的重要依据，尤其是电轴>+110°者。③V_1导联的室壁激动时间>0.03秒。④ST-T波改变，表现为V_1或V_3的R导联ST段下移>0.05 mV，T波双向或倒置。

6. 双侧心室肥大 心电图特征：①在胸导联中同时出现左、右心室肥大的心电图图形。②在胸导联中出现左心室肥大的心电图图形，但心电轴明显右偏。③有明确的左心室肥大依据，V_5 导联的 S 波＞R 波，aVR 导联的 R 波＞Q 波。

(二)心肌梗死

心电图对心肌梗死具有定性诊断、定位诊断及判断时期的意义。

1. 定性诊断 心肌梗死时的心电图的基本图形变化有 3 种。

(1)坏死区：出现病理性 Q 波，一般在面向透壁心肌坏死区的导联出现。

(2)损伤区：ST 段弓背向上抬高，在面向坏死区周围心肌损伤区的导联出现。

(3)缺血区：T 波倒置，在面向损伤区周围心肌缺血区的导联出现。

2. 典型急性心肌梗死的图形演变过程及分期

(1)超急性期(亦称超急性损伤期)：急性心肌梗死发生数分钟后，首先出现短暂的心内膜下心肌缺血，心电图上产生高大的 T 波，以后迅速出现 ST 段呈斜型抬高，与高耸直立 T 波相连。由于急性损伤性阻滞，可见 QRS 波群振幅增高，并轻度增宽，但尚未出现异常 Q 波。

(2)急性期：此期开始于梗死后数小时或数日，可持续到数周。出现的典型表现为坏死型的 Q 波、损伤型的 ST 段抬高和缺血型的 T 波倒置。

(3)近期(亚急性期)：出现于梗死后数周至数月，此期以坏死及缺血图形为主要特征。抬高的 ST 段恢复至基线，缺血型 T 波由倒置较深逐渐变浅，坏死型 Q 波持续存在。

(4)陈旧期(愈合期)：常出现在急性心肌梗死 3～6 个月之后或更久，ST 段和 T 波恢复正常，或 T 波持续倒置、低平，趋于恒定不变，残留坏死型的 Q 波。

(三)心律失常

1. 窦性心律及窦性心律失常 起源于窦房结的心律，称为窦性心律。窦性心律一般属于正常或基本正常心律。

(1)窦性心律：心电图特征如下。①有一系列规律出现的窦性 P 波，即 P 波在 I、II、aVF 及 V_4～V_6 直立，在 aVR 倒置，P 波大小、形态正常。②PR 间期为 0.12～0.20 秒。③频率为 40～150 次/分(超越者甚少)，正常窦性心律的频率一般规定为 60～100 次/分。④同一导联中 PP 间期之差小于 0.12 秒。

(2)窦性心动过速：窦性心律的频率在成人超过 100 次/分(1 岁以内超过 140 次/分，1～6 岁超过 120 次/分)，称为窦性心动过速。其心电图特征：①符合窦性心律。②RR 间期或 PP 间期＜0.60 秒。窦性心动过速见于剧烈运动、情绪激动、高热、休克、心力衰竭、甲状腺功能亢进、药物(如阿托品)作用。

(3)窦性心动过缓：窦性心律的频率低于 60 次/分，称为窦性心动过缓。一般老年人和运动员的正常心率相对较缓。窦性心动过缓的心电图特征：①符合窦性心律。②RR 间期或 PP 间期＞1.0 秒。窦性心动过缓见于老年人、运动员、甲状腺功能减退、颅内压增高、洋地黄或 β 受体阻滞剂等药物作用。

(4)窦性心律不齐：心电图特征如下。①符合窦性心律。②最长与最短的 RR 间期或 PP 间期之差＞0.12 秒。窦性心律不齐多见于儿童及青少年。

(5)窦性停搏:亦称窦性静止,指在规律的窦性心律中有时因迷走神经张力增大或窦房结自身原因,在一段时间内停止发放冲动。其心电图特征:在规则的 PP 间隔中突然没有 P 波,而且所失去的 P 波之前与之后的 PP 间期与正常 PP 间隔不呈倍数关系。窦性停搏后,常出现逸搏。

(6)病态窦房结综合征:心电图特征如下。①具有明显而持久的窦性心动过缓(心率<50 次/分,且不易用阿托品等药物纠正)。②多发的窦性停搏或严重的窦房传导阻滞。③在明显的窦性心动过缓基础上常出现室上性快速心律失常发作,故亦称心动过缓-心动过速综合征。④如病变同时波及房室交界区而窦性停搏时,可不出现交界性逸搏,或同时出现房室结区传导障碍,即双结病变。

2. 期前收缩 指起源于窦房结以外的异位起搏点提前发出的激动,引起心脏提前收缩,又称早搏。按起源部位不同,期前收缩可分为房性期前收缩、房室交界性期前收缩、室性期前收缩,以室性期前收缩最常见,可依间期出现的频度分为偶发、多发和频发。某些频发的期前收缩可见一定的配对规律,如 1 次窦性起搏后出现 1 次期前收缩,或 2 次窦性起搏后出现 1 次期前收缩,如此分别称为二联律或三联律,见于情绪激动、过度劳累、烟酒过量、饱食、器质性心脏病(如风湿性心脏病、冠心病、心肌炎等)、电解质紊乱、药物作用等。多源性期前收缩多为器质性病变所引起。

(1)房性期前收缩:心电图特征为提前出现一个变异的 P′波,QRS 波群一般不变形,P′R>0.12 秒,代偿间歇常不完全;部分期前收缩 P 波之后无 QRS 波群,且与前面的 T 波相融合而不易辨认,称为房性期前收缩未下传;P′R 可以延长,P′波所引起的 QRS 波群有时也会增宽变形,称为房性期前收缩伴室内差异传导。

(2)室性期前收缩:心电图特征为提前出现一个增宽变形的 QRS-T 波群,QRS 时限常>0.12 秒,T 波方向多与主波方向相反,有完全性代偿间歇(期前收缩前、后两个窦性 P 波之间的间隔等于正常 PP 间隔的 2 倍),期前收缩的 QRS 波群前无 P 波,窦性 P 波可巧合于期前收缩波的任意位置。

3. 阵发性心动过速 当期前收缩连续出现 3 次或 3 次以上时,称为阵发性心动过速。

(1)室上性阵发性心动过速:心电图特征如图 1-4-5 所示。①本质上是连续 3 次或 3 次以上快速的房性或交界性期前收缩。②心室率多为 160~250 次/分。③心室律绝对规则。若有不规则房室传导阻滞,则频率较慢且不规则。④QRS 波群呈室上性,时间<0.12 秒,有室内差异

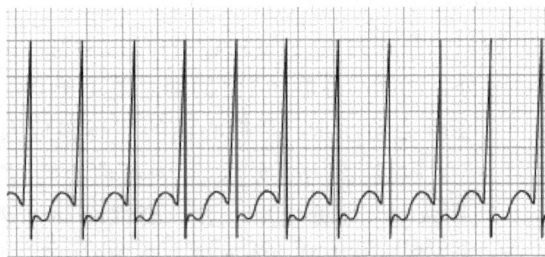

图 1-4-5 室上性阵发性心动过速

性传导时可出现宽大、畸形的 QRS 波群。⑤ST 段及 T 波基本正常。⑥若有异位 P 波存在,并且 P′R 间期>0.12 秒时,称为房性阵发性心动过速;如为逆行 P 波,P′R 间期<0.12 秒或 RP′间期<0.20 秒时,称为房室交界性阵发性心动过速;若不能区分 P 波,则可统称为室上性阵发性心动过速。

(2)室性阵发性心动过速:心电图特征如图 1-4-6 所示。①本质上是连续 3 次或

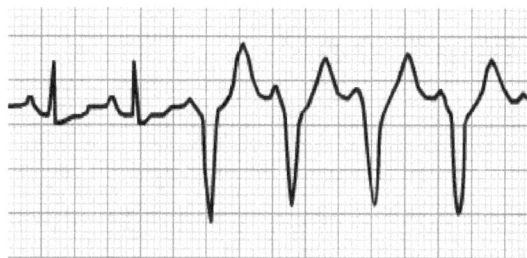

图 1-4-6　室性阵发性心动过速

3次以上的室性期前收缩。②心室率在140～200次/分。③RR间距大致相等，心室律可略有不齐。④QRS波群宽大、畸形，时间＞0.12秒。⑤T波方向与QRS波群主波方向相反。⑥通常没有P波，如发现P波，则P波频率较QRS波群频率缓慢，并且二者无固定关系。⑦偶见心室夺获（从心房下传的激动引起一次正常QRS波群，其前有相关的P波）或室性融合波（窦性激动与异位激动重合而成），有助于明确诊断。

4. **心房、心室颤动**

（1）心房颤动：简称房颤，是一种发生于心房的频率比阵发性心动过速更快的异位节律。其心电图特征如下：①P波消失，取而代之的是频率为350～600次/分的大小不等、形态不同、间隔不匀的房颤波（f波）。f波在Ⅱ、Ⅲ、aVF导联易于见到，在V₁导联最清楚。②多数房室传导比例极不固定，RR间期绝对不齐。③QRS波群多呈室上型，时间＜0.12秒，如发生室内差异传导，出现QRS波群宽大、畸形。

（2）心室颤动：简称室颤，指发生在心室的快速异位心律，是一种严重的心律失常，可因心室肌乱颤使心肌不能有效射血，出现血压、脉搏消失而导致死亡。心室颤动的心电图特征为P-QRS-T波群消失，代之以频率为250～500次/分的大小不等、形状不同、极不均匀的颤动波形，称为室颤波；开始时波幅较大，逐渐变小，节律也变慢，最终变为直线。

5. **房室传导阻滞**

（1）一度房室传导阻滞：主要表现为PP间期＞0.20秒（老年人PR间期＞0.22秒）。成人若PR间期＞0.20秒，或对前、后两次测量结果进行比较，出现于心率相同的PR间期逐渐延长超过0.04秒时，亦可诊断为一度房室传导阻滞。

（2）二度房室传导阻滞：表现为部分P波后QPS波群脱落。二度房室传导阻滞可分为两种类型：①二度Ⅰ型房室传导阻滞，表现为P波有规律地出现，PR间期逐渐延长（通常每次的绝对增加值是递减的），直至一个P波后脱漏一个QRS波群，漏搏后传导阻滞得到一定恢复，PR间期又趋缩短，之后又逐渐延长，如此周而复始地出现，称为文氏现象。通常以P波数与下传数的比例来表示房室传导阻滞的程度，例如4:3二度房室传导阻滞表示4个P波中有3个下传而只有1个脱漏。②二度Ⅱ型房室传导阻滞，表现为PR间期恒定（正常或延长），部分P波后无QRS波群。连续出现2次或2次以上的QRS波群脱漏者，称为高度房室传导阻滞，如3:1或4:1房室传导阻滞等。二度Ⅰ型房室传导阻滞较为常见。

（3）三度房室传导阻滞：又称完全性房室传导阻滞，P波与QRS波群毫无相关性，各保持自身的节律，PP间期＜RR间期，即心房率大于心室率，常伴有交界性逸搏（多见）或室性逸搏。心房颤动时，如果心室率慢而绝对规则，也应诊断为心房颤动合并三度房室传导阻滞。

第八节　影像学检查

一、X 线检查

放射诊断是现代医学的重要分支，对临床各科的疾病诊断起着决定性作用。本节重点介绍传统 X 线检查，简要介绍计算机体层摄影(CT)和数字减影血管造影(DSA)。

(一)X 线的产生、性质和特性

X 线是由高速运行的电子群撞击物质而产生的一种电磁辐射波，波长介于 γ 射线与紫外线之间，范围在 0.0006~50 nm。应用 X 线的波长为 0.008~0.031 nm。

X 线的特性体现在以下几个方面。①穿透性：X 线能穿透一般光线不能穿透的物质，如人体、衣服、木板等。其穿透量的多少与 X 线的波长、物质厚度和密度、原子序数有关。波长越短，物质密度越低、厚度越薄，原子序数越小，X 线越易透过；反之，则 X 线不易透过。穿透性是 X 线用于诊断的基本原理。②感光作用：X 线能使照相底片感光，感光的强弱与胶片接收的 X 线照射量有关。感光部分的银离子沉着在胶片上呈现黑色，未感光部分银离子脱落使胶片呈现白色。感光性是 X 线摄影的依据。③荧光作用：X 线是不可见光线，但对某些荧光物质(如铂氰化钡、钨酸钙或硫化锌镉)进行照射时，可发生荧光。荧光强弱与 X 线照射量成正比。荧光作用是 X 线透视的依据。④生物作用(效应)：X 线在人体内产生的电离作用可使人体产生生理、生化改变，这既是 X 线的损伤作用，也是 X 线用于放射治疗的依据。

(二)X 线诊断的应用原理

X 线能在荧光屏或胶片上形成影像，首先是因为上述 X 线的穿透性、荧光作用、感光作用的特性，其次是因为人体组织有不同的密度和厚度的差别，所以对 X 线的吸收也有差异。吸收越多，穿透越少，荧光和感光越少，在荧光屏上和 X 线胶片上就会出现明暗或黑白不同的对比，这种对比称为自然对比。

1. 自然对比　按照密度高低，可将人体组织大致分为 4 类。①骨骼：含有大量钙质，密度最高，荧光屏下为黑色，在 X 线胶片上呈白色。②软组织及体液：包括皮肤、肌肉，以及除肺之外的内脏、血液、脑脊液、神经、血管、淋巴等，密度中等，在 X 线胶片上呈灰白色。③脂肪组织：如皮下脂肪、肾周脂肪等，属于较低密度，在 X 线胶片上呈灰黑色。④气体：包括胃肠道内的积气、肺组织等，为低密度，在 X 线胶片上为黑色。生理情况下的胸部摄片，即是利用肺组织、纵隔、肋骨、锁骨之间有明显的自然对比。病理情况下，如肺炎实变期，密度增高，与正常肺组织形成自然对比；又如骨质增生，其密度增高，若骨质被破坏，其密度降低，可与正常骨组织形成对比等。

2. 人工对比　指将密度较高的物质(如碘剂、硫酸钡)或密度较低的物质(如气体)引入组织器官内或其周围，造成人工密度差的方法。这种检查方法称为造影检查，如胃肠道造影、肾盂造影、膝关节造影等，所用的造影物质称为造影剂。

(三)X 线检查的方法

1. 普通检查

(1)透视:利用 X 线穿过人体后在荧光屏上显示不同的影像来诊断疾病。比如,常用的胸部透视(简称胸透)可用于普查,诊断心、肺疾病;也可用于胃肠造影检查、骨折复位、取异物等。透视的优点是可以根据需要随时转动患者,从不同角度观察,可观察器官的运动功能(如心脏的跳动、胃肠蠕动等)并即时得出诊断,而且简便、经济;不足之处是微细病变易漏诊,对比度差,也易误诊,而且透视不能留下永久记录,不能进行连续的前后对比。

(2)摄片:指 X 线穿透人体后作用于 X 线胶片和增感屏,使 X 线胶片感光,经显影、定影而产生影像,是 X 线检查的主要方法。其优点是可应用于人体的任何部位,能够显示人体组织、器官的微细结构,并可留存永久记录,便于动态观察病变的发展情况,为临床研究所重视;缺点是费用较大,不能显示脏器的动态功能。

在 X 线诊断工作中,透视和摄片常相辅相成,取长补短。

2. 造影检查　指利用人工对比原理,使组织、器官的内部与造影剂产生明显对比,从而观察器官的功能和器质性变化,以达到诊断的目的。

(1)常用的造影剂:包括钡剂、碘剂、气体和非离子造影剂。

1)钡剂:医用纯净的硫酸钡,根据需要制成 50% 的混悬液或 70% 的钡糊,主要用于胃肠道检查。目前由于胃肠气钡双重对比造影的开展,所用的硫酸钡为微粒混悬剂,可制成高浓度、低稠度且涂布良好的钡胶浆,更利于细部病变的观察。

2)碘剂:常用的碘化物有无机碘化物、有机碘化物和碘油。①无机碘化物:一般用 12.5% 碘化钠水溶液,用于逆行肾盂造影及膀胱造影。②有机碘化物:如 60% 或 76% 泛影葡胺、50% 的泛影酸钠用于静脉、尿路造影及心血管造影,碘番酸用于口服胆囊造影,30%～50% 胆影葡胺或 20% 胆影钠用于静脉胆道造影,碘化油用于支气管造影、子宫及输卵管造影,碘苯酯用于脊髓造影。

3)气体:常用的有空气、氧气及二氧化碳等,主要用于腹膜后充气造影及关节造影等。

4)非离子造影剂:有碘海醇、碘曲仑、优维显等,优点是毒副作用很小,缺点是价格比较昂贵。

(2)造影方法:分为直接引入和间接引入 2 种。

1)直接引入:即把造影剂引入所要检查的管腔内或器官周围。①口服法:如口服硫酸钡检查胃肠道。②灌注法:如将硫酸钡从直肠灌入以检查下消化道、用导管将碘油灌入支气管进行支气管造影、膀胱镜插管逆行肾盂造影、腹膜后充气造影等。③穿刺法:如心血管造影。

2)间接引入(生理排泄法):指造影剂经过口服或静脉注射,进入血液循环后,经某一器官排出存留时显影。①口服胆囊造影:常用于诊断胆囊炎、胆石症。②静脉胆道造影:用于观察胆管显影情况。③静脉肾盂造影:用于观察肾、输尿管和膀胱情况。

(3)造影检查的注意事项:具体如下。①过敏试验:用碘剂造影时,特别是静脉注射和支气管造影时,应先做过敏试验,试验结果为阴性,方可进行造影检查。过敏试验常用静脉注射法,即用有机碘溶液 1 mL 缓慢静脉注射,密切观察患者有无心慌、胸闷、面色潮红、头晕、恶心及荨麻疹等反应。做过敏试验前，应询问患者有无药物过敏史，尤其是碘过敏史。②患者准备：医护人员应事先告知患者有关事项，解除其思想顾虑，以便做好术中配合。对腹部器官造影者（如胃肠、肾），需通知患者造影前一天应进食少渣或无渣食物，并少饮水，服轻泻剂（如番泻叶、液体石蜡），以清理肠道，便于观察。肝、肾功能严重受损，心功能不全，甲状腺功能亢进的患者以及对碘过敏者应禁用或慎用。③准备好抢救车，备齐抢救药物和氧气等。

二、计算机体层摄影

(一)成像原理

计算机体层摄影(CT)是用X线束对人体某部位一定厚度的层面进行扫描，由探测器接收透过该层面的X线，转变为可见光后，由光电转换变为电信号，再经模拟/数字转换器转为数字，输入计算机处理，最后形成CT图像。

1.CT图像的特点　CT图像以不同的灰度来反映器官和组织对X线的吸收程度。与X线图像所示的黑白影像一样，CT图像中的黑影表示低吸收区，即低密度区，如含气体多的肺部；白影表示高吸收区，即高密度区，如骨骼。与X线图像相比，CT图像有更高的密度分辨力，因此CT可以更好地显示由软组织构成的器官，如脑、脊髓、纵隔、肺、肝、胆、胰及盆部器官等，并能在良好的解剖图像背景上显示出病变的影像。CT还可重建冠状面和矢状面的层面图像，可以多角度查看器官和病变的关系。

2.CT检查技术　CT检查分为平扫、造影增强扫描和造影扫描。①平扫：指不用造影增强或造影的普通扫描，一般CT检查都是先做平扫。②造影增强扫描：指经静脉注入水溶性有机碘剂，如60%～76%的泛影葡胺60 mL后再行扫描的方法。血内碘浓度增高后，器官与病变内碘的浓度可产生差别，形成密度差，使病变显影更为清楚。造影增强扫描方法可分为团注法、静滴法、静注与静滴法。③造影扫描：指先做器官或结构的造影，然后进行扫描的方法。例如，向脑池内注入碘曲仑8～10 mL或空气4～6 mL进行脑池造影再行扫描，称为脑池造影CT扫描，可清楚显示脑池及其中的小肿瘤。

3.CT诊断的临床应用　由于CT的特殊诊断价值，目前已被广泛应用于临床。但需注意，CT设备比较昂贵，检查费用偏高，某些部位的检查和诊断价值（尤其是定性诊断）还有一定限度，因此不宜将CT检查视为常规诊断手段，应在了解其优势的基础上，合理选择应用。

(二)适用范围

1. 头部　适用于检查脑出血、脑梗死、血管畸形，以及各种肿瘤、外伤、出血、骨折及先天畸形等。

2. 胸部　适用于检查肺、胸膜及纵隔各种肿瘤，肺结核，肺炎，支气管扩张，肺脓肿、囊肿，肺不张，气胸及骨折等（图1-4-7）。

3. 腹、盆腔　适用于检查各种实质器官的肿瘤、外伤、出血，肝硬化，胆结石，泌尿系统结石、积水，膀胱、前列腺病变，以及腹、盆腔的某些炎症、畸形等。

4. 脊柱、四肢　适用于检查骨折、外伤、骨质增生、椎间盘病变、椎管狭窄，以及相应部位的肿瘤及结核等。

5.CT血管成像（CTA）　适用于检查大动脉炎、动脉硬化闭塞症、主动脉瘤及主动脉夹层等。

6.甲状腺　适用于检查甲状腺腺瘤、甲状腺癌等。

7.其他　适用于检查眼科及眼眶肿瘤、外伤，鼻窦炎，鼻息肉，鼻部肿瘤、囊肿、外伤等。

CT的分辨力高，可使器官和结构清楚显影，从而显示出病变。在临床上，神经系统与头颈部CT诊断应用较早，对脑肿瘤、脑外伤、脑血管

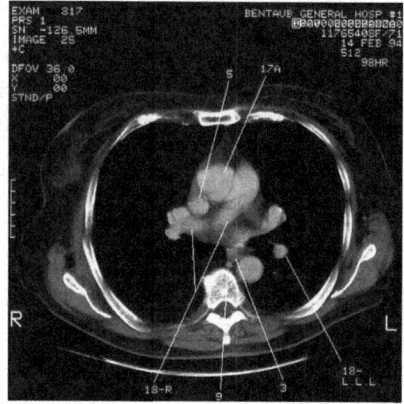

图 1 - 4 - 7　胸部 CT 片

意外、脑部炎症及寄生虫病、脑先天畸形和脑实质性病变等诊断价值较大；在五官科疾病中，CT对眶内肿瘤、鼻窦及咽喉部肿瘤，特别是内耳发育异常有诊断价值；在呼吸系统疾病中，对肺癌、纵隔肿瘤的瘤体内部结构以及肺门及纵隔有无淋巴结的转移，CT诊断比较可靠。此外，CT对心脏、大血管和骨骼肌肉系统疾病也有一定的诊断价值。

三、超声检查

超声检查是利用超声的各种物理特性，通过不同类型的超声仪器和方法来探测人体组织、器官，了解其结构和功能，以诊断疾病的一种方法。超声检查无创、快速、可靠，可反复应用，是现代医学影像学的重要组成部分。

（一）超声检查的基础

超声是一种弹性介质的机械振动，其频率大于 20 000 Hz，超过人耳听觉频率（20～20 000 Hz）的上限，由此得名。超声诊断所用的频率一般为 2～20 MHz。

1.超声的物理特性

（1）方向性：高频的超声在介质中能定向成束传播，具有较好的直线性，称为超声束。多条声束组成声平面，可对人体进行断面探查。超声频率越高，方向性越好。在超声诊断中，正是根据超声的方向性来探查声束方向上的组织和器官情况。

（2）反射与透射：介质对超声传播的阻碍作用叫作声阻抗（Z）。两种不同声阻抗介质之间的交界面称为声界面。超声在传播过程中遇到界面，部分声束折返回来，称为反射；另一部分声束则穿过界面继续向前传播，称为透射。界面反射使一部分超声变为回声而被探头接收，而透射声束则到达下一个界面，又产生一个回声反射，依此类推。界面反射是超声诊断的重要基础。人体各种组织的声阻抗不同，超声通过时，在各层面会产生不同的反射。当组织有病变时，声阻抗发生改变，可反射出不同的回声征象，从而成为诊断疾病的依据。

（3）吸收与衰减：超声在介质中传播时，依次发生多次界面反射，而介质粒子间的弹性摩擦（黏滞性和热传导）也使部分声能转换成介质其他形式的能，这种声能损耗现象称为吸收。超声随传播距离的增加，强度逐渐减小，这种现象称为衰减。吸收和衰

减的程度与超声频率、介质的物理特性及传播的距离有关。频率高,吸收多,传播距离短,但分辨力强;频率低,吸收少,传播距离长,但分辨力差。临床进行超声检查时,根据被检测器官的声学特性及深浅不同,选取适当频率的探头,如小儿或表浅器官常用高频探头,成人深部器官则用低频探头。

(4)多普勒效应:声源与被测物体之间相对运动时,超声频率可发生改变,这种现象称为多普勒效应,此时的频率变化称为频移。频移大小与反射界面运动速度成正比。界面面向声源运动,反射频率大于入射频率;界面背向声源运动,反射频率小于入射频率。多普勒效应常用来探测研究心血管动力学。

2. 超声的诊断原理 医用超声诊断仪普遍采用脉冲反射式。超声诊断仪的基本结构由换能器(探头)、主机、显示器和记录装置组成。探头由具有压电效应的晶体材料组成,具备发射超声和接收回声的双重功能。探头按扫描原理分为机械式和电子式,以后者为佳。主机完成脉冲信号的发生、回声信号的处理及成像功能。超声诊断的基础原理包括下列几项。

(1)回声测距:探头发出超声到接收回声信号之间的时间代表探头到反射面之间的距离,据此可测量器官的径线、壁厚及病变大小等。

(2)反射强度:人体组织结构复杂,各种组织的声学特性不同,超声探测时会出现不同强度的回声反射类型。①无回声型:如血液、胆汁、脑脊液、尿液、囊肿、胸腔积液、腹水、心包积液、关节腔积液等,其内部为均质,不存在声阻抗差,超声检查时无界面反射,表现为无回声暗区或平段。②低回声型:如肌肉、脂肪、脾、肾实质、淋巴结及肿瘤等结构,内部较为均质,反射回声较少,表现为低回声图像。③中回声型:如胰、肝、唾液腺、甲状腺等结构,呈现均匀细小的中等强度回声。④强回声型:如心瓣膜、器官包膜、囊壁及某些肿瘤等结构复杂、排列不规则的组织,反射回声较多,呈现较强的密集光点回声。⑤全反射型:如软组织与空气或与骨骼之间的声阻抗差很大,界面反射强烈,几乎全部反射回来,不能透射入下一组织,不能显示其后方组织,如肺、胃肠道、骨骼、结石等。

(3)图像观测:A 型超声、M 型超声以波和曲线来表示探测结果,而 B 型超声则显示器官的切面,在显示屏上能直接显示器官的大小、轮廓、形状、位置及毗邻关系等。

(4)超声衰减:当组织发生病变时,声学特性发生改变,衰减情况也随之改变,借此可以推测组织的病变情况。一般而言,不均匀的实性组织超声衰减较大,而液性结构后方回声常有增强。

(5)脏器的运动功能:M 型超声和 B 型超声能显示器官的运动情况,可测量运动幅度(如二尖瓣前叶、主动脉壁的运动幅度),进行时相分析和相关功能测定(如心功能测定)等。

(6)继发性超声征:如结石后的声影、肿瘤周围晕、血管压迫征等,可作为诊断的参考依据。

(二)超声诊断的类型

超声诊断的类型有 A 型超声、M 型超声、B 型超声(图 1-4-8)、D 型超声等。近年来,由于计算机技术的引入,使 B 型超声技术发展和更新加快,目前大多数 B 型超声诊断仪为兼有 M 型超声和 D 型超声的复合超声诊断仪,为临床诊断提供了很大的便

利。最新的彩色多功能超声检查仪可免除
钡透及胃镜检查的弊端，可对胃、十二指
肠、输尿管、膀胱、前列腺、肝、胆、胰、
脾、肾、子宫及附件、甲状腺等多个器官
进行一次性的全面检查。

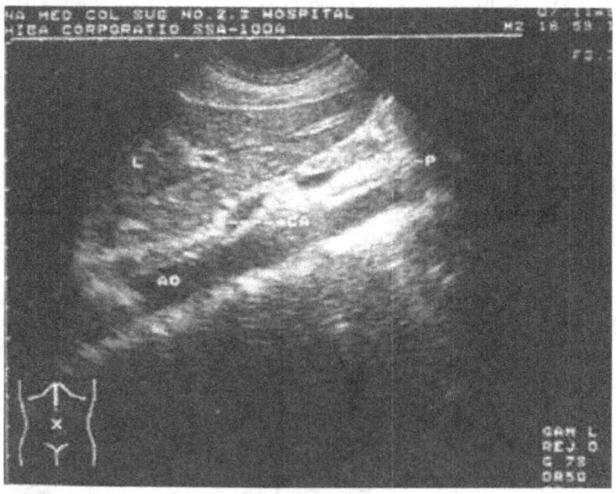

（三）超声诊断的应用

超声诊断的应用范围包括：①检测实
质性器官的大小、形态及结构，如测定肝、
脾、胰、肾、子宫等器官的大小（长径、横
径、前后径），了解其外形及内部结构；根
据组织器官固有的回声特征，发现相应病

图 1-4-8　正常肝脏的 B 型超声影像

变。②检查心脏、大血管的结构、功能及血流动力学状态（M 型超声、B 型超声、D 型
超声）。③检查占位性病变，鉴别良性肿瘤与恶性肿瘤（B 型超声）。④检查积液（胸腔、
腹腔、心包、关节腔、鞘膜）的有无和含量，并可在超声引导下进行穿刺、引流和药物
注入，或做造影、针吸细胞学检查（A 型超声、B 型超声）。

四、磁共振成像

磁共振成像（magnetic resonance imaging，MRI）是利用生物体内特定原子核在磁
场中所表现出的磁共振现象而产生信号，经空间编码、重建而获得影像的一种成像技
术，为医学影像学中的一个重要分支，现已广泛应用于临床。

临床使用的磁共振成像机分为磁体、射频发射和接收线圈、梯度磁场圈、图像处
理和显示系统等部分。其中，磁体是产生磁场的关键部件，目前使用的有永久磁体、
阻抗磁体和超导磁体，而超导磁体成像系统的图像质量较高，应用较多。

磁共振成像中最常采用的原子核是氢核，因为它大量存在于人体各组织中，并能
产生较强的信号。不同理化状态下的质子在射频脉冲激发和激发停止后发生的相位变
化、能量复原的时间各不相同，即弛豫时间不同，这样就可以区别出在正常生理或异
常病理状态下的差异。把这种改变的信息通过计算机转换成图像，显示不同的密度区，
据此可诊断疾病。

（一）应用原理

磁共振成像用于临床诊断，在成像前必须根据解剖部位和病变大小选定成像平面
（如横断面、冠状面、矢状面等）、成像层厚和间隔距离，根据病变组织和邻近组织中
弛豫时间不同，选定合理的程序指标时间。一般而言，强信号多产生于高质子密度区，
如血液、黏液、脂肪、某些肿瘤等；弱信号则来自机体的低质子密度区，如气体、钙
化、骨皮质等。

（二）适应证及优、缺点

磁共振成像临床应用广泛，与 CT 相比，具有以下优点。①无电离辐射，对人体无
放射性损害。②可显示人体任意断面的解剖结构，对软组织分辨力高，显示病变部位、
性质、范围更为清晰。③无骨骼伪影干扰，可清楚显示脊髓、脑干、颅底和后颅窝病

变，以及神经系统变性疾病，如脊髓空洞症、椎管内肿瘤或出血等；对中枢神经系统脑白质的病变检出率极高，有更高的敏感性、特异性和密度分辨率（图1-4-9）。④检查心脏、大血管无须造影剂。⑤对于肺、纵隔、盆腔、腹部等组织器官的病变，适用范围更广。但需注意的是，磁共振成像检查时间较长，且体内有金属置入物的患者不能接受此检查。

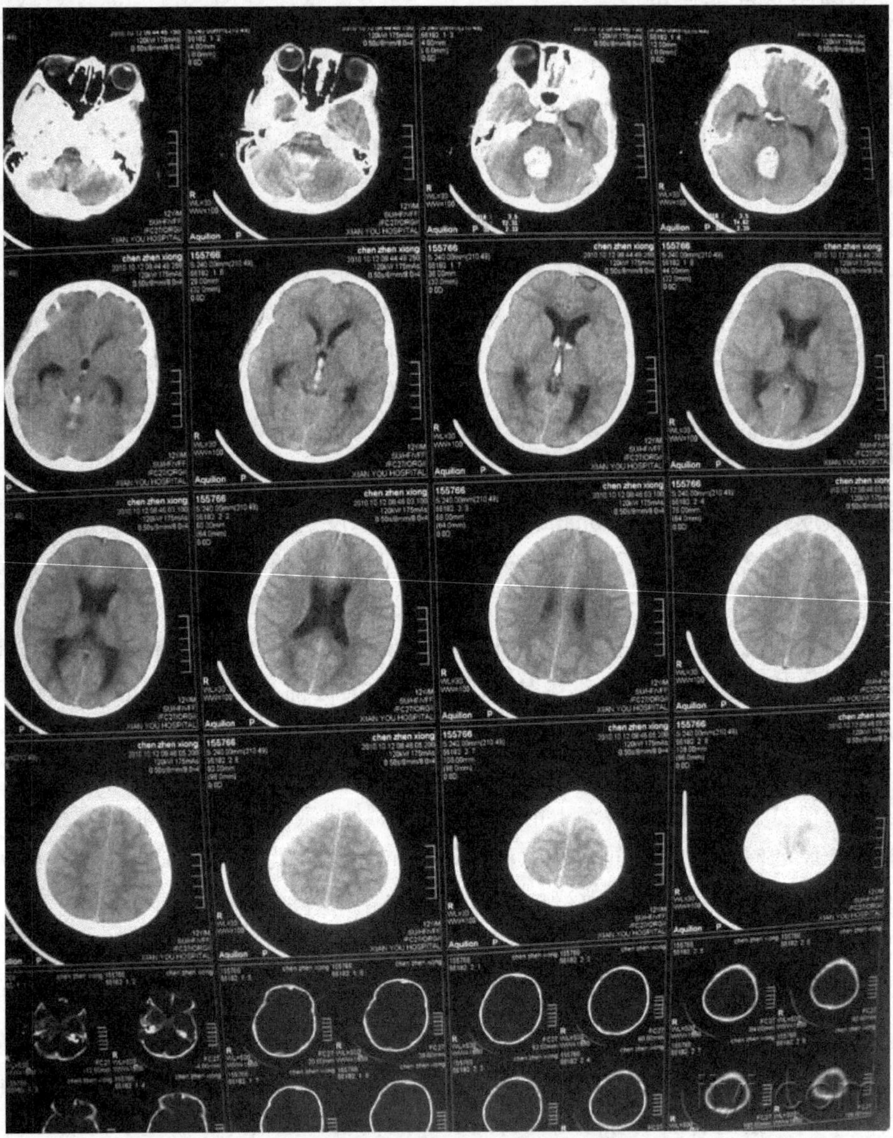

图1-4-9 正常颅脑磁共振成像

五、核医学检查

放射性核素检查是核医学在临床应用上的一个重要方面。核医学是研究放射性核素（同位素）及其射线的理论基础及医学应用的一门学科。放射性核素检查是一种无创检查，包括脏器功能检查（如甲状腺摄碘率测定、放射性肾图、左室射血分数测定等）、脏器体外显影(如甲状腺、肝扫描等)和放射免疫分析(如甲胎蛋白、癌胚抗原、β_2 微球蛋白等)。

(一)脏器功能检查

放射性核素具有与其相应的普通元素相同的生化性质,故将极少量(对人体无害)的放射性核素及其标记化合物引入人体内,用探测仪追踪其踪迹,可以测量其在有关脏器的浓聚、更新或排泄的速度和数量,从而分析脏器的功能活动。

1. 甲状腺吸碘率测定

(1)原理:甲状腺具有摄取和浓集碘离子的能力,摄取的速度和数量与其功能状态密切相关。示踪^{131}I进入人体后,被甲状腺摄取,并放出 γ 射线,在甲状腺部位用探测器进行测量,即可反映无机碘进入甲状腺的量和速度,从而判断甲状腺的功能。

(2)正常参考值及临床意义:具体如下。①甲状腺吸碘率的正常参考值:闪烁法 3 小时、6 小时和 24 小时的甲状腺吸碘率分别为 5%~30%、10%~45%和 30%~60%。②临床意义:甲状腺功能亢进者,吸碘率高出正常值上限,高峰提前(3 小时或 6 小时);地方性甲状腺肿大者,吸碘率增高,但高峰出现在 24 小时;原发性或继发性甲状腺功能减退、急性或亚甲状腺炎、慢性淋巴细胞性甲状腺炎者,吸碘率减少。

2. 左室射血分数测定和室壁活动

(1)原理:利用核素心室显像技术,根据放射性计数在心室腔内随心动周期收缩、舒张的动态变化,计算心室每搏量占心室舒张末期容积的百分数。将^{99m}Tc 标记的红细胞注入人体,与血液混合,随心脏收缩和舒张描记心腔内的放射性曲线,曲线低谷表示收缩期放射性,高峰表示舒张期放射性,根据公式(左室射血分数=舒张末期计数率-收缩末期计数率/舒张末期计数率×100)计算。另外,通过心脏收缩末期和舒张末期边界勾画、叠加图像可观察心室壁的活动情况。

(2)正常参考值及临床意义:具体如下。①左室射血分数的正常参考值:左室射血分数为 0.55~0.65,室壁运动正常。②临床意义:轻度、早期冠心病静息时,左室射血分数和室壁运动正常;运动后,左室射血分数下降,室壁运动异常。急性心肌梗死时,左室射血分数下降(0.4),室壁运动低下或无运动;如左室射血分数<0.3,则预后不良。室壁瘤时,左室射血分数为 0.3,室壁矛盾运动,可鉴别心肌缺血和心肌瘢痕,前者服用硝酸甘油后左室射血分数增加,后者不变,可作为冠脉搭桥术前后或瓣膜置换术前后左心室功能的评估。

(二)脏器显影

1. 甲状腺扫描

(1)原理:如前所述,甲状腺组织有选择性摄取和浓集无机碘的功能,给正常人口服^{131}I,用扫描机或 γ 照相仪进行检查,可获得放射性分布均匀的正常甲状腺图像。病理情况下,放射性分布失常。

(2)正常图像和临床意义:①正常图像呈蝶形或"H"形,左、右两叶之间为峡部,右叶比左叶略高和宽,叶内放射性分布均匀。②临床意义,热结节表示结节局部吸碘功能亢进,结节处放射性密度明显高于周围正常组织,几乎全是良性病变,如甲状腺良性腺瘤、功能自主性甲状腺腺瘤等;温结节表示结节局部吸碘功能与周围正常甲状腺组织接近，放射性密度相似，多属良性病变，如甲状腺良性腺瘤、结节性甲状腺肿和慢性淋巴细胞性甲状腺炎等；冷结节表示结节部位无吸碘功能，出现放射性稀疏或缺损，可为良性腺瘤伴囊性变、血肿、钙化，也可为甲状腺癌。

2. 肝扫描

(1)原理：根据肝脏星形细胞能摄取胶体^{198}Au、胶体^{99m}In 或^{113m}In 等扫描剂，并能较长时间滞留于肝组织内的特点，将此类扫描剂注入人体后，在一定时间内能均匀分布于正常肝脏内，从而显示肝脏的大小、形态和位置。肝内有占位性病变，如肝肿瘤、肝囊肿、肝脓肿等，由于星形细胞被破坏，失去摄取扫描剂的能力，扫描图上出现放射性稀疏或缺损区。

(2)正常图像及临床意义：具体如下。①正常图像：正常肝正位呈三角形，少数为帽形，边缘光滑，右叶上缘中部为心脏切迹，下缘左、右叶交界处为肝门切迹，右叶下缘与肋弓平行，左叶下缘达剑突下 1～2 cm；右叶放射性密度高于左叶，右侧位常呈卵圆或逗点状。②临床意义：占位性病变表现为局限性放射性稀疏或缺损，多见于恶性肿瘤、肝脓肿、肝囊肿、血管瘤等；形态异常，如肝硬化等；位置异常，如肝下垂等。

(三)放射免疫分析

放射免疫分析(RIA)是一种灵敏度高、特异性强的微量物质检测技术。在血样本内加入放射性标记物可进行体外测定，兼具示踪和免疫特点，最小检测值为 10^{-12}～10^{-9} g，即 ng 或 pg 水平。目前应用本法可测定激素、维生素、抗原、抗体、药物等 300 多种物质。

1. 原理　放射免疫分析是利用标记抗原(*Ag)和未标记抗原(Ag，即被测抗原)同时与限量的特异抗体(Ab)进行竞争性免疫结合反应，若将*Ag 和 Ab 的量保持恒定，用各种已知浓度的 Ag 量与一定量的*Ag 与 Ab 反应，测得反应后的*AgAb 生成量(结合率%)，绘制成标准曲线(竞争抑制曲线)，可根据测得的结合率在标准曲线中查得样本中 Ag 的量。

2. 临床意义　放射免疫分析常用于恶性肿瘤以及内分泌、血液疾病的辅助诊断。

(1)甲胎蛋白(AFP)：①正常值为不超过 10 μg/L(10 ng/mL)。②临床意义，原发性肝细胞癌患者的甲胎蛋白明显增高，3/4 患者的甲胎蛋白值超过 500 μg/L(500 ng/mL)；病毒性肝炎与肝硬化患者的甲胎蛋白值可有不同程度的升高，一般不超过 300 μg/L(300 ng/mL)；生殖器胚胎性肿瘤患者的甲胎蛋白值可升高。孕妇的甲胎蛋白值可升高，妊娠 7～8 个月时达高峰，一般在 400 μg/L(400 ng/mL)以下，分娩后很快恢复正常；若有异常升高，常提示胎儿有神经管畸形。

(2)癌胚抗原(CEA)：一种可溶性糖蛋白，主要存在于某些癌组织以及胎儿组织中。血清癌胚抗原浓度的正常值<15 μg/L(15 ng/mL)。临床意义：①消化道肿瘤，如直肠癌、结肠癌、胰腺癌、胆管癌、肝癌，癌胚抗原阳性率高达 50%～80%；通过连续随访检测，可用于肿瘤手术后或化学治疗后的疗效观察；一般情况下，病情好转时血清癌胚抗原浓度下降，病情恶化时血清癌胚抗原浓度升高。②直肠息肉、结肠炎、肝硬化、肝炎等也可引起血清癌胚抗原浓度不同程度升高，但百分率和滴度较低。③吸烟者的血清癌胚抗原浓度高于非吸烟者。

目标检测

一、名词解释

1. 贫血　2. 蛋白尿　3. 管型　4. 细胞管型　5. 多尿　6. 镜下血尿　7. 心电图

二、简答题

1. 引起中性粒细胞减少的常见原因有哪些？

2. 简述心电图的临床应用。

三、选择题

1. 成年男性血红蛋白的正常参考值为（　　）。

    A. 100～140 g/L　　　　B. 140～170 g/L　　　　C. 120～160 g/L

    D. 110～150 g/L　　　　E. 170～200 g/L

2. 引起中性粒细胞增多的病因是（　　）。

    A. 化脓性感染　　　　B. 革兰氏阴性杆菌感染　　　　C. 病毒感染

    D. 药物或放射线损害　　E. 脾功能亢进

3. 以下可引起中性粒细胞减少的疾病或病因是（　　）。

    A. 肺炎球菌肺炎　　　　B. 再生障碍性贫血　　　　C. 剧烈运动之后

    D. 葡萄球菌败血症　　E. 急性大出血

4. 嗜酸性粒细胞增多见于（　　）。

    A. 急性出血　　B. 急性感染　　　C. 过敏性疾病　　　D. 肺结核　　　E. 伤寒

5. 淋巴细胞增多见于（　　）。

    A. 化脓性感染　　　　B. 寄生虫病　　　　C. 病毒性感染

    D. 皮肤病　　　　　　E. 过敏性疾病

6. 下列除（　　）外，都可引起血小板减少。

    A. 再生障碍性贫血　　B. 急性大失血　　　　C. 放射病

    D. 脾功能亢进　　　　E. 弥散性血管内凝血

7. 出血时间延长见于（　　）。

    A. 上消化道出血　　　B. 肺出血　　　　　　C. 脑出血

    D. 血小板减少　　　　E. 红细胞减少

8. 下列除（　　）外，均可出现血钾过高。

    A. 大量输入库存血　　B. 长期腹泻　　　　　C. 严重溶血

    D. 肾衰竭少尿期　　　E. 代谢性酸中毒

9. 下列除（　　）外，均可引起血清总胆固醇升高。

    A. 高脂血症　　　　　B. 糖尿病　　　　　　C. 动脉粥样硬化

    D. 肾病综合征　　　　E. 严重肝病

10. 空腹血糖升高主要见于（　　）。

    A. 胰岛 β 细胞瘤　　　B. 糖尿病　　　　　　C. 肾上腺皮质功能亢进症

    D. 颅内压升高　　　　E. 运动后

11. 肝硬化的血清白蛋白定量表现为（　　）。

    A. 白蛋白、球蛋白均增加　　　　B. 白蛋白、球蛋白均减少

C. 白蛋白增加，球蛋白减少　　　D. 白蛋白减少，球蛋白增加

E. 白蛋白、球蛋白均正常

12. 血清白蛋白/球蛋白比值<1，见于(　　)。

　　A. 急性肝炎　　B. 肝硬化　　C. 肝癌　　D. 肝脓肿　　E. 脂肪肝

13. 丙氨酸氨基转移酶明显升高见于(　　)。

　　A. 心肌梗死　　B. 急性肝炎　　C. 胆囊炎　　D. 脑血管意外　　E. 肝癌

14. 天冬氨酸氨基转移酶升高主要见于(　　)。

　　A. 急性肝炎　　　　B. 急性心肌梗死　　　　C. 急性胆囊炎

　　D. 急性胰腺炎　　　E. 急性胃肠炎

15. 血清尿素氮和肌酐升高对(　　)最有诊断意义。

　　A. 上消化道出血　　B. 严重感染　　　　C. 饮食中蛋白质过多

　　D. 肾功能减退　　　E. 严重失水

16. 关于尿液检查的说法，正确的是(　　)。

　　A. 镜下血尿为>3个红细胞/高倍视野　　B. 镜下脓尿为>3个白细胞/高倍视野

　　C. 管型不可含有细胞　　　　D. 大量上皮细胞属于正常

　　E. 尿液一般为弱碱性

17. 下列尿常规一般检查结果中，表示异常的是(　　)。

　　A. 小便呈淡红云雾状　　B. 小便微浑　　　　C. 小便无特殊气味

　　D. 小便呈弱酸性　　　E. 尿比重为 1.018

18. 酱油色尿液见于(　　)。

　　A. 高热，尿液浓缩　　B. 急性尿路感染　　　　C. 输入异型血

　　D. 肾小球肾炎　　　E. 急性肝炎

19. 尿液有烂苹果样气味，见于(　　)。

　　A. 正常尿液　　　　B. 多食水果后　　　　C. 糖尿病酮症酸中毒

　　D. 慢性膀胱炎　　　E. 膀胱直肠瘘

20. 尿蛋白(＋＋)，最多见于(　　)。

　　A. 高温环境　　　　B. 剧烈运动后　　　　C. 肾脏器质性病变

　　D. 肾淤血　　　　E. 高血压

21. 尿糖定性持续阳性，最多见于(　　)。

　　A. 摄入糖过多　　B. 肾肿瘤　　C. 脑外伤　　D. 糖尿病　　E. 紧张

22. 正常成人 24 小时尿量为(　　)。

　　A. 400～600 mL　　　B. 500～1000 mL　　　C. 800～1200 mL

　　D. 1000～2000 mL　　E. 3000～4000 mL

23. 大便黑而富有光泽见于(　　)。

　　A. 阿米巴痢疾　　B. 细菌性痢疾　　C. 结肠癌　　D. 胃溃疡出血　　E. 痔疮

24. 黏液脓血便不会见于(　　)。

　　A. 霍乱　　B. 直肠癌　　C. 细菌性痢疾　　D. 阿米巴痢疾　　E. 溃疡性结肠炎

25. 粪便隐血试验阴性见于(　　)。

　　A. 溃疡病活动期　　　B. 胃癌　　　　C. 钩虫病

D. 食用动物血后　　　E. 大叶性肺炎

26. 某患者排出混浊不清尿液，经尿镜检，提示白细胞满视野，并有少许白细胞管型和大量上皮细胞。应考虑（　　　）。

  A. 急性肾炎　　　　　B. 慢性肾炎　　　　　　　C. 急性肾盂肾炎

  D. 肾脏肿瘤　　　　　E. 泌尿系统结石

27. 急性黄疸患者尿中胆红素升高，尿胆原消失，最有可能是（　　　）。

  A. 急性肝炎　B. 肝硬化　C. 溶血性贫血　D. 胆道阻塞　E. 慢性肝炎

28. 诊断贫血及贫血程度的最重要的指标是（　　　）。

  A. 红细胞计数　　　　B. 血红蛋白定量　　　　　　C. 网织红细胞计数

  D. 红细胞沉降率　　　E. 红细胞形态

29. 血小板计数低于（　　　）时，有自发性出血的倾向。

  A. $100 \times 10^9/L$　　　　B. $80 \times 10^9/L$　　　　　　C. $60 \times 10^9/L$

  D. $50 \times 10^9/L$　　　　E. $20 \times 10^9/L$

30. 少尿是指成人 24 小时尿量少于（　　　）。

  A. 2500 mL　　B. 1000 mL　　C. 400 mL　　D. 100 mL　　E. 17 mL

31. 柏油样便见于（　　　）。

  A. 上消化道出血　B. 溃疡性结肠炎　C. 痢疾　D. 结肠癌　E. 胃穿孔

32. 粪便中含有大量黏液及脓液常见于（　　　）。

  A. 结肠癌　B. 直肠癌　C. 阿米巴痢疾　D. 细菌性痢疾　E. 结肠炎

33. 镜下血尿是指离心沉淀尿镜检红细胞为（　　　）。

  A. 0~3 个/高倍视野　B. >3 个/高倍视野　　　C. 3~5 个/高倍视野

  D. >5 个/高倍视野　E. >10 个/高倍视野

34. 尿常规中最能反映肾功能的指标是（　　　）。

  A. 尿比重　　B. 白细胞　　C. 红细胞　　D. 蛋白尿　　E. 管型

35. 尿浓缩稀释试验主要用于检查（　　　）。

  A. 肾近曲小管排泌功能　B. 肾小管重吸收功能　　　C. 肾小管分泌功能

  D. 肾小球滤过功能　　　E. 肾脏调节血压功能

36. 白蛋白/球蛋白比值倒置（<1）最常见于（　　　）。

  A. 营养不良　　　　　B. 慢性肝病　　　　　　　C. 慢性胃肠道疾病

  D. 类风湿关节炎　　　E. 急性肝炎

37. 反映心房除极的心电图波形是（　　　）。

  A. QRS 波群　B. R 波　C. T 波　D. P 波　E. U 波

38. 反映心室除极的心电图波形是（　　　）。

  A. QRS 波群　B. S 波　C. T 波　D. P 波　E. U 波

39. 代表心室肌除极电位和时间变化的波形是（　　　）。

  A. P 波　B. PR 间期　C. QRS 波群　D. ST 段　E. T 波

40. QRS 波群终点至 T 波起点之间的一段基线称为（　　　）。

  A. PR 间期　　B. ST 段　　C. QT 间期　　D. J 点　　E. RR 间期

41. 在 QRS 波群中，第一个向上的波称为（　　　）。

A. Q 波　　B. R 波　　C. S 波　　D. R′波　　E. S′波

42. 心电图检查对（　　）最有诊断价值。

　　A. 心律失常　　　　　　B. 心肌梗死　　　　　　　C. 冠状动脉供血不足

　　D. 房室肥大　　　　　E. 药物中毒

43. 下列关于胸导联探查电极的位置，错误的是（　　）。

　　A. V₁ 在胸骨右缘第 4 肋间　　　　　　　B. V₂ 在胸骨左缘第 4 肋间

　　C. V₃ 在 V₂ 与 V₄ 连线的中点　　　　　D. V₄ 在左锁骨中线与第 5 肋间相交处

　　E. V₅ 在左腋前线与第 5 肋相交处

44. 在 X 线的特性中，下列属于透视基础的是（　　）。

　　A. 穿透性　　B. 荧光效应　　C. 感光效应　　D. 电离作用　　E. 生物效应

45. 用 X 线进行摄片是因为 X 线有（　　）。

　　A. 穿透性　　B. 荧光效应　　C. 感光效应　　D. 电离作用　　E. 生物效应

46. 利用一定波长的 X 线照射人体组织，（　　）最容易穿透。

　　A. 气体　　B. 软组织与液体　　C. 骨骼　　D. 钙化组织　　E. 脂肪

47. 人体组织中，密度最高的是（　　）。

　　A. 气体　　B. 脂肪　　C. 液体　　D. 骨骼　　E. 软组织

48. 不适宜做透视的人体器官是（　　）。

　　A. 心　　B. 大血管　　C. 胃肠　　D. 头颅　　E. 膈

49. 盆腔超声检查前应劝阻受检者（　　）。

　　A. 进食　　B. 排大便　　C. 饮水　　D. 剧烈活动　　E. 排尿

50. 目前临床应用最为广泛的超声诊断仪类型是（　　）。

　　A. M 型超声　　　B. D 型超声　　　C. A 型超声　　　D. B 型超声　　　E. 叠加成像

51. 盆腔超声检查前让受检者饮水的目的是（　　）。

　　A. 使胃充盈作为声窗　　B. 防止受检者口渴　　　　　C. 避免胃肠道胀气

　　D. 减少便秘　　　　　E. 保持膀胱充盈

52. 在 CT 检查的临床应用中，目前应用最广泛而诊断价值较高的是（　　）。

　　A. 中枢神经系统疾病检查　　B. 头颈部疾病检查　　　C. 胸部疾病检查

　　D. 心及大血管疾病检查　　　E. 骨骼肌肉疾病检查

53. 磁共振成像与 CT 成像相比，最大的优点是（　　）。

　　A. 可以断层　　　　　　　　　　　　　B. 价格便宜

　　C. 多参数成像，分辨力高，无放射性损伤　　　　　D. 目前较为普及

　　E. 不必进行造影

54. 在临床上，应用磁共振诊断最早且较成熟的是（　　）。

　　A. 腹部疾病　　　　　　B. 心血管疾病　　　　　　C. 纵隔与胸部疾病

　　D. 头颈部疾病　　　　　E. 中枢神经系统疾病

55. 患者，男，30 岁，寒战、高热 3 天，咳嗽、胸痛 1 天。查体见右侧呼吸动度减弱，触觉语颤增强，可闻及支气管呼吸音。血常规：白细胞 $15 \times 10^9/L$，中性粒细胞占 85%。该患者最可能患有（　　）。

　　A. 慢性支气管炎　　B. 肺结核　　C. 肺炎球菌肺炎　　D. 肺气肿　　E. 肺癌

56. 患者，男，60岁。尿常规：尿比重为 1.030，尿蛋白(-)，尿糖(++)。血浆生化检查：空腹血糖 10.8 mmol/L。根据化验结果，下列描述正确的是(   )。

   A. 可以诊断为糖尿病　B. 为肾性糖尿　　C. 应进一步检查餐后 2 小时血糖

   D. 尿比重下降　　　　E. 尿糖阳性，属于生理性的

(57~58 题基于以下病例)

患者，男，43岁，因皮肤黄染 2 天就诊。查体见皮肤、巩膜黄染。尿液检查：小便外观为深黄色，摇荡后泡沫仍为黄色，尿胆红素阳性，尿胆素原阳性。

57. 该患者的尿液为(   )。

   A. 血尿　B. 血红蛋白尿　C. 胆红素尿　D. 尿酸盐增多　E. 饮水过少

58. 该患者可初步诊断为(   )。

   A. 肝细胞性黄疸　　　B. 胆道梗阻　　　　　　C. 溶血性黄疸

   D. 胆结石　　　　　　E. 阻塞性黄疸

(选择题答案：1. C，2. A，3. B，4. C，5. C，6. B，7. D，8. B，9. E，10. B，11. D，12. B，13. B，14. B，15. D，16. D，17. A，18. C，19. C，20. C，21. D，22. D，23. D，24. A，25. E，26. C，27. D，28. B，29. E，30. C，31. A，32. D，33. B，34. A，35. B，36. B，37. D，38. A，39. C，40. B，41. C，42. A，43. E，44. B，45. C，46. A，47. D，48. C，49. E，50. D，51. E，52. A，53. C，54. E，55. C，56. A，57. C，58. A)

(蔡小红　叶建峰)

第二篇

临床疾病总论

　　临床疾病总论包括体液代谢和酸碱平衡失调、感染、休克、肿瘤、损伤及临床营养支持等内容，是基础医学与临床医学之间的桥梁和纽带，也是学习临床各科疾病诊治的基础。

第一章　体液代谢和酸碱平衡失调

🔘 学习目标

　　掌握：低渗性脱水、等渗性脱水、高渗性脱水、低钾血症及高钾血症的概念。
　　熟悉：低渗性脱水、等渗性脱水、高渗性脱水、低钾血症、高钾血症、代谢性酸中毒、代谢性碱中毒的主要临床表现及治疗原则。
　　了解：正常人的体液组成与分布情况，以及体液平衡的调节机制。

　　人体新陈代谢在体液环境中进行，疾病和外界环境变化常导致体液容量、分布、电解质浓度发生变化以及酸碱平衡失调，这些紊乱若得不到及时纠正，会引起严重后果，甚至会危及患者生命。

第一节　概　述

一、体液的分布

　　体液由水和溶解于其中的电解质、低分子有机化合物及蛋白质等组成，广泛分布于组织细胞内外。成人体液总量占体重的60%左右，其中细胞内液约占体重的40%，细胞外液约占体重的20%。细胞外液中，血浆约占体重的5%，其余15%为组织间液。细胞外液构成人体内环境，是沟通组织、细胞之间和机体与外界环境之间的媒介。内环境稳定是机体各种生理功能发挥和新陈代谢正常进行的前提。

　　细胞外液中最主要的阳离子是Na^+，其次是K^+、Ca^{2+}、Mg^{2+}等；主要的阴离子是Cl^-、HCO_3^-和蛋白质。细胞内液中最主要的阳离子是K^+，其次是Na^+、Ca^{2+}、Mg^{2+}等；主要的阴离子是HPO_4^{2-}和蛋白质。生理状态下，细胞外液和细胞内液渗透压相等，正常血浆渗透压为$280\sim310$ mmol/L，渗透压的稳定是维持细胞内液与细胞外液平衡的保证。

二、体液及渗透压的调节

　　体液容量及渗透压的稳定通过神经内分泌系统调节。渗透压感受器主要分布在下丘脑视上核和室旁核，当渗透压变化时，可影响抗利尿激素的分泌。血容量和血压等非渗透性变化则可通过容量感受器和颈动脉窦、主动脉弓压力感受器影响抗利尿激素的分泌。当体内水分不足或摄入较多钠盐时，细胞外液渗透压增高，刺激下丘脑渗透压感受器，产生口渴感觉，机体会主动饮水，以补充水分。同时，高渗透压一方面促进抗利尿激素的分泌，增加肾远曲小管和集合管对水的重吸收，减少水的排出；另一方面，高渗透压会抑制醛固酮分泌，降低肾小管对 Na^+ 的重吸收，增加 Na^+ 的排泄，从而降低细胞外液的渗透压。反之，当体内水过多时，细胞外液渗透压降低，一方面通过抑制抗利尿激素分泌减弱肾远曲小管和集合管对水的重吸收，排出体内多余的水分；另一方面促进醛固酮的分泌，加强肾小管对 Na^+ 的重吸收，减少 Na^+ 的排出，促使细胞外液渗透压升高。

三、酸碱平衡的维持

人体的体液环境同样必须具有适宜的酸碱度才能维持正常代谢和生理功能。正常人体血浆酸碱度在很窄的范围内变动（动脉血 pH 值为 $7.35\sim7.45$）。机体对体液酸碱度的调节主要通过血液缓冲系统、肺、组织细胞和肾的调节来维持。血液缓冲系统以碳酸氢盐缓冲系统最为重要，约占血液缓冲系统总量的 1/2 以上。肺在酸碱平衡中的作用是通过改变 CO_2 排出量来调节血浆 H_2CO_3 浓度，使血浆中 HCO_3^- 与 H_2CO_3 比值接近正常，以保持 pH 相对恒定。组织细胞内液的缓冲作用主要是通过离子交换进行，如通过 H^+-K^+、H^+-Na^+、Na^+-K^+ 交换，以维持电中性。当细胞外液 H^+ 过多时，H^+ 弥散入细胞内，而 K^+ 从细胞内移出；反之，当细胞外液 H^+ 减少时，H^+ 由细胞内移出。肾脏调节作用是通过排出固定酸及保留碱性物质来维持血浆 HCO_3^- 浓度，使血浆 pH 保持相对恒定。

第二节　水和钠代谢紊乱

细胞外液中水和钠的关系非常密切，脱水和失钠常同时存在。引起水和钠代谢紊乱的原因不同，在脱水和失钠的程度上也可有不同。水和钠代谢紊乱可分为等渗性脱水、低渗性脱水和高渗性脱水。

一、等渗性脱水

等渗性脱水又称急性脱水或混合性脱水，水和钠成比例丢失，血清 Na^+ 浓度正常，细胞外液渗透压正常，是外科患者最易发生的脱水类型。

【病因及发病机制】

任何等渗性液体大量丢失所造成的血容量减少，短时间内均属等渗性脱水。等渗性脱水的常见原因如下。①消化液急性丧失：如肠外瘘以及大量呕吐、腹泻等。②体液丧失在感染区或软组织内：如腹腔内或腹膜后感染、肠梗阻等。③大量抽放胸腔积液、腹水，以及大面积烧伤等。等渗性脱水如不及时处理，可因不显性蒸发或呼吸等途径不断丢失水分而转变成高渗性脱水；如果补充过多低渗液体，则可转变为低渗性脱水和低钠血症。

【临床表现】

(1)脱水表现：如恶心、厌食、乏力、少尿等，但不口渴，出现皮肤干燥、松弛，以及眼窝凹陷等。

（2）休克表现：短期内体液丧失量达体重的5%时，常出现脉搏细速、肢端湿冷、血压不稳定或下降等；当体液继续丧失达体重的6%～7%时，则有更为严重的休克表现。

（3）常伴发代谢性酸中毒。

（4）如丧失的体液主要为胃液时，因有Cl^-大量丢失，会伴发代谢性碱中毒。

【实验室及其他检查】

血液浓缩现象（如红细胞计数、血红蛋白浓度和血细胞比容升高），血清Na^+正常。必要时做动脉血气分析或二氧化碳结合力测定，确定有无酸、碱中毒。

【治疗要点】

（1）原发病治疗：十分重要，若能消除病因，则脱水将很容易得到纠正。

（2）补充水、钠：使用平衡盐溶液或等渗盐水，出现脉搏细速和血压下降等表现时（失水量达体重的5%）需快速输注，以恢复血容量，注意监测心、肺功能，包括心率、中心静脉压或肺动脉楔压等。

（3）在纠正脱水后，钾排出量增加，血清K^+浓度会因为细胞外液量的增加而被稀释，故需预防发生低钾血症。

二、低渗性脱水

低渗性脱水又称慢性脱水或继发性脱水，水和钠同时丢失，但失钠多于失水，血清Na^+浓度<130 mmol/L，血浆渗透压<280 mmol/L，伴有细胞外液量减少。

【病因及发病机制】

低渗性脱水的主要病因：①大量消化液丢失而只补充水，这是最常见的原因，如大量呕吐、长期胃肠减压导致大量含Na^+消化液丢失而只补充水或仅输注葡萄糖溶液。②液体在第三间隙聚集，如腹膜炎、胰腺炎形成大量腹水，肠梗阻导致大量肠液在肠腔内积聚等。③长期连续应用排钠利尿剂，如呋塞米、噻嗪类利尿剂等。④经皮肤丢失，如大量出汗、大面积烧伤等均可导致体液和Na^+大量丢失，若只补充水，则可造成低渗性脱水。

【临床表现】

低渗性脱水的常见症状有恶心、呕吐、头晕、视物模糊、软弱无力、起立时容易晕倒等，一般无口渴。当循环血量明显下降，肾滤过量减少以致体内代谢产物潴留时，可出现神志淡漠、肌痉挛性疼痛、腱反射减弱及昏迷等。

根据缺钠程度，低渗性脱水可分为3度。①轻度缺钠：血清Na^+浓度<135 mmol/L，患者感到疲乏、头晕、手足麻木，尿中Na^+减少。②中度缺钠：血清Na^+浓度<130 mmol/L，除有轻度缺钠的表现外，尚有恶心、呕吐、脉搏细速、血压不稳定或下降、脉压变小、浅静脉萎陷、视物模糊、站立性晕倒等，尿量少，尿中几乎不含钠和氯。③重度缺钠：血清Na^+浓度<120 mmol/L，患者神志不清，肌痉挛性抽痛，腱

反射减弱或消失，亦可出现木僵、呼吸困难甚至昏迷，常发生低血容量性休克。

【实验室及其他检查】

尿液检查见尿 Na^+、Cl^- 明显减少；尿比重降低，常在 1.010 以下；血清 Na^+ 浓度下降，血浆渗透压降低；红细胞计数、血红蛋白浓度、血细胞比容、血尿素氮升高。

【治疗要点】

(1)病因治疗。

(2)补钠：静脉输注含盐溶液或高渗盐水。补钠量(mmol)＝［血钠正常值(mmol/L)－血钠测量值(mmol/L)］×体重(kg)×0.6(女性为 0.5)。总输入量应分次完成，一般先补充一部分，以解除急性症状，然后再根据临床表现及血清 Na^+、Cl^- 浓度以及动脉血气分析等指标补充剩余量。重度缺钠出现休克者，应先补足血容量，以改善微循环和组织器官灌注。输注高渗盐水时，应严格控制滴速，每小时不应超过 $100\sim150$ mL，随后根据病情及血钠浓度调整治疗方案。

三、高渗性脱水

高渗性脱水又称原发性脱水，水和钠虽同时丢失，但失水多于失钠，故血清 Na^+ 浓度高于正常范围，血浆渗透压＞310 mmol/L，细胞外液量和细胞内液量都减少。

【病因及发病机制】

高渗性脱水的主要病因：①水摄入不足，如食管癌致吞咽困难、重危患者给水不足等。②水丢失过多，如高热、大量出汗、大面积烧伤，通过皮肤丢失大量低渗液体。

【临床表现】

高渗性脱水分为 3 度。①轻度脱水：脱水量为体重的 $2\%\sim4\%$，仅有口渴表现。②中度脱水：脱水量为体重的 $4\%\sim6\%$，有明显口渴、乏力、尿少和尿比重增高，以及唇舌干燥、皮肤弹性差、眼窝凹陷、烦躁不安、肌张力增高、腱反射亢进等表现。③重度脱水：脱水量超过体重的 6%，除中度脱水的相关表现外，出现躁狂、幻觉、谵妄甚至昏迷等神经系统症状。

【实验室及其他检查】

血清 Na^+ 浓度＞150 mmol/L 或血浆渗透压＞310 mmol/L；尿比重和尿渗透压升高；红细胞计数、血红蛋白浓度、血细胞比容升高。

【治疗要点】

(1)尽早去除病因。

(2)补充液体：给予低渗盐水(0.45%氯化钠溶液或 5%葡萄糖溶液)静脉滴注。补水量计算方法有两种，一种是根据临床表现估计失水量占体重的百分比，按每丧失体重 1%补液 $400\sim500$ mL 计算；另一种是根据血清 Na^+ 浓度计算，补水量(mL)＝［血钠测量值(mmol/L)−血钠正常值(mmol/L)]×体重(kg)×4。补水量不宜在当日 1 次补给，应在当日先给一半，余下的次日补给。此外，还应补给每日正常需水量 2000 mL。高渗性脱水时，血清 Na^+ 浓度虽升高，但因同时有失水，血液浓缩，体内总钠量实际仍有减少，故在补水的同时应适当补钠。

四、水中毒

水中毒又称稀释性低钠血症，是指水潴留使体液量明显增多，血清 Na^+ 浓度＜130 mmol/L，血浆渗透压＜280 mmol/L，体内总钠量正常或增多。

【病因及发病机制】

水中毒的主要病因：①急性肾衰竭，各种原因所致的抗利尿激素分泌过多。②持续性大量饮水，或静脉输注不含盐或含盐量少的液体过多、过快，超过肾脏的排水能力。

【临床表现】

急性水中毒时可导致脑细胞肿胀而造成颅内压增高，引起一系列神经、精神症状，如头痛、嗜睡、躁动、精神紊乱、定向异常、谵妄甚至昏迷；若发生脑疝，则会出现相应神经定位体征。慢性水中毒可有皮肤苍白且湿润、软弱无力、恶心、呕吐、嗜睡等，以及体重明显增加。

【治疗要点】

发生水中毒时，应立即停止水的摄入。对于严重水中毒者，需使用利尿剂，以促进水的排出；亦可静脉快速滴注 20％甘露醇，能减轻脑水肿和增加水的排出。

第三节　钾代谢紊乱

一、低钾血症

正常血清 K^+ 浓度为 $3.5 \sim 5.5$ mmol/L，低于 3.5 mmol/L 时，称为低钾血症(hypokalemia)。

【病因及发病机制】

低钾血症的常见病因：①消化道梗阻、长期禁食、昏迷等导致 K^+ 摄入不足。②严重呕吐、腹泻、持续胃肠减压、肠瘘等，从消化道途径丢失大量 K^+。③应用呋塞米或噻嗪类利尿剂，肾小管性酸中毒以及盐皮质激素过多，使 K^+ 从肾排出过多。④长期输注不含钾盐的液体，或肠外营养液中 K^+ 补充不足。⑤K^+ 向组织内转移，见于大量输注葡萄糖和胰岛素，或代谢性碱中毒、呼吸性碱中毒者。

【临床表现】

肌无力为低钾血症最早的临床表现，先是四肢软弱无力，以后可延及躯干和呼吸肌,可有弛缓性瘫痪、腱反射减退或消失;部分患者有厌食、恶心、呕吐和腹胀、肠蠕动消失等肠麻痹表现;心脏受累主要表现为窦性心动过速、传导阻滞和节律异常,典型心电图改变为早期出现 ST 段压低以及 T 波降低、增宽或倒置,随后出现 QT 间期延长和 U 波,但需注意的是,并非所有低钾血症患者都出现上述心电图改变,故不能单纯依赖心电图改变来诊断低钾血症。

低钾血症伴严重细胞外液减少时,其临床表现可以很不明显,主要是缺水、缺钠所致的症状。但当缺水被纠正之后,由于 K^+ 浓度被进一步稀释,此时即会出现低钾血症的相应症状。

【实验室及其他检查】

血清 K^+ 浓度低于 3.5 mmol/L,可确诊为低钾血症。心电图检查可供参考,不能作为确诊依据。

【治疗要点】

(1)积极处理造成低钾血症的病因,以减少或终止 K^+ 继续丢失。

(2)轻度低钾血症者,可鼓励其进食含钾丰富的食物,如橘子、香蕉等,或以口服氯化钾为佳。无法进食的患者,需经静脉补给,补钾量可参考血清 K^+ 浓度的降低程度,每天补钾 40~80 mmol 不等(每天补氯化钾 3~6 g)。静脉补钾有浓度及速度限制,通常浓度为每升输注的液体中含钾量不宜超过 40 mmol(约相当于氯化钾 3 g),溶液应缓慢滴注,输注速度控制在 20 mmol/h 以下。如果含钾溶液输入过快,血清 K^+ 浓度在短时间内快速增高,将有致命的危险。如伴有休克,应先尽快恢复血容量,待尿量超过 40 mL/h 后,再予静脉补钾。需要注意的是,临床上补钾后血清 K^+ 浓度上升只是暂时的,大多数补充的 K^+ 将进入细胞内以补充细胞内 K^+ 的缺失,因此补钾过程中应密切监测血清 K^+ 浓度。

二、高钾血症

血清 K^+ 浓度高于 5.5 mmol/L 时,即为高钾血症(hyperkalemia)。

【病因及发病机制】

高钾血症的常见病因:①进入体内的 K^+ 过多,如口服含钾药物或静脉输入过多 K^+,或大量输入保存期较久的库存血等。②肾排钾功能减退,如急、慢性肾衰竭,应用保钾利尿剂(螺内酯、氨苯蝶啶等),以及盐皮质激素不足等。③细胞内 K^+ 移出,如酸中毒、组织损伤、溶血等。

【临床表现】

高钾血症一般无特异性表现,可有肌肉轻度震颤、手与足感觉异常、肢体软弱无力、腱反射减退或消失、弛缓性瘫痪等;可引起窦性心动过缓、房室传导阻滞或快速型心律失常,甚至心室颤动或心搏骤停。高钾血症的典型心电图改变为 T 波高而尖,QT 间期缩短,QRS 波群增宽伴幅度下降,P 波幅度下降并逐渐消失。

【实验室及其他检查】

血清 K^+ 浓度超过 5.5 mmol/L 即可确诊，心电图检查有辅助诊断价值。

【治疗要点】

(1)立即停用一切含钾药物或溶液。

(2)采取以下措施，降低血清 K^+ 浓度。①促使 K^+ 转入细胞内：以 10％葡萄糖酸钙溶液 10～20 mL 稀释后缓慢静脉注射，该方法起效快，但持续时间短；或以 5％ $NaHCO_3$ 溶液 250 mL 静脉滴注，可增加血容量而稀释血清 K^+ 浓度，又促使 K^+ 移入细胞内或由尿排出，同时还有助于酸中毒的治疗；或以 10 U 胰岛素加入 10％葡萄糖溶液 300～500 mL 中静脉滴注，持续 1 小时，通常可降低血清 K^+ 浓度 0.5～1.2 mmol/L。②利尿剂：常用袢利尿剂，如呋塞米 40～100 mg 或噻嗪类利尿剂，可促使 K^+ 从肾排出，但对肾功能障碍者效果较差。③阳离子交换树脂：口服，每次 15 g，每日 2～3 次，可从消化道排出 K^+。④透析疗法：若上述治疗仍不能降低血清 K^+ 浓度时，可考虑行血液透析或腹膜透析。

第四节　酸碱平衡失调

酸碱平衡失调在很多情况下是某些疾病或疾病过程的继发性变化，但酸碱平衡失调又会使得病情加重或更加复杂，甚至危及患者生命。因此，及时发现和正确处理酸碱平衡失调往往是疾病治疗成功的关键。原发性酸碱平衡失调分为代谢性酸中毒、代谢性碱中毒、呼吸性酸中毒和呼吸性碱中毒。本节主要介绍代谢性酸中毒与代谢性碱中毒。

一、代谢性酸中毒

代谢性酸中毒是指细胞外液 H^+ 浓度升高和（或）HCO_3^- 丢失引起的 pH 值下降，以血浆原发性 HCO_3^- 减少为特征，是临床上最常见的酸碱平衡失调类型。

【病因及发病机制】

1. 常见病因及发病　①碱性物质丢失过多：严重腹泻、肠瘘、胆瘘、胰瘘、绞窄性肠梗阻、腹膜炎等均可引起 $NaHCO_3$ 大量丢失。②酸性物质产生过多：任何原因引起的缺氧和组织低灌注时，细胞无氧糖酵解增强而产生乳酸酸中毒；糖尿病、严重饥饿或酒精中毒时，体内脂肪分解加速，酮体大量产生，可引起酮症酸中毒。③肾脏排酸保碱功能障碍：肾衰竭、肾小管功能异常时，体内固定酸由尿中排出障碍，HCO_3^- 在近曲小管的重吸收减少。④外源性固定酸摄入过多：如大量摄入阿司匹林，长期服用氯化铵、盐酸精氨酸等药物，消耗了 HCO_3^- 缓冲。⑤高钾血症：各种原因引起细胞外液 K^+ 浓度增高，K^+ 与细胞内 H^+ 交换，引起细胞外 H^+ 增高，导致代谢性酸中毒。

2. 机体的调节机制　代谢性酸中毒时，血液中增多的 H^+ 立即被血液缓冲系统缓冲，HCO_3^- 等缓冲碱被消耗。此外，H^+ 浓度升高可通过化学感受器引起呼吸中枢兴奋，增加呼吸的深度和频率，加速 CO_2 呼出，降低血液中的 H_2CO_3 浓度，维持 HCO_3^- / H_2CO_3 比值接近正常，使血 pH 趋向正常。代谢性酸中毒时，肾通过增加 H^+ 和 NH_4^+ 分泌以及重吸收 HCO_3^- 进行调节。

【临床表现】

轻度代谢性酸中毒患者可无明显症状，重症患者可有疲乏、眩晕、嗜睡、感觉迟钝或烦躁等。患者最明显的表现是呼吸加深、加快，典型者称为库斯莫尔呼吸。部分患者呼出气带有酮味，或有面部潮红、心率加快、血压常偏低，亦可出现腱反射减弱或消失、神志不清或昏迷，易伴发心律不齐、急性肾功能不全和休克，一旦产生，则很难纠正和治疗。

【实验室及其他检查】

动脉血气分析可明确诊断并了解酸中毒代偿情况和严重程度。

【治疗要点】

(1)积极治疗原发病是纠正代谢性酸中毒的关键。机体具有较强的酸碱平衡调节能力，只要能消除病因，再辅以补充液体纠正缺水，较轻的代谢性酸中毒常可自行纠正。

(2)较重的代谢性酸中毒(血浆 HCO_3^- 浓度 <10 mmol/L)患者，可静脉输注 5％碳酸氢钠溶液 $100\sim250$ mL，该溶液进入体液后即离解为 Na^+ 和 HCO_3^-，HCO_3^- 与体液中的 H^+ 化合成 H_2CO_3，再离解为 H_2O 及 CO_2，CO_2 则自肺部排出，从而减少体内 H^+，使酸中毒得以改善；Na^+ 留于体内，则可提高细胞外液渗透压和增加血容量。注意用药后 $2\sim4$ 小时复查动脉血气分析及血电解质，根据测定结果再决定是否需继续给药及判断用量。此外，酸中毒纠正时易引起低钙血症和低钾血症，应注意及时防治。

二、代谢性碱中毒

代谢性碱中毒是指体内碱增多和(或)H^+ 丢失引起的血 pH 值升高，以血浆 HCO_3^- 原发性增多为特征。

【病因及发病机制】

1. 常见病因及发病　①酸性物质丢失过多：如严重呕吐、长期胃肠减压等，使胃液中 H^+、Cl^- 及 K^+ 丢失，胰液、肠液中的 HCO_3^- 得不到 H^+ 中和而被吸收入血，导致低氯低钾性碱中毒；或使用袢利尿剂或噻嗪类利尿剂，可抑制髓袢对 Cl^- 的主动重吸收和 Na^+ 的被动重吸收，促进远曲小管和集合管细胞分泌 H^+ 及 K^+，H^+ 经肾大量丢失，使 HCO_3^- 重吸收增加。②碱性物质摄入过多：如消化性溃疡患者服用过多 $NaHCO_3$ 或静脉输注过量 $NaHCO_3$；大量输注库存血时，抗凝剂在体内氧化可产生 $NaHCO_3$，导致代谢性碱中毒。③H^+ 向细胞内移动：低钾血症时，K^+ 从细胞内移入细胞外，而细胞外 H^+ 向细胞内移动，可发生代谢性碱中毒。

2. 机体的调节机制　呼吸对代谢性碱中毒的代偿反应较快，血浆 H^+ 浓度下降使得呼吸中枢受到抑制，呼吸变浅、变慢，以减少 CO_2 排出；血浆 H_2CO_3 升高，使

HCO_3^-/H_2CO_3的比值接近正常，以降低血pH值。肾的代偿较慢，肾小管上皮细胞的碳酸酐酶和谷氨酰胺酶活性降低，H^+和NH_4^+分泌减少，HCO_3^-重吸收减少，从而使血浆中HCO_3^-减少。

【临床表现】

轻度代谢性碱中毒一般无明显症状，较重者可有呼吸变浅、变慢，以及神经、精神症状，如嗜睡、精神错乱或谵妄等；亦可引起各种心律失常、血压下降甚至心搏骤停。

【实验室及其他检查】

动脉血气分析可确定诊断及其严重程度。血清pH值和HCO_3^-浓度明显增高，$PaCO_2$正常，可伴有血清K^+或Cl^-减少。

【治疗要点】

(1)积极治疗原发病。

(2)对丧失胃液所致的代谢性碱中毒，可输注等渗盐水或葡萄糖盐水，恢复细胞外液量并补充Cl^-，以纠正低氯性碱中毒。

(3)因代谢性碱中毒时常伴有低钾血症，故须考虑同时补给氯化钾，以加速碱中毒的纠正。

目标检测

一、名词解释

1.急性脱水　2.高渗性脱水　3.低渗性脱水　4.低钾血症　5.高钾血症　6.代谢性酸中毒

二、简答题

1.简述高渗性脱水的临床表现。

2.为低钾血症患者补钾时应注意哪些方面？

三、病案分析

患者，男，40岁，体重75 kg。因频繁呕吐、腹泻出现口渴、尿少、头晕、乏力而入院。体格检查：血压90/60 mmHg，脉搏105次/分。神志淡漠，口唇干燥，眼窝凹陷，皮肤弹性差，呼吸深快。血清Na^+浓度为140 mmol/L。心电图示T波低平，可见U波。请问：该患者最可能的诊断是什么？

四、选择题

1.成人体液总量约占体重的百分比为（　　）。

　　A.50%　　B.55%　　C.60%　　D.65%　　E.70%

2.有关高渗性脱水，下列说法错误的是（　　）。

　　A. 水摄入不足　　　　B. 口渴为最早症状　　　　　　C. 水丢失过多

　　D. 失钠多于失水　　　E. 血清Na^+浓度>150 mmol/L

3.下列属于低渗性脱水原因的是（　　）。

　　A. 大量出汗　　　　　　B. 烧伤后只补充水　　　　　C. 气管切开

　　D. 因昏迷而不能进食　　E. 急性胃肠炎

4. 患者出现脉搏细速、血压下降等血容量不足的表现，估计其液体丢失量达到了体重的(　　)。

　　A. 2%　　B. 4%　　　C. 5%　　　D. 6%　　　E. 8%

5. 成人经静脉补钾时，要求尿量每小时不得少于(　　)。

　　A. 10 mL　　B. 20 mL　　　C. 40 mL　　　D. 50 mL　　　E. 60 mL

6. 患者，男，体重60 kg，反复呕吐。测得血清Na^+浓度为125 mmol/L，血清K^+浓度为3 mmol/L。该患者的初步诊断为(　　)

　　A. 低钾血症，高渗性脱水　B. 高钾血症，重度缺钠　C. 低钾血症，轻度缺钠

　　D. 低钾血症，中度缺钠　　E. 血钾正常，等渗性脱水

7. 下列可引起低钾血症的病因是(　　)。

　　A. 严重创伤　　　　　　B. 代谢性酸中毒　　　　　C. 输注大量库存血

　　D. 长期胃肠减压　　　　E. 大面积烧伤

8. 有关高钾血症的治疗措施，错误的是(　　)。

　　A. 口服阳离子交换树脂　　B. 静脉滴注碳酸氢钠溶液

　　C. 进食牛奶、水果　　　　D. 静脉注射10%葡萄糖酸钙溶液

　　E. 静脉滴注葡萄糖溶液＋胰岛素

9. 代谢性酸中毒患者最突出的表现是(　　)。

　　A. 呼吸变化　　B. 面色潮红　　C. 血压下降　　D. 嗜睡　　E. 心率加快

10. 下列不属于代谢性酸中毒常见病因的是(　　)。

　　A. 急性腹膜炎　　　　　B. 休克　　　　　　　C. 长期禁食

　　D. 长期反复呕吐　　　　E. 急性肾功能不全

(选择题答案：1. C，2. D，3. B，4. C，5. C，6. D，7. D，8. C，9. A，10. D)

(许晓敏　庄志祥)

第二章　外科感染

学习目标

掌握：外科感染、脓毒症的概念。

熟悉：感染的分类，常见浅部组织细菌性感染的病因和临床表现，脓毒症的临床表现和治疗要点。

了解：脓毒症的病因。

第一节　外科感染概述

感染(infection)是病原体入侵机体引起的局部或全身性炎症反应。外科感染一般是指需要外科处理的感染，包括与创伤、烧伤、手术相关的感染。

感染根据病程长短，可分为急性感染、亚急性感染和慢性感染。病程不足3周者称为急性感染，超过2个月者称为慢性感染，介于上述两者之间则称为亚急性感染。感染亦可根据发生条件分为机会性感染、二重感染、医院内感染等。

外科感染根据致病菌可分为非特异性感染和特异性感染。非特异性感染如疖、痈、丹毒、急性乳腺炎、急性阑尾炎等，常见致病菌包括金黄色葡萄球菌、大肠埃希菌、铜绿假单胞菌、链球菌等。特异性感染如结核病、破伤风、气性坏疽、念珠菌病等，因致病菌不同，可有独特的表现。

外科感染的发生与病原体的数量和毒力有关，局部或全身免疫力下降亦可引发感染。外科感染处理的关键在于控制感染源和合理应用抗菌药物。去除感染灶、通畅引流是外科治疗的基本原则，抗菌药物不能取代引流等外科处理。

第二节　常见浅部组织细菌性感染

一、疖

疖(furuncle)是指单个毛囊及其周围组织的急性化脓性感染。

【病因及发病机制】

本病的致病菌多为金黄色葡萄球菌，偶为表皮葡萄球菌或其他致病菌；好发于头面、颈项和背部，与局部皮肤不洁、擦伤、毛囊和皮脂腺分泌物排泄不畅、机体抵抗力低下有关；好发人群为儿童和青少年。

【临床表现】

初始局部出现红、肿、痛的小硬结，直径＜2 cm；2～3 日后范围扩大，小硬结中央组织坏死、软化，出现黄白色小脓栓，触之稍有波动；而后脓栓自行脱落、破溃流脓，炎症逐渐消散吸收，即可愈合。

疖一般不会引起全身症状。颌面部"危险三角区"疖，即鼻、上唇及其周围的疖，受挤压时，细菌可经内眦静脉、眼静脉进入颅内海绵窦，引起化脓性海绵状静脉窦炎，出现颜面部肿胀，并有寒战、高热、头痛、呕吐、昏迷等，病情严重，死亡率很高。

不同部位同时出现多个疖，或在一段时间内反复出现疖，称为疖病，常见于营养不良的儿童和机体抵抗力低下者，如糖尿病患者。

【治疗要点】

在红肿阶段，可选用热敷、超短波、红外线等理疗，也可敷贴金黄散、鱼石脂软膏等。疖顶见脓点或有波动感时，可用针尖将脓栓剔出，禁忌挤压。出脓后，敷以碘伏纱布条，直至病变消退。

二、痈

痈（carbuncle）是多个相邻毛囊及其周围组织同时发生的急性化脓性感染，或由多个疖融合而成。

【病因及发病机制】

痈的致病菌主要是金黄色葡萄球菌，好发于皮肤较厚的项背部，与局部皮肤不洁、擦伤、机体抵抗力低下等有关；多见于中、老年人，糖尿病患者因白细胞功能不良，抗感染能力低下，较易患痈。

【临床表现】

初起为局部小片皮肤硬肿、热痛，呈暗红色，其中可有多个凸点或脓点；疼痛较轻，但有头痛、发热、食欲减退、全身不适等症状。随着局部皮肤硬肿范围扩大，周围出现水肿，区域淋巴结肿大，疼痛加剧，全身症状加重。随着脓点增大、增多，中心处可坏死脱落、破溃流脓，疮口呈蜂窝状，其间皮肤因组织坏死而呈紫褐色，很难自行愈合。若延误治疗，病变将扩大加重，导致严重的全身反应。

【治疗要点】

1. **局部处理** 在初期，可用50％硫酸镁湿敷，也可敷贴金黄散、鱼石脂软膏等，并进行理疗。已出现脓点、表面呈紫褐色或已破溃流脓时，需及时做"＋"或"＋＋"形切口切开引流，切缘应达到病变边沿健康组织，深度达痈基底部，清除已化脓和尚未成脓但已失活的组织，脓腔内填塞碘伏纱布条，外加干纱布包扎。术后注意创面渗血，必要时及时更换敷料。创面较大、皮肤难以覆盖者，可在肉芽组织长好后予植皮修复。

2. **药物治疗** 可选用青霉素类或头孢菌素类抗菌药物，应用清热解毒中药、方剂。

有糖尿病者，应给予胰岛素或降糖类药物。

三、急性蜂窝织炎

急性蜂窝织炎(acute cellulitis)是发生在皮下、筋膜下、肌间隙和深部蜂窝组织的急性弥漫性化脓性感染。

【病因及发病机制】

急性蜂窝织炎的致病菌主要是溶血性链球菌，其次为金黄色葡萄球菌，常发生于皮肤、黏膜损伤后，或由局部化脓性感染灶扩散蔓延所致。

【临床表现】

表浅者，初起时局部有红、肿、热、痛，继之炎症迅速沿皮下向四周扩散，肿胀明显，疼痛剧烈。此时局部皮肤发红、指压后褪色，边缘界限不清，可出现大小不等的水疱，病变部位引流淋巴结肿痛。病变加重时，水疱破溃，有水样液体流出，部分肤色变褐。深部的急性蜂窝织炎皮肤表现不明显，多有高热、头痛、乏力等全身症状，甚至出现意识改变等。口腔颌面部蜂窝织炎可引起喉头水肿，压迫气管而导致呼吸困难，病情危急。由产气菌感染引起的蜂窝织炎常发生在腹壁和会阴部，病情进展快，可触及皮下捻发感，破溃后可有臭味，称为产气性皮下蜂窝织炎。

【治疗要点】

1. 抗菌药物　使用青霉素或头孢菌素类抗生素，疑有厌氧菌感染时加用硝基咪唑类药物，注意根据临床治疗效果或细菌培养与药敏试验结果调整用药。

2. 局部处理　表浅者，可用50％硫酸镁湿敷，或敷贴金黄散、鱼石脂软膏等；若形成脓肿，应及时切开引流。口腔颌面部急性蜂窝织炎则应尽早切开减压，以防喉头水肿而压迫气管。产气性皮下蜂窝织炎必须及时隔离，伤口可用3％过氧化氢溶液冲洗、碘伏湿敷等，必要时采用负压封闭引流技术进行冲洗。

3. 对症处理　改善患者全身状态和维持内环境的稳定，高热时可选用冷敷物理降温，进食困难时输液维持营养和体液平衡，呼吸急促时给予吸氧等辅助通气。

四、丹毒

丹毒(erysipelas)是指皮肤淋巴管网的急性感染。

【病因及发病机制】

丹毒的致病菌主要为乙型溶血性链球菌，好发于下肢和面部，常伴有足癣、皮肤损伤、口腔溃疡等皮肤病损。

【临床表现】

本病起病急，开始即可有畏寒、发热、头痛、全身不适等。局部表现为片状红疹，色鲜红，中间稍淡，边界清楚，略隆起，手指轻压后可褪色，松开后很快恢复红色。

局部有烧灼样疼痛，红肿向周围蔓延时，中央红色渐消退，转为棕黄色，很少发生组织坏死或化脓；附近淋巴结常肿大、疼痛。部分下肢丹毒反复发作可导致淋巴水肿，甚至发展为象皮肿。

【治疗要点】

注意卧床休息，抬高患肢，局部用50％硫酸镁湿敷。全身应用抗菌药物，如静脉滴注青霉素、头孢菌素类抗生素。

五、急性淋巴管炎和淋巴结炎

致病菌从皮肤、黏膜破损处或其他感染病灶侵入淋巴系统，引起淋巴管及其周围组织的急性炎症，称为急性淋巴管炎。淋巴管炎往往累及所属淋巴结，引起急性淋巴结炎。

【病因及发病机制】

本病的致病菌主要为乙型溶血性链球菌和金黄色葡萄球菌。

【临床表现】

1. **急性淋巴管炎**　分为网状淋巴管炎和管状淋巴管炎。丹毒即为网状淋巴管炎。管状淋巴管炎常见于四肢，可分为深、浅两种。浅层淋巴管炎在表皮下可见一条或多条"红线"，硬而有压痛。皮下深层淋巴管炎不出现红线，表现为患肢肿胀和深压痛。淋巴管炎患者还可有畏寒、发热、头痛、乏力、食欲减退和全身不适等症状。

2. **急性淋巴结炎**　轻者仅有局部淋巴结肿大和压痛，多能自愈。炎症加重时，肿大淋巴结可粘连成团而形成肿块，局部表面可发红、发热，疼痛加重；严重的淋巴结炎可因坏死形成局部脓肿而有波动感，并有发热、白细胞增多等全身炎症反应的表现。

【治疗要点】

应着重治疗原发感染病灶。发现皮肤有红线时，可用50％硫酸镁湿敷。急性淋巴结炎未形成脓肿时，应积极治疗（如疖、痈、急性蜂窝织炎等）原发感染，淋巴结炎多可在原发感染控制后得以消退。若已形成脓肿，除应用抗菌药物外，还需切开引流。少数急性淋巴结炎没有得到及时有效治疗可转变为慢性炎症而迁延难愈。

第三节　脓毒症

脓毒症（sepsis）常继发于严重的外科感染，是机体对感染的反应失调而导致的危及生命的器官功能障碍。脓毒症合并严重的循环障碍和细胞代谢紊乱时，称为脓毒症休克。

【病因及发病机制】

引起脓毒症的主要原因是致病菌数量多、毒力强和机体免疫力低下；常继发于严重创伤后的感染和各种化脓性感染，如大面积烧伤创面感染、急性弥漫性腹膜炎等，另外也要注意静脉导管相关性感染、肠源性感染等。

目前，革兰氏阴性菌引起的脓毒症的发病率已显著高于革兰氏阳性菌，且由于抗生素的不断筛选，出现了其他一些机会致病菌，如鲍曼不动杆菌、嗜麦芽窄食单胞菌等。

【临床表现】

脓毒症的表现主要包括：①发热、寒战。②心率加快、脉搏细速、呼吸急促或困难。③神志改变，如淡漠、烦躁、谵妄、昏迷。④肝、脾可肿大，出现皮疹。

不同病原菌引发的脓毒症有不同的临床特点。革兰氏阴性菌所致的脓毒症常继发于腹腔感染、大面积烧伤感染等，一般比较严重，可出现"三低"现象（低温、低白细胞计数、低血压），发生脓毒症休克者也较多。革兰氏阳性菌所致的脓毒症常继发于严重的痈、蜂窝织炎等，多为金黄色葡萄球菌感染，常伴高热、皮疹和转移性脓肿。厌氧菌常合并需氧菌形成混合感染，其所致的脓毒症常继发于各类脓肿、会阴部感染等，感染灶组织坏死明显，有特殊腐臭味。真菌所致的脓毒症常继发于长期使用广谱抗生素或免疫抑制剂者，可出现结膜瘀斑、视网膜灶性絮样斑等栓塞表现。

【实验室及其他检查】

致病菌的检出对脓毒症的确诊和治疗具有重要意义。在不显著延迟抗生素使用的前提下，建议在抗生素使用前采集样本。静脉导管留置超过 48 小时者，如果怀疑静脉导管相关性感染，应从导管内采样送检。多次细菌血培养阴性者，应考虑厌氧菌或真菌性脓毒症并行相关检查。另外，用脓液、穿刺液等做病原体培养，也有助于检出病原菌。

【治疗要点】

1. 原发感染病灶的处理　采取"源头控制"措施，及早处理原发感染病灶。对于脓肿，应及时切开引流；若有异物、坏死组织，应给予彻底清除，充分引流；静脉导管引起脓毒症时，应及时拔除导管。

2. 抗菌药物的应用　根据原发感染病灶的性质，经验性选用抗菌药物，通常选用广谱抗生素或联合应用两种抗生素，早期、足量、静脉给药，随后根据治疗效果、病情演变、细菌培养及药敏试验结果调整用药。

3. 支持及对症治疗　注意患者生命体征、意识状态、尿量等。有血容量不足的表现，应及时补充血容量；加强营养支持，纠正水、电解质紊乱和酸碱失衡，纠正低蛋白血症和贫血，控制血糖在生理范围之内；对于原有的基础疾病，应当给予相应处理。

目标检测

一、名词解释
1. 外科感染　2. 痈　3. 丹毒　4. 脓毒症

二、简答题

简述脓毒症的主要临床表现。

三、选择题

1. 外观有多个脓点的浅部组织感染是(   )。

   A. 疖   B. 丹毒   C. 急性蜂窝织炎   D. 痈   E. 急性淋巴结炎

2. 引起丹毒的主要致病菌是(   )。

   A. 乙型溶血性链球菌   B. 金黄色葡萄球菌   C. 真菌

   D. 大肠埃希菌   E. 铜绿假单胞菌

3. 面部"危险三角区"发生疖时用手挤压后易发生(   )。

   A. 眼球后感染   B. 痈   C. 上颌窦炎   D. 海绵状静脉窦炎   E. 面部丹毒

4. 患者,男,42 岁,因面部损伤发生颌下急性蜂窝织炎。该患者最可能出现了
   (   )。

   A. 菌血症   B. 败血症   C. 海绵状静脉窦炎   D. 喉头水肿   E. 吞咽困难

5. 患者,男,24 岁,因外伤致左小腿开放性骨折,3 天后出现发热等全身感染征
   象。为明确致病菌,采集血标本进行血培养的最佳时机是(   )。

   A. 寒战、发热时   B. 用抗生素时   C. 用抗生素后

   D. 体温正常时   E. 血压低时

6. 有关外科感染的抗生素使用原则,错误的说法是(   )。

   A. 对无局限的感染,可考虑使用抗生素

   B. 致病菌未明确之前,根据临床表现估计致病菌,选择抗生素

   C. 根据药敏试验结果选择抗生素

   D. 长期用药时考虑联合使用抗生素

   E. 抗生素可取代外科无菌操作

7. 一般不需要切开引流的感染性疾病是(   )。

   A. 疖   B. 痈   C. 急性蜂窝织炎   D. 丹毒   E. 脓肿

(选择题答案:1. D,2. A,3. D,4. E,5. A,6. E,7. D)

(许晓敏)

第三章 休 克

休克(shock)是机体有效循环血量减少、组织灌注不足、细胞代谢紊乱和功能受损的病理生理过程。所谓有效循环血量，是指单位时间内通过心血管系统的血量(不包括贮存于肝、脾等血窦或停滞于毛细血管床中的血量)。有效循环血量有赖于充足的血容量、足够的心排出量和适宜的外周血管张力3个要素。

【病因、分类及发病机制】

(一)分类

休克的分类方法很多，通常将休克分为低血容量性、心源性、感染性、过敏性、神经性5类，外科最常见的是低血容量性休克和感染性休克。

(二)发病机制

各类休克共同的病理生理基础是有效循环血量锐减、组织灌注不足及产生炎症介质。所涉及的内容包括微循环改变、代谢改变、内脏器官继发性损害等病理生理过程。

1. 微循环改变

(1)微循环收缩期：休克早期，由于有效循环血量减少，动脉血压下降，机体会发生以下病理生理变化：通过主动脉弓和颈动脉窦压力感受器引起血管舒缩中枢加压反射，交感-肾上腺轴兴奋，导致儿茶酚胺大量释放、肾素-血管紧张素分泌增加等，引起心率加快、心排出量增加，以维持循环相对稳定；同时，通过选择性收缩外周(皮肤、骨骼肌)和内脏(如肝、脾、胃肠)的小血管，循环血量重新分布，保证心、脑等重要器官的有效灌注。由于内脏小动、静脉血管平滑肌及毛细血管前括约肌受儿茶酚胺等激素的影响发生强烈收缩，动静脉短路开放，结果外周血管阻力和回心血量均有所增加；毛细血管前括约肌收缩和后括约肌相对开放有助于组织液回吸收和血容量得到部分补偿。微循环内因前括约肌收缩而致"只出不进"，血量减少，组织仍处于低灌注、缺氧状态。若能在此时去除病因，积极复苏，休克常较容易得到纠正。

(2)微循环扩张期：若休克继续进展，微循环将进一步因动静脉短路和直捷通路大量开放使原有的组织灌注不足更为加重，细胞因严重缺氧处于无氧代谢状态，出现能量不足、乳酸类产物蓄积和舒血管介质(如组胺、缓激肽等)释放。这些物质可直接引起毛细血管前括约肌舒张，而后括约肌则因对其敏感性低仍处于收缩状态，导致微循环内"只进不出"，结果是血液滞留在毛细血管网内，使其静水压升高，加上毛细血管壁通透性增强，使血浆外渗、血液浓缩和血液黏稠度增加，回心血量又进一步降低，心排出量继续下降，心、脑等重要器官灌注不足，休克加重而进入微循环扩张期。

(3)微循环衰竭期：若病情继续发展，便进入不可逆性休克。淤滞在微循环内的黏稠血液在酸性环境中处于高凝状态，红细胞和血小板容易发生聚集并在血管内形成微血栓，甚至引起弥散性血管内凝血(disseminated intravascular coagulation，DIC)。此时，由于组织缺少血液灌注，细胞处于严重缺氧和缺乏能量的状态，细胞内的溶酶体膜破裂，溶酶体内多种酸性水解酶溢出，引起细胞自溶并损害周围其他细胞，最终引起大片组织、整个器官乃至多个器官功能受损。

2. 代谢改变

(1)无氧代谢引起代谢性酸中毒：当氧释放不能满足细胞对氧的需要时，将发生无氧糖酵解。随着细胞氧供减少，乳酸生成增多。当发展至重度酸中毒(pH 值＜7.2)时，心血管对儿茶酚胺的反应性降低，表现为心率缓慢、血管扩张和心排出量下降，还可使血红蛋白氧解离曲线右移。

(2)能量代谢障碍：创伤和感染使机体处于应激状态，儿茶酚胺和肾上腺皮质激素水平明显升高，从而抑制蛋白质合成、促进蛋白质分解，上述激素水平的变化还可促进糖异生、抑制糖酵解，导致血糖水平升高。在应激状态下，蛋白质作为底物被消耗，当具有特殊功能的酶类蛋白质被消耗后，则不能完成复杂的生理过程，进而导致多器官功能障碍综合征。应激时，脂肪分解代谢明显增强，成为危重患者机体获取能量的主要来源。

3. 内脏器官继发性损害

(1)肺：休克时，缺氧可使肺毛细血管内皮细胞和肺泡上皮受损，表面活性物质减少；复苏过程中，如大量使用库存血，其所含的微聚物可造成肺微循环栓塞，导致部分肺泡萎陷和不张、肺水肿以及部分肺血管嵌闭或灌注不足，引起肺分流和无效腔通气增加，严重时导致急性呼吸窘迫综合征(acute respiratory distress syndrome，ARDS)。ARDS 常发生于休克期内，也可在稳定后 48～72 小时内发生。

(2)肾：血压下降、儿茶酚胺分泌增加使肾的入球血管痉挛和有效循环容量减少，肾滤过率明显下降而发生少尿。休克时，肾内血流重新分布并转向髓质，从而导致皮质区的肾小管缺血坏死，发生急性肾衰竭。

(3)脑：脑灌注压和血流量下降将导致脑缺氧。缺血、二氧化碳潴留和酸中毒会引起脑细胞肿胀、血管通透性增加而导致脑水肿和颅内压增高，严重者可发生脑疝。

(4)心：冠状动脉血流减少，导致心肌缺血；心肌微循环内血栓形成，可引起心肌局灶性坏死。

(5)胃肠道：肠系膜血管上血管紧张素Ⅱ受体的密度高，对血管加压物质特别敏感，故休克时肠系膜上动脉血流量可减少 70%。肠黏膜因灌注不足而遭受缺氧性损伤。肠黏膜上皮的机械和免疫屏障功能受损，导致肠道内的细菌或其毒素经淋巴或门静脉途径侵害机体，称为细菌移位和内毒素移位，形成肠源性感染，导致休克继续发展和多器官功能不全，这是导致休克后期死亡的重要原因。

【临床表现】

休克根据发病过程可分为休克代偿期和休克失代偿期，也称休克早期和休克期。

1. 休克代偿期　患者可有精神紧张、兴奋或烦躁不安、皮肤苍白、四肢厥冷、心率加快、脉压减小、呼吸加快、尿量减少等。此时，若能积极处理，休克多可较快得到纠正。否则，病情继续发展，则进入休克失代偿期。

2. 休克失代偿期　患者可出现神情淡漠、反应迟钝，甚至意识模糊或昏迷，出冷汗、口唇及肢端发绀，脉搏细速、血压进行性下降；严重时，全身皮肤、黏膜明显发绀，四肢厥冷，脉搏摸不清，血压测不出，少尿甚至无尿。若皮肤、黏膜出现瘀斑或伴消化道出血，提示病情已发展至 DIC 阶段。若出现进行性呼吸困难、烦躁、发绀，给予吸氧不能改善呼吸状态，应考虑并发 ARDS。

【诊断要点】

休克的早期诊断十分重要，凡遇到严重损伤、大量出血、重度感染者，应想到有并发休克的可能。临床观察中，对于有出汗、兴奋、心率加快、脉压减小或尿量减少等表现者，应警惕休克的发生。若患者出现神志淡漠、反应迟钝、皮肤苍白、呼吸浅快、收缩压降至 90 mmHg 以下及尿少者，则说明患者已进入休克失代偿期。

【病情监测】

通过监测可了解患者病情变化和治疗反应，并为调整治疗方案提供客观依据。

1. 意识状态　是脑组织血液灌注和全身循环状况的反映。若患者神志清楚，对外界的刺激能正常反应，提示患者循环血量已基本足够。相反，若患者表情淡漠、不安、谵妄或嗜睡、昏迷，则提示脑组织血液循环不良。

2. 皮肤黏膜色泽和温度　是体表血液灌注情况的标志。若患者四肢温暖，皮肤干燥，轻压指甲或口唇时，局部暂时缺血呈苍白色，松压后色泽迅速转为正常，表明末梢循环已恢复，休克好转；反之则说明休克情况仍存在。

3. 脉搏　休克早期，脉率的变化多出现在血压变化之前，表现为脉率加快、血压正常。休克失代偿期，脉率加快，血压下降。休克好转时，脉率往往已恢复，但此时血压可以表现为正常或低于正常。

4. 血压　通常认为收缩压<90 mmHg、脉压<20 mmHg 是休克存在的表现，血压回升、脉压增大则是休克好转的征象。但是，血压并不是反映休克程度的唯一指标，还应兼顾其他参数进行综合分析。休克指数＝脉率(次/分)÷收缩压(mmHg)，正常为 0.5 左右，1.0～1.5 表示存在休克，>2.0 为重度休克。

5. 尿量　是反映肾血流灌注情况的重要指标，也能反映生命器官血流灌注情况。少尿通常是休克未完全纠正的表现。尿量<25 mL/h、比重增加，表明存在肾血管收缩和供血量不足；血压正常但尿量仍少且比重偏低时，提示有急性肾衰竭。当尿量维持在 30 mL/h 以上时，表明休克已好转。

6. 中心静脉压监测　中心静脉压(central venous pressure，CVP)代表右心房或者胸腔段腔静脉内压力的变化，可反映全身血容量与右心功能之间的关系。CVP 正常值为 5～10 cmH$_2$O。当 CVP<5 cmH$_2$O 时，提示血容量不足；高于 15 cmH$_2$O 时，提示心功能不全、静脉血管床过度收缩或肺循环阻力增高；若 CVP 超过 20 cmH$_2$O，则表示存在充血性心力衰竭。

7. 动脉血气分析 动脉血氧分压（PaO$_2$）正常值为 80～100 mmHg，动脉血二氧化碳分压（PaCO$_2$）正常值为 36～44 mmHg。休克时，因肺换气不足，体内二氧化碳聚积致 PaCO$_2$ 明显升高；相反，若患者原来并无肺部疾病，过度换气可致 PaCO$_2$ 较低；PaO$_2$ 低于 60 mmHg，吸入纯氧仍无改善，则可能是 ARDS 的先兆。监测 pH、碱剩余（BE）等的动态变化有助于了解休克时酸碱平衡的情况。

【治疗要点】

应针对引起休克的病因和休克不同发展阶段的病理生理变化给予相应处理，其中重点是恢复灌注和为组织提供足够的氧，目的是防止多器官功能障碍综合征发生。

1. 紧急处理 包括积极处理原发病，如创伤制动、大出血止血、保证呼吸道通畅等。患者应取头和躯干抬高 20°～30°、下肢抬高 15°～20°的体位，以增加回心血量。尽快建立静脉通路，以鼻导管或面罩吸氧，注意保温。

2. 积极处理原发病 针对大出血、感染等病因积极治疗，是休克抢救成功的关键。

3. 补充血容量 这是纠正休克引起的组织低灌注和缺氧的关键。目前，晶体液仍然是容量复苏时的第一线选择，大量液体复苏时可联合应用人工胶体液，必要时进行成分输血。应在连续监测动脉血压、尿量和 CVP 的基础上，结合患者皮肤温度、末梢循环、脉搏及毛细血管充盈时间等微循环情况判断补充血容量的效果。

4. 纠正酸碱平衡失调 目前对酸碱平衡的处理多主张宁酸毋碱。根本措施是改善组织灌注，并适时、适量地给予碱性药物。另外，使用碱性药物须首先保证呼吸功能完整，否则会导致二氧化碳潴留和继发呼吸性酸中毒。

5. 应用心血管活性药物 在容量复苏的同时应用血管活性药物可以迅速升高血压和改善循环，尤其是对于感染性休克患者。理想的血管活性药物既能迅速升高血压、改善心、脑血流灌注，又能改善肾、肠道等内脏器官的血流灌注。

6. 糖皮质激素 可用于感染性休克和其他较严重的休克。为了避免可能产生的副作用，一般主张应用限于早期、用量宜大，维持不宜超过 48 小时。

7. 治疗 DIC 对诊断明确的 DIC，可用肝素抗凝，有时还可使用抗纤溶药（如氨甲苯酸、氨基己酸），抗血小板黏附和聚集的阿司匹林、双嘧达莫和右旋糖酐-40（低分子右旋糖酐）。

目标检测

一、名词解释

休克

二、问答题

1. 根据病因，休克可分为哪五类？

2. 请比较休克代偿期和失代偿期患者的临床表现。

3. 如何判断患者已发生休克？

三、病案分析

患者，男，28 岁，因交通事故致多处创伤，血压 80/60 mmHg，脉搏 130 次/分，神志清楚，面色苍白，四肢湿冷，呼吸急促，口渴，少尿，上腹部明显压痛。

请问：该患者的治疗措施包括哪些？

四、选择题

1. 休克早期最主要的表现是（ ）。

    A. 面色苍白　B. 尿量减少　C. 脉压变小　D. 烦躁不安　E. 血压降低

2. 以下能反映血容量、心功能和血管张力的综合状况的是（ ）。

    A. 尿量　　B. 脉搏　　C. 血压　　D. 中心静脉压　　E. 神志

3. 休克期患者扩容疗法的首选液体是（ ）。

    A. 乳酸钠林格液　　　B. 碳酸氢钠等渗盐水　　　C. 等渗盐水

    D. 5% 葡萄糖等渗盐水　E. 右旋糖酐

4. 休克患者治疗的重要环节是（ ）。

    A. 补充血容量　　　　B. 纠正酸中毒　　　　C. 应用抗生素

    D. 应用血管活性药物　E. 应用激素

5. 不同休克共同的病理生理改变是（ ）。

    A. 毛细血管收缩　　　B. 微动脉收缩　　　　C. 微静脉收缩

    D. 微动脉扩张　　　　E. 有效循环血量不足

6. 下列不属于典型休克期表现的是（ ）。

    A. 烦躁不安　　　　　B. 脉搏细速　　　　　C. 呼吸困难

    D. 少尿或无尿　　　　E. 收缩压小于 80 mmHg

7. 休克患者在补足液体后血压偏低、中心静脉压正常，应给予（ ）。

    A. 强心药　B. 利尿药　C. 血管扩张药　D. 血管收缩药　E. 大量糖皮质激素

8. 休克患者血压和中心静脉压均低，提示（ ）。

    A. 血容量相对不足　　B. 心功能不全　　　　C. 血管过度收缩

    D. 血容量相对过多　　E. 血容量严重不足

（9～10 题基于以下病例）

患者，女，38 岁，因从高处意外跌落致脾破裂而就诊。查体：血压 60/30 mmHg，脉搏 120 次/分。烦躁不安，皮肤苍白，四肢湿冷。

9. 判断其休克属于（ ）。

    A. 低血容量性休克　　B. 心源性休克　　　　C. 感染性休克

    D. 过敏性休克　　　　E. 疼痛性休克

10. 除给予晶体液（如生理盐水或平衡盐溶液）外，最好还应及时输注（ ）。

    A. 血浆　　　　　　　B. 新鲜全血　　　　　C. 血浆代用品

    D. 白蛋白　　　　　　E. 5% 碳酸氢钠溶液

（选择题答案：1. C，2. D，3. B，4. A，5. E，6. A，7. A，8. E，9. A，10. B）

（许晓敏　庄志祥）

第四章 肿 瘤

学习目标

掌握：肿瘤的诊断、治疗和预防原则。

熟悉：肿瘤的临床表现及良、恶性肿瘤的主要鉴别点，肿瘤的治疗要点。

了解：肿瘤的概念、病因、分类与命名，肺癌、胃癌、肝癌、乳腺癌、女性生殖系统肿瘤的病因、临床表现及治疗原则，恶性肿瘤的转移方式。

第一节 概 述

肿瘤(tumor)又称新生物，是各种致病因素引起组织细胞异常分化和增生的结果，通常以形成肿块为主要临床特征。肿瘤是一种常见病、多发病，可发生于任何年龄和身体的任何部位。它生长力旺盛，往往保持持续增长的态势，特别是恶性肿瘤，具有向身体其他部位扩散的特性，治疗相当棘手，严重时甚至危及生命。

20 世纪以来，随着自然科学领域的蓬勃发展、基础理论的深入探索以及创新技术的不断融入，肿瘤学的研究有了长足的进步。尽管恶性肿瘤在我国已成为危害居民健康的首要杀手，但肿瘤学的进展已使超过 1/3 的恶性肿瘤患者获得了根治的希望。

【病因、分类及发病机制】

(一)病因

肿瘤的病因尚未完全清楚，它是多因素参与和多阶段发展的疾病，其病因及危险因素主要包括两个方面，即环境致癌危险因素和内在性因素。环境致癌因素包括化学因素、物理因素和生物因素，主要通过生产和生活方式接触。内在性因素主要是遗传、内分泌、免疫因素及身体素质。

1. 环境致癌危险因素

(1)化学因素：农药、硫芥、乙酯杂螨醇等烷化剂可导致肺癌以及造血器官肿瘤等，3,4-苯并芘等多环芳香烃类化合物可导致肺癌与皮肤癌，氨基偶氮类染料容易诱发膀胱癌、肝癌，亚硝胺类易引发食管癌、胃癌等消化系统肿瘤。

(2)物理因素：电离辐射、长期接触 X 线可引发白血病、皮肤癌等，过多照射紫外线可引起皮肤癌。

(3)生物因素：主要为病毒性感染，如 EB 病毒与鼻咽癌、伯基特淋巴瘤相关，单纯疱疹病毒、乳头瘤病毒反复感染与宫颈癌有关，乙型肝炎病毒与肝癌有关，幽门螺杆菌与胃癌相关。此外，寄生虫、真菌也是生物致癌因素，如血吸虫病者常患有大肠癌。

(4)生活方式危险因素：上述致癌性化学、物理和生物因素都是通过生活方式和生产活动侵入人体的。致癌因素侵入人体后，与基因组因素相互作用。近年来的大量肿瘤流行病学研究发现，多种生活方式与肿瘤发生风险相关，包括不良饮食习惯、吸烟、饮酒、肥胖、体力活动不足、慢性感染等。例如，主动和被动吸烟与多种肿瘤风险增高相关，包括肺癌、口腔癌、食管癌、膀胱癌等，烟雾中至少有50种以上化合物已被证明具有致癌性；饮酒与上呼吸道、上消化道肿瘤（如口腔癌、食管癌等）风险增加相关；肥胖和体力活动不足与多种肿瘤（如乳腺癌、结直肠癌、贲门癌、子宫内膜癌及前列腺癌等）风险增高相关。各种不良行为导致的慢性病毒性感染常常是肝癌或宫颈癌的危险因素。

2. 内在性因素

(1)遗传因素：癌症有遗传倾向性（即遗传易感性）。部分食管癌、肝癌、鼻咽癌、乳腺癌、胃癌等肿瘤患者通常有家族史。

(2)内分泌因素：如雌激素与乳腺癌、子宫内膜癌发生有关，生长激素可以刺激癌肿的发展。

(3)免疫因素：先天性免疫缺陷或长期使用免疫抑制剂的患者恶性肿瘤的发生率增加，如获得性自身免疫病容易患恶性肿瘤、器官移植后长期使用免疫抑制剂者肿瘤发生率较高。

环境致癌危险因素与内在因素可引起细胞遗传信息物质脱氧核糖核酸（DNA）的改变，使细胞异常分化和增生，失去正常的生长规律和功能，并可破坏器官结构。由于感染、损伤、变态反应等引起的细胞增生也可形成肿块，但本质上属于人体防卫性反应，细胞基本保持着固有的特性，病因消除后就不会继续增生。这是良、恶性肿块间的本质区别。

(二)分类与命名

根据肿瘤的形态特征及其对人体器官结构和功能的影响不同，肿瘤可分为良性肿瘤和恶性肿瘤两大类。

良性肿瘤一般称为"瘤"，其生长缓慢，病程长，不发生转移，对机体影响较小。恶性肿瘤来自上皮组织者称为"癌"，如胃癌、肺癌；来自间叶组织者称为"肉瘤"，如胃平滑肌肉瘤、骨肉瘤；胚胎性肿瘤常称母细胞瘤，如神经母细胞瘤、肾母细胞瘤等。某些恶性肿瘤也可称为"瘤"或"病"，如恶性淋巴瘤、精原细胞瘤、白血病、霍奇金病等。所有恶性肿瘤，习惯称为癌症或癌肿。恶性肿瘤生长较快，病程短，切除后易复发，常发生转移，对机体危害大。另外，少数肿瘤形态似良性，但常浸润性生长，切除后易复发，生物行为上显示为良、恶性之间，称为交界性或临界性肿瘤，如唾液腺混合瘤。

各种肿瘤可以在"瘤""癌"或"肉瘤"之前冠以部位（器官）或组织（细胞）的名称，如肺癌、胃癌、骨肉瘤等。恶性肿瘤按其细胞分化程度可分为高分化、中分化和低分化（或未分化）3类，高分化细胞接近正常分化程度，恶性程度低；未分化细胞核分裂较多，恶性程度高。因此，在肿瘤的诊断治疗时，不仅要确定肿瘤的部位，而且应尽量了解其组织学分类。

（三）恶性肿瘤的发生、发展

恶性肿瘤的发生包括癌前期病变、原位癌及浸润癌 3 个阶段。在致癌因素的长期作用下，经 10 年左右时间癌前期病变阶段恶变为原位癌，原位癌历时 3～5 年，在促癌因素作用下发展成为浸润癌，浸润癌病程一般为 1 年左右。癌前期病变主要表现为上皮明显增生伴不典型增生；原位癌一般指癌细胞仅限于上皮层，未突破基底膜的早期癌；浸润癌是指原位癌突破基底膜，向周围组织浸润、发展，破坏周围组织的正常结构。

根据肿瘤是否有转移、邻近器官受累情况和患者全身情况，可将癌（或肉瘤）分为早、中、晚 3 期。①早期：肿瘤小，局限于原发组织层，无转移，症状不明显，患者一般情况好。②中期：肿瘤较大，侵及所在器官的各层，有局部淋巴结转移而无远处转移。患者可有症状出现，而一般情况尚好。③晚期：肿瘤巨大，广泛侵犯所在器官并侵袭邻近器官组织，有局部或远处转移，症状重，患者一般情况差。

（四）良性肿瘤与恶性肿瘤的临床特点

1. 良性肿瘤　生长缓慢，呈膨胀性均匀生长，四周有包膜；与周围组织有明显界限；多为圆形或椭圆形，表面光滑、活动，对人体一般无大的影响，生长在重要器官（颅内、胸腔内）时也可威胁生命。

2. 恶性肿瘤　发展较快，呈浸润性生长，瘤细胞蔓延侵入周围组织的间隙、管道、空腔等处，并破坏邻近器官和（或）组织；一般无包膜，与周围组织分界不清；位置固定，不能推动，表面高低不平，质脆，肿瘤中央可缺血、坏死，表面溃烂或出血，瘤体表面可呈菜花样。

恶性肿瘤常见的转移方式有以下几种。①直接浸润：即肿瘤从原发部位直接侵入周围组织器官，如胃癌侵犯横结肠、直肠癌侵犯膀胱等。②淋巴转移：肿瘤细胞侵入淋巴管，向区域淋巴结转移，最后经胸导管或右淋巴导管进入静脉内，如胃窦部癌先转移至幽门上、下淋巴结，最后经左锁骨上淋巴结入锁骨下静脉。③血行转移：肿瘤细胞直接侵入静脉或间接经淋巴道再进入血液循环，常见转移部位为肺、肝、骨、脑等。④种植转移：胸、腹腔内器官原发部位肿瘤侵犯浆膜面，当肿瘤细胞脱落后，再黏附于其他处浆膜面上继续生长，形成种植性肿瘤结节，如胃癌侵犯浆膜后，癌细胞掉入盆腔，在膀胱（或子宫）直肠窝形成种植性转移癌。

（五）肿瘤的 TNM 分期法

国际抗癌联盟对各种常见肿瘤（如乳癌腺、胃癌等）进行统一分期，提出 TNM 分期法，T 是指原发肿瘤（tumor）、N 为淋巴结（node）、M 为远处转移（metastasis）。根据肿瘤大小和局限范围分为 T_1、T_2、T_3、T_4，原位癌为 Tis，未见原发肿瘤为 T_0；根据临床检查所发现淋巴结波及范围为 N_0、N_1、N_2、N_3，无法估计者为 N_x；无远处转移用 M_0 表示，有远处转移为 M_1。对肿瘤进行统一分期，便于设计治疗方案和评价疗效，判断预后。

【临床表现】

肿瘤因其细胞成分、发生部位和发展程度有所不同，可呈现多种多样的临床表现。

一般而言，早期肿瘤很少有症状，或症状多不明显；肿瘤发展至后期时，临床表现比较显著。

1. 局部表现

（1）肿块：为瘤细胞不断增殖所形成，常是位于体表或浅在肿瘤的最早表现，是诊断肿瘤的主要依据，也是患者就诊的主要原因。检查时，可在体表发现或在深部触及新生的肿物，也可发现器官（如肝、甲状腺）或淋巴结肿大。一般良性肿瘤增长较慢，边界清楚，表面光滑，与基底组织无愈合（可活动）。恶性肿瘤增长较快，表面凹凸不平，不易推移，边界不清楚。发生于体腔内深部器官的肿瘤一般较难发现，当肿瘤压迫、阻塞或破坏所在器官而出现症状时才被发现，如纵隔肿瘤压迫上腔静脉引起回流障碍时，可出现头、面、颈、上胸壁的肿胀，以及胸壁和颈部静脉怒张、呼吸急促、发绀等。

（2）疼痛：为恶性肿瘤发展后的常见症状和就医的主要原因。由于肿瘤生长引起所在器官的包膜或骨膜膨胀紧张，或造成空腔器官（如胃肠道、泌尿道）梗阻，或肿瘤晚期浸润胸膜、腹膜内脏神经丛等，使神经末梢或神经干受压迫或刺激，均可引起疼痛，开始时多为隐痛、钝痛，常以夜间明显，逐渐加重；后期变为疼痛难忍，昼夜不休。阵发性绞痛为肿瘤引起空腔器官梗阻所致，灼痛常为肿瘤并发感染的表现，放射痛可能为神经干受累。良性肿瘤一般无痛或较少出现疼痛，但肿瘤增大压迫邻近器官组织时也可出现压迫性疼痛症状，需与恶性肿瘤的疼痛加以区别。

（3）病理性分泌物：发生于口、鼻、鼻咽腔、消化道、呼吸道及泌尿生殖器官的肿瘤，一旦向腔内溃破或并发感染时，可有血性、黏液血性或腐臭的分泌物由腔道排出。此症状应引起高度重视，将分泌物进行细胞学检查有助于诊断，并可与常见的急、慢性炎症相鉴别。

（4）溃疡：为恶性肿瘤表面组织坏死所形成，可因肿瘤生长过快、血供不足而导致继发性坏死，也可由感染等原因而致溃烂。在体表或内窥镜观察下，恶性溃疡呈火山口状或菜花状，边缘可隆起外翻，基底凹凸不平，有较多坏死组织，质韧，易出血，血性分泌物有恶臭。

（5）出血：溃疡或肿瘤破裂可发生出血。体表肿瘤出血可直接发现，体内肿瘤少量出血表现为血痰、黏液血便或血性白带；消化道肿瘤、肺癌、肝癌破裂大量出血则可分别表现为呕血、咯血或便血等。肿瘤一旦出血，常反复不止。

（6）梗阻：良性肿瘤、恶性肿瘤都可能影响呼吸道、胃肠道、胆道或泌尿道的通畅性，引起呼吸困难、腹胀、呕吐、黄疸或尿潴留等，如左半结肠癌可导致肠梗阻、胰头癌可引起黄疸。

（7）转移：淋巴结转移可引起区域淋巴结肿大，晚期胃癌可发生肝脏转移，肺癌可引起癌性胸水，胃癌和肝癌可引起腹水，骨肿瘤可引起病理性骨折等。

2. 器官功能紊乱　如颅内肿瘤除可引起头痛外，还可引起视力障碍、面瘫、偏瘫及颅内高压表现；肝癌除有肝大或肝区疼痛外，还可引起食欲缺乏、腹胀等胃肠功能失调；胰岛素瘤的主要表现为低血糖综合征；嗜铬细胞瘤主要表现为高血压；甲状旁腺瘤可引起钙代谢紊乱，出现骨和肾脏病变。

3. 全身表现　良性肿瘤和早期恶性肿瘤患者多无明显全身症状，大多数恶性肿瘤发展到相当程度都有全身性改变。①乏力和（或）消瘦：肿瘤生长较快而消耗较多能量，饮食减少，消化吸收不良，疼痛或精神因素妨碍休息，均可引起乏力和（或）消瘦。②发热：肿瘤组织坏死后的分解产物被吸收，或并发感染，或因肿瘤代谢率增高所致，有些发热原因不明。③贫血：可能与肿瘤出血或引起造血功能障碍有关。④恶病质：为晚期肿瘤全身衰竭的表现。

【实验室及其他检查】

1. 实验室检查 诊断肿瘤的常用实验室检查包括常规检查、血清酶学检查和免疫学检查。

（1）常规检查：常规化验包括血、尿、粪便常规检查。其阳性结果对恶性肿瘤的诊断虽无特殊性意义，但常可提供诊断线索。比如，白血病患者外周血可出现大量幼稚细胞，泌尿系统恶性肿瘤可出现肉眼血尿，消化道恶性肿瘤可引起大便隐血试验持续阳性。

（2）血清酶学检查：对肿瘤有重要辅助诊断作用，肿瘤组织中某些酶活性增高可能与肿瘤细胞生长旺盛有关，有些酶活性降低可能与肿瘤细胞分化不良有关。比如，发生肝癌、骨肉瘤时，碱性磷酸酶可增高；前列腺癌时，酸性磷酸酶可增高。

（3）免疫学检查：由于癌细胞的新陈代谢与化学组成都和正常细胞不同，可以引起新的抗原物质出现。有些恶性肿瘤组织细胞的抗原组成与胎儿时期相似，如原发性肝癌患者血清中出现α胚胎抗原（甲胎蛋白，AFP）增高，AFP 的特异性免疫测定方法是肝癌最有诊断价值的指标；癌胚抗原（CEA）在结肠癌、胃癌、肺癌、乳腺癌中均可增高；胃液硫糖蛋白、胃癌相关抗原、α_2 糖蛋白也可作为胃癌的诊断参考；用放射免疫或荧光免疫技术检测，绒毛膜上皮癌和恶性葡萄胎患者血绒毛膜促性腺激素增高。

2. 影像学检查 X线透视与摄片、造影、CT、MRI、DSA、超声、放射性核素等检查可判断肿瘤的位置、形状、大小及性质等。

3. 内镜检查 可检查空腔脏器或位于某些体腔的肿瘤，常用于呼吸道、消化道、膀胱、肾、阴道、宫颈、腹腔和纵隔等；可直接观察空腔脏器、胸腔、腹腔有无肿瘤及肉眼改变，采取组织或细胞进行病理学检查。

4. 病理检查 为目前诊断肿瘤最可靠的方法，包括细胞学检查和活体组织检查。

（1）细胞学检查：用各种方法取得瘤细胞和组织颗粒，鉴定其性质。如用浓集法收集痰、胸水、腹水或冲洗液中的细胞，用拉网法收集食管和胃的脱落细胞，用印片法取得表浅的瘤体表面细胞，用穿刺法取得深在的瘤细胞，进行细胞学检查。

（2）活体组织检查：通过各种内窥镜活检钳取肿瘤组织，或施行手术切取，或用针穿刺吸取等方法，进行活体组织检查，是决定肿瘤诊断及病理类型准确性最高的方法，适用于一切用其他方法不能确定性质的肿块或已怀疑呈恶性变的良性肿瘤。该检查有一定的损伤，可能致使恶性肿瘤扩散，因此宜在术前短期内或手术中施行。

【治疗要点】

治疗肿瘤有手术、放射线、抗癌药物、免疫及中医药等多种方法。

良性肿瘤一般采用手术切除，其一般原则是：①良性肿瘤发生恶变倾向者，应尽早手术，连同部分正常组织整块切除。②良性肿瘤出现危及生命的并发症者，如巨大甲状腺肿瘤压迫气管引起呼吸困难时，应紧急行手术治疗。③良性肿瘤对劳动、生活及外观影响较大，或并发感染者，应择期手术治疗。④生长缓慢、无症状、不影响外观和劳动的良性肿瘤，可定期观察。

良性肿瘤切除时应连同包膜完整切除，并做病理检查。尤其是临界性肿瘤，必须彻底切除，否则极易复发或恶性变。部分肿瘤可用放射、冷冻、激光等治疗。

目前普遍认为恶性肿瘤以综合治疗效果最佳。治疗原则为：①癌肿早期或原位癌可用局部疗法清除瘤组织，绝大多数可行手术切除；有的可用放射线、电灼或冷冻等治疗。②肿瘤已有转移，但仅局限于近区淋巴结时，以手术切除为主，辅以放射线和抗癌药物治疗。③肿瘤已有广泛转移或有其他原因不能切除者，可行姑息性手术，综合应用抗癌药物及其他疗法，并进行全身支持治疗和对症处理。

1. **手术治疗** 为治疗恶性肿瘤最重要的手段，是早、中期恶性肿瘤的首选方法，某些早期肿瘤经手术切除可完全治愈、长期存活。常用的手术种类有：①根治性手术，将肿瘤所在器官的部分或全部连同周围正常组织和区域淋巴结一次性整块切除。②扩大根治术，指在原根治范围基础上适当切除附近器官及区域淋巴结。③对症手术或姑息手术，对较晚期的癌肿病变广泛或有远处转移而不能根治切除者，采取旷置或肿瘤部分切除的手术，以达到缓解症状的目的。对症手术可减轻痛苦、延长生命、提高生存质量，甚至可以争取到进一步综合治疗的机会。④其他，如激光手术、超声手术、冷冻手术等。

2. **放射治疗** 简称放疗，会引起细胞或其子代失去活力甚至破裂，从而达到治疗肿瘤的目的。常用的放射源有同位素（镭、钴-60、铯-137）、X线治疗机和粒子加速器（产生高能电子束、中子束等）。放射治疗分为外照射和内照射两类。首选放射治疗的肿瘤为鼻咽癌、早期喉癌、恶性淋巴瘤、尤文氏瘤、肺未分化癌、性腺肿瘤、多发性骨髓瘤等。乳腺癌、肺癌、食管癌、皮肤癌、宫颈癌等大多在术后或术前施行放射治疗。射线对正常组织细胞有损害作用，尤其辐射量大时容易损害造血系统和血管组织，引起白细胞减少、血小板减少、皮肤黏膜改变、胃肠反应等。

3. **抗癌化学药物疗法** 简称化疗。随着对肿瘤化学治疗研究的深入，其疗效已有了很大提高。临床对绒毛膜上皮癌、急性淋巴细胞白血病、睾丸精原细胞瘤等已可单用化学治疗治愈，还有一些恶性肿瘤可经化学治疗获得长期缓解。

化学治疗的药物给药途径一般是静脉滴注或注射、口服、肌内注射等全身用药方法；为了增加药物在肿瘤局部的浓度，有时可做肿瘤内注射、动脉内注入或局部灌注等。近年来用导向治疗及化学治疗泵持续灌注治疗等方法，既可保持肿瘤组织内有较高的药物浓度，又可减轻全身的不良反应。肿瘤分子靶向治疗更以惊人的发展速度和独特的治疗效果引起人们的关注，它与传统治疗方法的结合有望成为治疗肿瘤的有效手段，显著提高肿瘤治疗的效果。化学治疗药物对正常细胞也有一定的损害，用药后可能出现各种不良反应，常见的有白细胞及血小板减少、消化道反应、毛发脱落、免疫力低下等。

4. **其他治疗方法** 如免疫治疗、基因治疗、中医药治疗等。

【预防】

随着人类对恶性肿瘤认识的不断深化，人们逐渐意识到部分癌症是可以预防的；部分癌症如能及早诊断，则可能治愈；合理有效的姑息治疗可使晚期癌症患者的生存质量得到改善。WHO将肿瘤的预防分为一级预防、二级预防及三级预防。

1. 一级预防　以防止癌症的发生为目标，研究各种肿瘤病因和危险因素，针对化学、物理、生物等具体致癌、促癌因素和体内外致病条件，采取预防措施，并针对健康机体采取加强环境保护、适宜饮食、适宜锻炼，以增进身心健康。

2. 二级预防　以防止初发疾病的发展为目标，针对癌症症状采取"三早"（早发现、早诊断、早治疗）措施，阻止或减缓疾病的发展，使患者尽早恢复健康。提高防癌意识，警惕癌肿征兆与早期表现，如乳腺、皮肤、舌部或身体任何部位可触及的不消退肿块；疣或痣发生明显的变化；持续性消化不良；吞咽时胸骨后不适、食管内感觉异常、轻度哽噎感；耳鸣、听力减退、鼻塞，鼻出血，或伴头痛或颈部肿块；月经期外或经绝期后的阴道出血，特别是在性交后的阴道流血；持续性干咳，痰中带血丝，声音嘶哑；大便习惯改变，便秘与腹泻交替，大便带血；原因不明的血尿；久治不愈的创口、溃疡；不明原因的消瘦等。大力开展肿瘤普查工作，对提高早期肿瘤的发现率作用重大。

3. 三级预防　指癌症诊治后的康复措施，目的是提高患者生存质量及减轻痛苦、延长生命，包括坦然面对疾病、调整好心态及配合治疗。化学治疗、放射治疗患者应多饮水，进食高热量、高蛋白、含丰富维生素、易消化的食物。遵医嘱定期检查血常规、肝肾功能等。术后3年内每3个月随访1次，继之每6个月复查1次，5年后每年复查1次。

第二节　常见肿瘤

一、肺癌

肺癌（lung cancer）大多起源于支气管黏膜或腺体，也称支气管肺癌，早期以刺激性咳嗽、痰中带血等呼吸道症状多见，常有区域性淋巴结转移和血行播散。肺癌是当前世界各国常见的恶性肿瘤之一，在我国，肺癌是恶性肿瘤的首位死亡原因，发病年龄多在40岁以上，男女患病率之比为（3～5）：1，近年来，女性肺癌发病率也明显增高。

【病因及发病机制、分类】

1. 病因　肺癌的确切病因迄今尚未明确，但人们一致认为与下列因素有关。

（1）吸烟：80％～90％的肺癌与吸烟相关，被动吸烟会增加肺癌发生的危险，其中小细胞肺癌（small cell lung cancer，SCLC）约95％归因于吸烟。香烟中含有多种致癌物质，其中苯并芘为致癌的主要物质。

（2）职业致癌因子：已确认的致人类肺癌的职业因素有石棉、无机砷化合物、二氯甲醚、铬、镍、氡及氡子体、芥子体、氯乙烯、煤烟、焦油和石油中的多环芳烃等。

我国肺癌高发区云南个旧锡矿的病因与流行病学研究显示了职业暴露(氡及其子体)和环境因素(室内燃煤空气污染)对肺癌发生影响的重要性。氯甲基醚、多环芳香烃、铬、镍、有机砷等致癌物质暴露史也增加了发生肺癌的危险性。

(3)空气污染：包括室内小环境和室外大环境污染。如室内被动吸烟、燃料燃烧和烹调中产生的油烟也是致癌物，特别易引发女性肺癌。汽车废气、工业废气、公路沥青都有致癌物质，其中主要是苯并芘。

(4)电离辐射：大剂量中子、α射线、X射线等电离辐射可引起肺癌。

(5)饮食与营养：美国纽约和芝加哥开展的前瞻性人群观察结果说明，食物中天然维生素A、β胡萝卜素的摄入量与十多年后癌症的发生呈负相关，其中最突出的是肺癌。

(6)其他：肺结核、病毒感染、黄曲霉菌、机体免疫功能低下、内分泌失调及遗传等因素对肺癌的发生也起一定的作用。慢性肺部疾病、肺结核继发肺部瘢痕者发生肺癌的危险性增加。

2.分类

(1)按解剖学部位分类：①中央型肺癌，指发生在段支气管至主支气管的肺癌，约占3/4，较多见鳞状上皮细胞癌和小细胞肺癌。②周围型肺癌，指发生在段支气管以下的肺癌，约占1/4，多见腺癌。

(2)按肿瘤细胞形态特征分类：①鳞状细胞癌(鳞癌)，最常见，多为中央型肺癌，生长缓慢，预后较好。②小细胞肺癌，包括燕麦细胞型等类型，细胞小，含有神经内分泌颗粒，恶性程度高，生长快，较早出现淋巴和血行转移，预后较差。③腺癌，一般为周围型肺癌，生长较慢，血行转移较鳞癌早，最常见于不吸烟者和既往吸烟者。④大细胞癌。

3.转移途径　肺癌的转移途径包括直接扩散、淋巴转移、血行转移和种植转移，其中淋巴转移是常见的转移途径。

【临床表现】

肺癌的主要表现与肿瘤的发生部位、大小、类型、发展的阶段、有无并发症或转移有密切关系。早期肺癌往往无任何症状，大多在行胸部X线检查时发现。

(一)由原发肿瘤引起的症状

1.咳嗽　为常见的早期症状，可为刺激性干咳，或有少量黏液痰，肺泡癌可有大量黏液痰。当肿瘤引起远端支气管狭窄时，咳嗽加重，多为持续性，且呈高音调金属音，是一种特征性的阻塞性咳嗽。当有继发感染时，痰量增加，且呈黏液脓性。

2.痰血或咯血　多见于中央型肺癌。肿瘤向管腔内生长者，可有间歇或持续性痰中带血，如侵蚀大血管，可引起大咯血。

3.喘鸣　肿瘤引起支气管部分阻塞，出现局限性喘鸣。

4.胸闷、气急　肿瘤引起支气管狭窄或阻塞；或肿瘤转移到肺门淋巴结，肿大的淋巴结压迫主支气管或隆突；或转移至胸膜，产生大量胸腔积液；或转移至心包，发生心包积液；或有膈肌麻痹、上腔静脉阻塞以及肺部广泛受累，均可影响肺功能，发生胸闷、气促。

5. 消瘦　肿瘤发展到晚期，由于肿瘤毒素、感染及疼痛等导致食欲减退，可表现为消瘦或恶病质。

6. 发热　一般肿瘤可因坏死引起发热，多数发热的原因是由肿瘤引起的继发性肺炎所致。

(二)压迫侵犯邻近器官、组织或远处转移的表现

1. 胸痛　肿瘤侵犯胸膜、肋骨、椎体时，可引起胸痛、血性胸腔积液。

2. 呼吸困难　肿瘤压迫大气道，可出现吸气性呼吸困难。

3. 咽下困难　肿瘤侵犯或压迫食管，可引起咽下困难。

4. 声音嘶哑　肿瘤直接压迫或转移至纵隔淋巴结肿大后压迫喉返神经(多见左侧)，可发生声音嘶哑。

5. 上腔静脉压迫综合征　肿瘤侵犯纵隔，压迫上腔静脉时，上腔静脉回流受阻，产生头面部、颈部和上肢水肿以及前胸部淤血和静脉曲张，可引起头痛、头昏和眩晕。

6. 霍纳综合征　位于肺尖部的肿瘤称肺上沟癌(Pancoast癌)，可压迫颈部交感神经，引起病侧眼睑下垂、瞳孔缩小、眼球内陷，同侧额部与胸壁无汗或少汗，即霍纳(Horner)征。

7. 远处转移症状　肺癌转移到脑、骨骼、肝、淋巴结等可出现相应症状，以小细胞肺癌居多，其次为未分化大细胞肺癌、腺癌、鳞癌。

8. 非转移性全身症状　部分肿瘤可产生内分泌物质，出现非转移性肺外表现，或称之为副癌综合征，如骨关节病综合征(杵状指、骨关节痛、骨膜增生等)、男性乳房发育、库欣(Cushing)综合征、抗利尿激素分泌失调综合征、神经肌肉综合征及高钙血症等。

【实验室及其他检查】

1. 影像学检查　包括X线、CT、MRI、正电子发射体层摄影(PET)、核素扫描等检查，其中胸部X线检查是早期发现肺癌的最基本、最重要的方法，胸部CT在诊断肺结节和早期肺癌中起着越来越重要的作用。

2. 痰细胞学检查　是目前诊断肺癌简单方便的无创性诊断方法之一，连续3天取清晨深咳后的痰液进行痰细胞学涂片检查，可以获得细胞学诊断。60％～80％的中央型肺癌和15％～20％的外周型肺癌患者可以经多次痰细胞学检查获得阳性结果。

3. 支气管镜检查　适用于中心型肺癌，可直接观察肿瘤的大小、形态，并进行活检。

4. 其他　包括胸水脱落细胞学检查、胸壁穿刺活检、转移病灶活组织检查、胸腔镜检查、开胸肺活检及肿瘤标志物检查等。

【治疗要点】

非小细胞肺癌早期首选手术治疗，辅以放射治疗和化学治疗，Ⅰ～Ⅲa期首选以手术为主的综合治疗，Ⅲb期首选以放射治疗为主的综合治疗，Ⅳ期以化学治疗为主。小细胞肺癌以化学治疗为主，辅以手术和(或)放射治疗，微创外科和精确放射治疗技术的普及显著提高了其疗效。

其他治疗方法包括以下几个方面。①局部治疗：可采用经支气管动脉灌注加栓塞治疗，经纤维支气管镜（简称纤支镜）用电刀切割瘤体或行激光烧灼治疗。此外，经纤支镜引导腔内置入放射治疗做近距离内照射也可取得较好的治疗效果。②生物反应调节剂（BRM）：如干扰素、转移因子、左旋咪唑、集落刺激因子能增加机体对化学治疗、放射治疗的耐受性，提高疗效。③分子靶向治疗：指依据已知肿瘤发生中涉及的异常分子和基因，设计针对特定分子和基因靶点的药物，选择性杀伤肿瘤细胞的治疗方法。个体化靶向治疗使患者的治疗选择更加精确、更有目的性和针对性。在非小细胞肺癌治疗中有表皮生长因子（EGF）受体拮抗剂，如吉非替尼、厄罗替尼、西妥昔单抗等；抗血管生成药物，如贝伐单抗等。传统的化学治疗与分子靶向治疗、免疫治疗的有效结合，进一步改善了患者的长期生存率。④中医药治疗：中药可以减轻机体对放射治疗、化学治疗的反应，提高机体抗病能力，巩固疗效，促进机体功能恢复。

二、胃癌

胃癌（gastric carcinoma）系指源于胃黏膜上皮细胞的恶性肿瘤，主要是胃腺癌，是消化道最常见的恶性肿瘤，好发于胃窦、胃体小弯、贲门，发病年龄集中在 50 岁以上，男女发病率之比约为 2∶1。胃癌出现症状后如不进行治疗，90% 以上的患者会在 1 年内死亡。目前，胃癌的 5 年生存率低于 50%。

【病因及发病机制】

胃癌的发生与下列因素有关。

1. 地域环境及饮食因素　我国高纬度、寒冷潮湿地区（如西部）、东部沿海地区的胃癌发病率比南方明显增高。腌制、发霉、油炸熏制食品中含有亚硝酸盐、多环芳香烃化合物、真菌毒素等物质，多吃易于致癌。吸烟也与胃癌有密切关系。

2. 幽门螺杆菌（Hp）　为引发胃癌的重要因素之一。幽门螺杆菌能促进硝酸盐转化为亚硝酸盐及亚硝胺等易于致癌的物质；幽门螺杆菌感染引起胃黏膜慢性炎症，引发黏膜过度增殖、畸变致癌；幽门螺杆菌的毒性产物可能具有促癌作用。

3. 癌前病变　胃息肉、慢性萎缩性胃炎、胃部分切除后残胃等被认为是胃癌的癌前病变。

4. 遗传因素　双胞胎中，一人患胃癌，另一人患胃癌的概率较高。A 型血型的人，胃癌发病率比其他血型者高 20%。

【临床表现】

（一）症状

1. 早期胃癌　多无明显自觉症状，或仅有上腹不适、纳差等非特异性消化道症状。

2. 进展期胃癌　①上腹痛：为进展期胃癌最常见的症状，出现较早，初起时仅感上腹部不适或腹胀、沉重感或隐痛等，疼痛逐渐加重，尤其当治疗缓解后短期内又有发作者更要重视。疼痛持续加重且向腰背部放射是胃癌侵犯胰腺的症状。②恶心、呕吐：因肿瘤引起梗阻或胃功能紊乱所致。贲门癌可引起进食不顺利，甚至吞咽困难；胃窦部癌可引起幽门梗阻及呕吐，吐出腐臭或隔夜食物。③并发消化道出血：可出现头晕、心悸，解柏油样大便，呕吐咖啡色物，尤其是老年人有黑便时必须警惕胃癌的可能。④腹泻或便秘、下腹部不适、消瘦等。

(二)体征

(1)绝大多数胃癌患者无明显体征，部分有上腹部轻度压痛。

(2)位于幽门窦或胃体的进展期胃癌有时可扪及肿块，呈结节状，质硬，固定而不能推动。

(3)合并幽门梗阻者，上腹部可有胃型、振水音。小肠或系膜转移使肠腔缩窄者，可有肠梗阻体征。

(4)胃癌穿孔导致弥漫性腹膜炎时，可出现腹膜刺激征。

(5)发生肝、腹腔、淋巴结、腹膜、盆腔转移时，可触及肝大，有结节、梗阻性黄疸、左锁骨上淋巴结肿大、腹水，直肠指检于膀胱(子宫)直肠窝内可扪及结节。

(三)并发症

1. 出血　多呈呕血或黑粪，约5%可发生难治性大出血。

2. 幽门或贲门梗阻　可出现进食困难、呕吐、腹胀等症状。

3. 穿孔　较良性溃疡少见，多见于幽门前区的溃疡型癌。

【实验室及其他检查】

1. X线钡餐　利用气-钡双重造影可查出微小胃黏膜病变，检查发现不规则充盈缺损或龛影，但难以鉴别其良、恶性；如有黏膜皱襞破坏、消失或中断，邻近胃黏膜僵直，蠕动消失，则胃癌可能性大。

2. 常规检查　血常规示缺铁性贫血较常见，粪便隐血试验常呈持续阳性。

3. 胃镜检查　结合黏膜活检是目前对胃癌最有诊断价值和最常用的方法，具有检查安全、图像直观、诊断准确和及时、资料可靠、治疗方便等特点，可用于诊断食管、胃及十二指肠肿瘤。检查时，将胃镜身从患者口腔送入，经食管到达胃腔内观察胃内黏膜情况，可清楚地看到有无溃疡、出血，鉴别良、恶性溃疡，辨别是胃息肉还是胃癌等。还能取活组织进行病理检查，提高早期胃癌的检出率。该方法不仅可用于诊断，还可用于治疗，如用微波或激光止血，或对出血部位喷洒孟氏液或凝血酶止血。

4. 肿瘤相关抗原　如糖类抗原 72-4(CA72-4)、CA242、癌胚抗原(CEA)、CA19-9、CA125 等指标可增高。

5. 胃液分析　抽取胃液进行一般性状检查、化学检查和显微镜检查，对胃癌的诊断有一定的意义。

【治疗要点】

目前唯一有可能治愈胃癌的方法是胃癌根治性手术，但中、晚期胃癌应采取以手术为主的综合治疗。

1. 手术治疗　分为胃癌根治性手术(包括扩大的胃癌根治术)与姑息性手术。根据病情可行胃切除术，也可进行微创治疗，包括内镜黏膜切除术(EMR)、腹腔镜胃楔形切除术、腹腔镜下胃癌根治术以及腹腔镜下病灶姑息性切除术或短路手术。早期胃癌无淋巴结转移者，术后不做辅助治疗；有淋巴结转移者，需辅以化学治疗。进展期胃癌估计可切除者，直接手术，也可以考虑术前放射治疗和化学治疗，术后均应做辅助化学治疗或（和）放射治疗。

2. 内镜下治疗　早期胃癌可在内镜下行内镜黏膜切除术或剥离切除术。需对切除的癌变息肉进行病理检查，如癌变累及根部或表浅型癌肿侵袭到黏膜下层，需追加手术治疗。

3. 化学治疗　化学治疗是胃癌综合治疗的重要手段之一，可用于根治性手术术前、术中和术后。晚期胃癌适当化学治疗，也能减慢癌肿发展速度，改善症状。常用的化学治疗药物有氟尿嘧啶类、铂类、阿霉素、紫杉类等。

4. 放射治疗　未分化癌、低分化癌、管状腺癌、乳头状腺癌对放射治疗有一定敏感性。

5. 其他疗法　包括免疫治疗（卡介苗、白介素、干扰素等）、热疗和中医药治疗等。

【预防】

养成良好的饮食习惯，避免长期食用腌制、烟熏食物。胃息肉、慢性萎缩性胃炎、胃溃疡等患者以及胃大部分切除者，应定期复诊，排除癌变可能。幽门螺杆菌感染阳性者，应进行抗幽门螺杆菌治疗。胃癌手术后应定期随访，1年内每3个月复查1次，第2年每半年复查1次，以后每年复查1次。全胃切除的患者，应常规补充叶酸和维生素 B_{12}。

三、原发性肝癌

原发性肝癌（primary carcinoma of the liver）是指肝细胞或肝内胆管细胞发生的恶性肿瘤，在我国消化系统肿瘤中发病率仅次于胃癌和食管癌，居第三位，高发于东南沿海地区。

【病因及发病机制】

1. 病因　原发性肝癌的病因迄今尚未完全确定，可能是下列多种因素综合作用的结果。

（1）病毒性肝炎：在我国，肝癌患者中约90％有乙型肝炎病毒（HBV）感染的背景。HBV感染—慢性肝炎—肝硬化—肝癌是最主要的发病机制。丙型肝炎病毒（HCV）对人类的威胁较乙型肝炎更为严重，与肝癌的关系更密切，西方国家以HCV感染常见。

（2）肝硬化：原发性肝癌合并肝硬化者占50％～90％。在我国，原发性肝癌主要在病毒性肝炎后肝硬化的基础上发生；在欧美国家，肝癌常在酒精性肝硬化的基础上发生。

（3）黄曲霉毒素：对动物具有强烈的致癌作用，食物受黄曲霉素 B_1 污染严重的地区肝癌发病率较高。

（4）化学物质：如亚硝胺类、偶氮芥类等均是可疑的致癌物质。

（5）寄生虫感染：中华分支睾吸虫感染等亦与肝癌有关。

（6）其他：如遗传因素，肝癌有时出现家族聚集现象；常进食高脂餐及腌、熏食品，与肝癌的发生有一定的关系。

2. 转移

(1)肝内转移：易侵犯静脉及分支并形成癌栓，脱落后在肝内引起多发性转移灶。

(2)肝外转移：①血行转移，最常见转移至肺，其次为骨、脑等。②淋巴转移，转移至肝门淋巴结最多，其次为胰周、脾、主动脉旁及锁骨上淋巴结。③腹腔种植性转移，少见，从肝表面脱落的癌细胞可种植在腹膜、横膈、盆腔等处，引起血性腹水、胸水；女性可有卵巢转移。

【临床表现】

本病起病隐匿。早期原发性肝癌患者除血清甲胎蛋白阳性外，常缺乏典型症状和特有体征，此期称亚临床肝癌。有症状者，大多已进入晚期。

(一)症状

1. 肝区疼痛　为肝癌最常见的症状，半数以上患者有肝区疼痛，多呈持续性胀痛或钝痛。如病变侵犯膈，可致右肩牵涉痛；如肿瘤生长缓慢，可无或仅有轻微钝痛。肿瘤生长迅速使肝包膜张力增大，或肿瘤累及肝包膜，可有肝区疼痛，多位于右侧胁部或剑突下，初起多呈间歇性或持续性钝痛或刺痛。当肝表面的癌结节破裂，坏死的癌组织及血液流入腹腔时，可引起突发剧痛，从肝区开始迅速延至全腹，产生急腹症的表现。如出血量大，则引起昏厥和休克。

2. 消化道症状　常表现为胃纳减退、饭后上腹饱胀，甚至恶心、呕吐或腹泻。

3. 进行性消瘦、乏力　常出现于肝癌的中晚期，可能是肿瘤代谢产物引起机体生化代谢改变，加之食欲缺乏、进食减少所致，严重时可出现恶病质。

4. 发热　一般在 37.5～38 ℃，偶可达 39 ℃以上，呈不规则热型，多不伴寒战，午后发热较常见，也可见弛张型高热。发热可因肿瘤坏死或其代谢产物引起。

5. 其他症状　有肝炎、肝硬化病史或肿瘤浸润性生长较大致肝脏功能失代偿者，可有出血倾向，如牙龈出血、鼻出血及皮下瘀斑等；也可导致低蛋白血症，出现腹胀等。

(二)体征

肝大、上腹肿块为中晚期肝癌的特征性体征，晚期肝癌或有肝硬化，可同时有黄疸、腹水、脾大、下肢水肿及肝掌、蜘蛛痣、腹壁静脉曲张等。

1. 肝大　肝呈进行性增大，质地坚硬，表面凹凸不平，有大小不等的结节或巨块，边缘钝而不整齐，常有不同程度的压痛。若坏死液化或瘤内出血，则质地变软或有囊性感。

2. 腹水　为晚期肝癌的体征，由肝静脉或门静脉阻塞所引起的腹水增长迅速，腹部叩诊呈鼓音，满腹膨隆。肝癌结节破裂合并腹水者常为血性，并伴腹部压痛。若由癌侵犯腹膜引起的，为癌性腹水。

3. 黄疸　一般在中晚期出现，多由癌肿直接压迫或侵入胆管、胆总管等，也可由肝细胞的损害所引起。

(三)并发症

肝癌晚期常出现很多并发症，为原发性肝癌的致死原因。如上消化道出血、肝性脑病、肝肾衰竭、肝癌结节破裂出血、继发感染及癌性腹水等，常可危及生命。

【实验室及其他检查】

1. 甲胎蛋白（AFP） 广泛用于肝细胞癌的普查和诊断中，可判断疗效、预测复发。当放射免疫法测定持续血清 AFP≥400μg/L，并能排除妊娠、活动性肝病和生殖腺胚胎源性肿瘤时，可考虑诊断为肝癌。AFP 滴度升高者，应动态观察，并结合肝功能、其他血清酶及影像学检查综合分析。AFP 异质体检则可提高诊断肝癌的阳性率。

2. 血清酶测定及其他肿瘤标志物测定 γ-谷氨酰转移酶Ⅱ（GGTⅡ）在原发性和转移性肝癌的阳性率可达 90％，特异性达 97.1％；异常凝血酶原、a-L-岩藻糖苷酶（AFU）等的活性也升高。

3. 影像学检查 包括 B 型超声、CT、选择性腹腔动脉或肝动脉造影等检查，对肿瘤的分辨率依次提高。

（1）超声检查：已广泛用于肝癌高危人群的普查中，能显示肿瘤的部位、大小、形态以及肝静脉或门静脉内有无癌栓等，能发现直径 2.0 cm 以上的肿瘤，诊断符合率可达 90％左右。

（2）CT 检查：可检出直径 1.0 cm 左右的微小癌灶，对肝癌的诊断符合率可达 90％以上；CT 血管成像（CTA）可提高小肝癌的检出率；螺旋 CT 对直径 1.0 cm 以下肿瘤的检出率可达 80％以上。

（3）选择性腹腔动脉或肝动脉造影检查：为小肝癌做定位诊断的最好方法。对直径＜2.0 cm 的小肝癌，其阳性率可达 90％。

（4）磁共振成像检查：诊断价值与 CT 相仿，对良、恶性占位的鉴别优于 CT。

（5）其他：如放射性核素显影、腹部 X 线透视或平片检查等，也有助于诊断。

4. 细胞学检查 肝穿刺针吸细胞学检查是确诊肝癌的最可靠方法，采用在 B 型超声或 CT 引导下活检针穿刺吸取癌组织检查可获得病理诊断。必要时，可应用腔镜检查或剖腹探查。

【治疗要点】

原发性肝癌的治疗关键在于早期诊断、早期治疗，根据病情可采取综合疗法提高疗效。常见的治疗方法包括癌肿手术切除、经皮肝动脉栓塞化疗、肿瘤局部治疗、生物治疗、中医药治疗、心理治疗等。肝癌的局部治疗是近年来发展较快的领域，包括瘤内无水酒精注射、瘤内激光治疗、瘤内微波治疗、瘤内射频治疗、瘤内氩氦刀治疗、高功率聚焦超声治疗、γ 刀等精准放射治疗等。

1. 肝切除术 早期手术切除仍是原发性肝癌首选的、最有效的治疗方法。该疗法适用于全身情况良好、癌肿局限、无严重肝硬化及肝功能代偿良好者。常用的术式有肝叶切除、半肝切除、三叶切除、肝段或次肝段切除、局部切除等。对亚临床肝癌或小肝癌、肝功能储备好的大肝癌，都应力争根治性切除。对合并较严重肝硬化或因切除后剩余的肝组织少而无法耐受根治性切除者，宜通过一次或多次行经皮肝动脉栓塞，先使肿瘤缩小，争取二期切除。

2. 化学治疗 ①全身化学治疗：疗效远不如肝动脉灌注化学治疗，现已少用。

②肝动脉插管化学治疗栓塞术（TACE）：用于经手术探查癌肿已不能切除者或作为肿瘤姑息切除的后续治疗，经胃网膜右动脉或胃右动脉做肝动脉插管，经导管注入化学治疗药物氟尿嘧啶等。③肝动脉栓塞或化学治疗栓塞：经皮穿刺股动脉插管到肝固有动脉，或超选择插管至患侧肝动脉进行栓塞，常用的栓塞剂是碘化油和（或）剪成小片的吸收性明胶海绵，将其与化学治疗药物联合使用，即为化学治疗栓塞，常用的药物为氟尿嘧啶、丝裂霉素、顺铂、卡铂、表柔比星、阿霉素等。化学治疗是不能手术切除肝癌的主要治疗方法，为中晚期肝癌的首选标准治疗，3 年生存率可达 50%。TACE 不但用于晚期无法切除的患者，也用于术后或肝移植后的辅助治疗，或与射频消融等非手术疗法联合应用，其有效率大为提高，生存期得到延长。

3. 放射治疗　适用于一般情况和肝功能较好，不伴有肝硬化、黄疸和腹水，无脾功能亢进和食管静脉曲张，无远处转移，癌肿较局限而又不适于手术切除者。近年来，采用在 CT 或超声定位后用直线加速器或 ^{60}Co 做局部外放射，与化学治疗、免疫治疗等联合治疗，取得了良好效果。

4. 其他疗法　如生物治疗（主要是免疫治疗）、中医药治疗、止痛治疗、心理调节和对症治疗。

【预防】

积极防治乙型、丙型肝炎病毒感染。禁食被黄曲霉素污染的粮食。凡是中年以上，特别是有肝病史或有肝癌家族史者，若出现原因不明的肝区疼痛、消瘦、进行性肝大，应及时到医院进行血清 AFP 测定和 B 型超声等检查。肝癌患者应合理进食，全面摄取各种营养素，以利于肝组织修复和增强机体抵抗力；避免进食高脂肪、高热量和刺激性食物；戒烟、酒；注意饮食和饮水卫生；忌服对肝脏有损害的药物；适当选用补益中药，以提高免疫力，进而抑制癌细胞。

四、乳腺癌

乳腺癌（breast cancer）是女性最常见的恶性肿瘤之一。部分城市报告显示，乳腺癌发病率居女性恶性肿瘤之首位。

【病因及发病机制】

1. 病因　乳腺癌的发病原因尚不清楚，一般认为乳腺癌的高危因素有：①雌激素（如雌酮和雌二醇）、孕激素对乳腺癌发病有直接影响，发生率随年龄增大而增加。②月经初潮年龄早、绝经年龄晚、不孕或未哺乳者发病率较高。③遗传因素，一级亲属中有乳腺癌病史者，发病危险性是普通人群的 2～3 倍。④高脂肪、高营养饮食，肥胖。⑤乳腺小叶有上皮高度增生或不典型增生者。⑥放射线及辐射因素，外伤刺激，长期忧虑、烦恼、悲伤等精神因素也可使乳腺癌发生率增高。

2. 病理

（1）分类：根据 WHO 最新组织学分类，乳腺肿瘤分为上皮性肿瘤、肌上皮病变、间叶性肿瘤、纤维上皮性肿瘤、乳头部肿瘤、恶性淋巴瘤、转移性肿瘤和男性乳腺肿瘤，其中乳腺上皮性肿瘤还可进一步分为以下几个主要类别。

1)浸润性导管癌(非特殊性类型):①混合型癌。②多形性癌。③伴破骨巨细胞癌。④伴绒癌特征的癌。⑤伴黑色素细胞特征的癌。

2)浸润性小叶癌。

3)髓样癌。

4)小叶瘤变(小叶原位癌)。

5)导管内增生性病变:①导管原位癌。②普通型导管增生。③平坦型上皮非典型增生。④非典型性导管增生。

6)微小浸润癌。

7)导管内乳头状肿瘤。

8)良性上皮增生:①腺病。②腺瘤。

9)其他少见类型:①小管癌。②化生性癌。③大汗腺癌。④腺样囊性癌。⑤黏液癌。⑥腺泡细胞癌。⑦神经内分泌肿瘤。⑧浸润性乳头状癌。

(2)转移:具体如下。①局部扩散:癌细胞沿导管或筋膜间隙蔓延,可侵及乳管、乳房悬韧带、皮肤、胸大肌筋膜等。②淋巴转移:乳房外侧癌细胞沿胸大肌外侧淋巴管转移至同侧腋窝淋巴结,内侧癌可通过肋间淋巴管转移至胸骨旁淋巴结。③血行转移:主要转移部位是肺、骨和肝。

【临床表现】

1.乳房肿块 无痛性单发的乳房肿块是乳腺癌的早期表现,常为患者无意发现后前来就诊的主要原因。肿块质地硬,表面不光滑,与周围组织分界不清,不易推动,让患者双手叉腰挺胸,使胸肌收缩,可见两侧乳房明显不对称。

2.皮肤改变

(1)酒窝征:随着肿瘤的增大,乳房局部隆起。肿瘤累及乳房悬韧带,使之收缩,导致肿瘤表面皮肤凹陷,呈酒窝征。

(2)橘皮样改变:当皮下淋巴管被癌细胞堵塞时,可出现淋巴回流障碍,皮肤水肿,可以在毛囊处形成许多点状凹陷,呈橘皮状,称为橘皮样改变。

(3)皮肤浅表静脉曲张:肿瘤体积较大或生长较快时,可使其表面皮肤变得菲薄,其下浅表血管、静脉常出现曲张。

(4)皮肤发红:炎性乳腺癌皮肤可有红肿。

(5)破溃:晚期乳腺癌尚可直接侵犯皮肤引起溃疡,若合并细菌感染,可伴恶臭。

(6)皮肤卫星结节:癌浸润大片皮肤,可在主病灶的周围形成多数散在的硬质结节,称皮肤卫星结节。

3.乳头改变 ①当肿瘤侵及乳头或乳晕下区时,乳腺的纤维组织和导管系统可因此而缩短,牵拉乳头,使乳头扁平、凹陷、偏向或回缩。②乳头湿疹样乳腺癌有乳头瘙痒、烧灼感、粗糙、糜烂或溃疡。

4.乳房疼痛 乳腺癌通常无痛,伴有炎症时或炎性乳腺癌可以有胀痛或压痛,晚期肿瘤若侵及神经、腋淋巴结肿大压迫或侵犯臂丛神经时可有肩部胀痛。

5.乳头溢液 乳腺癌原发于大导管者或形态属导管内癌者,合并乳头溢液较多见,如导管内乳头状瘤恶变、乳头湿疹样癌等均可有乳头溢液。

6.转移表现　早期可出现同侧腋窝淋巴结转移，患侧腋窝淋巴结肿大、质硬，起初可推动，逐渐融合成团，甚至与皮肤、深部组织粘连而不易推动，同时可伴有水肿、疼痛等淋巴回流障碍，以及压迫血管、神经的症状。

7.特殊类型乳腺癌

（1）炎性乳腺癌：乳房局部皮肤红、肿、热、增厚、粗糙，似急性炎症，不久即可累及整个乳房，称为炎性乳腺癌。该类型乳腺癌发展迅速，预后差。

（2）乳头湿疹样癌：乳头、乳晕的皮肤变粗糙、糜烂，如湿疹样，伴有瘙痒、烧灼感，进而形成溃疡，有时覆盖黄褐色鳞屑样痂皮。该类型乳腺癌恶性度低，发展慢，预后好。

【实验室及其他检查】

1.红外线乳腺扫描检查　为早期发现乳腺癌的有效手段。

2.超声检查　B型超声可判断乳腺肿块的性质和位置。肿瘤边缘不光滑，无明显包膜，呈蟹足样浸润，内部多呈低回声区改变，腋下可探及淋巴结肿大。彩色多普勒血流成像（CDFI）可根据血流信号提示肿块的良、恶性。

3.乳房钼靶 X 线检查　乳腺癌呈密度增高阴影，边缘不光整，呈针状、蟹状改变，可用于乳腺癌的普查。

4.活组织病理检查　此为诊断乳腺癌的"金标准"。疑为癌肿时，应及早做肿块切除活检、切取活检和细针穿刺液活检。乳头溢液可行涂片细胞学检查，乳头糜烂部可行刮片或印片细胞学检查。

5.乳腺导管内镜检查　有助于早期发现伴乳头溢液的导管内癌，尤其对在钼靶 X 线检查中未见钙化灶的导管内癌，显示出独特的优越性。

6.MRI 检查　可确定乳腺癌的范围，明确是否存在多中心病灶。

7.雌激素和孕激素受体测定　乳房肿瘤切除后，测定肿瘤中的雌激素和孕激素受体水平，如果受体水平较高，说明该肿瘤对内分泌治疗（如三苯氧胺等）较敏感、有效。同时应进行 $CerbB-2$ 基因检测，结果为阴性者，显示其内分泌治疗有效，预后好；阳性者，说明内分泌治疗无效，预后差。

【治疗要点】

1.手术治疗　对病灶仍局限于局部及区域淋巴结转移的患者，手术治疗是首选。已有远处转移、全身情况差、主要脏器有严重疾病、年老体弱、不能耐受手术者，应禁行手术。

2.化疗　常作为手术后的辅助治疗，可降低术后复发率。

3.放疗　肿瘤局部治疗手段之一，对预防肿瘤局部复发及区域淋巴结转移效果较好。

4.内分泌治疗　对雌激素受体、黄体酮受体检测阳性的乳腺癌患者，应用雌激素拮抗剂有较好的抑癌作用，常用药物为三苯氧胺（他莫昔芬）。

研究资料表明，乳腺癌术后辅助化学治疗和内分泌治疗能提高生存率，降低复发率。术后放射治疗能降低局部复发率，但对生存率的影响仍不明确。近年来，乳腺癌综合治疗进展很快，治疗模式发生重要变化，因而提高了生存率，减少后期不良反应，改善患者生活质量。在综合治疗中必须以新的治疗方式取代旧模式，才能获得良好效果。

【预防】

(1)宣传普及乳房自我检查知识，争取早发现、早诊断、早治疗。每个月自查 1 次，停经前女性在月经结束后 4～7 日进行检查为宜。

(2)一旦确诊为乳腺癌，妊娠期女性应立即终止妊娠，哺乳期女性应停止哺乳，避免因激素作用活跃而加快病情发展。

(3)乳腺癌患者出院后应遵医嘱服用三苯氧胺，并坚持放射治疗、化学治疗，术后 5 年内避免妊娠，以避免乳腺癌复发。

五、女性生殖系统肿瘤

子宫肌瘤

子宫肌瘤(uterine myoma)又称子宫平滑肌瘤，是女性生殖器官中最常见的良性肿瘤。肌瘤主要由平滑肌纤维组成，其间也含少量纤维结缔组织。发病者年龄在 30～50 岁的占 70%～80%，20 岁以下者较少发生，多因无症状或肌瘤较小不易被发现。

【病因及发病机制】

本病确切的发病因素尚不清楚，但多数研究资料表明，子宫肌瘤的发生、发展与雌激素、孕激素有关。雌激素可促进子宫肌瘤增大；孕激素可刺激肌瘤细胞核分裂，促进肌瘤生长。

【临床表现】

子宫肌瘤多无明显症状，只有半数患者有自觉症状，典型的表现为月经量过多及经期延长、继发性贫血。其他症状可有白带增多及压迫症状，如尿频、尿急、排尿困难、下腹坠胀不适、便秘、腰酸背痛等。症状的出现与肌瘤生长的部位、大小、数目、生长速度及并发症有关，部分可出现急性下腹痛和发热。

妇科检查浆膜下肌瘤患者可扪及子宫表面有质硬的球状物，带蒂的浆膜下肌瘤与子宫间以细蒂相连，可活动。肌壁间肌瘤患者的子宫呈不规则或均匀性增大，质硬。黏膜下肌瘤患者的子宫多为均匀性增大，有时在子宫颈口或阴道内可见或触及脱出的瘤体，呈粉红色，表面光滑，质地坚硬；如有感染，瘤体表面有渗出液覆盖或溃疡形成，阴道分泌物有臭味。

【实验室及其他检查】

B 型超声、宫腔镜、腹腔镜、子宫输卵管碘化油造影等检查有助于明确诊断。

【治疗要点】

1. 非手术治疗

（1）随访观察：年轻或近绝经年龄的患者。患者肌瘤小，症状不明显或无症状，可每3～6个月检查1次，在观察过程中，如发现肌瘤明显增大或者症状明显加重，可考虑进一步治疗。

（2）药物治疗：适合于近绝经年龄、2个月妊娠子宫大小以内、症状较轻或全身情况不能胜任手术者，在排除子宫内膜癌的情况下，可给予药物治疗。①促性腺激素释放激素类似物：如丙瑞林、戈舍瑞林，适用于经量增多或周期缩短、肌瘤小、更年期患者。②抗孕激素制剂：如米非司酮，可与孕激素竞争受体，起到抗孕激素的作用。③雄激素：可对抗雌激素。

2. 手术治疗　适应证为月经过多导致继发贫血，药物治疗无效；严重腹痛、性交痛或有蒂肌瘤扭转引起的急性腹痛；体积较大，或引起膀胱、直肠压迫症状；能确定肌瘤是不孕或反复流产的唯一原因者；怀疑有肌瘤肉瘤变。手术治疗子宫肌瘤的方法有肌瘤切除术、全子宫切除术和子宫次全切除术，应根据患者年龄以及对生育的要求，症状轻重，肌瘤的大小、数量、生长部位、生长速度和有无并发症等综合考虑，选择适宜的手术方式。

宫颈癌

宫颈癌（cervical cancer）又称宫颈浸润癌，是最常见的女性生殖道恶性肿瘤。我国宫颈癌患者的发病有明显的地区差异，平均发病年龄是51岁，但主要好发于两个年龄段，以40～50岁为最多，60～70岁又一高峰出现，20岁以前少见。宫颈癌的癌前病变阶段长，近年来通过宫颈细胞学检查可使宫颈癌早期发现、及时治疗。宫颈癌的发病率及死亡率呈逐年下降趋势。

【病因及发病机制】

宫颈癌的病因尚无定论，普遍认为是多种因素作用的结果。其发病与早婚、早育、多产、宫颈糜烂、性交过频、包皮垢及性激素失调等因素有关，也与社会经济状况和精神刺激有关。近年来发现，高危型人乳头瘤病毒（HPV）感染是宫颈癌的主要危险因素，90%以上宫颈癌伴有HPV感染，尤其与HPV-16型和HPV-18型关系最为密切。单纯疱疹病毒Ⅱ型及人巨细胞病毒也可能与宫颈癌有一定关系。鳞状细胞浸润癌占宫颈癌的80%～85%，其次为腺癌和腺鳞癌。

【分期】

国际妇产科联盟（FIGO）对宫颈癌进行了临床分期。

0期：原位癌。

Ⅰ期：癌局限在子宫颈。

ⅠA期：显微镜下可见浸润癌，肉眼未见癌灶。

ⅠB期：肉眼可见浅表的浸润癌局限于宫颈。

Ⅱ期：肿瘤超越子宫，但未达骨盆壁或未达阴道下 1/3。

ⅡA期：无宫旁浸润。

ⅡB期：有宫旁浸润。

Ⅲ期：肿瘤扩展到骨盆壁和（或）累及阴道下 1/3，和（或）有肾盂积水或肾无功能（非肿瘤所致的肾盂积水或无功能者除外）。

ⅢA期：肿瘤累及阴道下 1/3，没有扩展到骨盆壁。

ⅢB期：肿瘤扩展到骨盆壁和（或）有肾盂积水或肾无功能。

Ⅳ期：肿瘤播散已超出真骨盆或浸润膀胱及直肠黏膜。

ⅣA期：肿瘤浸润膀胱黏膜或直肠黏膜和（或）已超出真骨盆。

ⅣB期：远处转移。

【临床表现】

不典型增生、原位癌、镜下早期浸润癌一般无症状，也无明显体征，多在普查中发现。ⅠB期及以后各期的最早症状有接触性出血和阴道排液。性交后出血或阴道检查后出血，称为接触性阴道出血，是宫颈癌较早的症状。年轻患者可表现为月经周期缩短、经期延长和经量增多等；老年患者可出现绝经后阴道流血。阴道排液量最初不多，呈白色或淡黄色，无臭味；随着癌组织破溃和继发感染，阴道可排出大量米汤样、脓性或脓血性液体，伴恶臭。宫颈癌晚期常伴有疼痛，可出现尿频、尿急、肛门坠胀、便秘、便血、下腹痛、坐骨神经痛及下肢肿痛等。癌肿压迫或侵犯输尿管时，可出现肾盂积水，甚至尿毒症。晚期可有贫血、发热、乏力、消瘦、恶病质等全身衰竭表现。

盆腔检查时，原位癌和早期浸润癌局部可无明显改变，仅见不同程度的糜烂，触之易出血。癌肿晚期宫颈上有赘生物或溃疡，宫颈管呈筒状，也可见宫颈肥大、质硬。妇科检查应注意阴道穹后部是否受累，宫旁有无增厚、变硬，癌肿侵犯范围。

【实验室及其他检查】

宫颈/阴道细胞学涂片检查是目前发现宫颈癌癌前病变（宫颈上皮内瘤变，CIN）和早期宫颈癌的主要手段。宫颈及宫颈管活组织病理检查是确诊宫颈癌及其癌前病变的最可靠方法。HPV 检测可用于宫颈癌的早诊、早治及病情检测，高危型 HPV（包括 16、18、26、31、33、35、45、51、52、55、56、58、59、66、67、68、82 型等）是宫颈癌的首要病因。

【防治要点】

本病的防治要点为预防宫颈癌的发生。下列人群每隔 2～3 年应做一次妇科防癌检查：18 岁以前性交、结婚者；性生活紊乱，性交频繁以及性病患者；多次生育者；有宫颈炎症和糜烂者；性交后阴道出血，绝经以后阴道有分泌物，尤其是血性分泌物者；45 岁以上，即使没有任何症状者，也应定期做常规检查。平时要做到：①避免对子宫颈的过度损伤。②注意卫生，保持会阴部清洁。③男子包皮过长应做环切，经常清洗包皮垢，保持阴部清洁。④做子宫切除者，术前均应做子宫刮片检查。⑤积极治疗慢性炎症，处理癌前病变。⑥按要求接种宫颈癌疫苗。

一般的宫颈癌恶性程度高，70％的患者在确诊时已属晚期。宫颈癌治疗的方式包括外科手术切除、中医药治疗、放射治疗及化学治疗等。对Ⅱ、Ⅲ、Ⅳ期的患者，均不宜行手术治疗，因手术后也容易转移或复发。

子宫内膜癌

子宫内膜癌（endometrial carcinoma）又称子宫体癌，是发生于子宫内膜的一组上皮性恶性肿瘤，绝大多数为腺癌，发病率在女性生殖道恶性肿瘤中仅次于宫颈癌，居第二位。随着我国女性老龄化和生活改善，该病的发生率呈上升趋势，多发生于绝经后女性，平均发病年龄为 60 岁左右。

【病因及发病机制】

子宫内膜癌的病因尚不清楚，可能与下列因素有关：①子宫内膜长期受雌激素刺激而无黄体酮对抗。②体质因素，子宫内膜癌患者常伴有肥胖、高血压、糖尿病及其他心血管疾病，上述因素被认为是子宫内膜癌的高危因素。③与子宫内膜增生性病变有关。④遗传因素，约 20％子宫内膜癌患者有一定的家族史。⑤其他因素，如长期应用乳腺癌辅助治疗药物的他莫昔芬，子宫内膜癌发生率会增高。

【临床表现】

1. 症状与体征　子宫内膜癌患者的主要症状为绝经后出现少量不规则阴道流血；绝经前的患者可有经量增多、经期延长及不规则阴道流血，水样、浆液性或血性阴道排液；晚期病灶坏死感染时，有恶臭脓血性排液；癌肿扩散压迫神经时，可出现腰骶部及下肢疼痛；晚期患者还可有贫血、发热、消瘦、恶病质等全身衰竭表现。

2. 妇科检查　早期无明显异常，晚期子宫增大、变软。伴有宫腔积脓时，子宫明显增大，极软，有压痛。绝经后子宫不萎缩，可在子宫旁触及转移性结节或肿块。

3. 转移病灶　晚期患者可于腹股沟处触及肿大变硬或融合成块的淋巴结，或有肺、肝等处转移体征。

【实验室及其他检查】

1. 分段诊刮　是确诊子宫内膜癌最常用、最可靠的方法。应先刮宫颈管，再刮取子宫内膜，分瓶标记，送病理检查。

2. 细胞学检查　为筛选子宫内膜癌的方法。用特制的宫腔吸管放入宫腔，吸取分泌物来寻找癌细胞，阳性率达 90％。

3. B 型超声检查　可协助诊断。

4. 宫腔镜检查　可直接观察病灶的部位、大小和形态，并可对可疑病变部位取活组织送病理检查。

5. 其他检查　有条件时，可选用 MRI、CT、CA125、淋巴造影等检查，有助于诊断。

【治疗要点】

1. 手术治疗　是治疗子宫内膜癌的主要方法。

2．手术加放射治疗　对Ⅱ期癌，不适合行广泛性子宫切除者，可先行腔内或体外照射，放射治疗结束 4～6 周内行子宫及双附件切除术。

3．化学治疗　疗效不肯定，主要用于晚期不能手术或治疗后复发以及有高危因素患者的辅助治疗，常用的药物有顺铂、环磷酰胺、氟尿嘧啶、阿霉素等。

卵巢肿瘤

卵巢肿瘤占女性生殖器肿瘤的 1/3，其中 10％为恶性。由于卵巢肿瘤迄今尚缺少完善的早期诊断方法，因此就诊时一半以上的卵巢恶性肿瘤已属晚期，疗效不佳，5 年生存率仅为 25％～30％。目前，卵巢上皮癌死亡率高居妇科恶性肿瘤首位，成为威胁女性健康的最大疾患。

【病因及发病机制】

卵巢上皮癌最常见于 50～70 岁的女性，其病因可能与肿瘤家族史、高胆固醇饮食、未婚、未育、乳腺癌、子宫内膜癌等有关。

【临床表现】

1．临床特征　早期肿瘤较小，患者常无症状，一般为患者无意中摸到下腹部包块而就诊或妇科检查时偶然发现，通常无明显腹痛，当出现并发症如蒂扭转、破裂时，可出现下腹部疼痛。除功能性卵巢肿瘤外，一般不影响月经，偶因卵巢组织被破坏而出现月经失调或闭经。肿瘤压迫膀胱可引起尿频，压迫直肠可引起便秘，压迫膈肌可出现呼吸困难、心悸。随着肿瘤的增大和出现腹水，患者自觉腹围增大、腹胀，晚期可出现乏力、消瘦、贫血等表现。

腹部检查触诊时，应注意肿物的大小、质地、活动度、有无压痛及表面情况等。肿瘤增大时，可见下腹部隆起，并可触及肿物，叩诊肿瘤部位为浊音，无移动性浊音。妇科检查时，宫旁可触及包块。良性肿瘤多为单侧，表面光滑，呈囊性，可活动。恶性肿瘤多为双侧，表面不规则，呈实性或囊实性，活动差。早期恶性肿瘤与良性肿瘤易于混淆：卵巢良性肿瘤早期无症状，易被忽视，常在妇科检查时发现，随着肿瘤长大，可扪及腹部包块或出现压迫症状；而恶性肿瘤常伴有腹水、压迫症状及恶病质等。

2．并发症

(1)蒂扭转：多发生于中等大小、瘤蒂长、重心偏于一侧的肿瘤，常见于成熟畸胎瘤，是常见的妇科急腹症之一。

(2)破裂：因囊内压增高、坏死或外伤引起，有自发性破裂和外伤破裂两种。

(3)感染：较少见，患者有腹痛、发热、腹部有压痛及肌紧张，白细胞计数明显增高。应先控制感染后，再行肿瘤切除术。

(4)良性肿瘤发生恶变：早期多无症状，如肿块迅速长大或出现大量腹水，应高度怀疑有恶变发生。

【实验室及其他检查】

1．B 型超声检查　可明确肿瘤的大小、位置、形态、内部结构等。

2. 细胞学检查　腹腔或后穹隆穿刺以及手术中取腹水或腹腔冲洗液行细胞学检查可协助卵巢恶性肿瘤的诊断、鉴别诊断和分期。

3. 腹腔镜检查　可直视盆、腹腔脏器，明确有无肿瘤及肿瘤的具体情况，并做临床分期。必要时，可取活组织进行病理检查。

4. 肿瘤标志物测定　测 CA125、甲胎蛋白(AFP)、绒毛膜促性腺激素(HCG)、乳酸脱氢酶(LDH)等对恶性卵巢肿瘤的诊断有帮助。

【治疗要点】

卵巢良性肿瘤的治疗以手术为主，恶性肿瘤还应辅以化学治疗或放射治疗。

目标检测

一、名词解释

1. 肿瘤　2. 原位癌　3. 交界性肿瘤　4. 亚临床肝癌　5. 酒窝征　6. 橘皮样变
7. 炎性乳腺癌　8. 子宫肌瘤　9. 子宫内膜癌

二、填空题

1. 根据形态特征及对人体结构和功能的影响，可将肿瘤分为_____、_____两大类。恶性肿瘤的发生包括_____、_____、_____3 个阶段，常见的转移途径有_____、_____、_____、_____。

2. 体表或浅在肿瘤最早出现的症状是_____。诊断肿瘤最可靠的方法包括_____和_____。

3. 肿瘤的二级预防强调"三早"，指的是_____、_____、_____。

4. 进展期胃癌最常见的症状是_____和_____。胃癌首选的治疗方法是_____。

5. 原发性肝癌患者最常见的症状是_____，最常见的体征是_____，主要的并发症有_____、_____、____和继发感染，肝外转移的途径包括_____、_____和_____，肝外转移最常见的部位是_____。

6. 子宫肌瘤的发生可能与_____有关。子宫肌瘤最常见的症状是_____。

7. 子宫内膜癌最常见的病理类型是_____；_____是诊断最常用、最有价值的方法；首选的治疗方法是_____。

8. 卵巢恶性肿瘤的治疗原则是_____。

9. _____是最常见的妇科恶性肿瘤。

10. 宫颈癌的发生、发展与_____感染密切相关；宫颈癌的主要病理类型是_____；宫颈癌的早期症状多表现为_____；筛查宫颈癌的主要方法是_____，确诊宫颈癌的主要方法是_____。

三、简答题

1. 肿瘤三级预防的内容是什么？

2. 肺癌的临床表现有哪些？

3. 血清 AFP 检查对肝癌诊断和疗效判断有什么意义？

4. 乳腺癌患者如何做到早发现、早诊断、早治疗？

5. 女性生殖系统的良性、恶性肿瘤常见的有哪几种?

6. 宫颈癌与子宫内膜癌各有何临床特点? 如何诊断及治疗?

四、选择题

1. 以下不属于良性肿瘤特点的是(　　)。
   A. 生长缓慢　　　　　　B. 不威胁生命
   C. 少数可恶变　　　　　D. 多呈膨胀性生长，不发生转移
   E. 有包膜，与周围组织分界明显

2. 来源于上皮组织的恶性肿瘤称(　　)。
   A. 瘤　　B. 母细胞瘤　　C. 肉瘤　　D. 癌　　E. 淋巴瘤

3. 肿瘤确诊的依据是(　　)。
   A. 病史　　B. 肿块　　C. 病理检查　　D. 肿瘤标志物检查　　E. 影像学检查

4. 对肿瘤的治疗,首选(　　)。
   A. 药物治疗　　　　　　B. 手术治疗　　　　　　　　C. 放射治疗
   D. 内分泌治疗　　　　　E. 中医药治疗

5. 恶性肿瘤 TNM 分期法中,N 表示(　　)。
   A. 原发性肿瘤　　B. 淋巴结　　C. 肿瘤大小　　D. 质地　　E. 远处转移

6. 患者出现带金属音的刺激性咳嗽,应考虑患有(　　)
   A. 支气管肺癌　　B. 胸膜炎　　C. 肺炎　　D. 肺气肿　　E. 支气管扩张

7. 患者,男,60 岁,吸烟史 30 年,近 2 个月咳嗽伴痰中带血。1 周前发热,咳大量脓痰,X 线胸片示右下肺阴影伴空洞,有液平面。重点考虑患有(　　)
   A. 肺结核　　　　　　　B. 支气管扩张　　　　　　C. 肺脓肿
   D. 支气管肺癌　　　　　E. 细菌性肺炎

8. 原发性支气管肺癌中恶性程度最高的类型是(　　)
   A. 鳞状细胞癌　　　　　B. 大细胞未分化癌　　　　C. 小细胞未分化癌
   D. 腺癌　　　　　　　　E. 肺泡细胞癌

9. 患者,男,46 岁,有胃溃疡病史 11 年。上腹部疼痛、食欲减退 1 个月,明显消瘦 1 周。支持胃癌诊断的粪便检查表现为(　　)
   A. 稀水样便　　　　　　B. 黏液脓血便　　　　　　C. 白陶土样便
   D. 胆红素试验阳性　　　E. 大便隐血试验持续阳性

10. 患者,男,63 岁,间断上腹部疼痛、不适,伴恶心、呕吐 3 年,上腹部疼痛加重,伴消瘦 1 个月,诊断为早期胃癌。首选的治疗方法为(　　)。
    A. 手术治疗　　　　　　B. 化学治疗　　　　　　　C. 对症治疗
    D. 中西医结合　　　　　E. 免疫抑制剂

(11~12 题基于以下病例)

患者,男,48 岁,有胃溃疡病史 10 年。近 2 个月,上腹痛加重,应用抗酸药物无明显缓解,体重下降 5 kg,大便潜血试验连续 3 次阳性。

11. 该患者最可能发生了(　　)。
    A. 胃溃疡复发　　　　　B. 胃溃疡穿孔　　　　　　C. 胃癌
    D. 慢性胃炎　　　　　　E. 复合溃疡

12. 对于该患者的确诊，最好的检查方法是（　　　）。

　　A. 腹部 B 型超声　　　　B. 钡剂灌肠　　　　　　　C. 粪便培养

　　D. 纤维胃镜　　　　　　E. 纤维结肠镜

13. 原发性肝癌最主要的病因为（　　　）。

　　A. 肝硬化　　　　　　　B. 黄曲霉素　　　　　　　C. 病毒性肝炎

　　D. 水污染　　　　　　　E. 亚硝胺类致癌物

14. 患者，男，56 岁，有乙肝病史 15 年，平素体健。单位体检时疑患肝癌，确诊首选的检查是（　　　）。

　　A. CT 检查　　　　　　　B. 甲胎蛋白测定　　　　　C. B 型超声检查

　　D. 肝穿刺组织活检　　　E. 磁共振成像

15. 肝癌最有效的治疗方法是（　　　）。

　　A. 肝叶切除术　　　　　B. 肝介入术　　　　　　　C. 化学治疗

　　D. 放射治疗　　　　　　E. 生物治疗

16. 乳腺癌的好发部位为（　　　）。

　　A. 外上象限　　　　　　B. 内上象限　　　　　　　C. 外下象限

　　D. 内下象限　　　　　　E. 乳头、乳晕周围

17. 乳腺癌患者局部出现橘皮样变是由于（　　　）。

　　A. 肿瘤侵犯乳房悬韧带　　　B. 肿瘤堵塞皮下淋巴管

　　C. 肿瘤侵犯乳管　　　　　　D. 肿瘤压迫血管

　　E. 肿瘤合并感染

18. 乳腺癌早期临床表现为（　　　）。

　　A. 无痛性肿块　　　　　B. 局部皮肤充血水肿　　　C. 局部皮肤橘皮样变

　　D. 乳头内陷　　　　　　E. 局部皮肤凹陷

19. 乳腺癌患者最易出现转移的淋巴结是（　　　）。

　　A. 同侧腋窝淋巴结　　　B. 同侧锁骨上淋巴结　　　C. 同侧锁骨下淋巴结

　　D. 胸骨旁淋巴结　　　　E. 纵隔淋巴结

20. 子宫肌瘤好发于（　　　）。

　　A. 20 岁左右女性　　　　B. 中年女性　　　　　　　C. 30～50 岁女性

　　D. 50 岁以上女性　　　　E. 各年龄段

21. 目前认为，宫颈癌的主要危险因素是（　　　）。

　　A. HPV　　　B. 单纯疱疹病毒　　　C. 人巨细胞病毒　　　D. HIV　　　E. 雌激素

22. 宫颈癌的早期症状是（　　　）。

　　A. 接触性出血　　　　　　　　B. 不规则阴道出血

　　C. 阴道排出米汤样液体或脓液　　D. 疼痛

　　E. 大小便异常

23. 患者，女，42 岁，宫颈轻度糜烂，宫颈刮片细胞学检查疑为子宫颈癌。确诊最可靠的检查是（　　　）。

　　A. 腹腔镜检查　　　　　　　　B. 阴道镜检查

　　C. 再次行宫颈刮片细胞学检查　　D. 子宫颈活体组织检查

E. 阴道侧壁涂片

24. 关于子宫内膜癌，下列说法正确的是（　　　）。

　　A. 主要症状是绝经后出现少量不规则阴道流血

　　B. 以 40~50 岁女性居多

　　C. 宫颈冲洗液查癌细胞是最有效的诊断方法

　　D. 晚期用大剂量雌激素治疗有效

　　E. 化学治疗是子宫内膜癌最主要的治疗方法

25. 患者，女，45 岁，左下腹包块半年，最近包块增长迅速，伴有腹胀、便秘等症状，盆腔 B 型超声提示左附件区囊实性肿物伴大量腹水。应最先考虑的诊断是（　　　）。

　　A. 浆膜下子宫肌瘤　　　B. 卵巢恶性肿瘤　　　　　C. 盆腔结核

　　D. 肝硬化　　　　　　　E. 盆腔炎症

26. 患者，女，40 岁，因盆腔肿物并腹水行剖腹探查术，术中冷冻切片报告为卵巢浆液性癌。该患者应检查的肿瘤标志物是（　　　）。

　　A. CA15-3　　B. CA19-9　　C. CA125　　D. AFP　　E. CEA

（选择题答案：1. C，2. D，3. C，4. B，5. B，6. A，7. D，8. C，9. E，10. A，11. C，12. D，13. C，14. B，15. A，16. A，17. B，18. A，19. A，20. C，21. A，22. A，23. D，24. A，25. B，26. C）

（张　颖　蔡小红）

第五章 创 伤

⚙️ 学习目标

掌握：创伤、开放性创伤、多系统器官衰竭的概念。

熟悉：创伤患者的临床表现及治疗要点。

了解：创伤的病因、分类。

第一节 创伤概论

狭义的创伤（trauma）是指机械性致伤因素作用于机体，造成机体组织结构连续性、完整性破坏和（或）功能障碍。广义的创伤也称损伤（injury），是指因机体遭受外界致伤因素作用而造成的组织、器官破坏和（或）生理功能障碍。创伤按致伤原因分为四类：机械性损伤（如锐器切割、钝器打击、挤压等所致）、物理性损伤（如高温、冷冻、电流、放射线等所致）、化学性损伤（如强酸、强碱、毒气等所致）、生物性损伤（如毒蛇、犬、昆虫等咬、抓、螫伤）。

一、分类及发病机制

1. 创伤的分类

（1）按致伤因素分类：分为烧伤、冻伤、挤压伤、刃器伤、火器伤、冲击伤、爆震伤、毒剂伤、核放射伤以及多种因素所致的复合伤等。

（2）按受伤部位分类：一般分为颅脑伤、颌面部伤、颈部伤、胸（背）部伤、腹（腰）部伤、骨盆伤、脊柱脊髓伤和四肢伤等。诊治时，需进一步明确受伤的程度，如软组织损伤、骨折、脱位或内脏破裂等。

（3）按致伤原因和有无伤口分类：①开放性创伤，指皮肤或黏膜的完整性受到破坏，组织器官与外界相通，创面有不同程度的细菌沾染，包括擦伤、撕脱伤、刺伤、切伤、砍伤和火器伤。②闭合性创伤，指创伤后其皮肤或黏膜保持完整者，包括挫伤、挤压伤、扭伤和爆震伤。

（4）按损伤程度分类：分为重度伤、中度伤、轻度伤。

创伤评分系统是评估创伤患者伤情严重程度、指导治疗和预测预后的重要工具。以下是常见的创伤评分系统包括修订创伤评分、损伤严重程度评分、格拉斯哥昏迷评分（Glasgow coma score，GCS）、CRAMS评分（一种用于创伤患者现场快速分诊的评估工具，通过循环、呼吸、腹部、活动及语言5项指标量化伤情严重程度）。临床意义：院前阶段，通过修订创伤评分、CRAMS评分快速分诊，指导转运；院内阶段，通过损伤严重程度评分、GCS 制订治疗方案，预测并发症。

2. 发病机制　机体受伤后，会发生一系列病理生理反应，主要是炎症反应、细胞增生和组织修复，包括局部反应和全身性反应两个方面。①局部反应：组织受伤后，局部有出血、血凝块、失活的细胞，周围未损伤的部分可发生炎症，多种炎症介质（如缓激肽、补体碎片、血管活性胺、前列腺素等）参与急性炎症改变。炎症有利于创伤修复，但反应强烈或广泛时不利于创伤愈合。②全身性反应：指创伤刺激、失血、失液、精神紧张等引起神经内分泌系统、重要器官的功能改变及代谢变化，是机体对各种刺激因素的防御、代偿和应激反应，为维持自身稳定所必需。

二、临床表现

1. 局部表现

(1)疼痛：程度与创伤部位、范围、轻重、炎症反应强弱有关。伤处活动时疼痛加剧，制动后减轻，一般 2～3 日后疼痛缓解，持续或加重表示可能并发感染。

(2)肿胀：系伤处组织出血、炎性物质渗出所致。部位浅表者可出现皮下瘀斑或血肿，伴有触痛或波动感。创伤性炎症所致肿胀多在 2～3 周后消退。

(3)功能障碍：局部疼痛常使患者运动受限。组织结构破坏直接造成肢体不能正常运动，如骨折、脱位。局部炎症也可引起功能障碍，如咽喉创伤后水肿易造成窒息。

(4)伤口或创面开放性创伤：伤口形状、大小、深度不一，有出血或血块，还可能有异物存留。

2. 全身表现

(1)发热：一般在 38 ℃左右，多为损伤区渗出液、血肿及其他组织分解产物吸收所引起，又称吸收热。

(2)脉搏、血压、呼吸的改变：创伤严重者，心率、脉搏增快，大出血及休克时血压降低、脉搏细弱。若为较重创伤，常使呼吸加快。

3. 常见并发症

(1)感染：化脓性感染占创伤并发症的首位。开放性创伤一般都有污染，如果污染严重，处理不及时或不当，加之免疫功能降低，很容易发生感染。闭合性创伤也可并发各种感染，如创伤所致误吸、气道分泌物潴留可继发肺部感染；肠道屏障功能被破坏，肠道细菌进入体循环，可引起全身感染。

(2)休克：为重度创伤患者死亡的主要原因。早期常为失血性休克，主要是重要脏器损伤、大出血、神经系统遭受强烈刺激等因素使有效循环血量减少、微循环障碍所致，多属于低血容量性休克。晚期由于发生感染，可导致脓毒症，甚至引起感染性休克。

(3)应激性溃疡：溃疡可为多发性，可深至浆膜层，也可发生大出血或穿孔。

(4)多系统器官衰竭：重度创伤并发休克、感染后，可继发 2 个或 2 个以上重要器官的功能衰竭。

三、实验室及其他检查

1. 实验室检查　血常规、尿常规和血细胞比容可提示血液浓缩、感染和泌尿系统损伤等；血气分析和血电解质检查可判定有无呼吸功能障碍、电解质紊乱和酸碱平衡失调；肝、肾功能检查可了解肝、肾损害情况。

2. 穿刺检查和导管术 胸、腹腔穿刺可观察体腔内有无气体或出血等，以判断内脏器官的损伤情况；留置导尿可辅助尿道和膀胱损伤的诊断；腹腔内留置导管可动态观察腹腔内出血或渗液情况。

3. 影像学检查 为骨折，胸、腹部创伤及有无异物存留的常用检查方法。超声检查可发现胸、腹腔的积液和胸、腹部的实质性脏器损伤，选择性血管造影可帮助确定血管损伤或某些隐蔽的器官损伤，CT可辅助诊断颅脑损伤和某些腹部实质性器官、腹膜后损伤，MRI有助于诊断颅脑、脊柱和脊髓等损伤。

四、治疗要点

创伤病情一般都比较危重，其处理是否及时和正确直接关系到伤员的生命安全和受伤部位的功能恢复，因此必须重视创伤的处理，特别是早期急救处理。创伤处理的基本原则是早期诊断，早期治疗，彻底清创，控制感染，防治并发症。

1. 急救处理 急救的目的是挽救生命，在处理复杂伤情时，优先解除危及生命的情况，然后再进行后续处理。

(1)解除窒息和呼吸功能障碍：立即开放气道，清除呼吸道分泌物；心搏、呼吸骤停者，应争分夺秒进行心肺复苏；开放性气胸者，用厚敷料封闭伤口；张力性气胸者，用大号针头穿刺排气减压，辅以吸氧，必要时行气管穿刺或切开等。

(2)有效止血：外出血采用加压包扎、填塞压迫止血、止血带止血等。止血带使用时间不宜过长，连续使用不宜超过1小时，必要时放松1~2分钟，总共不应超过4小时。

(3)包扎伤口、保护脱出的内脏：开放性创伤组织长时间暴露可能增加细菌沾染和继发感染的机会。对脱出的内脏，应进行保护性包扎，以免组织干燥或脏器受压。

(4)妥善固定：正确有效的固定可避免二次损伤，减轻疼痛，防止搬动时伤处扭曲。尤其对怀疑为颈椎、胸椎、腰椎损伤者，更要谨慎固定和牵引，以免加重脊髓损伤。

2. 一般处理 包括体位和局部制动，以及软组织损伤、营养支持和感染的防治等。

(1)体位和局部制动：较重创伤患者取半卧位，有利于呼吸和促进伤处静脉回流，抬高患肢可减轻肿胀。伤处适当制动，以缓解疼痛，利于修复。

(2)软组织损伤：小范围的软组织挫伤，伤后早期可局部冷敷，以减少组织渗血量，24小时后可湿热敷和理疗，以利于渗血吸收消退。血肿形成者，先加压包扎，48小时后在无菌操作下穿刺抽血，再加压包扎。

(3)营养支持：应重视创伤患者的营养供给，改善负氮平衡，增强免疫力，以利于创伤修复。可口服高蛋白、高热量、高维生素饮食。若不能经口进食者，应选用肠内或肠外途径行营养支持。

(4)感染的防治：无论是开放性创伤还是闭合性创伤，都必须重视感染的防治。伤口感染较轻、引流充分者不必用抗生素，感染较重或全身性感染时必须使用抗生素，同时做细菌培养和抗生素敏感试验，给予足量、有效的抗生素；开放性损伤应常规注射破伤风抗毒素。

3.伤口的处理　创伤伤口分为清洁伤口、沾染伤口及感染伤口3类。

(1)清洁伤口：指未被细菌污染的伤口，一般是指无菌手术切口。直接缝合后可一期愈合。

(2)沾染伤口：指伤口被细菌沾染6～8小时内，尚未发展成感染。应尽早行清创术，使其接近清洁伤口，直接缝合或延期缝合，争取一期愈合。如伤口沾染严重或细菌毒力较强，4～6小时即可发展成感染，应按感染伤口处理。

(3)感染伤口：伤口明显红肿，甚至化脓。可通过引流、换药，促使肉芽组织形成，逐渐达到二期愈合。

五、预防

(1)注意劳动保护，遵守交通规则，避免意外伤害的发生。

(2)在居民中普及现场急救的基本技术，对出血、骨折等患者，应先止血、固定，再搬运。

(3)在不妨碍组织修复的前提下，应鼓励患者积极进行身体各部位的功能锻炼，防止因制动引起关节僵硬、肌肉萎缩等并发症。

(4)向患者讲解创伤的发病机制、伤口修复的影响因素、各项治疗措施的必要性，鼓励其加强营养，以积极的心态配合治疗，促进康复。

第二节　常见腹部内脏损伤

一、腹部损伤概述

腹部损伤(abdominal injury)在平时和战时较常见，是指机械性致伤因素作用于腹部所造成的腹壁和(或)腹腔内脏器组织结构连续性、完整性的破坏和功能障碍。在平时，其发病率占各种损伤的0.4%～1.8%。

腹部损伤是否累及内脏、累及何种内脏、什么程度等情况在很大程度上取决于致伤因素的强度、速度、受力部位和作用方向等外在因素，还受到受力部位脏器解剖特点、固有病理情况和功能状态等内在因素的影响。例如，肝、脾等实质性脏器，组织结构脆弱、位置比较固定，受到机械打击时容易导致破裂，肝硬化、脾肿大等原有病理情况者更甚；上腹部受挤压时，胃窦部、十二指肠水平部或胰腺可被挤压到脊柱上而损伤或破裂；生理性或病理性固定部分的肠道(上段空肠、末段回肠、粘连的肠管等)比活动部分更易破裂；充盈的空腔脏器(如饱餐后的胃、未排空的膀胱等)比排空者更易受损。

由于致伤因素及伤情的不同，腹部损伤后的临床表现可有很大差异，单纯腹壁损伤的症状和体征较轻，表现为受伤部位疼痛不适，局部腹壁肿胀(或伴瘀斑)、压痛。腹内脏器如为挫伤，可有腹部胀痛或无明显临床不适表现。严重者可出现腹腔内出血和(或)腹膜炎等病理表现。

肝、脾、胰、肾等实质性器官或腹腔大血管损伤主要表现为腹腔内(或腹膜后)出血，呈持续性腹痛，一般并不剧烈，腹膜刺激征也不明显。但肝破裂若伴有较大肝内胆管断裂，胆汁流出沾染刺激腹膜，或胰腺损伤伴有胰管断裂，胰液溢入刺激腹膜，则可出现剧烈的腹痛和明显的腹膜刺激征。一般来说，体征最明显处即是损伤所在部位。移动性浊音虽然是内出血的有力证据，但其出现时已提示出血量较大，非早期体征，对早期诊断帮助不大。肾脏损伤时，可出现血尿。

胃肠道、胆道、膀胱等空腔脏器破裂的主要临床表现是腹膜炎。伤者有时可有气腹征，但最为突出的是有腹膜刺激征，其程度因不同空腔器官内容物而异，胃液、胆汁、胰液最强，肠液次之，血液最轻，严重时可发生感染性休克。空腔脏器破裂也可有出血，出血量一般不大，除非合并邻近大血管损伤。

二、脾破裂

脾脏是腹部最容易受损的器官。脾破裂(splenic rupture)的发生率在腹部各种损伤中占 40%～50%，而当脾脏有慢性病理改变时(如血吸虫病、门脉高压、淋巴瘤等)更易破裂。

根据病因不同，脾破裂可分为外伤性脾破裂和自发性脾破裂。病理上，脾破裂可分为中央型破裂(破裂在脾脏实质深部)、被膜下破裂(破裂在脾脏实质周边，但被膜完整)和真性破裂(破损累及脾脏被膜与实质)；前两种因被膜完整，出血量受到限制，仅局部形成血肿而可无明显内出血征象，故不易被发现，甚至最终被吸收而好转。但当血肿(特别是被膜下血肿)在微弱外力的作用下突然由被膜下破裂转为真性破裂时，导致诊治中(特别是保守治疗 10～14 天时)措手不及的局面，称为迟发性脾破裂。

(一)诊断

1. 外伤史　左下胸部及左季肋区外伤疼痛，特别是有左侧下位肋骨骨折时。

2. 症状、体征　出血量少者，仅有左上腹轻度疼痛或不适，不易诊断。随着时间推移，出血量增加，可能出现休克早期的表现，继而发生休克。出血量大并迅速者，会很快出现低血容量性休克，如撕裂脾蒂者甚至未及送医抢救就已经死亡。除休克的表现外，可出现血液对腹膜的刺激而产生轻微的腹膜刺激征，有时会因血液刺激左侧膈肌而导致左侧肩部的牵涉痛。

3. 实验室及器械检查　①血常规检查：发现红细胞、血红蛋白、红细胞压积进行性降低。②腹腔穿刺：腹腔抽到不凝血有诊断意义。③B 型超声检查与 CT 检查：可观察脾脏形态、包膜的完整度及破损程度，有无血肿，腹腔有无积血、积液等。其中，B 型超声检查有无创的优点，便携式床边 B 型超声更是有安全、简便、可重复动态观察的优势。

(二)治疗

脾脏是最大的免疫器官，随着人们对脾脏功能认识的深入，在坚持"抢救生命第一，保留脾脏第二"的原则下，尽量保留脾脏的原则已被大多数腹部外科医生所认识和接受。脾脏切除术后的患者，尤其是婴幼儿，对感染的免疫力减弱，可发生以肺炎链球菌为主要致病菌的脾切除后凶险性感染，其致死率高，因此应尽可能保留脾脏或脾组织。

1. 保守治疗　对于中央型破裂、被膜下破裂及部分真性破裂者(血流动力学指标稳定),可在严密监控下保守治疗。措施:绝对卧床休息;吸氧、心电监护;禁食、禁饮;静脉输液、输血;应用止血剂;预防性使用抗生素;密切观察生命体征,腹部症状、体征;有生命体征不稳、大出血征象,或发现有其他脏器损伤者,及时行手术治疗。

2. 手术治疗　不符合非手术治疗条件的患者,应紧急行手术治疗,以防延误病情。探明伤情后,能保留脾脏者,采用生物胶黏合止血、电凝止血、单纯缝合修补、脾破裂捆扎止血、脾动脉结扎及部分脾段切除等方法行保脾手术。高龄、多发伤及脾脏破裂严重者,如脾中心部碎裂、脾门撕裂或有大量失活组织,需迅速施行全脾切除术。延迟性脾破裂一般发生在伤后2周,也有迟至数月以后的,此种情况下应切除脾脏。

三、肝破裂

肝破裂(liver rupture)的发生率在腹部各种损伤中占20%~30%。无论是在致伤因素、病理类型还是在临床表现方面,肝破裂都和脾破裂极为相似;但肝破裂后可能有胆管破裂致胆汁溢入腹腔,故腹痛和腹膜刺激征常较脾破裂伤者更为明显,也更容易继发细菌感染。中央型肝破裂则更易发展为继发性肝脓肿。肝破裂后,血液可通过肝内胆管、胆总管而进入十二指肠,从而出现黑便或呕血,诊断中应予以注意。

(一)诊断

肝破裂的诊断要点基本同脾破裂,但受伤时一般为右下胸部及右季肋区受力,特别是右侧下位肋骨损伤时要注意肝破裂的存在。

(二)治疗

1. 保守治疗　适用于轻度肝实质裂伤、血流动力学指标稳定或经补充血容量后迅速维持稳定的患者。措施:绝对卧床休息;吸氧、心电监护;禁食、禁饮;静脉输液、输血;应用止血剂;使用抗生素;密切观察生命体征,腹部症状、体征;有生命体征不稳、大出血征象,或发现有其他脏器损伤者,及时行手术治疗。

2. 手术治疗　血流动力学指标经补充血容量后仍不稳定或需大量输血、输液才能维持者,说明有持续活动性出血,应尽早行手术治疗。手术治疗的基本目的是确切止血、彻底清创、消除胆汁溢漏和通畅引流,具体措施如下。①查明伤情,控制出血:可用纱布、棉垫压迫创面,同时行肝门阻断(用手指或橡皮管阻断肝十二指肠韧带控制出血,15~20分钟放开一次)控制出血,以利于探查和处理。②在探明伤情后,决定术式:如肝单纯缝合、肝动脉结扎术、肝部分切除术、纱布块填塞法、肝静脉修补术(肝损伤累及肝静脉主干或肝后段下腔静脉破裂时选择)。③引流:手术结束后,在创面及肝周留置多孔双套管行负压引流。

四、胃和十二指肠损伤

腹部闭合性损伤时,胃很少单独受累,只在饱餐胃膨胀时发生;胃镜检查及吞入锐性异物也可引起,但很少见。损伤若未波及胃壁全层,可无明显症状;若全层破裂,则立即出现剧烈腹痛及腹膜刺激征,可有气腹症表现,即肝浊音界消失、膈下有游离气体。单纯胃后壁破裂时症状、体征不典型,故诊断不易。

处理空腹的胃损伤，因腹腔污染轻，可采取保守治疗：如胃肠减压、禁食、禁饮、应用抗生素、全量补液、密切观察腹部情况等。损伤较重者，应立即行手术治疗，手术探查必须包括切开胃结肠韧带探查胃后壁，特别是穿透伤，以免遗漏。损伤裂口边缘整齐者，止血后单纯缝合；损伤边缘挫伤并广泛者，可行胃部分切除术。

十二指肠的大部分位于腹膜后，损伤的机会相对较少，其损伤较多见于十二指肠降部和水平部。虽然十二指肠损伤的发生率低，但因诊断和处理存在不少困难，死亡率和并发症发生率都相当高。伤后早期死亡原因主要是严重合并伤，如腹部大血管和胰腺损伤；后期死亡原因则多因诊断不及时或处理不当引起十二指肠漏，导致感染、出血和衰竭。

十二指肠损伤裂口发生在腹腔内部，破裂后有胰液、胆汁等消化液流入腹腔而早期引起腹膜炎。即使临床诊断不易明确，但因症状明显，不至于耽误手术时机。十二指肠腹膜后部分破裂的早期症状、体征多不明显，常贻误诊断和治疗，值得重视。下述情况可提供线索：①右上腹或腰部持续性疼痛且进行性加重，可有睾丸牵涉痛。②右上腹及右腰部有明显的固定压痛。③腹部体征相对轻微，但全身情况不断恶化。④有血性呕吐物。⑤血清淀粉酶升高。⑥腹部平片见腰大肌轮廓模糊。⑦胃管内注入水溶性造影剂可见外溢。⑧CT 显示腹膜后及右肾前间隙有气泡。⑨直肠指检有时可在骶骨前扪及捻发感。

治疗的关键是全身抗休克和给予及时得当的手术处理。手术探查时，如发现十二指肠附近腹膜后组织被胆汁染黄、有血肿或在横结肠系膜根部有捻发感，应高度怀疑十二指肠腹膜后破裂，此时应做科克尔切口，切开十二指肠外侧后腹膜或横结肠系膜根部后腹膜，以便探查十二指肠胸部和水平部。

五、小肠破裂

小肠占据着中、下腹的大部分空间，位于腹前壁下方，相对表浅，故受伤的机会比较多。小肠破裂后由于小肠消化液的流出可在早期即产生明显的腹膜炎，因此诊断一般并不困难。一部分患者的小肠破裂口不大，或裂口被食物残渣、纤维蛋白素甚至突出的黏膜所堵塞，可能无弥漫性腹膜炎的表现，但局部有压痛，CT 可见局部肠管肿胀、模糊等。另外，其与胃破裂不同，只有少数患者有气腹，所以如无气腹表现并不能否定小肠穿孔的诊断。

小肠破裂的诊断一旦确定，应立即进行手术治疗。由于小肠血运丰富，因此无论是修补术还是切除吻合术，其手术成功率高，发生肠瘘者少。手术方式以简单修补为主，采用间断横向缝合，以防修补后肠腔狭窄。部分小肠切除吻合术在有以下情况时采用：①裂口边缘部肠壁组织挫伤严重者。②小段肠管中有多处破裂者。③肠管裂口大，大部分或完全断裂者。④肠管严重挫伤，存在血运障碍者。⑤肠系膜损伤影响肠段血运者。

目标检测

一、名词解释

1. 创伤 2. 多系统器官衰竭 3. 一期愈合

二、简答题

1. 创伤患者常见的并发症有哪些？严重创伤患者死亡的主要原因是什么？

2. 如果你遇到一例车祸引起的严重创伤患者，该如何进行现场急救？

3. 脾破裂的治疗原则及方法有哪些？

三、选择题

1. 下列不会影响伤口愈合的是(　　)。

A. 伤口内有异物或坏死物质　　　B. 使用糖皮质激素　　C. 伤口包扎过紧

D. 早期彻底清创　　　　　　　　E. 低蛋白血症

2. 沾染伤口是指(　　)。

A. 未被细菌污染的伤口　　　　　B. 有细菌沾染，但尚未发展成感染

C. 伤口局部红肿并有分泌物　　　D. 手术切口

E. 化脓的伤口

3. 止血带连续使用的时间不宜超过(　　)。

A. 30分钟　　B. 1小时　　C. 2小时　　D. 3小时　　E. 4小时

4. 下列伤情中，(　　)应优先处理。

A. 单根肋骨骨折　　　　　　B. 下肢开放性骨折　　　　C. 张力性气胸

D. 包膜下脾破裂　　　　　　E. 脑震荡

(选择题答案：1. D，2. B，3. A，4. C)

(刘玉林)

第六章　输　血

学习目标

掌握：输血的适应证、常见并发症及其处理。

了解：输血的作用，自体输血、成分输血、血液代用品的输血方法。

输血(blood transfusion)作为一种替代性治疗措施，可以补充血容量及血液有关成分，改善循环及携氧能力，增进机体免疫力和凝血功能，在临床外科极为常用。临床输血有可能出现相关的并发症，故掌握输血的适应证、合理选用有关血液制品或代用品、预防输血可能出现的并发症，对保证临床治疗的成功、患者的安全有着重要的意义。

第一节　输血的一般事项

一、输血的适应证

1. **大量失血**　目的主要是补充血容量，用于因手术、严重创伤、大量失血或其他各种原因所致的低血容量性休克。补充的血制品或代用品种类及多少应根据失血速度、失血量及患者的临床表现确定。一般来说，失血量低于血液总量的10%(500 mL)者，因机体可通过自身组织间液向血循环的转移而代偿，可不需要扩容；失血量10%～20%(500～1000 mL)者，考虑输普通晶体、胶体液扩容；失血量超过血液总量的20%(1000 mL)者，应及时输血，补充血容量的不足。

2. **贫血或低蛋白血症**　常因红细胞生产减少、慢性失血、红细胞破坏增加或烧伤、恶性肿瘤、白蛋白合成不足所致。可结合检验结果，在对因治疗的基础上输注浓缩红细胞纠正贫血，输注血浆或人血白蛋白治疗低蛋白血症。

3. **重症感染**　全身性严重感染(如脓毒症)、粒细胞缺乏症继发难治性感染(如恶性肿瘤放射、化学治疗后严重骨髓抑制)，当抗生素治疗效果不佳时，可考虑输入浓缩粒细胞。

4. **凝血异常**　根据检查结果，针对引起凝血异常的原因补充相关的血液成分有助于改善凝血功能，能预防、治疗出血，如血友病患者输抗血友病因子、纤维蛋白原缺乏症者补充冷沉淀制剂、血小板减少症者输血小板等。

二、输血的注意事项

输血前必须仔细核对患者和供血者的姓名、血型和交叉配血报告单，并检查血袋有无渗漏、破损，血液有无浑浊、颜色有无异常，以及核对是否在有效保存期内。输血时注意，除生理盐水外，不向血液内加入任何其他药物和溶液，只能用生理盐水冲洗输血管道，以免产生溶血或凝血。控制输血速度，一般成人为 5～10 mL/(kg·h)，婴幼儿、老年人及心功能障碍者为 1 mL/(kg·h)。严密观察患者情况，发现问题应及时处理。输血完毕后，仍需要观察患者，以便及早发现可能的延迟性溶血性输血反应。输血后，血袋应保留 24 小时备查。

第二节　血液成分制品与血液代用品

一、血液成分制品

血液成分制品是指血液用物理的、机械的方法分离、制备的浓度较高的单一血液成分。常用的血液成分制品有血细胞成分、血浆成分和血浆蛋白成分三大类。

1. 血细胞成分　包括红细胞制品、白细胞制品和血小板制品。

(1)红细胞制品：临床输血中使用量最多的血液成分制品。不同的加工可制得不同的制品，主要包括悬浮红细胞、浓缩红细胞、洗涤红细胞、冰冻红细胞、滤白细胞红细胞、辐照红细胞。规格：200 mL 全血制备的红细胞为 1 U。

(2)白细胞制品：主要有浓缩白细胞、单采粒细胞。因白细胞抗原性强、输注后并发症多，故现已较少应用。

(3)血小板制品：临床常用的血液成分之一，可通过血细胞分离机机器单采制备与手工分离制备。血小板制品可用于血小板功能障碍的患者，如再生障碍性贫血和各种血小板低下的患者。

2. 血浆成分　全血分离出血细胞后的部分为血浆，常见的有新鲜冰冻血浆、冰冻血浆和冷沉淀。新鲜冰冻血浆是全血采集 6～8 小时内离心后血浆分离出来并速冻成块，置于−30～−20℃保存的血浆，含有全部凝血因子。冰冻血浆则是新鲜冰冻血浆分离出冷沉淀后的剩余部分。冷沉淀是新鲜冰冻血浆在 4 ℃融化时不融的沉淀物，含纤维蛋白原和Ⅷ因子、vW 因子。

3. 血浆蛋白成分　包括白蛋白、免疫球蛋白及各种浓缩凝血因子。

(1)白蛋白：用于治疗肝硬化、肾病综合征或其他原因所致的低蛋白血症、水肿。

(2)免疫球蛋白：包括用于治疗免疫缺陷及免疫调节的肌内注射人免疫球蛋白、静脉注射免疫球蛋白和针对各种疾病的免疫球蛋白(如抗乙肝免疫球蛋白、抗破伤风免疫球蛋白等)。

(3)各种浓缩凝血因子：可用于治疗各种血友病及凝血因子缺乏症。

二、血液代用品

因输血安全及血液供应相对不足，故目前利用生物科技来制造血液替代品已经成为趋势。血液代用品包括血浆代用品和血细胞代用品。

1. 血浆代用品　又称血浆增量剂，是天然或加工合成的高分子物质制成的胶体溶液，分子量和胶体渗透压近似血浆蛋白，可以代替血浆扩充血容量。其无抗原性和致敏性，临床常用的有右旋糖酐、羟乙基淀粉和明胶制剂三类。

(1)右旋糖酐：一种由葡萄糖醛聚合成的多糖类高分子血浆代用品。中分子量(平均 75 000)右旋糖酐(如右旋糖酐 70)的渗透压较高，能在体内维持作用 6～12 小时，排泄较缓慢，无改善微循环和渗透性利尿作用，只有扩容作用，常用于低血容量性休克。低分子量(平均 40 000)右旋糖酐(如右旋糖酐 40)输入后在血中存留时间短，增加血容量的作用仅能维持 1.5 小时，具有扩容、改善微循环和渗透性利尿作用。由于右旋糖酐能覆盖血小板和血管壁而引起出血倾向，因此 24 小时用量不应超过 1500 mL。

(2)羟乙基淀粉：由玉米淀粉制成的血浆代用品，在体内维持作用的时间长(24 小时尚有 60%)，是低血容量性休克、手术中扩容的常用制剂。24 小时最大用量为 2000 mL。

(3)明胶制剂：由各种明胶与电解质组合而成的血浆代用品。其胶体渗透压与人血白蛋白相近，能有效地增加血容量、减轻组织水肿，有利于组织对氧的利用；且其有与血浆相似的相对黏稠度，故有稀释血液、改善微循环的效果。

2. 血细胞代用品　一些较成熟的红细胞代用品已进入临床试验阶段，有以血红蛋白为基础的红细胞代用品、以氟碳化合物为基础的红细胞代用品两类。两类产品均未完全替代传统输血，主要作为过渡方案(如术中维持氧供)或特殊场景应急使用。

第三节　自体输血

自体输血又称自身输血，指采用患者自身血液或者血液成分在需要时回输给患者。

一、自体输血的种类

目前，自体输血有以下 3 种。

1. 回收式自体输血　指将创伤后体腔内积血或手术过程中的失血回收、抗凝、过滤后再回输给患者本人，是自体输血最常用的一种。回收式自体输血适用于外伤性脾破裂、肠系膜血管破裂、异位妊娠破裂等造成的腹腔内大出血，以往是将血液收集到容器中，经漏斗 18 层纱布过滤后开放式输给患者(战地或边远地区等无血液回输机的地方仍可以采用)，目前多采用自体血回输机收集血液。

2. 预存式自体输血　术前采集血液预存备用，适用于择期手术估计术中出血量较大需要输血者。从术前的 1 个月开始采血，每 3～4 天采血一次，每次 300～400 mL，直到术前 3 天。自体血预存者必须每日补充铁剂、叶酸和给予适度营养支持。

3. 稀释式自体输血　术前采自体血，用血浆代用品或晶体液交换，使体内血容量不变，血液处于逐渐稀释状态。一般在麻醉后、手术前开两条静脉通路，从一侧静脉采血，从另一侧静脉输液扩容。采血量为患者血容量的 20%(800～1000 mL)左右，采血速度为 200 mL/5 min。当术中失血量达 300 mL 时，开始回输自体血。

二、自体输血的优点与禁忌

1. 自体输血的优点　①节约血源和费用。②减少输血反应。③避免异体输血造成的血源性疾病传播。④不需要检测血型和交叉配血试验。⑤解决稀有血型和有免疫抗体的患者用血需求。⑥有利于消除输异体血的恐惧心理，并适用于宗教人士。

2. 自体输血的禁忌 ①血液已受胃肠道内容物、胆汁或尿液等污染。②恶性肿瘤患者，可能受肿瘤细胞沾污。③肝、肾功能不全的患者。④已有严重贫血的患者，不宜用预存式或稀释式自体输血。⑤有脓毒症或菌血症者。⑥开放性损伤发生后超过 4 小时的血液不能回收。⑦手术创面被碘伏等其他不适合静脉输入的物质污染。

第四节　输血的并发症及其防治

输血可发生各种不良反应，严重者甚至会危及生命，但是大多数并发症是可以避免或预防的，关键是严格遵守输血操作规程。

一、发热反应

发热是最常见的输血反应，多发生于输血后 15 分钟至 2 小时内，体温可达 39～40 ℃。除发热外，可伴有畏寒、寒战、头痛、出汗、恶心、呕吐及皮肤潮红等，有自限性，持续 30 分钟至 2 小时逐渐缓解。全身麻醉时，很少出现发热反应。发热反应与免疫反应及致热原有关。出现发热反应后，可先减慢输血速度，严重者则应停止输血；注意对症处理，可服用阿司匹林、肌内注射异丙嗪 25 mg 或地塞米松 5 mg，寒战时可加肌内注射哌替啶 50 mg。

二、过敏反应

过敏反应多发生在输血后数分钟，也可发生在输血中或输血后。轻者以皮肤表现为主，表现为皮肤局限性、全身性潮红，皮疹或瘙痒；严重者可出现支气管痉挛、会厌水肿，表现为咳嗽、喘鸣、呼吸困难，甚至过敏性休克乃至神志不清、死亡。当患者仅表现为局限性皮肤瘙痒或荨麻疹时，不必停止输血，可减慢输血速度，口服抗组胺药物（如苯海拉明 25 mg），并严密观察病情发展；严重者，应立即停止输血，肌内注射异丙嗪 25 mg 或地塞米松 5 mg；过敏性休克者，皮下注射肾上腺素（1∶1000，0.5～1 mL）和静脉滴注糖皮质激素（氢化可的松 100 mg 加入 500 mL 葡萄糖盐水中）；合并呼吸困难者，应行气管插管或切开，防止窒息。

三、溶血反应

溶血反应为输血最严重的并发症。典型的表现为患者输入十几毫升血液后立即出现沿输血静脉的红肿及疼痛，伴有寒战、高热、头痛、呼吸困难、胸闷、腰背酸痛、心率加快、血压下降、休克，随之出现血红蛋白尿（尿呈酱油样或葡萄酒色）和溶血性黄疸。术中麻醉的患者由于无法主诉症状，最早征象是不明原因的手术野渗血和低血压，绝大多数是因误输了 ABO 血型不合的血液引起，其次为输了有缺陷的红细胞。当怀疑溶血反应时，应立即停止输血，核对受血者、供血者的姓名和血型，并抽取受血者静脉血离心后观察血浆色泽，若为粉红色，即证明有溶血。进一步处理措施包括以下几点。①抗休克。②保护肾功能：用 5% 碳酸氢钠 250 mL 静脉滴注碱化尿液，利尿，促使游离血红蛋白排泄。③确诊 DIC 明显，应考虑应用肝素治疗。④行血浆交换治疗，以彻底清除患者体内的异形红细胞。溶血反应的预防重在强调输血过程中的核对制度，严防血型不合的不良事件。

延迟性溶血反应多发生在输血后 7～14 天，表现为原因不明的发热、贫血，也可见黄疸和血红蛋白尿，多由输入了不明抗体所致，一般症状并不严重，经对症治疗多能好转。近年来，延迟性溶血反应受到临床重视，主要是由于它可引起全身炎症反应综合征，甚至发生休克、急性呼吸窘迫综合征，危及生命。

四、细菌污染反应

患者的反应程度因污染细菌的种类、毒力大小和输入的数量而异，轻者仅有发热反应，重者可出现内毒素性休克（如大肠埃希菌）和 DIC；此外，与采血、贮存环节中无菌技术有漏洞致污染有关，革兰氏阴性杆菌在 4 ℃环境生长很快，并可产生内毒素。怀疑有细菌污染反应时，应采取以下措施：①立即中止输血。②将血袋内的血液离心，取血浆底层、血细胞层分别行涂片染色细菌检查和细菌培养。③给予抗感染和抗休克治疗，具体措施与感染性休克的治疗相同。预防细菌污染反应首先要严格无菌制度，按操作规程采血、贮血和输血，其次是在输血前要按规定检查，如发现颜色改变、变浊或产气等任何有受污染的可能征象时，不得使用。

五、循环超负荷

输血速度过快、过量可引起急性心衰和肺水肿，表现为输血中或输血后心率加快、呼吸急促、发绀、咳血性泡沫样痰，常见于老年、婴幼儿及心功能低下患者，应立即停止输血、吸氧，使用强心剂、利尿剂。

六、输血相关的急性肺损伤

输血相关的急性肺损伤是一种输血制品相关的非心源性肺水肿，原因为供血者血浆中存在人类白细胞抗原（HLA）特异性抗体，发生抗原抗体反应，导致肺水肿；表现为急性呼吸困难、双侧肺水肿及低氧血症，常发生在输血后 1～6 小时内，其诊断应首先排除心源性呼吸困难、循环超负荷及 ARDS，及时采取插管、输氧、机械通气等措施后，一般 2～3 天后症状可改善；尽量不采用多次妊娠供血者的血浆作为血液制品，可减少其发生率。

七、输血相关性移植物抗宿主病

输血相关性移植物抗宿主病指有免疫活性的淋巴细胞输入有严重免疫缺陷的受血者体内后，输入的淋巴细胞作为移植物并增殖，对受血者的组织起反应；表现为发热、皮疹、恶心、呕吐、腹泻、肝炎、骨髓抑制，后因全血细胞减少而死于严重感染；至今仍无有效的治疗手段，故应注重预防。对用于严重免疫缺陷的患者所输注的含淋巴细胞的血液成分，应经辐照等物理方法去除免疫活性淋巴细胞。

八、疾病传播

多种感染性疾病可经输血途径传播，病原体包括病毒、梅毒、疟疾、细菌等，仅病毒就包括人类免疫缺陷病毒、肝炎病毒、巨细胞病毒和 EB 病毒等。此类疾病以输血后肝炎和疟疾多见。预防措施有：①严格掌握输血适应证。②严格进行献血员体检。③在血制品生产过程中采用有效手段灭活病原体。④开展自体输血。

九、免疫抑制

输血可使受血者的免疫功能受抑制，增加术后感染率，使肿瘤生长，增加肿瘤复发率、转移率，但输血所致的免疫抑制同输血的量和成分有一定的关系，少于或等于 3 U 的红细胞成分血对肿瘤复发影响较小。

十、大量输血的影响

大量输血指 24 小时内用库存血细胞置换患者全部血容量或数小时内输血量超过 4000 mL。大量输血后可出现：①低体温（输大量冷藏库血所致）。②碱中毒（大量抗凝剂枸橼酸钠在肝脏转化成碳酸氢钠所致）。③暂时性低血钙（大量枸橼酸钠不能及时被肝脏转化而与离子钙结合所致）。④高血钾（一次输入大量库存血所致）及凝血异常（凝血因子被稀释和低体温所致）等变化。应做好监测及相应对策。

目标检测

一、名词解释

1. 输血　2. 自体输血　3. 血浆代用品

二、简答题

1. 简述输血的适应证。

2. 简述输血的并发症。

三、选择题

1. 下列不属于输血适应证的是（　　）。

　　A. 消瘦　　　B. 大出血　　　C. 贫血　　　D. 严重感染　　　E. 凝血功能障碍

2. 老年人的输血速度一般为（　　）。

　　A. 5 mL/(kg·h)　　　　　　B. 1 mL/(kg·h)　　　　　　C. 10 滴/分

　　D. 50 滴/分　　　　　　　E. 10 mL/(kg·h)

3. 患者，男，35 岁，因"外伤致左季肋部疼痛 5 小时"入院，经 CT 检查后诊断为脾破裂，术中输血后 10 分钟，突然出现手术切口大量渗血、血压急剧下降、酱油样尿液，应考虑（　　）。

　　A. 过敏反应　　　　　　B. 溶血反应　　　　　　C. 发热反应

　　D. 细菌污染反应　　　E. 急性肺损伤

4. 患者，女，23 岁，产后大出血，输血后 1 小时出现畏寒、高热、头痛、出汗、恶心、呕吐、皮肤潮红，体温高达 40℃。对该女性的临床诊断，最可能是（　　）。

　　A. 过敏反应　　　　　　B. 溶血反应　　　　　　C. 发热反应

　　D. 细菌污染反应　　　E. 急性肺水肿

5. 患者，女，68 岁，快速大量输血时出现呼吸急促、颈静脉怒张、心率加快、发绀、咳血性泡沫样痰。下列治疗措施中，错误的是（　　）。

A. 吸氧　　　　　　　B. 停止输血　　　　　C. 静脉推注西地兰

D. 静脉推注呋塞米　　E. 静脉点滴 5% 碳酸氢钠

（选择题答案：1. A，2. B，3. B，4. C，5. E）

（刘玉林）

第七章 临床营养支持治疗

⊙ **学习目标**

掌握：肠内营养、肠外营养的概念、适应证、方法与并发症。
熟悉：人体基本的能量储备与需要。
了解：手术、创伤、感染对人体代谢的影响及患者营养状况的判定。

第一节 营养代谢概述

营养不良和代谢紊乱可影响组织、器官的结构和功能，甚至可导致器官功能衰竭。恰当的营养支持治疗能够改善代谢状况，阻止疾病发展，促进创伤愈合。目前，营养支持治疗已经成为危重患者治疗中不可缺少的重要内容。营养支持可分为肠内营养和肠外营养。

一、人体能量的需要量

人体的能量消耗大致包括四部分：①基础代谢。②体力或脑力活动消耗。③食物特殊动力作用。④生长发育的需要。正常成年男性，每日每千克体重需要热量 $105\sim125$ kJ($25\sim30$ kcal)。在疾病、应激状态下，能量消耗将增加，如体温每升高 $1\ ℃$，能量消耗增加 12%；重度烧伤患者能量消耗可增加至正常人的一倍以上。

提供热量的三大能源物质为碳水化合物、脂肪和蛋白质。前二者称为非蛋白质能源，可提供机体所需热量的 $80\%\sim85\%$。

二、患者营养代谢的特点

患者营养代谢可根据代谢特征分为饥饿性代谢和应激性代谢。

1. 饥饿时的代谢改变 禁食 24 小时后，体内肝糖原被耗尽，血糖下降。为维持糖代谢恒定，胰岛素分泌会减少，胰高血糖素、生长激素分泌会增加。脂肪水解增加，成为机体最主要的热量来源；肌肉蛋白质分解释放出氨基酸，经糖异生作用产生热能。长时间饥饿，大量脂肪、蛋白质分解及脱水，使器官、组织重量减轻，功能受损或衰退，肌肉软弱无力，抵抗力低下，严重者可致死亡。

2. 应激时的代谢改变 在严重创(烧)伤、手术及感染等应激情况下，机体出现一系列神经内分泌应激反应，表现为交感神经兴奋，胰岛素分泌减少，促分解代谢激素(如肾上腺素、胰高血糖素、抗利尿激素等)分泌增加，对物质代谢造成如下影响：①机体处于高分解和高代谢状态，使机体静息能量消耗增加。②蛋白质分解大于合成，支链氨基酸被氧化，呈负氮平衡状态。③糖原分解和糖异生明显活跃，葡萄糖利用减少，导致血糖明显升高。④脂肪动员分解加速，血中甘油三酯和脂肪酸水平增高。

三、营养状态的评定

1. 人体测量　通过测量身高、体重、皮下脂肪厚度及肌肉周径，可粗略判断患者营养状况。体重低于标准体重的15%或BMI$<$18 kg/m^2，常提示存在营养不良。测肱三头肌处皮肤皱褶厚度，成年男性正常值$>$10 mm，女性$>$13 mm，低于正常值90%时需考虑存在营养不良。动态测量上臂中部肌肉周径(cm)[上臂中部周径(cm)－0.314×肱三头肌皮褶厚度(mm)]可反映肌蛋白增减情况。

2. 生化检测　①血浆蛋白或蛋白质分解产物检测：尿液三甲基组氨酸增高，血清白蛋白、转铁蛋白和前白蛋白浓度降低，白蛋白的半衰期为20天左右，前白蛋白和转铁蛋白半衰期分别为2天和8天。②氮平衡试验：摄入氮为经过静脉补充氨基酸和食物中的含氮量，排出氮为1天内尿素氮量达2～3 g。摄入氮量大于排出氮量时，称为正氮平衡；反之称为负氮平衡。③免疫功能检测：营养不良时，常表现为细胞免疫功能受损；外周血淋巴细胞计数低于1.5×10^9/L常提示营养不良。

3. 营养风险和营养风险筛查工具　营养风险是指与营养因素有关的导致患者出现不良结局增加的风险。常用的营养风险筛查工具主要用于识别存在营养不良风险或已经存在营养不良的个体，尤其在临床和社区环境中应用广泛。

四、营养支持治疗

1. 适用人群

(1)胃肠功能正常但营养物质摄入不足或不能摄入者(如昏迷、大手术)，严重创伤、感染及其他危重病症(非胃肠道疾病，如急性肾衰竭、急性出血坏死性胰腺炎)患者等。

(2)胃肠道功能不良者，如消化道梗阻、肠瘘、短肠综合征、炎症性肠病急性发作期患者。

(3)其他：如肿瘤患者放射、化学治疗后消化道症状严重者，以及骨髓移植者等。

2. 营养支持途径的选择

(1)营养支持的途径：有肠内营养和肠外营养两条途径。肠内营养有利于维护消化道生理功能，可预防肠黏膜萎缩，保护其屏障功能，避免肠内细菌易位，一般无严重并发症，实施方便、简单。只要胃肠道功能允许，应首先考虑行肠内营养支持治疗。

(2)选择原则：①消化功能基本正常，无禁忌，以经口摄食为主，必要时经静脉补充部分营养素。②不能或拒绝摄食且胃肠功能尚好者，经管饲代替口服。③不能或不宜口服、管饲及消化吸收障碍患者，考虑肠外营养支持治疗。

第二节　肠内营养支持

肠内营养(enteral nutrition，EN)是指经口服或管饲胃肠道的途径提供营养素的临床营养支持方法。

一、肠内营养制剂

肠内营养制剂大致可分为以整蛋白为主的营养制剂和以蛋白水解产物或氨基酸为主的营养制剂。

1. 以整蛋白为主的营养制剂 又称多聚体膳,其蛋白质源为酪蛋白或大豆蛋白,碳水化合物为麦芽糖、糊精,脂肪源为玉米油或大豆油;适用于胃肠道功能正常的患者。

2. 以蛋白水解产物或氨基酸为主的营养制剂 又称要素膳,其蛋白质源为乳清蛋白水解产物、肽类或结晶氨基酸,碳水化合物为低聚糖、糊精,脂肪源为大豆油及中链甘油三酯。此类营养制剂进入消化道内不经消化过程就能吸收,适用于胃肠道消化、吸收功能不良的患者。

根据疾病需要,有些制剂中还含有谷氨酰胺、膳食纤维等,还有一些专用营养制剂。

二、输注方法

除少数患者经口服外,多数肠内营养的实施需经导管输入。用以输注肠内营养液的管道有鼻胃管、鼻十二指肠管和鼻腔肠管,也可通过胃造口、空肠造口或经过肠瘘口置管,最常用的是鼻胃管。肠内营养导管输注方法有一次投给、间隙重力滴注和连续滴注 3 种。

1. 一次投给 将肠内营养制剂用注射器注入胃肠道内,每日 4~6 次,每次 250~400 mL。此方式易引起腹胀、恶心、呕吐、腹痛、腹泻或引起呼吸道误吸等反应,尽量不采用。

2. 间隙重力滴注 将肠内营养制剂置于吊瓶内,经输注管与喂养导管相连,借助重力缓慢滴注,每日 4~6 次,每次 250~500 mL,持续 30~60 分钟滴完。多数患者可以耐受。

3. 连续滴注 方法与间隙重力滴注相同,在 12~24 小时内将 1 日内营养液持续滴注完。可采用输液泵滴注,能保持滴速的恒定,便于监控管理,尤其适用于病情危重的患者或经十二指肠、空肠造口的患者。

三、常见并发症

肠内营养的常见并发症如下:①机械性并发症,如黏膜损伤、管拔出困难、鼻饲管误入气管、导管压迫十二指肠和空肠引起穿孔。②胃肠道并发症,主要有恶心、呕吐、腹泻、腹胀、肠痉挛,其中腹泻是肠内营养支持中最常见的并发症。③代谢性并发症,主要有水、电解质及酸碱代谢异常。④感染性并发症,主要与营养液误吸和营养液污染有关;吸入性肺炎是肠内营养最严重的并发症。

第三节 肠外营养支持

肠外营养(parenteral nutrition,PN)是指通过静脉输注等肠外途径提供患者所需的全部或部分营养素，如适量氨基酸、脂肪、糖类、电解质、维生素及微量元素等，达到营养治疗的方法。如果患者所需的各种营养素完全由肠外途径供给，称为完全肠外营养(total parenteral nutrition，TPN)。不能或不宜经口摄食超过 5～7 日的患者，都应考虑进行肠外营养支持。

一、肠外营养制剂

1. 葡萄糖溶液　葡萄糖是肠外营养的主要能源来源。但如果单纯使用葡萄糖提供能量，必须采用较高浓度的葡萄糖输注液。这样，一方面对血管刺激性较大；另一方面，过快、过多输入会导致高血糖甚至高渗性非酮性昏迷。因此，葡萄糖不宜作为单一能源物质。

2. 脂肪乳剂　以大豆油或红花油为原料，以磷脂为乳化剂制成。脂肪乳剂能提供人体必需的脂肪酸和甘油三酯，且能量密度大，10% 脂肪乳剂 1 mL 中含 4.18 kJ (1 kcal)热量。脂肪乳剂大多制成等渗液体，适合经外周静脉营养支持。

3. 复方氨基酸溶液　目的是提供机体合成蛋白质及其他生物活性物质的氮源。复方氨基酸有平衡型和特殊型两类。平衡型氨基酸组成符合人体正常代谢需要，含有 8 种必需氨基酸和 8～12 种非必需氨基酸。不同疾病在氨基酸成分配方上可做必要的调整，如用于肾病患者的氨基酸制剂中主要含有 8 种必需氨基酸，而非必需氨基酸含量少。

4. 水和电解质　正常情况下，成年人每日需要水 40 mL/kg，儿童和婴幼儿需水量更多，还需补充电解质，如氯化钠、氯化钾、硫酸镁、葡萄糖酸钙等。

5. 维生素　包括水溶性维生素和脂溶性维生素。一般制成复方维生素制剂，每支注射液中含有正常人每日需要的各种维生素。

6. 微量元素　临床常使用将每日需要的多种微量元素制成的复方微量元素制剂。

7. 生长激素　对于烧伤、短肠综合征，应用生长激素能增强肠外营养支持的效果，可促进伤口愈合和疾病的康复，但不宜长期使用。

临床上将以上肠外营养制剂混合配成"全合一"静脉输注，既有利于体内代谢平衡，又可减轻高渗溶液对血管的刺激及其他不良反应。

二、输注途径

1. 经周围静脉营养　指将肠外营养制剂经周围静脉输入体内进行营养支持的方法，操作简便。但需注意的是，周围静脉较细，不能耐受较高的渗透压，如输注 10% 以上浓度的葡萄糖，易引起静脉炎，主要适用于短期(<2 周)肠外营养者。

2. 经中心静脉营养　估计患者需进行 2 周以上的肠外营养，或机体能量需求高而难以通过周围静脉提供营养时应用。

三、常见并发症

1. 导管相关并发症　分为非感染性并发症及感染性并发症两大类。前者如在置管过程中和置管后 24 小时内并发胸腔积液、气胸、空气栓塞、神经损伤及胸导管损伤等，其中以空气栓塞最为严重，可导致死亡。后者如在静脉营养支持过程中，患者突然出现寒战、高热，甚至感染性休克，当无其他感染病灶时，应考虑导管脓毒症。此时，首先做输液袋内液体的细菌培养及血培养；观察8小时，若发热仍不退，则应拔除中心静脉导管，并剪下导管尖端送细菌培养；如果24小时后发热仍不退，应选用抗生素治疗。

2. 代谢并发症　分为糖代谢紊乱引起的并发症、营养素补充不足引起的并发症。糖代谢紊乱引起的并发症：①高血糖及高渗性非酮性昏迷，主要是输入大量高浓度葡萄糖、体内胰岛素一时不能相应增加，导致血糖水平增高所致。②低血糖症，由于突然停输高浓度葡萄糖液或肠外营养液中加入过多的外源性胰岛素所致。③肝功能损害，最主要的原因是葡萄糖使用量过度，引起脂肪在肝细胞内沉积，患者表现为血胆红素及转氨酶升高。使用脂肪乳剂代替部分葡萄糖提供热量，减少葡萄糖用量可避免此并发症的发生。营养素补充不足引起的并发症：血清电解质紊乱，如低钾血症及低磷血症；微量元素缺乏，如锌缺乏，表现为口周及肢体皮疹、神经炎等；必需脂肪酸缺乏，表现为皮肤干燥、鳞状脱屑、脱发及伤口愈合迟缓等。

3. 脏器功能损害　长期肠外营养支持可导致肝功能损害，表现为肝脏脂肪浸润、胆汁淤积及肝酶谱升高，血清胆红素、转氨酶及γ谷氨酰转移酶等升高；胆囊结石形成；肠屏障功能减退，导致肠内细菌、内毒素移位，引起肠源性感染，最终导致多器官功能衰竭。

目标检测

一、名词解释

1. 肠内营养　2. 肠外营养　3. 全肠外营养

二、简答题

1. 营养支持治疗的适应证和选择原则是什么？

2. 肠外营养制剂包括哪些？

三、选择题

1. 患者，女，40岁，身高1.65 m，体重40 kg。对这位患者，描述正确的是（　　）。

    A. 理想体重　　B. 正常体重　　C. 超重　　D. 肥胖　　E. 消瘦

2. 患者，男，35岁，溃疡性结肠炎病史3年，复发1周，每日腹泻4～6次。可以反映患者营养状态的检查项目是（　　）。

    A. 血清球蛋白　　　　B. 血清前白蛋白　　　　C. 甲胎蛋白

    D. C反应蛋白　　　　E. 纤维蛋白原

3. 患者，男，48岁，因胃溃疡穿孔行"毕Ⅰ式胃大部切除术"，术后行锁骨下静脉穿刺置管，肠外营养支持，置管后患者突然出现胸痛、呼吸困难、严重发绀、濒死感。患者最可能发生了（　　）。

    A. 空气栓塞　　　　　B. 导管脓毒症　　　　　C. 肾功能衰竭

    D. 糖尿病酮症酸中毒　E. 高渗性非酮性昏迷

（选择题答案：1. E，2. B，3. A）

（刘玉林）

第三篇

呼吸系统疾病

  呼吸系统疾病(breathing disease)包括呼吸道、肺和胸膜的疾病。由于大气污染、人口老龄化等因素，近年来慢性阻塞性肺疾病、肺结核、支气管哮喘等呼吸系统疾病的发病率呈上升趋势，成为严重危害人民身体健康的常见病和多发病。呼吸系统疾病不仅发病率高，而且许多疾病呈慢性病程，肺功能逐渐损害，最终使患者致残，甚至危及患者生命，给患者家庭和社会造成了很大的医疗负担。

第一章　急性上呼吸道感染

学习目标

掌握： 急性上呼吸道感染的治疗原则。

熟悉： 急性上呼吸道感染的临床表现。

了解： 急性上呼吸道感染的病因和分类。

项目教学案例1：

患者，男，12岁，昨晚放学时淋雨受凉而出现喷嚏、鼻塞、流清水样鼻涕，今晨因咽痛、畏寒、发热而入院。查体：体温39℃，脉搏100次/分，呼吸20次/分。咽部明显充血，两侧扁桃体Ⅱ～Ⅲ度肿大、充血，表面有黄色点状渗出物；右颌下触及一枚淋巴结，大小约2 cm×2 cm，有压痛。

工作任务1：患者可能患了什么病？

工作任务2：是否需要做辅助检查？

工作任务3：医生应给患者实施哪些治疗？

急性上呼吸道感染（acute upper respiratory tract infection）是对外鼻孔至环状软骨下缘（包括鼻腔、咽或喉部）急性炎症的概称。主要病原体是病毒，少数是细菌。该病是最常见的传染病之一，全年皆可发病，多数为散发，冬春季节、气候突变时好发或流行。因病毒的类型较多，人体对各种病毒感染后产生的免疫力较弱且短暂，无交叉免疫，同时在健康人群中有病毒携带者，故一个人一年内可有多次发病。该病通常病情较轻、病程短，但有时可伴有严重并发症，并具有较强的传染性，故应积极防治。

【病因及发病机制】

急性上呼吸道感染中70%～80%由病毒引起，主要有鼻病毒、冠状病毒、腺病毒、流感病毒、副流感病毒、呼吸道合胞病毒、柯萨奇病毒、麻疹病毒等，主要通过患者喷嚏和含病毒的空气飞沫传播，也可经污染的手和用具接触传播。

细菌感染可直接或继病毒感染之后发生，以口腔定植菌即溶血性链球菌为多见，其次为流感嗜血杆菌、肺炎链球菌和葡萄球菌等，偶见革兰氏阴性杆菌。

当患者因受凉、淋雨、过度疲劳等诱因使全身或呼吸道局部防御功能降低时，原已存在于上呼吸道或从外界侵入的病毒或细菌可迅速繁殖，引起发病，尤其是老、幼、体弱或有慢性呼吸道疾病（如鼻窦炎、扁桃体炎）者更易患该病。

【临床表现】

1. 临床类型　根据病因的不同，本病可有不同的临床表现类型。

(1)普通感冒：最常见的类型，俗称"伤风"，又称急性鼻炎或上呼吸道卡他，以鼻咽部卡他症状为主要表现；成人大多数由鼻病毒引起；起病较急，初期有咽干、咽痒或烧灼感，发病同时或数小时后可有喷嚏、鼻塞、流清水样鼻涕、咳嗽，2～3日后鼻涕变稠；可伴咽痛、流泪、味觉迟钝、呼吸不畅、声嘶等，有时因耳咽管炎使听力减退；一般无发热或仅有低热、不适、轻度畏寒和头痛；可见鼻腔黏膜充血、水肿、有分泌物，咽部轻度充血。如无并发症，一般5～7日后痊愈；伴有并发症者，可致病程迁延。

(2)急性病毒性咽炎和喉炎：急性病毒性咽炎多由鼻病毒、腺病毒、流感病毒、副流感病毒、肠病毒、呼吸道合胞病毒等引起，表现为咽部发痒和灼热感，疼痛不明显，可有发热、乏力，可见咽部明显充血和水肿，颌下淋巴结肿大且有触痛。急性病毒性喉炎多由流感病毒、副流感病毒及腺病毒等引起，表现为声嘶、发音困难、咳嗽时喉部疼痛，常有发热、咽炎或咳嗽，检查可见喉部充血、水肿，局部淋巴结轻度肿大和触痛，可闻及喘鸣音。

(3)急性疱疹性咽峡炎：主要由柯萨奇病毒 A 引起，表现为明显咽痛、发热；可见咽部充血，软腭、悬雍垂、咽及扁桃体表面有灰白色疱疹及浅表溃疡；夏季好发，儿童多见。

(4)急性咽结膜炎：主要由腺病毒、柯萨奇病毒等引起，表现为发热、咽痛、畏光、流泪，可见咽及结膜明显充血；夏季好发，可在游泳中传播，儿童多见。

(5)急性咽扁桃体炎：主要由溶血性链球菌引起，其次为流感嗜血杆菌、肺炎链球菌、葡萄球菌等；起病急，有明显咽痛、畏寒，体温可达 39 ℃以上；可见咽部明显充血，扁桃体肿大、充血，表面有黄色点状脓性分泌物，颌下淋巴结肿大且有压痛。

2. 并发症　少数急性上呼吸道感染患者可并发急性鼻窦炎、中耳炎、气管支气管炎、肺炎。以咽炎为主要表现者，部分患者可继发溶血性链球菌引起的风湿热、肾小球肾炎。少数患者可并发病毒性心肌炎等。

【实验室及其他检查】

1. 血常规检查　病毒性感染时，血白细胞计数正常或偏低，淋巴细胞比例升高。细菌感染时，白细胞计数与中性粒细胞增多，有核左移现象。

2. 病毒和细菌学检测　因病毒种类多，确诊对治疗无明显帮助，故一般无须做病原学检查，必要时可用免疫荧光法、酶联免疫吸附法、血清学诊断法、病毒分离鉴定等检测病毒和抗体，判断病毒类型。细菌培养有助于判断细菌类型并做药敏试验，以指导治疗。

【治疗要点】

1. 对症治疗　目的是减轻症状。①发热、病情重或年老体弱者，应卧床休息，保持室内空气流通，防止受寒。②发热、头痛者，给予解热镇痛药，可选用含有解热镇痛及减少鼻咽充血和分泌物的抗感冒复合剂或中成药，如对乙酰氨基酚（扑热息痛）、阿司匹林、银翘解毒片等，小儿感冒忌用阿司匹林，以防瑞氏综合征；有哮喘病史者，忌用阿司匹林。③咽痛者，可用淡盐水漱口，或含服消炎喉片。④急性咳嗽、鼻后滴漏和咽干的患者，可予伪麻黄碱治疗，以减轻鼻部充血，亦可局部滴鼻应用。⑤加强口腔护理，体温超过 39℃ 时，需进行物理降温，如头部冷敷、冰袋置于大血管部位、温水或酒精擦浴。⑥给予清淡、高热量、丰富维生素、易消化的饮食，多饮水，以补充出汗消耗，促进毒素的排除，维持水、电解质平衡。

2. 抗病毒药物治疗　对于无发热、免疫功能正常、发病不超过 2 天的患者，一般无须用抗病毒药物。对于免疫缺陷患者，可早期常规使用抗病毒药物。利巴韦林有较广的抗病毒谱，对流感、副流感病毒和呼吸道合胞病毒等有较强的抑制作用；奥司他韦对甲、乙型流感病毒有抑制作用，可缩短病程。

3. 抗菌药物治疗　普通感冒无须使用抗菌药物。如有白细胞升高、咽部脓苔、咳脓痰和流脓涕等细菌感染征象，可根据病原菌选用敏感的抗菌药物。经验用药常选用青霉素、第一代头孢菌素、大环内酯类或喹诺酮类抗菌药物。18 岁以下禁用氟喹诺酮类抗生素。

4. 中医治疗　发热者，可用柴胡冲剂，抗病毒中药板蓝根冲剂也较常用。

【预防】

隔离传染源，有助于避免传染。加强锻炼、增强体质、改善营养、避免受凉和劳累是预防上呼吸道感染最好的方法。吸烟者，应戒烟。多喝水，多吃水果、蔬菜、蛋类、奶类、瘦肉和豆制品，以补充维生素和蛋白质。保持室内空气清新，勤晒衣服。年老体弱者，应注意自我防护，流行季节外出戴口罩，少去公共场所，防止交叉感染。

目标检测

一、名词解释

急性上呼吸道感染

二、填空题

引起急性上呼吸道感染的病毒主要有_____；由细菌引起者，以_____为多见，其次为_____、_____和_____等。

三、简答题

1. 上呼吸道感染分为哪几型？细菌感染可致哪型？可有什么并发症？

2. 急性上呼吸道感染患者何时需要使用抗菌药物？常用哪些种类的药物？

四、选择题

1. 急性上呼吸道感染最常见的病因为（　　）。

　　A. 流感嗜血杆菌　　　B. 流感病毒　　　　　　C. 鼻病毒

　　D. 柯萨奇病毒　　　　E. 溶血性链球菌

2. 与细菌性咽扁桃体炎不符合的是（　　）。

　　A. 多由溶血性链球菌引起　　　　B. 畏寒，发热在 39 ℃ 以上

　　C. 扁桃体肿大，表面有黄色点状渗出物　　D. 起病急，咽痛明显

E. 白细胞计数正常或偏低、淋巴细胞比例增高

3. 患者，男，18岁，查体见咽充血，软腭、腭垂、咽及扁桃体表面有灰白色疱疹及浅表溃疡，周围有红晕。应考虑发生了(　　　)。

　　A. 急性病毒性咽炎　　　　B. 急性疱疹性咽峡炎　　　　C. 急性病毒性喉炎

　　D. 白喉　　　　　　　　　E. 急性咽扁桃体炎

4. 不属于急性上呼吸道感染常见并发症的一项是(　　　)。

　　A. 急性鼻窦炎　　　　　　B. 气管炎支气管　　　　　　C. 肾小球肾炎

　　D. 急性胆囊炎　　　　　　E. 病毒性心肌炎

5. 治疗急性上呼吸道感染的措施中，欠妥的一项是(　　　)。

　　A. 适当休息，多饮水　　　　　　B. 常规应用青霉素等抗菌药物

　　C. 发热、头痛者可服阿司匹林　　D. 咽痛用消炎喉片含服

　　E. 早期饮用板蓝根冲剂

(选择题答案：1. C，2. E，3. B，4. D，5. B)

(张一思　蔡小红)

第二章　急性气管支气管炎

学习目标

掌握：急性气管支气管炎的概念、临床表现。

熟悉：急性气管支气管炎的治疗原则。

了解：急性气管支气管炎的病因、分类及主要辅助检查。

项目教学案例2：

患者，女，65岁，因"鼻塞流涕、咽痛、咳嗽、咳黄脓性痰2天，发热、头痛、四肢肌肉酸痛1天"入院。查体：体温38.5℃，脉搏92次/分，呼吸22次/分。咽红，扁桃体肿大Ⅰ～Ⅱ度，充血，两肺可闻及少量干、湿啰音，呼吸音粗糙，余无异常。

工作任务1：患者患了什么病？

工作任务2：需要做什么检查？

工作任务3：治疗主要用哪些药物？

急性气管支气管炎（acute tracheobronchitis）是由微生物、物理化学因素或过敏原引起的急性气管、支气管黏膜炎症，临床主要症状为咳嗽和咳痰，多发生于寒冷季节或气候突变时，部分由上呼吸道感染迁延不愈而来。

【病因及发病机制】

1. 微生物　有病毒（如腺病毒、流感病毒、冠状病毒、鼻病毒、单纯疱疹病毒、呼吸道合胞病毒、副流感病毒等）或细菌（如流感嗜血杆菌、肺炎链球菌、卡他莫拉菌等）感染，近年来衣原体和支原体感染明显增加，在病毒感染基础上继发细菌感染的亦较多见。

2. 理化因素　冷空气、粉尘、刺激性气体或烟雾（如二氧化硫、二氧化氮、氨气、氯气等）吸入，刺激气管支气管黏膜，引起急性损伤和炎症反应。

3. 过敏原　机体对吸入的过敏原（如花粉、有机粉尘、真菌孢子、动物皮毛及排泄物等）过敏，或对细菌蛋白过敏。

【临床表现】

1. 症状　本病起病较急，初为干咳或有少量黏痰，后痰量增多、咳嗽加剧，偶可痰中带血；可伴有胸闷、气急；全身症状较轻，可有低至中等发热，3～5天后降至正常，咳嗽、咳痰可延续2～3周消失。如迁延不愈，可演变成慢性支气管炎。

2. 体征　查体时两肺呼吸音粗糙，可闻及散在干、湿啰音，部位不固定，咳嗽后可减少或消失。

【实验室及其他检查】

1. 血常规检查　多数患者外周血白细胞计数和分类正常，细菌感染者白细胞总数和中性粒细胞百分比可升高。

2. 痰液涂片和培养　可发现致病菌。

3. X 线胸片检查　多数呈肺纹理增粗，少数无异常。

【治疗要点】

1. 对症治疗　咳嗽无痰或少痰者，可用右美沙芬、喷托维林（咳必清）镇咳。有痰而不易咳出者，可用盐酸氨溴索（沐舒坦）、溴己新（必嗽平）、桃金娘油化痰，也可雾化祛痰。较常用的为复方甘草合剂，兼顾镇咳与祛痰，也可用其他中成药止咳祛痰。发生支气管痉挛时，可给予舒张支气管的药物，如茶碱类（氨茶碱）、β_2 受体激动剂（如沙丁胺醇）等。发热时，可用解热镇痛药。

2. 抗菌药物治疗　有细菌感染证据时，应及时应用抗菌药物，一般咳嗽 10 天以上，细菌、支原体、肺炎衣原体等感染可能性较大。首选新大环内酯类（如罗红霉素、阿奇霉素等）或青霉素类，亦可选用头孢菌素或喹诺酮类（如左氧氟沙星等）。美国疾病控制中心推荐使用阿奇霉素 5 天、克拉霉素 7 天或红霉素 14 天，一般为口服，症状较重者可肌内注射或静脉滴注给药，少数患者需根据病原体培养结果指导用药。

3. 一般治疗　休息，保暖，多饮水，避免吸入粉尘和刺激性气体。

【预防】

防止空气污染，增强体质，避免受凉、劳累，预防感冒，避免接触过敏原。及早清除鼻、咽、喉部病灶。

目标检测

一、名词解释

急性气管支气管炎

二、填空题

引起急性气管支气管炎的病因包括_____、_____、_____等。在感染性病因中，病毒主要有_____，细菌主要为_____、_____、_____和_____等。

三、简答题

1. 急性气管支气管炎的主要症状和体征有哪些？确诊的主要依据是什么？

2. 本病常用的治疗药物有哪几类？每类请列举一种药物。

四、选择题

1. 急性气管支气管炎的主要病因为（　　）。

 A. 误吸　　B. 吸烟　　C. 疲劳　　D. 感染　　E. 免疫力下降

（2～4题基于以下病例）

患者，男，70岁，劳累后出现声嘶、发音困难、咳嗽时咽喉疼痛5天，头痛、发热2天，咳嗽加剧并咳大量黄脓痰1天，今来门诊。测体温38.5℃，喉部水肿、充血，下颌淋巴结轻度肿大并伴触痛，听诊两肺有少许干、湿啰音。

2. 该患者最可能发生了（　　）。

  A. 普通感冒   B. 急性咽扁桃体炎   C. 急性咽结膜炎

  D. 急性病毒性肺炎   E. 急性病毒性喉炎伴急性气管支气管炎

3. 该患者目前无须进行的检查是（　　）。

  A. 血白细胞计数与分类 B. X线胸片   C. 痰菌涂片和培养

  D. 尿液检查   E. 免疫荧光法检测病毒类型

4. 对本例患者无止咳化痰作用的药物是（　　）。

  A. 氨茶碱   B. 盐酸氨溴索   C. 喷托维林

  D. 复方甘草合剂   E. 溴己新

（选择题答案：1. D，2. E，3. D，4. A）

（张一思　蔡小红）

第三章　慢性支气管炎与慢性阻塞性肺疾病

学习目标

掌握：慢性支气管炎与慢性阻塞性肺病的临床表现。

熟悉：慢性支气管炎与慢性阻塞性肺病的概念、防治原则和药物治疗要点。

了解：慢性支气管炎与慢性阻塞性肺病的病因、实验室及其他检查。

项目教学案例 3：

患者，男，62 岁，因"反复咳嗽、咳痰 2 年余伴发热、咳黄黏痰 2 日"入院。近 2 年来，每年冬季均有类似发作史。有吸烟史 40 年。查体：体温 38.8 ℃，脉搏 90 次/分，呼吸 28 次/分，血压 130/80 mmHg。神志清楚，半卧位，口唇发绀，桶状胸，呼吸浅表，肺部叩诊呈过清音，两肺闻及散在哮鸣音，肺底部有少量细湿啰音。心率 90 次/分，律齐，未闻及心脏杂音，肝、脾肋下未及。白细胞计数 10.8×10^9/L，中性粒细胞占比 90%。X 线胸片示两肺透亮度增加，肺纹理粗乱，呈条索状，沿右下肺纹理有散在较淡的斑点状阴影。

工作任务 1：患者最可能患有什么病？

工作任务 2：主要治疗措施有哪些？

工作任务 3：如何对其进行健康教育？

第一节　慢性支气管炎

慢性支气管炎(chronic bronchitis)是气管、支气管黏膜及其周围组织的慢性非特异性炎症，临床上以咳嗽、咳痰为主要症状或伴有喘息及反复发作的慢性过程为特征。咳嗽、咳痰每年持续 3 个月，连续 2 年或 2 年以上，并可排除其他已知病因(如肺结核、支气管哮喘、心脏病等)的患者可以诊断为慢性支气管炎。该病在我国是常见病，患病率约为 3%，50 岁以上者可达 15%。该病可进展为慢性阻塞性肺疾病、肺心病。

【病因及发病机制】

本病病因不完全清楚，可能是环境因素与自身因素长期相互作用的结果。

1. 有害气体和颗粒　主要为吸烟、职业粉尘和化学物质、空气污染。吸烟为最重要的环境发病因素，吸烟者比不吸烟者患病率高 2～8 倍。烟草中的焦油、尼古丁和氢氰酸等化学物质，粉尘，刺激性气体(如二氧化硫、二氧化氮、臭氧、氯气等)可损伤气道上皮细胞，使纤毛运动减退，巨噬细胞吞噬功能降低，气道净化功能下降。同时，吸烟和慢性炎症刺激黏膜下感受器，使副交感神经功能亢进，支气管平滑肌痉挛，气道阻力增加；杯状细胞增生，黏液分泌增多，气道阻力增大。香烟烟雾还可使氧自由基产生增多，诱导中性粒细胞释放蛋白酶，抑制抗蛋白酶系统，破坏肺弹力纤维，诱发肺气肿形成。

2. 感染　病毒、细菌、支原体感染是该病发生、发展的重要原因。病毒以流感病毒、鼻病毒、腺病毒、呼吸道合胞病毒最为常见。细菌感染常继发于病毒感染之后，常见的致病菌为肺炎链球菌、流感嗜血杆菌、卡他莫拉菌和葡萄球菌等。感染可造成气管、支气管黏膜的损伤和慢性炎症。

3. 其他因素　机体因素，如免疫功能紊乱、自主神经功能失调、气道高反应性、年龄增大等。寒冷空气使呼吸道腺体分泌增加，纤毛运动减弱，细胞免疫功能减弱，局部血管收缩，继而使血液循环障碍，易致呼吸道反复感染。

【临床表现】

本病起病缓慢，病程较长，冬春寒冷季节反复发作，急性加重的主要原因是呼吸道感染（如病毒、细菌等感染）。

1. 症状　主要有咳嗽、咳痰或伴有喘息。①慢性咳嗽：为慢性支气管炎最主要的症状，以晨间咳嗽为主，睡眠时有阵咳或排痰。②咳痰：一般为白色黏液或浆液泡沫痰，偶可带血丝。清晨起床后排痰较多，原因为夜间睡眠后副交感神经兴奋，支气管分泌物增加，痰液积聚于管腔内，起床后或体位改变引起刺激致咳痰。慢性支气管炎急性发作期有细菌感染时可出现黄脓性痰且痰量增加，并伴有畏寒、发热或咳嗽加剧。③喘息或气急：喘息明显者称为喘息型支气管炎，部分可能伴发支气管哮喘。若劳动或活动后气急，提示已发展为肺气肿。

2. 体征　早期多无异常体征；急性发作期可在背部或双肺底听到散在的干、湿啰音，咳嗽后可减少或消失。如伴发哮喘，可闻及广泛哮鸣音伴呼气时间延长。

【实验室及其他检查】

1. X线检查　早期胸片可无异常，反复发作可逐渐出现两肺的肺纹理增粗、紊乱，呈网状或条索状、斑点样阴影。

2. 呼吸功能检查　早期无异常。如有小气道（指直径小于 2 mm 的气道）阻塞，最大呼气流速容量曲线在 75% 和 50% 肺容量时流量明显降低。

3. 血液检查　合并细菌感染时，白细胞总数和中性粒细胞增高。

4. 痰液检查　痰培养可见致病菌及大量破坏的白细胞和杯状细胞。

【治疗要点】

1. 急性加重期

(1)控制感染：主要治疗措施，应根据临床经验或痰病原菌培养选用敏感抗生素。轻者可口服，重者可肌内注射或静脉滴注。常用喹诺酮类、大环内酯类、β-内酰胺类、头孢菌素类抗生素，如左氧氟沙星 0.5 g，每日 1 次；阿奇霉素 0.5 g，每日 1 次；头孢呋辛 0.5 g，每日 2 次。如果能培养出致病菌，可按药敏试验选用抗生素。

（2）祛痰镇咳：以复方甘草合剂、复方氯化铵合剂、溴己新、盐酸氨溴索等祛痰。干咳者，可用右美沙芬等。

（3）平喘：有气喘者，可加用支气管扩张剂，如氨茶碱 0.1 g，每日 3 次；或用茶碱控释剂、β_2 受体激动剂吸入、抗胆碱药。

（4）促进排痰：多饮水，每日饮水 1500 mL 以上。足够的水分可保证呼吸道黏膜的湿润和促进病变黏膜的修复，利于痰液稀释和排出。指导患者有效咳嗽，协助患者翻身、叩击背部，必要时给予药物雾化吸入或吸痰。

2. 缓解期治疗

（1）应戒烟，避免吸入有害气体和其他有害颗粒。

（2）增强体质，预防感冒。

（3）反复呼吸道感染者，可试用免疫调节剂或中药，如流感疫苗、肺炎疫苗、卡介苗多糖核酸、胸腺素等。

【预防】

增强体质，预防感冒，防止空气污染，避免接触过敏原。定期监测肺功能变化，遵医嘱用药。

第二节　慢性阻塞性肺疾病

慢性阻塞性肺疾病（chronic obstructive pulmonary disease，COPD）简称慢阻肺，是以持续气流受限为特征的一组肺部疾病，气流受限不完全可逆，呈缓慢进行性发展，与气道和肺组织对香烟烟雾等有害气体或有害颗粒的异常慢性炎症反应有关。

COPD 的病理改变主要表现为慢性支气管炎和肺气肿。肺气肿是指肺部终末细支气管远端气腔出现异常持久的扩张，并伴有细支气管和肺泡壁的破坏而无明显的纤维化，肺过度膨胀，弹性减退。当慢性支气管炎和肺气肿患者肺功能检查出现气流受限并且不能完全可逆时，则为 COPD。如患者只有慢性支气管炎或（和）肺气肿，无气流受限，不能称为 COPD，可视为 COPD 的高危期。

COPD 是呼吸系统疾病中的常见病和多发病，患病率和病死率均较高。我国呼吸衰竭患者的病因中，80％由 COPD 所致。

【病因及发病机制】

1. 病因　本病的病因与慢性支气管炎相似，是多种环境因素与自身因素长期作用的结果。

（1）吸烟：重要的致病因素，烟龄越长、吸烟量越大，COPD 患病率越高。

（2）职业性粉尘及化学物质：长时间接触烟雾、过敏原、工业废气及室内空气污染等，均可引起 COPD。

（3）空气污染：有害气体（如二氧化硫、二氧化氮、臭氧、氯气等）可损伤支气管黏膜上皮，使纤毛清除功能降低，黏液分泌增加，为细菌侵入创造条件。

（4）感染：也是 COPD 发生、发展的重要因素之一。

2. 发病机制

（1）炎症机制：气道、肺实质和肺血管的慢性炎症是 COPD 的特征性改变，中性粒细胞、巨噬细胞、淋巴细胞等参与了炎症过程。

（2）蛋白酶抗蛋白酶失衡：蛋白酶对组织有损伤和破坏作用，抗蛋白酶对弹性蛋白酶有抑制作用。其中，α1-抗胰蛋白酶是活性最强的一种。蛋白酶的增多和抗蛋白酶的不足均可导致肺组织结构破坏，产生肺气肿。

（3）氧化应激：氧化应激增加，氧化物破坏蛋白质、脂质和核酸等导致细胞功能障碍或死亡。

（4）其他：自主神经功能失调、营养不良和气温突变也可影响 COPD 的发病。

【临床表现】

COPD 起病缓慢，病程较长。

1. 症状

（1）慢性咳嗽：常晨间咳嗽明显，夜间阵咳或咳痰，可终身不愈。

（2）咳痰：咳白色或浆液性泡沫样痰，偶带血丝，晨间排痰较多，急性发作期痰量增多，可呈脓性痰。

（3）气短或呼吸困难：在慢性咳嗽、咳痰的基础上出现逐渐加重的气短或呼吸困难是慢性支气管炎或（和）肺气肿发展至 COPD 的标志性症状。早期在比较剧烈的活动时出现，以后在轻度活动或休息时也可感到气短。

（4）喘息和胸闷：急症或急性加重时可出现喘息、胸闷。

（5）其他：晚期患者出现食欲减退、体重下降等。

2. 体征　早期无异常体征，随病情加重，出现肺气肿体征：①视诊呈桶状胸，呼吸运动减弱；②触诊双侧语颤减弱；③叩诊肺部呈过清音，心浊音界缩小或不易叩诊，肺下界和肝浊音界下降；④听诊呼吸音减弱、呼气延长，部分患者可有干、湿啰音。

3. 并发症　可并发自发性气胸，晚期发展为呼吸衰竭和慢性肺源性心脏病，导致死亡。

【实验室及其他检查】

1. 肺功能检查　为判断持续气流受限的主要客观指标，也是目前早期诊断 COPD 最好的检查方法，并可评价严重程度及预后。

（1）第 1 秒用力呼气容积占用力肺活量的百分比（$FEV_1/FVC\%$），简称 1 秒率，是评价气流受限的敏感指标。当 $FEV_1/FVC\% < 70\%$ 时，可确定为持续气流受限。

（2）肺总量（TLC）、功能残气量（FRC）、残气量（RV）增加，残气量占肺总量的比值（RV/TLC）增加 $> 40\%$；肺活量（VC）降低，表明肺过度充气。

（3）肺一氧化碳弥散量（D_LCO）及 D_LCO 与肺泡通气量（V_A）比值（D_LCO/V_A）下降。

2. 胸部 X 线检查　早期胸片可无异常，以后可见肺纹理增粗、紊乱等非特异性改变，也可出现典型的肺气肿表现，如胸廓扩张、前后径增大、肋骨平行、肋间隙增宽、两肺透亮度增加。

3.胸部CT检查　CT检查可见COPD小气道病变的表现、肺气肿的表现及并发症的表现，但主要用于排除其他呼吸道疾病。

4.动脉血气分析　早期无异常，随着病情进展，可出现动脉血氧分压降低、动脉血二氧化碳分压升高，出现失代偿性呼吸性酸中毒时pH值降低。

5.其他检查　外周血红细胞计数和血红蛋白增多；合并感染时，白细胞总数和中性粒细胞增多。痰培养可见致病菌。

【治疗要点】

1.稳定期

(1)健康教育：劝患者戒烟，脱离粉尘、刺激性气体环境。对吸烟的患者，采用多种宣教措施，有条件者可以考虑使用辅助药物。因职业或环境粉尘、刺激性气体所致者，应脱离污染环境。

(2)支气管舒张药：为控制症状的主要措施，可给予 β_2 受体激动剂，如短效制剂沙丁胺醇，长效制剂沙美特罗、福莫特罗等气雾剂吸入；抗胆碱能类药物，如短效制剂异丙托溴铵、长效制剂噻托溴铵气雾剂吸入；茶碱类，如茶碱缓释片或控释片，或氨茶碱等。

(3)糖皮质激素：对于已充分使用长效支气管扩张剂维持治疗、急性加重仍未控制的部分患者，可考虑联用吸入激素，临床常使用双支气管扩张剂加激素的三联剂型。常用吸入激素有布地奈德、氟替卡松、倍氯米松。

(4)祛痰剂：痰咳不出者，可用盐酸氨溴索、溴己新、N乙酰半胱氨酸、羧甲司坦等促进排痰。

(5)长期家庭氧疗：患者动脉血氧分压（PaO_2）≤55 mmHg 或动脉血氧饱和度（SaO_2）≤88％时，可采用长期家庭氧疗。常用鼻导管给氧，氧流量为1～2 L/min，每日吸氧＞15 小时，使患者静息状态下 PaO_2≥60 mmHg 和（或）SaO_2＞90％，可改善其生活质量和生存率。

(6)有效呼吸技术与呼吸功能锻炼：具体如下。①腹式呼吸法：取立位、坐位或平卧位，两手分别放于前胸部和上腹部；用鼻缓慢吸气，用口缓慢呼气，时间由短到长，能增加膈肌和腹肌活动，改善呼吸功能。②缩唇呼气法：呼气时，将口唇呈吹口哨样缩小，吸气时间和呼气时间比为 1：2 或 1：3，尽量深吸慢呼，以延长呼气时间，同时口腔压力增加，传至末梢气道，避免小气道过早关闭，可改善肺泡有效通气量。每分钟呼气 7～8 次，每日训练 2 次，每次 10～20 分钟。

2.急性加重期　COPD急性加重是指咳嗽、咳痰、呼吸困难比平时加重，或痰量增多、咳黄脓痰。

(1)支气管舒张药：使用药物同稳定期。严重喘息时，可以改用较大剂量雾化吸入。

(2)控制性吸氧：用鼻导管或面罩给氧，给予鼻导管低流量、低浓度（一般吸入氧浓度为 28％～30％）、持续吸氧（每日不少于 15 小时），维持 PaO_2 在 60 mmHg 以上，既能改善组织缺氧，也可防止因缺氧状态迅速解除而抑制呼吸中枢。吸入氧浓度的计算公式为：吸入氧浓度＝21＋4×氧流量。

（3）抗生素：为主要治疗方法。当患者呼吸困难加重，咳嗽伴痰量增加、有脓性痰时，应依据患者所在地常见病原菌及其药物敏感情况积极选用抗生素治疗。住院患者应根据预计的病原菌及当地细菌耐药情况选用抗生素，如β-内酰胺类或β-内酰胺酶抑制剂、第二代头孢菌素、大环内酯类或喹诺酮类抗生素，一般多静脉滴注给药。如果找到确切的病原菌，应根据药敏结果选用抗生素。

（4）糖皮质激素：对于持续性气道阻塞的患者，可口服泼尼松龙或静脉给予甲泼尼龙，连续5～7日。

（5）促进排痰：给予祛痰剂，如溴己新、盐酸氨溴索等。每日饮水1500 mL以上，以利于痰液稀释和排出。指导患者有效咳嗽，协助患者翻身、叩击背部。用生理盐水、庆大霉素、α糜蛋白酶、地塞米松等药物雾化吸入。必要时吸痰。

【预防】

1. 积极预防　预防COPD最重要的措施就是戒烟；其次是控制职业和环境污染，减少有害气体或颗粒的吸入及接触过敏原；预防呼吸道感染，应用流感疫苗、肺炎链球菌疫苗、细菌溶解物、卡介苗多糖核酸可防止COPD患者反复感染；摄取足够的营养，增强全身抵抗力。

2. 早期发现、早期干预　COPD虽属不可逆的病变，但早期发现和早期干预治疗十分重要，可减少急性发作、改善呼吸功能、延缓病情、提高患者生命质量。医护人员应指导患者掌握家庭氧疗的方法及常用药物的用法、剂量和副作用，避免滥用药物。

3. 康复锻炼　进行床上康复运动或散步、慢跑、太极拳、体操等运动，坚持呼吸功能锻炼，提高机体呼吸功能和抗病能力。

4. 病情监测　对于有COPD高危因素的人群，应定期进行肺功能监测。

目标检测

一、名词解释

1. 慢性支气管炎　2. COPD　3. 长期家庭氧疗

二、填空题

1. 引起慢性支气管炎最重要的环境发病因素是_____，其主要症状为_____、_____、_____，急性发作期的主要体征是_____，主要治疗措施为_____。

2. COPD最重要的发病因素为_____。其标志性症状是在_____、_____的基础上出现_____。

3. 典型COPD患者视诊胸部呈_____，触诊双侧语颤_____，叩诊肺部呈_____。

4. COPD的并发症主要有_____、_____、_____。

5. _____检查是判断气流受限的重要客观指标。

三、简答题

1. COPD急性加重期如何治疗？

2. 如何预防COPD？

四、选择题

1. 慢性支气管炎最突出的症状是（　　）。
   A. 长期反复咳嗽　　　　B. 经常咳大量脓性痰　　　　C. 喘息
   D. 反复发热　　　　　　E. 少量咯血

2. COPD 的典型症状是（　　）。
   A. 发热　　B. 咳嗽　　C. 咳痰　　D. 气短或呼吸困难　　E. 胸闷

3. 患者，男，50 岁，有慢性支气管炎病史 10 年，近 1 年逐渐出现活动后气短。为明确有无慢性阻塞性肺疾病，下列检查最有意义的是（　　）。
   A. 胸片　　B. 肺部 CT　　C. 血常规　　D. 肺功能检查　　E. 痰培养

4. 评价 COPD 患者气流受限的敏感指标是（　　）。
   A. TLC　　B. RV　　C. $FEV_1/FVC\%$　　D. VC　　E. FEV_1/TLC

5. 慢性支气管炎的诊断标准为：排除其他心、肺疾病后，咳嗽、咳痰或伴喘息（　　）。
   A. 每年发病持续 2 个月，连续 3 年或 3 年以上
   B. 每年发病持续 3 个月，连续 2 年或 2 年以上
   C. 每年发病持续 2 个月，连续 2 年或 2 年以上
   D. 每年发病持续 1 个月，连续 2 年或 2 年以上
   E. 每年发病持续 3 个月，连续 1 年或 1 年以上

6. COPD 最主要的治疗方法是应用（　　）。
   A. 糖皮质激素　　　　B. 支气管舒张药物　　　　C. 甲泼尼龙
   D. 祛痰药　　　　　　E. 抗生素

7. 患者，男，60 岁，患 COPD 15 年，近 1 周咳喘加重，发绀明显，烦躁。血气分析：pH 值为 7.40，PaO_2 40 mmHg，$PaCO_2$ 70 mmHg。进行氧疗应采用（　　）。
   A. 间断低流量吸氧　　B. 持续低流量吸氧　　　　C. 间断高浓度高流量吸氧
   D. 立即吸入纯氧　　　E. 持续高浓度高流量吸氧

8. 患者，男，72 岁，反复咳嗽、咳痰 30 年，活动后气短 10 年，且逐渐加重。缩唇式呼吸训练时不正确的指导是（　　）。
   A. 吸呼比为 1∶（1～2）B. 缩唇缓慢呼气　　　　C. 缩唇呈吹口哨样
   D. 经鼻吸气　　　　　E. 呼吸频率减慢

9. 患者，男，59 岁，以 COPD 急性加重期入院，经对症治疗，病情控制，明日出院，回家继续氧疗。下列说法正确的是（　　）。
   A. 吸氧 2～4 h/d　　　B. 吸氧 6～8 h/d　　　　C. 吸氧 8～10 h/d
   D. 吸氧不超过 15 h/d　E. 吸氧 15 h/d 以上

（10～11 题基于以下病例）

患者，男，58 岁，慢性咳嗽、咳痰 20 年，近年来出现活动后气短，逐年加重，且反复急性发作。胸部评估：视诊呈桶状胸，触诊双侧语颤减弱，叩诊为过清音。

10. 患者最可能发生了（　　）。
    A. 支气管哮喘　　　　B. 慢性阻塞性肺疾病　　　　C. 慢性肺源性心脏病
    D. 支气管扩张症　　　E. 支气管肺炎

11. 为了减少急性发作频率，提高生活质量，应规律吸入的药物是（　　）。

A. 沙丁胺醇气雾剂　　B. 抗胆碱能药物　　　　　C. 茶碱类

D. 糖皮质激素　　　　E. 祛痰药

（选择题答案：1. A，2. D，3. D，4. C，5. B，6. B，7. B，8. A，9. E，10. B，11. D）

（张一思　蔡小红）

第四章 慢性肺源性心脏病

学习目标

掌握：慢性肺源性心脏病的临床表现。

熟悉：慢性肺源性心脏病的概念、防治原则和治疗要点。

了解：慢性肺源性心脏病的病因、实验室及其他检查方法。

项目教学案例 4：

患者，男，69 岁，气喘 20 年。因咳嗽、咳痰、不能平卧 1 个月伴咳黄黏痰 2 日入院。查体：体温 37.1 ℃，脉搏 100 次/分，呼吸 28 次/分，血压 130/80 mmHg。神志清楚，半卧位，口唇发绀，皮肤湿暖，球结膜轻度水肿，颈静脉怒张，桶状胸。呼吸浅表，肺部叩诊为过清音，两肺可闻及散在哮鸣音，肺底可闻及细湿啰音，右侧为多。剑突下心脏搏动明显，心率 100 次/分，律齐，P_2 亢进，未闻及心脏杂音，肝、脾肋下未及。白细胞计数 $11.4 \times 10^9/L$，pH 值为 7.24，PaO_2 33.7 mmHg、$PaCO_2$ 81 mmHg。X 线胸片示两肺透亮度增加，肺纹理粗乱，呈条索状。

工作任务 1：分析患者最可能患有什么病。

工作任务 2：现阶段的主要治疗措施有哪些？

慢性肺源性心脏病（chronic cor pulmonale）简称慢性肺心病，是由支气管、肺组织、肺血管或胸廓的慢性病变引起肺血管阻力增加、肺动脉高压，导致右心室肥厚、扩大，甚至右心衰竭的心脏病。该病为中老年人的常见病和多发病，患病年龄多在 40 岁以上，患病率随着年龄的增长而增高，寒冷地区、北方地区、农村、吸烟者患病率较高。急性发作以冬、春季节多见，尤其在气候骤变时易发病。急性呼吸道感染是导致其病情加重最常见的诱因。

【病因及发病机制】

1. **支气管、肺疾病**　以 COPD 最常见，占 80%～90%，其次是支气管哮喘、支气管扩张、重症肺结核、间质性肺疾病等肺部疾病。

2. **肺血管疾病**　特发性肺动脉高压、慢性栓塞性肺动脉高压、肺小动脉炎均可引起肺血管阻力增加、肺动脉高压和右心室负荷加重，发展成慢性肺心病。其中，肺动脉高压是导致肺心病的关键。

3. **胸廓运动障碍性疾病**　较少见。各种疾病引起的胸廓或脊柱严重畸形、脊椎结核、类风湿脊柱炎、胸膜广泛粘连以及神经肌肉疾病等，均可引起胸廓活动受限、肺受压、支气管扭曲与变形，导致肺功能受损。

4. 其他　原发性肺泡通气不足及先天性口咽畸形,睡眠呼吸暂停低通气综合征等,均可导致本病。

【临床表现】

慢性肺心病病程缓慢,除原有支气管、肺、胸廓疾病的症状和体征外,主要因缺氧和二氧化碳潴留,逐渐出现肺、心功能衰竭以及其他器官损害的征象。临床分为两期。

1. 肺、心功能代偿期　①原发病表现:以 COPD 的相关症状与体征为主要表现,如慢性咳嗽、咳痰、气促、活动后心悸、呼吸困难、乏力、劳动耐力下降等;少数有胸痛或咯血;有明显肺气肿体征,肺部感染时可闻及干、湿啰音。②肺动脉高压:出现肺动脉瓣区第二心音亢进。③右心室肥大:三尖瓣区出现收缩期杂音,或剑突下见心脏搏动,提示右心室肥厚、扩大。部分因肺气肿使胸膜腔内压升高而致颈静脉充盈或怒张、肝界下移。

2. 肺、心功能失代偿期　①呼吸衰竭:表现最突出,常因急性呼吸道感染诱发,在咳嗽、咳痰等症状加剧的基础上出现呼吸困难加重,夜间为甚,常有头痛、失眠、食欲下降,白天嗜睡,甚至有表情淡漠、神志恍惚、谵妄、昏迷、抽搐等肺性脑病表现;体征为明显发绀,球结膜充血、水肿,视网膜血管扩张、视盘水肿等颅内压升高表现,皮肤潮红、多汗,深反射减弱或消失,出现病理反射。②心力衰竭:以右心衰竭为主,表现为心悸、气急、腹胀、食欲下降、恶心等;体征为发绀明显、颈静脉怒张、心率增快,可有心律不齐,肝大并有压痛;肝颈静脉回流征阳性,下肢水肿,晨轻暮重,甚至全身水肿、腹水等,少数有肺水肿及全心衰竭的体征。

3. 并发症　常可并发肺性脑病(为肺心病死亡的首要原因)、酸碱平衡失调和电解质紊乱、心律失常(多为房性心律失常)、休克、消化道出血、多脏器功能衰竭、弥散性血管内凝血(DIC)、深静脉血栓形成等。

【实验室及其他检查】

1. X 线检查　在原有肺、胸廓疾病特征的基础上,出现肺动脉高压征象,如右下肺动脉干扩张,其横径≥15 mm,右下肺动脉横径/气管横径≥1.07,肺动脉段明显突出或高度≥3 mm,右心室肥大等,均是诊断慢性肺心病的主要依据。

2. 心电图检查　主要表现为右心室肥大。心电轴右偏(≥+90°),重度顺钟向转位,肺型 P 波,$Rv_1 + Sv_5 \geq 1.05$ mV,$V_1 \sim V_3$ 呈 QS 波(除心肌梗死外);可有房性心律失常。

3. 超声心动图检查　测定右心室流出道内径≥30 mm,右心室内径≥20 mm,右心室前壁厚度≥5.0 mm,左、右心室内径比值<2,右肺动脉内径≥18 mm,或肺动脉干≥20 mm,右心室流出道/左心房内径>1.4 等,可诊断为慢性肺心病。

4. 动脉血气分析　肺心病肺功能代偿期可出现低氧血症,或合并高碳酸血症。当 $PaO_2 < 60$ mmHg、$PaCO_2 > 50$ mmHg 时,表示有呼吸衰竭。

5. 血液检查　外周血红细胞计数和血红蛋白增多;全血黏度及血浆黏度增加;并发感染时,外周血白细胞总数和中性粒细胞增高。痰细菌培养可判断致病菌。

【治疗要点】

1. 肺、心功能失代偿期的治疗　治疗原则为积极控制感染；畅通气道，纠正缺氧和二氧化碳潴留；纠正呼吸衰竭和心力衰竭；防治并发症。

(1)控制感染：呼吸系统感染是引起慢性肺心病急性加重致肺、心功能失代偿的常见原因。根据感染的环境(院外、院内感染)及痰菌培养、药物敏感试验、痰涂片结果选择有效的抗菌药物，常用大环内酯类、β-内酰胺类、喹诺酮类及头孢菌素类抗菌药物。参见 COPD 的治疗。

(2)氧疗：可通畅呼吸道，纠正缺氧和二氧化碳潴留，给予鼻导管吸氧或面罩给氧。呼吸衰竭时的治疗参见本篇第六章。

(3)控制心力衰竭：慢性肺心病患者一般在控制感染、改善呼吸功能后，心力衰竭就能得到改善。患者尿量增多，水肿消退，不需常规使用利尿药和正性肌力药。经上述治疗无效或严重心力衰竭患者可用：①利尿剂，可抑制肾脏钠、水重吸收，减少血容量，减轻右心前负荷，可用氢氯噻嗪、氨苯蝶啶、呋塞米等，但是利尿剂应用后易出现低钾、低氯血症，痰黏稠不易排出和血液浓缩，注意预防，应"小剂量、短疗程、联合用药"。②正性肌力药，使用小剂量(常规剂量的 1/2 或 1/3)、作用快、排泄快的洋地黄类强心药，如毒毛花苷 K、西地兰或地高辛等，因肺心病患者有慢性缺氧及感染，心肌对洋地黄类药的耐受性低，故易发生心律失常，应注意预防。③血管扩张药，如钙通道拮抗剂、一氧化氮(NO)、川芎嗪等可降低肺动脉压。

(4)控制心律失常：心律失常多为房性期前收缩及阵发性室上性心动过速，也可有心房扑动、心房颤动，甚至因心室颤动而致心脏骤停。经控制感染、纠正缺氧后，心律失常可自行消失；如持续存在，可选用抗心律失常药物。

(5)抗凝：以普通肝素或低分子肝素防止肺微小动脉内血栓形成及深静脉血栓形成。

2. 缓解期的治疗　可采用中西医结合的综合治疗方法，增强机体免疫力，同时去除诱因，预防呼吸道感染，减少或避免急性加重期的发生。

【预防】

(1)戒烟，避免接触过敏原、有害气体、粉尘及感冒患者。

(2)加强营养，进行耐寒、呼吸锻炼，增强抵抗力。

(3)患者应遵医嘱用药，有效咳嗽、排痰，坚持家庭氧疗。

目标检测

一、名词解释

1. 慢性肺源性心脏病　2. 肺性脑病

二、填空题

1. _____是肺动脉高压形成最重要的因素。

2. 肺、心功能失代偿期表现为_____和_____衰竭。

3. 慢性肺心病的并发症为_____、_____、_____、_____、_____、

_____，死亡的首要原因是_____。

4. 慢性肺心病患者出现 PaO_2 _____、$PaCO_2$ _____时，表示有呼吸衰竭。

5. 慢性缺氧及感染的肺心病患者对洋地黄类药物的耐受性低，易发生_____。

6. 慢性肺心病患者应给予_____、_____吸氧，氧流量为_____，浓度为_____。

三、简答题

1. 慢性肺心病的患者主要的病因有哪些？

2. 临床上将慢性肺心病分为哪两期？两期的主要特征有哪些？并发症主要有哪些？

四、病案分析

患者，男，65岁，有慢性肺心病病史10年，半个月前受凉后，出现咳嗽、咳痰、呼吸困难加重，食欲下降，近2日白天嗜睡，夜间头痛、失眠，球结膜充血，颈静脉怒张，口唇及四肢末梢明显发绀，房颤心律，双下肢水肿。

请问：患者患了什么病，如何治疗？

五、选择题

1. 慢性肺心病最常见的病因是（   ）。

    A. 肺结核　　　　　　　B. 支气管哮喘　　　　　　C. 慢性阻塞性肺疾病

    D. 支气管扩张症　　　　E. 间质性肺炎

2. 下列不属于肺性脑病表现的是（   ）。

    A. 白天嗜睡　　B. 夜间失眠　　C. 表情淡漠　　D. 震颤　　E. 神志恍惚

3. 慢性肺源性心脏病强心剂的使用原则中，错误的一项是（   ）。

    A. 易中毒，应慎重　　　　　　B. 宜小剂量，一般为常规剂量的1/3～1/2

    C. 宜用作用快、排泄快的强心剂　D. 用药前应先纠正缺氧

    E. 常以心率作为衡量洋地黄类药物应用和疗效的考核指征

4. 提示慢性阻塞性肺气肿已发展至慢性肺源性心脏病的表现是（   ）。

    A. 呼吸困难　　　　　　　　　B. X线检查示右心室肥大征

    C. 皮肤发绀　　　　　　　　　D. 肺动脉瓣区第二心音亢进

    E. 肝大

5. 慢性肺心病急性加重期的最主要诱因是（   ）。

    A. 呼吸道感染　　　　B. 大量利尿　　　　　　C. 镇静剂的使用

    D. 过劳　　　　　　　E. 使用支气管扩张剂

6. 慢性肺心病急性加重期的治疗措施中最重要的是（   ）。

    A. 应用强心剂　　　　B. 控制心律失常　　　　C. 应用利尿剂

    D. 控制肺部感染　　　E. 应用血管扩张剂

7. 慢性肺心病X线所见，下列表述错误的是（   ）。

    A. 肺气肿征象　　　　　　　　B. 右下肺动脉横径<15 mm

    C. 肺动脉段高度≥3 mm　　　　D. 肺动脉圆锥显著凸出

    E. 右心室增大征

8. 患者，男，58岁，诊断为慢性肺心病失代偿期，双下肢水肿。下列属于排钾利尿剂治疗不良反应的是（   ）

A. 高钾血症　　　　　　B. 高氯血症　　　　　　C. 低钾血症

D. 血液稀释　　　　　　E. 痰液稀释

9. 患者，男，69岁，患慢性肺源性心脏病，近两天发绀明显。血气分析结果为 PaO_2 50 mmHg，$PaCO_2$ 62 mmHg。其氧疗要求是（　　　）。

A. 间断低流量吸氧　　　B. 间断高流量吸氧　　　C. 持续高浓度吸氧

D. 持续中流量吸氧　　　E. 持续低流量吸氧

10. 患者，男，55岁，有COPD病史10年，近期活动后心悸、呼吸困难加重，食欲差。为了确诊是否并发慢性肺源性心脏病，下列可作为主要依据的辅助检查是（　　　）。

A. 血常规检查　　　　　B. 血气分析　　　　　　C. 肺功能检查

D. 胸部X线检查　　　　E. 痰培养及药敏试验

11. 患者，女，66岁，有慢性肺心病病史10年。近1周受凉后，咳嗽、咳痰、呼吸困难加重，口唇及四肢末梢发绀，听诊双下肺可闻及干、湿啰音。下列不属于慢性肺心病急性加重期治疗措施的是（　　　）。

A. 积极控制感染　　　　　　B. 通畅呼吸道

C. 体位引流　　　　　　　　D. 纠正缺氧和二氧化碳潴留

E. 积极处理并发症

12. 患者，男，68岁，15年前确诊COPD，1年前活动后气短加重，出现下肢水肿，被诊断为慢性肺源性心脏病。1周前受凉后出现咳嗽、咳痰、喘息明显，身体低垂部位水肿。今日出现头痛、烦躁不安、表情淡漠、神志恍惚，被家人送医院治疗。可能发生了（　　　）。

A. 休克　　B. 脑梗死　　C. 心力衰竭　　D. 肺性脑病　　E. 嗜睡

（选择题答案：1. C，2. D，3. E，4. B，5. A，6. D，7. B，8. C，9. E，10. D，11. C，12. D）

（张一思　蔡小红）

第五章　支气管哮喘

学习目标

熟悉：支气管哮喘的临床表现、实验室及其他检查方法、治疗原则。

了解：支气管哮喘的病因、分期。

项目教学案例 5：

患者，女，14 岁。反复发作性喘息 10 余年，喘息多于夏秋季节发作，咳白色泡沫痰，流鼻涕，打喷嚏。此次喘息、胸闷发作持续 1 日入院，10 分钟前出现端坐呼吸。查体：体温 36.2 ℃，呼吸 32 次/分，脉搏 128 次/分，血压 80/50 mmHg。大汗淋漓、明显发绀。

工作任务 1：患者最可能患了什么病？病情如何？

工作任务 2：目前最适合的治疗措施是什么？

支气管哮喘(bronchial asthma)简称哮喘，是一种以慢性气道炎症和气道高反应性(AHR)为特征的异质性疾病。主要特征包括气道慢性炎症，气道对多种刺激因素的高反应性，可逆性气流受限及气道重构。临床表现为反复发作性的喘息、气急、胸闷或咳嗽等症状，夜间和清晨发作或加剧，可自行缓解，或经治疗后缓解。长期反复发作者，气道出现不可逆性狭窄，形成阻塞性肺气肿。目前，全世界约有 3 亿哮喘患者，我国成人哮喘患病率为 1.24%，儿童患病率高于成人，城市患病率高于农村，40% 的患者有家族史。

【病因及发病机制】

1. **病因**　遗传及环境因素的双重影响是哮喘发病的危险因素。

(1)遗传因素：哮喘是一种具有多基因遗传倾向的疾病，患者具有与气道高反应性、免疫球蛋白 E(IgE)调节和特异性反应相关的基因。哮喘患者亲属的患病率高于正常人群，亲缘关系越近，病情越严重。

(2)环境因素：包括以下激发因素。①室内外变应原，如尘螨、花粉、真菌、宠物毛屑、蟑螂等。②细菌、病毒、原虫、寄生虫等感染。③鱼、虾、蛋、牛奶等食物。④普萘洛尔、阿司匹林、青霉素、磺胺类等药物。⑤大气污染、吸烟、运动、情绪紧张等。

2. **发病机制**　尚未完全阐明，与气道免疫炎症机制、神经调节机制及其相互作用有关(图 3-5-1)。

(1)气道免疫炎症机制：①气道慢性炎症反应是多种炎症细胞、炎症介质和细胞因子共同作用的结果。当外源性变应原进入有特异性体质的人体后，在 T 淋巴细胞传递下，激活 B 淋巴细胞，合成大量的特异性 IgE，结合于肥大细胞和嗜碱性粒细胞表面的 IgE 受体并使之致敏。变应原再次进入人体时，与 IgE 结合并激活 B 细胞合成、释放多种活性介质，引起气道平滑肌收缩、血管通透性增高、黏液分泌增加和炎性细胞浸润等，产生哮喘的临床症状。另一方面，活化的辅助性 T 细胞分泌白介素等细胞因子，激活肥大细胞、嗜酸性粒细胞及肺泡巨噬细胞等多种炎症细胞，使之聚集在气道，这些细胞继而分泌出多种炎症介质和细胞因子，引起气道收缩、黏液分泌增加、血管渗出增多。多种炎症细胞、炎症介质和细胞因子互相作用，形成复杂的网络，导致气道慢性炎症。②气道高反应性指气道对各种刺激因子(如变应原、理化因素、运动、药物等)呈现的高度敏感状态，表现为气道受刺激出现过强或过早的收缩反应(是哮喘的基本特征)。气道炎症又是导致气道高反应性的基础，在多种炎症细胞、炎症介质和细胞因子参与下，气道上皮损害和上皮下神经末梢裸露，导致了气道高反应性。气道高反应性常有家族倾向。③气道重构是哮喘的病理特征，表现为气道上皮细胞黏液化生、平滑肌肥大增生、上皮下胶原沉积和纤维化、血管增生等，使患者对激素敏感性降低。

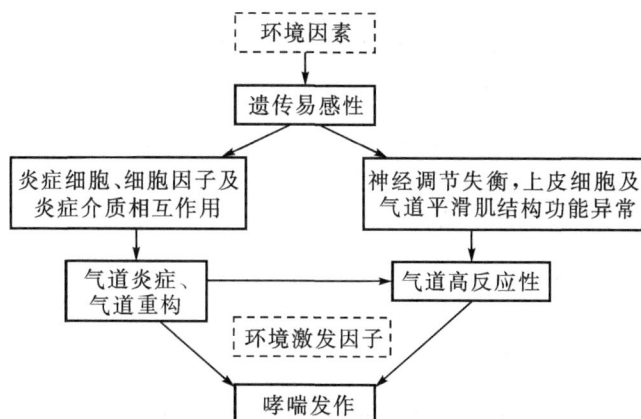

图 3 - 5 - 1　支气管哮喘发病示意图

(2)神经调节机制：神经因素是哮喘发病的重要环节之一。支气管受胆碱能神经、肾上腺素能神经和非肾上腺素能非胆碱能神经支配。哮喘与 β 肾上腺素能受体功能低下、迷走神经张力增高、α 肾上腺素能受体的反应性亢进、非肾上腺素能非胆碱能神经释放的收缩性介质(如 P 物质、神经激肽)和舒张性介质(如血管活性肠肽、一氧化氮)平衡失调有关。

【临床表现】

1. 症状　典型症状为发作性伴有哮鸣音的呼气性呼吸困难(是诊断的主要依据)或发作性胸闷、咳嗽。重者取坐位或呈端坐位呼吸，干咳或咳出大量白色泡沫痰，甚至出现发绀，持续数分钟及数小时后，随着大量痰液的咳出而自行缓解，或经支气管扩张药治疗后好转。在夜间或凌晨时发作或加重是哮喘的重要临床特征。不典型哮喘患者有时以咳嗽或胸闷为唯一症状，称咳嗽变异性哮喘或胸闷变异性哮喘。有些青少年哮喘症状为运动时出现胸闷、咳嗽和呼吸困难，称运动性哮喘。

2．体征　发作时胸部呈过度充气状态，双肺有广泛的哮鸣音，以呼气相为主，呼气延长。非发作期可无异常体征。严重哮喘发作时，可出现心率增快、奇脉、胸腹反常运动。但是，非常严重的哮喘发作时可不出现哮鸣音，称"沉默肺"，是病情危重的表现。

3．哮喘的分期及病情严重程度分级　根据临床表现，哮喘分为急性发作期和非急性发作期。

(1)哮喘急性发作期：指喘息、气急、咳嗽、胸闷等症状突然发生或加重，常伴呼气流量降低，多为接触变应原等刺激物或治疗不当所致。急性发作程度轻重不一，严重者可在数分钟内危及生命，必须紧急治疗。哮喘急性发作时按严重程度分轻度、中度、重度和危重4级(表3-5-1)。重症哮喘患者可有端坐呼吸，大汗淋漓，呼吸>30次/分，脉率>120次/分或变慢或不规则，收缩压下降，奇脉，"三凹征"，肺部哮鸣音响亮或减弱、消失，出现焦虑、烦躁、嗜睡、意识模糊等。

表3-5-1　哮喘急性发作时病情严重程度分级

病情程度	临床表现	血气分析
轻度	可平卧，说话连续成句，步行、上楼梯时有气短，可有焦虑，呼吸稍快，脉搏<100次/分，有散在哮鸣音	基本正常，$PaCO_2 < 45$ mmHg
中度	稍事活动即感气短，喜坐位，说话常有中断，时有焦虑，可有"三凹征"，哮鸣音响亮而弥漫，呼吸增快，心率增快，可有奇脉	PaO_2在$60 \sim 80$ mmHg，$PaCO_2 \leqslant 45$ mmHg
重度	休息时感气短，端坐前弓位，只能发单字表达，常有焦虑和烦躁，大汗淋漓，常有"三凹征"，呼吸>30次/分，心率>120次/分，有奇脉	$PaO_2 < 60$ mmHg，$PaCO_2 > 45$ mmHg
危重	不能说话，嗜睡或意识模糊，胸腹矛盾运动，呼吸>30次/分，哮鸣音明显减弱或消失，脉搏变慢或不规则，血压下降	$PaO_2 < 60$ mmHg，$PaCO_2 > 45$ mmHg

(2)哮喘慢性持续期：指没有哮喘急性发作，但在相当长的时间内仍有不同程度和不同频度的喘息、咳嗽、胸闷等症状，可伴有肺通气功能下降。

(3)临床缓解期：指患者无喘息、气急、胸闷、咳嗽等症状，并维持1年以上。

4．并发症　哮喘严重发作时，可并发气胸、纵隔气肿、肺不张等；长期反复发作和感染，可并发COPD、支气管扩张、肺源性心脏病等。

【实验室及其他检查】

1．痰液检查　涂片可见较多的嗜酸性粒细胞。

2．肺功能检查　发作时呼吸功能的改变有助于确诊。

(1)通气功能检测：呈阻塞性通气功能障碍表现，表现为呼气流速指标显著下降，如第1秒用力呼气量(FEV$_1$)、1秒率(FEV$_1$占用力肺活量的比值，FEV$_1$/FVC%)、呼气流量峰值(PEF)均下降。若 24 小时内 PEF 或昼夜 PEF 波动率≥20%，也符合气道可逆性改变的特点。肺容量指标可见用力肺活量减少、残气量增加、功能残气量和肺总量增加、残气/肺总量比值增高。$FEV_1/FVC\%<70\%$ 或 FEV_1 低于预计值的 80% 为气流受限的重要指标。

(2)支气管激发试验：用以测定气道反应性。吸入激发剂(如乙酰甲胆碱、组胺等)后通气功能下降，气道阻力增加。FEV_1 下降≥20% 即为激发试验阳性，提示存在气道高反应性。

(3)支气管舒张试验：用以测定气道气流受限的可逆性。吸入沙丁胺醇等支气管舒张剂 20 分钟后，FEV_1 较用药前增加 12% 或以上且绝对值增加≥200 mL，即为舒张试验阳性，提示存在可逆性的气道阻塞。

(4)呼气流量峰值及其变异率：PEF 下降，平均每日昼夜 PEF 变异率(连续 7 天，每日昼夜变异率之和/7)≥10%，或 PEF 周变异率>20%，提示存在可逆性的气道改变。

3. 动脉血气分析　哮喘中度发作可有 PaO_2 降低，过度通气可使 $PaCO_2$ 下降，pH值升高，表现为呼吸性碱中毒。重度发作致气道严重阻塞时可出现二氧化碳潴留，$PaCO_2$ 升高，PaO_2 明显降低，可出现呼吸性酸中毒或合并代谢性酸中毒。

4. 胸部 X 线检查/CT 检查　哮喘发作时，胸部 X 线片见两肺透亮度增加，呈过度充气状态，缓解期无明显异常；合并感染时，可见肺纹理增加及炎症浸润阴影。CT 可见支气管管壁增厚，黏液阻塞。

5. 特异性变应原的检测　哮喘患者大多为变应性体质，对众多变应原和刺激物敏感，结合病史测定变应性指标，有助于病因诊断。

(1)体外检测：也就是检测患者特异性 IgE。变应性哮喘患者血清特异性 IgE 常明显增高。

(2)在体试验：常用皮肤变应原测试。根据病史或当地的生活环境选择可疑变应原通过皮肤点刺等方法进行皮试，阳性提示对该变应原过敏。吸入变应原测试临床应用较少。

左心衰竭引起的喘息样呼吸困难(过去称心源性哮喘)症状与哮喘相似。患者多有高血压、冠心病、风心病等心脏病病史和体征，阵发性咳嗽，咳粉红色泡沫痰，两肺可闻及广泛的湿啰音和哮鸣音，心尖部可闻及舒张期奔马律。若一时难以鉴别，可雾化吸入 β_2 受体激动剂或静脉注射氨茶碱，等症状缓解后进一步检查，忌用肾上腺素或吗啡，以免造成危险。

【治疗要点】

本病无特效疗法，但长期规范化治疗可长期控制症状、预防复发。

1. 脱离变应原　哮喘发作时，立即脱离变应原是最有效的治疗方法，应寻找变应原或其他引发因素并避免接触。

2. 缓解哮喘发作的药物　缓解性药物的主要作用是舒张支气管，也称其为解痉平喘药。

(1)β_2受体激动剂：控制哮喘急性发作的首选药物，主要通过兴奋气道的 β_2 受体激

活腺苷环化酶，使细胞内的环磷酸腺苷（cAMP）增加，游离 Ca^{2+} 减少，从而舒张气道平滑肌，缓解症状。常用的短效 β_2 受体激动剂有沙丁胺醇、特布他林和非诺特罗，作用时间为 4～6 小时。长效 β_2 受体激动剂有福莫特罗和沙美特罗，作用时间为 10～12 小时，可作为控制性药物（须与激素合用）。

用药方法有吸入法（包括定量雾化吸入、干粉吸入和持续雾化吸入）、口服法和静脉注射法。首选吸入法，因为高浓度药物可直接进入气道，局部浓度高且作用迅速，所用剂量小，全身副作用少。常用沙丁胺醇或特布他林，1～2 喷/次，3～4 次/日。吸入长效 β_2 受体激动剂或口服 β_2 受体激动剂的缓（控）释型制剂可用于防治反复发作期哮喘和夜间哮喘。注射用药用于严重哮喘。

气雾剂定量吸入器（MDI）的使用方法：①打开盖子，摇匀药液。②缓慢平稳呼气，深呼气至不能再呼出。③将吸入器喷嘴衔在口中，双唇包住咬口。④经口深慢吸气，按压驱动装置，喷雾与吸气同步。⑤吸入后屏气 10 秒，使较小的雾粒沉降在气道远端。⑥缓慢呼气。⑦3～5 分钟后，再重复吸入 2 次。⑧使用两种吸入剂时，先用 β_2 受体激动剂，后用糖皮质激素吸入剂。

（2）抗胆碱能类药物：常用异丙托溴铵，为胆碱能受体（M 受体）拮抗剂，通过阻断节后迷走神经通路降低迷走神经兴奋性而舒张支气管，并有减少呼吸道分泌物的作用。该药品有气雾剂和雾化溶液剂两种剂型，经压力定量吸入器系统吸入或雾化吸入。与 β_2 受体激动剂联合吸入有协同作用，尤其适用于夜间哮喘发作和痰多者。

（3）茶碱类药物：除能抑制磷酸二酯酶、提高气道平滑肌细胞内的 cAMP 浓度外，还能拮抗腺苷受体；刺激肾上腺分泌肾上腺素，增强呼吸肌的收缩功能；增强气道纤毛清除功能和抗炎作用，是治疗哮喘的有效药物。茶碱与糖皮质激素有协同作用。常用氨茶碱，每次 0.1 g，3 次/日，口服，必要时用氨茶碱注射液经葡萄糖注射液稀释后缓慢静脉推注或滴注，总量不超过 1.0 g/d，用药时应注意防止引起严重心律失常，甚至抽搐，导致死亡。口服缓释茶碱制剂用于夜间哮喘发作。静脉给药主要用于危重哮喘发作。

3. **控制哮喘发作的药物** 指需要长期使用药物，主要用于治疗哮喘的慢性气道炎症，使哮喘维持临床控制，也称抗炎药。

（1）糖皮质激素：目前控制哮喘最有效的药物。主要作用机制是抑制炎症细胞在气道聚集，抑制炎症介质的生成和释放，增强平滑肌细胞 β_2 受体的反应性，有效抑制气道炎症而控制哮喘发作。可吸入、口服和静脉给药。吸入型糖皮质激素是长期治疗哮喘的首选药物，常用倍氯米松、布地奈德、氟替米松等，起效慢，通常需规律用药 1 周以上方能起效。口服法用于吸入治疗无效或需要短期加强的患者，可用泼尼松、泼尼松龙。重度或严重哮喘发作患者应及早静脉推注或滴注氢化可的松、甲泼尼龙或地塞米松等。长效 β_2 受体激动剂与吸入型糖皮质激素联合是目前最常用的哮喘控制性药物。

（2）白三烯（LT）受体调节剂：具有抗炎和舒张支气管平滑肌的作用。常用半胱氨酰 LT 受体调节剂，如扎鲁司特、孟鲁司特。

（3）其他：色甘酸钠为非激素类抗炎药，是肥大细胞膜稳定剂，对预防运动或过敏原诱发的哮喘最为有效；酮替芬、曲尼斯特、氯雷他定对轻症和季节性哮喘有一定效果，也可和 β_2 受体激动剂联合使用；抗 IgE 抗体可用于经吸入吸入型糖皮质激素和长效 β_2 受体激动剂联合治疗后症状仍未控制且血清 IgE 水平增高的重症哮喘患者，每周皮下注射 1 次，连续 3～6 个月。

4. 其他治疗　①特异性和非特异性免疫疗法：前者又称脱敏疗法，采用特异性变应原(如螨、花粉、猫毛等)定期反复皮下注射，剂量由低到高，使患者产生免疫耐受性而脱敏；后者指注射卡介苗、转移因子、疫苗等生物制品，从而抑制变应原反应的过程，有一定疗效。②湿化气道：重症哮喘患者应静脉补液，以纠正失水和稀释痰液，每日补液 2500～3000 mL。③合理给氧：哮喘发作时，可采用鼻导管法一般流量(2～4 L/min)吸氧；重症哮喘患者若有二氧化碳潴留时，应给予低流量(1～2 L/min)持续吸氧。

【预防】

1. 哮喘知识宣教和自我管理　指导患者及其家属掌握有关哮喘的发生、防治知识，积极控制和减少哮喘发作，改善生活质量。

2. 了解和避免激发因素　保持室内空气新鲜，不放花草，不饲养猫、狗、鸟等动物，不使用地毯、羊毛毯、羽毛制品；避免食用鱼、虾、蛋、牛奶等易过敏及胡椒、生姜等刺激性食物；戒烟酒，避免强烈的精神刺激和剧烈的运动，不做大笑、大哭、大喊等过度通气的动作；注意保暖，预防呼吸道感染，发病季节前遵医嘱进行预防性治疗，减少复发；缓解期应加强体育锻炼、耐寒锻炼和耐力训练，以增强体质；尽量不用普萘洛尔、阿司匹林、吲哚美辛等药物。

3. 自我病情监测　记录哮喘日记，包括每日症状、哮喘加重的诱因、用药情况、吸入 β_2 受体激动剂控制症状的需要量。有条件时，随身携带峰流速仪及时监测病情变化。

4. 随身携带止喘气雾剂并正确使用　一旦出现哮喘发作先兆时，应立即正确吸入 β_2 受体激动剂。运动性哮喘患者在运动前吸入色甘酸钠、酮替芬可预防发作。

目标检测

一、名词解释

1. 支气管哮喘　2. 重症哮喘　3. 运动性哮喘

二、填空题

1. 哮喘的重要特征是气道＿＿＿＿＿＿＿。哮喘发作通常出现广泛多变的＿＿＿＿＿气流受限。PEF 可反映＿＿＿＿＿功能的变化。

2. 哮喘发作时可并发＿＿＿＿＿、＿＿＿＿＿、＿＿＿＿＿。

3. β_2 受体激动剂是控制哮喘急性发作的＿＿＿＿＿药物，首选＿＿＿＿＿法。

4. 控制哮喘最有效的药物是＿＿＿＿＿。

三、简答题

1. 支气管哮喘的主要症状与体征有哪些？

2. 缓解和控制哮喘发作的药物有哪几类？每类列举一种药物。

3. 请正确演示 MDI 吸入法的操作过程。

四、选择题

1. 支气管哮喘患者的主要临床表现为(　　)。

    A. 发作性吸气性呼吸困难伴广泛哮鸣音

    B. 阵发性胸闷和顽固性咳嗽

    C. 慢性咳嗽、咳痰伴明显喘息

    D. 发作性呼气性呼吸困难伴广泛哮鸣音

    E. 夜间阵发性呼吸困难伴广泛哮鸣音

2. 除(　　)外，均为哮喘发病的机制。

    A. 外源性过敏原再次进入体内

    B. 呼吸道发生变应性炎症

    C. β 受体功能亢进及交感神经过度兴奋

    D. 血管活性肠肽、NO 与 P 物质、神经激肽平衡失调

    E. 呼吸道高反应性

3. 哮喘发作时的肺部体征是(　　)。

    A. 局限性吸气性干啰音　　　　B. 局限性呼气性干啰音

    C. 弥漫性呼气性干啰音　　　　D. 弥漫性吸气性干啰音

    E. 双肺吸气性干啰音

4. 患者，女，18 岁，去花店买花时，突然打喷嚏，继而胸闷、咳嗽、气促，立即去医院就诊，诊断为支气管哮喘。本次发病的诱因是(　　)。

    A. 花粉　　B. 粉尘　　C. 感染　　D. 精神因素　　E. 运动

5. 哮喘发作时导致患者出现呼气性呼吸困难的原因最可能是(　　)。

    A. 喉头水肿　　　　B. 吸入性肺炎　　　　C. 气管异物

    D. 肺不张　　　　E. 支气管痉挛、狭窄

6. 哮喘发作时，选择最适宜的药物是(　　)。

    A. 肾上腺素　　　　B. 沙丁胺醇　　　　C. 去甲肾上腺素

    D. 酮替芬　　　　E. 茶碱控释片

7. 氨茶碱的严重不良反应是(　　)。

    A. 头痛、手指颤抖　　B. 恶心、呕吐　　C. 血压骤降或猝死

    D. 心率加快　　　　E. 嗜睡、胃肠道反应

8. 哮喘发作时，呼吸功能检查的改变不包括(　　)。

    A. FEV_1 减少　　B. 功能残气量增加　　C. 残气占肺总量百分比增高

    D. $FEV_1/FVC\%$ 增高　　E. PEF 减少

9. 目前控制哮喘发作最有效的药物是(　　)。

    A. 茶碱类　　　　B. 孟鲁司特　　　　C. β_2 受体激动剂

    D. 糖皮质激素　　　　E. 抗生素

10. 对哮喘患者健康指导时，错误的一项是(　　)。

    A. 介绍常用平喘药物的用法及吸入技术

    B. 嘱多食牛奶、鱼、虾等补充营养

    C. 室内不宜放花草

D. 家中不要饲养宠物

E. 嘱自我监测病情变化，记哮喘日记

11. 患者，男，20 岁，既往有支气管哮喘史。因突然发生呼吸困难、烦躁不安、大汗持续 5 小时，静脉滴注氨茶碱不能缓解来诊。查体：血压 120/80 mmHg，心率 130 次/分。双肺布满哮鸣音。紧急处理应选择（　　）。

A. 大剂量青霉素静脉滴注　　　B. 吗啡皮下注射　　　　C. 静脉推注呋塞米

D. 静脉滴注甲泼尼松　　　　E. 静脉推注西地兰

12. 患者，女，25 岁，反复哮喘发作 10 余年，常夜间憋醒，肺内有哮鸣音存在。此次因重度哮喘急性发作住院治疗，好转出院时医生嘱其长期应用抗哮喘药，应选择（　　）。

A. 抗生素口服　　　　　B. 泼尼松口服

C. 氨茶碱口服　　　　　D. 长效 β_2 受体激动剂联合吸入型糖皮质激素吸入

E. 糖皮质激素吸入

13. 患者，男，42 岁，自诉 20 年前因感冒而咳嗽、咳痰，1 周后出现气短、喘息，以后每逢气候改变或情绪激动时即发生气喘及咳嗽，闻油烟也可发作，多次发作时抗生素治疗无效。查体：桶状胸，两肺散在高调干啰音，心脏无明显异常。考虑为（　　）。

A. 肺结核　　　　　B. 慢性支气管炎　　　　C. 过敏性肺炎

D. 支气管哮喘　　　E. 支气管扩张症

（选择题答案：1. D，2. C，3. C，4. A，5. E，6. B，7. C，8. D，9. D，10. B，11. D，12. D，13. D）

（张一思　蔡小红）

第六章 呼吸衰竭

学习目标

掌握：呼吸衰竭的概念和分类。

熟悉：慢性呼吸衰竭的临床表现、防治原则。

了解：急、慢性呼吸衰竭的病因，呼吸衰竭的实验室及其他检查方法。

项目教学案例 6：

马先生，76 岁，因慢性阻塞性肺疾病伴Ⅱ型呼吸衰竭入院。患者夜间烦躁不安，白天嗜睡，其儿子问医生："我父亲晚上吵闹得厉害，能不能用点安眠药？能不能把氧气开大一点，让老人多吸点氧，休息好一点？"

工作任务：你应如何回答马先生儿子的问题并正确指导？

呼吸衰竭（respiratory failure）是指各种原因引起的肺通气和（或）换气功能严重障碍，以致在静息状态下亦不能维持足够的气体交换，导致低氧血症伴（或不伴）高碳酸血症，引起一系列病理生理改变和临床表现的综合征。呼吸衰竭的确诊有赖于动脉血气分析，在海平面、静息状态、呼吸空气条件下，动脉血氧分压（PaO_2）＜60 mmHg，伴或不伴动脉血二氧化碳分压（$PaCO_2$）＞50 mmHg，可确诊为呼吸衰竭。

按动脉血气分析，呼吸衰竭可分为两种类型：①Ⅰ型呼吸衰竭，即低氧性呼吸衰竭，动脉血气分析为 PaO_2＜60 mmHg，$PaCO_2$ 降低或正常，主要见于肺换气功能障碍，如严重肺部感染性疾病、间质性肺疾病等。②Ⅱ型呼吸衰竭，即高碳酸性呼吸衰竭，动脉血气分析为 PaO_2＜60 mmHg，同时伴有 $PaCO_2$＞50 mmHg，见于肺泡通气不足，如 COPD。

呼吸衰竭按发病急缓可分为急性呼吸衰竭和慢性呼吸衰竭。

呼吸衰竭按发病机制可分为通气性呼吸衰竭和换气性呼吸衰竭，也可分为泵衰竭和肺衰竭。神经系统、神经肌肉组织及胸廓功能障碍引起的呼吸衰竭称为泵衰竭，通常表现为Ⅱ型呼吸衰竭；气道阻塞、肺组织和肺血管病变造成的呼吸衰竭称为肺衰竭，可致Ⅰ型呼吸衰竭或Ⅱ型呼吸衰竭。

第一节　急性呼吸衰竭

急性呼吸衰竭（acute respiratory failure）指原本肺功能正常，由严重肺疾病、创伤、休克、电击、急性气道阻塞、脑血管意外、急性药物中毒等突发病因使肺通气和（或）换气功能迅速出现严重障碍，在短时间内引起的呼吸衰竭。若不及时抢救，将危及生命。

【病因及发病机制】

1. 肺通气或换气功能障碍　如严重呼吸系统感染、急性呼吸道阻塞性病变、重度或危重哮喘、各种原因引起的急性肺水肿、肺血管疾病、自发性气胸、胸廓外伤或手术损伤等。

2. 呼吸中枢受抑制　如急性颅内感染、颅脑损伤、脑血管病变（脑出血、脑梗死）等。

3. 神经肌肉传导系统受损　如脊髓灰质炎、重症肌无力、有机磷中毒及颈椎外伤等损害了神经肌肉传导系统引起通气不足。

【临床表现】

急性呼吸衰竭主要表现为严重低氧血症所致的呼吸困难和多器官功能障碍。

1. 呼吸困难　为呼吸衰竭最早出现的症状，多数比较明显，表现为呼吸频率、节律和幅度的改变。早期呼吸频率加快，病情加重时出现呼吸困难，辅助呼吸肌活动加强，出现"三凹征"。中枢性呼吸衰竭表现为呼吸节律改变，如潮式呼吸、比奥呼吸等。

2. 发绀　为缺氧的典型表现，当动脉血氧饱和度低于90％时可出现口唇、指甲发绀。发绀的程度还与还原血红蛋白含量相关，红细胞增多者发绀明显，贫血患者则发绀不明显或不出现。严重休克引起末梢循环障碍时，即使 PaO_2 正常，也可出现发绀，称为周围性发绀；而 PaO_2 降低引起的发绀，称为中央性发绀。

3. 精神、神经症状　急性缺氧可出现烦躁、精神错乱、躁狂、抽搐甚至昏迷等。

4. 循环系统表现　有心动过速、血压下降、心律失常甚至心脏停搏，系严重低氧血症、酸中毒引起心肌损害或周围循环衰竭所致。

5. 其他　严重缺氧对肝、肾功能和消化系统造成损害，出现丙氨酸氨基转移酶升高，尿中有蛋白、红细胞和管型，血尿素氮升高；胃肠黏膜屏障功能受损可引起黏膜充血水肿、糜烂或应激性溃疡，发生上消化道出血。

【实验室及其他检查】

1. 动脉血气分析　动脉血氧分压（PaO_2）＜60 mmHg。

2. X 线检查　胸片显示两肺斑片状渗出阴影。

3. 其他检查　肺功能检查、纤维支气管镜检查等有助于病因和病情判断。

【治疗要点】

急性呼吸衰竭的治疗原则为保持呼吸道通畅，纠正缺氧和改善通气，治疗病因和诱因，加强一般支持和对其他重要脏器功能的监测与支持。

1. 保持呼吸道通畅　为呼吸衰竭最基本、最重要的治疗措施。具体方法：①协助昏迷患者取仰卧位，头后仰，托起其下颌并将口打开。②清除气道内分泌物及异物。③必要时建立人工气道，包括简便人工气道、气管插管及气管切开。④存在支气管痉挛者，使用 β_2 肾上腺素受体激动剂、抗胆碱药、糖皮质激素或茶碱类药物等。

2. 氧疗 指通过增加吸入氧浓度来纠正患者缺氧状态的治疗方法。需较高浓度（＞35％）给氧，使 PaO_2 尽快提高到 60 mmHg，然后尽量减低吸氧浓度。吸入氧浓度（％）＝21＋4×氧流量（L/min）。可使用鼻导管、面罩给氧。近年出现一种新型的经鼻主流量氧疗，吸入氧浓度更稳定，产生气道内正压。

3. 增加通气量，改善 CO_2 潴留 ①呼吸兴奋剂，常用尼可刹米、洛贝林，近年来多用多沙普仑，在保持气道通畅的前提下使用。②病情严重者采用正压机械通气，即机体出现严重的通气和（或）换气功能障碍时，以人工辅助通气装置（呼吸机）来改善通气和（或）换气功能。当急性呼吸衰竭患者昏迷逐渐加深、呼吸不规则或暂停、呼吸道分泌物增多、咳嗽和吞咽反射明显减弱甚至消失时，应行气管插管，使用机械通气。近年来，无创正压通气疗效较好，适用于意识清醒者。

4. 一般支持治疗 纠正电解质和酸碱平衡紊乱，将危重者转入重症监护病房（ICU），对其重要脏器功能进行监测和支持。防治原发病、诱因和并发症，如肺性脑病、肾功能不全、消化道功能障碍和弥散性血管内凝血（DIC），特别要防治多器官功能障碍综合征（MODS）。

【预防】

了解疾病的发生机制、诱因、发展和转归；避免病因和诱因，防止再发。

第二节 慢性呼吸衰竭

慢性呼吸衰竭（chronic respiratory failure）是指在原有慢性支气管肺疾病、胸廓和神经肌肉系统疾病的基础上，呼吸功能损害逐渐加重，经过较长时间才发展为呼吸衰竭。早期机体通过代偿适应，生理功能障碍和代谢紊乱较轻，仍能保持一定的生活能力；若并发呼吸道感染、气道痉挛或气胸等，病情急性加重，短时间内出现严重缺氧、二氧化碳潴留和酸中毒等临床表现时，则称为慢性呼吸衰竭急性加重。

【病因及发病机制】

（一）病因与诱因

慢性呼吸衰竭以支气管肺疾病引起者最常见，如 COPD、重症肺结核、肺间质纤维化、肺尘埃沉着病等，以 COPD 最常见。胸廓和神经肌肉病变（如胸部手术、外伤、胸廓畸形、广泛胸膜增厚等）也可导致慢性呼吸衰竭。呼吸道感染是病情加重的常见诱因。

（二）发病机制

1. 缺氧与二氧化碳潴留的发生机制

（1）肺泡通气不足：正常成人在静息状态下有效肺泡通气量约为 4 L/min 才能维持正常的肺泡氧分压（P_AO_2）和肺泡气二氧化碳分压（P_ACO_2）。肺泡通气量减少，致肺泡 P_AO_2 下降，P_ACO_2 升高，从而引起缺氧和二氧化碳潴留。

（2）弥散障碍：指 O_2、CO_2 等气体通过肺泡膜进行的物理弥散发生障碍。O_2 的弥散

能力仅为 CO_2 的 1/20，故在弥散障碍时，通常以低氧血症为主。

（3）通气血流比例失调：正常成人静息状态下，通气/血流比值约为 0.8。当肺部病变（如肺泡萎陷、肺炎、肺不张、肺水肿等）引起病变部位的肺泡通气不足时，通气/血流比值减小（<0.8），即血流过剩、通气不足，部分未经氧合或未经充分氧合的静脉血（肺动脉血）通过肺泡的毛细血管或短路流入动脉血（肺静脉血）中，又称功能性分流。当肺血管病变，如肺栓塞引起栓塞部位血流减少时，通气/血流比值增大（>0.8），即血流不足、通气过剩，肺泡通气不能被充分利用，称为无效腔样通气。通气血流比例失调通常仅产生缺氧，无二氧化碳潴留。

（4）功能性分流增加：肺泡萎陷、肺水肿等肺部病变使静脉血没有接触肺泡气进行气体交换，直接进入肺静脉，引起功能性分流增加。

（5）氧耗量：发热、寒战、抽搐和呼吸困难等增加了氧耗量，使肺泡氧分压下降，如同时伴有通气功能障碍，则会出现严重的缺氧。

2. 低氧血症和高碳酸血症对机体的影响　低氧血症和高碳酸血症能够影响全身各器官系统的代谢、功能甚至使组织结构发生变化。通常先引起一系列代偿适应反应，严重时出现代偿不全、各系统器官严重的功能和代谢紊乱直至衰竭。

（1）对中枢神经系统的影响：脑组织耗氧量占全身耗氧量的 1/5～1/4。大脑皮质神经细胞对缺氧最为敏感，完全停止供氧 4～5 分钟即可引起不可逆的脑损害。当 PaO_2 降至 60 mmHg 时，可以出现注意力不集中、智力和视力轻度减退；PaO_2 为 40～50 mmHg 以下时，引起头痛、不安、定向与记忆力障碍、精神错乱、嗜睡；PaO_2 低于 30 mmHg 时，出现神志丧失甚至昏迷；PaO_2 低于 20 mmHg 时，数分钟后即可造成神经细胞不可逆性损伤。

轻度的 CO_2 增加对皮质下层刺激加强，间接引起皮质兴奋。二氧化碳潴留可引起头痛、烦躁、言语不清、精神错乱、扑翼样震颤、嗜睡、昏迷、抽搐和呼吸抑制等表现，这种缺氧和二氧化碳潴留引起的神经精神障碍症候群称为肺性脑病，又称二氧化碳麻醉。缺氧和二氧化碳潴留均会使脑血管扩张，血流量增加。严重缺氧会引起脑间质水肿，导致颅内高压。

（2）对呼吸系统的影响：缺氧（PaO_2<60 mmHg）作用于颈动脉体和主动脉体化学感受器，可反射性兴奋呼吸中枢，增强呼吸运动。缺氧对呼吸中枢的直接作用是抑制，当 PaO_2<30 mmHg 时，此直接抑制作用可大于反射性兴奋作用而使呼吸抑制。二氧化碳潴留时，$PaCO_2$ 急骤升高，呼吸加深、加快；长时间严重二氧化碳潴留则对呼吸中枢产生抑制和麻醉效应，此时呼吸运动主要靠 PaO_2 降低对外周化学感受器的刺激作用得以维持。因此对这种患者进行氧疗时，如吸入高浓度氧，由于解除了低氧对呼吸中枢的刺激作用，可造成呼吸抑制。

（3）对循环系统的影响：PaO_2 降低和 $PaCO_2$ 升高可以引起反射性心率加快、心肌收缩力增强、心排出量增加，严重时可直接抑制心血管中枢造成血管扩张、血压下降和心律失常。急性严重缺氧可导致心室颤动或心搏骤停，长期慢性缺氧可导致心肌纤维化、心肌梗死。

（4）对电解质、酸碱平衡的影响：呼吸功能障碍导致 $PaCO_2$ 增高、pH 值下降，发生呼吸性酸中毒。严重缺氧会抑制细胞能量代谢，产生大量乳酸，导致代谢性酸中毒，常伴高钾血症和低氯血症。

（5）对其他系统的影响：可引起消化道功能障碍和肝、肾功能不全。

【临床表现】

本病除原发病症状、体征外，主要是缺氧与二氧化碳潴留所致的呼吸困难和多器官功能紊乱。

1. 呼吸困难　慢性呼吸衰竭最早、最突出的症状为呼吸频率、节律和深度的改变。COPD 所致呼吸衰竭病情较轻时，表现为呼气性呼吸困难，严重时发展为浅快呼吸；并发二氧化碳麻醉时，呼吸由过速转为浅慢呼吸或潮式呼吸。

2. 发绀　是缺氧的典型表现。当动脉血氧饱和度低于 90% 时，可出现全身皮肤黏膜发绀，以口唇、指甲等处最为明显。

3. 精神神经症状　慢性呼吸衰竭伴二氧化碳潴留时，随着 $PaCO_2$ 升高，可表现为先兴奋后抑制现象。兴奋症状包括烦躁、夜间失眠而白天嗜睡（昼夜颠倒现象）。此时切忌使用镇静或催眠药，以免加重二氧化碳潴留，诱发肺性脑病。肺性脑病主要表现为神志淡漠、肌肉震颤或扑翼样震颤、间歇抽搐、昏睡甚至昏迷等，亦可出现腱反射减弱或消失、病理反射阳性等。

4. 循环系统表现　心率加快，脑血管扩张，产生搏动性头痛。二氧化碳潴留使体表静脉充盈，皮肤充血潮红、温暖多汗，血压升高，脉搏洪大。

5. 其他　可并发上消化道出血、肺源性心脏病、休克、多器官功能衰竭等。

【实验室及其他检查】

动脉血气分析为本病最重要的诊断方法，$PaO_2 < 60$ mmHg，伴或不伴 $PaCO_2 > 50$ mmHg。血清丙氨酸氨基转移酶增高，尿中有蛋白、红细胞和管型，血尿素氮升高。呼吸功能检查、胸部 X 线、肺部 CT 有助于诊断原发病的种类和严重程度。

【治疗要点】

本病的治疗原则是保持呼吸道通畅，纠正缺氧、二氧化碳潴留和酸碱失衡所致的代谢功能紊乱。

1. 保持呼吸道通畅　同本章第一节相关内容。

2. 氧疗　对 II 型呼吸衰竭，应采取低浓度（< 35%）持续给氧，以防止缺氧纠正过快削弱缺氧对外周化学感受器的刺激，从而抑制自主呼吸，加重二氧化碳潴留。

3. 正压机械通气　对于严重呼吸衰竭患者，机械通气是抢救生命的主要治疗措施，可选用无创机械通气或有创机械通气。

4. 呼吸兴奋剂　慢性呼吸衰竭患者可服用阿米三嗪，通过刺激外周化学感受器兴奋呼吸中枢，增加通气量。

5. 抗感染　感染是病情急性加重的常见诱因，也是常见的并发症，应结合痰培养及药敏试验选择合适的抗生素，以迅速控制感染。

6. 纠正酸碱平衡失调　对于呼吸性酸中毒，通过改善肺泡通气量可缓解，一般不宜补碱；呼吸性酸中毒时体内碱储备增加，纠正时应给予盐酸精氨酸和氯化钾，以纠正潜在的代谢性碱中毒。

7. **防治并发症** 应积极防治并发症，如慢性肺源性心脏病、消化道出血、休克和多器官功能衰竭等。

【预防】

(1)了解疾病的发生机制、诱因、发展及转归，指导呼吸运动锻炼(如缩唇呼吸、腹式呼吸)和耐寒锻炼(如用冷水洗脸)。

(2)避免吸入刺激性气体，戒烟，少去人多拥挤的地方，避免与呼吸道感染者接触。

目标检测

一、名词解释

1. 呼吸衰竭 2. 急性呼吸衰竭 3. 肺性脑病

二、填空题

1. 呼吸衰竭时，PaO_2 低于 _____ 和(或)$PaCO_2$ 高于 _____。Ⅱ型呼吸衰竭的血气分析特点是 _____ 和 _____。

2. 急性呼吸衰竭主要表现为 _____ 所致的 _____ 和 _____。

3. 慢性呼吸衰竭最常见的病因是 _____。发生缺氧和二氧化碳潴留的主要机制为 _____、_____ 等。

4. 通气/血流比值<0.8，称为 _____；通气/血流比值>0.8，称为 _____。

5. 对于缺氧伴二氧化碳潴留患者，应予以 _____ 流量、_____ 浓度 _____ 吸氧。

三、简答题

1. 慢性呼吸衰竭的常见临床表现有哪些？如何确诊？

2. 对于因呼吸衰竭伴昏迷的患者，如何保持呼吸道通畅？

四、选择题

1. 导致慢性呼吸衰竭急性发作最主要的诱因是( )。

    A. 呼吸道感染   B. 摄盐过多   C. 紧张焦虑   D. 吸烟   E. 外伤

2. 呼吸衰竭患者最早、最突出的症状是( )。

    A. 呼吸困难   B. 发绀   C. 精神、神经症状

    D. 循环系统症状   E. 消化系统症状

3. 肺性脑病患者不宜吸入高浓度氧的原因是( )。

    A. 缺氧不是主要因素   B. 可引起氧中毒

    C. 解除了主动脉体和颈动脉体的兴奋性   D. 促使 CO_2 排出过速

    E. 诱发代谢性酸中毒

4. 与二氧化碳潴留有关的发病机制是( )。

    A. 吸氧时间过长   B. 通气/血流比例失调   C. 吸氧浓度过低

    D. 气体弥散障碍   E. 肺泡通气不足

5. 下列属于 Ⅰ 型呼吸衰竭的血气分析变化的是（   ）。

    A. PaO_2 65 mmHg，$PaCO_2$ 40 mmHg   B. PaO_2 55 mmHg，$PaCO_2$ 50 mmHg

    C. PaO_2 50 mmHg，$PaCO_2$ 40 mmHg   D. PaO_2 85 mmHg，$PaCO_2$ 55 mmHg

    E. PaO_2 75 mmHg，$PaCO_2$ 30 mmHg

6. 伴高碳酸血症的慢性呼吸衰竭者，最适宜的吸氧浓度是（   ）。

    A. 15%～20%   B. 25%～30%   C. 35%～40%

    D. 40%～50%   E. ＞50%

7. 缺氧伴二氧化碳潴留患者一般不会出现（   ）。

    A. 发绀   B. 呼吸困难   C. 血压升高

    D. 皮肤干燥   E. 球结膜充血水肿

8. 纠正呼吸性酸中毒的主要措施是（   ）。

    A. 改善通气   B. 控制感染   C. 静脉滴注碱性药物

    D. 使用激素   E. 提高吸氧浓度

9. 观察呼吸衰竭患者的病情时，一旦发生变化，应警惕肺性脑病先兆的是（   ）。

    A. 呼吸   B. 心律   C. 瞳孔   D. 血压   E. 神志和精神状态

10. 某呼吸衰竭患者，应用呼吸兴奋剂时首选（   ）。

    A. 多沙普仑   B. 洛贝林   C. 尼可刹米

    D. 阿米三嗪   E. 以上都不是

11. 患者，男，28 岁，既往体健，外伤致多处骨折，3 天后发生呼吸困难，呼吸 40 次/分，心率 130 次/分，血压 140/80 mmHg。血气分析：pH 值为 7.28，$PaCO_2$ 34 mmHg，PaO_2 40 mmHg。最可能为（   ）。

    A. 急性左心衰竭   B. ARDS   C. 张力性气胸

    D. 急性喉头水肿   E. 支气管哮喘

12. 某呼吸衰竭患者应用呼吸兴奋剂后，出现恶心、呕吐、烦躁、面色潮红、肌肉震颤等现象，考虑发生了（   ）。

    A. 肺性脑病   B. 通气量不足   C. 张力性气胸

    D. 呼吸兴奋剂过量   E. 痰栓阻塞气道

（选择题答案：1. A，2. A，3. C，4. E，5. C，6. B，7. D，8. A，9. E，10. C，11. B，12. D）

（张一思 蔡小红）

第七章　肺　炎

学习目标

掌握：肺炎的概念。

熟悉：肺炎链球菌肺炎的临床表现、防治原则和药物治疗要点，肺炎的常用实验室及其他检查。

了解：肺炎的病因与分类，其他类型肺炎的特点及治疗原则。

项目教学案例 7：

王先生，24 岁，昨日上午淋雨受凉后突发寒战、高热，伴头痛、乏力、周身酸痛、食欲缺乏，因今晨起出现咳嗽、咳痰、气急及右上胸痛，咳少量带血丝的痰液而入院。体格检查：体温 39.0 ℃，脉搏 118 次/分，呼吸 26 次/分，血压 80/50 mmHg。面色潮红，呼吸急促，鼻翼扇动，口唇微绀。右上胸呼吸运动减弱，语颤增强，叩诊音较浊，可闻及支气管呼吸音和细湿啰音。

项目任务 1：王先生可能患了什么病？

项目任务 2：目前的主要治疗措施有哪些？

项目任务 3：王先生经治疗康复，即将出院，应对他做哪些健康指导？

肺炎(pneumonia)是指终末气道、肺泡和肺间质的炎症，可由病原微生物、理化因素、免疫损伤、过敏及药物所致。细菌性肺炎占绝大多数。自抗菌药物应用后，该病发病率和病死率一度较低，但近年来有所上升，其原因与人口老龄化、吸烟、伴有基础疾病和免疫功能低下有关，也与病原体变异、不合理使用抗菌药物导致细菌耐药性增加(尤其是多耐药病原体增加)有关。患者大部分预后良好，部分免疫功能低下者预后较差，肺炎导致死亡的主要原因为感染性休克。

肺炎可根据病因、解剖或患病环境加以分类。

1. 病因分类

(1)感染：由细菌、病毒(如冠状病毒、腺病毒、呼吸道合胞病毒、流感病毒、麻疹病毒)、非典型病原体(如军团菌、支原体和衣原体)、真菌(如念珠菌、曲霉菌、隐球菌、肺孢子菌等)、立克次体、弓形虫等所致，其中以细菌感染最常见，占 80% 左右，主要致病菌为肺炎链球菌、金黄色葡萄球菌、甲型溶血性链球菌及革兰氏阴性杆菌等。

(2)理化因素：如放射线所致的放射性肺炎，胃酸吸入引起的化学性肺炎等。

2. 解剖分类

(1)大叶性肺炎：多为肺炎链球菌所致。病原菌先在肺泡引起炎症，后经肺泡间孔扩散至整个肺段或肺叶，引起炎症。X线胸片显示肺叶或肺段实变阴影。

（2）小叶性肺炎：多为肺炎链球菌、葡萄球菌、病毒、肺炎支原体等所致。病原菌通过支气管入侵，引起细支气管、终末细支气管及肺泡的炎症，又称支气管肺炎。X线显示沿肺纹理分布的不规则斑片状阴影，边缘密度浅而模糊，无实变征象。

（3）间质性肺炎：可由细菌、支原体、衣原体、病毒或肺孢子菌等引起，以肺间质为主的炎症，主要累及支气管壁、支气管周围组织和肺泡壁，有肺泡壁增生及间质水肿。X线表现为一侧或双侧肺下部的不规则条索状阴影，从肺门向外伸展，可呈网状，有小片肺不张阴影。

3. **按患病环境分类**

（1）社区获得性肺炎（community acquired pneumonia，CAP）：指在医院外罹患的感染性肺实质炎症，包括具有明确潜伏期的病原体感染而在入院后平均潜伏期内发病的肺炎。常见病原体有肺炎链球菌、支原体、衣原体、流感嗜血杆菌和呼吸道病毒（如甲、乙型流感病毒，腺病毒，呼吸道合胞病毒及副流感病毒）等。

（2）医院获得性肺炎（hospital-acquired pneumonia，HAP）：亦称医院内肺炎，是指患者入院时不存在肺炎，也不处于潜伏期，而于入院48小时后在医院或医疗机构内发生的肺炎。呼吸机相关性肺炎（ventilator-associated pneumonia，VAP）是指气管插管或气管切开患者接受机械通气48小时后发生的肺炎及机械通气撤机、拔管后48小时内出现的肺炎。常见病原体为革兰氏阴性杆菌，发病率可达50%～70%。无感染高危因素者依次为肺炎链球菌、流感嗜血杆菌、金黄色葡萄球菌、大肠埃希菌等引起；有感染高危因素者为鲍曼不动杆菌、铜绿假单胞菌、大肠埃希菌、肺炎克雷伯菌等引起。多耐药所致的HPA有升高趋势，如耐甲氯西林金黄色葡萄球菌感染等。诱因包括吸入性因素、免疫功能受损、昏迷、人工气道的建立及机械通气、院内交互感染、手术等。

第一节　肺炎链球菌肺炎

肺炎链球菌肺炎（pneumococcal pneumonia）是由肺炎链球菌（肺炎球菌）所引起的肺炎，约占社区获得性肺炎的半数。临床起病急骤，以高热、寒战、咳嗽、血痰和胸痛为特征。X线胸片呈肺段或肺叶急性炎症实变。近年来因抗生素及时广泛应用，致使临床表现不典型。以冬季与初春为高发季节，好发人群为吸烟者、慢性支气管炎、支气管扩张、心力衰竭和其他慢性病患者，以及使用免疫抑制剂者。

【病因及发病机制】

肺炎链球菌为上呼吸道的正常菌群，当机体呼吸道防御功能减弱、免疫力降低时，有毒力的肺炎链球菌入侵人体而致病。患者常有淋雨、受凉、疲劳、感冒、醉酒、全身麻醉、意识不清、长期卧床、使用免疫抑制剂、机械通气及大手术等诱因。

肺炎链球菌是革兰氏阳性球菌，多呈双链或短链排列，毒力大小与其荚膜多糖的结构和含量有关，据荚膜多糖的抗原性将其分为86个血清型，以第3型毒力最强。细菌以荚膜侵袭组织，引起肺泡壁水肿，红细胞、粒细胞、浆液纤维蛋白渗出，同时致病菌迅速繁殖，含细菌的渗出液经肺泡间孔向肺的中央部分蔓延，累及整个肺叶或肺段而致肺炎。病理表现经过充血期、红色肝变期、灰色肝变期及消散期。一般不引起组织坏死和空洞形成，不留纤维瘢痕，少数形成机化性肺炎。易累及胸膜，引起渗出性胸膜炎。

【临床表现】

1. 临床特征 该病常有上呼吸道感染的前驱症状，典型表现如下。

(1)全身症状：起病急骤，有寒战、高热、全身肌肉酸痛，体温在数小时内达到39～40 ℃，呈稽留热型。

(2)呼吸系统症状：患侧胸痛，可放射到肩、腹部，咳嗽或深呼吸时加重；咳痰少，痰中带血或呈铁锈色；当病变范围广泛时，可引起呼吸功能受损，表现为呼吸困难、发绀等；偶有恶心、呕吐、腹痛或腹泻，易被误诊为急腹症。

(3)该病多呈急性病容，鼻翼扇动，双颊绯红，皮肤灼热、干燥，口角和鼻周有单纯疱疹，可有发绀。早期肺部无明显体征，肺实变时患侧呼吸运动减弱、语颤增强，叩诊呈浊音，可闻及支气管呼吸音及湿啰音；心率增快或心律不齐。重症患者有肠胀气、上腹部压痛。有脓毒症者，可出现皮肤、黏膜出血点，巩膜黄染。

(4)该病自然病程大致为1～2周，发病5～10日时体温下降；使用有效抗菌药物后，体温于1～3日恢复正常。其他症状与体征亦随之消失。

2. 并发症 该病的并发症少见。严重脓毒症或毒血症患者易发生感染性休克，多见于老年患者，表现为血压降低、四肢厥冷、多汗、发绀、心动过速、心律失常等，而发热、咳嗽、胸痛等症状并不明显；也可并发胸膜炎、脓胸、心包炎、脑膜炎和关节炎等。

【实验室及其他检查】

1. 血常规检查 白细胞计数升高，中性粒细胞多在80％以上，伴核左移、中毒颗粒。年老体弱、酗酒、免疫功能低下者白细胞计数可不增高，但是中性粒细胞比例增高。

2. 病原菌检查 痰直接涂片做革兰氏染色及荚膜染色镜检，发现典型的革兰氏染色阳性、带荚膜的双球菌或链球菌，可初步做出病因诊断；痰培养24～48小时可确定致病菌。聚合酶链反应(PCR)检测及荧光抗体检测可提高病原学诊断率。也可行血培养或胸腔积液培养查找致病菌。

3. 胸部 X 线检查 早期仅见肺纹理增多。典型表现为呈肺叶、肺段分布的大片状均匀致密的阴影。累及胸膜时，可见肋膈角变钝，提示有少量胸腔积液。

【治疗要点】

1. 病因治疗 使用抗菌药物是最主要的治疗方法，一经诊断，应立即使用抗菌药物治疗，首选青霉素 G，用药途径及剂量视病情轻重及有无并发症而定。轻症患者可用 240 万 U/d，分 3 次肌内注射，或用普鲁卡因青霉素，每 12 小时肌内注射 60 万 U；稍重者，可用 240 万～480 万 U/d，静脉滴注，每 6～8 小时 1 次；重症及并发脑膜炎者，可增至 1000 万～3000 万 U/d，分 4 次静脉滴注。对青霉素过敏或耐药者，可用喹诺酮类(如左氧氟沙星)、头孢噻肟或头孢曲松等。标准疗程通常为 14 日，或在退热后 3 日停药，或由静脉用药改为口服，维持数日。

2.加强支持和对症治疗 如卧床休息，补充足够的蛋白质、热量和维生素，密切监测病情变化，防止休克。剧烈胸痛者，用少量镇痛药(如可待因)。多饮水或补液，重症者应给氧。不用阿司匹林等解热药，以免过度出汗、脱水及干扰真实热型，导致临床判断错误。鼓励饮水，每日 1～2 L，失水者可输液。伴低氧血症或重症患者(PaO_2 <60 mmHg 或有发绀)，应给氧。若有明显麻痹性肠梗阻或胃扩张，应暂时禁食、禁饮和胃肠减压，直至肠蠕动恢复。对烦躁不安者，酌情使用地西泮或水合氯醛，禁用抑制呼吸的镇静药。

3.并发症的治疗 若经抗菌药物治疗体温降后复升或 3 日后仍不降者，考虑并发肺外感染，或有耐药、混合细菌感染等，应给予相应处理。并发脓胸者，应积极排脓引流。并发休克者，积极进行抗休克治疗，包括补充血容量，应用血管活性药物，纠正水、电解质及酸碱平衡失调，应用糖皮质激素等。

【预防】

(1)避免诱因，注意营养，增强机体免疫力。

(2)易感人群的预防：慢性病、长期卧床、年老体弱者，应注意经常改变体位、翻身、拍背、进行有效咳嗽及咳痰，防治呼吸道感染，必要时注射流感疫苗或肺炎疫苗。对局部或全身免疫功能减退，如糖尿病、慢性肝病、使用呼吸机的患者，需防止医院内获得性肺炎的发生。

第二节　其他病原体所致的肺炎

一、葡萄球菌肺炎

葡萄球菌肺炎(staphylococcus pneumonia)是由葡萄球菌所引起的急性肺部化脓性炎症，常发生于免疫功能受损的患者，如糖尿病、血液病、艾滋病、肝病及原有支气管或肺病者；儿童患流感或麻疹时易罹患。该病起病急骤，病情较重，病死率较高。

【病因及发病机制】

葡萄球菌为革兰氏阳性球菌，可分为凝固酶阳性的葡萄球菌(主要为金黄色葡萄球菌)及凝固酶阴性的葡萄球菌(如表皮葡萄球菌等)。金黄色葡萄球菌致病力最强，是化脓性感染的主要原因。葡萄球菌的致病物质主要是毒素和酶，具有溶血、杀死白细胞及使血管痉挛的作用，并可保护细菌不被吞噬。医院获得性肺炎中，葡萄球菌感染占 11％～25％。

葡萄球菌可经呼吸道入侵，皮肤感染灶中的葡萄球菌可经血行播散入肺而致病，引起多处肺实变、化脓和组织坏死，形成单发或多发性肺脓肿、气胸、脓气胸等。

【临床表现】

本病起病急骤，主要表现有寒战、高热，体温多高达 39～40 ℃，胸痛、咳嗽、咳脓性痰或脓血痰。严重者早期会出现周围循环衰竭。老年患者症状可不典型。血源性葡萄球菌肺炎可有皮肤伤口、疖、痈或中心静脉置入以及静脉吸毒史。肺部体征早期不明显，与严重中毒症状、呼吸道症状不相称。

【实验室及其他检查】

1. 血常规检查 白细胞计数明显升高，中性粒细胞比例增高伴核左移和中毒颗粒。

2. 胸部 X 线检查 肺段或肺叶实变，有多发性浸润灶、空洞、液气囊腔等多样性病变及病变的易变性，是该病的特征。

3. 细菌学检查 为确诊的依据，最好在抗生素使用之前采集痰液、胸腔积液、血液和肺穿刺物进行涂片或培养。

【治疗要点】

早期、足量、联合、静脉使用有效的抗菌药物是治疗本病的关键。早期应清除和引流原发病灶，选用敏感的抗菌药物。金黄色葡萄球菌对青霉素的耐药率高达 90％左右，因此可首选耐青霉素酶的半合成青霉素或头孢菌素，如苯唑西林钠、氯唑西林、头孢呋辛钠等，联合氨基糖苷类（如阿米卡星等）；对耐甲氧西林的金黄色葡萄球菌感染，可用万古霉素、替考拉宁、利奈唑胺等。伴有休克时，进行抗休克治疗。

二、革兰氏阴性杆菌肺炎

革兰氏阴性杆菌肺炎是指由肺炎克雷伯菌、嗜肺军团杆菌、铜绿假单胞菌、流感嗜血杆菌、大肠埃希菌等引起的肺部炎症，是常见的医院获得性肺炎，多见于老年人、久病体弱及营养不良、慢性酒精中毒、免疫功能低下或应用免疫抑制剂的患者。本病的死亡率可达 30％以上。

【病因及发病机制】

革兰氏阴性杆菌肺炎的主要感染途径是细菌经呼吸道吸入肺内，如肺炎克雷伯菌常存在于人体上呼吸道及肠道，当机体抵抗力低下时，可经呼吸道进入肺内；嗜肺军团杆菌及其他常见的革兰氏阴性杆菌可经供水系统、空调或机械呼吸、湿化器、各种导管、雾化吸入器等进入呼吸道，也可由机体其他部位的感染灶通过血源性播散至呼吸道，主要来源于泌尿生殖系统、胃肠道及腹腔内感染所致的菌血症。肺部革兰氏阴性杆菌感染的共同点是可引起肺组织的坏死或病变融合，易形成多发性脓肿，可引起胸腔积液或脓胸。

【临床表现】

本病主要的临床表现有发热、咳嗽、咳痰、胸痛及精神萎靡等，可伴心悸、气急、发绀。痰液的特征有助于病原菌的判断，如肺炎克雷伯菌感染时咳砖红色胶冻样黏液痰，嗜肺军团杆菌感染时咳黏痰带少量血丝或血痰，铜绿假单胞菌感染时咳绿色脓性痰。

患者可有基础疾病的体征及肺炎的体征。

【实验室及其他检查】

1. 病原菌检查　痰液、血液及胸腔积液检查有助于明确诊断。

2. 胸部 X 线检查　表现呈多样性。两肺有多发的、小叶斑片状病灶，病灶融合可呈大片状阴影，在病变区可见小脓肿或空洞。如为吸入性感染，病灶多在两肺下叶后外基底段；如为血源性感染，病灶呈多发散在的结节或斑片状阴影。疾病早期可仅有轻度异常，无明显的浸润性阴影。

【治疗要点】

及早使用有效抗生素是治愈革兰氏阴性杆菌肺炎的关键。抗生素治疗宜大量、长程、联合使用，以静脉滴注为主，雾化吸入为辅。抗菌治疗前，应尽可能做细菌培养和药物敏感试验，以选用有效抗生素。

在未明确病因之前，可试用氨基糖苷类抗生素加半合成青霉素和头孢菌素。治疗克雷伯菌肺炎可用第 2、3 代头孢菌素联合氨基糖苷类抗生素。治疗军团菌肺炎首选红霉素，也可加用利福平。治疗铜绿假单胞菌肺炎可用 β-内酰胺类、氨基糖苷类和喹诺酮类，也可选用第 3 代头孢菌素加阿米卡星。

三、肺炎支原体肺炎

肺炎支原体肺炎（mycoplasmal pneumonia）是由肺炎支原体引起的呼吸道和肺部急性炎症，占非细菌性肺炎的 1/3 以上，占各种肺炎总数的 10%。患者以儿童和青年居多，秋冬季发病较多。

【病因及发病机制】

肺炎支原体是能独立生活的最小微生物，大小介于病毒和细菌之间，主要通过呼吸道传播，存在于纤毛上皮之间，不侵入肺实质，致病性与患者对支原体或其代谢物产生的过敏反应有关。肺部病变呈片状，或融合成支气管肺炎、间质性肺炎和细支气管炎。

【临床表现】

本病起病缓慢，主要症状为乏力、咽痛、头痛、咳嗽、发热。咳嗽多为阵发性刺激性呛咳，可有少量黏痰；发热可持续 2～3 周。肺外表现更为常见，如皮肤斑丘疹、多形红斑等。查体可见咽部充血。偶可并发鼓膜炎或中耳炎、颈淋巴结肿大。肺部无明显体征。

【实验室及其他检查】

1. 血常规检查　白细胞计数正常或稍高，以中性粒细胞为主。

2. 冷凝集试验　发病 2 周后，大部分患者冷凝集试验阳性，滴度大于 1：32，滴度逐步升高者更有诊断价值。

3. 血清支原体 IgM 抗体测定　若 ≥1：64，或恢复期抗体滴度有 4 倍增高，可确诊。

4. 其他检查　呼吸道标本中肺炎支原体抗原检测可用于早期快速诊断。

5. X线胸片检查　肺下野呈节段性分布的多种形态的浸润影，3～4周后自行消散。

【治疗要点】

早期使用适宜抗生素可减轻症状及缩短病程。本病有自限性，多数病例不经治疗亦可自愈。治疗本病首选大环内酯类抗生素，如红霉素、罗红霉素、阿奇霉素；也可选用喹诺酮类，如左氧氟沙星、加替沙星、莫西沙星等；或使用四环素。疗程一般为2～3周。本病使用青霉素和头孢菌素无效。

四、病毒性肺炎

病毒性肺炎(viral pneumonia)是由上呼吸道病毒感染向下蔓延所致的肺部炎症，好发于儿童或成人，多在冬春季节暴发或散发流行，严重者可导致死亡。

【病因及发病机制】

本病常见的致病病毒有甲、乙型流感病毒，腺病毒，副流感病毒，呼吸道合胞病毒和冠状病毒等；经呼吸道飞沫或直接接触传播，多为吸入感染，传播面广而迅速。单纯病毒性肺炎多为肺间质性肺炎，呈局灶性或弥漫性。

【临床表现】

本病症状通常较轻，但起病较急，发热、头痛、全身酸痛、倦怠等表现较突出，可出现咳嗽、少痰或白色黏痰、咽痛等。小儿或老年人易发生重症肺炎，可出现呼吸困难、发绀、嗜睡、精神萎靡，甚至合并休克、心力衰竭、呼吸衰竭及急性呼吸窘迫综合征。本病常无明显胸部体征，重者有呼吸浅速、心率加快、发绀以及肺部闻及干、湿啰音。

【实验室及其他检查】

1. 血常规检查　白细胞计数正常、稍高或偏低。

2. 痰液检查　肺炎患者的痰涂片若见散在细菌及大量有核细胞或找不到致病菌，应怀疑病毒性肺炎的可能。巨噬细胞核内见到病毒包涵体，提示病毒感染。血清监测病毒的特异性IgM抗体，有助于早期诊断。

3. X线胸片检查　肺纹理增多，呈磨玻璃状阴影、小片状浸润或广泛浸润阴影，重者可见两肺弥漫性结节状浸润阴影，大叶性实变者少见。

【治疗要点】

本病的治疗以对症为主，必要时给予氧疗；注意隔离消毒，预防交叉感染。治疗本病主要应用抗病毒药物，如利巴韦林(广谱抗病毒药物)、阿昔洛韦(用于疱疹病毒、水痘病毒感染)、更昔洛韦(用于巨细胞病毒感染)、奥司他韦(用于甲、乙型流感病毒感染)、阿糖腺苷(广谱抗病毒)、金刚烷胺等,原则上不宜用抗菌药物,只有明确合并细菌感染时才应用敏感抗菌药物。此外,嘱患者应多休息,注意空气流通和隔离消毒,保证维生素和蛋白质供给,输液,吸氧,保持呼吸道通畅。

目标检测

一、名词解释

1. 肺炎　2. 医院获得性肺炎　3. 休克型肺炎

二、填空题

1. 肺炎的致病菌多为_____。典型体征包括视诊_____减低,触诊_____增强,叩诊为_____,听诊_____减低。

2. 使用_____是肺炎链球菌肺炎最主要的治疗方法,首选_____。

三、简答题

1. 肺炎链球菌肺炎患者的主要临床表现有哪些?金黄色葡萄球菌肺炎、革兰氏阴性杆菌肺炎有哪些临床特点?

2. 出现哪些征象提示患者发生了休克型肺炎?

3. 简述肺炎链球菌肺炎的主要治疗药物、抗休克的原则和主要措施。

四、选择题

1. 医院内获得性肺炎中,主要的病原体是(　　)。

    A. 病毒 　　　　　　　B. 耐药金黄色葡萄球菌 　　　　　C. 真菌

    D. 肺炎链球菌 　　　　E. 革兰氏阴性杆菌

2. 肺炎链球菌肺炎患者典型的痰液为(　　)。

    A. 铁锈色痰 　　　　　B. 粉红色泡沫痰 　　　　　C. 白色泡沫痰

    D. 大量脓臭痰 　　　　E. 砖红色胶冻状痰

3. 医院外获得的细菌性肺炎中,最常见的病原为(　　)。

    A. 金黄色葡萄球菌 　　B. 铜绿假单胞菌 　　　　　C. 肺孢子菌

    D. 肺炎克雷伯菌 　　　E. 肺炎链球菌

4. 患者,男,30岁,2天前受凉后突然寒战、高热(40 ℃)、胸痛、咳铁锈色痰,胸片示右下肺大片密度均匀的实变影。最可能的诊断是(　　)。

    A. 支原体肺炎 　　　　B. 克雷伯菌肺炎 　　　　　C. 金黄色葡萄球菌肺炎

    D. 肺炎链球菌肺炎 　　E. 铜绿假单胞菌肺炎

5. 肺炎链球菌肺炎治疗时首选的抗菌药物为(　　)。

    A. 林可霉素 　　B. 红霉素 　　C. 青霉素 　　D. 头孢霉素 　　E. 氧氟沙星

6. 肺炎链球菌肺炎抗菌治疗的疗程一般为(　　)。

    A. 1~3天或退热即停药 　　　B. 5~7天或退热后3天停药

    C. 10~14天 　　　　　　　　D. 3周

    E. 1个月

7. 肺炎链球菌肺炎的治疗,以下不正确的是(　　)。

    A. 卧床休息,适当支持治疗 　　B. 首选青霉素

    C. 青霉素过敏者,选用红霉素 　　D. 抗菌药物疗程一般为5~7天

E. X 线胸片示阴影消散后停用抗生素

8. 与肺炎链球菌肺炎不符合的表现为（　　）。

　　A. 多为原先健康的青壮年　　　　B. 部分患者出现口周和鼻周单纯疱疹

　　C. 肺实变征　　　　　　　　　　D. X 线胸片有片状阴影伴空洞及液平面

　　E. 血白细胞计数升高

9. 治疗葡萄球菌肺炎首选的药物是（　　）。

　　A. 丁胺卡那霉素或氧氟沙星　　　B. 红霉素或磷霉素

　　C. 苯唑西林　　　　　　　　　　D. 万古霉素

　　E. 利福平

10. 肺炎支原体肺炎首选的治疗药物是（　　）。

　　A. 红霉素　　B. 青霉素　　C. 头孢唑啉　　D. 四环素　　E. 左氧氟沙星

11. 患者，男，48 岁，突然高热、寒战 6 天，胸片显示左上肺大片致密阴影，1 天来少尿。查体：口唇干燥，四肢厥冷，血压 70/60 mmHg，中心静脉压 5 cmH₂O。目前最重要的治疗措施为（　　）

　　A. 静脉滴注青霉素，400 万 U　　B. 静脉滴注间羟胺

　　C. 立即行气管插管　　　　　　　D. 静脉滴注 5％碳酸氢钠 200 mL

　　E. 静脉滴注低分子右旋糖酐 500 mL

（选择题答案：1. E，2. A，3. E，4. D，5. C，6. B，7. E，8. D，9. C，10. A，11. E）

（张一思　蔡小红）

第八章 肺结核

学习目标

掌握：肺结核的分型、临床表现。

熟悉：肺结核的概念、病因、感染途径、致病菌特点、防治原则及常用化学治疗药物的种类。

了解：肺结核的实验室及其他检查。

项目教学案例 8：

患者，女，26 岁，因咳嗽、咳痰、痰中带血 2 个月伴午后低热、乏力、盗汗、消瘦 2 周至门诊就医。患病后一直未就医和用药。查体：未见明显异常。X 线检查：右上肺云雾状阴影；结核菌素试验 5 U，硬结 1 cm。与丈夫（年龄 30 岁）和 2 岁的儿子同住。患者问医生："我得的是什么病？是不是要住院？"

工作任务 1：你应如何回答患者的提问？

工作任务 2：如何对患者及其亲属进行健康指导？

肺结核（pulmonary tuberculosis）是最常见的结核病，占结核病的 80% 以上。肺结核是指由结核分枝杆菌引起的慢性肺部感染性疾病。结核分枝杆菌可侵及全身多个脏器，以肺部最常见。肺结核患者常有低热、盗汗、消瘦、乏力及咳嗽、咯血等表现。

肺结核是严重危害人类健康的主要传染病，按《中华人民共和国传染病防治法》，肺结核属乙类传染病。在我国的传染病统计数据中，肺结核的患病率和死亡率均居首位，它是我国重点控制的主要传染病之一。结核病是可预防和治愈的传染病，我国的结核病治愈率约为 90%。

我国是全球 22 个结核病高负担国家之一，结核病的患者数仅次于印度，居世界第二位。我国的结核病疫情具有以下特点。①高感染率：全国约有 5 亿人曾受到结核分枝杆菌感染。②高患病率：患病率地区差异大。③死亡人数较多：我国每年约有 13 万人死于结核病。④耐药率高：耐多药率约为 6.8%。⑤规则服药率低：仅为 59% 左右。⑥公众结核病防治知识知晓率低：仅为 57% 左右。

【概述】

结核菌属分枝杆菌包括结核分枝杆菌、牛分枝杆菌、非洲分枝杆菌和田鼠分枝杆菌 4 类，引起人类致病的 90% 以上为结核分枝杆菌，少数为牛分枝杆菌和非洲分枝杆菌。牛分枝杆菌可通过饮用未消毒的带菌牛奶引起肠道感染。

(一)结核分枝杆菌的特点

典型的结核分枝杆菌呈细长、稍弯曲状，两端呈圆形。因其抗酸染色呈红色，普通染色不能着色，故又称其为抗酸杆菌。结核分枝杆菌生长缓慢，增代时间为14～20小时，培养时间为2～8周；其对营养有特殊的要求，为需氧菌，适宜生长温度为37 ℃左右。

结核分枝杆菌对干燥、冷、酸、碱等抵抗力强，在室内阴暗潮湿处能生存数个月，在干燥环境中能存活数个月或更久，低温条件下(如－40 ℃)可存活数年。100 ℃煮沸5分钟可杀灭结核分枝杆菌，70%乙醇接触2分钟、在烈日下暴晒2～7小时、10 W紫外线灯距照射物0.5～1 m照射30分钟亦可将其杀灭，将痰吐在纸巾上直接焚烧是最简易的灭菌方法。

结核分枝杆菌的菌体结构复杂，成分主要是类脂质、蛋白质和多糖类。类脂质占50%～60%，其作用与结核病的组织液化、干酪液化和空洞发生以及结核变态反应有关；菌体蛋白质可诱发皮肤变态反应；多糖类与血清反应等免疫应答有关。

结核分枝杆菌易产生耐药性，原因是基因突变引起的药物对突变菌的效力降低。一类为先天耐药，单用一种药物可杀死大量敏感菌，但天然耐药菌却不受影响，继续生长繁殖，最终呈优势生长；另一类为继发耐药，为结核分枝杆菌与抗结核药物接触一定时间后逐渐产生的耐药，如单用异烟肼治疗3个月，痰菌约有70%耐药。因此，抗结核化学治疗时多采用联合用药，通过交叉杀菌作用防止耐药性的产生。

(二)结核病的传播

1. 传染源　结核病的传染源主要是痰结核菌阳性的继发性肺结核患者。直接涂片法查出结核分枝杆菌者属于大量排菌，直接涂片阴性而仅培养出结核分枝杆菌者属于微量排菌。

2. 传播途径　结核分枝杆菌主要通过咳嗽、喷嚏、大笑、大声谈话等方式把细菌的微滴排到空气中而传播，因此飞沫传播是肺结核最重要的传播途径，经消化道、皮肤等其他途径传播者罕见。

3. 易感人群　人群对结核分枝杆菌普遍易感。人对结核病的抵抗力分为自然抵抗力和获得性特异性抵抗力。自然抵抗力受遗传及生活条件(如居住拥挤、营养不良)等社会因素影响，婴幼儿细胞免疫系统不完善，老年人、人类免疫缺陷病毒感染者、使用免疫抑制剂者、慢性病患者等免疫力低下人群都是结核病的易感人群。获得性特异性抵抗力是通过接种卡介苗或经过结核分枝杆菌感染后所获得的，能将入侵的细菌杀死或制止其扩散，使病灶愈合。

(三)结核病的免疫和迟发型变态反应

人体感染结核分枝杆菌后是否发病及发病的类型取决于入侵结核分枝杆菌的数量、毒力和人体免疫、变态反应。结核病免疫保护机制主要是细胞免疫，由巨噬细胞与T细胞的相互协作完成。感染后，当机体免疫力较高时，结核病变以增生为主，形成结核肉芽肿，限制结核分枝杆菌的扩散并杀灭结核分枝杆菌；当变态反应增强时，则以渗出、变质病变为主，发生干酪样坏死，并易形成空洞。少量、毒力弱的结核分枝杆菌多能被人体防御功能杀灭，大量、毒力强的结核分枝杆菌侵袭而人体免疫力低时可感染发病。在体内，结核分枝杆菌可经淋巴管、支气管、血行或直接蔓延播散，引起其他部位的结核病变。

(四)结核病的发生与发展

首次吸入的结核分枝杆菌如果能存活下来，并在肺泡巨噬细胞内、外生长繁殖，可引起炎症病变，称为原发病灶。致病菌常沿淋巴管侵入，引起肺门淋巴结肿大，并可进入血液循环，引起全身播散，引发结核病。感染后产生的特异性免疫一般可使原发病灶、肺门淋巴结和全身结核分枝杆菌停止繁殖，原发病灶吸收或留下钙化灶，肺门淋巴结逐渐缩小或钙化，全身结核分枝杆菌可被消灭。但当机体免疫力下降时，原发性肺结核感染遗留下来潜在病灶中的结核分枝杆菌会重新活动，从而再次引发结核病，也可因再次感染结核分枝杆菌而发病。

(五)结核病的分类

1. 原发性肺结核　多见于儿童，无症状或症状轻微，多有结核病接触史，结核菌素试验多为强阳性，X 线胸片示原发病灶、引流淋巴管炎和肿大的肺门淋巴结组成的哑铃型阴影，称为原发复合征(图 3 - 8 - 1)。原发病灶一般吸收较快，不遗留任何痕迹。若 X 线胸片只有肺门淋巴结肿大，则诊断为肺门淋巴结结核。肺门淋巴结结核可呈团块状、边缘清晰、高密度的阴影，或呈边缘不清晰的阴影。

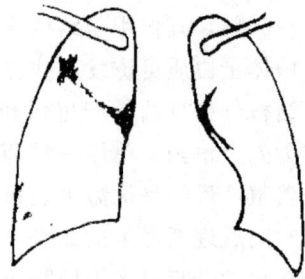

图 3 - 8 - 1　原发复合征

2. 血行播散型肺结核　分为急性血行播散型肺结核、亚急性血行播散型肺结核及慢性血行播散型肺结核。急性血行播散型肺结核多见于婴幼儿和青少年，特别是营养不良、患传染病和长期使用免疫抑制剂的小儿，同时多伴有原发性肺结核；成人也可发生急性血行播散型肺结核，起病急，持续高热，中毒症状严重。约半数以上的小儿和成人患者合并结核性脑膜炎。急性血行播散型肺结核患者在症状出现 2 周左右，X 线胸片可发现由肺尖至肺底呈大小、密度和分布均匀的粟粒状结节影，结节直径为 2 mm左右(图 3 - 8 - 2)。亚急性血行播散型肺结核、慢性血行播散型肺结核起病较缓慢，症状较轻，X 线胸片呈双上、中肺野为主的大小不等、密度不同和分布不均的粟粒状或结节状阴影，新鲜渗出、陈旧硬结和钙化病灶共存(图 3 - 8 - 3)。慢性血行播散型肺结核多无明显中毒症状。

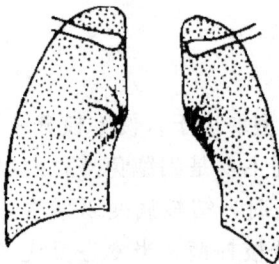

图 3 - 8 - 2　急性血行播散型肺结核　　　图 3 - 8 - 3　亚急性血行播散型肺结核

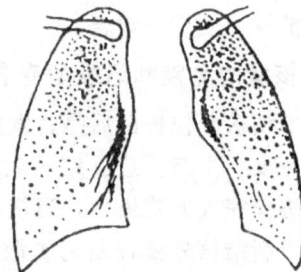

3. 继发性肺结核 多见于成人,多为含有大量结核分枝杆菌的早期渗出性病变,易进展,发生干酪样坏死、空洞形成和支气管播散;同时又多出现病变周围纤维组织增生,使病变局限化,并形成瘢痕。活动性渗出病变、干酪样病变和愈合性病变共存,X线表现特点为多态性,好发在上叶尖后段和下叶背段。痰结核分枝杆菌检查常为阳性。继发性肺结核的临床特点如下。

(1)浸润性肺结核:最常见的继发性肺结核,浸润渗出性结核病变和纤维干酪增殖病变多发生在肺尖和锁骨下,影像学检查表现为小片状和斑点状阴影,可融合或形成空洞(图3-8-4)。渗出性病变易吸收,而纤维干酪增殖病变吸收很慢,可长期无改变。

(2)空洞性肺结核:多由干酪渗出病变溶解形成洞壁不明显的虫蚀样空洞,多有支气管播散病变,症状多,痰中带菌。应用有效治疗后,空洞仍存在但多次查痰菌阴性,称为净化空洞。有些空洞内残留一些干酪组织,但长期痰菌阴性,称为开放菌阴综合征。

(3)结核球:指由干酪性坏死灶吸收和周围有纤维包裹或干酪空洞阻塞性愈合形成的直径为2~4 cm的球形病灶,球内可有钙化、液化形成空洞,多数患者的结核球有卫星灶。

(4)干酪性肺炎:通常在机体免疫力低下又受大量结核分枝杆菌感染时发生,X线显示大片密度均匀的磨玻璃状阴影,可出现溶解区呈虫蚀样空洞(图3-8-5),有播散灶,痰菌阳性。

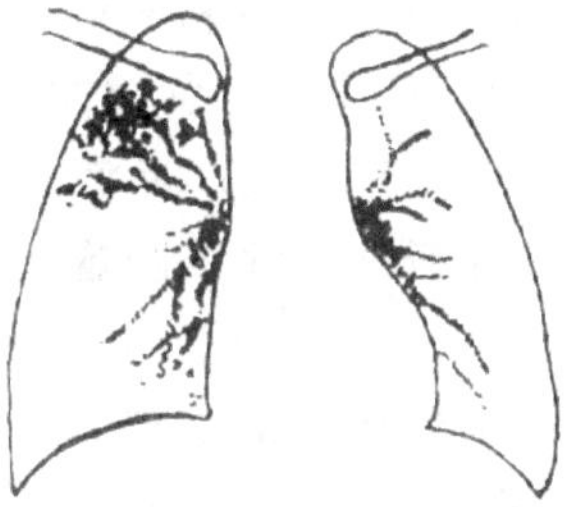

图3-8-4 浸润性肺结核 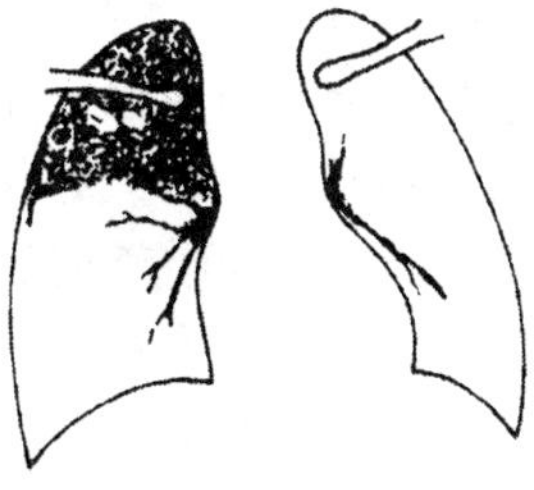　　　　图3-8-5 干酪性肺炎

(5)慢性纤维空洞性肺结核:病程长,肺组织被严重破坏,肺功能受损,两肺出现单个或多个纤维厚壁空洞和广泛纤维增生,使肺门抬高或肺纹理呈垂柳样,纵隔向患侧移位,常见胸膜粘连和代偿性肺气肿(图3-8-6)。痰菌长期阳性且耐药,属结核病治疗中的难题。

4. 结核性胸膜炎 当机体处于高敏状态时,结核分枝杆菌进入胸膜腔,可引起结核性干性胸膜炎、渗出性胸膜炎或脓胸。干性胸膜炎以胸痛为主要症状,深吸气、咳嗽时加重,可闻及胸膜摩擦音,X线检查无异常。渗出性胸膜炎全身毒血症状明显,胸痛减轻或消失,X线检查见肋膈角变钝,中等量积液时,中、下肺野呈一片均匀致密阴影,上缘呈外高内低的弧形向上的曲线(图3-8-7)。

5. 其他肺外结核 如骨关节结核、肾结核、肠结核等。

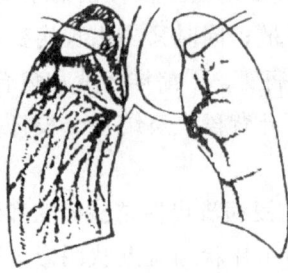

图3-8-6　慢性纤维空洞性肺结核　　　　图3-8-7　结核性胸膜炎

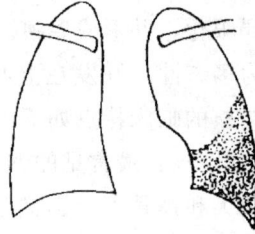

6. 菌阴肺结核　指 3 次痰涂片及 1 次培养阴性的肺结核。其诊断标准为：①有典型肺结核临床症状和胸部 X 线表现。②抗结核治疗有效。③临床可排除其他非结核性肺部疾患。④结核菌素试验(5 U)强阳性，血清抗结核抗体阳性。⑤痰结核菌聚合酶链反应和探针检测呈阳性。⑥肺外组织病理证实结核病变。⑦支气管肺泡灌洗液中检出抗酸分枝杆菌。⑧支气管或肺部组织病理证实结核病变。具备①～⑥中的任何 3 项或⑦、⑧中的任何 1 项，即可确诊。

【临床表现】

1. 症状

(1)全身症状：发热为肺结核最常见的症状，多为长期午后潮热，部分患者有盗汗、乏力、食欲减退、体重减轻等，育龄女性可有月经失调和闭经。

(2)呼吸系统症状：患者常有咳嗽、咳痰，一般为干咳或少量黏液痰，有空洞形成时痰量会增多，合并细菌感染时呈脓性痰，支气管内膜结核患者有刺激性咳嗽；约 1/3 的患者会出现咯血，多为少量咯血，少数为大咯血，可引起窒息；炎症累及壁胸膜时可有胸痛，且随呼吸和咳嗽而加重。干酪性肺炎可出现渐进性呼吸困难，并发气胸或大量胸腔积液时可有急骤发生的呼吸困难。

2. 体征　早期肺结核病灶小，多无明显体征。渗出性病变范围较大时，可有肺实变体征，如触觉语颤增强、叩诊呈浊音、听诊闻及支气管呼吸音和细湿啰音。慢性纤维空洞性肺结核时，可有胸廓塌陷、气管向病侧移位、听诊呼吸音减弱并闻及湿啰音。结核性胸膜炎时，可有胸腔积液体征、气管向健侧移位、患侧胸廓饱满、语颤减弱、叩诊呈实音、听诊呼吸音消失。少数患者有结核性风湿症，类似风湿热样表现，在四肢大关节附近可见结节性红斑或环形红斑。

【实验室及其他检查】

1. 痰结核分枝杆菌检查　痰中找到结核分枝杆菌是确诊肺结核的主要方法，也是制订化学治疗方案和考核疗效的主要依据。痰菌阳性表明肺结核是开放性的，具有传染性，检查方法有直接涂片、培养法，以培养法最为准确、可靠，但费时较长，一般需 2～6 周。由于肺结核患者排菌呈间断性，需多次查痰，初诊患者通常要送 3 份痰标本，包括清晨痰、夜间痰和即时痰，如无夜间痰，应在留清晨痰后 2～3 小时再留 1 份痰标本；复诊患者每次送 2 份痰标本。痰菌检查可记录为涂(＋)减涂(－)，培(＋)或培(一)。

2. 影像学检查　胸部 X 线检查是早期诊断肺结核的重要方法，也是诊断肺结核的常规首选方法，可确定病变的部位、范围、形态、密度以及病变与周围组织的关系。判断病变的性质、有无活动性、有无空洞和发展情况，是肺结核临床分型的主要依据。影像学特点是病变多发生在上叶的尖后段和下叶的背段，密度不均匀，边缘较清晰，变化较慢，易形成空洞和播散病灶。CT 分辨力高，不但能减少重叠影像、发现隐蔽病变而减少漏诊，还能清晰显示病变特点和性质、有无空洞、进展恶化情况和吸收好转的变化，并且能显示纵隔淋巴结有无肿大，也可用于引导穿刺或介入治疗等。

3. 纤维支气管镜检查　常用于支气管结核和淋巴结支气管瘘的诊断，可以取活体组织进行病理检查和结核分枝杆菌培养。对于肺内病灶，可以采集分泌物、冲洗液标本进行病原体检查或肺活检。

4. 结核菌素试验　用于检出结核分枝杆菌的感染，而非检出结核病，对儿童、少年和青年的结核病诊断有参考意义。目前，WHO 和国际防痨和肺病联合会推荐使用结核菌素的纯蛋白衍生物(PPD)进行试验，选择左侧前臂屈侧中上部 1/3 处，取 PPD 0.1 mL(5 U)皮内注射，注射后 48～72 小时观察和记录结果，以手指轻触硬结边缘，测量硬结的横径和纵径，得出平均直径＝(横径＋纵径)/2，而不是测量红晕直径。硬结为特异性变态反应，而红晕是非特异性反应。硬结直径≤4 mm 为阴性，5～9 mm 为弱阳性，10～19 mm 为阳性，≥20 mm 或虽<20 mm 但局部出现水疱和淋巴管炎为强阳性。反应愈强，对结核病的诊断(特别是对婴幼儿的结核病诊断)尤为重要。凡是阴性反应结果的儿童，一般来说，表明没有结核分枝杆菌的感染，可以排除结核病。但因结核分枝杆菌感染后需 4～8 周才能建立充分的变态反应，在此之前，结核菌素试验可呈阴性；营养不良、人类免疫缺陷病毒(HIV)感染、麻疹、水痘、癌症、严重的细菌感染(包括重症结核病和结核性脑膜炎等)及卡介苗接种后，结核菌素试验结果则多为阴性或弱阳性。

【治疗要点】

(一)抗结核化学治疗

1. 治疗原则　合理的抗结核化学治疗是治愈结核病的主要方法。根据代谢状态，结核分枝杆菌分 A、B、C、D 四种菌群，分别指快速繁殖菌群、半静止状态菌群、半静止状态但可突然间歇性短暂生长繁殖菌群、休眠状态菌群。B、C 菌群有"顽固菌"之称，杀灭 B、C 菌群可防止复发。药物的主要作用为杀菌(迅速杀死繁殖期病菌)，防止耐药菌产生及灭菌作用(彻底杀灭病灶中半静止状态或代谢缓慢的结核分枝杆菌)。化学治疗的原则是早期、规律、全程、适量、联合。整个治疗方案分为强化期和巩固期两个阶段。

(1)早期：对所有检出和确诊患者，均应立即给予化学治疗。早期病灶内结核分枝杆菌生长代谢旺盛，病灶局部血流丰富，早期化学治疗有利于迅速发挥杀菌作用，促使病变吸收和降低传染性。

(2)规律：严格遵照医嘱要求规律用药，不漏服，不停药，以免耐药性的产生。

(3)全程：保证完成规定的治疗期是提高治愈率和减少复发的重要措施。

（4）适量：严格遵照适当的药物剂量用药。若剂量过低，则达不到有效的血药浓度，会影响疗效，且易产生耐药性；若剂量过大，则易发生毒副反应。

（5）联合：指同时采用多种抗结核药物治疗，可提高疗效，并通过交叉杀菌作用降低或防止耐药性的产生。

2. 常用抗结核药物　理想的抗结核药物应具有杀菌、灭菌或较强的抑菌作用，毒性低，不良反应少，价廉，使用方便，药源充足；经口服或注射后，药物能在血液中达到有效浓度，并能渗入吞噬细胞、浆膜腔或脑脊液内，疗效迅速而持久。常用的抗结核药物中，属杀菌剂的有异烟肼、利福平、链霉素及吡嗪酰胺；属抑菌剂的有乙胺丁醇、对氨基水杨酸钠等（表3-8-1）。抗结核药物固定剂量复合制剂（FDC）由多种抗结核药物按一定剂量比例合理组成，可提高治疗的依从性和疗效。比如，可用卫非特（R120，H80，Z250）每日4～5片、卫非特（R150，H100）每日3片，顿服。

表3-8-1　常用抗结核药物的成人剂量和主要不良反应

药名	缩写	每日剂量/g	间歇疗法 1日量/g	不良反应
异烟肼	H，INH	0.3	0.6～0.8	周围神经炎，偶有肝功能损害
利福平	R，RFP	0.45～0.6*	0.6～0.9	肝功能损害、过敏反应
链霉素	S，SM	0.75～1.0**	0.75～1.0	听力障碍、眩晕、肾功能损害
吡嗪酰胺	Z，PZA	1.5～2.0	2～3	胃肠不适、肝功能损害、高尿酸血症、关节痛
乙胺丁醇	E，EMB	0.75～1.0	1.5～2.0	视神经炎
对氨基水杨酸钠	P，PAS	8～12***	10～12	胃肠不适、过敏反应、肝功能损害

*：体重<50 kg者用0.45 g，体重≥50 kg者用0.6 g，S、Z用量也按体重调节。**：老年人每次用0.75 g。***：前2个月用25 mg/kg，之后减至15 mg/kg，每日分2次服（其他药物均为每日1次）。

3. 标准化学治疗方案

（1）初治活动期肺结核治疗方案：具体如下。①每日用药方案：强化期，用异烟肼、利福平、吡嗪酰胺及乙胺丁醇，顿服，连用2个月；巩固期，用异烟肼、利福平，顿服，连用4个月；简写为2HRZE/4HR。②间歇用药方案：强化期，用异烟肼、利福平、吡嗪酰胺及乙胺丁醇，隔日1次或每周3次，连用2个月；巩固期，用异烟肼、利福平，隔日1次或每周3次，连用4个月；简写为2H3R3Z3E3/4H3R3。

（2）复治痰涂片检查阳性肺结核治疗方案：每日用药方案为2HRZSE/6～10HRE，或间歇用药方案为2H3R3Z3S3E3/6～10H3R3E3。

（3）初治痰涂片检查阴性肺结核治疗方案：每日用药方案为2HRZ/4HR，或间歇用药方案为2H3R3Z3/4H3R3。

4. 耐多药肺结核的治疗　最好依据药物敏感性检测结果，详细询问既往用药史，选择至少4种二线敏感药物，至少包括吡嗪酰胺、氟喹诺酮类、卡那霉素或阿米卡星、乙硫异烟肼或丙硫异烟肼和对氨基水杨酸钠或环丝氨酸，每周至少用药6日，加强期为 8 个月，总疗程为 20 个月或更长。

(二)对症治疗

1. 咯血　对少量咯血者，应安慰患者，嘱其消除紧张情绪，以卧床休息为主，可用氨基己酸、氨甲苯酸等药物止血；对大咯血者，可用垂体后叶素 5～10 U 加入 25％葡萄糖溶液 40 mL 中缓慢静脉注射，或按 0.1 U/(kg·h)速度静脉滴注，高血压、冠心病、心力衰竭患者和孕妇禁用。对支气管动脉被破坏而造成的大咯血者，可用支气管动脉栓塞法。咯血窒息时，应及时抢救，嘱患者取头低足高 45°俯卧位，拍击其背部，或刺激咽部以咳出血块，必要时行气管插管、支气管镜吸引或气管切开。

2. 毒性症状　结核病的毒性症状在合理化学治疗 1～2 周内可消退，不需要特殊处理。对急性血行播散型肺结核、结核性脑膜炎、胸膜炎伴大量积液者，可考虑在化学治疗的同时加用糖皮质激素，以减轻症状和过敏反应，促进渗出液的吸收，减少纤维组织形成和胸膜粘连的发生。一般用泼尼松 20 mg/d 顿服，1～2 周后每周递减 5 mg，共用 4～8 周。

(三)手术治疗

经合理化学治疗后无效、多重耐药的厚壁空洞、大块干酪灶、结核性脓胸、支气管胸膜瘘或大咯血保守治疗无效时，可做肺叶或肺段手术切除治疗。

【预防】

1. 全程督导化学治疗　指肺结核患者的每次用药都必须在医务人员或经培训的家庭督导员的直接监督下进行，因故未用药时，必须采取补救措施，以确保规律用药。全程督导化学治疗可提高患者的依从性和治愈率，减少多耐药病例的产生。指导患者定期复查 X 线胸片和肝、肾功能，及时调整治疗方案。休息、空气、日光和营养是结核病综合治疗的重要组成部分，嘱患者应戒烟、酒，保证充足的营养摄入，合理安排休息，避免劳累、情绪波动及呼吸道感染。

2. 病例报告、转诊和登记管理　按照《中华人民共和国传染病防治法》的规定，肺结核属乙类传染病，各级医疗预防机构要专人负责，做到及时、准确、完整地报告结核病疫情。没有能力进行 X 线诊断和痰结核分枝杆菌检查的医院，应将肺结核可疑患者及时转诊到结核病防治机构进行检查。对确诊患者进行登记有利于掌握疫情和对患者的管理。

3. 切断传播途径　养成良好的卫生习惯，不随地吐痰，在打喷嚏或咳嗽时用双层纸巾遮住口鼻，将纸巾放入袋中直接焚毁，痰液要进行灭菌处理；实行分餐制，患者的生活用品、食具、衣物等可采取物理和化学方法进行消毒，比如用 0.5％过氧乙酸溶液浸泡食具，用甲醛溶液熏蒸书、报、衣物等；不饮用未消毒的牛奶。

4. 保护易感人群　①接种卡介苗：对新生儿、结核菌素试验阴性的儿童及青少年，应为其接种卡介苗，使人体产生获得性免疫力，减轻感染后的发病与病情。接种卡介苗预防成人肺结核效果不理想。②预防性化学治疗：对于受结核分枝杆菌感染易发病的高危人群，如 HIV 感染者、痰涂片检查呈阳性的肺结核患者的密切接触者、肺部硬结纤维病灶(无活动性)患者、硅沉着病患者、糖尿病患者、长期使用糖皮质激素或免疫抑制剂者、吸毒者、营养不良者、儿童及青少年结核菌素试验硬结直径≥15 mm 者等，需进行预防性化学治疗，常用异烟肼 300 mg/d，顿服，用药 6～9 个月，儿童用量为 4～8 mg/kg；或利福平和异烟肼，每日顿服，连用 3 个月；或异烟肼和利福喷汀（RFT），每周 3 次，连服 3 个月。

目标检测

一、名词解释

1. 原发复合征　2. 继发性肺结核　3. 结核球　4. 干酪性肺炎　5. 全程督导化学治疗

二、填空题

1. 结核分枝杆菌对外界抵抗力_____，一般烈日下暴晒____小时或煮沸_____分钟可杀死结核分枝杆菌。

2. 肺结核的传染源主要是_____患者，特别是痰菌检查_____者；其主要的传染途径是_____。

3. 原发性肺结核的 X 线特征性表现为_____，急性血行播散型肺结核的 X 线特征性表现为_____。

4. 成人肺结核好发于_____。确诊肺结核最可靠的方法是_____。

5. 肺结核患者一旦发生大量咯血，应立即取_____位，常用止血药为_____。

三、简答题

1. 临床上将结核病分为哪几种类型？

2. 简述抗结核化学治疗的原则。

四、选择题

1. 预防肺结核的关键是（　　）。

　　A. 增加营养　　　　　　B. 接种卡介苗

　　C. 控制传染源　　　　　D. 服用异烟肼，进行预防性化学治疗

　　E. 注意个人卫生，切断传播途径

2. 临床上早期诊断肺结核的主要依据是（　　）。

　　A. 午后低热、盗汗，痰中带血　　B. 痰找结核菌阳性

　　C. 结核菌素试验阳性　　　　　　D. X 线胸片示肺尖部浸润阴影

　　E. 在锁骨上下、肩胛间区闻及湿啰音

3. 对肺结核患者的痰液，最简便的灭菌方法是（　　）。

　　A. 掩埋　　　　　　　B. 煮沸　　　　　　C. 阳光下暴晒

　　D. 纸包后焚烧　　　　E. 70％乙醇浸泡

4. 下列属于结核病重要传染源的是（　　）。

　　A. 原发性肺结核　　　B. 结核性胸膜炎　　　C. 血行播散型肺结核

　　D. 浸润性肺结核　　　E. 慢性纤维空洞性肺结核

5. 属抑菌剂的抗结核药是（　　）。

　　A. 链霉素　　　　　　B. 利福平　　　　　　C. 乙胺丁醇

　　D. 异烟肼　　　　　　E. 吡嗪酰胺

6. 异烟肼用量过大，会引起(　　　)。

    A. 听力障碍   B. 周围神经炎及肝损害

    C. 胃肠道不适及高尿酸血症   D. 粒细胞减少

    E. 球后视神经炎

7. 活动性结核病患者进行化学治疗时，不正确的原则是(　　　)。

    A. 一旦发现和确诊后，立即给药

    B. 联合两种以上药物，以增强和确保疗效

    C. 给予大剂量抗结核药，以保证疗效

    D. 严格按化学治疗方案有规律地坚持治疗

    E. 短程化学治疗，总疗程通常为 6～9 个月

8. 在结核病化学治疗中坚持联合用药，最主要的目的是(　　　)。

    A. 使局部病灶内药物浓度高   B. 减少药物的不良反应

    C. 降低复发率   D. 防止耐药性的产生

    E. 缩短疗程，减少药物过量

（选择题答案：1. C，2. D，3. D，4. E，5. C，6. B，7. C，8. D）

（张一思　蔡小红）

第四篇

循环系统疾病

循环系统疾病包括心脏疾病和血管疾病，统称为心血管疾病（cardiovascular disease），以心脏疾病最为多见。近 50 年来，随着人们生活方式和饮食结构的改变，人均期望寿命明显延长，传染病逐渐得到控制，心血管疾病已成为我国居民的常见病，其死亡率位于居民死因的首位。

第一章 心力衰竭

学习目标

掌握：慢性心力衰竭的临床表现。

熟悉：心力衰竭的概念、分类、病因及诱因、治疗原则和要点。

了解：心力衰竭的常用实验室及其他检查方法。

项目教学案例 9：

患者，男，60 岁。因血压升高 15 年，活动后气促 1 年，加重 2 日入院。查体：体温 36.0 ℃，脉搏 96 次/分，呼吸 24 次/分，血压 150/110 mmHg。身高 168 cm，体重 75 kg。半卧位，唇绀，颈静脉怒张，双肺底可闻及较多湿啰音，心界向左下扩大，心尖呈抬举样搏动，心尖部闻及 3/6 级收缩期杂音，可闻及舒张早期奔马律。肝右肋下 2.0 cm，质地中等，边缘钝，有轻度触痛，肝颈静脉回流征阳性；脾未触及。双下肢轻度凹陷性水肿。

工作任务 1：分析患者所患何病。其心功能为几级？

工作任务 2：分析目前患者需要做哪些辅助检查。

工作任务 3：讨论患者目前最需要用哪些药物。如何进行用药指导？

心力衰竭（heart failure）是指心脏结构或功能性疾病导致心肌收缩力下降、心室充盈和（或）射血功能受损，心排血量减少，不能满足机体代谢需要，以器官、组织血液灌注不足，肺循环和（或）体循环淤血为特征的一组综合征。其主要表现为呼吸困难、体力活动受限和液体潴留。心力衰竭按发展速度和严重程度可分为急性心力衰竭和慢性心力衰竭，以慢性居多；按发生的部位可分为左心衰竭、右心衰竭和全心衰竭；按左室射血分数（正常范围为 50%～70%）可分为射血分数降低性心力衰竭（左室射血分数＜40%，以往称收缩性心力衰竭）、中间范围射血分数心力衰竭（左室射血分数在 40%～49%）、射血分数保留性心力衰竭（左室射血分数≥50%，患者存在左心室肥厚或左心房增大、充盈压增高、舒张功能受损的表现，以往称舒张性心力衰竭）。心力衰竭是临床常见的危重病症。

第一节 慢性心力衰竭

慢性心力衰竭（chronic heart failure）是大多数心血管病的终末期表现和最主要的死亡原因，也是临床常见的危重症。目前我国慢性心力衰竭最主要的病因是冠心病，其次是高血压。冠心病引起的心力衰竭已占到心力衰竭总数的 57.1%左右。

【病因及发病机制】

(一)基本病因

1. 心肌损害　心肌本身的病变或代谢障碍均可导致心肌舒缩功能改变,包括以下几个方面。①原发性心肌损害:包括缺血性心肌损害(如冠心病心肌缺血和心肌梗死是引起心力衰竭最常见的原因)、炎症和免疫性心肌损害(如心肌炎、扩张型心肌病等)、遗传性心肌病(如家族性扩张型心肌病、肥厚性心肌病等)。②继发性心肌损害:包括内分泌代谢性疾病(如糖尿病、甲状腺功能减退的心肌病等)、心肌淀粉样变性、结缔组织病、心脏毒性药物等并发的心肌损害。

2. 心脏负荷过重

(1)压力负荷过重:压力负荷也称后负荷,是指心脏在收缩期所承受的阻力。压力负荷过重常见于:①动脉血压升高,如高血压、肺动脉高压等。②瓣膜狭窄,如主动脉瓣狭窄或肺动脉瓣狭窄。③流出道阻力增大,如主动脉缩窄等。

(2)容量负荷过重:容量负荷也称前负荷,是指心脏舒张期所承受的容量负荷。容量负荷过重见于:①瓣膜反流性疾病,如二尖瓣关闭不全、主动脉瓣关闭不全等。②左心、右心或动静脉分流性先天性心血管疾病,如房间隔缺损、室间隔缺损、动脉导管未闭等。③全身血容量增多或循环血量增多的疾病,如甲状腺功能亢进、慢性贫血、围生期心肌病、体循环动静脉瘘等。

(二)诱因

1. 感染　呼吸道感染是心力衰竭最常见、最重要的诱因,其次为感染性心内膜炎。

2. 心律失常　心房颤动是器质性心脏病最常见的心律失常种类,也是诱发心力衰竭最重要的因素。其他类型的快速性心律失常及严重的缓慢性心律失常均可诱发心力衰竭。心律失常可增加心肌耗氧量,或减少心排血量及冠状动脉灌注。

3. 血容量增加　如静脉输液或输血过多、过快,摄入钠盐过多等。

4. 过度体力消耗和情绪激动　如妊娠后期和分娩、过度劳累、剧烈运动、精神紧张或情绪激动、用力排便等,可使交感神经兴奋和儿茶酚胺分泌增加,心率加快,心脏负荷和心肌耗氧量增加。

5. 其他　如不恰当停用利尿剂或降压药,饮食过度,水、电解质紊乱,环境和气候突变,合并贫血、甲状腺功能亢进、肺栓塞、风湿性心脏病等。

(三)发病机制

正常心脏具有强大的代偿调节机制。当基础心脏疾病引起心脏功能障碍时,机体启动多种代偿调节机制,使心功能在一定时间内维持在相对正常的水平,但这些神经-体液机制也有负面效应,可导致细胞毒性和心肌纤维化,引起心律失常及泵衰竭。

1. 弗兰克-斯塔林机制　即回心血量增多,增加了心脏的前负荷,使心室舒张末期容积增加,从而增加了心排血量及心脏做功量。当心室舒张末压达到一定高度时,即出现肺循环淤血或体循环淤血征。

2. 神经-体液调节　当心排血量不足、心腔压力升高时,机体全面启动神经-体液调节进行代偿,包括交感神经兴奋性增强、肾素-血管紧张素-醛固酮系统激活,可使心肌收缩力增强，以增加心排血量。但是，去甲肾上腺素水平增高使周围血管收缩，导致心脏后负荷增加及心率加快，增加了心肌耗氧量；去甲肾上腺素对心肌细胞有毒性作用，可促使心肌细胞凋亡，参与心室重塑，还可使心肌应激性增强，从而有促心律失常作用；血管紧张素及醛固酮分泌增加，可使水、钠潴留和周围血管收缩，会加重心脏前负荷和后负荷，从而加剧了心力衰竭的恶化。

3. 体液因子的改变　①心力衰竭早期心房利尿钠肽（ANP）、心室的脑钠肽（BNP）分泌增加，可扩张血管、排钠利尿，并可抑制肾素-血管紧张素-醛固酮系统和交感神经系统，会对抗肾上腺素、精氨酸加压素（AVP）系统的水、钠潴留效应。②垂体的精氨酸加压素释放增多，具有抗利尿和促血管收缩作用。③血管内皮释放的内皮素具有很强的收缩血管作用，心力衰竭时参与血管舒缩的调节。④一氧化氮、缓激肽以及一些细胞因子、炎症介质等均参与慢性心力衰竭过程。

4. 心室重塑　心肌损害和负荷过重使心功能受损、心脏扩大或心肌肥厚，心肌细胞凋亡或肥大，胞外基质、胶原纤维网等发生相应变化，称为心室重塑。心室重塑是心力衰竭发生、发展的基本病理机制。心脏结构改变使心肌细胞的能量供应不足，导致心肌细胞坏死、纤维化，重构更趋明显，形成恶性循环，最终导致不可逆转的终末阶段，引起失代偿性心力衰竭。

【临床表现】

患者可有冠心病、高血压、风湿性心脏瓣膜病、心肌炎、心肌病等心脏病病史，有诱发或加重心力衰竭的因素。

1. 左心衰竭　在临床上最为常见，病理基础为肺淤血及心排血量减少，常见于高血压心脏病、冠心病、主动脉瓣关闭不全和二尖瓣关闭不全等。

（1）呼吸困难：程度不同的呼吸困难是左心衰竭最常见的症状，可表现在以下几个方面。①劳力性呼吸困难：左心衰竭患者最早出现的症状，患者在体力活动时出现呼吸困难或加重，休息后缓解或消失，因运动使回心血量增加，左心房压力升高，加重了肺淤血。②端坐呼吸：患者不能平卧，取半卧位或端坐位以减轻呼吸困难，是左心衰竭的典型症状，因半卧位或端坐时可减少回心血量、减轻肺淤血，且膈肌下降、肺活量增加使呼吸困难减轻。③夜间阵发性呼吸困难：患者夜间入睡后突然被憋醒，被迫坐起，呼吸深快，重者有哮鸣音，又称心源性哮喘，大多在坐起后自行缓解，可能与睡眠平卧时血液重新分配使肺循环血量增加、夜间迷走神经张力增高使小支气管收缩以及卧位时膈肌抬高使肺活量减少等有关。④急性肺水肿：左心衰竭呼吸困难最严重的表现。

（2）咳嗽、咳痰、咯血：咳嗽、咳痰是肺泡或支气管黏膜淤血所致。咳嗽是左心衰竭的早期症状之一，常在夜间平卧时加重，坐位时减轻或消失；可咳白色浆液性泡沫样痰，有时痰中带血丝，或咳粉红色泡沫样痰。长期慢性肺淤血时，肺静脉压力增高，导致肺循环和支气管血液循环之间形成侧支，支气管黏膜下静脉淤血并扩张，一旦破裂，可引起大咯血。

（3）低心排血量表现：左心衰竭时，因左心排血量不足，导致器官、组织灌注不足及代偿性心率加快，出现疲倦、乏力、头晕、失眠、嗜睡、烦躁、心悸、少尿等，长期肾血流量减少可致血尿素氮、肌酐升高等肾功能不全表现。

（4）体征：除原有心脏病体征外，常有以下表现。①半卧或端坐位，呼吸浅快，脉率、节律、强弱异常（如交替脉），血压降低，重者有意识障碍，皮肤、黏膜发绀。②肺毛细血管压增高，液体渗出至肺泡，可出现两肺底或全肺的湿啰音，可伴有哮鸣音。③左心室扩大，心尖冲动向左下移位，心率加快，心尖部可闻及舒张期奔马律。

2. 右心衰竭　其病理基础主要为体循环静脉淤血。体循环静脉慢性淤血可引起胃肠道、肝脏、肾脏淤血，从而出现腹胀、食欲缺乏、恶心、呕吐、尿少、夜尿增多、蛋白尿及肾功能减退等。右心衰竭时，由于体循环淤血使酸性代谢产物增加、腹水致腹压增高等，均可导致呼吸困难，但较左心衰竭时轻。

右心衰竭的体征包括以下几个方面。①颈静脉充盈、怒张是右心衰竭最早出现的主要体征，当压迫肝脏时，可见颈静脉充盈或怒张更明显，称为肝-颈静脉反流征阳性。②肝淤血、肿大伴有上腹饱胀不适及压痛是右心衰竭的重要表现，长期肝淤血可致心源性肝硬化，出现黄疸、肝功能受损及大量腹水。③水肿是右心衰竭晚期的主要表现，为凹陷性、下垂性水肿，首先出现于身体下垂部位，能活动的患者水肿从两足、踝部开始，卧床患者从腰骶部开始，严重者可遍及全身，并伴有胸腔积液和腹水。胸腔积液一般为双侧，或以右侧多见，可能与右膈下肝淤血有关。④除原有心脏病的相应体征外，常因右心室增大或全心增大导致心浊音界向左、右两侧扩大，三尖瓣关闭不全时可出现三尖瓣区收缩期吹风样杂音及舒张早期奔马律。

3. 全心衰竭　常先有左心衰竭，后出现右心衰竭，从而形成全心衰竭，同时有肺淤血和体循环淤血。右心衰竭继发于左心衰竭而形成全心衰竭时，因右心排血量减少，使左心衰竭的呼吸困难等肺淤血症状反而有所减轻。

4. 心功能分级　将心脏病患者按心功能状况给予分级，对于判断病情轻重、指导治疗及护理、评定劳动能力等有实用价值。目前常用美国纽约心脏病学会提出的分级方案，根据患者自觉的活动能力，将心力衰竭划分为4级。

（1）Ⅰ级：心脏病患者日常活动量不受限制，一般活动不引起乏力、呼吸困难、心绞痛等心力衰竭症状。

（2）Ⅱ级：心脏病患者体力活动轻度受限，休息时无症状，日常一般活动可出现心力衰竭症状，休息后很快缓解。

（3）Ⅲ级：心脏病患者体力活动明显受限，低于一般活动即可出现明显的心力衰竭症状，休息较长时间后症状方可缓解。

（4）Ⅳ级：心脏病患者不能从事任何体力活动，休息时也存在心力衰竭症状，稍活动后症状即加重。

【实验室及其他检查】

1. 血清利尿钠肽测定　包括B型脑钠肽及氨基酸末端B型脑钠肽前体水平测定，血清B型脑钠肽及氨基酸末端B型脑钠肽前体水平在心力衰竭早期即升高，并随着心力衰竭严重程度增加而升高，近年来已成为心力衰竭诊断及判断严重程度、疗效、预后的重要指标。未经治疗者，若血清利尿钠肽水平正常，可基本排除心力衰竭的诊断；已接受治疗者，血清利尿钠肽水平高，则提示预后差。

2. 肌钙蛋白　严重心力衰竭者的肌钙蛋白可轻微升高，但心力衰竭时检测肌钙蛋白的目的是明确是否伴有急性冠状动脉综合征。肌钙蛋白升高伴利尿钠肽升高，提示心力衰竭预后较差。

3. 其他实验室检查　如血常规、尿常规、肝功能、肾功能、血糖、血脂、电解质等，对长期服利尿剂、肾素-血管紧张素-醛固酮系统抑制剂类药物者很重要。此外，还需常规进行甲状腺功能检测，因甲状腺功能亢进或甲状腺功能减退都可引发心力衰竭。

4. 心电图检查　左心衰竭时并无特殊心电图表现，但心电图可有助于判断有无心肌缺血、心肌梗死、心律失常等。

5. X线检查　确诊左心衰竭肺淤血或肺水肿的主要依据，心影大小和形态也可提供病因诊断依据。左心衰竭时，X线胸片可有心影扩大、肺门阴影呈蝴蝶状、肺纹理增加、克利B线(肺野外侧的水平线状影)等肺淤血或肺水肿表现，还可见胸腔积液。

6. 超声心动图检查　可较X线更准确地反映心腔大小变化及心脏瓣膜结构和功能，是临床最实用的判断心脏舒张功能的方法。若左室射血分数≤40%，提示心肌收缩功能障碍。

7. 心脏磁共振检查　能评价左心室及右心室容积、室壁运动、心功能、心肌厚度、肿瘤、瓣膜畸形及心包疾病，是评价心室容积、室壁运动的"金标准"，可为心肌梗死、心肌炎、心肌病等诊断提供依据。

8. 放射性核素检查　核素心室造影可准确测定左心室容量、左心射血分数及室壁运动，核素心肌灌注显影有助于诊断心肌缺血和心肌梗死。

9. 冠状动脉造影　有助于心力衰竭的病因诊断。

10. 有创性血流动力学检查　用漂浮导管测定心脏指数及肺动脉楔压，可直接反映左心功能。正常时，心脏指数>2.5 L/(min·m^2)，肺动脉楔压<12 mmHg。当肺动脉楔压>18 mmHg时，即提示肺淤血。

11. 心肺吸氧运动试验　在运动状态下测定患者对运动的耐受量，即测得最大耗氧量及无氧阈值。正常人最大耗氧量>20 mL/(min·kg)，心功能受损时会降低。

12. 6分钟步行试验　一种简易、安全、方便地评价心力衰竭严重程度和疗效的方法。让患者在平直走廊上尽量快走，测6分钟的步行距离，<150 m为重度心力衰竭，150～450 m为中度心力衰竭，>450 m为轻度心力衰竭。但需注意的是，近6个月内有不稳定型心绞痛、急性心肌梗死者应禁忌试验。

【治疗要点】

心力衰竭的治疗目标为防止和延缓心力衰竭的发生与发展，缓解症状，提高生活质量，改善预后和降低死亡率。其治疗原则为采取综合治疗措施治疗原发病，调节代偿机制，减轻负面效应，如拮抗神经-体液因子的过度激活、阻止或延缓心室重塑的进展。

(一)病因治疗

1. 治疗基本病因　如控制高血压、糖尿病，应用药物、介入及手术治疗和改善冠心病患者冠状动脉供血，手术治疗心脏瓣膜病及先天畸形等。

2. 控制或消除诱因　选用有效抗生素，及时控制感染，特别是呼吸道感染；纠正心律失常，心室率快的心房颤动，应尽快控制心室率，争取复律；控制贫血、甲状腺功能亢进；避免劳累和情绪激动，严重患者应卧床休息，以降低心脏负荷，病情稳定后适当进行主动运动，防止发生深静脉血栓形成、肌萎缩、坠积性肺炎、压疮等并发症；控制钠盐摄入；避免输血或输液过多、过快，对心力衰竭患者，应控制输液速度，一般不超过 30 滴/分，每日补液量不超过 1000 mL。

(二)药物治疗

1. 利尿剂　为治疗心力衰竭最常用的药物，主要通过抑制肾小管对钠的重吸收，减轻心脏的容量负荷，缓解淤血，减轻水肿。比如，螺内酯可抑制心室重塑，降低心力衰竭的远期死亡率。

(1)常用利尿剂：①噻嗪类利尿剂，常用氢氯噻嗪，每次 25 mg，2 次/周或隔日 1次；较重患者可用到 75～100 mg/d，分 2～3 次服用，应加服钾盐。②袢利尿剂，呋塞米 20 mg，每日 1 次，口服；逐渐加量，可增至 100 mg，每日 2 次，口服或静脉注射。③保钾利尿剂，螺内酯(安体舒通)，每次 20 mg，口服，3 次/日；或口服氨苯蝶啶、阿米洛利。

(2)利尿剂的用药原则：①长期使用最低有效剂量。②最好间断用药。③电解质紊乱(特别是低钾血症或高钾血症)是长期使用利尿剂最常见的副作用，排钾利尿剂和潴钾利尿剂联合应用可加强利尿效果并预防电解质紊乱(如低钾血症)。④噻嗪类利尿剂长期应用可致失钾、失镁，血尿酸、血胆固醇增高，糖耐量降低等，故糖尿病及高脂血症患者慎用，痛风患者禁用。⑤利尿剂以早晨或上午给药为宜，避免晚上用药，以免因频繁排尿而影响患者的睡眠或导致患者受凉。

2. 肾素-血管紧张素-醛固酮系统抑制剂

(1)血管紧张素转换酶抑制药(ACEI)：目前治疗心力衰竭的首选药，通过抑制肾素-血管紧张素系统、抑制缓激肽降解而增强缓激肽活性及前列腺素生成，扩张小动脉和静脉，减轻淤血症状，并抑制交感神经兴奋性，改善心室重塑，降低远期死亡率。常用卡托普利，每次 12.5～25 mg，2 次/日；贝那普利，每次 5～10 mg，1 次/日；也可用培哚普利、雷米普利、咪达普利、赖诺普利等。该类药物最常见的不良反应为干咳，少数患者可有头晕、乏力、肾功能损害、高血钾等不良反应。使用时，应从小剂量开始，逐渐递增；遵守个体化的用药原则；可与利尿剂或 β 受体拮抗剂合用；注意监测血压、血钾和肾功能情况。

(2)血管紧张素受体阻滞药(ARB)：可阻断血管紧张素 Ⅱ 与受体结合阻断肾素-血管紧张素系统效应，但无抑制缓激肽降解作用，因此干咳和血管性水肿的副作用少见。心力衰竭患者治疗首选血管紧张素转换酶抑制药，若引起干咳无法耐受或有血管性水肿时，可改用血管紧张素受体阻滞药，如氯沙坦、缬沙坦、坎地沙坦、厄贝沙坦等。

(3)血管紧张素受体脑啡肽酶抑制剂：常用药物为沙库巴曲缬沙坦(诺欣妥)，通过沙库巴曲代谢产物抑制脑啡肽酶，并通过缬沙坦阻断血管紧张素 1 受体，抑制血管收缩，改善心肌重构，显著降低死亡风险，改善患者症状和生活质量。

(4)醛固酮受体拮抗剂：可阻断醛固酮效应，抑制心血管重塑，降低死亡率，改善远期预后。常用螺内酯，小剂量(亚利尿剂量，20 mg)，每日 1～2 次，口服，肾功能不全、血肌酐升高、高血钾者不宜使用。依普利酮是选择性醛固酮受体拮抗剂，可显著降低死亡率，尤其适用于老龄、糖尿病和肾功能不全的心力衰竭患者。

（5）肾素抑制剂：如雷米吉仑、依那吉仑、阿利吉仑等，亦可用于心力衰竭的治疗。

3. β受体拮抗剂　可拮抗交感神经的过度兴奋，抑制心室重塑，提高运动耐量，改善预后，降低死亡率，多用选择性$β_1$受体拮抗剂（美托洛尔、比索洛尔）和非选择性β受体拮抗剂（卡维地洛）等。用药原则：①小剂量开始，逐渐加量，适量维持。②早期使用，坚持个体化原则。③减量应缓慢，避免因突然停用而出现反跳现象。④观察有无不良反应，如乏力、四肢发冷、低血压、心动过缓、房室传导阻滞、心功能恶化等。⑤禁用于哮喘、病态窦房结综合征、高度房室传导阻滞、急性心力衰竭、洋地黄中毒等患者。

4. 正性肌力药　可通过增加心肌收缩力来增加心排血量，是治疗心力衰竭的主要药物。

（1）洋地黄类药物：可增强心肌收缩力，提高心排血量，抑制心脏传导系统，兴奋迷走神经对抗心力衰竭时交感神经兴奋的不利影响，适用于各种心脏病所致的心力衰竭患者。心力衰竭伴有心房颤动而心室率快速是应用洋地黄的最佳指征。但应注意，肺源性心脏病伴低氧血症时应慎用；肥厚型心肌病、主动脉瓣狭窄、风湿性心脏病二尖瓣狭窄伴肺水肿、严重窦性心动过缓、高度房室传导阻滞患者禁用；急性心肌梗死的心力衰竭患者，发病最初 24 小时内一般不用洋地黄，易发生洋地黄中毒。

1）常用制剂：①地高辛，常用维持量给药法，以每日 0.125～0.25 mg，每日 1 次起始并维持，口服后 2～3 小时血药浓度达高峰，4～8 小时获最大效应，连续口服相同剂量 7 日后，血浆浓度可达有效稳态，能减少洋地黄中毒的发生率，适用于中度心力衰竭的维持治疗；70 岁以上，肾功能损害患者应减量。②毛花苷丙（西地兰），每次 0.2～0.4 mg，稀释后缓慢静脉注射，注射后 10 分钟起效，1～2 小时达高峰，24 小时总量为 0.8～1.2 mg，适用于慢性心力衰竭加重时，特别适用于心力衰竭伴快速心房颤动者。

2）用药注意事项：①洋地黄类药物易发生过量而中毒，应严格按时、按医嘱剂量给药。②洋地黄类药物用量个体差异很大，老年人及心肌缺血、缺氧（如冠心病、低钾血症、高钙血症、肝功能及肾功能不全等）患者对洋地黄类药物较敏感，须谨慎应用，加强观察。③不要与奎尼丁、普罗帕酮、维拉帕米、胺碘酮、钙剂等药物合用。④静脉给药时，应用葡萄糖液稀释后缓慢静脉注射 15 分钟，并随时观察心率、心律等变化。⑤给药前、后应询问患者有无恶心、呕吐、乏力、色视等，并听诊心率、心律。

洋地黄毒性反应中最重要的反应是各类心律失常，常见室性期前收缩，多表现为二联律或三联律；其次是胃肠道反应（如恶心、呕吐）及中枢神经症状（如视物模糊、黄视、倦怠等）。处理原则：①早期诊断，及时停药是治疗的关键。②补充钾盐，可口服或静脉补充氯化钾，停用排钾利尿剂。③纠正心律失常，快速性心律失常首选苯妥英钠 100 mg，溶于 20 mL 注射用水中静脉注射，或用利多卡因，禁用电复律；缓慢性心律失常者，可用阿托品 0.5～1.0 mg 皮下注射或静脉注射；完全性房室传导阻滞出现心源性晕厥时，宜安置临时心脏起搏器。

（2）非洋地黄类正性肌力药物：β受体兴奋剂（如多巴胺、多巴酚丁胺），小剂量可激动多巴胺受体，降低外周阻力，扩张肾血管、冠状动脉和脑血管；中等剂量可使心肌收缩力增强、血管扩张，改善心力衰竭时的血流动力学；大剂量会收缩血管，增加左心室后负荷。磷酸二酯酶抑制剂（如米力农）可增加心肌收缩力，仅用于重症心力衰竭疗效不好时的短期应用。

5. 血管扩张剂　慢性心力衰竭不能耐受 ACEI、ARB 者，可用小静脉扩张剂、小动脉扩张剂，通过扩张容量血管和外周阻力血管而减轻心脏前、后负荷，减少心肌耗氧量，改善心功能。常用药物：①小静脉扩张剂，如硝酸甘油，每次 $0.3\sim0.6$ mg，舌下含服（重者静脉滴注）；也可用硝酸异山梨酯。②小动脉扩张剂，如 α_1 受体拮抗剂、钙通道拮抗剂等。③动、静脉扩张剂，如硝普钠等。硝普钠应从小剂量开始，用药过程中起床动作宜缓慢，以防发生体位性低血压；对光极敏感，静脉滴注时应现用现配，将输液瓶用铝箔或黑纸覆盖；含有氰化物，大剂量应用可发生硫氰酸中毒，故连续使用不得超过 24 小时。

6. 其他药物　可用重组脑钠肽（如奈西立肽）、左西孟旦、伊伐布雷定、托代普坦等。

（三）非药物治疗

1. 心脏再同步化治疗　对于慢性心力衰竭伴心室失同步化收缩的患者，通过植入三腔起搏器，同步化刺激右心房、右心室和左心室，可使左、右心室恢复同步收缩，增加心排血量，改善症状，提高运动耐量，降低死亡率。

2. 植入型心律转复除颤器　对中至重度心力衰竭伴恶性室性心律失常患者，可使用植入型心律转复除颤器，以预防心脏性猝死。

3. 左心室辅助装置　可用于严重心脏事件后或准备心脏移植术患者的短期过渡治疗。

4. 心脏移植　为治疗晚期心力衰竭的最终治疗方案。

5. 其他　高度水肿者，可用血液过滤或超滤来改善症状；扩张型心肌病、缺血性心肌病患者晚期，可短期应用体外机械辅助循环泵。

【预防】

1. 去除病因和诱因　育龄妇女应避孕；心功能Ⅰ级或Ⅱ级患者可以妊娠，但需做好孕期监护。

2. 合理安排活动与休息　避免剧烈运动，增加睡眠时间，心功能Ⅲ级者以卧床休息为主，心功能Ⅳ级者应绝对卧床休息。卧床者应经常变换体位，做下肢被动或主动活动，以防止发生压疮、肺部感染、下肢静脉血栓形成及肌肉萎缩等并发症。

3. 合理饮食，防止便秘　摄取低钠、清淡、易消化、不胀气、富含纤维素的食物，避免饮用浓茶、咖啡或刺激性饮品，戒烟、酒，限制钠、水摄入，每日食盐的摄入量在 5 g 以下，少食多餐，多食水果、蔬菜，按时排便。

4. 用药指导　不随意增减或撤换药物；服用洋地黄类药物的患者，应测量脉率、脉律；服用血管扩张剂者，起床动作宜缓慢。

5. 自我监护　自测脉搏，观察有无足踝部水肿、体重增加、气急、夜尿增多、厌食饱胀感，以及夜间平卧时出现咳嗽、气急加重等复发的征象，若发现上述征象，应及时就医。

第二节　急性心力衰竭

急性心力衰竭（acute heart failure，AHF）是指心力衰竭急性发作和（或）加重的一种临床综合征，或急性心脏病变引起的心排血量显著、急骤降低，导致的组织器官灌注不足和急性淤血综合征。临床上以急性左心衰竭较为常见，表现为急性肺水肿或心源性休克，是临床急危重症，应积极及时抢救。

【病因及发病机制】

1. 病因

（1）急性弥漫性心肌损害：常见于急性广泛性心肌梗死、急性心肌炎等。

（2）急性压力负荷过重：如血压急剧升高或高血压危象，严重二尖瓣狭窄或主动脉瓣狭窄者突然过度体力活动等。

（3）急性容量负荷过重：如急性心肌梗死、感染性心内膜炎引起的乳头肌、腱索断裂等导致的瓣膜性急性反流，输液过多、过快等。

（4）急性心室舒张受限：如急性大量心包积液或积血等。

（5）严重心律失常：如在原有心脏病基础上出现快速性（心率＞180 次/分）或缓慢性（心率＜35 次/分）心律失常，出现心室颤动、高度房室传导阻滞等。

2. 发病机制　心肌收缩力突然严重减弱或左心室瓣膜性急性反流，使心排血量急剧减少，左心室舒张末压迅速升高，肺静脉回流不畅，导致肺静脉压快速升高，肺毛细血管压随之升高，使血管内液体渗入到肺间质和肺泡内，形成急性肺水肿；肺水肿早期因交感神经兴奋引起血压升高，但随病情进展会出现血压逐步下降，可引起组织器官灌注不足和心源性休克。

【临床表现】

患者突然出现严重呼吸困难，呼吸可达 30～40 次/分，端坐呼吸，频繁咳嗽，严重时咳粉红色泡沫样痰，大汗淋漓，面色青灰，皮肤湿冷，可因严重呼吸困难而极度烦躁、恐惧，产生濒死感。极重者，可因脑缺氧而出现神志模糊。

发病开始时，患者可有一过性血压升高，之后血压可持续下降，直至休克。听诊两肺满布湿啰音和哮鸣音，心率增快，心尖部可闻及舒张早期奔马律，肺动脉瓣区第二心音亢进。若抢救不及时，可因心源性休克而死亡。

【实验室及其他检查】

胸部 X 线检查有肺水肿征象，呈蝶形肺门的阴影或弥漫满肺的大片阴影；肺毛细血管楔压升高。

【治疗要点】

急性心力衰竭引发的急性肺水肿属急危重症，应积极、迅速地就地抢救。

1. 体位　辅助患者取坐位，双腿下垂，以利于呼吸和减少静脉回心血量，减轻心脏容量负荷。

2. 给氧　立即给予高流量鼻导管吸氧，6～8 L/min，应用 20％～30％乙醇湿化或 1‰二甲硅油消泡剂，以降低肺泡内泡沫的表面张力、改善通气；严重时，可用面罩无创呼吸机持续加压或双水平气道正压给氧，以增加肺泡内压力，加强气体交换，减少浆液渗出。

3. 用药　迅速建立 2 条静脉通路，正确用药。

(1)吗啡：3～5 mg，静脉注射，可减轻患者的烦躁不安，并扩张小血管，减轻心脏负荷。必要时，每 15 分钟重复 1 次，共 2～3 次。对于老年患者，应减量或改为皮下注射。用药过程中，应注意有无呼吸抑制、心率变化、血压下降等不良反应。呼吸衰竭、昏迷、严重休克者应禁用吗啡。

(2)利尿剂：呋塞米，20～40 mg，于 2 分钟内静脉注射，4 小时后可重复 1 次，可迅速利尿，兼有扩张静脉作用，能显著降低心脏前负荷，减轻肺水肿。

(3)氨茶碱：0.25 g，加入 5％葡萄糖 20 mL 内缓慢静脉注射，可解除支气管痉挛，减轻呼吸困难，并具有增强心肌收缩力、扩张外周血管、利尿等作用。

(4)洋地黄制剂：适用于心房颤动、心室率快并有心室扩大的左心收缩功能不全者，可用西地兰，0.4～0.8 mg，稀释后缓慢静脉注射，2 小时后酌情再给 0.2～0.4 mg，注意观察心率、心律的变化；或用毒毛花苷 K，0.25 mg，稀释后缓慢静脉注射，5 分钟起效，24 小时总量为 0.5～0.75 mg。需要注意的是，急性心肌梗死发病 24 小时内不宜使用洋地黄制剂。

(5)血管扩张剂：可选用硝普钠、硝酸甘油、α 受体拮抗剂(如乌拉地尔)、人重组脑钠肽(如奈西立肽)等静脉滴注，以维持收缩压在 90～100 mmHg。

(6)正性肌力药物：可用多巴胺、多巴酚丁胺等，增加心肌收缩力，并降低外周血管阻力，扩张肾、肺、冠状动脉和脑血管，增加心输出量，适用于急性左心衰竭伴低血压者；也可用左西孟旦，以增加心肌收缩力，并扩张冠状动脉和外周血管。

(7)糖皮质激素：可降低外周血管阻力和解除支气管痉挛。

4. 其他疗法　①机械通气(无创机械通气或气管插管机械通气)：用于急性心力衰竭伴严重呼吸衰竭或心肺复苏患者。②连续性肾替代治疗(CRRT)：可用于废物和液体滤除，维持体内稳态。③主动脉内球囊反搏(IABP)：用于冠心病引起的急性左心衰竭，可改善心肌灌注，降低心肌耗氧量并增加心输出量。④体外膜肺氧合(ECMO)：在心脏不能维持全身灌注、肺不能充分进行气体交换时，可提供体外心、肺功能支持。⑤可植入式电动左心室辅助泵：可维持外周灌注，并减少心肌耗氧量，减轻心脏损伤。⑥四肢轮流三肢结扎、静脉放血：适用于大量输血、输液所致的急性肺水肿。

【预防】

心脏病患者应治疗原发病，避免诱因，静脉输液前应主动告诉医护人员自己的病情，便于在输液时控制输液量及速度。如出现频繁咳嗽、气急、咳粉红色泡沫痰时，应立即采取端坐位，两腿下垂，呼叫医护人员，及时处理。

目标检测

一、名词解释

1. 心力衰竭　2. 心室重塑　3. 劳力性呼吸困难　4. 急性心力衰竭

二、填空题

1. 慢性心力衰竭的基本病因是_____，最常见的诱因为_____。

2. 左心衰竭最早、最主要的症状是_____，最主要的体征是_____；右心衰竭最常见的症状是_____，最早出现的体征是_____。

3. 心力衰竭应用洋地黄类药物治疗时的常用药物为_____，常用的给药方法为_____。

4. 临床上以急性左心衰竭较为常见，主要表现为_____或_____。

三、简答题

1. 简述左心衰竭与右心衰竭的主要临床特征。

2. 心脏病患者的心功能分几级？如何判断？

3. 洋地黄中毒的主要表现有哪些？发生洋地黄中毒时，应如何处理？

4. 急性心力衰竭的主要表现有哪些？如何抢救？

四、选择题

1. 心力衰竭最常见的诱因是（　　）。
   A. 输液过多、过快　　　　　B. 呼吸道感染　　　　　C. 过度体力劳动
   D. 情绪激动　　　　　　　　E. 心律失常

2. 左心衰竭的早期表现是（　　）。
   A. 劳力性呼吸困难　　　　　B. 咳粉红色泡沫痰　　　C. 发绀
   D. 倦怠、乏力　　　　　　　E. 端坐呼吸

3. 最能提示患者发生左心衰竭的体征是（　　）。
   A. 肝大　　　　　　　　　　B. 舒张期奔马律　　　　C. 下肢水肿
   D. 移动性浊音阳性　　　　　E. 心率 100 次/分

4. 提示右心衰竭最有价值的表现是（　　）。
   A. 恶心、呕吐　　　　　　　B. 肝大　　　　　　　　C. 发绀
   D. 水肿　　　　　　　　　　E. 肝颈静脉回流征阳性

5. 最有助于心源性哮喘和支气管哮喘鉴别的是（　　）。
   A. 呼吸困难程度　　　　　　B. 发绀程度　　　　　　C. 有无湿啰音
   D. 有无哮鸣音　　　　　　　E. 坐位时呼吸困难能否明显减轻

6. 女性患者，被诊断为冠心病心肌梗死，心功能Ⅳ级。其心功能评定的主要依据是（　　）。
   A. 病程的长短　　　　　　　B. 患者自觉的活动能力　C. 心脏体征
   D. 有无并发症　　　　　　　E. X 线胸片表现

7. 关于利尿剂，不正确的说法是（　　）。
   A. 利尿剂是心力衰竭最常用的药物　　　B. 用药后应注意有无电解质紊乱
   C. 糖尿病和痛风患者宜用噻嗪类利尿剂　D. 用袢利尿剂时应加用氯化钾

E. 潴钾利尿剂宜与排钾利尿剂合用

8. 洋地黄中毒最严重的表现是（　　）。

A. 恶心、呕吐　　　　　　B. 黄视、绿视　　　　　　C. 食欲不振

D. 心律失常　　　　　　　E. 视物模糊

9. 治疗洋地黄中毒引起的室性心律失常，首选（　　）。

A. 阿托品　　　　　　　　B. 苯妥英钠　　　　　　　C. 利多卡因

D. 维拉帕米　　　　　　　E. 普萘洛尔

10. 患者，女，80岁，长期服氢氯噻嗪，最可能出现的不良反应是（　　）。

A. 低钾血症　　　　　　　B. 低血糖　　　　　　　　C. 高尿酸血症

D. 低钙血症　　　　　　　E. 高镁血症

11. 对于心力衰竭患者，可使用β受体阻滞剂的病情是（　　）。

A. 严重心力衰竭　　　　　B. 窦性心动过速　　　　　C. 三度房室传导阻滞

D. COPD　　　　　　　　E. 雷诺病

（12～14题基于以下病例）

患者，女，因慢性胆囊炎急性发作在门诊输液，输液过程中突然感到烦躁、呼吸困难、有窒息感、大汗、咳粉红色泡沫痰。

12. 下列属于患者发生急性肺水肿特异性表现的是（　　）。

A. 呼吸困难　　　　　　　B. 咳粉红色泡沫痰　　　　C. 大汗淋漓

D. 两肺哮鸣音　　　　　　E. 烦躁不安

13. 以下处理措施中，错误的是（　　）。

A. 立即平卧，将头偏向一侧　　　　B. 吸氧，流量为6～8 L/min

C. 氧气湿化瓶中用30%～50%乙醇　D. 按医嘱皮下注射吗啡

E. 及时建立静脉通道

14. 吸入经30%～50%乙醇湿化的氧，其目的是（　　）。

A. 解除支气管平滑肌痉挛　　B. 兴奋呼吸中枢

C. 降低肺泡内泡沫的表面张力　D. 使血管扩张，减轻心脏负荷

E. 杀灭呼吸道细菌

（选择题答案：1. B，2. A，3. B，4. E，5. E，6. B，7. C，8. D，9. B，10. A，11. B，12. B，13. A，14. C）

（蔡小红）

第二章　心律失常

学习目标

掌握：心律失常的概念、常用药物与治疗措施。

熟悉：常见心律失常(如窦性心律不齐、期前收缩、阵发性心动过速、心房扑动与颤动、心室扑动与颤动、房室传导阻滞)的临床表现和心电图特点。

了解：心律失常的病因和分类。

项目教学案例10：

患者，男，62岁，因急性心肌梗死于1日前入院。测脉搏160次/分；心电图检查可见连续出现的宽大畸形的QRS波群，时限＞0.12秒，ST-T波方向与主波方向相反。

工作任务1：分析患者可能出现了哪种心律失常。

工作任务2：应采取什么治疗措施？

　　心律失常(cardiac arrhythmia)是指心脏冲动的频率、节律、起源部位、传导速度和激动传导次序的异常。心律失常不是一种独立的疾病，而是一组症候群。发生于无器质性心脏病的心律失常，大多病程短，无症状，或仅出现心悸、头晕，对血流动力学无明显影响，称为良性心律失常。发生于严重器质性心脏病的心律失常，病程长，可导致严重的血流动力学障碍，诱发心绞痛、心力衰竭、晕厥甚至猝死，增加了心血管病死亡的危险性，称为恶性心律失常。

【病因及发病机制】

　　心律失常的发病是多种原因引起心肌细胞的自律性、兴奋性、传导性改变，导致心脏冲动形成和传导的异常，或两者兼而有之。心律失常可由各种心脏病或非心源性疾病引起，亦可由功能性因素诱发。

　　1. 生理情况　健康人也可发生心律失常，特别是窦性心律不齐和期前收缩等，情绪激动、精神紧张、疲劳、吸烟、饮酒、饮浓茶或咖啡等常为诱因。

　　2. 器质性心脏病　各种器质性心脏病是心律失常最常见的病因。心肌缺血、缺氧、炎症、损伤、坏死和瘢痕形成等均可引起心肌细胞电生理异常，导致心律失常。常见病因有冠心病、心肌病、心肌炎、心脏瓣膜病、高血压心脏病、先天性心脏病、肺心病等。

　　3. 非心源性疾病　临床各科严重疾病，如慢性阻塞性肺疾病、急性胰腺炎、脑卒中、内分泌疾病(甲状腺功能亢进或甲状腺功能减退)、酸中毒、电解质紊乱(低钾血症、高钾血症)、感染或发热、贫血、休克、缺氧、中暑、电击伤等，以及药物(如洋地黄、肾上腺素、抗心律失常药等)，均可引起心律失常。此外，胸部手术、麻醉、心导管检查、心脏介入治疗等也可引起心律失常。

【分类】

心律失常是由多种原因引起的心肌细胞自律性、兴奋性、传导性改变，导致心脏冲动的形成异常(包括自律性异常和触发活动)和传导异常(包括折返激动、传导阻滞、异常传导)。心律失常按发作时心率的快慢分为快速性心律失常(包括期前收缩、心动过速、扑动和颤动)和缓慢性心律失常(包括窦性缓慢性心律失常、各种传导阻滞等)，按发病机制可分为以下 3 类。

1. 冲动形成异常 包括窦性心律失常(窦性心动过速、窦性心动过缓、窦性心律不齐、窦性停搏)、主动性异位心律(期前收缩、阵发性心动过速、心房扑动、心房颤动、心室扑动、心室颤动)及被动性异位心律(逸搏、逸搏心律)。

2. 冲动传导异常 包括生理性冲动传导异常(干扰及干扰性房室分离)、病理性传导阻滞(如窦房传导阻滞、房内传导阻滞、房室传导阻滞，以及左、右束支或分支传导阻滞和室内传导阻滞)、折返性心律、房室间传导途径异常(如预激综合征)等。

3. 冲动形成与传导异常并存 如反复心律和并存心律等。

【临床表现】

心律失常时，患者的表现取决于心律失常的类型、心室率的快慢、发作持续时间的长短及基础疾病。患者最常见的症状为心悸，也可出现胸闷、乏力、呼吸困难、心跳停顿感甚至短暂晕厥，重者可诱发心绞痛、心力衰竭、阿-斯综合征或猝死。体格检查时，可有脉搏、心率、心律及心音的变化。不同类型心律失常的主要临床特点如下。

1. 窦性心动过速 可无症状，或有心悸不适感，心率超过 100 次/分，多在 100~150 次/分，律齐。

2. 窦性心动过缓 心率过慢导致心排血量不足时，可有头晕、乏力、胸闷、胸痛等，重者可诱发心力衰竭、心绞痛、低血压等，心率低于 60 次/分。窦性心动过缓伴窦性心律不齐时，心率慢并稍不规则。

3. 期前收缩 可无症状，部分患者可有心悸、胸闷、乏力、头晕、心绞痛，频发者因心排血量降低而症状较明显。听诊心律不规则，提前出现增强的第一心音，第二心音减弱，其后有一长间歇，可有脉搏短绌。

4. 阵发性室上性心动过速 突然发作，突然终止，持续数秒、数小时甚至数日，可表现为心悸、胸闷、乏力、黑矇、晕厥、心绞痛、心力衰竭或休克。听诊心律规则，心尖部第一心音强弱一致。

5. 室性心动过速 非持续性室性心动过速(发作时间<30 秒)者通常无症状或仅有心悸;持续性发作者伴有明显血流动力学障碍与心肌缺血，可有呼吸困难、低血压、心绞痛、晕厥等，若不及时治疗，可发展为心力衰竭、休克、心室颤动等。听诊心律可略不规则，第一心音强弱不一致。

6. 心房颤动 可无症状，心室率快的心房颤动者可有心悸、气促、胸闷、乏力，重者可有晕厥、急性肺水肿、心绞痛及心源性休克。听诊特征为心音强弱不等，心律绝对不规则，脉搏短绌。

7. 心室颤动 一旦发生，患者迅速出现意识丧失、抽搐、心音消失、大动脉搏动消失、血压测不到，继而出现呼吸不规则或停止、瞳孔散大、对光反射消失、发绀。若不及时有效抢救，则迅速死亡。

8. 房室传导阻滞 一度房室传导阻滞者常无症状，听诊第一心音减弱；二度房室传导阻滞者有心脏停顿感或心悸、疲乏、活动后气急、短暂晕厥，听诊有心律不齐或慢而整齐；三度房室传导阻滞者可有心力衰竭和脑缺血症状，重者出现阿-斯综合征，甚至猝死，听诊心率慢而规则、第一心音强弱不等，有时可听到响亮而清晰的第一心音(大炮音)。

【实验室及其他检查】

确定心律失常的类型主要依靠心电图，有时需做心内电生理检查。

(一)常规心电图检查

常规心电图检查是确诊心律失常的主要依据。应记录多导联心电图，并记录能清楚显示P波导联的心电图长条以备分析，通常选择Ⅱ或V₁导联。

1. 窦性心律及窦性心律失常 正常心脏起搏点位于窦房结，由窦房结发出冲动引起的心律称窦性心律，成人正常频率为60~100次/分。正常窦性心律的心电图特征如图4-2-1所示：①P波在Ⅰ、Ⅱ、aVF导联直立，aVR导联倒置。②PR间期为0.12~0.20秒。③PP间期之差<0.12秒。④PP间期或RR间期为0.60~1.00秒。窦性心律的频率因年龄、性别、体力活动等不同而有显著差异。

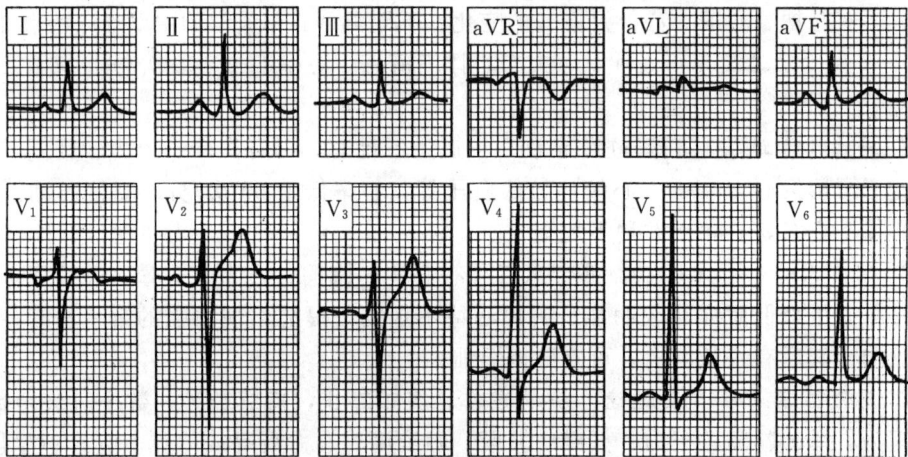

图4-2-1 正常窦性心律的心电图特征

成人窦性心律者的心率超过100次/分，称为窦性心动过速；低于60次/分，称为窦性心动过缓。窦性心律失常的心电图特征：①P波在Ⅰ、Ⅱ、aVF导联直立，aVR导联倒置。②PR间期为0.12~0.20秒。③PP间期之差<0.12秒。④PP间期或RR间期<0.6秒为窦性心动过速(图4-2-2)，PP间期或RR间期>1.0秒为窦性心动过缓(图 4-2-3)，PP 间期或 RR 间期之差＞0.12 秒为窦性心律不齐。

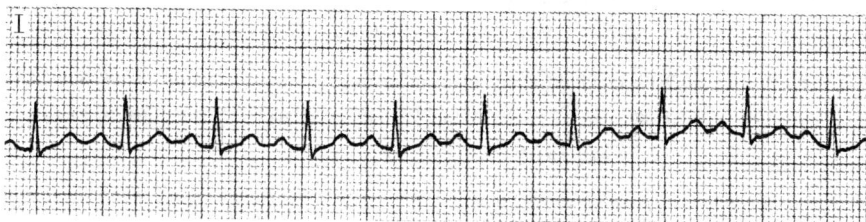

图 4-2-2　窦性心动过速的心电图特征

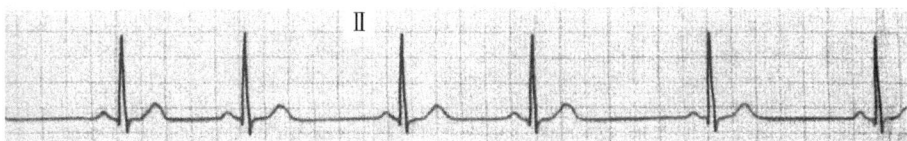

图 4-2-3　窦性心动过缓的心电图特征

2. 期前收缩　包括房性期前收缩、房室交界性期前收缩和室性期前收缩。

(1)房性期前收缩：指起源于窦房结以外的心房任何部位的过早异位搏动，可见于正常人。房性期前收缩的心电图特征：①提前出现的异位 P' 波，其形态略异于同导联的窦性 P 波(图 4-2-4)。②P'R 间期＞0.12 秒。③P' 波后的 QRS 波群有 3 种可能，即与窦性心律的 QRS 波群相同，因室内差异性传导出现宽大、畸形的 QRS 波群，提前出现的 P' 波后无 QRS 波群称为未下传的房性期前收缩。④多数为不完全性代偿间歇(期前收缩前、后窦性 P 波之间的时限常短于 2 个窦性 PP 间期)。

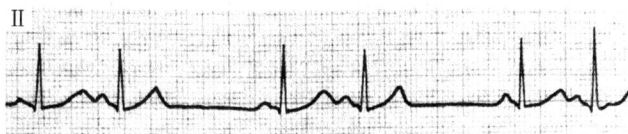

图 4-2-4　房性期前收缩的心电图特征

(2)房室交界性期前收缩：简称交界性期前收缩，是指起源于房室交界区的过早异位搏动，较少见，可见于器质性心脏病患者和洋地黄中毒者。房室交界性期前收缩的心电图特征：①提前出现的 QRS 波群，其形态与同导联窦性心律的 QRS 波群相同，或因室内差异性传导而变形。②逆行 P' 波(Ⅰ、Ⅱ、aVF 导联倒置，aVR 导联直立)位于 QRS 波群之前，P'R 间期＜0.12 秒；或 P' 波位于 QRS 波群之后，RP' 间期＜0.20 秒；或 P' 波埋于 QRS 波群中，QRS 波群前、后均看不到 P' 波(图 4-2-5)。③多数为完全性代偿间期(即期前收缩前、后窦性 P 波之间的时限等于 2 个窦性 PP 间期)。

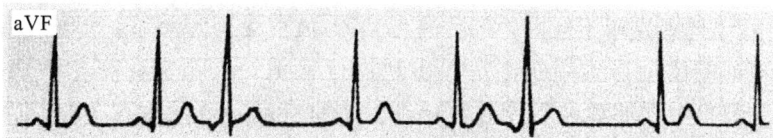

图 4-2-5　房室交界性期前收缩的心电图特征

(3)室性期前收缩：指起源于心室的过早异位搏动，是一种最常见的心律失常。室性期前收缩可以起源于一个异位起搏点(单源性)，也可以起源于多个异位起搏点(多源性)；可以成对出现；可以频发，也可以偶发；出现在 2 个正常窦性搏动之间的期前收缩称为插入性期前收缩或间位性期前收缩；每隔 1、2、3 个正常窦性搏动出现一次期前收缩者，分别称为二联律、三联律和四联律。室性期前收缩的心电图特征：①提前出现的宽大、畸形的 QRS 波群，时限＞0.12 秒。②QRS 波群前无相关的 P 波。③T波方向与 QRS 波群主波方向相反(图 4-2-6)。④多数为完全性代偿间歇，即期前收缩在内的前后 2 个心动周期(RR 间期)之和等于 2 个正常的心动周期。

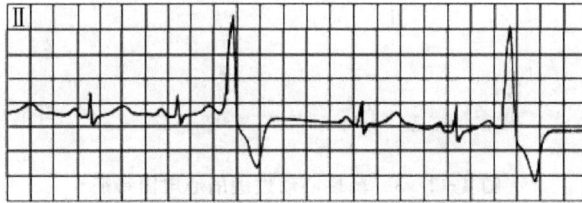

图 4-2-6　室性期前收缩的心电图特征

3. 阵发性心动过速　分为阵发性室上性心动过速和室性心动过速。

(1)阵发性室上性心动过速：指起源于希氏束分叉以上部位的心动过速和房室结内折返性心动过速的总称。它是短暂或持续发作的快速而基本规则的异位心律，其发作与终止大多突然。阵发性室上性心动过速的心电图特征：①3 个或 3 个以上的房性交界性期前收缩或房室交界性期前收缩连续出现，心率为 150～250 次/分，节律规则。②QRS波群形态与时限和窦性心律 QRS 波群相同。③有房性 P′波，P′R 间期＞0.12秒；或逆行 P 波常埋藏于 QRS 波群内或位于其终末部分，与 QRS 波群保持恒定关系，往往不易辨认。④可出现继发性 ST-T 波改变(图 4-2-7)。

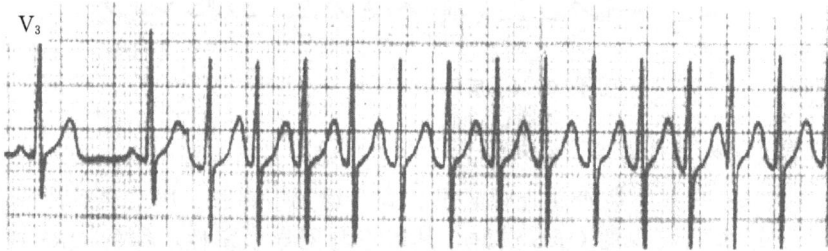

图 4-2-7　阵发性室上性心动过速的心电图特征

(2)室性心动过速：指发生于希氏束分叉以下部位的心动过速。室性心动过速的心电图特征：①3 个或 3 个以上的室性期前收缩连续出现。②QRS 波群宽大、畸形，时限＞0.12 秒。③ST-T 波方向与 QRS 波群主波方向相反。④心室率通常为 100～250 次/分，心律规则或略不规则。⑤P 波与 QRS 波群无固定关系，形成房室分离，偶尔个别或所有心室激动逆传夺获心房，出现逆行 P 波。⑥心室夺获与室性融合波(图4-2-8)，少数室上性冲动可下传心室，产生心室夺获，表现为在 P 波之后提前发生1 次正常的 QRS 波群；室性融合波是 QRS 波群形态介于窦性和异位心室搏动之间。

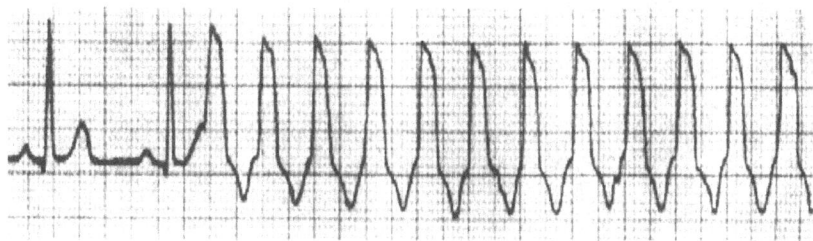

图4-2-8 室性心动过速的心电图特征

4. **心房扑动** 指心房内异位冲动发出较快频率的规则或不规则的扑动波。心房扑动的心电图特征：①P波消失，代之以频率为250～350次/分、间隔均匀、形状相似的锯齿状心房扑动波（F波）。②F波与QRS波群呈某种固定的比例，最常见的比例为2:1房室传导，有时比例关系不固定，则引起心室律不规则。③QRS波群形态一般正常，伴有室内差异性传导者，QRS波群可增宽、变形（图4-2-9）。

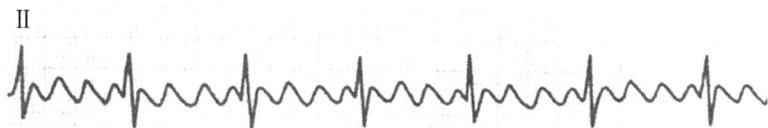

图4-2-9 心房扑动的心电图特征

5. **心房颤动** 指心房内异位冲动发出极快频率的不规则的颤动波，是成人较常见的心律失常类型。心房颤动的心电图特征：①P波消失，代之以大小不同、形态不一、间期不等的心房颤动波（f波），频率为350～600次/分。②RR间期绝对不等。③QRS波群形态通常正常，当心室率过快、发生室内差异性传导时，QRS波群增宽、变形（图4-2-10）。

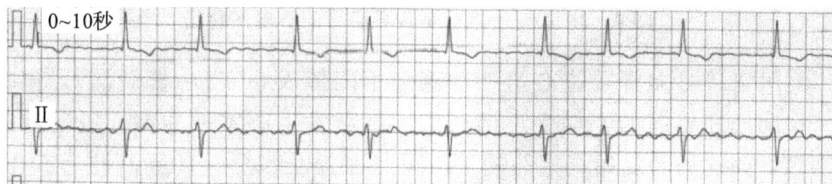

图4-2-10 心房颤动的心电图特征

6. **心室扑动** 为心室快而微弱的无效收缩。心室扑动的心电图特征为P-QRS-T波群消失，代之以频率为150～300次/分、波幅大而较规则的正弦波（心室扑动波，图4-2-11）。

7. **心室颤动** 为各部位心室肌无效而不协调的乱颤。心室扑动多为心室颤动的前奏，而心室颤动则是导致心源性猝死的常见心律失常，也是心脏病或其他疾病临终前的表现。心室扑动、心室颤动对血流动力学的影响均相当于心室停搏。心室颤动的心电图特征为P-QRS-T波群消失，代之以形态、振幅与间隔绝对不规则的颤动波（心室颤动波，图 4 - 2 - 12），频率为 150～500 次/分。

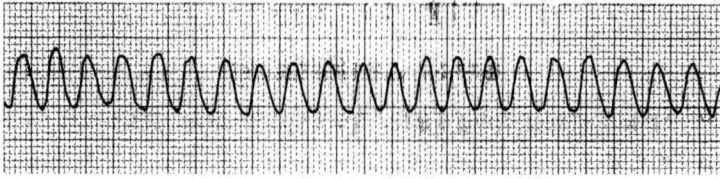

图 4 - 2 - 11　心室扑动的心电图特征

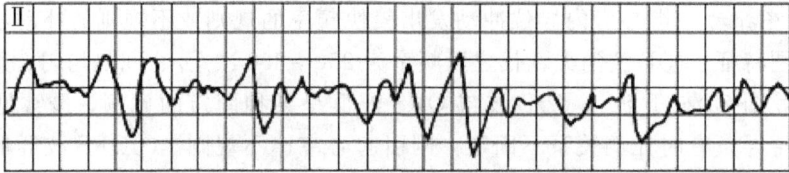

图 4 - 2 - 12　心室颤动的心电图特征

8. **房室传导阻滞**　指冲动从心房传到心室的过程中，冲动传导的延迟或中断。根据病因不同，其阻滞部位可发生在房室结、房室束以及束支系统内。房室传导阻滞按阻滞程度可分为 3 度：一度房室传导阻滞、二度房室传导阻滞、三度房室传导阻滞。房室传导阻滞的心电图特征如下。

（1）一度房室传导阻滞：PR 间期延长（＞0.20 秒），每个 P 波后均有 QRS 波群（图 4 - 2 - 13）。

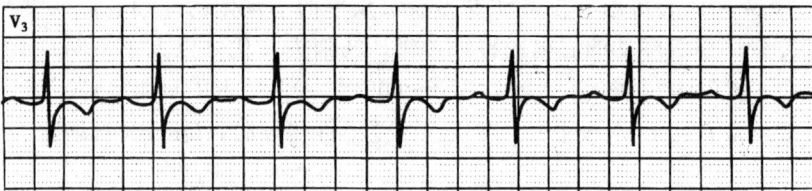

图 4 - 2 - 13　一度房室传导阻滞的心电图特征

（2）二度房室传导阻滞：指心房冲动部分不能传入心室（心搏脱漏），包括 2 型。①Ⅰ型：PR 间期在相继的心搏中逐渐延长，直至发生心室波脱漏，脱漏后的第一个 PR 间期缩短，如此周而复始；相邻的 RR 间期进行性缩短，直至 P 波后 QRS 波群脱漏；心室脱漏造成的长 RR 间期小于 2 个 PP 间期之和（图 4 - 2 - 14）。②Ⅱ型：PR 间期固定不变，数个 P 波之后有 1 个 QRS 波群脱漏，形成 2∶1、3∶1、3∶2 等不同比例的房室传导阻滞，QRS 波群形态一般正常，亦可有异常（图 4 - 2 - 15）。

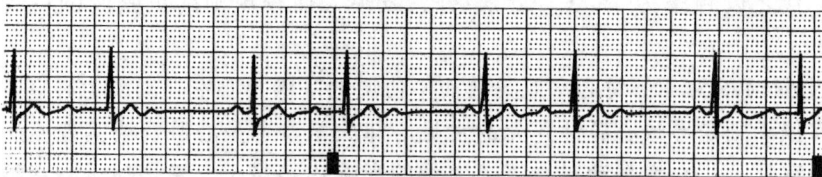

图 4 - 2 - 14　二度Ⅰ型房室传导阻滞的心电图特征

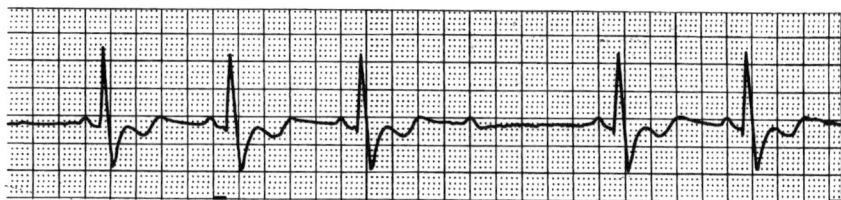

图4-2-15　二度Ⅱ型房室传导阻滞的心电图特征

(3)三度房室传导阻滞：或称完全性房室传导阻滞，指心房冲动全部不能传入心室。P波与QRS波群各有自己的规律，互不相关，呈完全性房室分离，心房率＞心室率(PP间期＜RR间期)。QRS波群形态和时限取决于阻滞部位，如阻滞位于希氏束及其附近，心室率为40～60次/分，QRS波群正常；如阻滞部位在希氏束分叉以下，心室率可在40次/分以下，QRS波群宽大、畸形(图4-2-16)。

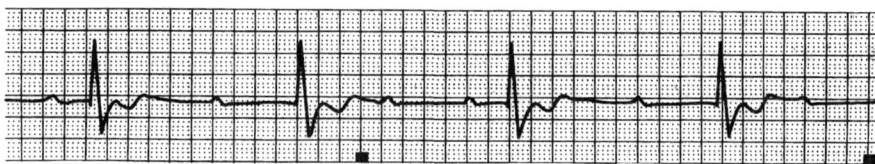

图4-2-16　三度房室传导阻滞的心电图特征

二度Ⅱ型房室传导阻滞的下传比例≥3∶1与三度房室传导阻滞统称为高度房室传导阻滞。

(二)长时间心电图记录

1. 动态心电图(DCG)　为诊断心律失常的重要手段，使用一种小型便携式记录器，连续记录患者日常生活状态下24小时内的心电图，可检测到常规心电图检查不易发现的心律失常，还可了解症状、活动状态以及服药与心电图之间的关系。

2. 事件记录器　可记录发生心律失常及其前后的心电图，通过回放或网络实时传输心电图至医院。常用的有植入式循环记录仪和便携式动态心电仪。

(三)其他器械检查

运动试验、食管心电图、心内电生理检查有助于鉴别心律失常。运动试验是指测定患者运动时及运动后一段时间内的心电图。食管心电图是指在食管内插入电极，可记录到清晰的心房电位，并能进行心房快速起搏和程序电刺激。心内电生理检查是指将电极导管经静脉或动脉插入，置于心腔内的不同部位，辅以8～12通道以上多导生理仪同步记录右心房、左心房、希氏束、冠状窦各部位的电活动，通过程序电刺激和快速心房或心室起搏，测定心脏不同组织的电生理功能，并可预测和评价不同治疗措施的疗效。

(四)实验室检查

借助相关实验室检查结果，可了解患者是否存在诱因，如高钾血症、低钾血症、高钙血症等。

【治疗要点】

对血流动力学影响较小、无危险性的心律失常，通常无须治疗。对于症状明显、有严重的血流动力学障碍或具有致命危险的恶性心律失常，则需要进行抗心律失常治疗。

(一)病因治疗

积极治疗原发病，去除诱因，部分心律失常即可得到纠正。病因治疗是治疗心律失常的根本措施。

(二)心律失常的常规治疗措施

心律失常的常规治疗措施主要有抗心律失常药物治疗，刺激迷走神经，电学、介入与手术治疗。

1. 抗心律失常药物治疗　目的是控制发作，恢复窦性心律，改善血流动力学。

(1)抗快速性心律失常药物：按对心肌细胞动作电位的作用，将抗快速性心律失常药物分为4类。Ⅰ类为钠通道阻滞剂，依据其对动作电位时间的影响分为ⅠA(如奎尼丁、普鲁卡因胺等)、ⅠB(如利多卡因、美西律等)、ⅠC(如普罗帕酮等)3个亚类；Ⅱ类为β受体阻滞剂(如普萘洛尔、阿替洛尔等)；Ⅲ类为延长动作电位时程药(如胺碘酮、索他洛尔等)；Ⅳ类为钙通道拮抗剂(如维拉帕米、地尔硫草等)。其他药物包括腺苷、洋地黄、硫酸镁、伊伐布雷定以及中药制剂(如参松养心胶囊、稳心颗粒)等。

(2)抗缓慢性心律失常药物：包括增强心肌自律性或加速传导，对抗某些药物对心肌抑制作用的药物。一般选用β肾上腺受体兴奋剂(如异丙肾上腺素、沙丁胺醇等)、M胆碱受体阻断剂(如阿托品、普鲁苯辛等)、非特异性兴奋与传导促进剂(如皮质激素、氨茶碱、烟酰胺等)及碱化剂(如乳酸钠、碳酸氢钠)。

2. 刺激迷走神经　对于初次发作的阵发性室上性心动过速，如心功能和血压正常，可试用刺激迷走神经的方法终止发作。①刺激咽喉部，诱发恶心、呕吐。②做深吸气后屏气，再用力呼气动作。③按压颈动脉窦：让患者仰卧，先按压其右侧颈动脉窦5～10秒，如果无效，再按压左侧，注意不可两侧同时按压，按压的同时听心率，当心率变慢时，立即停止按压。④压迫眼球：让患者取平卧位，闭眼，医者用拇指在患者一侧眼眶下压迫眼球，每次10秒。青光眼或高度近视患者禁忌使用本法。⑤嘱患者屏气后，将脸部浸入加有冰水的冷水中。

3. 电学、介入与手术治疗　包括心脏电复律、人工心脏起搏、射频导管消融术、食管心房调搏术及外科手术等，对部分患者疗效较为明显。

(1)心脏电复律：指用高能脉冲电流使心肌在瞬间同时除极，从而中断折返激动和抑制异位兴奋灶，使快速性心律失常转复为窦性心律的方法。心脏电复律可分为同步电复律(放电时需要与心电图的R波同步，以避开心室的易损期)、非同步电复律(对于无心动周期的心室颤动患者，可在任何时间放电)、胸外电复律和胸内电复律。心脏电复律起效快，疗效好，成功率较高，主要适用于心室颤动、心室扑动、药物无效或血流动力学不稳定的心房颤动、心房扑动、室性心动过速、室上性心动过速等快速性心律失常的治疗。

（2）人工心脏起搏：指通过人工心脏起搏器发放电脉冲刺激心脏，使心脏激动和收缩。该方法适用于病态窦房结综合征、二度Ⅱ型房室传导阻滞及三度房室传导阻滞等严重的缓慢性心律失常的治疗。

（3）射频导管消融术：指经心导管引入射频电流使产生心律失常的病灶心肌发生凝固性坏死而治疗快速性心律失常的一种治疗方法。该方法适用于预激综合征、室性心动过速和室上性心动过速等的治疗。

（三）常见心律失常的针对性治疗

1. 窦性心动过速　应进行病因治疗和去除诱因，如治疗心力衰竭、纠正贫血、控制甲状腺功能亢进等；必要时用β受体阻滞剂（如美托洛尔）或非二氢吡啶类钙通道阻滞剂（如地尔硫䓬）减慢心率；也可用窦房结内电流If抑制剂伊伐布雷定。

2. 窦性心动过缓　无症状者，一般无须治疗；症状重者，可用阿托品或异丙肾上腺素；症状严重者，可用人工心脏起搏器治疗。

3. 期前收缩　戒烟、酒，禁饮咖啡、浓茶等兴奋性饮料，多休息。房性期前收缩通常无须治疗。有明显症状或触发室上性心动过速时，可用β受体阻滞剂（如美托洛尔）、非二氢吡啶类钙通道阻滞剂（如维拉帕米或地尔硫䓬）、普罗帕酮、莫雷西嗪或胺碘酮。交界性期前收缩通常无须治疗。室性期前收缩无症状者不必用药，需避免诱因；症状明显者，可用β受体阻滞剂、非二氢吡啶类钙通道阻滞剂、普罗帕酮等，还可使用中成药（如参松养心胶囊、稳心颗粒等）。急性心肌梗死发生窦性心动过速与期前收缩时，早期应用β受体阻滞剂可降低发生心室颤动的风险。

4. 阵发性室上性心动过速　①刺激迷走神经：首选的方法，如刺激咽喉诱导恶心、按压颈动脉窦、做深吸气后屏气再用力呼气动作、将面部浸于冰水内等。②药物治疗：治疗阵发性室上性心动过速最常用和有效的方法，首选腺苷，无效时改用静脉滴注维拉帕米或地尔硫䓬；伴心力衰竭者，首选西地兰；伴低血压者，选用升压药（如去氧肾上腺素、间羟胺和甲氧明等），通过反射性兴奋迷走神经终止心动过速。③其他：药物治疗无效时，可行食管心房调搏、射频消融等。若患者出现严重心绞痛、低血压、心力衰竭或急性发作，用上述药物无效时，可立即行同步电复律。但需注意的是，已用洋地黄者，则不宜再用同步电复律。

5. 室性心动过速　对于无器质性心脏病的短暂室性心动过速，一般无须治疗。对于有器质性心脏病或有诱因的非持续性室性心动过速，应针对性治疗。对于持续性室性心动过速，应立即治疗，首先以利多卡因、β受体阻滞剂或胺碘酮静脉推注，如药物无效或发生低血压、休克、心绞痛、心力衰竭、脑部血流灌注不足等，应迅速给予同步电复律；后继应使用胺碘酮、利多卡因，静脉给药，以防止复发。需注意洋地黄中毒引起的室性心动过速，不宜用同步电复律。对于室性心动过速反复发作且药物无效者，可植入心律转复除颤器。对于药物治疗后反复发作，或植入心律转复除颤器后反复电击者，考虑行射频导管消融治疗。

6. 心房颤动

（1）转复并维持窦性心律：心房颤动恢复窦性心律的方法包括以下几种。①药物转复，如ⅠA（奎尼丁、普鲁卡因胺）、ⅠC（普罗帕酮）或Ⅲ类（胺碘酮）均能转复心房颤动。②同步电复律。③射频导管消融治疗。④外科手术：初次发生的急性心房颤动经

24~48 小时仍未恢复窦性心律者,可用药物或同步电复律;心房颤动发作伴急性心力衰竭或血压下降明显者,首选同步电复律;症状明显、药物无效的阵发性心房颤动,射频导管消融可作为一线治疗;心房颤动伴快速心室率、药物无效者,可行房室结消融或改良术,并植入永久心脏起搏器。

(2)控制心室率:急性心房颤动症状明显者,可用 β 受体阻滞剂、钙通道阻滞剂、洋地黄(地高辛)控制心室率,使安静时心率在 60~80 次/分,轻微活动时不超过 100 次/分。心房颤动经复律无效而持续存在者,称永久性心房颤动,以控制心室率和抗凝治疗为主。心房颤动无症状且左心室收缩功能正常者,应控制静息心室率<110 次/分,症状明显或出现心肌病变时,需控制静息心室率<80 次/分(中等运动时<110 次/分)。

(3)抗凝治疗:慢性心房颤动者,需用华法林、阿司匹林等抗凝治疗,预防栓塞。口服华法林,将凝血酶原时间国际标准化比值维持在 2.0~3.0,可安全而有效地预防脑卒中的发生。

7. 心室颤动 发生心室颤动时,应立即行非同步电复律,配合心脏按压、人工呼吸等心肺复苏(CPR)技术,按心脏停搏与心脏性猝死处理,具体措施包括识别心脏停搏、呼救、初级心肺复苏、高级心肺复苏(详见第四篇第七章)。

8. 房室传导阻滞 主要针对病因进行治疗。一度房室传导阻滞或二度房室传导阻滞的心室率不太慢者,无须特殊治疗。二度Ⅱ型房室传导阻滞、三度房室传导阻滞的心室率缓慢、症状明显、发生阿-斯综合征者,应给予药物治疗(如阿托品静脉注射、异丙肾上腺素静脉滴注),甚至给予植入临时性或永久性心脏起搏器治疗。

(四)病情监护

心律失常的病情监护应注意有无心悸、乏力、胸闷、头晕等心律失常的症状,定时测量脉率、心率和心律,判断有无心律失常的发生。对于严重心律失常患者,应进行连续心电监护,严密观察其心率和心律变化,一旦发现有猝死危险的心律失常(如频发、多源性、成联律出现的室性期前收缩或室性期前收缩落在前一个心搏的 T 波上、阵发性室性心动过速、二度Ⅱ型或三度房室传导阻滞、心室颤动)时,应紧急处理。

(五)吸氧

对于危重患者,应给予鼻导管吸氧,以改善因血流动力学改变而引起的机体缺氧。

【预防】

1. 疾病知识与生活指导 有晕厥史者,避免从事驾驶、高空作业等有危险的工作,头晕、黑矇时立即平卧,以免摔伤。症状明显者,应绝对卧床,取高枕卧位、半卧位,避免左侧卧位。戒烟、酒,避免饮咖啡、浓茶等,注意劳逸结合,避免因紧张、激动、剧烈运动而诱发心律失常。保证充足的睡眠与休息。饮食宜低脂、易消化、少食多餐、避免饱餐。保持大便通畅。心动过缓者,应避免屏气、用力动作。

2. 用药指导 按医嘱服用抗心律失常药物,不可自行减量或撤换药物。

3. 安置起搏器或转复除颤器后指导 指导安装起搏器或转复除颤器的患者避免局部受压或做幅度过大的动作,远离电磁场(如磁铁、微波炉、电视机等),与其距离至少 10 m,禁行磁共振检查;注意电池使用情况并及时更换,定期评估仪器效能;随身携带急救卡，并在卡上标明患者姓名、家人联系电话、起搏器或转复除颤器型号、安装的医院及主管医师电话等。

4. 病情监测指导 定期复查心电图。自测脉搏，至少每日1次，每次1分钟以上，并做好记录。出现下列情况应及时就诊：①脉搏少于60次/分，并有头晕、目眩或黑矇。②脉搏超过100次/分，休息后仍不减慢。③脉搏节律不齐，出现漏搏或期前收缩超过5次/分。④脉搏忽强忽弱、忽快忽慢。⑤用药后出现不良反应。对恶性心律失常患者，应教会患者家属早期心肺复苏的方法。

目标检测

一、名词解释

1. 心律失常 2. 恶性心律失常 3. 心房颤动 4. 心室颤动 5. 心脏电复律
6. 同步电复律 7. 人工心脏起搏

二、填空题

1. 心律失常按发病机制分为两类：_____、_____；根据是否发生于器质性心脏病，将心律失常分为_____和_____心律失常。

2. 心房颤动患者听诊时心音_____，心律_____，脉搏_____。

3. 阵发性室上性心动过速患者机械刺激迷走神经的方法有_____、_____、_____等。

三、简答题

1. 心房颤动的心电图特征有哪些？

2. 心律失常的治疗措施有哪几类？

3. 常用抗心律失常药物有哪几类？请各列举一种药名。

4. 心电监护时应注意哪些可引起猝死的危险征兆？

四、选择题

1. 确定心律失常的类型，主要依靠（ ）。

　　A. X线检查　　　　　　　B. 普通心电图检查　　　　C. 血液检查

　　D. B型超声检查　　　　　E. 动态心电图检查

2. 临床上最常见的心律失常是（ ）。

　　A. 阵发性室上性心动过速　B. 预激综合征　　　　　　C. 心房颤动

　　D. 房室传导阻滞　　　　　E. 期前收缩

3. 最严重的心律失常是（ ）。

　　A. 心房颤动　　　　　　　B. 心室颤动

　　C. 二度房室传导阻滞　　　D. 频发多源性室性期前收缩

　　E. 阵发性室上性心动过速

4. 随时有猝死危险的心律失常是（ ）。

　　A. 心房颤动　　　　　　　B. 阵发性室上性心动过速

　　C. 室性期前收缩呈二联律　D. 室性阵发性心动过速

　　E. 二度Ⅱ型房室传导阻滞

5. 终止阵发性室上性心动过速时，首选的治疗是（ ）。

A. 机械刺激迷走神经　　　B. 静脉注射普萘洛尔　　　C. 心脏电复律

D. 静脉注射胺碘酮　　　E. 射频导管消融

(6～7题基于以下病例)

患者，女，30岁，因心悸、乏力3个月入院。听诊心率90次/分，心音强弱不等，心律绝对不规则。心电图提示心房颤动。

6. 该患者心房颤动最常见的病因是(　　)。

A. 病毒性心肌炎　　　B. 冠心病　　　C. 风湿性心脏病二尖瓣狭窄

D. 甲状腺功能亢进　　　E. 慢性肺心病

7. 其心电图表现应为(　　)。

A. P波消失，代之以f波，且RR间期绝对不规则

B. P-QRS-T波群消失，代之以不规则的波浪状曲线

C. P波与QRS波群完全无关，且PP间期＜RR间期

D. 连续3个或3个以上的房性期前收缩

E. P波消失，代之以F波，RR间期规则或不规则

(选择题答案：1.B 2.E，3.B，4.D，5.A，6.C，7.A)

(蔡小红)

第三章　原发性高血压

学习目标

掌握： 高血压的诊断标准，原发性高血压和继发性高血压的概念，原发性高血压的一般表现、常见并发症，高血压急症的表现。

熟悉： 原发性高血压的病因、治疗原则、药物治疗要点及预防措施。

了解： 原发性高血压的发病机制、常用实验室及其他检查。

项目教学案例 11：

患者，男，49 岁，因持续性头晕不适 1 个月、血压偏高而入院。患者 3 年前发现血压升高，平时服"美托洛尔"治疗，血压控制欠佳，有高血压家族史。体格检查：体温 36.2 ℃，脉搏 72 次/分，呼吸 16 次/分，血压 180/105 mmHg。身高 171 cm，体重 80 kg，神志清楚，两肺呼吸音清晰，心率 72 次/分，律齐，未闻及心脏杂音，腹软，肝、脾未及，腹部血管听诊未闻及杂音。

工作任务 1：分析本患者发生高血压的危险因素。

工作任务 2：本患者血压控制欠佳的可能原因是什么？

工作任务 3：本患者属高血压几级？是否需要使用降压药物？

高血压（hypertension）是一种以体循环动脉压升高为主要表现的心血管综合征。高血压可分为原发性和继发性两大类。原发性高血压指以血压升高为主要表现而病因尚未明确的综合征，是多种心、脑血管疾病最重要的危险因素，可损伤心、脑、肾等重要器官的结构和功能，最终导致这些器官的功能衰竭。继发性高血压是指由某些确定的疾病或病因引起的血压升高，如肾实质性高血压、肾血管性高血压、原发性醛固酮增多症、睡眠呼吸暂停低通气综合征（SAHS）、嗜铬细胞瘤、皮质醇增多症等，约占所有高血压的 10%。

据《中国心血管健康与疾病报告 2022》推算，目前我国约有高血压患者 2.45 亿人。高血压患病率总体呈增高趋势，中青年人群中高血压患病率上升趋势更明显。我国男性高血压患病率高于女性患病率，患病率及血压水平随年龄增长而升高，老年人以收缩期高血压多见；从南方到北方，高血压患病率呈递增趋势；大中城市患病率较高，但农村地区高血压患病率增长速度快于城市，高原少数民族地区患病率较高。《中国居民营养与慢性病状况报告（2020 年）》显示，我国 18 岁及以上成人高血压患病率约为 27.5%，但知晓率、治疗率和控制率总体仍处于较低水平，分别约为 51.6%、45.8% 和 16.8%。高钠低钾膳食、吸烟、心理社会因素、超重和肥胖、过量饮酒、高龄是我国居民高血压发病重要的危险因素。脑血管疾病居我国居民死因的首位，高血压是脑血管疾病的主要危险因素，也是危及我国居民健康的"头号杀手"。由于部分患者无明显症状，因此高血压又被称为人类健康的"无声杀手"。1998年，我国将每年的10月8日定为"全国高血压日"。

【血压的分类】

目前，我国采用的血压分类和标准见表4-3-1。高血压的定义是在未使用降压药物的情况下，诊室收缩压≥140 mmHg和（或）舒张压≥90 mmHg（记录为≥140/90 mmHg）。测量时，患者应处于静息状态下，未服用降压药，取坐位，测上臂肱动脉的血压，间隔2分钟后重复测量，以2次血压均值为基准。首诊发现高血压，建议在4周内复查2次，非同日3次测量值均达到上述诊断标准，即可确诊。既往有高血压史，现正在服降压药，血压低于140/90 mmHg者，仍可诊断为高血压。根据诊室血压水平，进一步将高血压分为1、2、3级。此外，动态血压监测白天≥135/85 mmHg、夜间≥120/70 mmHg、24小时≥130/80 mmHg，家庭自测血压≥135/85 mmHg，也可协助诊断为高血压。

表4-3-1　血压水平的分类和定义

类别	收缩压 /mmHg		舒张压 /mmHg
理想血压	<120	和	<80
正常血压	<130	和	<85
正常高值	130～139	和（或）	85～89
高血压	≥140	和（或）	≥90
1级高血压（轻度）	140～159	和（或）	90～99
2级高血压（中度）	160～179	和（或）	100～109
3级高血压（重度）	≥180	和（或）	≥110
单纯收缩期高血压	≥140	和	<90

注：以上标准来源于《中国高血压防治指南》（2023版），适用于年龄≥18岁的成人，当收缩压和舒张压分属于不同级别时，以较高的分级为准。

【病因及发病机制】

（一）病因

原发性高血压与多种危险因素有关，是遗传和环境因素相互作用的结果。

1. 遗传因素　高血压具有明显的家族聚集性，约60％的高血压患者有高血压家族史。父母均有高血压者，子女的患病率可达46％左右，其遗传可能存在基因显性遗传和多基因关联遗传2种方式。

2. 环境因素

（1）饮食因素：钠盐摄入过多，对于体内有遗传性钠运转缺陷的患者有致高血压作用；低钾、低钙、低镁、高蛋白质饮食，饱和脂肪酸或饱和与不饱和脂肪酸比例较高，过量饮酒，也易致血压升高。此外，叶酸缺乏致血浆同型半胱氨酸水平增高与高血压相关，并可增加高血压脑卒中的风险。

（2）精神应激：如脑力劳动者、长期精神紧张、受环境噪声及不良视觉刺激者，易患高血压。

（3）吸烟：可引起交感神经末梢释放去甲肾上腺素而使血压升高，而且可通过氧化应激损害一氧化氮介导的血管舒张引起血压升高。

3. 其他因素

（1）超重和肥胖：身体脂肪含量与血压水平呈正相关，体重指数（BMI）$\geqslant$24 kg/m^{2}者发生高血压的风险是体重正常者的 3～4 倍，腹型肥胖者更容易发生高血压。

（2）药物：如口服避孕药、麻黄碱、肾上腺皮质激素、非甾体抗炎药（NSAID）、甘草等，也可使血压升高。

（3）其他危险因素：血脂异常、糖尿病、睡眠呼吸暂停低通气综合征（SAHS）与血压升高也有关。

（二）发病机制

血压的调节与心排血量及体循环的周围血管阻力相关。平均动脉压＝心排血量×总外周阻力。心排血量随体液容量的增加、心率的增快及心肌收缩力的增强而增加，总外周阻力则与阻力小动脉舒缩、血管壁顺应性、血管的舒缩状态及血液黏稠度有关。高血压的发病机制尚未完全明了，目前认为是在遗传因素的基础上，多种环境因素同时相互作用使正常血压调节功能失调所致，目前主要有以下几种学说。

1. 交感神经系统活性亢进　各种病因使大脑皮质下神经中枢功能紊乱，导致交感神经系统活性亢进，血浆儿茶酚胺浓度升高，引起全身小动脉收缩，外周血管阻力增加，血压升高。如长期处于应激状态的从业者（驾驶员、医生、会计等），高血压患病率明显增高。

2. 肾性水、钠潴留　各种原因导致的肾性水、钠潴留和血容量增加，机体为避免组织过度灌注，全身阻力血管收缩增强，外周阻力增加，血压升高。

3. 激素机制　肾素-血管紧张素-醛固酮系统激活，肾小球旁细胞分泌肾素，激活从肝产生的血管紧张素原生成血管紧张素Ⅰ，然后在肺循环的血管紧张素转换酶（ACE）作用下，生成血管紧张素Ⅱ，后者是一种极强的升压物质，作用于血管紧张素Ⅱ受体 1，使小动脉平滑肌收缩、外周血管阻力增加，并刺激肾上腺皮质球状带分泌醛固酮，使水、钠潴留，血容量增加，从而引起血压升高。

4. 其他　大动脉和小动脉结构与功能的变化，即血管重构、内皮细胞释放血管活性物质减少、胰岛素抵抗等，也参与高血压的发生。

【临床表现】

1. 症状　高血压起病缓慢，早期多无症状，可出现头痛、头晕、颈项板紧、失眠、耳鸣、疲劳、心悸等症状，在紧张或过劳后加重，休息后减轻，可能与中枢神经功能紊乱有关，多数可自行缓解，在紧张或劳累后加重；也可出现视物模糊、鼻出血等较重症状。心、脑、肾等靶器官受损时，可出现胸闷、气短、心绞痛、多尿等。

2. 体征　高血压的体征较少，以血压升高为主要体征，初期血压仅暂时性升高，多在精神紧张、过劳时发生，休息时降至正常；病情发展时，血压持续性升高。听诊可闻及主动脉瓣区第二心音亢进及心脏收缩期杂音。

3. 并发症 血压持久升高，可引起心、脑、肾、血管等靶器官受损的表现。

(1)脑血管疾病：最常见，包括出血性及缺血性脑卒中(如脑出血、脑血栓形成、腔隙性脑梗死、短暂脑缺血发作)及高血压脑病等。脑血管疾病是导致高血压死亡的主要原因。

(2)高血压心脏病、冠心病：①动脉压持续性升高，增加心脏后负荷，可导致左心室肥厚或扩大，称为高血压心脏病，后期可导致左心衰竭或全心衰竭，是高血压的重要死因。②高血压促使冠状动脉粥样硬化的形成和发展，可并发冠心病，出现心绞痛、心肌梗死甚至猝死等。

(3)高血压肾病及慢性肾衰竭：早期表现为夜尿、多尿、蛋白尿、镜下血尿或管型尿等，重者可出现肾功能减退及慢性肾衰竭，是高血压患者的重要死因。

(4)主动脉夹层：血液渗入主动脉壁中层，形成夹层血肿，沿着主动脉壁延伸剥离，引起突发剧烈的胸痛，可导致猝死。

4. 高血压急症和高血压亚急症

(1)高血压急症：指原发性高血压或继发性高血压患者在某些诱因下血压突然和明显升高($>180/120$ mmHg)，伴进行性心、脑、肾等靶器官功能不全表现，包括高血压脑病、颅内出血、脑梗死、急性心力衰竭、急性冠状动脉综合征、主动脉夹层、子痫等；少数中青年高血压患者血压持续升高，舒张压持续$\geqslant 130$ mmHg，并有头痛、视物模糊，眼底出血、渗出和视盘水肿，肾损害突出，持续蛋白尿、血尿与管型尿，病情进展迅速，如得不到及时恰当治疗，常死于肾衰竭、脑卒中或心力衰竭，称为恶性高血压。高血压脑病是指重症高血压患者由于过高的血压突破了脑血流自动调节范围，脑组织血流灌注过多，引起脑水肿和颅内压增高而产生的临床征象，表现为弥漫性严重头痛、呕吐、意识障碍、精神错乱、局灶性或全身抽搐，甚至昏迷。

(2)高血压亚急症：曾称高血压危象，指血压明显升高但不伴有严重临床症状及进行性靶器官损害，患者可有血压明显升高及头痛、胸闷、鼻出血、烦躁不安等。血压升高程度不是区别高血压急症或高血压亚急症的标准，区别两者的唯一标准是有无新近发生的急性进行性靶器官损害。

5. 心血管风险分层 高血压的预后不仅与血压升高水平有关，还与其他影响患者心血管预后的重要因素(包括血管危险因素、靶器官损害及伴随临床疾病)有关。为指导治疗和判断预后，《中国高血压防治指南》(2018年版)将高血压患者分为低危、中危、高危和很高危4个层次(表4-3-2)。

分层依据：具体如下。①心血管危险因素：高血压分级，年龄(男性>55岁，女性>65岁)，吸烟，糖耐量受损和(或)空腹血糖受损，血脂异常，早发心血管家族史，腹型肥胖或肥胖，高同型半胱氨酸血症。②靶器官损害：左心室肥厚，超声检查颈动脉内膜中层厚度$\geqslant 0.9$ mm或动脉粥样硬化，颈-股动脉脉搏波速度$\geqslant 12$ m/s，踝臂指数<0.9，估算的肾小球滤过率降低或血清肌酐轻度升高(男性$115\sim 133$ $\mu mol/L$，女性$107\sim 124$ $\mu mol/L$)，微量白蛋白尿($30\sim 300$ mg/24 h或白蛋白/肌酐比$\geqslant 30$ mg/g)。③伴随临床疾病：脑血管疾病(如脑出血、缺血性脑卒中、短暂性脑缺血发作)、心脏疾病(如心肌梗死、心绞痛、冠脉血运重建、慢性心力衰竭)、肾脏疾病(如糖尿病肾病、肾功能受损、蛋白尿、血肌酐升高、蛋白尿$\geqslant 300$ mg/24 h)、周围血管病、视网

膜病变(如出血或渗出、视盘水肿)、糖尿病。

表 4-3-2　高血压患者心血管风险水平分层标准

其他危险因素和病史	血压			
	正常高值	1 级高血压	2 级高血压	3 级高血压
无	—	低危	中危	高危
1~2 个危险因素	低危	中危	中危	很高危
≥3 个危险因素,靶器官损害,或慢性肾脏病 3 期,无并发症的糖尿病	中危/高危	高危	高危	很高危
临床并发症或合并糖尿病	高危/很高危	很高危	很高危	很高危

【实验室及其他检查】

1. 基本项目　包括血生化(如血钾、空腹血糖、血清总胆固醇、甘油三酯、高密度脂蛋白胆固醇、低密度脂蛋白胆固醇、尿酸、血肌酐)、血常规、尿液分析(如尿蛋白、尿糖、尿沉渣镜检)、心电图。

2. 推荐项目　如 24 小时动态血压监测、超声心动图、颈动脉超声、餐后 2 小时血糖、血同型半胱氨酸、尿白蛋白定量、尿蛋白定量、眼底、胸部 X 线检查、脉搏波传导速度、踝臂血压指数等。动态血压监测是用小型便携式血压记录仪自动定时测量血压,每 15~30 分钟自动测血压 1 次,连续 24 小时或更长时间,正常人血压呈明显的昼夜节律,表现为"双峰、一谷",在上午 6—10 时及下午 4—8 时各有一高峰,夜间血压明显降低。动态血压正常参考值:24 小时平均血压＜130/80 mmHg、白天血压均值＜135/85 mmHg、夜间血压均值＜120/70 mmHg。动态血压监测有助于诊断白大衣高血压,发现隐蔽性高血压,判断高血压严重程度及指导治疗。眼底检查有助于了解高血压的严重程度,目前采用 Keith Wagener 分级法,其标准如下:Ⅰ级,视网膜动脉变细;Ⅱ级,视网膜动脉狭窄,动静脉交叉压迫;Ⅲ级,眼底出血或絮状渗出;Ⅳ级,出血、渗出伴视神经盘水肿。胸部 X 线检查可见主动脉弓迂曲延长、左心室增大。心电图可见左心室肥大、劳损。

3. 选择项目　对怀疑继发性高血压的患者,可选择血浆肾素活性、血和尿醛固酮、血和尿皮质醇、血肾上腺素及去甲肾上腺素、血和尿儿茶酚胺、动脉造影、肾和肾上腺超声、CT、MRI、睡眠呼吸监测等;有并发症的高血压患者,可进行心、脑、肾功能检查。

【治疗要点】

目前,原发性高血压无根治疗法,主要治疗目标是最大限度地降低心、脑血管并发症的发生率和死亡率,需要治疗所有可逆性心血管危险因素、靶器官损害以及各种并存的临床疾病。治疗方法主要包括非药物治疗与药物治疗。

(一)非药物治疗

非药物治疗指治疗性生活方式干预,去除不利于身体、心理健康的行为和习惯,不仅可预防或延缓高血压的发生,还可降低血压,提高降压药的疗效,降低心血管疾病风险,是其他治疗的基础,适用于各级高血压患者。具体方法有:①限制钠盐摄入,氯化钠食用量应少于 6 g/d;增加钾盐摄入,多食用富含钾的水果、蔬菜。②控制体重,将体重指数(BMI)控制在<24 kg/m²,减重措施是"少吃,多运动",即控制能量摄入、增加体力活动。③减少脂肪摄入,如减少食用油摄入,少吃或不吃肥肉与动物内脏。④戒烟,限酒。⑤增加运动,可减轻体重,改善胰岛素抵抗,提高心血管调节适应能力,稳定血压水平,每天进行 30 分钟以上的体力活动,每周 3~6 次。⑥减轻精神压力,保持心理平衡。⑦必要时,补充叶酸制剂。⑧保证充足的睡眠。

(二)降压药物治疗

药物降压是治疗高血压的主要手段。降压治疗的目的在于降低血压并维持在恰当水平,预防和延迟脑卒中、心肌梗死、心力衰竭、肾功能不全等并发症的发生,有效控制疾病的进程,降低病死率和病残率。

1. 降压药物的治疗对象　①高血压 2 级及以上患者,高危、很高危患者,必须使用降压药物强化治疗。②高血压合并糖尿病,或已有心、脑、肾等靶器官损害或并发症者。③中危、低危患者在改善生活方式下分别随访 1 个月或 3 个月,多次血压仍≥140/90 mmHg 者,可开始给予降压药物治疗。

2. 降压目标　在患者能耐受的情况下,逐步降压达标,一般高血压患者,应将血压降至<140/90 mmHg;≥65 岁者,血压应降至<150/90 mmHg,如能耐受,可进一步降至<140/90 mmHg。一般糖尿病或慢性肾脏病或病情稳定的冠心病合并高血压患者,血压控制目标<130/80 mmHg。

3. 用药原则　①从小剂量开始,逐步增加剂量,达到降压目的后改用维持量,巩固疗效,长期或终身应用,不应随意停药或频繁改变治疗方案。②优选长效制剂,以有效控制夜间血压与晨峰血压,有效预防心、脑血管并发症。③联合用药,可增加药物协同作用、提高降压效果,高血压 2 级及以上或高危及以上的患者,起始即可采用小剂量联合治疗或固定复方制剂。④个体化用药,根据患者具体情况、药物有效性和耐受性,兼顾经济条件及个人意愿,选择适合的降压药物。⑤通常应在早晨服用降压药物,采用家中自测血压与定期诊室复查相结合,进行疗效监测。

4. 常用降压药物　包括利尿剂、β 受体阻滞剂、钙通道阻滞剂、血管紧张素转换酶抑制药(ACEI)、血管紧张素Ⅱ受体阻滞剂(ARB)五大类,以及由上述药物组成的单片复方制剂。血管紧张素受体脑啡肽酶抑制剂为一类新型降压药物。以上六类降压药物和单片复方制剂均可作为初始和维持治疗的常用药物。以往使用的交感神经抑制剂(如利血平、可乐定)、直接血管扩张剂(如肼屈嗪)、α₁受体拮抗剂(如哌唑嗪、特拉唑嗪、多沙唑嗪)因副作用多,故不主张单用,但可用于复方制剂或联合治疗。

(1)利尿剂:常用噻嗪类利尿剂(如氢氢噻嗪、氯噻酮、吲达帕胺)、祥利尿剂(如呋塞米、托拉塞米)、保钾利尿剂(如氨苯蝶啶、阿米洛利)及醛固酮拮抗剂(如螺内酯),主要通过排钠以及降低细胞外液容量、心排血量,减轻外周血管阻力发挥减压作用。噻嗪类利尿剂最为常用，如氢氯噻嗪，每次 12.5～25 mg，1～2 次/日，适用于轻、中度高血压患者，尤其适合老年收缩期高血压及心力衰竭伴高血压的治疗，降压起效较平稳、缓慢，服药 2～3 周后作用达高峰，作用持久。长期使用利尿剂可致电解质紊乱，噻嗪类利尿剂主要引起低镁血症、低钾血症。

（2）β受体阻滞剂：常用普萘洛尔（心得安）、美托洛尔（美多心安或倍他洛克，每次 50～100 mg，1～2 次/日）、阿替洛尔、比索洛尔等，通过抑制交感神经活性和肾素-血管紧张素-醛固酮系统、抑制心肌收缩力、降低心排血量、减慢心率等发挥降压作用，降压起较迅速，有心脏保护作用，适用于各种程度的高血压，尤其是心率较快的中青年高血压或高血压合并心绞痛、慢性心力衰竭的患者，对老年高血压疗效较差，主要副作用为抑制心脏收缩功能和传导功能，引起支气管平滑肌痉挛，因此禁用于房室传导阻滞、哮喘患者。

（3）钙通道拮抗剂：①二氢吡啶类，如硝苯地平、氨氯地平、尼群地平、非洛地平、拉西地平。②非二氢吡啶类，如维拉帕米、地尔硫草。钙通道拮抗剂通过阻断血管平滑肌细胞上的钙离子通道抑制钙离子内流，使血管平滑肌松弛，扩张血管，降低血压；起效迅速，降压效果和幅度较强，作用稳定，可用于各种年龄的轻、中、重度高血压，尤其适用于老年收缩期高血压患者，亦可用于合并糖尿病、冠心病的高血压患者，可与其他四类药物联合应用。

（4）血管紧张素转换酶抑制药：常用卡托普利、依那普利、贝那普利、福辛普利、培哚普利，通过抑制血管紧张素转换酶使血管紧张素生成减少，同时抑制激肽酶，使缓激肽降解减少。该类药物有利于血管扩张，使血压降低，降压起效缓慢、逐渐增强，3～4 周达最大作用，因可逆转左心室肥厚，改善肾小球滤过率和肾血流量，故常作为高血压伴有心力衰竭、心肌梗死后、糖尿病、肾损害等患者。该类药物不良反应主要是刺激性干咳和血管性水肿，高钾血症患者、孕妇、双侧肾动脉狭窄患者禁用。

（5）血管紧张素Ⅱ受体拮抗剂：常用氯沙坦、缬沙坦、厄贝沙坦、替米沙坦，通过阻断血管紧张素Ⅱ受体、阻断血管收缩以及水、钠潴留与心血管重构发挥降压作用，降压起效缓慢，持久稳定，在 6～8 周达最大作用。该类药物不良反应少，不引起干咳，适应证与血管紧张素转换酶抑制药相同。

（6）血管紧张素受体脑啡肽酶抑制剂：一种新型的治疗心力衰竭和降血压药物，常用沙库巴曲缬沙坦钠，系沙库巴曲和缬沙坦的复合制剂，缬沙坦能阻断血管紧张素Ⅱ受体，起降压作用；沙库巴曲则能抑制脑啡肽酶，增加内源性脑钠肽，具有舒张血管、利尿、抑制交感神经、保护心肌的作用，对慢性心力衰竭、原发性高血压和慢性肾病的肾素-血管紧张素系统激活状态具有治疗作用，可改善心血管疾病的预后。

（三）高血压急症与高血压亚急症的治疗

1. 高血压急症的治疗　①尽快控制血压，迅速缓解病情，防治靶器官损害，降低死亡率。②控制性降压，选择有效的降压药物，紧急情况下可静脉给药，在几分钟到 1 小时内迅速降压，并持续监测血压。③合理选用降压药，要求起效迅速、作用持续时间短、停药后作用消失较快、不良反应较小。常用药物有迅速降压的药物（如硝普钠 50 mg 加入 500 mL 液体中静脉滴注，硝酸甘油 5～10 mg 加入 500 mL 液体中静脉滴注，尼卡比平，拉贝洛尔等），脱水剂（如 20%甘露醇或山梨醇 250 mL 快速静脉滴注），利尿剂(如呋塞米 20～40 mg 静脉注射)，制止抽搐药物(如地西泮、巴比妥类肌内注射，或 10％水合氯醛灌肠)等。

2. 高血压亚急症的治疗　可在 24～48 小时内将血压缓慢降至 160/100 mmHg，多数患者可通过口服降压药控制，如钙通道阻滞剂、血管紧张素转换酶抑制药、血管紧张素Ⅱ受体阻滞剂、β受体阻滞剂，也可用袢利尿剂。

【预防】

1. 建立健康的生活方式　如合理膳食，适量运动，减轻体重，戒烟、限酒，保证充分的睡眠，保持心理平衡。

2. 强调长期药物治疗的重要性　高血压需终身治疗，降压治疗的目的是使血压达到目标水平，降低脑卒中、急性心肌梗死和肾脏疾病等并发症的发生和死亡的风险。嘱患者应严格遵医嘱用药，不可随意增减药量或突然撤换药物，突然停药可导致血压突然升高，特别是高血压伴冠心病患者突然停用β受体阻滞剂可诱发心绞痛、心肌梗死等。在家中定时测量血压并做好记录，定期门诊随访复查；辅以心理训练、音乐治疗、缓慢呼吸，可缓解精神压力，有助于保持血压稳定。

目标检测

一、名词解释

1. 高血压急症　2. 高血压亚急症　3. 高血压脑病　4. 高血压危象

二、填空题

1. 一般高血压患者应将血压降至_____ 以下；伴有肾脏疾病、糖尿病的高血压患者，一般应将血压降至_____ 以下。

2. 降压药物应用的基本原则：_____ 、_____ 、_____ 、_____ 和联合用药。

3. β受体阻滞剂最适宜用于合并_____及_____的高血压患者。

4. 高血压患者的运动频率一般每周_____次，每次持续_____。

三、简答题

1. 原发性高血压的并发症有哪些？

2. 简述目前常用的降压药物种类和不良反应。

3. 高血压患者出现危急症时如何治疗？

四、选择题

1. 我国高血压的诊断标准为(　　)。

    A. 收缩压≥130 mmHg 和(或)舒张压≥85 mmHg

    B. 收缩压≥140 mmHg 和(或)舒张压≥90 mmHg

    C. 收缩压≥120 mmHg 和(或)舒张压≥80 mmHg

    D. 收缩压≥160 mmHg 和(或)舒张压≥95 mmHg

    E. 收缩压≥140 mmHg 和(或)舒张压≤90 mmHg

2. 在我国，原发性高血压最常见的并发症和死因是(　　)。

    A. 慢性肾衰竭   B. 高血压心脏病   C. 脑血管疾病

    D. 冠心病   E. 高血压脑病

3. 患者，男，48 岁，健康体检时测血压为 160/110 mmHg。下列不属于其可能存在的心血管危险因素是（　　）。

　　A. 年龄 　　　　　　　　B. 吸烟 　　　　　　　　C. 高脂血症

　　D. 腹型肥胖 　　　　　　E. 高血糖

4. 某 2 级高血压患者来医院门诊配药治疗。以下用药指导中，不正确的是（　　）。

　　A. 终身治疗 　　　　　　B. 保护靶器官 　　　　　C. 联合用药

　　D. 个体化治疗 　　　　　E. 迅速降压

5. 患者，男，50 岁，发现血压升高 5 年，未服药。近半个月来工作劳累、紧张，3 天前开始头痛剧烈，今日出现恶心、呕吐而来就诊。测血压 220/180 mmHg。其头痛的原因最可能是血压突然升高导致了（　　）。

　　A. 脑实质出血 　　　　　　　　　B. 脑血管急性闭塞

　　C. 蛛网膜血管破裂出血 　　　　　D. 脑组织血流灌注过多，引起脑水肿

　　E. 椎基底动脉或颈内动脉痉挛

6. 患者，女，46 岁，近 8 个月来血压经常在 180/110 mmHg，曾有一过性下肢肌无力，当时测血钾 3.5 mmol/L。首先考虑为（　　）。

　　A. 肾脏实质性疾病 　　　　B. 原发性高血压 　　　C. 原发性醛固酮增多症

　　D. 嗜铬细胞瘤 　　　　　　E. 脑血管疾病

7. 患者，男，48 岁，发现血压升高 1 年，血压维持在 140～150/90～100 mmHg。空腹血糖 6.9 mmol/L，尿蛋白（＋）。曾有痛风发作史。该患者首选的降压药物是（　　）。

　　A. 钙通道阻滞剂 　　　　　B. ACEI 　　　　　　　C. 利尿剂

　　D. β 受体阻滞剂 　　　　　E. ARB

（8～10 题基于以下病例）

患者，男，58 岁，因活动后胸闷、气急、下肢水肿 1 个月就诊。测血压为 180/100 mmHg，叩诊心左界扩大，心尖冲动有抬举感。自述发现高血压 10 年、血糖升高 3 年，一直未用药。

8. 患者最可能发生了（　　）。

　　A. 原发性高血压伴高血压心脏病 　　　B. 冠心病 　　　　　C. 继发性高血压

　　D. 扩张型心肌病 　　　　　　　　　　E. 原发性高血压

9. 该患者的风险度分层属于（　　）。

　　A. 2 级高血压，中危 　　　B. 2 级高血压，高危 　　C. 2 级高血压，很高危

　　D. 3 级高血压，高危 　　　E. 3 级高血压，很高危

10. 针对该患者进行健康教育，最重要的是（　　）。

　　A. 卧床休息 　　　　　　　B. 低钠、低脂饮食 　　　C. 遵医嘱用药

　　D. 环境应安静 　　　　　　E. 控制摄入的热量

（选择题答案：1. B，2. C，3. A，4. E，5. D，6. C，7. B，8. A，9. E，10. C）

（蔡小红）

第四章　动脉粥样硬化与冠状动脉粥样硬化性心脏病

学习目标

掌握： 典型心绞痛、心肌梗死的表现。

熟悉： 冠状动脉粥样硬化性心脏病的概念和临床分型，稳定型心绞痛、急性冠脉综合征、急性心肌梗死的概念、防治原则和治疗要点。

了解： 动脉粥样硬化的病因、发病机制、临床表现、治疗原则，冠状动脉粥样硬化性心脏病的病因，心绞痛发作时的心电图表现，心肌梗死时心电图及血清心肌标志物的临床意义。

第一节　动脉粥样硬化

动脉粥样硬化(atherosclerosis)是动脉内膜有局部脂质和复合糖类积聚、纤维组织增生和钙质沉着形成斑块，动脉中层退变，继发斑块内出血、破裂及局部血栓形成，导致动脉管壁增厚、变硬、失去弹性和管腔缩小的血管病变，是动脉硬化中最常见、最重要的一种。

研究表明，与动脉粥样硬化有关的危险因素主要包括以下几个。①年龄：40岁以上者多见。②性别：男性多见，男、女比例约为2:1；女性在绝经期后发病率明显升高，可能与雌激素水平下降、高密度脂蛋白减少有关。③血脂异常：脂质代谢异常是动脉粥样硬化最重要的危险因素，总胆固醇(TC)、甘油三酯(TG)、低密度脂蛋白(LDL)、极低密度脂蛋白(VLDL)及载脂蛋白B(ApoB)增高，或脂蛋白a、高密度脂蛋白(HDL)、载脂蛋白A(ApoA)降低时，该病的发生率增高，目前最肯定的是低密度脂蛋白胆固醇的致动脉粥样硬化作用。④高血压：60%～70%的冠状动脉粥样硬化患者有高血压，高血压患者该病的发生率较血压正常者高3～4倍，可能因高血压时内皮细胞损伤，低密度脂蛋白胆固醇易进入动脉壁，并刺激平滑肌细胞增生，引起动脉粥样硬化。⑤吸烟：吸烟者该病的发生率比不吸烟者高2～6倍，且与吸烟量成正比，被动吸烟也是危险因素，吸烟者前列环素释放减少，血小板易在动脉壁黏附、聚集，吸烟使血中的高密度脂蛋白胆固醇降低、总胆固醇增高，引起动脉粥样硬化，尼古丁可直接导致冠状动脉痉挛和心肌损伤。⑥糖尿病：糖尿病患者该病的发生率比正常人高2～6倍。糖尿病患者多伴有高甘油三酯或高胆固醇血症，如同时伴有高血压，则动脉粥样硬化的发病率明显升高，糖尿病患者还有凝血因子Ⅷ增多及血小板功能增强，可加速血栓形成，并引起动脉管腔闭塞。⑦其他因素：如肥胖、体力活动过少、遗传、压力和A型性格(如性情急躁、竞争性过强、精神紧张)、饮食方式(如高热量、动物性脂肪、胆固醇、糖和钠盐)、口服避孕药、血中同型半胱氨酸增高、胰岛素抵抗、血中纤维蛋白原及某些凝血因子增高、某些微量元素(如铬、锰、锌、钒、硒)摄入不足等。

动脉粥样硬化的发病机制主要包括脂质浸润学说、内皮损伤-反应学说、血小板聚集和血栓形成学说。上述危险因素损伤冠状动脉内膜,损伤处血小板黏附、聚集和血栓形成,血浆中脂质侵入动脉壁,平滑肌细胞增生并吞噬脂质,最终引起动脉粥样硬化。粥样斑块可分为:①稳定型斑块,纤维帽较厚而脂质池较小。②不稳定型斑块,又称易损型斑块,纤维帽较薄,脂质池较大且易于破裂。破溃物质入血,成为栓子,可引起急性冠脉综合征。粥样斑块破裂释放组织因子和血小板活化因子,使血小板迅速聚集形成白色血栓,并促使炎症因子释放、促凝物质形成,加重血栓形成,并演变为红色血栓,使血管急性闭塞,导致严重持续性心肌缺血和梗死。

动脉粥样硬化的临床表现主要是有关器官受累后出现的表现,如脑力和体力的衰退。主动脉硬化时,有收缩压升高、脉压增大、腹部搏动性肿块、闻及血管杂音、胸痛、呼吸困难、咯血、声音嘶哑、气管移位等;冠状动脉、脑动脉、肾动脉粥样硬化可引起相应的临床表现。实验室检查可见脂质代谢异常,X线检查、数字减影动脉造影、多普勒超声、脑电图、CT、MRI、放射性核素心脏检查等有助于诊断,其中血管造影是诊断动脉粥样硬化最直接的方法。

动脉粥样硬化的治疗包括合理饮食,适当进行体力劳动和体育活动,生活有规律,劳逸结合、戒烟、限酒,积极控制高血压、糖尿病、血脂异常、肥胖等。血脂异常经饮食调节和体力活动3个月后仍未控制时,可选用他汀类调脂药;应用抗血小板黏附和聚集的药物,可防止血栓形成(如阿司匹林、氯吡格雷等);对动脉内血栓形成导致阻塞者,可用溶栓抗凝药物,必要时应用经皮腔内血管成形术、支架术等介入疗法和外科手术治疗。

第二节 冠状动脉粥样硬化性心脏病

冠状动脉粥样硬化性心脏病(coronary atherosclerotic heart disease)是指冠状动脉粥样硬化使血管腔狭窄或阻塞,或(和)因冠状动脉痉挛导致心肌缺血、缺氧或坏死而引起的心脏病,统称为冠状动脉性心脏病,简称冠心病,亦称缺血性心脏病。冠心病多发生在40岁以后,男性多于女性,脑力劳动者居多,在我国,其发病率近年呈增长趋势,死亡人数位居世界第二位。

冠状动脉粥样硬化的病因不明,目前认为是多种易患因素或危险因素共同作用所致(参见本章第一节)。在冠状动脉粥样斑块的基础上,血管内皮依赖性舒张活性减弱,血管发生异常收缩或痉挛,从而加重管腔狭窄,进一步促使粥样硬化斑块破裂和血栓形成,导致冠状动脉血流量在短时间内迅速减少,引发心绞痛,甚至心肌梗死。

1979年,WHO根据冠状动脉病变的部位、范围和心肌缺血的程度,将冠心病分为隐匿型或无症状型冠心病、心绞痛、心肌梗死、缺血性心肌病、猝死5种类型。近年根据发病特点和治疗原则不同,将冠心病分为两大类:①慢性冠状动脉疾病,包括稳定型心绞痛、缺血性心肌病、隐匿性冠心病。②急性冠脉综合征,指一组由急性心肌缺血引起的临床综合征，主要包括不稳定型心绞痛、非 ST 段抬高型心肌梗死和 ST 段抬高型心肌梗死，也有将冠心病猝死包括在内的。急性冠脉综合征共同的病理基础为动脉粥样硬化不稳定斑块破裂或糜烂，导致冠状动脉内血栓形成，从而引起管腔急性闭塞。本节主要介绍稳定型心绞痛、不稳定型心绞痛、非 ST 段抬高型心肌梗死和 ST 段抬高型心肌梗死。

一、稳定型心绞痛

项目教学案例 12：

患者，男，58 岁，因突然发作的胸前区闷痛、休息后立即缓解而入院。3 年前发现血压升高，未服药。1 年前诊断为"糖尿病"，服"达美康"，血糖仍然偏高。体格检查：血压 150/100 mmHg，脉搏 86 次/分，呼吸 16 次/分。意识清楚，身高 175 cm，体重 90 kg，自动体位，面色红润，心率 86 次/分，期前收缩 5～6 次/分，余未见异常。心电图提示窦性心律，心律失常（频发室性期前收缩），V_3～V_5 导联呈缺血性 ST - T 波改变。

工作任务 1：患者患有什么病？

工作任务 2：患者目前主要需要用什么药？

工作任务 3：如何对患者进行用药指导？

稳定型心绞痛（stable angina pectoris）亦称劳力性心绞痛，系在冠状动脉固定性严重狭窄的基础上由心肌负荷增加引起心肌急剧、暂时的缺血与缺氧的临床综合征。其特点为阵发性前胸压榨性疼痛或憋闷感，主要位于胸骨后，可放射到心前区和左上肢尺侧缘，常于劳力时发生，持续数分钟，休息或服用硝酸酯制剂后消失。本病多见于 40 岁以上人群，男性多于女性，劳累、情绪激动、饱食、受寒等为常见诱因，疼痛发作的程度、频率、持续时间、性质及诱因等在数个月内无明显变化。

【病因及发病机制】

本病是基本病因是冠状动脉粥样硬化。正常人在剧烈体力活动或情绪激动时，冠状动脉可扩张，血流量可增加 6～7 倍，达到供需平衡。由于冠状动脉粥样硬化使管腔狭窄或部分闭塞，当心脏负荷增加时，冠状动脉的供血与心肌需血量之间出现供需不平衡，冠状动脉供血量不能满足心肌代谢的需求，引起心肌急剧、暂时的缺血和缺氧，从而产生心绞痛。至少 1 支动脉直径狭窄超过 70%。

【临床表现】

稳定型心绞痛以发作性胸痛为主要临床表现，具有典型心绞痛的特征。心绞痛发作时，可有心率加快、血压升高、面色苍白、出冷汗等表现，部分患者有交替脉、暂时性心尖部收缩期杂音、舒张期奔马律等。心绞痛不发作时，常无特殊表现。

1. 诱因　常见体力劳动、情绪激动（如愤怒、焦急、过度兴奋）、饱餐、寒冷、吸烟、心动过速、休克等，疼痛发生在体力劳动或激动时。

2. 部位　疼痛多位于胸骨体上段或中段之后，可波及心前区，范围约手掌大小，界限不很清楚，常可放射至左肩、左臂内侧达无名指和小指，或至颈、咽、下颌部。

3. 性质　常为压迫样、憋闷感、紧缩感或烧灼感，发作时被迫停止原来的活动，出现强迫停立位或身体下蹲，直至症状缓解。

4. 持续时间　疼痛出现后常逐渐加重，一般持续数分钟至十多分钟，多为 3～5 分钟，一般不超过半小时。

5. 缓解方式　经休息、停止原来诱发症状的活动后，即可缓解；或舌下含化硝酸甘油等硝酸酯类药物，几分钟内可迅速缓解。

【实验室及其他检查】

心绞痛发作时，心电图检查、^{201}Tl（铊-201）心肌显像、冠状动脉造影等有助于确诊。

1. 心电图检查　①静息心电图，为诊断心绞痛最常用的方法。典型心绞痛发作时，绝大多数患者以 R 波为主的导联出现暂时性心肌缺血性 ST 段压低（≥0.1 mV），有时 T 波倒置，发作后数分钟内恢复原状。不发作时约半数患者心电图在正常范围，变异性心绞痛发作时可出现 ST 段抬高。②心电图运动负荷试验，运动中出现典型心绞痛，心电图 ST 段水平或下斜型压低（≥0.1 mV），持续 2 分钟为运动试验阳性。③24 小时动态心电图监测，出现 ST-T 波缺血性改变及各种心律失常，也有助于心绞痛的诊断。

2. 实验室检查　血糖、血脂可升高。胸痛明显者，要检测血清心肌损伤标志物，包括心肌肌钙蛋白（cTnI 或 cTnT）、肌酸激酶（CK）及其同工酶（CK-MB），以便与急性冠脉综合征相鉴别。注意有无贫血，必要时检查甲状腺功能。

3. 计算机体层成像血管造影（CTA）　有助于冠状动脉管腔狭窄程度和管壁钙化情况判断，未发现钙化及狭窄者基本可排除冠心病。

4. 超声心动图　多数稳定型心绞痛超声心动图多无异常，但有助于鉴别其他引发心绞痛的疾病（如梗阻性肥厚型心肌病）。陈旧性心肌梗死或严重心肌缺血时，可探测到坏死或缺血区心室壁的运动异常。

5. 放射性核素检查　^{201}Tl（铊-201）心肌显像可显示心肌缺血区的部位和范围，对诊断心肌缺血极有价值。放射性核素心腔造影可显示缺血区室壁运动障碍。正电子发射断层心肌显影可了解心肌的代谢情况，评估心肌的活力。

6. 冠状动脉造影　指用心导管经股动脉、肱动脉或桡动脉送到主动脉根部，分别插入左、右冠状动脉口，注入造影剂，使左、右冠状动脉及其分支显影的方法。该方法是公认的诊断冠心病的"金标准"，可明确冠状动脉及其分支狭窄的部位及程度，管腔直径减少 70%～75% 以上时，严重影响供血，有确诊价值，对选择治疗方案及判断预后极为重要。

7. 其他　冠状动脉内超声成像可显示血管壁的粥样硬化病变，冠状动脉内光学相干断层扫描（OCT）、冠状动脉血流储血分数测定、定量冠状动脉血流分数等也可用于冠心病的诊断和指导介入治疗。

【治疗要点】

本病的治疗原则是改善冠状动脉供血，降低心肌的耗氧量，治疗动脉粥样硬化。

1. 发作时的治疗

(1)立即停止活动，就地休息，取舒适的体位，有条件者，给予持续鼻导管吸氧(2～4 L/min)。

(2)应用硝酸酯制剂，扩张冠状动脉和周围血管，以增加冠状动脉血供，降低心脏负荷及心肌需氧量，缓解疼痛。常用硝酸甘油 0.3～0.6 mg，舌下含化，1～2 分钟起效，必要时可重复；也可用硝酸甘油气雾剂，或硝酸异山梨酯 5～10 mg，舌下含化，2～5分钟见效。不良反应有头胀痛、头晕、面红、心悸等，不影响治疗，偶有血压下降、直立性低血压发生，故含药后不要迅速站立，首次用药时应平卧片刻，青光眼患者禁用。对发作频繁或含服硝酸甘油效果差的患者，可用硝酸甘油静脉滴注，必要时加用镇静剂。

2. 缓解期的治疗

(1)控制危险因素，避免诱因。

(2)药物治疗：应用防止心绞痛发作的药物，可选用 β 受体拮抗剂，如美托洛尔、比索洛尔等；硝酸酯制剂，如硝酸异山梨酯；钙通道拮抗剂，如维拉帕米、硝苯地平、氨氯地平；抗血小板聚集药，如阿司匹林、氯吡格雷、替格瑞洛；调血脂药，首选他汀类药物，如阿托伐他汀、辛伐他汀等；改善心肌代谢药，如曲美他嗪；中药制剂，如复方丹参、银杏叶提取物，以及麝香保心丸等，可活血化瘀、芳香温通，从而缓解心绞痛。

(3)非药物治疗：①冠状动脉血运重建治疗，如施行经皮腔内冠状动脉成形术(PTCA)、冠状动脉内支架术、主动脉冠状动脉旁路移植术(CABG)等，可改善心肌供血、缓解症状。②增强型体外反搏，即下半身气囊序贯加压式体外反搏器，能改善心肌缺血，降低心绞痛发作频率，并可改善症状。③高压氧，可增加全身氧供，使心绞痛得到改善。④适度运动锻炼，有助于侧支循环的形成，提高活动耐量，从而改善症状。⑤针刺或穴位按摩，也有一定疗效。

【预防】

1. 合理活动和休息　对于稳定型心绞痛患者，一般不需要卧床休息，参加适当的体力劳动和锻炼有利于冠状动脉侧支循环建立，运动方式以有氧运动为主，每天 30 分钟；避免重体力劳动、屏气动作，如搬抬重物、负重登楼；体力活动前含服硝酸甘油预防发作，饭后 2 小时内不宜进行体力活动；冬季外出时，应注意保暖。对于不稳定型心绞痛患者，应卧床休息一段时间。

2. 合理饮食　以低盐、低脂肪、低胆固醇、富含植物蛋白的清淡饮食为宜，多吃富含维生素 C 的蔬菜、水果，少食多餐，避免饱餐。肥胖者，应限制热量摄入，多食粗纤维食物，防止便秘，避免刺激性食物或饮料，戒烟酒。

3. 用药指导　积极控制高血压、血脂异常、糖尿病；遵医嘱用抗心绞痛的药物，不随意停药、换药、增减药量；随身携带硝酸甘油，以备急用，但不能将药放于口袋内，以防体热引起药效丧失(硝酸甘油遇光易分解，应存放在棕色瓶内密闭保存，每 6 个月需更换 1 次，以免失效)。

4. 病情观察　一旦心绞痛发作频繁、程度加重、持续时间延长、硝酸甘油疗效差，伴有心率减慢、血压波动、呼吸急促、恶心呕吐、烦躁不安等表现时，应警惕心肌梗死，立刻卧床休息，由他人护送就诊。

5. 心理指导　保持平和的心态，情绪激动、焦虑可加重心脏负荷和心肌缺血。

二、不稳定型心绞痛

不稳定型心绞痛(unstable angina pectoris，UAP)指介于稳定型心绞痛和急性心肌梗死之间的临床状态，是除稳定型(劳力性)心绞痛之外的各种心绞痛。若不稳定型心绞痛伴有血清心肌坏死标志物升高，即可确诊非 ST 段抬高型心肌梗死。

【病因及发病机制】

不稳定型心绞痛的病理机制为在冠状动脉内不稳定的粥样斑块破裂或糜烂基础上，血小板聚集，并发血栓形成、冠状动脉痉挛、微血管栓塞，导致局部心肌血流量下降及缺血加重。

【临床表现】

胸痛的部位、性质与稳定型心绞痛相似，但程度更重，持续时间更长，可达数十分钟，亦可发生在休息时。不稳定型心绞痛包括静息型心绞痛(发作于休息时，持续＞20 分钟)，初发型心绞痛(新发 1 个月内，很轻体力活动即可诱发)，恶化型心绞痛(过去稳定型心绞痛最近 1 个月内症状加重)，心肌梗死后 1 个月内发生的心绞痛。

【实验室及其他检查】

心电图检查、重复进行心肌标志物检查、冠状动脉造影等可以明确诊断。

【治疗要点】

对于发作频繁或持续不缓解的患者，应立即住院治疗。

(1)卧床休息 1～3 日，行 24 小时心电监护，严密观察血压、脉搏、呼吸、心率、心律；有呼吸困难和发绀时，给予氧气吸入，维持血氧饱和度在 95％以上；疼痛剧烈者，给予吗啡 5～10 mg，皮下注射。无论血脂是否增高，均应使用他汀类药物。

(2)硝酸酯类制剂含化或喷雾，每 5 分钟给药 1 次，共用 3 次，随后以硝酸甘油或硝酸异山梨酯静脉滴注。

(3)尽早开始用 β 受体拮抗剂或非二氢吡啶类钙拮抗剂，如维拉帕米、地尔硫䓬静脉滴注，也可用氟氯地平口服。治疗变异型心绞痛以钙拮抗剂疗效最好，作为首选用药。

(4)抗血小板治疗，如阿司匹林、氯吡格雷、替罗非班及肝素等，可防止血栓形成并阻止病变向心肌梗死发展。

(5)严重患者，药物疗效不佳，心绞痛发作时 ST 段压低＞0.1 mV，持续时间＞20 分钟或肌钙蛋白升高者，可行急诊冠脉造影及经皮冠脉介入术(PCI)、冠状动脉搭桥术(CABG)治疗。

(6)病情稳定出院后，应继续抗凝和调脂治疗，用他汀类药物促使斑块稳定。

三、急性心肌梗死

项目教学案例 13：

患者，男，63 岁，因今日晚餐后突发心前区剧烈疼痛 1 小时，不能缓解，故来院就诊。有高血压史 3 年余，心绞痛史 6 个月。体格检查：体温 37.8 ℃，脉搏 96 次/分，呼吸 15 次/分，血压 86/56 mmHg。面色苍白，大汗淋漓，唇绀，两肺呼吸音清，心界正常，心律齐，腹部无异常。心电图检查提示 $V_1 \sim V_5$ 导联有深而宽的 Q 波，ST 段弓背向上抬高，偶见室性期前收缩。

工作任务 1：患者患了何病？

工作任务 2：当前急需做哪些实验室及其他检查？

工作任务 3：应采取哪些紧急治疗措施？

工作任务 4：如何对患者进行用药指导？

急性心肌梗死（acute myocardial infarction，AMI）一般指急性 ST 段抬高型心肌梗死，是在冠状动脉病变的基础上，发生冠状动脉血供急剧减少或中断，使相应节段的心肌严重、持久地急性缺血而坏死。其临床表现为持久的胸骨后剧烈疼痛、发热、白细胞计数和血清心肌损伤标志物增高及心电图进行性改变，甚至发生心律失常、休克、心力衰竭等，为冠心病的严重类型和死亡的主要原因。

该病的预后与梗死面积大小、侧支循环的建立以及治疗是否及时、恰当有关。由于监护水平和救治手段的提高，目前该病的死亡率已降至 10％以下，患者死亡多发生在病程第 1 周，尤其是在发病后的短时间内伴严重心律失常、休克或心力衰竭者，病死率高；远期存活率除与心肌梗死的部位和范围有关外，还与患者的年龄、性别、病情、病后生活方式等有关。

【病因及发病机制】

本病的基本病因是冠状动脉粥样硬化，可无诱因，或有交感神经兴奋、高脂饮食、重体力活动、情绪激动、用力排便、休克、脱水、出血、手术、严重心律失常或血压突然升高等诱因。

冠状动脉粥样硬化时，由于在不稳定的粥样斑块破溃、糜烂基础上继发血栓形成甚至血管持续痉挛，使管腔完全闭塞，造成一支或多支血管管腔严重狭窄和心肌供血不足，而此时侧支循环未充分建立，心肌严重而持久地急性缺血达 20～30 分钟以上，即可发生心肌梗死，1～2 小时后绝大多数心肌呈凝固性坏死。

急性冠脉综合征（acute coronary syndrome，ACS）（不稳定型心绞痛、非 ST 段抬高型心肌梗死及 ST 段抬高型心肌梗死）的共同病理基础为不稳定性粥样斑块。由于不稳定性粥样斑块破裂、局部血栓形成，易导致管腔急性闭塞，从而引起心肌梗死。

【临床表现】

1. 先兆表现　多数心肌梗死患者发病前数日可有乏力、胸部不适，以及活动时心悸、气急、烦躁、心绞痛等前驱症状，尤其以新发心绞痛或原有心绞痛加重为最突出的先兆表现。心绞痛发作较以往频繁、程度较重、持续较久、硝酸甘油疗效差、诱因不明显，心电图 ST 段一过性抬高或明显压低，T 波倒置或增高。

2. 主要症状及体征

（1）疼痛：最早出现的症状，多发生于清晨，疼痛部位和性质与心绞痛相同，但多无明显诱因，且常发生于安静时，程度严重，可持续数小时或数日，休息和含用硝酸甘油多不能缓解。部分患者疼痛可位于上腹部而易被误诊为急腹症，亦可因放射至下颌、颈部、背部而被误诊为其他疾病。少数患者无疼痛，一开始即表现为休克或急性心力衰竭。

（2）全身表现：疼痛发生后 24～48 小时出现 38 ℃左右的中度发热，持续 1 周左右，并有心动过速、白细胞增高、血沉增快等，系坏死物质吸收所致。

（3）胃肠道症状：疼痛剧烈时，常伴有恶心、呕吐、上腹部胀痛、肠胀气、呃逆等胃肠道症状，与迷走神经受刺激、心排血量降低、组织灌注不足有关。

（4）心律失常：见于绝大部分患者，多发生于起病后 1～2 日内，尤以 24 小时内最常见，可伴有乏力、头晕、晕厥等表现。发病后 48 小时内是该病最危急的时期，心室颤动和心源性休克是此期引起患者突然死亡的常见原因。各种心律失常中最常见的类型为室性心律失常，尤其是室性期前收缩，如出现频发（每分钟 5 次以上）室性期前收缩、成对或呈短阵室性心动过速、多源性室性期前收缩或 R on T 现象，常为心室颤动的先兆。心室颤动是急性心肌梗死早期特别是入院前的主要死因。前壁心肌梗死者易发生室性心律失常，下壁心肌梗死者易发生房室传导阻滞和窦性心动过缓。

（5）低血压和休克：疼痛发作期间血压下降常见，但未必是休克。若患者疼痛已缓解而收缩压仍低于 80 mmHg，并出现面色苍白、大汗淋漓、脉搏细速、烦躁不安、反应迟钝甚至昏厥、尿量少于 20 mL/h，则可诊断为休克，多于起病后数小时至 1 周内发生，约 20%的患者可出现，常系心肌广泛坏死、心排血量急剧下降所致的心源性休克，也可为神经反射引起周围血管扩张、血容量不足所致。右室梗死者，易出现低血压，但很少伴发心源性休克。

（6）心力衰竭：主要为急性左心衰竭，可在最初几天发生，或在疼痛、休克好转时发生，为梗死后心脏舒缩力显著减弱或不协调所致，表现为呼吸困难、咳嗽、发绀、烦躁等，重者可出现肺水肿、右心衰竭的表现。急性心肌梗死时，重度左心衰竭或肺水肿与心源性休克同样是由左心室排血功能障碍所引起，两者同时存在，统称为心脏泵功能衰竭（泵衰竭）。

（7）心浊音界轻至中度增大，心率增快或减慢，心尖区第一心音减弱，粗糙收缩期杂音或收缩中晚期喀喇音（乳头肌功能失调或断裂所致），舒张期奔马律，胸骨左缘第 3～4 肋间粗糙收缩期杂音伴震颤（室间隔穿孔所致），心前区心包摩擦音（反应性心包炎）。除早期外，所有患者都有血压降低，可有心律失常、休克、心力衰竭的体征。

3. 并发症

（1）乳头肌功能失调或断裂：可造成二尖瓣脱垂及关闭不全，重者可出现心力衰竭。

（2）心脏破裂：心脏游离壁破裂可因发生急性心包压塞而猝死。

（3）栓塞：左心房附壁血栓脱落，引起脑、肾、脾、四肢等动脉栓塞，也可因下肢静脉血栓脱落产生肺动脉栓塞，甚至猝死。

（4）心室壁瘤：主要见于左心室，可导致心脏扩大、左心衰竭和栓塞、心律失常等。

（5）心肌梗死后综合征：机体对坏死物质的过敏反应，可表现为心包炎、胸膜炎或肺炎，患者有发热、胸痛等症状。

【实验室及其他检查】

确诊急性心肌梗死的主要依据是典型临床表现、特征性心电图改变和心肌坏死标志物检测。

1. 心电图检查　用于确诊心肌梗死及心律失常，可对心肌梗死进行定性诊断和定位诊断，并可估测疾病所处的时期。

（1）特征性心电图改变：①面向透壁心肌坏死区的导联上出现宽而深的 Q 波。②面向坏死区周围心肌损伤区的导联出现 ST 段抬高，呈弓背向上型。③面向损伤区周围心肌缺血区的导联出现 T 波倒置（图 4 - 4 - 1）。

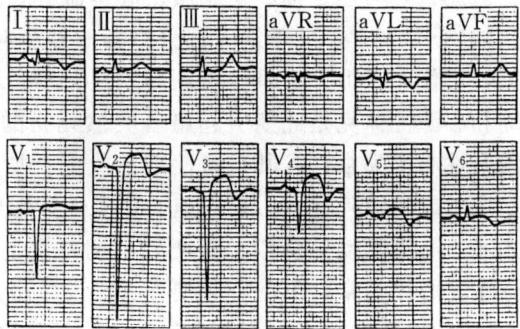

（2）心电图定位诊断：特征性心电图改变出现于 $V_1 \sim V_5$ 导联，为广泛前壁心肌梗死（图 4 - 4 - 1）；出现于 $V_1 \sim V_3$ 导联，为前间壁心肌梗死；出现于 $V_3 \sim V_5$ 导联，为局限前壁心肌梗死；出现于 Ⅱ、Ⅲ、aVF 导联，为下壁心肌梗死。

图 4 - 4 - 1　急性广泛前壁心肌梗死的心电图表现

（3）动态性改变：起病初期数小时可有异常高大的两肢不对称的 T 波；数小时后 ST 段明显抬高，弓背向上，与直立的 T 波连成单相曲线；数小时至 2 日内出现病理性 Q 波，同时 R 波降低，为急性期改变，大多数患者永久存在；ST 段抬高持续数日至 2 周左右逐渐回到基线水平，T 波变平或倒置，为亚急性期改变；数周或数月后，T 波呈"V"形倒置，波谷尖锐，为慢性期改变，可永久存在，也可在数月至数年内逐渐恢复（图 4 - 4 - 2）。

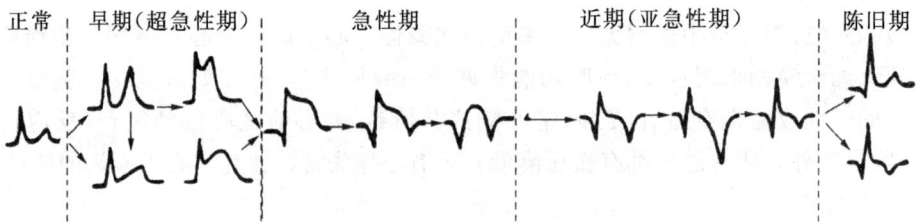

图 4 - 4 - 2　心肌梗死心电图动态性改变

2. 心肌损伤标志物　增高的水平与心肌梗死范围及预后明显相关，具有定性诊断价值。

（1）肌钙蛋白：肌钙蛋白 I(cTnI)或 T(cTnT)是目前诊断急性心肌梗死最特异和敏感的首选指标，起病后 3～4 小时后升高，cTnI 于 11～24 小时达高峰，7～10 日恢复正常。cTnT 于 24～48 小时达高峰，10～14 天降至正常。应于入院时以及入院后 2～4 小时、6～9 小时、12～24 小时分别测定血清心肌坏死标志物。

（2）肌红蛋白：起病后 2 小时内升高，12 小时内达高峰，24～48 小时内恢复正常，有助于早期诊断，但特异性较差。

（3）肌酸激酶同工酶(CK-MB)：对判断心肌坏死的临床特异性较高，在起病后 4 小时内升高，16～24 小时达高峰，3～4 日后降至正常，适用于早期诊断和再发心肌梗死的诊断，还可判断溶栓治疗的疗效。

3. 血液检查　起病 24～48 小时后白细胞计数增高至$(10～20)×10^9/L$，中性粒细胞增多，嗜酸性粒细胞减少或消失，血沉增快，C 反应蛋白(CRP)增高均可持续 1～3 周，血中游离脂肪酸增高。

4. 超声心动图检查　可检出梗死部位变薄和运动异常，了解心室壁运动和左心室功能，诊断室壁瘤、乳头肌功能失调、室间隔穿孔等并发症。

5. 放射性核素检查　正电子发射体层摄影(PET)可观察心肌代谢变化，直接评价心肌存活性，单光子发射计算机断层成像(SPECT)心血池显像可评估室壁运动、室壁厚度和整体功能。

【治疗要点】

急性心肌梗死的治疗强调早发现、早住院，加强入院前的急救处理。其治疗原则为尽快恢复心肌的血液灌注(入院后 30 分钟内开始溶栓或 90 分钟内开始介入治疗)，以挽救濒死的心肌，防止梗死扩大或缩小缺血的范围，保护和维持心脏功能，及时处理心律失常、泵衰竭及各种并发症，防止猝死。

1. 一般治疗　包括休息、监护、吸氧和早期治疗。①急性期患者，卧床休息 12 小时，保持环境安静，减少探视。如无并发症，24 小时后患者可在床上行肢体活动；血压正常者，第 3 日就可在病房内走动。②将患者安置于冠心病监护病房(coronary care unit，CCU)进行心申、血压、呼吸、动脉血氧饱和度的监护，连续监测 5～7 日，密切观察患者心率、心律，一旦发现室性期前收缩与房室传导阻滞，尤其出现室性期前收缩超过 5 次/分，且呈二联律、多源性、成对出现及 R on T 现象、严重房室传导阻滞时，应立即准备好除颤器、起搏器和急救药品，随时准备抢救。对意识丧失、大动脉搏动消失者，按心脏停搏抢救。③有呼吸困难或血氧饱和度降低者，给予间断或持续鼻导管面罩中等流量(2～4 L/min)吸氧，以提高动脉血氧分压，改善心肌缺氧，缓解疼痛。

2. 解除疼痛　①吗啡：2～4 mg，静脉注射；或哌替啶(度冷丁)50～100 mg，肌内注射，必要时 5～10 分钟后重复，可解除胸痛，还可减轻交感神经过度兴奋和濒死感，减轻心脏负荷。②硝酸酯类药物：能扩张冠状动脉，增加冠状动脉血流量及扩张周围静脉，降低心脏前负荷。③β受体阻滞剂：能减少心肌耗氧量，改善缺血区供氧失衡，减少心肌缺血、再梗死、心律失常的发生，防止梗死面积扩大，对于无 β 受体阻滞剂禁忌证者，应 24 小时内尽早常规口服，可选阿替洛尔、美托洛尔等，从小剂量开始。

3. **抗血小板治疗** ①阿司匹林：各种类型的急性冠脉综合征均要联合使用阿司匹林，首次口服非肠溶制剂或嚼服肠溶阿司匹林 300 mg，随后每日 1 次（75～100 mg），长期维持。②P_2Y_{12}受体拮抗剂：如氯吡格雷、普拉格雷、替格瑞洛。③血小板糖蛋白 Ⅱb/Ⅲa 受体拮抗剂：如阿昔单抗、替罗非班等，主要用于接受直接经皮冠状动脉介入治疗（PCI）的患者术中使用。

4. **再灌注心肌** 起病 3～6 小时（最多 12 小时）内使闭塞的冠状动脉再通，心肌得到再灌注，濒临坏死的心肌可能得以存活，或使坏死范围缩小。

（1）经皮冠状动脉介入治疗：有条件的医院应建立心导管室和胸痛中心，建立急性心肌梗死急救绿色通道，对有适应证的患者，给予常规治疗的同时，做好经皮冠状动脉介入治疗术前准备，力争在 60 分钟内实施直接经皮冠状动脉介入治疗，包括经皮冠状动脉腔内成形术（PTCA）、冠状动脉内支架置入术和粥样斑块消蚀术等，完成再灌注，提高疗效，降低死亡率。溶栓后仍有胸痛者，应尽快行补救性经皮冠状动脉介入治疗，也可溶栓成功后再行经皮冠状动脉介入治疗，进行梗死相关动脉血运重建治疗。支架置入后，应加用噻氯匹啶或氯吡格雷进行抗栓治疗。

（2）溶栓疗法：急性心肌梗死早期使用溶栓药物可溶解冠状动脉内的血栓，使闭塞的冠状动脉再通、梗死区心肌得到再灌注。对于无条件行介入疗法的急性心肌梗死患者，应立即（最好是 30 分钟内）行溶栓治疗，常用尿激酶（UK）、链激酶（SK）或重组组织型纤溶酶原激活剂（rt-PA）替奈普酶、阿替普酶静脉使用。

（3）溶栓后抗凝治疗：行尿激酶、重组组织型纤溶酶原激活剂溶栓后，用抗凝剂肝素静脉滴注或低分子肝素皮下注射，共 3～5 天，维持凝血时间在正常值的 2 倍左右，继而长期服用阿司匹林或 P_2Y_{12}受体拮抗剂。

（4）紧急行主动脉冠状动脉旁路移植术（CABG）：对于介入治疗或溶栓疗法无效者，争取 6～8 小时内施行该手术。

5. **血管紧张素转换酶抑制药与血管紧张素Ⅱ受体阻滞剂** 血管紧张素转换酶抑制药可改善心肌重塑，减轻心力衰竭，降低死亡率，如无禁忌证，应尽量使用，从小剂量开始，逐渐增至目标剂量。如不能耐受血管紧张素转换酶抑制药，可予血管紧张素Ⅱ受体阻滞剂。

6. **调脂治疗** 他汀类药物能有效降低总胆固醇、低密度脂蛋白胆固醇，延缓斑块进展，稳定斑块和抗炎，应常规使用，根据低密度脂蛋白胆固醇水平调整剂量。

7. **抗心律失常** ①急性心肌梗死伴室颤或持续多形性室性心动过速者，尽快用非同步电复律或同步电复律。②室性期前收缩或室性心动过速时，立即静脉注射利多卡因 50～100 mg，必要时重复或静脉滴注维持。③室性心律失常反复者，静脉注射胺碘酮 150 mg，继而静脉滴注。④室上性快速性心律失常者，予维拉帕米等治疗，不能控制者，可同步电复律。⑤缓慢型心律失常者，予阿托品 0.5～1 mg，肌内注射或静脉注射。⑥二度房室传导阻滞或三度房室传导阻滞者，宜给予临时心脏起搏。⑦急性缺血性心肌再灌注时，可出现再灌注损伤，表现为再灌注性心律失常（快速性或缓慢性），应及时救治。

8. **抗休克** 根据休克原因分别处理，可补充血容量、合理使用升压药（如多巴胺或去甲肾上腺素)、血管扩张剂(如硝普钠或硝酸甘油)、纠正酸中毒等，或选用主动脉内球囊反搏术或左室辅助装置。

9. 控制心力衰竭　主要是治疗左心衰竭，以吗啡和利尿剂为主，也可选用血管扩张剂。心肌梗死后24小时内尽量避免使用洋地黄制剂，右心室梗死时慎用利尿剂。

10. 其他治疗　①钙通道阻滞剂：地尔硫䓬，对于有β受体阻滞剂禁忌证者可选用。②极化液疗法：氯化钾1.5 g、胰岛素10 U，加入10％葡萄糖液500 mL中静脉滴注，每日1~2次，7~14日为1个疗程，可促进心肌摄取和代谢葡萄糖，使K^+进入细胞内，恢复细胞膜的极化状态，有利于心肌的正常收缩，减少心律失常的发生。

11. 防治并发症　防治各种心肌梗死后并发症。

【预防】

1. 急性冠脉综合征救治知识宣教　教会患者及其家属识别急性冠脉综合征的早期症状，发生急性心肌梗死疑似症状(胸痛)时，应保持镇静，立即静卧，尽早拨打"120"急救电话，由他人护送迅速就诊。教会家属或照顾者心肺复苏的基本技术，以备急用。

2. 冠心病的三级预防措施　一级预防指在未发生冠心病的高危人群和正常人群中预防动脉粥样硬化和冠心病，对多种危险因素综合干预，重点干预血糖、血脂、血压，改变不健康的生活方式，倡导健康饮食与戒烟，参加体育活动与有氧运动。二级预防是对已有冠心病和心肌梗死的患者，为预防再梗死或其他心血管事件进行的治疗或干预，遵循"ABCDE"原则。A：长期服用阿司匹林(aspirin)和血管紧张素转换酶抑制药(ACEI)；B：应用β受体拮抗剂(β-blocker)和控制血压(blood pressure)；C：降低胆固醇(cholesterol)和戒烟(cigarette)；D：控制饮食(diet)和糖尿病(diabetes)；E：教育(education)和体育锻炼(exercise)。三级预防是指防治冠心病慢性并发症，进行合理、适当的康复治疗，以降低死亡率，延长患者寿命。

3. 饮食指导　调节饮食，摄入低盐、低脂、低胆固醇饮食，限制热量，戒烟、酒，防便秘。

4. 康复指导　适量参与康复运动，以行走、慢跑、简化太极拳、游泳等有氧运动为主，可联合静力训练和负重等抗阻运动，避免剧烈活动、竞技运动，运动强度根据个体心、肺功能循序渐进，以不引起冠心病发作为度。经2~4个月康复训练后，可酌情恢复部分工作。避免重体力劳动、高空作业及其他精神紧张的工作。

5. 心理指导　保持乐观、平和的心态，避免过劳和情绪紧张。

6. 用药指导　心肌梗死患者用药多、药品贵、用药久，用药依从性较低，应告知患者坚持用药的重要性，积极控制危险因素(如高血压、高脂血症、糖尿病等)，遵医嘱服降血压、调血脂、抗血小板药物，熟悉用法、疗效和不良反应，自我监测血压、血糖等，定期门诊复查。

目标检测

一、名词解释

1. 稳定型心绞痛　2. 急性冠脉综合征　3. 急性心肌梗死　4. 心肌梗死后综合征

二、填空题

1. 冠心病可分为 _____ 、 _____ 2 类。

2. 治疗变异型心绞痛效果最好的药物是 _____ 。

3. 急性心肌梗死的基本病因是 _____ 。心肌严重而持久地缺血达 _____ 以上,即可发生心肌梗死。

4. 急性心肌梗死发病后 _____ 内是最危急的时期,此期患者突然死亡的常见原因为 _____ 。

5. 目前诊断急性心肌梗死最特异和敏感的指标是 _____ ,起病后 _____ 小时升高。

6. 急性心肌梗死早期溶栓治疗最好应于发病后 _____ 内进行,首选溶栓治疗的药物为 _____ 。

三、简答题

1. 典型心绞痛的临床特征有哪些?心绞痛急性发作时如何治疗?

2. 确诊急性心肌梗死的主要依据有哪些?

3. 急性心肌梗死有哪些并发症?

4. 急性心肌梗死时再灌注心肌的方法有哪些?

5. 如何消除急性心肌梗死患者的心律失常?

四、案例讨论

患者,男,60 岁,旅游登山途中突发左前胸压榨样疼痛,向左臂放射,伴上腹饱胀、烦躁不安、出冷汗,含服硝酸甘油未能缓解,因而急诊入院。体格检查:体温 37 ℃,血压 96/60 mmHg,心率 60 次/分。心律齐,心音低钝,两肺未闻及啰音。心电图提示Ⅱ、Ⅲ、aVF 导联可见宽而深的 Q 波,ST 段呈弓背向上抬高,T 波倒置。

问题:该患者患了什么病?目前应采取哪些救治措施?

五、选择题

1. 确诊冠心病的"金标准"是(　　　)。

　　A. 胸痛史　　　　　　　　B. 心电图　　　　　　　C. 选择性冠状动脉造影

　　D. 超声心动图　　　　　E. 血清心肌酶

2. 以下不属于冠心病临床类型的是(　　　)。

　　A. 无症状型　　　　　　　B. 心绞痛型　　　　　　C. 心肌梗死型

　　D. 猝死型　　　　　　　　E. 肥厚型心肌病型

3. 与典型心绞痛不符的表现为(　　　)。

　　A. 多位于心前区　　　　B. 常发生在劳力的当时　　　C. 为压迫、缩窄性闷痛

　　D. 很少超过 15 分钟　　E. 经休息或舌下含化硝酸甘油,可在几分钟内缓解

4. 急性心肌梗死患者早期死亡的最常见原因是(　　　)。

　　A. 急性心力衰竭　　　　B. 休克　　　　　　　　　C. 乳头肌断裂

　　D. 室间隔穿孔　　　　　E. 心律失常

5. 急性局限前壁心肌梗死的特征性心电图图形出现于(　　　)。

　　A. V_1、V_2、V_3 导联　　　B. V_5、V_6 导联　　　C. Ⅱ、Ⅲ、aVF 导联

　　D. V_3、V_4、V_5 导联　　　E. Ⅰ、Ⅱ、aVL 导联

6. 频发室性期前收缩，包括急性心肌梗死患者的室性期前收缩，宜首选（　　）。

    A. 奎尼丁   B. 苯妥英钠   C. 利多卡因

    D. 普罗帕酮   E. 胺碘酮

7. 怀疑急性心肌梗死时，常做心肌损伤标志物检测，下列（　　）对心肌梗死诊断无价值。

    A. ALT   B. AST   C. 肌红蛋白

    D. 肌钙蛋白   E. CK - MB

8. 患者，男，50 岁，上山途中突然出现胸痛，呈压榨性，较剧烈，伴有大汗、面色苍白，休息后可缓解，但反复发作。此时最有效的治疗方法是（　　）。

    A. 停止活动   B. 休息   C. 取平卧位

    D. 含化硝酸甘油   E. 含化阿司匹林

9. 患者近 2 个月来因体力活动诱发胸骨后压榨性疼痛，并向左肩放射，停止活动后 3～5 分钟疼痛缓解，用硝酸甘油疗效好，且每次发作疼痛性质、部位无改变。可诊断为（　　）。

    A. 变异型心绞痛   B. 稳定型心绞痛   C. 不稳定型心绞痛

    D. 中间综合征   E. 急性心肌梗死

（选择题答案：1. C，2. E，3. A，4. E，5. D，6. C，7. A，8. D，9. B）

（蔡小红）

第五章　先天性心脏病、风湿性心脏病

学习目标

掌握：先天性心脏病、风湿性心脏病的临床表现。

熟悉：先天性心脏病、风湿性心脏病的概念、病因及治疗原则。

了解：先天性心脏病、风湿性心脏病的常用实验室及其他检查。

第一节　先天性心脏病

先天性心脏病(congenital heart disease)是指胚胎时期心脏和大血管发育异常所形成的一大类疾病。除个别小室间隔缺损在 5 岁前可自愈外，绝大多数患者需行手术治疗。临床上以心功能不全、发绀及发育不良等为先天性心脏病的主要表现。该病是小儿最常见的心脏病。

【病因及发病机制】

1. 胎儿发育的环境因素　妊娠期前 3 个月，孕妇患病毒或细菌感染，尤其是风疹病毒，其次是柯萨奇病毒，出生的婴儿先天性心脏病的发病率较高。其他如羊膜的病变、胎儿受压、妊娠早期先兆流产、母体营养不良、糖尿病、苯酮尿、高血钙、妊娠早期接触放射线和细胞毒性药物、孕妇年龄过大等，均可增加胎儿发生先天性心脏病的概率。

2. 遗传因素　遗传学研究认为，多数的先天性心脏病是由多个基因与环境因素相互作用所形成的。

3. 其他　有些先天性心脏病在高原地区较多，有些先天性心脏病的发病有显著的性别差异。

【临床表现】

1. 临床类型

(1)房间隔缺损：常见的先天性心脏病类型，分为原发孔缺损和继发孔缺损，以后者多见。在通常情况下，左心房压力高于右心房，因此房间隔缺损是左向右的分流，使右心房、右心室和肺动脉血流量增加，致肺充血，右心房、右心室增大，一般肺动脉压力正常或轻度升高。显著的肺动脉高压多发生在成年人，并可导致双向或右向左的分流，临床上表现为晚发性发绀。

(2)室间隔缺损：分为膜部缺损、漏斗部缺损和肌部缺损，以前者多见。如缺损小、分流量少，则心、肺改变不大，或仅有左心室轻度增大。缺损大，有中至大量左向右分流时，可引起左心室、右心室增大，左心房轻度增大，肺充血，主动脉结正常或缩小。由于大量分流，肺循环阻力升高，右心室负荷加重，引起肺循环高压时，则出现双向或右向左分流，临床表现为晚发性发绀。

（3）动脉导管未闭：未闭的动脉导管构成主动脉与肺动脉间的异常通道，由于主动脉压力高于肺动脉压力，因此血液连续地从主动脉经未闭的动脉导管分流至肺动脉，使体循环血流量减少，而肺循环及流至左心的血流量增加，引起肺动脉扩张、肺充血，以及左心房、左心室、右心室增大，主动脉结增宽。当肺动脉高压时，右心室增大更显著。

2. 主要表现

（1）心力衰竭：新生儿心力衰竭被视为一种急症，通常是由于患儿有较严重的心脏缺损，主要表现为患儿面色苍白、憋气、呼吸困难及心动过速，心率可达 160～190 次/分，血压常偏低，可闻及奔马律，肝大，但水肿较少见。

（2）发绀：右向左分流使动、静脉血混合所致，在鼻尖、口唇、指（趾）甲床最明显。

（3）蹲踞：发绀型先天性心脏病，特别是法洛四联症患儿，常在活动后出现蹲踞现象，这样可增加体循环血管阻力，从而减少室间隔缺损产生的右向左分流，同时也增加静脉血回流到右心，从而改善肺血流。

（4）肺动脉高压：当室间隔缺损或动脉导管未闭的患者出现严重的肺动脉高压和发绀等综合征时，被称为艾森门格综合征，临床表现为发绀、红细胞增多症、杵状指（趾）、右心衰竭征象，如颈静脉怒张、肝大、水肿，这时患者唯一的治疗措施是进行心、肺移植。

（5）杵状指（趾）和红细胞增多症：发绀型先天性心脏病几乎都伴有杵状指（趾）和红细胞增多症。杵状指（趾）的形成机制为肢体末端慢性缺氧、代谢障碍、中毒性损伤，导致手指或足趾末端增生、肥厚，呈杵状膨大。

（6）发育障碍：先天性心脏病患儿往往有发育不良，表现为瘦弱、营养不良、发育迟缓等。

（7）其他：患儿可出现胸痛、晕厥、猝死，部分患儿有排汗量异常等。

【实验室及其他检查】

1. X 线检查　可有肺纹理增多或减少、心脏增大。需要注意的是，肺纹理正常、心脏大小正常不能排除先天性心脏病。

2. 超声检查　可对心脏各腔室和血管大小进行定量测定，用以诊断心脏解剖上的异常及其严重程度，是目前诊断先天性心脏病最常用的方法之一。

3. 心电图检查　能反映心脏位置、心房、心室有无肥厚及心脏传导系统的情况。

4. 心导管检查　为先天性心脏病进一步明确诊断和术前重要的检查方法之一，通过导管检查，可明确有无分流及分流的部位，也可测量分流量及肺循环阻力。

5. 心血管造影检查　通过导管检查仍不能明确诊断而又需考虑手术治疗的患者，可做心血管造影检查。将含碘造影剂通过心导管在机械的高压下迅速注入心脏或大血管，同时进行连续快速摄片或拍摄影像，观察造影剂所示心房、心室及大血管的形态、大小、位置以及有无异常通道或狭窄、闭锁不全等。

【治疗要点】

先天性心脏病的治疗方法有手术治疗与介入治疗2种。手术治疗为主要治疗方式，适用于各种先天性心脏病。手术治疗的适用范围较广，能解决各种先天性心脏病，但有一定的创伤，术后恢复时间较长，少数患者可能出现心律失常、胸腔积液等并发症，还会因留下手术瘢痕而影响美观。介入治疗包括经皮球囊动脉瓣成形术、动脉导管封堵术、间隔缺损封堵术等，主要适用于动脉导管未闭、房间隔缺损及部分室间隔缺损患儿，价格较高，无创伤，术后恢复快，无手术后瘢痕。

第二节　风湿性心脏病

项目教学案例 14：

患者，女，32岁，因活动后胸闷、气短2年，加重1周入院。2年前，患者开始出现活动后胸闷、气短，1周前因受凉而感冒后病情加重，今日咳嗽加重，伴有脓性痰，轻微活动就感到心慌、憋气，夜间出现阵发性呼吸困难，睡不能卧。体格检查：体温 37.3 ℃，脉搏 120 次/分，呼吸 28 次/分，血压 160/100 mmHg。半卧位，唇绀，双肺底可闻及湿啰音，心界向左下扩大，心尖部可闻及舒张期隆隆样杂音。X线检查提示左心房增大。

工作任务 1：患者可能患了什么病？确诊首选什么检查？

工作任务 2：患者的治疗措施主要有哪些？

工作任务 3：患者出院时，应如何对其进行指导？

心脏瓣膜病(valvular heart disease)是指由炎症、黏液样变、退行性变、先天性畸形、缺血性坏死、创伤等造成心脏瓣膜结构或功能异常，使心瓣膜产生狭窄和(或)关闭不全，导致血流动力学显著改变的一组疾病，最终会出现心力衰竭、心律失常等。本节主要介绍风湿性炎症过程所致的瓣膜损害，即风湿性心脏病(rheumatic heart disease)，如伴有风湿炎症反复发作，则称为风湿活动。本病主要累及40岁以下人群，以女性多见。

【病因及发病机制】

风湿性心脏病最常见的病因是风湿热。风湿性心脏病是风湿热的主要表现之一，心包、心肌和心内膜均可受累，以心瓣膜受累最为常见。其中，二尖瓣最常受累，约占70%，其次是主动脉瓣，三尖瓣和肺动脉瓣受累罕见。

1. 二尖瓣狭窄　为风湿性心脏病中最常见的类型，根据狭窄程度和代偿状态可分为3期。①左心房代偿期：因二尖瓣口狭窄，致左心房压力升高，从而引起左心房代偿性扩大、肥厚。②左心房衰竭期：二尖瓣狭窄加重，左心房压力持续升高，引起肺循环淤血、急性肺水肿。③右心室受累期：肺小动脉发生反射性痉挛，使右心室负荷过重，引起右心室肥大、右心衰竭。二尖瓣狭窄并左心房压升高，肺顺应性减低，引起肺循环淤血，从而发生劳力性呼吸困难，重者可发生急性肺水肿。肺动脉压逐渐升高，可引起右心室肥厚、三尖瓣和肺动脉瓣关闭不全，继之出现右心衰竭。

2. 二尖瓣关闭不全　二尖瓣关闭不全时，心室收缩期一部分血液由左心室反流入左心房，引起左心房压力急剧上升或慢性代偿性扩张和肥厚；心室舒张时，过多的血液流入左心室，使其舒张期容量负荷增加，久之会导致左心室扩张、肥厚，引起左心衰竭，继而发生肺淤血、右心衰竭。

3. 主动脉瓣狭窄　主动脉瓣口狭窄，使左心室射血受阻，后负荷增加，引起左心室代偿性肥厚、扩张，晚期会导致左心衰竭。重度主动脉瓣狭窄时，可因冠状动脉灌注量减少、左心室肥厚致心肌供血相对不足、心肌耗氧量增加，从而产生心绞痛；脑动脉供血不足时，可产生眩晕或晕厥。

4. 主动脉瓣关闭不全　由于主动脉瓣关闭不全，主动脉内血液在舒张期反流入左心室，左心室同时还接纳左心房的充盈血液，久之引起左心室代偿性扩张和肥厚，导致左心衰竭。主动脉舒张压降低，引起冠状动脉灌注减少和心肌缺血。

5. 多瓣膜病　2个或2个以上瓣膜受损的心瓣膜病，称为多瓣膜病，也称联合瓣膜病，最常见的是二尖瓣狭窄合并主动脉瓣关闭不全。

【临床表现】

1. 二尖瓣狭窄

(1)症状与体征：①劳力性呼吸困难，为二尖瓣狭窄者最早、最常见的症状，随着肺淤血的加重，可有夜间阵发性呼吸困难、端坐呼吸，甚至发生急性肺水肿。②咳嗽，常见，尤其是冬季，常为干咳或咳白色黏痰或泡沫痰，表现为卧床时干咳，与支气管黏膜淤血、水肿易引起支气管炎或左心房增大压迫左主支气管有关。③咯血，为二尖瓣狭窄的常见症状之一，可为首发症状，表现为痰中带血，偶见大咯血，急性肺水肿时咳粉红色泡沫痰。④压迫症状，如声音嘶哑，主要是扩大的左心房和肺动脉压迫左喉返神经所致；压迫食管，则可引起吞咽困难。⑤典型体征，包括以下几个方面。重度狭窄者，常呈"二尖瓣面容"，即口唇轻度发绀、面颊呈紫红色，右心衰竭时可出现颈静脉怒张、肝颈静脉回流征阳性、肝大、双下肢水肿等；心尖部可触及舒张期震颤；叩诊心界呈"梨形心"，系左心房及肺动脉扩大所致；心尖部可闻及低调、舒张期隆隆样杂音，是二尖瓣狭窄最重要的体征；心尖部第一心音亢进和开瓣音，提示瓣膜弹性及活动度尚好；可有肺动脉高压、右心室扩大和右心衰竭的体征，如肺动脉瓣第二心音亢进和分裂、格雷厄姆·斯蒂尔杂音、两肺底湿啰音等。

(2)并发症：①心房颤动，是二尖瓣狭窄最常见的心律失常。②急性肺水肿，是二尖瓣狭窄最严重的并发症，多见于重度二尖瓣狭窄者。③血栓栓塞，是二尖瓣狭窄致残的主要原因，以脑栓塞最多见，其次可见于四肢、脾、肾、肠系膜动脉栓塞。④右心衰竭，为晚期常见并发症和死亡的主要原因。⑤感染性心内膜炎，多见于合并二尖瓣关闭不全或主动脉瓣关闭不全者。⑥肺部感染，较常见，为诱发心力衰竭的主要原因之一。

2. 二尖瓣关闭不全

(1)症状与体征：症状出现较晚，轻度二尖瓣关闭不全可终身无症状，但一旦出现症状，则病情进展迅速，严重反流时因心排血量减少，可致疲倦、乏力，其次有心悸、劳力性呼吸困难等。随着病情的发展，患者可出现腹胀、肝大、水肿、胸腔积液、腹水等右心衰竭的表现，急性肺水肿较二尖瓣狭窄时少见。典型体征如下：①心尖冲动向左下移位，心浊音界向左下扩大。②心尖部闻及粗糙、响亮的全收缩期吹风样杂音是二尖瓣关闭不全的主要体征，杂音强度在 3/6 级以上，向左腋下、左肩胛下区传导。③心尖部第一心音减弱。④右心衰竭时，有颈静脉怒张、肝颈静脉回流征阳性、肝大和双下肢水肿等。

（2）并发症：①左心衰竭，为主要并发症。②心房颤动。③感染性心内膜炎。④栓塞。

3. 主动脉瓣狭窄

（1）症状：主动脉瓣轻度狭窄者可无症状，中、重度狭窄者可出现呼吸困难、心绞痛及晕厥三联征。①劳力性呼吸困难：由晚期肺淤血引起，见于 95% 的患者，进而发生夜间阵发性呼吸困难、端坐呼吸和急性肺水肿。②心绞痛：见于 60% 的有症状患者，是重度主动脉瓣狭窄患者最早、最常见的症状，运动时可诱发，休息则缓解，主要由心肌缺血所致。③晕厥：见于 1/3 的有症状患者，常在直立、运动时发生，轻者表现为眩晕，因脑缺血所致。

（2）体征：①左心室增大可致心尖冲动向左下移位，呈抬举性。②胸骨右缘第 2 肋间可闻及粗糙响亮的吹风样收缩期杂音，向颈部传导，常伴有收缩期震颤，是主动脉瓣狭窄最主要的体征。③第二心音减弱或消失。④收缩压和脉压均下降，脉搏细弱。

（3）并发症：①心律失常，多见室性期前收缩，可有心房颤动、房室传导阻滞等。②猝死，室性心律失常和房室传导阻滞常为主动脉瓣狭窄的猝死原因，多见于重度患者且先前有症状者。③左心衰竭。④感染性心内膜炎、体循环栓塞，较少见。⑤胃肠道血管发育不良，可合并胃肠道出血。

4. 主动脉瓣关闭不全

（1）症状：主动脉瓣关闭不全者可多年无症状，舒张压过低时，可有头晕、心悸、心前区不适等；脉压过大时，可有头部动脉搏动感；晚期可出现呼吸困难等左心衰竭的表现。

（2）体征：①面色苍白，心尖冲动向左下移位，呈抬举性。②胸骨左缘第 3、4 肋间可闻及高调叹气样舒张期杂音，向心尖部传导，是主动脉瓣关闭不全最主要的体征。③重度反流者，常在心尖区闻及舒张中晚期隆隆样杂音（Austin Flint 杂音，系主动脉瓣反流引起相对二尖瓣狭窄所致）。④主动脉瓣区第二心音减弱或消失，心尖区第一心音减弱。⑤周围血管征常见，主要为随心脏搏动的点头征、水冲脉、毛细血管搏动征、股动脉枪击音等，用听诊器压迫股动脉可听到双期杂音（Duroziez 双重杂音）。

（3）并发症：室性心律失常、心力衰竭、感染性心内膜炎常见，心源性猝死少见。

5. 多瓣膜病　又称联合瓣膜病，是指 2 个或 2 个以上瓣膜受损的心瓣膜病。病变严重程度取决于受损瓣膜的组合形式和各瓣膜受损的严重程度，最常见的是二尖瓣狭窄合并主动脉瓣关闭不全。多瓣膜病最常见的病因为风湿性心脏病，约 50% 的风湿性心脏病患者有多瓣膜损害。多瓣膜病表现为各瓣膜病变所引起的综合症状和体征，其表现以损害严重者较突出，但相互影响，如二尖瓣狭窄合并主动脉瓣关闭不全时，二尖瓣狭窄的舒张期杂音可减轻，主动脉瓣关闭不全的周围血管征也不显著。

【实验室及其他检查】

1. 胸部 X 线检查、超声心动图检查、心电图检查　具体见表 4 - 5 - 1。超声心动图检查是诊断心瓣膜病敏感而特异的方法。

表 4 - 5 - 1　风湿性心脏病的辅助检查

病种	胸部 X 线检查	超声心动图检查	心电图检查
二尖瓣狭窄	轻度者，心影正常；中、重度狭窄时，左心房增大，肺动脉段突出，心影呈梨形，有肺淤血征象，右心室扩大	二尖瓣增厚、瓣口狭窄，左心房扩大	呈二尖瓣型 P 波，各类心律失常，以心房颤动最常见
二尖瓣关闭不全	左心房、左心室增大，左心衰竭时可见肺淤血征	腱索断裂，瓣膜穿孔或脱垂等	左心室肥厚及继发性 ST - T 波改变，心房颤动常见
主动脉瓣狭窄	左心室肥厚，升主动脉有狭窄后扩张，主动脉瓣常有钙化，晚期有肺淤血征	主动脉瓣增厚，左心室壁增厚，主动脉瓣膜小叶运动异常	左心室肥厚及继发性 ST - T 波改变
主动脉瓣关闭不全	左心室增大，主动脉弓突出，呈靴型心影	左心室扩大，左心室壁增厚，主动脉瓣活动异常	左心室肥厚及继发性 ST - T 波改变

2. 血液检查　风湿活动期，红细胞沉降率（ESR）增快，抗链球菌溶血素 O（ASO）测定滴度＞1∶400。

3. 其他检查　心导管检查、放射性核素心室造影、磁共振成像、主动脉造影等检查有助于诊断。

【治疗要点】

积极防治链球菌感染和风湿活动，预防感染性心内膜炎。有手术指征者，应及时给予介入和手术治疗。单纯二尖瓣狭窄者，可行经皮球囊导管二尖瓣分离术；病情严重者，可行瓣膜置换术。有快速性心房颤动者，可使用地高辛等药物控制心室率。应用抗凝药物治疗，以防止心腔内血栓形成。

1. 非手术治疗　主要是病因治疗及各种并发症的治疗。

（1）病因治疗：防治感染与风湿活动，可肌内注射长效青霉素，口服抗风湿药物，一般应坚持至患者 40 岁甚至终生应用苄星青霉素（长效青霉素）120 万 U，每 4 周肌内注射 1 次，每次注射前均应做常规皮肤试验。

（2）扩血管药物治疗：对二尖瓣关闭不全和主动脉瓣关闭不全的患者，更适宜用血管扩张剂，如硝苯地平等，可降低主动脉压力。

（3）抗凝治疗：对于有慢性心房颤动、栓塞史，或超声心动图检查示左心房附壁血栓、人工瓣膜置换术后的患者，应长期服用华法林治疗，以预防血栓栓塞。

(4)对症治疗：大咯血时，应尽快降低肺静脉压，可以给予镇静剂、利尿剂、硝酸甘油等药物；发生心绞痛时，可试用硝酸酯类药物。

(5)并发症的治疗：心房颤动者，应控制心室率，缓解症状，以防诱发心力衰竭或栓塞，常用药物有西地兰、地高辛、钙通道阻滞剂或 β 受体阻滞剂。右心衰竭者，限制钠盐摄入，应用利尿剂等。急性肺水肿患者的处理原则与急性左心衰竭所致的肺水肿相似。

2. 介入治疗和手术治疗　为治疗心瓣膜病的有效方法，可显著提高患者的生活质量和存活率。单纯二尖瓣狭窄者，可行经皮球囊二尖瓣成形术或二尖瓣分离术。人工瓣膜置换术是治疗重度心瓣膜病的根本方法。

【预防】

(1)改善居住环境，居室应通风、温暖、干燥，避免拥挤、潮湿、寒冷；加强锻炼，防止上呼吸道感染和风湿活动；扁桃体炎反复发作者，在风湿活动控制后 2～4 个月考虑行扁桃体摘除术。

(2)育龄妇女病情较轻者，应在严密监护下妊娠、分娩；病情较重者，则不宜妊娠。

(3)在拔牙、分娩、人工流产、内窥镜检查、导尿术等手术或器械检查前，应预防性使用抗菌药物。

(4)主动脉瓣狭窄的患者，应限制活动量，外出时需有人陪伴，以防晕厥；随身携带硝酸甘油等抢救药物。

(5)坚持用药，定期复诊。

目标检测

一、名词解释

1. 先天性心脏病　2. 风湿性心脏病　3. 多瓣膜病

二、填空题

1. 常见的先天性心脏病有_____、_____、_____。

2. 先天性心脏病的病因主要有_____和_____ 2 类。

3. 先天性心脏病的治疗方法主要是_____和_____。

4. 发生心脏瓣膜病变时，各瓣膜中以_____的病变最为常见。

三、简答题

1. 风湿性心脏病的主要并发症有哪些？

2. 风湿性心脏病患者的健康教育包括哪些？

四、选择题

1. 属于左向右分流型心脏病的是(　　　)。

　　A. 房间隔缺损　　　　　　　B. 大动脉转位　　　　　　　C. 主动脉瓣狭窄

　　D. 肺动脉瓣狭窄　　　　　　E. 法洛四联症

2. 小儿先天性心脏病听诊肺动脉瓣第二心音固定分裂、亢进，提示(　　　)。

　　A. 房间隔缺损　　　　　　　B. 室间隔缺损　　　　　　　C. 动脉导管未闭

D. 法洛四联症　　　　　　　　　E. 肺动脉瓣狭窄

3. 二尖瓣狭窄患者最常见的早期症状为（　　）。

　　A. 劳力性呼吸困难　　　　　　B. 阵发性夜间呼吸困难　　　C. 端坐呼吸

　　D. 咯血　　　　　　　　　　　E. 声音嘶哑

4. 风湿病二尖瓣狭窄患者经常出现呼吸困难、咳嗽和咯血等症状，随病程延长，上述症状减轻，但出现腹胀、肝大，提示（　　）。

　　A. 二尖瓣狭窄程度减轻　　　B. 发生二尖瓣关闭不全　　　C. 合并主动脉瓣狭窄

　　D. 合并主动脉瓣关闭不全　　E. 进入右心功能不全期

5. 二尖瓣狭窄提示肺动脉高压的体征是（　　）。

　　A. 开瓣音　　　　　　　　　　B. 二尖瓣区舒张期杂音

　　C. 肺动脉瓣区收缩期杂音　　D. 肺动脉瓣第二心音亢进伴分裂

　　E. 肺动脉瓣区舒张期杂音

6. 二尖瓣狭窄患者最易出现的心律失常是（　　）。

　　A. 室性期前收缩　　　　　　　B. 室性阵发性心动过速　　　C. 心房颤动

　　D. 预激综合征　　　　　　　　E. 二度Ⅱ型房室传导阻滞

7. 风湿性心脏病心房颤动患者若发生栓塞，最多见的部位（　　）。

　　A. 肺动脉　　　B. 肺静脉　　　C. 脑动脉　　　D. 下肢动脉　　　E. 下肢静脉

8. 心脏听诊若闻及心尖部舒张期隆隆样杂音，提示（　　）。

　　A. 二尖瓣狭窄　　　　　　　　B. 二尖瓣关闭不全　　　　　　C. 主动脉瓣狭窄

　　D. 主动脉瓣关闭不全　　　　E. 三尖瓣狭窄

9. 二尖瓣狭窄患者突然出现右侧肢体偏瘫、口角歪斜，应考虑（　　）。

　　A. 脑血栓形成　　　　　　　　B. 脑出血　　　　　　　　　　C. 脑栓塞

　　D. 脑血管痉挛　　　　　　　　E. 蛛网膜下腔出血

10. 能预防风湿性心脏病加重的根本措施是（　　）。

　　A. 积极锻炼身体，增强体质　　　　　B. 积极防治链球菌感染

　　C. 饮食清淡，不要过饱　　　　　　　D. 长期口服地高辛

　　E. 出现心力衰竭，应及时治疗

11. 风湿性心脏病患者首要的潜在并发症，也是最常见的死因是（　　）。

　　A. 呼吸道感染　　　　　　　　B. 心律失常　　　　　　　　　C. 动脉栓塞

　　D. 心力衰竭　　　　　　　　　E. 感染性心内膜炎

12. 风湿性心脏病患者出现周围血管征阳性，提示（　　）。

　　A. 二尖瓣狭窄　　　　　　　　B. 二尖瓣关闭不全　　　　　　C. 主动脉瓣狭窄

　　D. 主动脉瓣关闭不全　　　　E. 三尖瓣关闭不全

（选择题答案：1. A，2. A，3. A，4. E，5. D，6. C，7. C，8. A，9. C，10. B，11. D，12. D）

（蔡小红）

第六章　心肌疾病

学习目标

　　掌握：病毒性心肌炎、原发性心肌病的临床表现。
　　熟悉：病毒性心肌炎、原发性心肌病的概念、基本病因、治疗原则及药物治疗要点。
　　了解：病毒性心肌炎、原发性心肌病的常用实验室及其他检查。

第一节　病毒性心肌炎

　　心肌炎（myocarditis）是指心肌本身的炎症病变，分为感染性心肌炎和非感染性心肌炎两大类。感染性心肌炎多为病毒感染，少数由细菌、螺旋体、立克次体、真菌、原虫等引起；非感染性心肌炎多由过敏反应、理化因素或药物等原因引起。

　　病毒性心肌炎（viral myocarditis）是由嗜心肌病毒感染引起的心肌炎性病变，是最常见的感染性心肌炎。患者发病前 1～3 周多有上呼吸道感染史，临床特点为病毒血症和心脏受累的相关表现，轻者可无明显症状，重者可出现心源性休克、心力衰竭、心律失常甚至猝死。大多数患者预后较好，经适当治疗和休息后痊愈，少数患者可转为慢性病程。

【病因及发病机制】

　　多种嗜心肌病毒可以引起心肌炎，其中以胃肠道、呼吸道病毒感染较常见，尤其是柯萨奇病毒 B3 最易侵犯心肌；其次是腺病毒、流感病毒等。侵害早期以病毒对心肌的直接作用为主，后期则以病毒介导的免疫损伤间接作用为主。当机体处于营养不良、劳累、寒冷、酗酒、妊娠、缺氧等抵抗力下降时，更易导致病毒感染而发病。

【临床表现】

　　病毒性心肌炎临床表现差异很大，轻者可无明显症状，重者可并发严重心律失常、心力衰竭和心源性休克。半数患者发病前 1～3 周有上呼吸道或肠道病毒感染前驱症状，如低热、全身酸痛、咽痛等普通感冒样症状，或呕吐、腹泻等消化道症状。

　　患者的心脏可出现轻至中度增大；心率改变，心率增快与发热程度不相一致，累及传导系统时，可出现心动过缓；各种心律失常及不同程度的房室传导阻滞；心音改变，心肌严重受损时可出现第一心音明显减弱，可闻及第三心音、第四心音和奔马律；并发心包炎时，可闻及心包摩擦音；发生心力衰竭时，可出现肺水肿、急性左心衰及心源性休克的征象。

【实验室及其他检查】

1. 实验室检查　急性期白细胞计数增高、血沉增快、C反应蛋白升高，肌酸激酶同工酶及心肌肌钙蛋白增高，类似心肌梗死表现，但持续时间更长。

2. 心电图检查　可见各种心律失常、QRS波群或ST-T波改变，发生房室传导阻滞、室性心律失常时偶见异常Q波，合并急性心包炎时可见aVR导联以外的ST段广泛抬高。

3. X线检查　心影扩大或正常，有心包积液时可见"烧瓶样"改变。

4. 超声心动图检查　重症者，多可见左心室增大、室壁运动减弱、左室射血分数减低；合并心包炎者，可见心包积液。

5. 心脏磁共振检查　对心肌炎诊断有较大价值。

6. 血清学检测　不能作为诊断依据，仅对病因有提示作用。

7. 心肌活检术　确诊有赖于检出病毒颗粒、抗原、基因片段或蛋白，主要用于病情急重、治疗反应差、原因不明的患者。

【治疗要点】

本病尚无特效治疗方法，主要采用对症及支持治疗。

1. 一般措施　应卧床休息，减轻病变心肌的工作负荷。出院后，需继续休息，轻者一般还需休息3~6个月，重者需休息半年至1年，直至心肌完全恢复后，方可恢复工作和学习。进食富含维生素和蛋白质的食物，尤其是富含维生素C的食物（如新鲜蔬菜、水果），以促进心肌代谢修复。

2. 抗病毒治疗　抗病毒药物可选用利巴韦林、阿昔洛韦等，早期应用丙种球蛋白、干扰素-α可抑制病毒复制，但疗效不确切。

3. 免疫调节治疗　出现严重心律失常及心源性休克等情况时，应尽早使用糖皮质激素，可抑制过度免疫反应性损伤。

4. 心肌保护治疗　应用营养心肌、促进心肌代谢的药物，如辅酶Q、维生素C等。

5. 纠正心律失常　若必要且无禁忌证，可选择胺碘酮与β受体拮抗剂进行治疗。缓慢型心律失常及房室传导阻滞者，可使用临时起搏。

6. 器械治疗　暴发性重症心肌炎时需积极进行心、肺器械支持治疗，以降低死亡率，如气管插管人工通气、主动脉内球囊反搏、体外膜肺氧合等。

【预防】

病毒性心肌炎慢性期（1年以上）要定期复查，尤其是有心脏扩大、期前收缩、一度或二度房室传导阻滞、非特异性ST-T波改变的患者，应长期复诊。发生头晕、昏厥时，应立即就诊。痊愈的患者如出现呼吸道、消化道感染时，应及时就诊。

第二节　原发性心肌病

心肌病（cardiomyopathy）是一组病因和表型异质性高的心肌疾病。其心肌结构和（或）功能异常无法以前、后负荷增加或心肌缺血等疾病来诠释。其临床表现为心脏扩大、心力衰竭、心律失常和栓塞现象。按病因不同,该病可分为原发性心肌病和特异性心肌病2类。原发性心肌病是一组原因不明,发展缓慢,以心脏扩大为特点,最后发展为心力衰竭的心肌病。特异性心肌病是指病因明确或与系统疾病相关的心肌病。

根据病理生理学不同,心肌病可分为4型,即扩张型心肌病、肥厚型心肌病、限制型心肌病及致心律失常型右心室心肌病。本节主要介绍较常见的扩张型心肌病和肥厚型心肌病。心肌病的成人死因多为猝死,小儿死因多为心力衰竭。猝死原因多为心室颤动等室性心律失常。

【病因及发病机制】

1. 扩张型心肌病(dilated cardiomyopathy) 病因未明,可能与病毒感染、自身免疫、遗传、营养、代谢、围生期、酒精中毒、应用抗癌药物等因素有关。其中,病毒感染可能是主要原因,病毒对心肌的直接损害,以及体液免疫、细胞免疫反应异常等,可导致心肌坏死和纤维化。

2. 肥厚型心肌病(hypertrophic cardiomyopathy) 病因未明,目前认为该病是常染色体显性遗传疾病。儿茶酚胺代谢异常、细胞内钙调节异常、高血压、高强度运动等均可为促进因子。根据左心室流出道有无梗阻,肥厚型心肌病可分为梗阻性肥厚型心肌病和非梗阻性肥厚型心肌病。

【临床表现】

1. 扩张型心肌病 临床特点为心脏扩大、心力衰竭及心律失常。扩张型心肌病起病缓慢,早期可有心脏扩大,但多无明显症状,以充血性心力衰竭表现为主,如乏力、活动耐力下降和逐渐加重的呼吸困难、心悸、水肿、肝大等;部分患者可发生心、脑、肾等脏器栓塞或猝死。典型体征有心浊音界向两侧扩大,尤以向左扩大为主;75%的患者可闻及第三心音、第四心音和奔马律,常出现各种类型的心律失常。

2. 肥厚型心肌病 临床表现取决于左心室流出道梗阻的程度。非梗阻性肥厚型心肌病的临床表现类似于扩张型心肌病。梗阻性肥厚型心肌病患者主要表现为呼吸困难、心绞痛、乏力、心悸、头晕与晕厥,晚期出现心力衰竭,易发生猝死。突然站立、运动、应用硝酸酯类药物等均可使上述症状加重。典型体征有心脏轻度增大,胸骨左缘第3、4肋间可闻及粗糙而响亮的收缩期喷射性杂音,增强心肌收缩力或减轻心脏负荷的药物及动作(如屏气、剧烈运动、含服硝酸甘油等)可使杂音增强(反之则减弱),心尖部可闻及第四心音。

【实验室及其他检查】

1. X线检查 扩张型心肌病患者的心影普遍增大,心/胸比>50%,可见肺淤血征;肥厚型心肌病患者的心影外观可在正常范围内,左心室造影可见室壁及室间隔肥厚、心室腔狭小。

2. 心电图检查 扩张型心肌病以左心室肥大和各种心律失常为主,少数患者可有病理性Q波。肥厚型心肌病可有左心室显著肥厚、心肌劳损,各种心律失常,深而不宽的异常Q波。

3. 超声心动图检查 对扩张型心肌病无特异性诊断价值,表现为心脏四腔均增大,左心室流出道增宽，心室壁运动减弱。对肥厚型心肌病的诊断灵敏而又特异性较强，显示增厚的部位，对诊断有重要意义。室间隔非对称性肥厚，室间隔与左心室后壁之比＞1.3：1；心室腔变小，左心室流出道狭窄。

4. 心脏磁共振检查　对心肌病诊断、鉴别诊断及预后评估均有重要价值。

5. 其他检查　心导管检查、冠状动脉造影等可以排除冠状动脉病变，左心导管检查对确诊梗阻性肥厚型心肌病有重要价值。

【治疗要点】

1. 扩张型心肌病　治疗原则是纠正心力衰竭和各种心律失常，防止猝死。

(1)一般治疗：适当休息，避免劳累，戒除烟酒，女性患者不宜妊娠。对于心脏扩大、心功能减退者，更宜长期休息，以免病情恶化。

(2)对症治疗：治疗原则与一般心力衰竭相同，但洋地黄类药物的剂量宜小，使用利尿剂应避免过度。在患者情况稳定和治疗心力衰竭的同时，应用β受体拮抗剂，从小剂量开始，逐渐增至患者能耐受的最大剂量。

(3)其他：如改善心肌代谢及中医药治疗，服用阿司匹林预防附壁血栓形成，或用华法林抗凝治疗，置入心脏电复律除颤器，晚期条件允许时可行心脏移植术。

2. 肥厚型心肌病　治疗原则是降低心肌收缩力，减轻左心室流出道狭窄，维持正常窦性心律。

(1)药物治疗：只能降低梗阻的程度，不能达到根治的目的，常用β受体拮抗剂和钙通道拮抗剂。

(2)介入或手术治疗：药物效果不佳、梗阻严重时，可植入心脏起搏器，消融或切除部分肥厚的室间隔心肌，以缓解症状。

【预防】

避免劳累，症状明显时应卧床休息；肥厚型心肌病患者应避免剧烈运动、情绪激动、突然用力、屏气、持重等，以防猝死；预防上呼吸道感染，心力衰竭者要限制钠盐的摄入；长期门诊随访，出现头晕、昏厥时应立即就诊。

目标检测

一、名词解释

1. 病毒性心肌炎　2. 原发性心肌病

二、简答题

1. 如何对病毒性心肌炎患者进行健康教育？

2. 原发性心肌病的治疗原则是什么？

三、选择题

1. 引起病毒性心肌炎最常见的病毒是（　　　）。

　　A. 流感病毒　　　　　　B. 疱疹病毒　　　　　　C. 埃可病毒

　　D. 冠状病毒　　　　　　E. 柯萨奇病毒

2. 心肌炎急性期能确诊的检查是（　　　）。

　　A. 心肌活检　　　　　　B. 血清学检查　　　　　　C. 心电图检查

D. 超声心动图检查　　　　　　E. 心肌放射性核素显像法

3. 急性病毒性心肌炎患者最重要的一般治疗措施是(　　)。

　　A. 保证患者绝对卧床休息　　　　B. 稳定患者情绪

　　C. 给予易消化、富含维生素的饮食　　D. 遵医嘱应用抗生素

　　E. 大量饮水

4. 下列心肌病中，发病率最高的类型是(　　)。

　　A. 扩张型心肌病　　　　　　　　B. 梗阻性肥厚型心肌病

　　C. 非梗阻性肥厚型心肌病　　　　D. 限制型心肌病

　　E. 致心律失常型右心室心肌病

5. 关于扩张型心肌病的病因，最主要的是(　　)。

　　A. 遗传因素　　　　　B. 代谢异常　　　　　C. 中毒

　　D. 细菌感染　　　　　E. 病毒感染

6. 扩张型心肌病最主要的临床表现为(　　)。

　　A. 充血性心力衰竭　　　B. 猝死　　　　　　C. 栓塞

　　D. 食欲不振　　　　　　E. 肺部感染

7. 扩张型心肌病最主要的体征是(　　)。

　　A. 心律不齐　　　　　B. 可闻及奔马律　　　C. 颈静脉怒张

　　D. 心脏扩大　　　　　E. 肺水肿

8. 梗阻性肥厚型心肌病的临床表现中，错误的是(　　)。

　　A. 晕厥　　　　　　　B. 心绞痛　　　　　　C. 猝死

　　D. 病理性 Q 波　　　　E. 主动脉瓣区舒张期杂音

(9~11 题基于以下病例)

患者，男，21 岁，近半年来反复心悸、胸痛、劳力性呼吸困难，时有头晕或短暂神志丧失。体格检查：心脏轻度增大，心尖部可闻及 2/6 级收缩期杂音和第四心音，胸骨左缘第 3~4 肋间闻及较粗糙的喷射性收缩期杂音。

9. 患者最可能的诊断是(　　)。

　　A. 冠心病心绞痛　　　B. 二尖瓣关闭不全　　C. 主动脉瓣狭窄

　　D. 梗阻性肥厚型心肌病　E. 病毒性心肌炎

10. 最有价值的诊断方法是(　　)。

　　A. 胸部 X 线摄片　　　B. 心电图检查　　　　C. 超声心动图检查

　　D. 心脏核素检查　　　　E. 冠状动脉造影

11. 应选用的药物是(　　)。

　　A. 地高辛　　　　　　B. 硝酸甘油　　　　　C. 心得安(普萘洛尔)

　　D. 卡托普利　　　　　E. 氢氯噻嗪

(选择题答案：1. E，2. A，3. A，4. A，5. E，6. A，7. D，8. E，9. D，10. C，11. C)

(王　菊　叶建峰)

第七章　心脏停搏与心肺复苏

学习目标

掌握：心脏停搏的急救技术(心肺复苏)。

熟悉：心脏停搏、心肺复苏的概念及其临床表现。

了解：心脏停搏的原因。

项目教学案例 15：

患者，女，65 岁，因"心力衰竭"入院，1 日后患者排大便时突然晕倒在地。体格检查：意识不清，血压 90/60 mmHg。心电图检查提示心室颤动。

工作任务 1：应对该患者采取哪些抢救措施？

工作任务 2：若抢救成功，还应进一步监测哪些内容？

心脏停搏(asystole)是指各种原因导致的心脏泵血功能突然终止，随即出现意识丧失、脉搏消失和呼吸停止。心脏性猝死(sudden cardiac death)是指急性症状发作后 1 小时内发生的以意识突然丧失为特征的由心脏原因引起的自然死亡。心脏停搏是心脏性猝死的最常见原因。

心肺复苏(cardiopulmonary resuscitation，CPR)是针对心脏停搏所采取的紧急医疗措施，通过徒手和(或)辅助设备来维持患者的循环和呼吸，以维持重要脏器的灌注，并尽快恢复自主循环和呼吸。心脏停搏发生后，大部分患者将在 4～6 分钟内开始发生不可逆脑损害，随后经数分钟过渡到生物学死亡。心脏停搏发生后，尽早实施心肺复苏和电除颤是避免患者发生生物学死亡的关键。

【病因及发病机制】

心脏停搏病因多样，包括患者自身疾病(如心源性疾病、非心源性疾病、疾病终末期等)和外部因素(如创伤、溺水、自杀等)，其中心源性疾病为主要病因。绝大多数的心脏性猝死发生在有器质性心脏病的患者。

(1)致死性快速型心律失常，如心室颤动等。

(2)严重缓慢型心律失常和心脏停搏。

(3)非心律失常性心脏性猝死，如心脏破裂、心脏流入道和流出道的急性阻塞、急性心脏压塞等。

(4)无脉性电活动，过去称电机械分离，可见于急性心肌梗死时的心室破裂等。

【临床表现】

心脏停搏的典型"三联征"包括突发意识丧失、呼吸停止和大动脉搏动消失。其临床表现包括：①意识突然丧失，伴有局部或全身性抽搐。②大动脉搏动消失，触摸不到颈动脉或股动脉搏动。③呼吸停止，或呈叹息样呼吸继而呼吸停止。④瞳孔散大。⑤面色苍白或发绀。⑥大小便失禁。

【心脏停搏的救治】

心脏停搏的生存率很低，抢救成功的关键是尽早进行心肺复苏。心肺复苏又可分为初级心肺复苏和高级心肺复苏，按照以下程序进行。

(一)识别心脏停搏

1. 判断患者有无意识　轻拍患者肩部并呼叫"你怎么了"，观察患者有无反应。

2. 判断患者有无正常呼吸　暴露患者胸、腹部，观察胸、腹部有无起伏。若为专业医护人员，可同时检查脉搏(5～10秒内完成)。一旦确认发生心脏停搏，应立即开始实施心肺复苏。

(二)呼救

在不延缓实施心肺复苏的同时，应设法(打电话或呼叫他人打电话)通知并启动急救服务系统。有条件时，应寻找并使用自动体外除颤器(automated external defibrillator，AED)。

(三)初级心肺复苏

初级心肺复苏即基础生命支持(basic life support，BLS)，主要措施包括人工胸外按压(circulation)、开放气道(airway)和人工呼吸(breathing)，即C—A—B步骤，其中以人工胸外按压最为重要。

1. 人工胸外按压和早期电除颤　胸外按压是建立人工循环的主要方法，主要是基于胸泵机制和心泵机制。通过胸外按压，可使胸膜腔内压明显升高和直接按压心脏而维持一定的血液流动，配合人工呼吸，可为心、脑等重要脏器提供一定含氧的血流。①体位：进行胸外按压时，应将患者平卧于硬质平面，施救者位于患者一侧。②按压部位：在胸骨下半部，两乳头连线中点之处。③按压手法：施救者将一手掌根部置于按压部位，另一手掌根部叠放其上，双手指紧扣并向上方翘起；身体稍前倾，两臂伸直，使肩、肘、腕位于同一轴线上；以上身重力垂直向下按压，每次按压后让胸廓完全回弹，放松时，双手不能离开胸壁，按压和放松的时间大致相等。④按压深度：对于成人，按压深度至少5 cm(避免超过6 cm)。⑤按压频率：100～120次/分。⑥按压与通气比：成人的按压与通气比为30：2，即胸外按压30次后，进行2次通气。每5组为1个周期，时间约2分钟，尽量减少按压的中断。胸外按压的并发症主要包括肋骨骨折、心包积血或心脏压塞、气胸、血胸、肺挫伤、肝脾撕裂伤和脂肪栓塞，应遵循正确的操作方法，尽量避免并发症的发生。

电除颤是利用除颤器在瞬间释放高压电流经胸壁到心脏，使心肌细胞瞬间同时除极，终止导致心律失常的异常折返或异位兴奋灶，从而恢复窦性心律。心肺复苏的关键起始措施是胸外按压和早期电除颤。如果具备自动体外除颤器，应联合应用心肺复苏和自动体外除颤器。自动体外除颤器便于携带，操作简单，能自动识别心电图并提示进行电除颤，非专业人员也可以操作。施救者应尽早进行心肺复苏，直至自动体外除颤器准备就绪，并尽快使用自动体外除颤器进行电除颤，尽可能缩短电击前、后的胸外按压中断时间，每次电击后要立即进行胸外按压。

2. 开放气道 松开患者衣领、裤带，取出义齿，清除患者口中异物和呕吐物。若患者颈部无损伤，可采用仰头抬颏法开放气道。其方法是施救者将一手置于患者前额用力加压，使头后仰，用另一手示指、中指抬起下颏，使下颌尖、耳垂连线与地面垂直。

3. 人工通气 开放气道后，先进行 2 次人工通气。无论是否胸廓有起伏，2 次人工通气后均应立即进行胸外按压。2020 年美国心脏协会心肺复苏指南建议，人工通气的潮气量为 500～600 mL，或能观察到胸廓起伏；每次通气时间超过 1 秒；采用口对口人工呼吸时，在平静呼吸而非深呼吸后吹气，避免过度通气（通气频率过高或潮气量过大）。

（1）口对口人工呼吸：在保持气道开放的同时，施救者用置于患者前额的手的拇指和示指捏紧患者鼻孔，平静吸气后，用口唇包紧患者口部，然后缓慢吹气，使患者胸廓抬起；放松捏紧患者鼻孔的手，并离开口部，重新吸气，注意观察患者胸廓是否出现起伏。重复上述步骤。

（2）口对鼻人工呼吸：用于口唇受伤或牙关紧闭者。施救者轻微上抬患者下颌使其闭口，平静吸气后，对准患者鼻子将气体吹入。

（3）简易人工呼吸器：专业人员可使用携带的简易人工呼吸器进行现场通气，最常见的是由面罩、单向呼吸活瓣和球囊所组成的球囊面罩。使用时，将面罩扣于患者口鼻部，以 EC 手法抬高下颌的同时扣紧面罩，然后挤压球囊，即可将气体吹入患者肺内。松开球囊时，气体被动呼出，并经活瓣排到大气中。球囊远端还可与氧气源连接，以提高吸入氧浓度。

（四）高级心肺复苏

高级心肺复苏即高级生命支持（advanced life support，ALS），指在基础生命支持的基础上应用辅助设备和特殊技术等建立更为有效的通气和血液循环。其主要措施包括气管插管建立通气，除颤转复心律成为血流动力学稳定的心律，建立静脉通路并应用必要的药物维持已恢复的循环。

1. 通气与氧供 如果患者没有恢复自主呼吸，应尽早行气管插管，充分通气的目的是纠正低氧血症。医院外通常用简易人工呼吸器维持通气，医院内在呼吸机可用之前使用简易人工呼吸器，挤压 1 L 容量成人球囊 1/2～2/3 或 2 L 容量成人球囊 1/3 量即可，气管插管后，通气频率统一为 10 次/分。呼吸机可用后，需要根据血气分析结果调整呼吸机参数。

2. 电除颤 心脏停搏时，最常见的心律失常是室颤。及时的胸外按压和人工呼吸虽可部分维持心、脑功能，但极少能将心室颤动转为窦性心律，而迅速恢复有效的心律是复苏成功至关重要的一步。终止心室颤动最有效的方法是电除颤，每延迟除颤 1 分钟，复苏成功率下降 7%～10%，故尽早电除颤可显著提高复苏成功率。心脏停搏与无脉性电活动时，电除颤均无益。

除颤电极的位置：最常用的电极片位置是将胸骨电极片置于患者右锁骨下方，心尖电极片放于与左乳头齐平的左胸下外侧部。若植入了置入性装置（如起搏器），应避免将电极片直接放在置入装置上。

如采用双相波电除颤，首次能量选择可根据除颤器的品牌或型号推荐，一般为120～200 J；如使用单相波电除颤，首次能量应选择360 J，第二次及后续的除颤能量应相当，而且可考虑提高能量。一次除颤后立即实施胸外按压和人工通气，1个周期的心肺复苏后(5组，约2分钟)再评估患者自主循环是否恢复，或有无明显循环恢复征象（如呼吸、脉搏、血压等），必要时再次除颤。

3. 药物治疗　心脏停搏患者在进行心肺复苏时应尽早开通静脉通道，周围静脉通常选用肘前静脉或颈外静脉，中心静脉可选用颈内静脉、锁骨下静脉和股静脉。如果静脉穿刺无法完成，可考虑建立骨髓腔通路，某些复苏药物也可经气管给予，如肾上腺素、阿托品、利多卡因等。

肾上腺素是心肺复苏的首选药物，可用于除颤无效的心室颤动及无脉性室性心动过速、心脏停搏或无脉性电活动，常规用法是1 mg，静脉推注，每3～5分钟重复1次，每次经周围静脉给药后应使用20 mL生理盐水冲管，以保证其能够到达心脏发挥作用。血管升压素也可以作为一线药物，但不推荐与肾上腺素联合使用。对于严重低血压患者，可以给予去甲肾上腺素、多巴胺、多巴酚丁胺。

(五)复苏后的处理

心脏停搏复苏后，自主循环的恢复仅是猝死幸存者复苏后治疗过程的开始，因为患者在经历全身性缺血性损伤后将进入更加复杂的缺血再灌注损伤阶段。后者是复苏后医院内死亡的主要原因，称为心脏停搏后综合征。

心肺复苏后的处理原则和措施包括维持有效的循环和呼吸功能，特别是脑灌注，预防再次心脏停搏，维持水、电解质和酸碱平衡，防治脑水肿、急性肾衰竭和继发感染等，其中的重点是脑复苏。

1. 维持有效循环　心脏停搏后，常出现血流动力学不稳定，其原因可能是容量不足、血管调节功能异常和心功能不全。患者收缩压需维持不低于90 mmHg，平均动脉压不低于65 mmHg。对于血压低于目标值的患者，应在监测心功能的同时积极进行容量复苏，并根据动脉血气分析结果纠正酸中毒。容量复苏效果不佳时，应考虑使用血管活性药物，维持目标血压，同时监测心率和心律，积极处理影响血流动力学稳定的心律失常。

2. 维持呼吸　自主循环恢复后，患者可有不同程度的呼吸功能障碍，一些患者可能仍然需要机械通气和吸氧治疗。呼气末正压通气对呼吸功能不全合并左心衰竭的患者可能很有帮助，但需注意此时血流动力学是否稳定，临床上可以依据动脉血气分析结果和(或)无创监测来调节吸氧浓度、呼气末正压和每分通气量。

3. 防治脑缺氧及脑水肿　亦称脑复苏。脑复苏是心肺复苏最后成功的关键，应重视对复苏后神经功能的连续监测和评价，积极保护神经功能。其主要措施包括以下几个方面。①降温：低温治疗是保护神经系统和心脏功能最重要的治疗策略，复苏后昏迷患者应将体温降至32～36 ℃，并至少维持24小时。②脱水：应用渗透性利尿剂配合降温处理，以减轻脑组织水肿和降低颅内压，有助于脑功能恢复。③防治抽搐：通过应用冬眠药物控制缺氧性脑损害引起的四肢抽搐以及降温过程的寒战反应。④高压氧治疗：通过增加血氧含量及弥散，提高脑组织氧分压，改善脑缺氧，降低颅内压。⑤促进早期脑血流灌注：抗凝以疏通微循环，用钙通道阻滞剂解除脑血管痉挛。

4. **防治急性肾衰竭**　如果心脏停搏时间较长或复苏后持续低血压，则易发生急性肾衰竭，原有肾脏病变的老年患者尤为多见。防治急性肾衰竭时，应注意维持有效的心脏和循环功能，避免使用对肾脏有损害的药物。若注射呋塞米后仍然无尿或少尿，则提示急性肾衰竭，此时应按急性肾衰竭处理。

5. **其他**　及时发现并纠正水、电解质紊乱和酸碱失衡，防治继发感染。

目标检测

一、名词解释

1. 心脏停搏　　2. 心肺复苏

二、简答题

1. 如何判断心脏停搏？

2. 初级心肺复苏的主要措施有哪些？

三、选择题

1. 引起心脏停搏的原因中，最常见的是（　　）。

   A. 病态窦房结综合征　　　B. 冠心病　　　　　　　C. 严重创伤

   D. 电解质紊乱　　　　　　E. 电击伤

2. 判断口对口人工呼吸是否有效，主要观察（　　）。

   A. 口唇发绀是否改善　　　B. 瞳孔是否缩小　　　　C. 吹气时阻力大小

   D. 胸廓是否起伏　　　　　E. 剑突下是否隆起

3. 胸外按压的位置是（　　）。

   A. 剑突下　　　　　　　　B. 胸骨左侧第 4 肋间

   C. 左锁骨中线第 4 肋间　　D. 胸骨中、下 1/3 交界处

   E. 胸骨中、上 1/3 交界处

4. 进行胸外按压时，每分钟的按压次数为（　　）。

   A. 50～80 次　　　　　　　B. 80～100 次　　　　　　C. 100～120 次

   D. 120～140 次　　　　　　E. 130～150 次

5. 关于口对口人工呼吸的方法，下列叙述错误的是（　　）。

   A. 首先必须开放气道　　　B. 吹气时不要按压胸廓

   C. 吹气时捏紧患者鼻孔　　D. 按压与通气比为 30∶2

   E. 通气频率为 8～10 次/分

6. 心肺复苏时的首选药物是（　　）。

   A. 利多卡因　　　　　　　B. 碳酸氢钠　　　　　　　C. 肾上腺素

   D. 氯化钙　　　　　　　　E. 阿托品

7. 快速判断心脏停搏最可靠的指标是（　　）。

   A. 呼吸不规则或停止　　　B. 大动脉搏动消失

C. 皮肤苍白或明显发绀　　D. 心音消失

E. 意识丧失

8. 下列不属于高级心肺复苏措施的是(　　)。

A. 人工呼吸　　　　　　B. 气管插管　　　　　　C. 除颤

D. 建立静脉通路　　　　E. 药物治疗

(选择题答案：1. B，2. D，3. D，4. C，5. E，6. C，7. B，8. A)

(许晓敏　叶建峰)

第五篇

消化系统疾病

消化系统主要包括口、咽、食管、胃、肠、肝、胆和胰腺等器官，是人体内含有脏器最多的系统，这些脏器的疾病常见并相互关联，为临床常见疾病。消化系统疾病的病因多且复杂，包括感染、外伤、理化因素、神经精神因素、营养缺乏、代谢紊乱、吸收障碍、自身免疫、肿瘤、遗传和医源性因素等。消化系统疾病以慢性病多见，但危急重症亦多，如消化道穿孔、大出血等，此时病情危重，需紧急抢救。另外，近年来消化系统的大肠癌、胰腺癌患病率明显上升，食管癌、胃癌和肝癌依然是我国常见的恶性肿瘤。

由于消化系统疾病的发生与患者的心理状态和行为方式关系密切，在防治过程中，应重视饮食卫生，养成良好的饮食习惯及生活规律，戒烟忌酒，尽量避免刺激性食物，按照病种选用饮食治疗。由于许多药物对胃肠道和肝有刺激或损害作用，因此在临床用药时必须注意药物的适应证、不良反应和禁忌证，以防加重病情。

近年来，消化系统疾病的诊疗技术发展很快。在诊断技术方面，消化内镜检查目前为消化系统疾病诊断的一项非常重要的手段，如胃镜、肠镜、内镜逆行胆胰管造影术（ERCP）、超声内镜、胶囊内镜等；影像学方面，有超声、选择性腹腔动脉造影和肝动脉造影、CT及MRI等的应用。在治疗方面，有内镜下止血、息肉及早期胃癌的切除、奥迪括约肌切开取石、腹腔镜下胆囊摘除等技术。质子泵抑制剂的问世，幽门螺杆菌的发现与抗菌治疗使消化性溃疡的疗效明显提高，复发率明显降低。

第一章 胃食管反流病

学习目标

掌握：胃食管反流病的临床表现。

熟悉：胃食管反流病的并发症、辅助检查及治疗要点。

了解：胃食管反流病的病因、发病机制及预防措施。

项目教学案例 16：

患者，男，40岁，因胸骨后疼痛、反酸半年入院。半年前开始出现胸骨后疼痛，向背部放射，伴有反酸、烧心、咽部不适，进食后症状更明显，偶有夜间咳嗽。自行口服奥美拉唑后，症状可减轻。

工作任务 1： 患者可能患了什么病？

工作任务 2： 应如何治疗？

胃食管反流病(gastroesophageal reflux disease，GERD)是指胃、十二指肠内容物反流入食管引起烧心、反流等症状的一种疾病。根据胃镜下表现不同，胃食管反流病可分为糜烂性食管炎、非糜烂性反流病。糜烂性食管炎又称反流性食管炎，可引发食管狭窄和消化道出血。

【病因及发病机制】

胃食管反流病是由多种因素造成的消化道动力障碍性疾病，主要发病机制是抗反流防御机制减弱和反流物对食管黏膜的攻击作用。

1. **食管抗反流防御机制减弱** 抗反流防御机制包括抗反流屏障、食管清除作用及食管黏膜屏障防御功能。

(1)抗反流屏障功能减弱：抗反流屏障包括食管下括约肌、膈肌脚、膈食管韧带、食管与胃底间的锐角等，上述各部分的结构和功能缺陷均可造成胃食管反流，其中最主要的是食管下括约肌的功能状态。正常人静息时食管下括约肌压力为 $10\sim30$ mmHg。当食管下括约肌压力下降不能阻止胃内容物反流入食管时，即可引起胃食管反流病。导致食管下括约肌压力降低的因素包括贲门手术、腹内压增高(如妊娠、腹水、呕吐、负重劳动)及胃内压增高(如胃扩张、胃排空延迟)，以及某些激素(如缩胆囊素、胰高血糖素、血管活性肠肽)、食物(如高脂肪、巧克力)、药物(如钙拮抗剂、地西泮)等。

(2)食管清除作用减弱：食管清除作用包括食管推进性蠕动性、唾液的中和、食团的重力。食管蠕动功能障碍、唾液分泌减少(如干燥综合征)等也可导致胃食管反流病。

(3)食管黏膜屏障防御功能被破坏：食管上皮表面黏液、复层鳞状上皮等构成的上皮屏障以及黏膜下丰富的血供构成的防御屏障发挥着抗反流物对食管黏膜损伤的作用，长期吸烟、饮酒及抑郁等可削弱食管黏膜屏障的防御功能。

2. 反流物对食管黏膜的攻击作用　胃酸与胃蛋白酶是反流物中损害食管黏膜的主要成分，胆汁反流时其中的非结合胆盐和胰酶也可以损害食管黏膜。

反流性食管炎在内镜下表现为充血、水肿、糜烂、溃疡和瘢痕狭窄。其病理改变包括复层鳞状上皮细胞层增生、黏膜固有层乳头向上皮腔面延长、固有层内炎症细胞（主要是中性粒细胞）浸润、糜烂及溃疡、巴雷特食管。

【临床表现】

（一）食管症状

1. 烧心和反流　为胃食管反流病最常见、最典型的症状，具有特征性。烧心是指胸骨后或剑突下有烧灼感，常由胸骨下段向上延伸。反流是指胃内容物在无恶心或不用力的情况下涌入咽部或口腔的感觉，含酸味或仅为酸水时称为反酸。烧心和反流常在餐后 1 小时左右出现，卧位、弯腰或腹压增高时可加重。

2. 非典型症状　包括胸痛、上腹痛、上腹烧灼感、吞咽困难等。胸痛由反流物刺激食管引起，严重时为剧烈刺痛，可放射到后背、胸部、肩部、颈部、耳后，有时酷似心绞痛。部分患者有吞咽困难，呈间歇性，进食固体或液体食物时出现，与食管痉挛或功能紊乱有关；也可呈持续性或进行性加重，由食管狭窄引起。有严重食管炎或并发食管溃疡者，可伴有吞咽疼痛。

（二）食管外症状

由反流物刺激或损伤食管以外的组织、器官引起，如咽喉炎、慢性咳嗽、哮喘、声嘶、牙蚀症等，严重者可发生吸入性肺炎，甚至出现肺间质纤维化。部分患者咽部有异物感，但无咽下困难，称为癔球症。

（三）并发症

1. 上消化道出血　由食管黏膜糜烂、溃疡所致，表现为呕血、黑便或缺铁性贫血。
2. 食管狭窄　食管炎反复发作，致使纤维组织增生，最终导致瘢痕狭窄。
3. 巴雷特食管　指食管下段的复层鳞状上皮被单层柱状上皮所替代，可伴或不伴有肠化生，伴有肠上皮化生者，属于食管腺癌的癌前病变。内镜下正常食管黏膜呈均匀粉红色，被化生的柱状上皮替代后呈橘红色，分布可为环形、舌形或岛状。巴雷特食管是食管腺癌的癌前病变，其腺癌的发生率较正常人明显增高。

【实验室及其他检查】

1. 胃镜检查　为诊断反流性食管炎最准确的方法，并能判断反流性食管炎的严重程度和有无并发症，结合活检可与其他原因引起的食管炎和其他食管病变（如食管癌等）进行鉴别。内镜下无反流性食管炎不能排除胃食管反流病。根据内镜下所见食管黏膜的损害程度进行反流性食管炎分级，有利于病情判断及指导治疗。

2. 24 小时食管 pH 监测　为诊断胃食管反流病的重要检查方法，可应用便携式 pH 记录仪对患者进行 24 小时食管 pH 连续监测。

3. 食管 X 射线钡剂造影　对诊断反流性食管炎敏感性不高，对不愿接受或不能耐受内镜检查者行该检查有助于排除食管癌等其他食管疾病。对于严重反流性食管炎，可发现阳性 X 线征。

4. 食管测压　食管下括约肌的静息压为 $10\sim30$ mmHg，<6 mmHg 易导致反流，有助于辅助性诊断。

【治疗要点】

本病的治疗目的是控制症状，治愈食管炎，减少复发，防治并发症。

(一)一般治疗

改变生活方式与饮食习惯，应戒烟及禁酒，避免进食使食管下括约肌压力降低的食物(如高脂肪饮食、巧克力、咖啡、浓茶等)，避免应用降低食管下括约肌压力的药物及引起胃排空延迟的药物，避免睡前 $2\sim3$ 小时内进食，白天进餐后不宜立即卧床。为了减少卧位及夜间反流，可将床头抬高 $15\sim20$ cm。注意减少一切可引起腹压增高的因素，如肥胖、便秘、紧束腰带等；慎用硝酸甘油、抗胆碱能药物、茶碱、钙拮抗剂等能降低食管下括约肌压力和影响胃排空的药物。

(二)药物治疗

1. 抑酸药　为目前治疗本病的基本用药，对初次接受治疗或有食管炎的患者，宜以质子泵抑制剂治疗，以求迅速控制症状、治愈食管炎。

(1)H_2 受体拮抗剂：如雷尼替丁、法莫替丁等，疗程为 $8\sim12$ 周。H_2 受体拮抗剂能减少 24 小时胃酸分泌 $50\%\sim70\%$，但不能有效抑制进食刺激引起的胃酸分泌，故适用于轻、中症患者。

(2)质子泵抑制剂：包括奥美拉唑、兰索拉唑、泮托拉唑、雷贝拉唑、埃索美拉唑等，疗效优于 H_2 受体拮抗剂，起效快，作用持久，是治疗本病的首选药，适用于症状重、有严重食管炎者，疗程为 $4\sim8$ 周。对疗效不佳者，可加倍剂量，或与促胃肠动力药联合使用，并适当延长疗程。

2. 促胃肠动力药　如多潘立酮、莫沙必利、依托必利等，可能通过增加食管下括约肌压力、改善食管蠕动功能、促进胃排空发挥作用，适用于轻症患者或与抑酸药合用的辅助治疗。

3. 抗酸药及胃黏膜保护剂　包括铝碳酸镁(达喜)、硫糖铝等，能快速中和胃酸，在受损黏膜表面形成保护膜，促进黏膜愈合，用于轻症、间歇发作时短期缓解症状。

4. 难治性胃食管反流病的治疗　胃食管反流病易复发，因此部分患者需以 H_2 受体拮抗剂和质子泵抑制剂维持治疗，以质子泵抑制剂效果最好。若标准剂量的质子泵抑制剂治疗 $8\sim12$ 周后烧心或反酸症状无明显改善者，称为难治性胃食管反流病，应评估患者的治疗依从性，进行内镜检查，以便排除其他疾病，或行内镜、外科手术治疗。

5. 抗抑郁或焦虑药　如帕罗西汀、阿普唑仑等。

(三)手术治疗

1. 内镜下治疗　近年来开展的内镜下胃食管反流病治疗技术包括内镜下局部注射治疗和贲门黏膜缝合皱折成形术，但长期疗效有待进一步验证。

2. 抗反流手术　对于经积极内科治疗后仍表现为严重反流症状的患者，或需要长期使用大剂量质子泵抑制剂维持治疗的患者，可考虑行抗反流手术，包括腹腔镜胃底折叠术、贲门成形术等。

（四）并发症的治疗

1. 食管狭窄　极少数严重瘢痕性狭窄需行手术切除，绝大部分狭窄可行内镜下食管扩张术治疗，扩张术后予以长期质子泵抑制剂维持治疗，可防止狭窄复发。

2. 巴雷特食管　必须使用质子泵抑制剂治疗及长程维持治疗，早期识别异型增生，一旦发现重度异型增生或早期食管癌，应及时行手术切除。

3. 消化道出血　可采用补充血容量、药物、内镜等止血措施。

【预防】

倡导健康的生活方式与饮食习惯，戒烟及禁酒；避免进食使食管下括约肌压力降低的食物、药物，避免睡前 2～3 小时内进食，白天进餐后不宜立即卧床；减少引起腹压增高的因素，如肥胖、便秘、紧束腰带等；对肥胖、老龄等高危人群进行筛查，嘱患者应合理用药，控制症状和并发病，定期行胃镜复查。

目标检测

一、名词解释

1. 胃食管反流病　2. 巴雷特食管

二、问答题

1. 胃食管反流病的临床表现及并发症有哪些？

2. 胃食管反流病如何治疗？

三、单项选择题

1. 反流性食管炎的主要病因是（　　　）。

　　A. 食管下括约肌功能减弱　　　　B. 胆汁反流　　　　C. 食管对酸清除作用下降

　　D. 膈食管韧带解剖缺陷　　　　E. 支配食管的副交感神经兴奋占优势

2. 胃食管反流病伴食管炎患者的治疗，首选（　　　）。

　　A. 雷尼替丁　　　　　　　　B. 氢氧化铝　　　　　　C. 奥美拉唑

　　D. 多潘立酮　　　　　　　　E. 阿莫西林

3. 患者，男，69 岁，上腹不适伴反酸、烧心 24 年，要确诊胃食管反流病，最主要的检查是（　　　）。

　　A. 内镜检查＋24 小时食管 pH 监测　　B. 上消化道造影＋24 小时食管 pH 监测

　　C. 食管测压＋内镜检查　　　　　　　　D. 上消化道造影

　　E. 内镜检查

（选择题答案：1. A　2. C　3. A）

（蔡小红）

第二章　胃　炎

学习目标

掌握：急性胃炎、慢性胃炎的临床表现。

熟悉：胃炎的概念、分类、治疗原则和药物治疗要点。

了解：胃炎的常用实验室及其他检查。

项目教学案例 17：

患者，男，33 岁，发作性上腹胀痛不适 2 年。2 年前过量进食后出现上腹部隐痛，伴有恶心，无发热、呕吐及腹泻，自服"硫糖铝、法莫替丁"后疼痛症状缓解。此后每当饮食不当，即感上腹隐痛、胀满，症状时轻时重，可伴暖气，偶有烧心、反酸。患病以来，食欲正常，无剧烈腹痛，也无呕血、黑便及体重下降等。吸烟 5 年，20支/日。

工作任务 1：患者患的最可能是什么病？

工作任务 2：为明确诊断，目前最需要做什么辅助检查？

胃炎(gastritis)指的是任何原因引起的胃黏膜炎症，通常伴有上皮损伤和细胞再生。根据胃炎常见的病理生理和临床表现不同，可将其分为急性胃炎、慢性和特殊类型胃炎。有些胃炎以上皮和微血管异常改变为主，伴有很轻或不伴有炎症细胞浸润，称为胃病。

第一节　急性胃炎

急性胃炎(acute gastritis)是由各种病因引起的急性胃黏膜炎症，组织学上通常可见中性粒细胞浸润，主要包括幽门螺杆菌(helicobacter pylori，Hp)感染引起的急性胃炎、除幽门螺杆菌以外的其他急性感染性胃炎、急性糜烂出血性胃炎(由各种病因引起的以胃黏膜多发性糜烂为特征，常有胃黏膜出血，可伴有一过性浅表溃疡形成)。本节重点介绍急性糜烂出血性胃炎。

【病因及发病机制】

1. **药物**　非甾体抗炎药(NSAID)，如阿司匹林、吲哚美辛等，以及某些抗肿瘤药、铁剂或口服氯化钾等，可直接损伤胃黏膜上皮层，其中非甾体抗炎药还通过抑制环氧合酶的作用而抑制胃黏膜生理性前列腺素的产生，削弱胃黏膜的屏障功能。

2. **应激**　严重的创伤、大手术、大面积烧伤、脑内病变、败血症及其他器官严重病变或多器官功能衰竭等均可引起胃黏膜糜烂、出血，严重者可发生急性溃疡并大量出血。急性应激引起胃黏膜损伤的确切机制尚未完全清楚，一般认为，应激状态下胃黏膜微循环障碍造成黏膜缺血、缺氧，以及黏液分泌减少、屏障功能损坏等是发病的重要环节。

3. 饮酒　酒精具有亲酯性和溶脂能力，高浓度的酒精可直接破坏胃黏膜，引起上皮细胞损伤和破坏，造成黏膜水肿和糜烂。

黏膜屏障的正常保护功能是维持胃腔与胃黏膜内 H^+ 高梯度状态的重要保证。当上述因素导致胃黏膜屏障被破坏时，胃腔内 H^+ 反弥散进入胃黏膜内，进一步加重胃黏膜的损害，最终导致胃黏膜糜烂和出血。上述病因亦可能增加十二指肠液反流入胃腔，其中的胆汁和胰酶可以破坏胃黏膜屏障。

【临床表现】

急性糜烂出血性胃炎大多急性起病，常有上腹痛、胀满、恶心、呕吐和食欲缺乏等，重症患者可有呕血和（或）黑粪的上消化道出血表现。对近期服用非甾体抗炎药者、严重疾病状态或大量饮酒的患者，如发生呕血和（或）黑便，应考虑急性糜烂出血性胃炎的可能，急诊胃镜检查有助于确诊，必要时行病理组织学检查。胃镜检查宜在出血发生后 24～48 小时内进行，病变可在短期内消失，应尽早行胃镜检查以确诊。

【治疗要点】

（1）去除病因和治疗原发疾病。

（2）对恶心、呕吐或上腹痛者，给予甲氧氯普胺、莨菪碱等；对于脱水者，给予补液和补充电解质。

（3）对处于急性应激状态的上述严重疾病患者，除积极治疗原发病外，应常规给予抑制胃酸分泌的 H_2 受体拮抗剂或质子泵抑制剂，或具有黏膜保护作用的硫糖铝作为预防措施；对服用非甾体抗炎药的患者，应视情况应用 H_2 受体抑制剂、质子泵抑制剂或米索前列醇预防该病。

（4）对已发生上消化道大出血者，应采取综合措施进行治疗。

第二节　慢性胃炎

慢性胃炎（chronic gastritis）是由各种病因引起的胃黏膜慢性炎症，发病率随年龄增长而升高，中年以上患者最为常见。幽门螺杆菌感染是本病最常见的病因。慢性胃炎可分为慢性浅表性胃炎（慢性非萎缩性胃炎）、慢性萎缩性胃炎和特殊类型胃炎。

【病因及发病机制】

1. 幽门螺杆菌感染　为慢性胃炎最主要的病因。幽门螺杆菌具有鞭毛，能在胃内穿过黏液层移向胃黏膜，其所分泌的黏附素能使其贴紧上皮细胞，释放的尿素酶分解尿素产生 NH_3，从而保持细菌周围的中性环境，这些特点有利于其在胃黏膜表面定植。幽门螺杆菌通过上述产氨作用、分泌空泡毒素 A 等物质而引起细胞损害，其细胞毒素相关基因（cag A）所产生的蛋白能引起强烈的炎症反应；其菌体胞壁还可作为抗原诱导免疫反应。这些因素的长期存在，会导致胃黏膜的慢性炎症。长期幽门螺杆菌感染，在部分患者中可发生胃黏膜萎缩和肠化生，即发展为慢性多灶萎缩性胃炎。

2. 十二指肠胃反流　十二指肠、胃长期反流，可导致胃黏膜慢性炎症。

3. 自身免疫　自身免疫性胃炎患者血液中存在自身抗体，如壁细胞抗体、内因子抗体，抗体攻击壁细胞，使壁细胞总数减少，导致胃酸分泌减少或丧失；内因子抗体与内因子结合，会阻碍维生素 B_{12} 吸收，导致恶性贫血。该病可伴有其他自身免疫病（如桥本甲状腺炎、白癜风等）。

4. 其他因素　长期消化吸收不良、食物营养缺乏、酗酒、服用非甾体抗炎药及某些刺激性食物等，均可反复损伤胃黏膜。老年人胃黏膜发生退行性变，修复再生功能降低，使得炎症慢性化。

慢性胃炎是胃黏膜损伤与修复的一种慢性过程，主要组织病理学特征是炎症、萎缩和肠化生。炎症表现为黏膜层以淋巴细胞和浆细胞为主的慢性炎症细胞浸润，幽门螺杆菌引起的慢性胃炎常见淋巴滤泡形成。慢性胃炎进一步发展，胃上皮或化生的肠上皮在再生过程中发生发育异常，可形成异型增生（又称不典型增生或上皮内瘤变），表现为细胞异型性和腺体结构的紊乱，是胃癌的癌前病变。

【临床表现】

幽门螺杆菌引起的慢性胃炎患者多数无症状，有症状者多为非特异性，表现为上腹痛或不适、上腹胀、早饱、嗳气、恶心等消化不良症状，一般无明显节律性，进食可加重或减轻，这些症状的有无和严重程度与慢性胃炎的内镜所见及组织病理学改变并无明显的相关性。自身免疫性胃炎患者可伴有贫血，在典型恶性贫血时，除贫血外，还可伴有维生素 B_{12} 缺乏的其他临床表现。相关体征多不明显，有时可有上腹部轻压痛。

【实验室及其他检查】

1. 胃镜及活组织检查　胃镜检查并同时取活组织做组织学病理检查是本病最可靠的诊断方法。内镜下慢性浅表性胃炎可见红斑、出血点或出血斑、黏膜粗糙不平；慢性萎缩性胃炎可见黏膜呈颗粒状，黏膜血管显露、色泽灰暗、皱襞细小，同时伴有糜烂、胆汁反流。行黏膜活组织检查时，为保证诊断的准确性，活组织宜多部位取材，且标本要足够多。

2. 幽门螺杆菌检测　检测方法分为侵入性和非侵入性，前者包括快速尿素酶试验、组织学检查和幽门螺杆菌培养等；后者主要有[13]C-尿素呼气试验或[14]C-尿素呼气试验、粪便幽门螺杆菌抗原检测及血清检查抗幽门螺杆菌抗体。

3. 自身免疫性胃炎的相关检查　疑为自身免疫性胃炎者，应检测血壁细胞抗体和内因子抗体，壁细胞抗体多呈阳性，伴恶性贫血时，内因子抗体多呈阳性。

【治疗要点】

大多数成人患者胃黏膜为轻度非萎缩性病变，如果幽门螺杆菌阴性且无症状和糜烂，一般不予以药物治疗。如果炎症为活动性，波及黏膜全层，或病理出现癌前病变，可予以药物治疗。

1. 根除幽门螺杆菌　成功根除幽门螺杆菌后，胃黏膜慢性活动性炎症会明显改善。根除幽门螺杆菌适用于下列幽门螺杆菌感染的慢性胃炎患者：①有明显异常的慢性胃炎（胃黏膜有糜烂、中至重度萎缩及肠化生、异型增生）。②有胃癌家族史。③伴糜烂性十二指肠炎。④消化不良症状经常规治疗后疗效差者。目前倡导的联合方案为含有铋制剂的四联方案（1种质子泵抑制剂、2种抗生素和1种铋剂），疗程为14天。具有杀灭和抑制幽门螺杆菌作用的药物见表5-2-1。

表5-2-1　具有杀灭和抑制幽门螺杆菌作用的药物

类别	具体药物
质子泵抑制剂	埃索美拉唑、奥美拉唑、兰索拉唑、泮托拉唑、雷贝拉唑、艾普拉唑等
抗生素	克拉霉素、阿莫西林、甲硝唑、替硝唑、喹诺酮类、呋喃唑酮、四环素等
铋剂	枸橼酸铋钾、果胶铋等

2. 对症治疗　有消化不良症状而伴有慢性胃炎的患者，可用抑酸或抗酸药、促胃肠动力药、胃黏膜保护药、中药制剂等，这些药物除具有对症治疗作用外，对胃黏膜上皮修复及炎症也可能有一定作用。

3. 自身免疫性胃炎的治疗　有恶性贫血时，注射维生素B_{12}后贫血可获纠正，还可考虑使用糖皮质激素。

4. 癌前状态的处理　在根除幽门螺杆菌的前提下，可适量补充复合维生素和含硒药物及某些中药等。对药物不能逆转的局灶高级别上皮内瘤变（含重度异型增生和原位癌），可于胃镜下行黏膜下剥离术，并根据病情定期随访。

【预防】

注意饮食卫生，食物以易于消化、少渣为好，少食多餐，粗粮细做，避免进食营养单一、熏制或腌制食物，戒烟、酒和浓茶；去除口腔、鼻、咽部的慢性感染病灶，避免精神紧张和过度疲劳。

目标检测

一、填空题

慢性萎缩性胃炎可分为＿＿＿＿＿和＿＿＿＿＿2类，前者主要由＿＿＿＿＿引起，病变主要位于＿＿＿＿＿；后者主要由＿＿＿＿＿引起，病变主要位于＿＿＿＿＿。

二、选择题

1. 慢性胃炎最重要的病因是（　　）。
   A. 自身免疫　　　　B. 幽门螺杆菌感染　　　C. 十二指肠液反流
   D. 慢性右心衰竭　　E. 急性胃炎的迁延

2. 确诊慢性胃炎主要依靠（　　）。

   A. 胃液分析　　　　　　　　B. 纤维胃镜检查　　　　　C. X线钡餐检查

   D. 大便隐血试验　　　　　　E. 血清胃泌素测定

3. 对慢性胃炎患者的健康教育，最重要的是（　　）。

   A. 注意劳逸结合　　　　　　B. 强调有规律地饮食　　　C. 不吃酸辣食物

   D. 少饮酒　　　　　　　　　E. 经常复诊

4. 慢性胃炎伴（　　），则属于癌前病变。

   A. 肠化生　　　　　　　　　B. 幽门腺化生　　　　　　C. 中度以上不典型增生

   D. 炎症　　　　　　　　　　E. 脐状突起

5. 患者，男，43岁，上腹部不适2年。胃液分析提示胃酸分泌过少。胃镜活检示胃窦黏膜萎缩，幽门螺杆菌（＋）。该患者最可能的诊断为（　　）。

   A. 慢性浅表性胃炎　　　　　B. 胃癌　　　　　　　　　C. 消化性溃疡

   D. 慢性萎缩性胃炎　　　　　E. 癌前病变

（选择题答案：1. B，2. B，3. B，4. C，5. D）

（杨淑丽）

第三章 消化性溃疡

学习目标

掌握：消化性溃疡的临床表现、并发症、常用实验室及其他检查。
熟悉：消化性溃疡的防治原则和药物治疗要点。
了解：消化性溃疡的概念、主要病因及发病机制。

项目教学案例 18：

患者，男，43岁，因间断性上腹痛4年，加重6天入院。入院前4年间断出现上腹隐痛，进餐后明显缓解，伴有嗳气、腹胀，多于春、秋季出现。近6天症状加重，与进食无关，大便每1~2天1次，色黑，成形。体格检查：腹软，腹部压痛。辅助检查：血红蛋白85 g/L，白细胞计数 $5.6×10^9$/L，血小板计数 $280×10^9$/L，大便隐血阳性，尿常规未见异常。

工作任务1：患者患的是什么病？

工作任务2：患者大便发黑及隐血阳性的原因是什么？

工作任务3：应如何治疗？

消化性溃疡(peptic ulcer)指胃肠道黏膜被自身消化而形成的溃疡，与胃液的胃蛋白酶消化和胃酸作用有关，其中以胃溃疡和十二指肠溃疡多见。十二指肠溃疡(duodenal ulcer)多发生在十二指肠球部，胃溃疡(gastric ulcer)多发生在胃角和胃窦小弯处。消化性溃疡是全球性常见病，男性患病者比女性多，可发生于任何年龄，十二指肠溃疡多见于青壮年人，而胃溃疡多见于中老年人。临床上，十二指肠溃疡比胃溃疡多见。

【病因及发病机制】

在生理情况下，胃和十二指肠黏膜经常接触有强腐蚀性的胃酸和在酸性环境下被激活且能水解蛋白质的胃蛋白酶，有时还受到摄入的各种有害物质的侵袭，但却能抵御这些侵袭因素的损害，维持黏膜的完整性，原因是胃和十二指肠黏膜具有一系列防御和修复机制。当某些因素损害了这一机制时，就可能发生胃酸及胃蛋白酶侵蚀黏膜而导致溃疡形成。

1. 胃酸和胃蛋白酶 消化性溃疡的最终形成是胃酸/胃蛋白酶对黏膜的自身消化作用所致。胃蛋白酶活性是 pH 依赖性的，在 pH 值＞4 时便失去活性，因此胃酸在消化性溃疡发病中起决定性作用。

2. 幽门螺杆菌 为消化性溃疡的主要病因。消化性溃疡患者的幽门螺杆菌检出率显著高于普通人群，十二指肠溃疡患者的幽门螺杆菌检出率约为 90%，胃溃疡患者的幽门螺杆菌检出率为 $60\%\sim90\%$。根除幽门螺杆菌后，溃疡复发率明显下降。幽门螺杆菌感染引起的胃及十二指肠炎症削弱了胃黏膜的屏障功能和十二指肠的防御修复功能，在胃酸/胃蛋白酶的侵蚀下，最终导致消化性溃疡的发生。

3. 药物　长期服用非甾体抗炎药、糖皮质激素、化学治疗药物等可引起溃疡的发生。其中，非甾体抗炎药是造成消化性溃疡最常见的药物，主要是削弱黏膜防御及修复功能。

4. 其他因素　①吸烟：研究表明，吸烟者消化性溃疡的发生率比不吸烟者高，吸烟影响溃疡愈合并促进溃疡复发。②急性应激：长期精神紧张、过度疲劳易诱发溃疡发作或加重。③胃、十二指肠运动异常：部分十二指肠溃疡患者胃排空增快，使十二指肠球部酸负荷增大；部分胃溃疡患者有胃排空延迟，可增加十二指肠液反流入胃，增加胃黏膜侵袭因素。

总之，消化性溃疡是一种多因素疾病，幽门螺杆菌感染和服用非甾体抗炎药是已知最常见、最主要的病因。溃疡发生是黏膜侵袭因素和防御因素失平衡导致胃、十二指肠黏膜屏障受损的结果。胃酸在溃疡形成中起关键作用。

【临床表现】

典型的消化性溃疡有如下临床特点：①慢性过程，病史可达数年至数十年。②周期性发作，发作与缓解相交替，发作期可为数周或数月，发作常有季节性，多在秋、冬季或冬、春季之交发病，可因情绪不良或过度劳累而诱发。③发作时上腹痛呈节律性，腹痛多为进食或服用抗酸药所缓解。上述典型表现在十二指肠溃疡患者中多见。

1. 症状　上腹痛为消化性溃疡的主要症状，多位于中上腹部，可偏右或偏左，性质可为钝痛、灼痛、胀痛、剧痛或饥饿样不适感，一般为轻至中度持续性痛。部分患者有与进餐相关的节律性上腹痛。在十二指肠溃疡，表现为空腹痛，即餐后 2～4 小时或午夜痛，持续至下餐进食后缓解；在胃溃疡，表现为餐后约 1 小时出现疼痛，经 1～2 小时后逐渐缓解，至下餐进食后重复上述节律。上腹痛常可在服用抗酸药后缓解。部分患者无上述典型表现的疼痛，而仅表现为无规律性的上腹隐痛或不适，可伴有反酸、嗳气、上腹胀等症状。部分患者可无症状或症状较轻，以至于不为患者所注意，而以出血、穿孔等并发症为首发表现。

2. 体征　发作时，剑突下可有局限性轻压痛，缓解后无明显体征。

3. 特殊类型的消化性溃疡　包括复合溃疡、幽门管溃疡、球后溃疡、难治性溃疡等。

【并发症】

1. 出血　为消化性溃疡最常见的并发症，当溃疡侵蚀周围或深处血管时，可出现不同程度的出血，轻者表现为大便隐血试验阳性、黑粪，重者出现呕血、暗红色血便甚至失血性休克。胃、十二指肠溃疡出血是上消化道出血最常见的病因。

2. 穿孔　溃疡病灶向深部发展穿透浆膜层，则可并发穿孔，临床上可分为急性穿孔、亚急性穿孔和慢性穿孔 3 种类型，以急性穿孔常见。急性穿孔的溃疡常位于十二指肠前壁或胃前壁，发生穿孔后，胃肠的内容物漏入腹腔而引起急性腹膜炎，患者突发剧烈腹痛,持续而加剧,腹壁呈板样僵直,有压痛、反跳痛,严重者可出现休克。

3. 幽门梗阻　主要由十二指肠球部或幽门管溃疡引起。溃疡急性发作时,可因炎症水肿和幽门部痉挛而引起暂时性梗阻,可随炎症的好转而缓解;慢性梗阻主要由于瘢痕收缩而呈持久性。幽门梗阻使胃排空延迟,上腹胀满不适,疼痛于餐后加重,常伴有蠕动波,并有恶心、呕吐,呕吐后症状可以缓解,呕吐物含发酵的酸性宿食。

4. 癌变　反复发作、病程持续时间长的胃溃疡癌变风险高,十二指肠溃疡一般不发生癌变。内镜检查及黏膜活组织检查有助于确诊。

【实验室及其他检查】

1. 内镜检查及黏膜活组织检查　为确诊消化性溃疡的首选检查方法和"金标准"。内镜检查的目的:①确定有无病变,以及病变的部位、分期。②鉴别良、恶性溃疡。③评价治疗效果。④对出血者,给予止血治疗。⑤超声内镜检查,评估胃或十二指肠溃疡深度、病变与周围器官的关系、淋巴结数目和大小等。内镜下,消化性溃疡多呈圆形或椭圆形,有的呈线形,边缘光整,底部覆有灰黄色或灰白色渗出物,周围黏膜可有充血、水肿,可见皱襞向溃疡集中。内镜下溃疡可分为活动期(A)、愈合期(H)和瘢痕期(S)3个病期。

2. X线钡餐检查　适用于对内镜检查有禁忌或不愿接受内镜检查者。溃疡的X线征象有直接和间接两种,龛影是直接征象,对溃疡有确诊价值;局部压痛、十二指肠球部激惹和球部畸形、胃大弯侧痉挛性切迹均为间接征象,提示可能有溃疡。

3. 幽门螺杆菌检测　为消化性溃疡诊断的常规检查项目,有助于决定治疗方案。其检测方法可分为侵入性检查和非侵入性检查两类。快速尿素酶试验是侵入性检查的首选方法,操作简便,费用低。组织学检查可直接观察幽门螺杆菌,与快速尿素酶试验结合,可提高诊断准确率,^{13}C-尿素呼气试验或^{14}C-尿素呼气试验检测幽门螺杆菌的敏感性及特异性高而无须内镜检查,可作为根除后复查的首选方法。

4. 其他检查　对溃疡合并穿孔的患者,CT检查有很高价值,也可鉴别幽门梗阻等。血常规、大便常规可了解溃疡有无活动出血。

【治疗要点】

消化性溃疡的治疗目的是消除病因,缓解症状,促进溃疡愈合,防止复发及防治并发症。

1. 一般治疗　保持生活规律、劳逸结合,避免过度劳累和精神紧张,注意饮食规律,戒烟、酒,服用非甾体抗炎药者应尽可能停用。

2. 药物治疗　治疗消化性溃疡的药物可分为抑制胃酸分泌的药物和保护胃黏膜的药物两大类。①抑制胃酸分泌的药物:目前临床上常用的抑制胃酸分泌药主要 H_2受体拮抗剂(如雷尼替丁、法莫替丁等)、质子泵抑制剂(如奥美拉唑、兰索拉唑等)及钾离子竞争性酸阻断剂(如伏诺拉生)等。H_2受体拮抗剂可抑制基础及刺激后的胃酸分泌。质子泵抑制剂可作用于壁细胞胃酸分泌终末步骤中的关键酶(H^+-K^+-ATP酶,质子泵),使其不可逆失活,是治疗消化性溃疡的首选药物。钾离子竞争性酸阻断剂可以竞争性地阻断胃壁细胞上 H^+-K^+-ATP 酶的钾离子结合位点,抑制酸分泌,起效更快,抑酸效果更强、更持久。②保护胃黏膜药物：硫糖铝，可黏附覆盖在溃疡面上，阻止胃酸或胃蛋白酶侵蚀溃疡面，促进内源性前列腺素合成和刺激表皮生长因子分泌等；枸橼酸铋钾，除具有类似硫糖铝的作用外，还有较强的抑制幽门螺杆菌作用；米索前列醇，具有抑制胃酸分泌，增加胃、十二指肠黏膜的黏液和碳酸氢盐分泌，以及增加黏膜血流等作用。

3. 根除幽门螺杆菌　对幽门螺杆菌感染引起的消化性溃疡，不论活动与否，均应根除幽门螺杆菌，不但可促进溃疡愈合，而且可预防溃疡复发，彻底治愈溃疡。药物选用及疗程见本篇第二章相关内容。由于耐药菌株的出现、抗菌药物的不良反应、患者依从性差等，应个体化制订多种根除幽门螺杆菌方案。对有并发症和经常复发的消化性溃疡患者，应追踪抗幽门螺杆菌的疗效，一般应在治疗至少 4 周后复检幽门螺杆菌。

为了达到溃疡愈合的目的，抑酸药物的疗程通常为 4～6 周，一般推荐十二指肠溃疡的质子泵抑制剂疗程为 4 周，胃溃疡的质子泵抑制剂疗程为 6～8 周。对反复发作的溃疡，在去除常见诱因和病因的同时，应给予维持治疗，可视具体病情延长用药时间。

4. 内镜及手术治疗　针对消化性溃疡并发症的上消化道出血，可以采用内镜治疗，在溃疡表面喷洒止血药，在出血部位注射肾上腺素，行出血点钳夹和热凝固术等。手术主要限于少数有并发症者，如大量出血经内科治疗无效者、急性穿孔者、瘢痕性幽门梗阻者、胃溃疡疑有癌变者。

【预防】

保持良好的心理状态，减少生活和工作中的压力，养成规律的饮食、休息习惯，掌握药物的使用方法及不良反应的观察，了解消化性溃疡常见并发症的表现，坚持定期随访(年龄偏大的胃溃疡患者更要定期门诊随访，以防恶变)。

目标检测

一、名词解释

消化性溃疡

二、填空题

1. 消化性溃疡的主要病因是_____，在溃疡的发生中起决定作用的是_____。

2. 胃溃疡好发于_____和_____，十二指肠溃疡好发于_____。

3. 消化性溃疡的并发症有_____、_____、_____、_____。

三、简答题

1. 消化性溃疡疼痛的特点有哪些？

2. 如何治疗幽门螺杆菌感染？

四、病案分析

患者，男，32 岁，教师。因周期性节律性上腹部疼痛 5 年，突然剧烈疼痛伴呕吐 1 小时入院。入院查体：体温 37.2 ℃，脉率 100 次/分，呼吸 22 次/分，血压 124/80 mmHg。急性病容，板样腹，上腹部压痛明显，有反跳痛。叩诊肝浊音界消失。血常规：白细胞 $14.0 \times 10^9/L$，中性粒细胞占比85%。腹部X线透视见膈下有游离气体。

请问：患者最可能的诊断是什么？诊断依据有哪些？

五、选择题

1. 消化性溃疡最重要的病因是（　　　）。

　　A. 自身免疫　　　　　　　　B. 幽门螺杆菌感染　　　　C. 十二指肠液反流

　　D. 慢性右心衰竭　　　　　　E. 急性胃炎的迁延

2. 胃溃疡好发于（　　　）。

　　A. 贲门部　　　B. 胃底　　　C. 幽门管　　　D. 胃小弯　　　E. 胃大弯

3. 确诊慢性胃溃疡主要依靠（　　　）。

　　A. 胃液分析　　　　　　　　B. 纤维胃镜检查　　　　　　C. X线钡餐检查

　　D. 大便隐血试验　　　　　　E. 血清胃泌素测定

4. 与胃溃疡上腹痛相符合的特点是（　　　）。

　　A. 多位于中上腹部偏右侧　　　　　　　　　B. 阵发性绞痛

　　C. 进食后半小时至1小时出现疼痛，下一餐前缓解　　D. 常有夜间痛

　　E. 饭后2～3小时出现疼痛，进餐后缓解

5. 十二指肠溃疡的腹痛特点是（　　　）。

　　A. 位于中上腹部偏左侧　　　　　　　　　　B. 阵发性绞痛

　　C. 餐后0.5～1小时疼痛，下一餐前缓解　　　　D. 转移性上腹痛

　　E. 饭后3～4小时出现疼痛，有夜间痛

6. 符合十二指肠溃疡患者疼痛特点的是（　　　）。

　　A. 进食后即发生疼痛　　　　　　　　　　　B. 进食后半小时发生疼痛

　　C. 进食后2～3小时发生疼痛　　　　　　　　D. 没有夜间痛

　　E. 疼痛位于剑突下正中或偏左

7. 既能保护胃黏膜，又能杀灭幽门螺杆菌的药物是（　　　）。

　　A. 西咪替丁　　　　　　　　B. 奥美拉唑　　　　　　　　C. 枸橼酸铋钾

　　D. 硫糖铝　　　　　　　　　E. 阿莫西林

8. 胃溃疡患者反复出现（　　　），应警惕癌变可能。

　　A. 上腹部疼痛反复发作　　　B. 疼痛有节律性　　　　　　C. 厌食

　　D. 体重减轻　　　　　　　　E. 大便隐血试验持续阳性

9. 患者，男，出现慢性节律性上腹痛3年余，今日饱餐后突然感到上腹部刀割样剧痛，后延及全腹，触诊呈板状腹。首先考虑（　　　）。

　　A. 急性出血坏死性胰腺炎　　B. 幽门梗阻　　　　　　　　C. 急性胆囊炎

　　D. 消化性溃疡合并急性穿孔　　E. 消化性溃疡合并上消化道大出血

10. 王先生，56岁，怀疑胃溃疡癌变，需行（　　　）确诊。

　　A. 幽门螺杆菌检测　　　　　B. X线钡餐检查　　　　　　C. 胃液分析

　　D. 粪便隐血试验　　　　　　E. 胃镜并行活检

（选择题答案：1. B，2. D，3. B，4. C，5. E，6. C，7. C，8. E，9. D，10. E）

（杨淑丽）

第四章　肝硬化

学习目标

掌握： 肝硬化的临床表现及并发症。

熟悉： 肝硬化的概念、病因及防治要点。

了解： 肝硬化的常用实验室及其他检查。

项目教学案例 19：

患者，男，65 岁，退休工人，因反复乏力、腹胀伴腹泻 10 年、呕血 4 小时入院。4 小时前，突然剧烈恶心、呕吐，呕吐物为咖啡样胃内容物，吐后自觉头晕眼花。既往有慢性乙肝病史 10 年，慢性饮酒史 30 年。近 10 年来，经常出现全身乏力、饭后饱胀、厌食、恶心、呕吐等不适。曾在当地医院检查示 HBsAg（＋），HBV DNA（＋），多次住院，经保肝治疗后好转。入院查体：体温 37.0 ℃，脉搏 108 次/分，呼吸 24 次/分，血压 85/60 mmHg。意识清晰，面色苍白，巩膜轻度黄染，面部可见两枚蜘蛛痣，心、肺检查未见异常。腹部平软，肝肋下未触及，脾肋下 3 cm，移动性浊音阳性，肠鸣音 12 次/分。血常规：血红蛋白 95 g/L，白细胞计数 4.0×10^9/L，血小板计数 90×10^9/L。

工作任务 1：患者患了什么病？

工作任务 2：目前最主要的治疗措施是什么？

工作任务 3：如何对患者进行健康和用药指导？

肝硬化(liver cirrhosis)是指一种或多种致病因素长期或反复作用于肝脏，造成的慢性进行性弥漫性肝组织病变。其病理特点为广泛的肝细胞变性、坏死、再生结节和假小叶形成。临床上以肝功能损害和门静脉高压为主要表现，晚期常出现消化道出血、肝性脑病及继发感染等严重并发症。

【病因及发病机制】

引起肝硬化的原因有很多，在我国，以乙型肝炎病毒感染所致肝炎为主；在欧美，则以酒精及丙型肝炎病毒为常见病因。

1. **病毒性肝炎**　在我国，病毒性肝炎为肝硬化最常见的病因，多由乙型、丙型或丁型肝炎病毒感染所致，以乙型肝炎病毒感染最为常见。甲型肝炎和戊型肝炎一般不会发展为肝硬化。

2. **慢性酒精中毒**　长期大量饮酒，酒精及其中间代谢产物的乙醛会对肝脏造成直接损害，酗酒所致的长期营养失调在发病中也起一定作用。

3. **脂肪性肝病**　脂肪性肝病是导致肝硬化的危险因素。

4. 药物或化学毒物　许多药物和化学毒物可损害肝脏，如长期服用异烟肼、四环素、双醋酚丁、甲基多巴等，或长期反复接触某些化学毒物（如四氯化碳、磷、砷等）可引起药物性或中毒性肝炎，进而发展为肝硬化。

5. 胆汁淤积　肝内胆汁淤积或肝外胆管阻塞持续存在时，高浓度的胆酸和胆红素导致肝细胞缺血、坏死、纤维组织增生，从而形成肝硬化。

6. 循环障碍　慢性充血性心力衰竭、缩窄性心包炎等可致肝脏长期淤血、肝细胞缺氧、坏死及结缔组织增生，最后可发展为淤血性肝硬化。

7. 血吸虫病　血吸虫寄生在肠系膜静脉分支，虫卵随血流进入肝脏后，主要沉积于汇管区，虫卵及其毒性产物的刺激会引起大量结缔组织增生，导致肝脏纤维化和门静脉高压，即血吸虫病性肝纤维化。

8. 其他　如遗传代谢性疾病、自身免疫性肝炎，部分患者发病原因一时难以肯定，称为隐源性肝硬化。

在肝损害发展过程中，肝细胞广泛坏死，结缔组织不断增生，导致假小叶形成，严重时可造成肝脏血液循环障碍。

【临床表现】

肝硬化起病隐匿，病程进展缓慢，临床上常将其分为代偿期肝硬化和失代偿期肝硬化。

1. 代偿期肝硬化　此期症状多较轻微，常无特异性，可表现为食欲减退、厌油、恶心、乏力、腹胀不适，右上腹隐痛和大便不规则等，以乏力和食欲减退出现较早且较突出，常因劳累过度而加重，休息或经治疗后可缓解。此期体征不明显，肝脏是否肿大取决于肝硬化的病因类型，脾脏有轻或中度肿大，肝功能检查多为正常或轻度异常。

2. 失代偿期肝硬化　此期症状多较为明显，主要有肝功能减退和门静脉高压的表现，并可出现多种并发症。

（1）肝功能减退的表现：①全身表现，主要为精神不振，营养状况较差，消瘦、乏力，皮肤干燥、松弛而粗糙，面色黧黑而无光泽，毛发稀疏，可伴有不规则低热、舌炎、夜盲症、口角炎、低蛋白血症及水肿等并发症。②消化道表现，可因肝功能减退或门静脉高压导致胃肠黏膜淤血、水肿，出现食欲明显减退，甚至厌食，伴有恶心、呕吐，进食后即感上腹部不适或饱胀，对脂肪、蛋白质饮食耐受力差，稍有油腻荤食便可引起腹泻。③黄疸，出现皮肤、巩膜黄染，尿色深。如黄疸持续加重，提示肝功能损害严重。④出血和贫血，以鼻出血及齿龈出血为常见，亦可出现皮肤紫癜及胃肠道黏膜糜烂出血，女性常有月经过多，主要由肝脏合成凝血因子减少和脾功能亢进、血小板减少以及毛细血管脆性增加和纤维蛋白原减少等原因引起，常伴有不同程度的贫血和营养不良。⑤内分泌失调，因肝功能减退，肝脏对雌激素、醛固酮及抗利尿激素等的灭活作用减退，雌激素增加，故出现蜘蛛痣、肝掌，男性出现性欲减退、睾丸萎缩、毛发脱落及乳房发育，女性出现月经失调、闭经、不孕等；肾上腺皮质功能减退可引起皮肤色素沉着，尤以面部明显；醛固酮及抗利尿激素增加，可引起水、钠潴留，对腹水的形成和加重起着重要的促进作用。

（2）门静脉高压的表现：①常有中度脾大，脾大常伴有白细胞、血小板和红细胞减少，称为脾功能亢进。②侧支循环形成和开放（图5-4-1），主要包括食管下段胃静脉曲张、痔静脉曲张、腹壁脐周静脉曲张等，以食管下段出现较早，易破裂引起大出血，表现为呕血及黑粪，甚至危及患者生命。③腹水，为代偿期肝硬化最突出的临床表现和重要标志之一。少量腹水时，患者可感到腹胀；大量腹水时，可出现呼吸困难、心悸，呈蛙状腹，移动性浊音阳性。腹水形成是多种因素作用的结果，主要原因是门静脉高压和血浆蛋白降低。

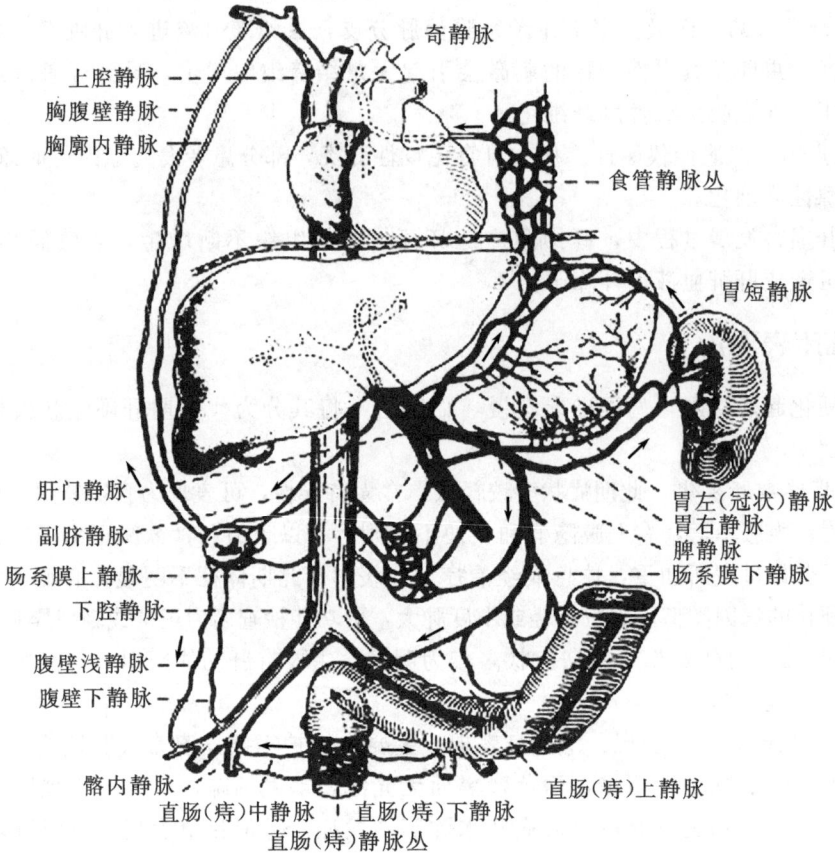

图5-4-1 门静脉回流受阻时侧支循环血流方向示意图

3. 并发症

（1）上消化道出血：最常见的并发症，多因食管胃静脉曲张突然破裂所致，出现大量呕血或黑便，重者可引起急性出血性休克并诱发肝性脑病，病死率高。

（2）感染：肝硬化患者抵抗力低下，常并发感染，如自发性细菌性腹膜炎、胆道感染、肺炎、肠道及尿路感染，致病菌以革兰氏阴性杆菌最为常见。

（3）胆石症：肝硬化患者胆结石发生率增高，且随肝功能损害的加重，胆石症发生率也升高，胆囊和肝外胆管结石均较常见。

（4）肝性脑病：晚期肝硬化最严重的并发症，也是肝硬化患者最常见的死亡原因。

（5）电解质和酸碱平衡紊乱：出现腹水和其他并发症后，患者电解质紊乱更加严重，常出现低钠血症、低钾血症、低氯血症及代谢性碱中毒，并可诱发肝性脑病。

（6）原发性肝癌：肝硬化患者出现下列情况者，考虑有并发肝癌的可能，应行进一步检查以确诊。①肝脏在短期内进行性肿大，表面可触及坚硬的肿块。②无其他原因可解释的肝区持续性疼痛。③原因不明的发热、消瘦，虽经积极治疗，病情仍继续恶化。血甲胎蛋白（AFP）测定有助于亚临床肝癌的早期诊断。

（7）肝肾综合征：肝硬化晚期，因大量腹水使循环血量减少、肾血流量减少、肾小球滤过率下降等，出现自发性少尿或无尿、氮质血症和血肌酐升高、稀释性低血钠和低尿钠等表现，肾无器质性改变，称为肝肾综合征。

（8）其他：如肝肺综合征，即在严重肝病基础上出现肺内血管扩张、低氧血症，患者有呼吸困难及缺氧体征，还可出现门静脉血栓形成。

【实验室及其他检查】

1. 血常规检查　代偿期肝硬化时多正常，失代偿期肝硬化时常有不同程度的贫血征象。脾功能亢进时，白细胞计数和血小板计数减少。

2. 肝功能检查　在失代偿期肝硬化，可有血浆白蛋白降低、球蛋白升高、白/球蛋白比例降低或倒置、血清转氨酶升高。

3. 免疫学检查　病毒性肝炎患者可查出乙型肝炎或丙型肝炎的免疫标志物。

4. 腹水检查　一般为漏出液，如并发自发性腹膜炎时，可转变为渗出液，或介于漏出液和渗出液之间，应及时送细菌培养及做药敏试验；若为血性，除考虑并发结核性腹膜炎外，应高度怀疑有癌变，可行细胞学检查及甲胎蛋白测定。

5. B型超声和CT检查　可发现肝、脾的大小、形态、质地改变，常显示脾静脉和肝门静脉增宽，有腹水时可见液性暗区。

6. X线钡餐或胃镜检查　对诊断食管胃静脉曲张有一定价值。

7. 其他检查　如腹腔镜检查、肝穿刺活组织检查等。

【治疗要点】

对于代偿期肝硬化患者，可针对病因和加强一般治疗，使病情缓解并延长其代偿期；对失代偿期肝硬化患者，主要是对症治疗，改善肝功能及抢救并发症，延缓肝功能衰竭的发生。

1. 一般治疗

（1）休息：注意劳逸结合，代偿期肝硬化患者可从事轻体力工作，失代偿期肝硬化尤其是有并发症者应卧床休息。

（2）饮食：应以高热量、高蛋白、高维生素、适量脂肪、易消化为原则，多食新鲜蔬菜和水果；注意补充足够维生素，尤应注意补充脂溶性维生素和维生素K；戒烟、酒，避免进食刺激性强、粗纤维多和较硬的食物。当发生肝性脑病或血氨增高时，应限制或禁止蛋白质摄入。

（3）支持疗法：失代偿期肝硬化患者应加强支持治疗，进食少或不能进食的患者可静脉输注葡萄糖，并添加维生素C、氯化钾、肌苷、胰岛素等，应特别注意维持水、电解质及酸碱平衡，尤其注意钾盐的补充，可酌情应用复方氨基酸、血浆及白蛋白等。

2. 药物治疗　慎用损害肝脏的药物，避免使用不必要、疗效不明确的药物，以减轻肝脏代谢负担。保护肝细胞的药物有多烯磷脂酰胆碱、水飞蓟宾、还原型谷胱甘肽及甘草酸二铵等，虽有一定药理学基础，但普遍缺乏循证医学证据，可适当选用。

3. 腹水的治疗

(1)限制水、钠盐的摄入：钠盐摄入量不超过 2 g/d；进水量应限制在 1000 mL/d 左右，如有显著低钠血症，应限制在 500 mL/d 以内。

(2)增加水、钠的排出：①利尿剂，常联合使用保钾及排钾利尿剂，即螺内酯联合呋塞米，应用排钾利尿剂时，应注意低钾；利尿速度不宜过快，以每周体重减轻不超过 2 kg 为宜，应小剂量、间歇用药。②放腹水合并输注白蛋白，用于治疗难治性腹水或大量腹水引起高度腹胀且影响心、肺功能的患者。

(3)提高血浆胶体渗透压：定期、少量、多次静脉输注新鲜血液、血浆或蛋白，对改善机体的一般状况、恢复肝功能、提高血浆胶体渗透压、促进腹水的消退均有很大帮助。

(4)腹水浓缩回输：治疗难治性腹水的较好方法。回输后，可补充蛋白质，提高血浆胶体渗透压，增加有效血容量，改善肾血液循环，从而清除潴留的水和钠，达到减轻和消除腹水的目的。其副作用有发热、感染、电解质紊乱等。

(5)经颈静脉肝内门体分流术：一种在门静脉分支与肝静脉分支间建立分流通道的血管介入治疗方法，能有效降低门静脉压，治疗顽固性腹水。

4. 手术治疗　门静脉高压手术治疗的目的主要是降低门静脉系压力和消除脾功能亢进，有各种分流、断流术和脾切除术等，随着内镜及介入微创技术的应用，这些手术已较少应用。终末期肝硬化治疗可选择肝移植，掌握手术时机和充分做好术前准备可提高手术存活率。

【预防】

防治肝炎；合理安排休息，保证充足睡眠；防止便秘；避免应用对肝脏有害的药物，不滥用保肝药物；掌握正确的饮食原则，严格戒酒和禁烟，避免诱发食管静脉破裂的因素；注意保暖，防止感染。对于缓解期患者，应定时复诊和检查肝功能；发现剧烈腹痛、呕吐、头晕、黑便等并发症表现时，应及时就医。

目标检测

一、名词解释

1. 肝硬化　2. 肝肾综合征

二、填空题

1. 肝硬化门静脉高压的主要表现为_____和_____。

2. 失代偿期肝硬化的主要临床表现为_____和_____。

3. 肝硬化最常见的并发症有_____和晚期最严重的并发症_____。

4. 肝硬化有出血倾向的主要原因是_____、_____。

三、简答题

1. 失代偿期肝硬化的表现有哪些？

2. 肝硬化腹水多为何种性质？简述其形成机制。

四、病案分析

患者，男，45 岁，因反复黑便 3 周、呕血 1 天入院。3 周前，自觉上腹部不适，偶有嗳气、反酸，发现大便色黑；1 天前，进食辣椒及烤馒头后，觉上腹不适，伴有恶心，并有便意如厕，排出柏油便约 600 mL，并呕鲜血约 500 mL，当即晕倒，查血红蛋白 48 g/L。发病以来，乏力明显。20 多年前发现 HbsAg（＋），有胃溃疡病史 10 年，常用制酸剂。体格检查：体温 37 ℃，脉率 120 次/分，血压 90/70 mmHg。重病面容，皮肤苍白，面颊可见蜘蛛痣 2 枚，结膜苍白，巩膜可疑黄染，心、肺无异常，腹部饱满，未见腹壁静脉曲张，全腹无压痛、肌紧张，肝脏未及，脾肋下 10 cm，并超过正中线 2 cm，质硬，肝浊音界在第 7 肋间，移动性浊音阳性，肠鸣音 3～5 次/分。

该患者的主要诊断是什么？简述该患者的主要治疗措施。

五、选择题

1. 在我国，肝硬化最常见的病因为（　　）。

　　A. 病毒性肝炎　　　　　B. 血吸虫病　　　　　　C. 酒精中毒

　　D. 慢性心力衰竭　　　　E. 胆汁淤积

2. 肝硬化患者肝功能失代偿期的典型表现为（　　）。

　　A. 食欲不振　　　　　　B. 恶心、呕吐　　　　　C. 腹水

　　D. 乏力　　　　　　　　E. 肝掌

3. 下列属于失代偿期肝硬化门静脉压增高的表现是（　　）。

　　A. 食欲减退、恶心、呕吐　B. 出血倾向　　　　　　C. 蜘蛛痣

　　D. 食管胃静脉曲张　　　E. 昏迷

4. 有关肝硬化腹水的产生机制，不正确的说法是（　　）。

　　A. 毛细血管床滤过压降低　　　　B. 继发性醛固酮、抗利尿激素增多

　　C. 白蛋白合成减少　　　　　　　D. 肝内淋巴液生成增加

　　E. 肾小球滤过率下降

5. 适用于肝硬化上消化道出血，但不宜用于消化性溃疡上消化道出血的止血措施是（　　）。

　　A. 冰盐水＋去甲肾上腺素口服　　B. 静脉滴注垂体后叶素

　　C. 西咪替丁静脉滴注　　　　　　D. 奥美拉唑静脉滴注

　　E. 应用双气囊三腔管压迫止血

6. 肝硬化最常见的并发症是（　　）。

　　A. 上消化道出血　　　　B. 感染　　　　　　　　C. 肝性脑病

　　D. 原发性肝癌　　　　　E. 低钾血症及低氯血症

7. 肝硬化最常见的死亡原因是（　　）。

　　A. 肝肾综合征　　　　　B. 肝性脑病　　　　　　C. 感染

　　D. 原发性肝癌　　　　　E. 上消化道出血

（选择题答案：1. A，2. C，3. D，4. A，5. E，6. A，7. B）

（杨淑丽　叶建峰）

第五章　胆石症与胆道感染

学习目标

掌握：胆石症与胆道感染的临床表现。

熟悉：胆石症与胆道感染的常用实验室及其他检查、治疗原则。

了解：胆石症与胆道感染的病因及发病机制。

项目教学案例 20：

患者，女，46 岁，反复右上腹阵发性绞痛 4 年余，此次发作持续 5 小时。4 年前，于一次聚餐后出现右上腹疼痛，呈阵发性绞痛，伴右侧肩背部疼痛，无畏寒、发热及皮肤黄染。此后，曾有类似发作，常于进食油腻食物后发作，经阿托品等药物治疗后可缓解，曾行 B 型超声检查，提示"胆囊结石、胆囊炎"。5 小时前，再次出现右上腹绞痛。既往体健，无肝炎或结核病史。体格检查：体温 37.2 ℃，脉搏 82 次/分，血压 110/75 mmHg。痛苦面容，皮肤、巩膜黄染，心、肺未见异常，腹部平坦，未见肠型及蠕动波，右上腹有压痛，墨菲征阳性，肝、脾肋下未及，肠鸣音正常。实验室检查：血红蛋白 140 g/L，白细胞计数 7.6×10⁹/L，中性粒细胞占比 65%。

工作任务 1：该患者最可能的诊断是什么？请列出诊断依据。

工作任务 2：该患者还应进一步做哪些检查？

工作任务 3：该患者的治疗原则是什么？

胆石症(cholelithiasis)是指发生在胆道系统任何部位的结石，在胆囊内的为胆囊结石；在左、右肝管汇合部以下的为肝外胆管结石，汇合部以上的为肝内胆管结石。胆石症是我国的常见病和多发病。随着人们生活水平的提高，我国胆囊结石的发病率逐渐增高，而胆管结石的发病率逐渐下降。在我国，经济发达的城市及西北地区的胆囊结石发病率相对较高，可能与饮食习惯有关。根据结石中的化学成分不同，胆石症可分为以下 3 类。

1. **胆固醇结石**　包括混合性结石和纯胆固醇结石，胆固醇含量超过 70%。80% 以上的胆囊结石属于此类。胆固醇结石呈白黄、灰黄或黄色，形状和大小不一，小者如砂粒，大者直径达可数厘米，呈多面体、圆形或椭圆形，质硬，表面多光滑，剖面呈放射性条纹状，X 线检查多不显影。

2. **胆色素结石**　胆固醇含量低于 40%，分为胆色素钙结石和黑色素石。胆色素钙结石为游离胆色素与钙等金属离子结合而成，并含有脂肪酸、胆汁酸、细菌、黏蛋白等成分，其质软、易碎，呈棕色或褐色，主要发生在肝内外各级胆管，结石形状不一，呈颗粒状、长条状或铸管形，一般为多发。黑色素石不含细菌，质较硬，由不溶性的黑色胆色素多聚体、各种钙盐和黏液糖蛋白组成，几乎都发生在胆囊内。

3. **其他结石**　如以碳酸钙、磷酸钙或棕榈酸钙为主要成分的少见结石，如果结石钙盐含量较多，X 线检查常可显影。

胆道感染主要包括胆囊炎和不同部位的胆管炎，可分为急性、亚急性和慢性炎症。

【病因及发病机制】

胆石的形成与多种因素有关。任何影响胆固醇与胆汁酸磷脂浓度比例和造成胆汁淤积的因素，如女性激素、肥胖、妊娠、高脂肪饮食、长期肠外营养、糖尿病、高脂血症、胃切除术或胃肠吻合术后、肝硬化、溶血性贫血等，都能导致结石形成。

胆道感染主要由胆道梗阻、胆汁淤滞造成。胆道结石是导致胆道梗阻的主要原因，而反复感染可促进结石形成，并进一步加重胆道梗阻。

【临床表现】

1. **胆囊结石与急性胆囊炎**

(1)胆囊结石：主要为胆固醇结石，或以胆固醇为主的混合性结石和黑色素结石；常见于成人，发病率在 40 岁后随年龄增长而增加，女性多发。大多数患者无症状，称为无症状胆囊结石。胆囊结石的典型症状为胆绞痛，多在饱餐、进食油腻食物后或睡眠中体位改变时发作，疼痛位于右上腹或上腹部，呈阵发性，或持续性疼痛阵发性加剧，可向右肩胛部和背部放射，可伴有恶心、呕吐。大多数患者仅在进食油腻食物后或工作紧张时出现上腹部或右上腹隐痛不适，或有饱胀、嗳气等，常被误诊为胃病。胆囊结石长期嵌顿或阻塞胆囊管但未合并感染时，胆囊黏膜吸收胆汁中的胆色素，并分泌黏液性物质，导致胆囊积液，积液呈透明无色。小结石可通过胆囊管进入并停留于胆总管内，成为胆总管结石，通过奥迪括约肌可引起损伤或嵌顿于壶腹部，导致胰腺炎，称为胆源性胰腺炎。结石及炎症的长期刺激，可诱发胆囊癌。

(2)急性胆囊炎：可分为急性结石性胆囊炎和急性非结石性胆囊炎。①急性结石性胆囊炎：女性多见，50 岁前女性发病率为男性的 3 倍，50 岁后为 1.5 倍。急性发作是主要表现为上腹部疼痛，开始时仅有上腹胀痛不适，逐渐发展至阵发性绞痛；夜间发作常见，饱餐、进食油腻食物常可诱发发作；疼痛可放射至右肩胛部和背部，伴有恶心、呕吐、厌食、便秘等消化道症状。如病情进展，疼痛可为持续性、阵发性加剧，常伴有轻至中度发热，通常无寒战，可有畏寒；如出现寒战、高热，表明病情严重，如胆囊坏疽、穿孔或胆囊积脓，或合并急性胆管炎。10%～20% 的患者可出现轻度黄疸。多数患者右上腹可有不同程度的压痛、反跳痛及腹肌紧张，有些患者可触及肿大的胆囊，墨菲征阳性。②急性非结石性胆囊炎：较少见，常发生于严重创伤、烧伤、腹部非胆道手术(如腹主动脉瘤手术)后以及危重患者，多见于男性、老年患者。其临床表现与结石性胆囊炎相似，但病情发展更迅速，腹痛症状常被其他严重疾病掩盖，易导致误诊和延误治疗。

2. 胆管结石与急性胆管炎

(1)胆管结石：包括肝外胆管结石和肝内胆管结石。①肝外胆管结石：分为原发性结石和继发性结石。原发性结石多为棕色胆色素结石，形成的诱因有胆道感染、胆道狭窄、胆道异物等。继发性结石主要是胆囊结石排进胆管并停留在胆管内，故多为胆固醇结石或胆色素结石，少数可能来源于肝内胆管结石。结石停留于胆管内，可导致急性胆管炎、慢性胆管炎、全身性感染、肝细胞损害、胆源性胰腺炎。②肝内胆管结石：又称肝胆管结石，其病因复杂，主要与胆道感染、胆道寄生虫、胆汁淤滞、胆管解剖变异、营养不良等有关，绝大多数为含有细菌的棕色胆色素结石。肝内胆管结石易进入胆总管，成为继发的肝外胆管结石。肝内胆管结石可引起肝胆管梗阻、肝内胆管炎、肝内胆管癌等。

(2)急性胆管炎：指胆管发生不同程度的梗阻合并不同程度的感染而表现出的临床综合征。急性梗阻性化脓性胆管炎(acute obstructed suppurate cholangitis，AOSC)是胆道感染的严重类型，亦称急性重症胆管炎，多因急性胆管梗阻并继发化脓性感染所致。急性胆管炎和急性梗阻性化脓性胆管炎属于胆管感染发生和发展的不同阶段。胆总管结石是最常见的梗阻原因，其他原因还有胆道蛔虫、胆道良性狭窄、吻合口狭窄或肿瘤等。

大多数患者有反复发作的胆道病史，部分患者可能有胆道手术史。患者胆管梗阻的程度及胆道感染的程度不同，其临床表现也不完全相同。当发生梗阻合并感染时，主要表现为上腹部剧烈疼痛、寒战、高热和黄疸，称为夏科三联征，是急性胆管炎的典型表现。当胆管梗阻和感染进一步加重时，其临床表现将继续发展，出现低血压和神志改变，与之前的夏科三联征合称为雷诺五联征，是诊断急性梗阻性化脓性胆管炎不可缺少的诊断依据。急性梗阻性化脓性胆管炎起病急骤，发展迅猛，剑突下或右上腹有剧痛或绞痛，继而寒战、高热、恶心、呕吐、黄疸，有时还未出现巩膜、皮肤黄疸时就已出现血压下降、脉搏增快、神志淡漠、嗜睡、昏迷等。如未予以及时有效的治疗，病情继续恶化，将发生急性呼吸衰竭和急性肾衰竭，严重者可在短期内死亡。患者体温常高达 40 ℃ 以上，脉率达 120～140 次/分，血压降低，呼吸浅快，轻度黄疸，剑突下压痛和肌紧张，肝区叩痛，有时可扪及肝大和胆囊肿大。

【实验室及其他检查】

1. 实验室检查　胆石症合并急性胆囊炎、急性胆管炎时，白细胞计数和中性粒细胞比例增高；急性梗阻性化脓性胆管炎时，白细胞计数可超过 $20.0 \times 10^9 / L$，肝功能可有不同程度的损害，血清转氨酶升高；胆管炎时，血清总胆红素、直接胆红素明显升高。

2. 影像学检查　超声检查是诊断胆道疾病的首选方法，对胆囊结石及肝内胆管结石的诊断准确率可达 95％以上。急性胆囊炎时，可见胆囊增大、胆囊壁增厚；有明显水肿时，可见"双边征"。胆囊结石显示强回声，其后有声影。急性胆管炎时，可发现肝内、外胆管不同程度地扩张，胆总管或肝内胆管结石，胆管壁增厚等。必要时，可做 CT 或磁共振胆胰管成像(MRCP)检查。

【治疗要点】

1. 有症状和（或）并发症的胆囊结石　首选胆囊切除术。腹腔镜胆囊切除术是常规手术，具有恢复快、损伤小、疼痛轻、瘢痕小等优点，对于病情复杂或没有腹腔镜设备的医院，也可行开腹胆囊切除术。需要强调的是，儿童胆囊结石以及无症状的成人胆囊结石一般不做预防性胆囊切除术，可观察和随诊。出现以下情况时，应考虑手术治疗：①结石数量多及结石直径≥2～3 cm。②胆囊壁钙化或瓷性胆囊。③伴有胆囊息肉，直径≥1 cm。④胆囊壁增厚（>3 mm），即伴有慢性胆囊炎。

急性结石性胆囊炎也可采取非手术治疗，包括禁食、补液、营养支持、应用抗生素、纠正水及电解质紊乱和酸碱失衡等。大多数患者经非手术治疗能够控制病情发展，但最终仍需手术治疗，因此非手术治疗也可以作为手术治疗前的准备。

2. 肝外胆管结石　以手术治疗为主，术中应尽量取尽结石，解除胆道梗阻，术后保持胆汁引流通畅。对于无症状、小的肝内胆管结石，可不治疗，定期观察、随访即可。有症状或影像学发现合并肝段萎缩、胆管狭窄者，应行手术治疗。手术原则为尽可能取净结石，解除胆道狭窄及梗阻，去除结石部位和感染病灶，恢复和建立通畅的胆汁引流，防止结石的复发。手术方式有胆管切开取石、胆肠吻合术、胆囊切除术等。

对于急性梗阻性化脓性胆管炎，原则是紧急手术，切开胆总管减压，取出结石，解除梗阻和通畅引流胆道，应边抗休克边手术，首先建立有效的静脉输液通道，尽快恢复血容量，同时联合应用足量抗生素，纠正水、电解质紊乱和酸碱失衡等，必要时应用血管活性药物以升高血压。手术以切开胆总管减压并引流胆道、挽救生命为主要目标，胆总管内结石应力争取净，尽量缩短手术时间。

目标检测

一、名词解释

1. 夏科三联征　2. 雷诺五联征

二、简答题

1. 简述急性结石性胆囊炎的临床表现。

2. 简述急性梗阻性化脓性胆管炎的治疗要点。

三、选择题

1. 胆固醇结石的好发部位是（　　　）。

　　A. 胆总管　　B. 肝内小胆管　　C. 肝总管　　D. 胆囊　　E. 右肝管

2. 胆道疾病的首选检查方法是（　　　）。

　　A. 超声检查　　B. X 线检查　　C. CT 检查　　D. MRI 检查　　E. 胆道镜检查

3. 急性胆囊炎最严重的并发症是（　　　）。

　　A. 细菌性肝脓肿　　B. 胆囊积脓　　C. 胆囊坏疽穿孔引起胆汁性腹膜炎

　　D. 急性胰腺炎　　E. 胆囊十二指肠瘘

4. 患者，女，40 岁，因中上腹疼痛伴黄疸、发热 1 天入院。体格检查：血压 72/50 mmHg，脉搏 140 次/分。神志清楚，巩膜黄染，右上腹及中上腹压痛，四肢厥冷。B 型超声示胆总管直径 1.5 cm，伴有结石。诊断为急性梗阻性化脓性胆管炎。下列治疗原则，错误的是（　　　）。

A. 手术解除胆道梗阻，引流胆道　　　　B. 切除胆囊，做胆肠内引流

C. 积极抗休克治疗　　　　D. 使用大量广谱抗生素

E. 使用肾上腺皮质激素

（选择题答案：1. D，2. A，3. C，4. B）

（许晓敏）

第六章 急性胰腺炎

掌握：急性胰腺炎的临床表现。

熟悉：急性胰腺炎的主要实验室检查和治疗原则。

了解：急性胰腺炎的病因及发病机制。

项目教学案例 21：

王女士，68 岁，家庭妇女，因中上腹痛、呕吐 8 小时入院。10 小时前，进食较多油腻食物。有"胆囊结石"史 20 年。体格检查：体温 36.6 ℃，血压 134/62 mmHg。巩膜无黄染，腹平软，左上腹深压痛，无反跳痛，墨菲征阳性，肠鸣音减弱。实验室检查：血淀粉酶 1120 U/L。

工作任务 1：王女士最可能患有何种疾病？

工作任务 2：当前应给予哪些处理？

急性胰腺炎(acute pancreatitis)是多种病因导致胰酶在胰腺内被激活后引起胰腺组织自身消化、水肿、出血甚至坏死的炎症反应，临床上以急性上腹痛和血淀粉酶或脂肪酶升高等为特点，表现轻重不一。多数患者病情轻，预后良好；少数患者可因伴发多器官功能障碍和胰腺局部并发症，故病死率高。

【病因及发病机制】

1. **胆道疾病** 胆石症、胆道感染等是引起急性胰腺炎的主要病因，70%～80%的人胰管与胆总管汇合成共同通道，开口于十二指肠壶腹部，当结石、蛔虫等嵌顿在壶腹部，胆管内炎症或胆石损伤奥迪括约肌等，可造成胰液流出不畅，胰管压力增高，从而导致胰腺炎的发生。

2. **大量饮酒** 可引起急性胰腺炎，其机制为酒精促使胰腺外分泌增加，可刺激奥迪括约肌痉挛和十二指肠乳头水肿，胰液排出受阻，使胰管内压力增加；酒精在胰腺内氧化代谢时会产生大量活性氧，也有助于激活炎症反应。此外，酒精常与胆道疾病共同导致急性胰腺炎。

3. **其他** 胰管阻塞、手术与创伤、代谢障碍、感染、药物、过度进食等因素，亦可引发胰腺炎。少数胰腺炎患者病因不明，称为特发性胰腺炎。

各种致病因素导致胰管内高压，溶酶体在腺泡细胞内提前激活酶原(如胰蛋白酶原)，大量活化的胰酶消化胰腺自身。损伤的腺泡细胞激活体内炎症反应，造成大量炎性物质渗出，众多因素参与炎症过程并相互作用，使炎症逐级放大，向全身扩展，最终会出现多器官炎性损伤及功能障碍。

急性胰腺炎的病理改变包括胰腺的急性炎症性病变及急性胰腺炎导致的多器官炎性损伤。胰腺的急性炎症病变可分为急性水肿性胰腺炎及急性出血坏死性胰腺炎。多脏器炎性损伤包括小肠、肺、肝、肾等脏器的炎症病理改变。急性水肿性胰腺炎大体上可见胰腺肿大、水肿，胰腺周围有少量脂肪坏死；组织学检查可见间质水肿、充血和炎症细胞浸润，可有轻微的局部坏死。急性出血坏死性胰腺炎大体上表现为红褐色或灰褐色，有新鲜出血区，分叶结构消失，有较大范围的脂肪坏死灶（钙皂斑）；病程较长者，可并发脓肿、假性囊肿或瘘管形成。

【临床表现】

1. 症状与体征　急性胰腺炎常在进食高脂饮食或饮酒后发生，其临床表现和病情轻重取决于病因、病理类型和诊治是否及时。

（1）腹痛：急性胰腺炎的主要表现和首发症状，常突然出现，轻重不一，疼痛部位多在中上腹，可向腰背部呈带状放射，取弯腰抱膝位可减轻疼痛，性质为钝痛、刀割样痛、钻痛或绞痛，呈持续性，可有阵发性加剧，不能为一般胃肠解痉药所缓解，进食可加剧。急性水肿性胰腺炎的腹痛3～5日即缓解，急性出血坏死性胰腺炎的病情发展较快，腹部疼痛持续时间较长。

（2）恶心、呕吐及腹胀：在起病后出现，可吐出食物和胆汁，亦可伴有腹胀，甚至麻痹性肠梗阻。

（3）发热：多数患者有中度以上发热，持续3～5日。持续发热1周以上不退或逐日升高、白细胞增多者，应怀疑有继发感染。

（4）低血压或休克：重症胰腺炎患者可有烦躁不安、皮肤苍白、湿冷等，甚至出现低血压或休克、猝死。

（5）水、电解质、酸碱平衡及代谢紊乱：多有脱水、低血钾及代谢性碱中毒，重症患者有明显脱水与代谢性酸中毒、低钙血症。部分患者伴有血糖升高，偶可发生糖尿病酮症酸中毒或糖尿病非酮症高渗性昏迷。

（6）轻症胰腺炎患者仅有上腹部压痛，无肌紧张、反跳痛；重症胰腺炎患者上腹或全腹压痛明显，并有腹肌紧张、反跳痛。少数患者可出现两侧胁腹部皮肤呈暗灰蓝色（称格雷-特纳征），并可致脐周围皮肤青紫（称卡伦征）。

2. 并发症

（1）局部并发症：主要有胰瘘、胰腺脓肿、假性囊肿及左侧门静脉高压等。

（2）全身并发症：常并发不同程度的多器官功能衰竭（MOF），如急性呼吸衰竭、急性肾衰竭、心力衰竭与心律失常、消化道出血、胰性脑病、败血症及真菌感染等。

【实验室及其他检查】

1. 血常规检查　多有白细胞增多及中性粒细胞核左移。

2. 血、尿淀粉酶检查　血清（胰）淀粉酶在起病后2～12小时开始升高，48小时开始下降，持续3～5日。血清淀粉酶超过正常值3倍为诊断条件之一。淀粉酶的高低与病情轻重不一定成正比。尿淀粉酶升高较晚，在发病后12～14小时开始升高，下降缓慢，持续1~2周。

3.血清脂肪酶检查　血清脂肪酶常在起病后24~72小时开始上升，持续7~10日，对病后就诊较晚的急性胰腺炎患者有诊断价值，且敏感性和特异性也较高。

4.其他检查　C反应蛋白(CRP)在胰腺坏死时明显升高，有助于评估与监测急性胰腺炎的严重性；常见暂时性血糖升高，血清天冬氨酸转氨酶、乳酸脱氢酶可增加；暂时性低钙血症(<2 mmol/L)常见于重症急性胰腺炎；腹部B型超声见胰腺肿大、胰内及胰周围回声异常是急性胰腺炎常规初筛影像检查；CT平扫最初应用于胰腺炎诊断，有助于确定胰周炎性改变以及胸腔积液、腹水；增强CT扫描有助于确定胰腺坏死程度；MRI检查有助于确定胆道病变及胰周液体积聚情况。

【治疗要点】

1.轻症急性胰腺炎　治疗措施包括：①禁食，胃肠减压。②给予生长抑素及其类似物。③静脉输液，积极补足血容量，维持水、电解质和酸碱平衡及热能供应。④止痛治疗，腹痛剧烈者，可给予哌替啶。⑤预防和抗感染，急性胰腺炎发生常与胆道疾病有关，如怀疑合并感染，可选用抗生素。⑥抑酸治疗，给予H_2受体拮抗剂或质子泵抑制剂(静脉给药)。急性胰腺炎大多属于轻症胰腺炎，经3~5日积极治疗多可治愈。

2.重症急性胰腺炎　必须采取综合性措施，积极抢救治疗，除上述治疗措施外，有条件时应转入重症监护病房(ICU)密切监测病情，维持水、电解质平衡，给予营养支持(如全胃肠外营养)，应用抗菌药物(如喹诺酮类或亚胺培南、甲硝唑等)；给予生长抑素或其类似物奥曲肽，以减少胰液分泌；使用抑肽酶、加贝酯等抑制胰酶活性等措施，必要时行内镜、腹腔镜或手术去除病因。

【预防】

避免暴饮暴食，戒酒，积极治疗胆道疾病，防治蛔虫感染。

目标检测

一、填空题

1.急性胰腺炎的主要病因是_____和_____。

2.急性胰腺炎的病理类型为_____和_____，急性胰腺炎的主要首发症状是_____。

3.血清淀粉酶超过_____可确诊为急性胰腺炎。

二、单项选择题

1.在我国，引起急性胰腺炎最常见的病因是(　　)。

　　A.胆道疾病　　　　　　B.手术与创伤　　　　　　C.代谢障碍

　　D.大量饮酒和暴饮暴食　E.急性传染病

2.格雷-特纳征是指(　　)。

　　A.上腹可扪及肿块，有肌紧张及反跳痛

　　B.明显腹胀，肠鸣音稀少而低

　　C.急性胰腺炎时左侧腰部皮肤呈灰紫色斑

    D. 急性胰腺炎可见脐周皮肤青紫

    E. 胆总管或壶腹嵌顿性结石时出现黄疸

3. 急性出血坏死性胰腺炎不同于急性水肿性胰腺炎的表现是(   )。

    A. 剧烈腹痛   B. 恶心、呕吐   C. 发热

    D. 休克   E. 腹胀

4. 除(   )外，其余均提示发生了急性出血坏死性胰腺炎。

    A. 发热   B. 腹膜刺激征   C. 手足搐搦

    D. 休克   E. 左侧腹部和脐周青紫斑

5. 急性胰腺炎的治疗措施中，不正确的一项是(   )。

    A. 应用有效抗生素   B. 肠麻痹、肠胀气明显者应胃肠减压

    C. 暂时给予流质饮食   D. 严重患者早期应用抑肽酶

    E. 用阿托品、哌替啶或普鲁卡因解痉、止痛

6. 在急性胰腺炎的治疗过程中，错误的是(   )。

    A. 抑制胰液分泌   B. 用吗啡止痛   C. 抗感染

    D. 抑制胰酶活性   E. 纠正水、电解质平衡紊乱

（选择题答案：1. A，2. C，3. D，4. A，5. C，6. B）

（杨淑丽）

第七章　急性阑尾炎

学习目标

掌握：急性阑尾炎的临床表现和治疗要点。

熟悉：急性阑尾炎的常用实验室及其他检查。

了解：急性阑尾炎的病因及发病机制。

项目教学案例 22：

患者，女，26 岁，因腹痛 10 小时就诊。10 小时前，无明显诱因出现上腹胀痛不适，伴恶心，未呕吐。至当地诊所就诊，拟诊为"急性胃炎"，予"胃苏颗粒"等治疗。5 小时前，出现持续性右下腹痛，无腹泻，无畏寒、发热。既往体健，无肝炎或结核病史。体格检查：体温 38.2 ℃，脉搏 82 次/分，血压 108/78 mmHg。痛苦面容，心、肺未见异常，腹部平坦，未见肠型及蠕动波，右下腹深压痛，无腹肌紧张、反跳痛，肠鸣音正常。血常规检查：血红蛋白 135 g/L，白细胞计数 9.6×10^9/L，中性粒细胞分类计数 0.75。

工作任务 1：分析该患者最可能的诊断。

工作任务 2：讨论目前主要的治疗措施。

急性阑尾炎(acute appendicitis)是外科常见病，也是最多见的急腹症，经早期确诊、恰当处置，绝大多数患者能得到良好的治疗效果。少数患者因病情变化或延误诊治，可引起严重并发症，甚至造成死亡。

【病因及发理机制】

1. 病因　阑尾为一细长盲管，腔内富含微生物，肠壁内有丰富的淋巴组织，故较容易发生感染。一般认为，急性阑尾炎由以下因素综合引起。

(1)阑尾管腔阻塞：引起急性阑尾炎最常见的病因，阑尾管腔阻塞的最常见原因是淋巴滤泡明显增生，约占 60%，多见于年轻人；肠石也是引起阻塞的原因之一，约占 35%；异物、炎性狭窄、食物残渣、蛔虫、肿瘤等则是较少见的病因。阑尾管腔细，开口狭小，系膜短使阑尾蜷曲，这些都是造成阑尾管腔易于阻塞的因素。阑尾管腔阻塞后，阑尾黏膜仍继续分泌黏液，腔内压力升高，血运发生障碍，使阑尾炎症加剧。

(2)细菌入侵：由于阑尾管腔阻塞，腔内细菌大量繁殖，会分泌内毒素和外毒素，损伤黏膜上皮并促使溃疡形成，细菌穿过黏膜，进入阑尾肌层。阑尾壁间质压力升高，影响动脉血流，造成阑尾缺血、梗死和坏疽。致病菌多为肠道内的各种革兰氏阴性杆菌和厌氧菌。

（3）其他：阑尾先天性畸形，如阑尾过长、过度扭曲、管腔狭小、血运不佳等，都是引起急性阑尾炎的病因。

2. 病理　根据阑尾炎的临床过程和病理解剖学变化，急性阑尾炎可分为4种病理类型。

（1）急性单纯性阑尾炎：属轻型阑尾炎或病变早期，病变多只局限于黏膜和黏膜下层。阑尾外观轻度肿胀，浆膜充血并失去正常光泽，表面有少量纤维素性渗出物；镜下可见阑尾各层均有水肿和中性粒细胞浸润，黏膜表面有小溃疡和出血点。此型阑尾炎临床症状和体征均较轻。

（2）急性化脓性阑尾炎：常由单纯性阑尾炎发展而来。阑尾肿胀明显，浆膜高度充血，表面覆以纤维素性（脓性）渗出物；镜下可见阑尾黏膜的溃疡面加大并深达肌层和浆膜层，管壁各层有小脓肿形成，腔内亦有积脓。阑尾周围的腹腔内有稀薄脓液，可形成局限性腹膜炎。此型阑尾炎临床症状和体征较重。

（3）坏疽性阑尾炎及穿孔性阑尾炎：属重型阑尾炎。阑尾管壁坏死或部分坏死，呈暗紫色或黑色。阑尾腔内积脓，压力升高，阑尾壁出现血液循环障碍。穿孔如未被包裹，感染继续扩散，则可引起急性弥漫性腹膜炎。

（4）阑尾周围脓肿：急性阑尾炎化脓、坏疽或穿孔，如果此过程进展较慢，大网膜可移至右下腹部，将阑尾包裹并形成粘连，可形成炎性肿块或阑尾周围脓肿。

急性阑尾炎的病理转归有以下几种。①炎症消退：一部分单纯性阑尾炎经及时药物治疗后炎症消退，大部分将转为慢性阑尾炎，易复发。②炎症局限化：化脓性、坏疽性或穿孔性阑尾炎被大网膜包裹粘连，炎症局限，形成阑尾周围脓肿，需用大量抗生素或中药治疗，治愈缓慢。③炎症扩散：阑尾炎症重，发展快，未予及时手术切除，又未能被大网膜包裹局限，炎症扩散，可发展为弥漫性腹膜炎、化脓性门静脉炎、感染性休克等。

【临床表现】

1. 症状

（1）腹痛：典型的腹痛多起始于上腹及脐周，数小时（6～8小时）后转移并固定于右下腹，70%～80%的患者具有这种转移性右下腹痛的特点，部分患者一开始即出现右下腹痛。不同类型的阑尾炎其腹痛也有差异，如单纯性阑尾炎表现为轻度隐痛；化脓性阑尾炎呈阵发性胀痛和剧痛；坏疽性阑尾炎为持续性剧烈腹痛；穿孔性阑尾炎因阑尾腔内压力骤减，腹痛可暂时减轻，但出现弥漫性腹膜炎后，腹痛又会持续加剧。不同位置的阑尾炎其腹痛部位也有区别，如盲肠后位阑尾炎的疼痛在右侧腰部，盆位阑尾炎的腹痛在耻骨上区，肝下区阑尾炎可引起右上腹痛，极少数左下腹部阑尾炎为左下腹痛。

（2）胃肠道症状：发病早期可有厌食、恶心、呕吐，但程度较轻。盆位阑尾炎时，炎症刺激直肠和膀胱，可引起大便次数增多、里急后重和排尿异常等症状。伴有弥漫性腹膜炎时，可致麻痹性肠梗阻，腹胀、排气及排便减少。

（3）全身症状：早期可有乏力，炎症重时可出现心率增快、发热等感染中毒症状；出现寒战、高热和轻度黄疸时，需警惕发生门静脉炎的可能；并发弥漫性腹膜炎时，可出现血容量不足的表现，甚至合并其他脏器功能障碍。

2. 体征

（1）右下腹固定压痛：急性阑尾炎最重要的体征，压痛点通常位于麦氏点（脐与右侧髂前上棘连线中、外 1/3 处），可随阑尾位置的变异而改变，但始终在一个固定的位置上。发病早期腹痛尚未转移至右下腹时，右下腹便可出现固定压痛；当阑尾穿孔时，疼痛和压痛的范围可波及全腹，但仍以阑尾所在位置的压痛最为明显。嘱患者取左侧卧位，体格检查的效果会更好。

（2）腹膜刺激征：当壁腹膜受到炎症刺激时，可出现反跳痛、腹肌紧张、肠鸣音减弱或消失等，提示阑尾炎症加重，出现化脓、坏疽或穿孔等病理改变。在小儿、老年人、孕妇、肥胖、虚弱者或盲肠后位阑尾炎时，腹膜刺激征可不明显。

（3）右下腹肿块：如体格检查发现右下腹饱满，扪及一压痛性肿块，边界不清，固定，应考虑为阑尾周围脓肿。

（4）其他体征：①结肠充气试验，嘱患者取仰卧位，检查者以一手压迫左下腹，再用另一手挤压近侧结肠，将结肠内气体推向盲肠和阑尾，引起右下腹疼痛为阳性。②腰大肌试验，嘱患者取左侧卧位，使右大腿后伸，引起右下腹疼痛为阳性，说明阑尾位于腰大肌前方，盲肠后位或腹膜后位。③闭孔内肌试验，嘱患者取仰卧位，使右髋和右大腿屈曲，被动向内旋转，引起右下腹疼痛为阳性，提示阑尾靠近闭孔内肌。

【实验室及其他检查】

1. 实验室检查　大多数患者可出现白细胞计数和中性粒细胞比例增高，白细胞计数可达 $(10\sim20)\times10^9$/L。部分患者白细胞可无明显升高，多见于单纯性阑尾炎者或老年人。尿液检查一般无阳性发现，若阑尾炎症波及输尿管或膀胱，尿中可出现少量红细胞。如有明显血尿，需注意排除泌尿系统疾病。

2. 影像学检查　根据病情可选用以下检查：①腹部 X 线平片，可见盲肠扩张和气液平面，偶尔可见钙化的肠石和异物影，可帮助诊断；②超声检查，可发现肿大的阑尾或脓肿；③CT 检查，其灵敏度优于超声，尤其有助于阑尾周围脓肿的诊断。

3. 腹腔镜检查　可以直接观察阑尾情况进行确诊，也有助于与阑尾炎有相似症状的其他疾病的鉴别诊断，并可经腹腔镜做阑尾切除术。

【治疗要点】

1. 手术治疗　绝大多数急性阑尾炎一经确诊，应尽早行阑尾切除术。早期手术操作简单，术后并发症少；如化脓、坏疽或穿孔后再手术，不但操作困难，而且术后并发症发生率会明显增加。术前即应用抗生素，有助于防止术后感染的发生。

2. 非手术治疗　主要包括选择有效的抗生素和补液治疗，适用于单纯性阑尾炎、急性阑尾炎的早期阶段及手术治疗患者的协助治疗，或患者不接受手术治疗，全身情况差或客观条件不允许，或伴有其他严重器质性疾病而有手术禁忌证者。

目标检测

一、名词解释

1. 急性阑尾炎　2. 腰大肌试验

二、简答题

1. 简述急性阑尾炎的病理转归。

2. 简述急性阑尾炎的临床表现。

三、选择题

1. 急性阑尾炎易发生阑尾坏死、穿孔的主要原因是（　　）。

 A. 阑尾开口较小　　　　　B. 阑尾系膜短，易屈曲扭转　　　C. 阑尾淋巴丰富

 D. 阑尾蠕动较缓而弱　　　　E. 阑尾动脉系终末枝，易致血运障碍

2. 阑尾解剖位置的体表投影大多数在（　　）。

 A. 通过脐横线与右锁骨中线的交点处

 B. 两侧髂前上棘连线与右锁骨中线交点处

 C. 右腹股沟中点与脐连线的中、外 1/3 处

 D. 右髂前上棘至脐连线的中、外 1/3 处

 E. 位置不定，经常变动

3. 急性阑尾炎的典型临床表现包括（　　）。

 A. 腹泻、发热、右下腹痛

 B. 突发右下腹绞痛，板状腹，右下腹压痛

 C. 右下腹绞痛，向会阴部放射，伴恶心、呕吐

 D. 突发腹痛，恶心，呕吐，右下腹压痛、反跳痛

 E. 转移性右下腹痛、恶心、呕吐、右下腹压痛

4. 诊断急性阑尾炎最有价值的体征为（　　）。

 A. 右下腹有肿块　　　　B. 右下腹有反跳痛　　　　C. 右下腹有明显固定压痛点

 D. 腰大肌试验阳性　　　E. 结肠充气试验阳性

5. 关于老年人急性阑尾炎的特点，下列表述错误的是（　　）。

 A. 自觉症状轻微　　　　B. 腹部体征不明显　　　　C. 白细胞计数升高不明显

 D. 腹膜炎不易被局限　　E. 宜行保守治疗

6. 急性阑尾炎发病已 4 天，腹痛稍减轻，但仍发热，右下腹可触及压痛的肿块，应（　　）。

 A. 立即手术切除阑尾　　　　B. 立即手术切除肿块

 C. 立即手术腹腔引流　　　　D. 暂不手术，用广谱抗生素治疗

 E. 用广谱抗生素治疗，不需要手术

（选择题答案：1. E，2. D，3. E，4. C，5. E，6. D）

（许晓敏　庄志祥）

第八章　肠梗阻

学习目标

掌握：肠梗阻的临床表现和治疗要点。

熟悉：肠梗阻的常用实验室及其他检查。

了解：肠梗阻的病因及发病机制。

项目教学案例 23：

患者，女，49 岁，因腹痛、腹胀伴恶心、呕吐 1 天来诊。1 年前，患者曾有腹部手术史。体格检查：体温 36.2 ℃，脉搏 92 次/分，呼吸 18 次/分，血压 140/85 mmHg。神志清楚，痛苦面容，查体合作。两肺呼吸音清，心率 92 次/分，律齐，未闻及杂音。中下腹可见手术瘢痕，腹软，叩诊呈鼓音，肠鸣音呈高调金属音。肝、脾未触及。

工作任务 1：该患者最可能的诊断是什么？

工作任务 2：主要的治疗措施包括哪些？

肠梗阻(intestinal obstruction)指任何原因引起的肠内容物通过障碍，是外科常见的急腹症。

【病因及分类】

1. 病因分类

(1)机械性肠梗阻：各种原因引起的肠腔狭小或不通，致使肠内容物不能通过，是临床上最常见的肠梗阻类型。常见的原因包括：①肠外因素，如粘连带压迫、嵌顿性疝、肿瘤压迫等。②肠壁因素，如肠套叠、炎症性狭窄、肿瘤、先天性畸形等。③肠腔内因素，如蛔虫梗阻、异物、粪块等。

(2)动力性肠梗阻：包括麻痹性肠梗阻与痉挛性肠梗阻两类，是因神经抑制或毒素刺激引起肠壁肌运动紊乱，使肠蠕动丧失或肠管痉挛，肠内容物不能正常运行，但无器质性肠腔狭小。麻痹性肠梗阻较为常见，多发生在腹腔手术后、腹部创伤或弥漫性腹膜炎者。

(3)血运性肠梗阻：由于肠系膜血管栓塞或血栓形成，造成肠管血运障碍，肠失去蠕动能力，肠腔虽无阻塞，但肠内容物停止运行。

2. 其他分类　肠梗阻按肠壁有无血运障碍分为单纯性肠梗阻和绞窄性肠梗阻，按梗阻部位分为高位小肠(空肠)梗阻、低位小肠(回肠)梗阻和结肠梗阻，按梗阻程度分为完全性肠梗阻和不完全性肠梗阻，按病程发展快慢分为急性肠梗阻和慢性肠梗阻。

【发病机制】

1. 梗阻肠管的局部变化　发生机械性肠梗阻后，梗阻以上肠蠕动增强，肠腔内因气体和液体的积聚而膨胀；梗阻以下肠管则瘪陷、空虚或仅存积少量粪便。肠腔压力不断升高，可使肠壁静脉回流受阻，肠壁充血、水肿，同时肠壁及毛细血管通透性增加，肠壁上有出血点，并有血性渗出液渗入肠腔和腹腔。最后，肠管可因缺血、坏死而破溃穿孔。

2. 全身变化　肠梗阻还可导致一系列全身性病理生理改变，严重时可危及患者生命。高位梗阻患者不能进食及频繁呕吐，丢失大量胃酸和氯离子，易出现脱水、代谢性碱中毒；低位小肠梗阻时会丢失大量的碱性消化液，加之组织灌注不良，酸性代谢产物剧增，可引起严重的代谢性酸中毒。肠膨胀可影响肠壁静脉回流，大量血浆渗出至肠腔和腹腔内，如有肠绞窄，则更易丢失大量血浆和血液。严重的脱水、血容量减少、电解质紊乱、酸碱平衡失调、感染等可引起休克。肠膨胀使腹压增高，膈肌上升，可影响肺内气体交换；腹痛和腹胀可使腹式呼吸减弱；腹压增高和血容量不足可使下腔静脉回流量减少，心排出量减少，从而导致呼吸、循环功能障碍。

【临床表现】

不同原因引起的肠梗阻的临床表现虽不同，但肠内容物不能顺利通过肠腔则是一致的，其共同的表现为腹痛、呕吐、腹胀，以及肛门停止排气、排便。

1. 临床特征

(1)腹痛：发生机械性肠梗阻时，梗阻部位以上强烈肠蠕动，呈阵发性绞痛，同时伴有高亢的肠鸣音；当肠腔有积气、积液时，肠鸣音呈气过水声或高调金属音，患者常自觉有气体在肠内窜行，并受阻于某一部位，有时可见到肠型及蠕动波。若发展成为剧烈的持续性腹痛，则应警惕发生绞窄性肠梗阻的可能。麻痹性肠梗阻时，肠壁肌呈瘫痪状态，没有收缩蠕动，因此无阵发性腹痛，只有持续性胀痛或不适。

(2)呕吐：高位梗阻的呕吐出现较早，且较频繁，呕吐物主要为胃及十二指肠内容物。低位小肠梗阻的呕吐出现较晚，初为胃内容物，后期的呕吐物为积蓄在肠内并经发酵、腐败呈粪样的肠内容物。呕吐物呈棕褐色或血性，是肠管血运障碍的表现。发生麻痹性肠梗阻时，呕吐多呈溢出性。

(3)腹胀：多发生在腹痛之后，其程度与梗阻部位有关。高位梗阻的腹胀不明显；低位小肠梗阻及麻痹性肠梗阻的腹胀显著，遍及全腹；如出现不均匀对称的腹部隆起，是肠扭转等闭袢性肠梗阻的特点。

(4)肛门停止排气、排便：发生完全性肠梗阻后，肠内容物不能通过梗阻部位，梗阻以下的肠管处于空虚状态，临床表现为停止排气、排便。但在梗阻初期，尤其是高位梗阻时，梗阻部位以下积存的气体和粪便仍可排出，不能误诊为不是肠梗阻或是不完全性肠梗阻。某些绞窄性肠梗阻，如肠套叠、肠系膜血管栓塞或血栓形成时，可排出血性黏液样粪便。

2. 体格检查特征

(1)视诊：机械性肠梗阻常可见肠型及蠕动波，肠扭转时腹胀多不对称，麻痹性肠梗阻时则腹胀均匀。

（2）触诊：单纯性肠梗阻因肠管膨胀而有轻度压痛，绞窄性肠梗阻时可有固定压痛及腹膜刺激征。

（3）叩诊：绞窄性肠梗阻时，腹腔有渗液，移动性浊音可呈阳性。

（4）听诊：机械性肠梗阻时，肠鸣音亢进，可闻及气过水声或金属音；麻痹性肠梗阻时，肠鸣音减弱或消失。

【实验室及其他检查】

1. 实验室检查　单纯性肠梗阻早期实验室检查指标变化不明显，随着病情发展，由于失水和血液浓缩，白细胞计数、血红蛋白和血细胞比容都可增高，尿比重也增高。通过动脉血气分析和血清 Na^+、K^+、Cl^-、尿素氮、肌酐的变化，可了解电解质紊乱、酸碱失衡及肾功能情况。呕吐物和粪便检查有大量红细胞或隐血试验阳性，应考虑肠管有血运障碍。

2. X 线检查　一般在肠梗阻发生 4～6 小时后，X 线检查即可显示出肠腔内气体，可见气胀肠祥和液气平面。

【治疗要点】

肠梗阻的治疗原则为解除梗阻和纠正因肠梗阻引起的全身性生理紊乱。

1. 非手术治疗　包括禁食禁饮、胃肠减压，纠正水、电解质紊乱和酸碱失衡，防治感染等。镇痛药的应用需遵循急腹症的治疗原则。

2. 手术治疗　手术的目的是解除梗阻、去除病因。手术的方式要根据患者的全身情况与梗阻的病因、性质、部位等加以选择，如粘连松解术、肠套叠复位术、肠切除术、肠短路吻合术、肠造口或肠外置术等。

目标检测

一、名词解释

1. 肠梗阻　2. 动力性肠梗阻

二、简答题

1. 肠梗阻患者腹部检查的体征有哪些？

2. 简述肠梗阻的治疗原则。

三、选择题

1. 急性肠梗阻可出现下列变化，除了（　　）。

　　A. 肠管迅速膨胀　　　　　B. 肠管压力增高　　　　C. 肠壁代偿性肥厚

　　D. 肠壁血运障碍　　　　　E. 肠壁充血增厚

2. 机械性肠梗阻与动力性肠梗阻的区别主要在于（　　）。

　　A. 有无腹痛、腹胀及肛门停止排气、排便　　B. 有无绞痛、胀痛和肠鸣音变化

　　C. 呕吐是否剧烈且频繁　　　　　　　　　　D. 有无早期休克

　　E. 有无酸碱失衡、电解质紊乱

3. 在急性肠梗阻的治疗中，最重要的措施是（　　）。

    A. 胃肠减压　　　　　　　　B. 纠正水、电解质紊乱及酸碱平衡失调

    C. 及时手术　　　　　　　　D. 输血

    E. 应用抗生素

4. 高位小肠梗阻的临床特点为（　　）。

    A. 以腹痛和呕吐为著，无腹胀，可无停止排气、排便

    B. 以腹痛、呕吐以及停止排气、排便为著，腹胀不明显

    C. 以呕吐和停止排气、排便为著，腹痛轻微，无腹胀

    D. 有腹痛、呕吐、腹胀以及停止排气、排便

    E. 以腹痛、腹胀为著，无呕吐，无停止排气、排便

5. 关于绞窄性肠梗阻的临床表现，下列叙述错误的是（　　）。

    A. 出现腹膜刺激征　　　　　　　　B. 持续性腹痛

    C. 呕吐物呈血性或棕褐色液体　　　　D. 肠鸣音消失

    E. X 线显示膨胀突出的孤立肠袢，并随时间改变位置亦发生变化

（选择题答案：1. C，2. B，3. B，4. A，5. E）

（许晓敏　叶建峰）

第九章 痔

学习目标

熟悉： 痔的常用实验室及其他检查。
了解： 痔的病因及发病机制。

痔(hemorrhoid)是指直肠下端黏膜下和肛管皮下静脉丛扩大、曲张形成的静脉团，为最常见的肛肠疾病，可发生在任何年龄，随年龄增长，发病率逐渐增高。

【病因及发病机制】

痔的病因至今仍未完全明确，与多种因素有关，目前主要有 2 种学说。

1. **肛垫下移学说** 该学说认为，在肛管的黏膜下有一层特殊的组织，由静脉、平滑肌、弹性组织和结缔组织构成，称为肛管血管垫，简称肛垫，位于肛管的左侧、右前、右后 3 个部位，突向肛管内，发挥闭合肛管、节制排便作用。正常情况下，排便时，肛垫受到向下的压力被推向下，排便后能借其自身的收缩作用缩回到肛管内；当弹性回缩力减弱后，肛垫则充血、下移而形成痔。

2. **静脉曲张学说** 该学说认为，痔的形成主要因静脉扩张、淤血所致。直肠上静脉丛属门静脉系统，缺乏静脉瓣，长期坐立或便秘、前列腺增生、妊娠、腹水等，导致腹腔压力增高，都将妨碍直肠静脉血液回流。另外，直肠上、下静脉丛血管壁薄，位置浅表，下端直肠黏膜下组织松弛，使直肠静脉淤血后更容易扩张形成痔。

此外，门静脉高压时，门静脉血流经直肠上静脉与直肠下静脉和肛管静脉吻合，侧支循环形成；长期饮酒及辛辣饮食，可使局部充血；肛周感染可引起静脉炎，使静脉管壁失去弹性，更易扩张；营养不良，可使局部组织萎缩无力。这些因素都将加速痔的产生。

【分类】

根据痔块与齿状线的关系，痔可分为内痔、外痔和混合痔 3 类(图 5 - 9 - 1)。

1. **内痔** 肛垫出现病理性肥大并向远侧移位后形成痔块，位于齿状线以上，表面覆盖有直肠黏膜。其位置多位于直肠下端、直肠上动

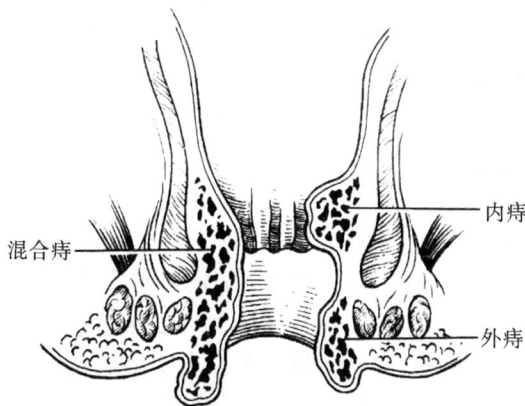

图 5 - 9 - 1 痔的分类

脉分支处(截石位 3、7、11 点)。

2. 外痔 由直肠下静脉丛扩大、曲张形成,位于齿状线以下,表面覆盖有肛管皮肤,以血栓性外痔最为常见,其次为结缔组织外痔和炎性外痔。

3. 混合痔 由内痔与相应部位的外痔通过静脉丛吻合相通并扩张形成,位于齿状线上下,表面可同时覆盖有直肠黏膜和肛管皮肤。内痔发展至Ⅲ度以上,多形成混合痔。

【临床表现】

1. 内痔 主要表现为便血和痔块脱出。

(1)无痛性间隙性便后出血:内痔的出血特点,多表现为大便带血或便后滴血,出血量少,严重者可出现喷射状出血,便后出血能自行停止。长期出血可引起贫血。内痔位于齿状线上方,受自主神经支配,单纯性内痔并无疼痛,合并感染、嵌顿或发生血栓形成时可出现疼痛。

(2)痔块脱出:内痔的另一表现。根据痔块脱出情况,内痔可分为 4 度。①Ⅰ度:排便时出血,便后出血可自行停止,无痔块脱出。②Ⅱ度:常伴便血,排便时有痔块脱出,便后能自行还纳。③Ⅲ度:偶有便血,排便或久站、咳嗽、负重时痔块脱出,不能自行还纳,需用手托回。④Ⅳ度:偶有便血,痔块脱出后不能还纳或还纳后又脱出。痔块反复脱出,可出现肛门括约肌松弛,受肠道黏液刺激,可引起肛周皮肤瘙痒或形成湿疹。有些患者因害怕排便时痔块脱出或排便出血而不愿排便,从而会导致便秘。

2. 外痔 主要表现为肛周肿块,伴有肛门不适、潮湿不洁,亦可伴有瘙痒。如有血栓形成,可表现为剧痛,称为血栓性外痔。

3. 混合痔 内痔和外痔的症状可同时存在。内痔发展到Ⅲ度以上时,多形成混合痔。混合痔逐渐加重,可呈环状脱出于肛门外,称为环状痔。脱出痔块可刺激肛门括约肌发生痉挛,使痔块发生嵌顿,不能还纳,出现水肿、淤血甚至坏死,称为嵌顿性痔或绞窄性痔。

【实验室及其他检查】

1. 直肠指检 对痔诊断价值不大,但可排除直肠癌、直肠息肉等疾病。一般应先进行直肠指检,再考虑做肛门镜检查。

2. 肛门镜检查 内痔需借助肛门镜检查,可见局部黏膜呈暗红色隆起,质软。

【治疗要点】

痔的治疗遵循 3 个原则:①无症状的痔,不需要治疗。②以非手术治疗为主。③有症状的痔,治疗目的在于减轻或消除症状,而非根治。

1. 一般治疗 包括保持大便通畅、热水坐浴和对症止痛等。

2. 注射治疗 适用于Ⅰ、Ⅱ度出血性内痔。将硬化剂注射到痔块周围,产生无菌性炎症反应,使小血管闭塞、痔块萎缩和黏膜下组织纤维化。常用的硬化剂有 5% 石炭酸植物油、5% 鱼肝油酸钠等。

3. 红外线凝固疗法 适用于Ⅰ、Ⅱ度内痔。通过红外线直接照射痔块基底部，引起蛋白凝固，痔块硬化萎缩脱落。此疗法复发率高，临床已经很少使用。

4. 胶圈套扎疗法 适用于Ⅰ、Ⅱ、Ⅲ度内痔。将特制胶圈套入内痔根部，阻断痔的血供，使痔缺血、坏死，从而发生脱落。

5. 手术治疗 限用于保守治疗失败或不适宜保守治疗的患者。

(1)痔单纯切除术：适用于Ⅱ、Ⅲ度内痔和混合痔。在痔块基底部做"V"形切口，分离并切除曲张静脉团，将黏膜用可吸收线缝合，肛管皮肤切口敞开，创面以凡士林纱布填塞。

(2)血栓性外痔剥离术：适用于血栓性外痔。在痔表面皮肤做梭形切口，剥除血栓，伤口不缝合，填入凡士林纱布。

(3)吻合器痔上黏膜环切术：适用于Ⅱ、Ⅲ、Ⅳ度内痔和环状痔。使用吻合器在齿状线上 2 cm 处环形切除 2~4 cm 宽的直肠黏膜，可将下移的肛垫向上牵拉固定。

目标检测

一、名词解释

1. 痔 2. 内痔 3. 混合痔

二、简答题

1. 内痔的主要临床特点有哪些？

2. 痔的治疗原则及主要方法有哪些？

（蔡小红）

第十章　婴儿腹泻

学习目标

掌握： 婴儿腹泻的分型及临床表现。

熟悉： 婴儿腹泻的病因、治疗原则、药物治疗要点及预防措施。

了解： 婴儿腹泻的发病机制、常用实验室及其他检查。

　　婴儿腹泻(infantile diarrhea)是一组由多种病原体和多种因素引发的消化道综合征，主要表现为大便次数增多和大便性状的改变，多发生于 6 个月至 2 岁的婴幼儿，其中 1 岁以内者约占半数，夏、秋季高发，是造成小儿营养不良、生长发育障碍的主要原因之一。

【病因及发病机制】

(一)病因

1. 易感因素

(1)消化系统发育尚未成熟：婴幼儿胃酸和消化酶分泌的量少且活性较低，难以适应食物质和量的较大变化；小儿生长发育迅速，机体所需的营养物质相对较多，使消化道负担加重，易发生消化功能紊乱。

(2)机体防御能力差：婴儿胃酸偏低且排空较快，胃内杀菌能力不足；血清免疫球蛋白(尤其是 IgM、IgA)和胃肠道分泌型 IgA 均较低，免疫功能较差；新生儿出生后肠道菌群尚未建立正常平衡，改变饮食或滥用广谱抗生素等会使肠道正常菌群失衡，从而引发肠道感染。

(3)人工喂养：由于牛乳等动物乳类中所含的体液因子(分泌型 IgA、乳铁蛋白等)、巨噬细胞及粒细胞等有益成分在加热过程中会被破坏，且食物和食具极易受污染，因此人工喂养儿肠道感染的发生率明显高于母乳喂养儿。

2. 感染因素

(1)肠道内感染：①病毒感染，婴儿腹泻中约 80％ 的病例由病毒感染引起，其中以轮状病毒引起的秋季腹泻最常见，其次为柯萨奇病毒、埃可病毒、肠道腺病毒、诺沃克病毒、冠状病毒等。②细菌感染(不包括法定传染病)，可由致腹泻大肠埃希菌、空肠弯曲菌、耶尔森菌、沙门菌、难辨梭状芽孢杆菌、金黄色葡萄球菌、铜绿假单胞菌和变形杆菌等引起。③真菌，小儿以白念珠菌多见。④寄生虫，多为蓝氏贾第鞭毛虫、阿米巴原虫和隐孢子虫等。

(2)肠道外感染：当患中耳炎、上呼吸道感染、肺炎、尿路感染、皮肤感染或急性传染病时，由于发热及病原体的毒素作用可引起消化功能紊乱，有时亦可产生腹泻症状。

3. 非感染因素

(1)饮食因素：喂养不当是轻型婴儿腹泻的常见诱因，多见于人工喂养儿。喂养不规律、饮食量不当、突然改变食物种类，以及过早摄入大量淀粉类或脂肪类食物，均可引起消化功能紊乱而发生腹泻。个别婴儿对牛奶或其他食物过敏或不耐受(如乳糖酶缺乏)，喂食后可引起腹泻。

(2)气候因素：气候骤然变冷，腹部受寒冷刺激使肠蠕动加快；天气过热，消化液分泌减少或因口渴饮奶过多等都可诱发消化功能紊乱，导致腹泻。

(二)发病机制

婴儿腹泻的发生机制包括肠腔内积聚大量无法被吸收且具有渗透活性的物质引发的渗透性腹泻，肠腔内电解质分泌过度导致的分泌性腹泻，炎症导致大量液体渗出形成的渗出性腹泻，肠道运动功能异常引起的肠道功能异常性腹泻等。临床上，婴儿腹泻多是在多种机制共同作用下发生的。

【临床表现】

(一)按病情分型

1. 轻型婴儿腹泻　常由饮食不当或肠道外感染所诱发，以胃肠道症状为主，食欲缺乏，偶有溢奶或呕吐，大便次数增多，稀薄或呈水样，为黄色或黄绿色，有酸味且常见白色或黄白色奶瓣和泡沫，无脱水及全身中毒症状，多在数日内痊愈。

2. 重型婴儿腹泻　常由肠道内感染所引发，常起病急骤，或由轻型婴儿腹泻加重而来，不仅有较重的胃肠道症状，还有明显的水、电解质、酸碱平衡紊乱和全身感染中毒表现，如发热、精神烦躁或萎靡、嗜睡，甚至昏迷、休克。

(1)胃肠道症状：食欲低下，常有呕吐，严重者可吐咖啡色液体；腹泻频繁，每日可达十至数十次，每次排便量多，多为黄色蛋花汤样或水样，可有少量黏液，偶有少量血便。

(2)水、电解质和酸碱平衡紊乱表现：①脱水，因吐、泻丢失体液或摄入量不足，导致不同程度的脱水，可出现皮肤黏膜干燥、弹性下降，前囟和眼窝凹陷，尿量减少等，严重者可引发末梢循环衰竭。②代谢性酸中毒，腹泻会导致大量碱性物质丢失，摄入热量不足促使体内脂肪加速分解，产生大量酮体，表现为精神不振、口唇樱红、呼吸深大、呼出气有丙酮味等。③低钾血症，由于腹泻和呕吐时丢失大量钾盐以及钾的摄入量不足，可出现精神不振、无力、腹胀、心律失常等缺钾表现。④低钙和低镁血症，由于腹泻患儿进食少、吸收不良，钙、镁从大便丢失，进而使体内钙、镁减少。在脱水、酸中毒时，由于血液浓缩、离子钙增多，暂不会出现低钙症状，待脱水、酸中毒纠正后，则会出现手足搐搦或惊厥。极少数久泻和营养不良的患儿输液后出现震颤、手足搐搦或惊厥，用钙治疗无效时，应考虑有低镁血症的可能。

(二)按病程分型

按病程的长短，婴儿腹泻可分为急性腹泻(病程在2周以内)、迁延性腹泻(病程在

2 周至 2 个月)和慢性腹泻(病程在 2 个月以上)。迁延性腹泻、慢性腹泻的病因复杂，感染、过敏、酶缺陷、免疫缺陷、药物因素、先天畸形等均可引起，多与营养不良和急性腹泻未彻底治愈有关，以人工喂养儿多见。

(三)不同病原所致婴儿腹泻的临床特点

1. **轮状病毒感染**　为秋、冬季节婴儿腹泻的主要病因，多见于 6～24 个月的婴幼儿，起病急，常伴有发热和上呼吸道感染症状，一般无明显中毒症状，病初 1～2 天常有先吐后泻，大便次数多、量多，呈黄色蛋花汤样或水样便，可带有少量黏液，无腥臭味；大便镜检偶有少量白细胞。此时，常并发脱水、酸中毒及电解质紊乱。该病为自限性疾病，数日后呕吐渐停、腹泻减轻，不喂乳类的患儿恢复较快，病程为 3～8 天。

2. **产毒性细菌感染**　好发于夏季，潜伏期为 1～2 天，起病较急，轻症仅大便次数稍增多，性状轻微改变；重症腹泻频繁、量多，呈水样或蛋花样，并混有黏液，镜检无白细胞。患儿多伴有呕吐，严重者可发生脱水、电解质和酸碱平衡紊乱。自然病程多为 3～7 天。

3. **侵袭性细菌感染**　全年均可发病，夏季多见，潜伏期长短不一，常引起志贺菌性痢疾样病变。患儿多起病急，有高热甚至惊厥，腹泻频繁，为黏液脓血便，有腥臭味，常伴有恶心、呕吐、腹痛和里急后重，重症可有严重的中毒症状，如高热、意识改变，甚至出现感染性休克。大便镜检可见大量白细胞和数量不等的红细胞，粪便细菌培养可找到致病菌。

4. **出血性大肠埃希菌感染**　大便次数增多，初为黄色水样，后转为血水状，有特殊臭味，伴有腹痛，大便镜检有大量红细胞，常无白细胞。个别病例可伴发溶血尿毒症综合征和血小板减少性紫癜。

5. **抗生素诱发的感染**　①金黄色葡萄球菌肠炎：多继发于使用大量抗生素后，主要表现为发热、呕吐、腹泻、轻重不一的中毒症状、脱水和电解质紊乱，严重者可发生休克。典型大便呈暗绿色，量多，带有黏液，偶有血便。大便镜检有大量脓细胞和成簇的革兰氏阳性球菌，粪便细菌培养可有葡萄球菌生长，凝固酶阳性。②伪膜性小肠结肠炎：由难辨梭状芽孢杆菌引起，表现为腹泻，轻症每日数次，停用抗生素后很快痊愈；重症频泻，呈黄绿色水样便，可有伪膜排出，伪膜脱落后，黏膜下层暴露，可引起大便带血，出现脱水、电解质紊乱和酸中毒表现，伴有腹痛、腹胀和全身中毒症状，甚至休克。可疑病例可行结肠镜检查；大便厌氧菌培养、组织培养法检测细胞毒素可协助确诊。③真菌性肠炎：多由白念珠菌引起，多见于 2 岁以下幼儿，常并发于其他感染或肠道菌群失调时。患儿大便次数增多，呈黄色稀薄状，含较多泡沫且带黏液，有时可见豆腐渣样细块(菌落)。病程迁延，常伴有鹅口疮。大便镜检有真菌孢子体和假菌丝，大便真菌培养呈阳性。

【实验室及其他检查】

1. **血常规检查**　白细胞总数及中性粒细胞增多，提示细菌感染；反之，则提示病毒感染。嗜酸性粒细胞增多见于寄生虫感染或过敏性病变。

2. **大便检查**　各种侵袭性细菌感染时，大便内有较多的白细胞；侵袭性细菌以外的病原体感染时，大便常规无或偶见白细胞。大便培养可检出致病菌。真菌性肠炎大便涂片可见真菌孢子体和假菌丝。疑似病毒感染者，应进行病毒学检查。

3. 血液生化检查　血钠和血钾的测定可反映体内脱水的性质和缺钾程度。动脉血气分析及二氧化碳结合力测定可了解酸碱平衡紊乱的程度和性质。重症患儿应检测血尿素氮，必要时检查血钙和血镁。

【治疗要点】

婴儿腹泻的治疗原则是调整饮食，预防和纠正脱水，合理用药，加强护理，预防并发症。急性婴儿腹泻侧重于维持水、电解质平衡及抗感染，迁延性婴儿腹泻及慢性婴儿腹泻则应注意肠道菌群失调及饮食疗法。

1. 调整饮食　对于母乳喂养儿，继续哺喂母乳，暂停辅食；若为人工喂养儿，可喂等量米汤、稀释的牛奶或其他代乳品，待腹泻好转后，从流质逐渐过渡到正常饮食。有严重呕吐者，可暂时禁食 4～6 小时（不禁水），待好转后继续喂食，遵循由少到多、由稀到稠的原则。病毒性肠炎多有继发性双糖酶（主要是乳糖酶）缺乏，可暂停乳类喂养，改为豆制代乳品，或发酵奶、去乳糖配方奶粉，以减轻腹泻、缩短病程；腹泻停止后，逐渐恢复营养丰富的饮食，并连续 2 周每日加餐 1 次。

2. 纠正水、电解质紊乱及酸碱失衡

(1)口服补液：适用于腹泻时脱水的预防及纠正轻、中度脱水，选用口服补液盐（ORS），轻度脱水给予 50～80 mL/kg，中度脱水给予 80～100 mL/kg，于 8～12 小时内将累积损失量补足。

(2)静脉补液：适用于中度以上脱水、吐泻严重或腹胀的患儿。依据不同的脱水程度和性质决定所输溶液的成分、量和滴注持续时间，注重个体化治疗，结合患儿年龄、营养状况和自身调节功能，灵活调整方案。

3. 药物治疗

(1)控制感染：①水样便腹泻患儿多为病毒及非侵袭性细菌感染所致，一般不使用抗生素，应合理使用液体疗法，选用微生态制剂和黏膜保护剂。对于伴有明显中毒症状的患儿，应选用抗生素治疗。②黏液脓血便患儿多为侵袭性细菌感染，应先经验性选用抗菌药物，然后根据大便细菌培养和药敏试验结果进行调整。大肠埃希菌、耶尔森菌、空肠弯曲菌、鼠伤寒沙门菌所致感染多选用庆大霉素、卡那霉素、氨苄西林、红霉素、头孢菌素、诺氟沙星、环丙沙星、呋喃唑酮、复方新诺明等；金黄色葡萄球菌肠炎、伪膜性肠炎、真菌性肠炎应立即停用原本使用的抗生素，根据症状选用万古霉素、新青霉素、利福平、甲硝唑或抗真菌药物治疗。需要注意，婴幼儿应慎用氨基糖苷类抗生素。

(2)微生态疗法：常用双歧杆菌、嗜酸乳杆菌和粪链球菌制剂，有助于促进肠道正常菌群恢复平衡，抑制病原菌定植和侵袭，控制腹泻。

(3)肠黏膜保护剂：可用蒙脱石粉，具有吸附病原体和毒素的功能，可保持肠细胞的吸收和分泌功能，与肠黏膜糖蛋白相互作用可增强肠道屏障功能，阻止病原微生物的入侵。

(4)止泻剂：婴儿腹泻一般不用止泻剂，若经治疗后一般情况良好、中毒症状消失，可酌情选用鞣酸蛋白、碱式碳酸铋等。

4. 迁延性婴儿腹泻和慢性婴儿腹泻的治疗　因迁延性婴儿腹泻、慢性婴儿腹泻常伴有营养不良和其他并发症，病情较复杂，故必须采取综合治疗措施。

(1)对症治疗：①寻找引起病程迁延的原因，进行对因治疗，避免滥用抗生素，以防引发顽固性肠道菌群失调。②预防和治疗脱水，纠正水、电解质及酸碱平衡紊乱。③根据药物敏感试验结果，选用适当的抗生素。④及时补充维生素和微量元素，以促进肠黏膜的修复。⑤应用微生态调节剂和肠黏膜保护剂，有助于维持肠道正常菌群的平衡及增强其屏障功能。

(2)营养治疗：①继续母乳喂养。②如为人工喂养儿，应调整饮食结构，6个月以内的婴儿用牛奶加等量米汤或水稀释，或用发酵奶，也可用奶谷类混合物，每日喂6次，以保证足够热量；大于6个月的婴儿可选用加有少量熟植物油、蔬菜、鱼末或肉末的稠粥、面条等，按照由少到多、由稀到稠的原则补充。③双糖不耐受患儿由于双糖酶缺乏，可采用豆浆、酸奶或去乳糖配方奶粉。④过敏性腹泻患儿在应用无双糖饮食后腹泻仍不改善时，需考虑对蛋白质过敏的可能性，应改用其他饮食。⑤要素饮食，是肠黏膜受损患儿最理想的食物，由氨基酸、葡萄糖、中链甘油三酯、多种维生素和微量元素等组合而成。⑥静脉营养，少数严重患儿不能耐受口服营养物质，可暂时采用静脉高营养疗法。

(3)中医治疗：中医辨证论治对婴儿腹泻有较好疗效，还可配合推拿、捏脊、针灸和磁疗等方法进行治疗。

【预防】

(1)倡导科学喂养，优先选择母乳喂养，及时添加辅食，每次限1种，逐步增加，适时断奶。如为人工喂养儿，应选择合适的代乳品。

(2)生理性婴儿腹泻应避免不必要的药物治疗，或因婴儿排便次数增多而误判其消化能力，导致不能按时添加辅食。

(3)注意乳品的储存管理，定期对奶具、食具、便器、玩具和其他设备进行消毒。

(4)注意气候变化，避免过热或受凉。

(5)在感染性腹泻患儿中，尤其是大肠埃希菌、鼠伤寒沙门菌、轮状病毒等引发的腹泻，传染性强，集体机构如有流行，应积极治疗，严格落实消毒隔离工作，防止交叉感染。

(6)避免长期滥用广谱抗生素，对于因败血症、肺炎等肠道外感染而必须使用抗生素特别是广谱抗生素的婴幼儿，应加用微生态制剂，以防止难治性肠道菌群失调所致的腹泻。

目标检测

一、填空题

1. 婴儿腹泻按病程分型，可分为_____、_____和_____。

2. 急性婴儿腹泻的病程为_____；迁延性婴儿腹泻的病程为_____；慢性婴儿腹泻的病程为_____。

3. 轻型婴儿腹泻的主要表现为_____。

二、简答题

1. 引起婴儿腹泻的常见病原体有哪些?

2. 婴儿轻、重型腹泻的临床表现有哪些?

三、选择题

1. 轻型婴儿腹泻和重型婴儿腹泻的主要区别是(　　)。

    A. 大便次数 　　　　　　B. 大便性状 　　　　　　C. 病程长短

    D. 呕吐次数 　　　　　　E. 有无水、电解质的紊乱

2. 婴儿腹泻的发病年龄多在(　　)。

    A. 6 个月以下 　　　　　B. 2 岁以下 　　　　　　C. 3～5 岁

    D. 6～7 岁 　　　　　　E. 7 岁以上

3. 下列婴儿腹泻的病因中,错误的是(　　)。

    A. 喂养不当 　　　　　　B. 肠道内感染 　　　　　C. 气候突然变化

    D. 血液中 IgG 偏低 　　　E. 肠道外感染

(选择题答案：1. E，2. B，3. D)

（高　贤　叶建峰）

第六篇

泌尿系统疾病

　　泌尿系统由肾、输尿管、膀胱、尿道及其血管、神经组成，主要功能是生成和排泄尿液，以此排泄人体代谢废物，调节内环境和水、电解质及酸碱平衡。

　　肾脏不仅是人体重要的排泄器官，也是一个重要的内分泌器官，在调节血压、红细胞生成和骨骼生长等方面起着重要作用。常见的原发性肾脏疾病有原发性肾小球疾病(包括急、慢性肾小球肾炎，肾病综合征，急进性肾小球肾炎，隐匿型肾小球肾炎)、间质性肾炎、尿路感染、肾小管疾病、肾血管疾病、肾衰竭等。

　　泌尿系统疾病的常见症状包括尿液异常(如尿量变化和各项检测指标改变)、水肿、高血压、尿路刺激征、肾区疼痛等；常用辅助检查为尿常规、尿细菌学检查、肾功能测定、影像学检查(如 X 线平片、B 型超声、静脉肾盂造影、CT、MRI、肾血管造影、放射性核素肾图等)、膀胱镜检查和肾活检等。

第一章　肾小球肾炎

学习目标

掌握：急、慢性肾小球肾炎的临床表现。

熟悉：急、慢性肾小球肾炎的防治原则和药物治疗要点。

了解：急、慢性肾小球肾炎的病因、常用实验室及其他检查。

项目教学案例 24：

陆某，男，16 岁，半个月前着凉后感咽部不适，轻咳无痰，自服感冒药无好转。3 天前发现双眼睑水肿，晨起时明显，双腿发胀，同时尿量减少，尿色较红。体重半个月来增加了 3 kg。余无异常。体格检查：体温 36.8 ℃，脉搏 76 次/分，呼吸 18 次/分，血压 150/95 mmHg。神志清，双眼睑水肿，咽充血，扁桃体不大，心、肺、腹部未见异常，双肾区叩痛（－），双下肢轻度水肿。实验室检查：血红蛋白 142 g/L，白细胞计数 9.2×10^9 g/L，中性粒细胞百分比为 76%，淋巴细胞百分比为 24%，尿蛋白（＋＋），白细胞 0～1 个/高倍视野，红细胞 20～30 个/高倍视野；血尿素氮 8.5 mmol/L，血肌酐 140 μmol/L，肌酐清除率 60 mL/min，血 IgG、IgA、IgM 均正常，补体 C3 0.5 g/L，ASO 滴度大于 1：400。

工作任务：陆某患有什么疾病？其病因是什么？

第一节　急性肾小球肾炎

急性肾小球肾炎（acute glomerulonephritis）是一组病因不一，临床表现为急性起病，以血尿为主，伴有不同程度蛋白尿，可有水肿、高血压或肾功能不全等特点的肾小球疾病。本病多见于链球菌感染后，其他细菌、病毒、寄生虫等感染亦可引起，任何年龄均可发病，儿童多见，男、女发病率比例约为 2：1。本病多数预后良好，可痊愈。本节主要介绍链球菌感染引起的急性肾小球肾炎。

【病因及发病机制】

急性肾小球肾炎常因 β 溶血性链球菌致肾炎菌株（常为 A 组 12 型和 49 型）感染后所致，多继发于上呼吸道感染（多为咽炎、扁桃体炎，冬、春季节多见）、皮肤感染（多为脓疱疮、丹毒，夏、秋季节多见）和猩红热等链球菌感染后。该病主要是链球菌胞质成分（内链素）或分泌蛋白（外毒素 B 及其酶原前体）引起的免疫反应导致的肾损伤。其发病机制包括：①免疫复合物沉积于肾脏。②抗原原位种植于肾脏。③肾脏正常抗原改变，诱导自身免疫反应。肾小球内的免疫复合物激活补体，中性粒细胞及单核细胞浸润，出现肾脏病变，双侧肾脏体积可增大，病理类型表现为毛细血管内增生性肾小球肾炎，肾小球呈弥漫性病变，以内皮细胞及系膜细胞增生为主，急性期伴有中性粒细胞和单核细胞浸润，免疫病理检查可见 IgG 及补体 C3 沉积于系膜区及基底膜，电镜检查可见上皮细胞下有驼峰状大块电子致密物沉积。

【临床表现】

急性肾小球肾炎的临床表现轻重不一，发作前常有前驱感染，潜伏期为 1～3 周，一般为 10 日，皮肤感染引起的潜伏期较呼吸道感染稍长，轻者仅有尿常规及血清补体 C3 异常，呈亚临床型，典型者呈急性肾炎综合征表现，重症者可出现急性肾衰竭。急性肾小球肾炎的典型表现具体如下。

1. 尿异常　几乎所有患者都有肾小球源性血尿，约 30％患者有肉眼血尿，伴轻、中度蛋白尿，偶有大量蛋白尿。多数患者尿量减少，但无尿较少出现。

2. 水肿　80％以上的患者有水肿，是本病最常见的体征。典型表现为晨起时颜面水肿或伴双下肢水肿，呈非凹陷性，严重者可波及全身，通常在 1～2 周内消失。

3. 高血压　约 80％的患者会出现一过性高血压，一般为轻度或中度，常与水、钠潴留有关，利尿后血压可逐渐恢复正常，仅少数患者出现严重高血压甚至高血压脑病。

4. 肾功能异常　起病早期，由于肾小球滤过率（GFR）降低，尿量可减少，甚至会出现少尿（<400 mL/d），可有一过性氮质血症，尿量多于 1～2 周后渐增，肾功能于利尿数日后可逐渐恢复正常，极少数可发展至急性肾衰竭。

5. 心力衰竭　严重的水、钠潴留和高血压是重要诱因，可表现为颈静脉怒张、奔马律、呼吸困难和肺水肿，老年患者多见（发生率可达 40％左右）。

【实验室及其他检查】

1. 尿液检查　尿中红细胞多为异常形态，尿沉渣可见白细胞、小管上皮细胞，可有红细胞管型、颗粒管型，尿蛋白通常为（＋）～（＋＋）。

2. 血常规检查　可有轻度贫血，常与血液稀释有关；白细胞计数可正常或升高，急性期血沉通常加快。

3. 肾功能检查　急性期可有一过性氮质血症，肾小管功能通常不受影响。

4. 免疫学检查　疾病早期，补体 C3 和总补体下降，8 周内逐渐恢复到正常水平。血清抗链球菌溶血素 O（ASO）滴度可升高，提示近期曾有过链球菌感染。若低补体血症持续存在，应考虑有其他类型肾炎的可能。

【治疗要点】

急性肾小球肾炎为自限性疾病，以休息和对症治疗为主，同时应注意保护肾功能，预防并发症。对少数急性肾衰竭患者，应给予透析治疗。

1. 一般治疗　急性期应卧床休息，待肉眼血尿消失、水肿消退、血压恢复正常后，逐步增加活动量。有水肿、高血压者，应限制钠盐摄入；水肿较重，伴有尿少者，应限制水摄入；有氮质血症者，应限制蛋白质摄入，并以优质动物蛋白为主。

2. 治疗感染灶　对体内存在的感染,应彻底治疗,一般给予青霉素(青霉素过敏者,可选用大环内酯类抗菌药物),但其必要性现有争议。对于反复发作的慢性扁桃体炎,待病情稳定后(尿蛋白少于＋,尿沉渣红细胞＜10 个/高倍视野),考虑做扁桃体摘除,术前、术后 2 周需注射青霉素。

3. 对症治疗　①利尿:经休息,限制水、盐摄入而仍有水肿者,应给予利尿剂,常用氢氯噻嗪,必要时可给予袢利尿剂(如呋塞米)。②降压:经休息,限制水、盐摄入,使用利尿剂而血压仍高者,应给予降压药。

4. 透析治疗　少数出现急性肾衰竭且有透析指征的患者,应及时进行透析治疗,无须长期维持透析。

【预防】

做好健康宣教,告知患者应注意保暖、避免上呼吸道和皮肤感染、预防链球菌感染。对反复发生的咽扁桃体炎,要积极治疗。

第二节　慢性肾小球肾炎

慢性肾小球肾炎(chronic glomerulonephritis)是一组由多种病因引起原发于肾小球的免疫性疾病,以蛋白尿、血尿、高血压、水肿为基本临床表现,起病方式各有不同,病程长且进展缓慢,可有不同程度的肾功能减退,最终发展为慢性肾衰竭。

【病因及发病机制】

慢性肾小球肾炎中仅少数病例源自急性肾小球肾炎的直接延续或临床痊愈后数年复发,其病因与发病机制呈现多样性,但免疫介导的炎症多是疾病起始的关键因素。引起病程慢性化的机制除免疫因素外,非免疫非炎症因素占有重要地位。

慢性肾小球肾炎可有多种病理类型,常见类型为系膜增生性肾小球肾炎(IgA 和非 IgA 系膜增生性肾小球肾炎)、系膜毛细血管性肾小球肾炎、膜性肾病以及局灶节段性肾小球硬化等,后期可有不同程度的肾小球硬化,相应肾单位的肾小管萎缩、肾间质纤维化。疾病晚期,肾脏体积缩小,病理类型均可转化为硬化性肾小球肾炎。

【临床表现】

慢性肾小球肾炎可发生于任何年龄,以青、中年人为主,男性多见,起病隐匿,进展缓慢,临床表现呈多样性,症状轻重不一,以蛋白尿、血尿、高血压、水肿为基本表现,早期可有乏力、腰膝酸痛、食欲减退,水肿可有可无,部分患者可无明显临床症状,病情时轻时重,肾功能逐渐减退,最终发展为慢性肾衰竭。多数患者的血压可正常或轻度升高,部分患者以血压(特别是舒张压)持续性中等以上程度升高为突出表现;还有部分患者可因感染、劳累或使用肾毒性药物后病情急剧恶化,及时去除诱因可使病情有所缓解。慢性肾小球肾炎晚期主要表现为终末期肾衰竭的相应症状。

尿液检查异常(如血尿、蛋白尿、管型尿),伴或不伴有水肿及高血压病史达 3 个月以上,无论有无肾功能损害,在排除继发性肾小球肾炎及遗传性肾小球肾炎后,即可诊断为慢性肾小球肾炎。

【实验室及其他检查】

1. 尿液检查　早期可有不同程度的蛋白尿（尿蛋白常在 1～3 g/d）和（或）血尿，可见红细胞管型。

2. 血常规检查　病程早期可正常，或仅有轻度贫血。

3. 肾功能检查　多数患者可有较长时间的肾功能稳定期；疾病晚期，尿浓缩功能减退，血肌酐升高，内生肌酐清除率下降。

4. B 型超声检查　早期肾脏大小正常，晚期可见双肾缩小。

【治疗要点】

慢性肾小球肾炎的治疗旨在防止或延缓肾功能进行性恶化，改善或减轻临床症状，防止严重并发症的发生，而不以消除尿红细胞或轻微尿蛋白为目标。具体可采用下列综合治疗措施。

1. 控制高血压和减少尿蛋白　高血压和尿蛋白是加快肾小球硬化并导致肾功能恶化的重要因素，故积极控制高血压和减少尿蛋白至关重要。高血压的治疗目标是尽量控制在理想水平（<130/80 mmHg）。尿蛋白的治疗目标是尽量将其减少至<1 g/d。血管紧张素转换酶抑制药（ACEI）和血管紧张素 Ⅱ 受体拮抗剂（ARB）除具有降压作用外，还有减少尿蛋白和延缓肾功能恶化的肾脏保护作用，为治疗慢性肾小球肾炎高血压和减少尿蛋白的首选药物。

2. 限制食物中盐、蛋白质及磷的摄入量和必需氨基酸治疗　伴有高血压者，应限制食物中盐的摄入量（<6 g/d）；肾功能不全者，应给予优质低蛋白饮食，并限制磷的摄入。在低蛋白饮食 2 周后，可使用必需氨基酸或 α-酮酸。

3. 对症治疗　预防感染，纠正水、电解质和酸碱平衡紊乱。对于血液高凝状态的患者，可用抗血小板聚集药，如双嘧达莫、小剂量阿司匹林等。

【预防】

避免感染、劳累、妊娠、使用肾毒性药物（如氨基糖苷类抗生素、含马兜铃酸的中药等），尽可能避免损伤肾脏，以延缓肾功能的恶化。

目标检测

一、名词解释

1. 急性肾小球肾炎　2. 慢性肾小球肾炎

二、填空题

1. 急性肾小球肾炎常因_____感染所致，其特点为急性起病，出现_____、_____和_____。

2. 慢性肾小球肾炎的基本临床表现为_____、_____、_____、_____。其中，_____是慢性肾小球肾炎必有的表现。

三、简答题

1. 急性肾小球肾炎的临床表现有哪些?

2. 简述慢性肾小球肾炎的治疗原则。

3. 慢性肾小球肾炎高血压患者应首选哪类降压药物?

四、选择题

1. 患者,男,14岁,2周前患扁桃体炎,昨日出现眼睑水肿、尿量减少,伴肉眼血尿,血压140/90 mmHg。首先应考虑的疾病是(   )。

    A. 急性肾盂肾炎   B. 急性肾小球肾炎   C. 原发性高血压

    D. 心肌炎   E. 风湿病

2. 有关慢性肾小球肾炎,不正确的说法是(   )。

    A. 起病缓慢、隐匿   B. 疾病表现多样化

    C. 多数有肾功能损害   D. 有不同程度水肿、高血压、蛋白尿

    E. 大部分由急性肾小球肾炎演变而成

3. 治疗慢性肾小球肾炎的主要目的是(   )。

    A. 对症处理,改善不适   B. 维持体液平衡

    C. 防止或延缓肾功能进行性减退   D. 控制高血压

    E. 减轻蛋白尿

4. 患者,男,30岁,患慢性肾小球肾炎已7年,目前蛋白尿(十十)。血压正常,内生肌酐清除率下降。其饮食应限制(   )。

    A. 总热量   B. 钙   C. 钠   D. 糖   E. 蛋白质

5. 患者,男,18岁,因患慢性肾小球肾炎入院。出现肉眼血尿,血压195/105 mmHg。下列处理中,对该患者不适用的是(   )。

    A. 使用氢氯噻嗪利尿   B. 使用硝苯地平降压

    C. 限制钠盐   D. 给予糖皮质激素治疗

    E. 卧床休息

(选择题答案:1.B,2.E,3.C,4.E,5.D)

(高 贤 蔡小红)

第二章　尿路感染

学习目标

掌握： 尿路感染的临床表现、防治原则及治疗要点。

熟悉： 尿路感染的致病菌、常用实验室及其他检查。

了解： 尿路感染的感染途径和易感因素。

项目教学案例 25：

杜某，女，35 岁，2 日前劳累后出现左侧腰痛，伴尿频、尿急、尿痛、发热，体温 38.0 ℃，自服"消炎药"和"退烧药"后体温下降。1 日前，出现恶心、呕吐，无腹痛、腹泻等。今晨上述症状加重，再次发热，体温 38.5 ℃，遂到医院就诊。体格检查：体温 38.5 ℃，脉搏 90 次/分，呼吸 18 次/分，血压 125/80 mmHg。精神差，面色晦暗，左肾区叩击痛（＋）。实验室检查：血白细胞计数 $13.5 \times 10^9/L$，尿蛋白（＋），尿红细胞 3～5 个/高倍视野，尿白细胞 25～30 个/高倍视野。

工作任务 1：分析杜某可能的患病情况。

工作任务 2：为明确诊断，还需做哪些检查？

工作任务 3：目前主要的治疗措施有哪些？

尿路感染（urinary tract infection，UTI）指各种病原微生物在尿路中生长、繁殖而引起的尿路感染性疾病，多见于育龄期女性、老年人、免疫力低下及尿路畸形者。

根据感染发生的部位不同，尿路感染可分为上尿路感染（主要是肾盂肾炎）和下尿路感染（主要是膀胱炎）。下尿路感染可单独存在，而上尿路感染常伴有下尿路感染。尿路感染又有急性尿路感染、慢性尿路感染之分。

【病因及发病机制】

1. 病因　尿路感染最常见的致病菌为肠道革兰氏阴性杆菌，其中以大肠埃希菌最常见，约占尿路感染的 85％，其次是变形杆菌、克雷伯菌。5％～10％的尿路感染由革兰氏阳性菌引起，主要是粪链球菌和凝固酶阴性的葡萄球菌（如柠檬色葡萄球菌和白色葡萄球菌）等。大肠埃希菌最常见于初次发作的尿路感染、无症状性细菌尿、非复杂性尿路感染，变形杆菌常见于伴有尿路结石者，铜绿假单胞菌常见于器械检查后，金黄色葡萄球菌常见于血行感染的尿路感染，凝固酶阴性的葡萄球菌多见于性生活活跃期的女性，尿路真菌感染多见于糖尿病及长期应用抗生素或肾上腺皮质激素的患者。此外，沙眼衣原体以及某些病毒、原虫也可引起尿路感染。

2. 感染途径　致病菌可通过以下途径进入泌尿系统引起炎症。

(1)上行感染：尿路感染最常见的感染途径。病原菌经由尿道上行至膀胱、输尿管和肾盂、肾盏引起的感染，称为上行感染，约占尿路感染的95%以上。最常见的致病菌为大肠埃希菌。正常人前尿道和尿道口周围有链球菌、葡萄球菌、乳酸杆菌等细菌存在，但不致病，能否发生感染取决于菌株的致病性、进入膀胱细菌的数量以及宿主局部和全身防御机制之间的相互作用。当机体抵抗力下降、入侵细菌的毒力增强或尿道黏膜损伤时，如尿液浓缩、月经期、性生活后，细菌沿着尿道抵达肾盂、肾实质的能力增强，从而引发感染。女性尿道较男性尿道短而宽，故易受感染。

(2)血行感染：指病原菌通过血液到达肾脏和尿路其他部位引起的感染，不足尿路感染的2%。致病菌多为金黄色葡萄球菌、沙门菌属、假单胞菌属及白念珠菌属，通常发生于患有慢性疾病或接受免疫抑制剂治疗的患者。

(3)直接感染：泌尿系统周围器官、组织发生感染时，病原菌可直接侵入泌尿系统引起感染。

(4)淋巴道感染：极其少见。下腹部、盆腔器官的淋巴管和肾脏毛细淋巴管有吻合支相连，相应器官感染时，病原菌可通过淋巴道感染泌尿系统。

3. 易感因素 正常情况下，机体有防御细菌入侵的能力，包括尿路通畅时，排尿的冲刷作用；尿路黏膜可分泌 IgG、IgA 及有机酸，并可通过吞噬细胞的作用来杀菌；尿液中的高浓度尿素、高渗透压和低 pH 值不利于细菌生长；前列腺液中含有的抗菌成分可杀菌。因此，细菌进入尿路后并不一定引起感染。当这些防御机制被破坏后，即可发生尿路感染。尿路感染常见的易感因素包括以下几个方面。

(1)尿路梗阻：尿路感染最主要的易感因素，如尿道狭窄、结石、前列腺增生、肿瘤等。其尿路感染的发生率较正常者高12倍左右。尿路梗阻合并感染可使肾组织结构快速被破坏。

(2)尿路畸形及输尿管反流：肾脏发育不全、多囊肾、马蹄肾、海绵肾或输尿管畸形等，易发生尿路感染。如存在膀胱输尿管反流时，膀胱中的含菌尿液逆流到输尿管甚至肾盂，可引起感染。

(3)机体免疫力低下：如糖尿病、艾滋病患者长期使用免疫抑制剂和激素等，易致尿路感染。

(4)其他：如尿道口周围有炎症、妊娠、性生活、包茎、包皮过长、前列腺炎及医源性因素等。导尿或行泌尿道器械检查时，会损伤尿道黏膜，将细菌带入尿道。比如，一次导尿引起尿路感染的发生率为1%～2%；留置导尿管1日，感染率约为50%，超过3日者可高达90%以上。此外，有些患者因遗传因素而致尿路黏膜局部防御尿路感染的能力缺陷(如尿路上皮细胞 P 菌毛受体的数目增多)，也易发生尿路感染。

【临床表现】

1. 急性肾盂肾炎 可发生于各年龄段，以育龄期女性最为多见。尿路感染多数起病急骤，数小时至1～2日即可发展为急性肾盂肾炎，主要表现为寒战、高热、头痛、全身酸痛、乏力、食欲缺乏、恶心、呕吐等，体温可达38℃以上，多为弛张热，也可呈稽留热、间歇热。患者可出现尿频、尿急、尿痛、排尿不适、下腹部疼痛等尿路刺激征(膀胱刺激征)，还可有腰痛及下腹部疼痛，肋脊角有明显压痛或肾区叩击痛。部分患者以高热等全身中毒症状或胃肠道功能紊乱为突出表现，尿路刺激症状不明显；或以血尿为主要表现；高龄及体弱者，机体反应差，常呈隐匿表现。

2. 慢性肾盂肾炎　多数由急性肾盂肾炎未彻底治愈反复发作所致，其病程超过半年以上，可出现不同程度的低热、乏力、食欲缺乏、间歇性尿频、排尿不适、腰部酸痛及肾小管功能受损等表现，如夜尿增多、低比重尿等，病情持续可发展为慢性肾衰竭。急性发作时，类似急性肾盂肾炎的临床表现；不典型者，表现为无症状性菌尿、血尿、低热、继发性高血压等。

3. 膀胱炎　主要表现为尿频、尿急、尿痛、排尿不适、下腹部疼痛等膀胱刺激症状，常伴有白细胞尿、血尿，系膀胱黏膜受炎症刺激所致。一般无全身感染症状，致病菌多为大肠埃希菌。

4. 无症状性菌尿　患者无任何尿路感染症状，但有真性细菌尿，致病菌多为大肠埃希菌。患者可由症状性尿路感染演变而来，或无急性尿路感染病史。

尿路感染患者伴有糖尿病等复杂因素未及时治疗时，可出现肾盂积脓或积水、肾乳头坏死、肾周围脓肿、败血症、急性肾衰竭或慢性肾衰竭等并发症的相应表现。

【实验室及其他检查】

1. 尿常规检查　尿液外观常浑浊，可有异味，有白细胞尿、血尿、蛋白尿。尿沉渣镜检白细胞＞5 个/高倍视野为白细胞尿，部分肾盂肾炎患者尿中可有白细胞管型。尿沉渣镜检红细胞多为 3～10 个/高倍视野，称为均一性红细胞尿，尿蛋白阴性或微量。

2. 尿细菌学检查　为诊断尿路感染的关键性手段，如果发现真性菌尿，即使没有任何临床症状，也可诊断为尿路感染。

(1) 尿细菌定性检查：将新鲜清洁中段尿沉渣涂片，进行革兰氏染色后，用油镜（或不染色用高倍镜）观察，如每高倍视野见到 1 个细菌，即为阳性，阳性率为 90% 左右。该方法简便易行，可初步确定是球菌还是杆菌，染色有助于区别菌种，对选用有效抗菌药物治疗有指导意义。

(2) 尿细菌定量检查：可采用清洁中段尿、导尿和膀胱穿刺尿做细菌培养，其中以膀胱穿刺尿培养结果最为可靠，但不作为首选。清洁中段尿标本的收集有较严格的要求：严格无菌操作，充分清洗外阴，取中段尿，在 1 小时内送检；留取标本应在使用抗菌药物之前或停用抗菌药物 5 日之后；取清晨第 1 次尿，使尿液在膀胱内停留 6～8 小时。中段尿细菌定量培养菌落数 $\geqslant 10^5$/mL，为真性菌尿，可确诊尿路感染；若为无症状者，需连续 2 次尿细菌定量培养菌落数 $\geqslant 10^5$/mL，且为同一菌种。若菌落数为 $10^4 \sim 10^5$/mL 者，为可疑阳性，需复查；$< 10^4$/mL，可能为标本污染。膀胱穿刺尿有细菌生长，即为真性菌尿。以上标准适合于杆菌。球菌在尿中繁殖较慢，菌落数为 $10^3 \sim 10^4$/mL 具有诊断意义。

3. 尿化学检查　常用亚硝酸盐还原试验。其原理为大肠埃希菌等革兰氏阴性菌可使尿内硝酸盐还原为亚硝酸盐，亚硝酸盐与试剂发生作用后，尿液呈红色，判断为阳性。此法诊断尿路感染的敏感性可达 70% 以上，特异性可达 90% 以上。球菌感染时结果为阴性，可做尿路感染的筛选试验。

4. 尿白细胞排泄率　准确留取 3 小时尿液，立即进行白细胞计数，计算出 1 小时白细胞排泄率。正常人白细胞计数 $<2\times10^5/h$，白细胞计数 $>3\times10^5/h$ 为阳性，白细胞计数在 $(2\sim3)\times10^5/h$ 为可疑。

5. 血常规检查　急性肾盂肾炎患者血白细胞计数常升高，中性粒细胞增多，核左移，血沉可增快。

6. 肾功能检查　急性肾盂肾炎患者偶可发生肾浓缩功能障碍，治疗后多可恢复。慢性肾盂肾炎患者早期表现为夜尿多、尿比重低而固定，肾小球滤过功能减退时可出现内生肌酐清除率降低，血肌酐、尿素氮升高。膀胱炎和尿道炎患者多无肾功能改变。

7. 影像学检查　可进行 B 型超声、X 线腹部平片、静脉肾盂造影、排尿期膀胱输尿管反流造影、逆行性肾盂造影等检查，以了解有无尿路结石、梗阻、反流、畸形等导致尿路感染反复发作的因素。尿路感染急性期不宜做静脉肾盂造影，可做 B 型超声检查。慢性肾盂肾炎的影像学表现可见肾外形凹凸不平，双肾大小不等，肾盂、肾盏变形、缩窄等。

【治疗要点】

尿路感染的治疗原则是去除诱因，消灭病原体，控制临床症状，防止复发。

1. 一般治疗　尿路感染急性期，应注意休息，多饮水，勤排尿，以保证体液平衡，并排出足够的尿量，必要时静脉输液补充入量。当膀胱刺激征和血尿明显时，可口服碳酸氢钠 1.0 g，每天 3 次，以碱化尿液，从而缓解症状，避免血凝块形成。

2. 抗感染治疗　用药时应注意以下几点。①选用对致病菌敏感的抗生素：一般首选对革兰氏阴性杆菌有效的抗生素，尤其是首发尿路感染；治疗 3 日后症状无改善时，按药敏试验结果调整用药。②选用在尿和肾内浓度较高、肾毒性小的抗生素。③在单一药物治疗失败、严重感染、混合感染、耐药菌株出现时，应联合用药。

(1) 急性肾盂肾炎的治疗：疗程一般为 10～14 日。轻者口服抗生素，重者宜肌内注射或静脉滴注抗生素。①喹诺酮类：目前治疗尿路感染的常用药，如氧氟沙星、环丙沙星等；小儿与孕妇忌用。②半合成青霉素：如阿莫西林。③β-内酰胺类：青霉素类(如氨苄西林)。④头孢菌素类：如头孢克洛、头孢曲松等。⑤氨基糖苷类：如庆大霉素、妥布霉素、阿米卡星等；因肾毒性大，故应慎用。

(2) 慢性肾盂肾炎的治疗：首先寻找并去除易感因素，如尿路梗阻。急性发作时的治疗同急性肾盂肾炎。

(3) 急性膀胱炎的治疗：①单剂量疗法，如磺胺甲噁唑 2.0 g、甲氧苄啶 0.4 g、碳酸氢钠 1.0 g，顿服；氧氟沙星 0.4 g，顿服；阿莫西林 3.0 g，顿服。②短程疗法：任选一种抗生素，连用 3 日。对于孕妇、老年患者、糖尿病患者、机体免疫力低下及男性患者，不宜使用单剂量及短程疗法，应采用较长疗程的治疗方法。

(4) 再发性尿路感染的治疗：尿路感染经治疗后，尿菌转阴，但在停药 6 周后再次出现细菌尿，称为再发性尿路感染，包括重新感染和复发。①重新感染：治疗后症状消失，尿中细菌阴性，在停药 6 周后再次出现真性菌尿，致病菌与上次感染的细菌完全不同，称为重新感染。治疗方法与首次发作相同。对半年内发生 2 次以上者，可用长期低剂量抑菌治疗，每晚睡前排尿后服小剂量抗生素 1 次，如复方磺胺甲噁唑 1～2

片，或呋喃妥因 50～100 mg，或氧氟沙星 200 mg，每 7～10 天更换一次药物，连用半年。②复发：治疗后症状消失，尿中细菌阴性，在停药后 6 周内再次出现细菌尿，致病菌与上次感染的细菌完全相同（菌种相同且为同一血清型），称为复发。复发多为肾盂肾炎，治疗应在去除诱因的基础上，按药敏试验选择强效的杀菌性抗生素，疗程不少于 6 周。

3. 疗效判定

(1)治愈：症状消失，尿菌阴性，疗程结束后的第 2 周、第 6 周复查尿菌仍阴性。

(2)治疗失败：治疗后尿菌仍阳性，或治疗后尿菌阴性，疗程结束后的第 2 周或 6 周复查尿菌转为阳性，且为同一种菌株。

【预防】

告知患者多饮水、勤排尿，每 2～3 小时排尿 1 次，是尿路感染最有效的预防方法。经常清洗外阴，养成良好的卫生习惯，尽量避免使用尿路器械，必须使用时，应严格无菌操作。必须留置导尿管者，前 3 天给予抗生素。与性生活有关的尿路感染，于性交后立即排尿，并口服一次量抗生素。有膀胱输尿管反流者，需进行二次排尿，即排尿数分钟后再排尿 1 次。

目标检测

一、名词解释

1. 尿路感染　2. 无症状细菌尿

二、填空题

1. 根据感染发生的部位不同，尿路感染可分为上尿路感染和下尿路感染，上尿路感染主要指_____ ，下尿路感染主要指_____ 。

2. 尿路感染的致病菌以_____最为常见，其次为_____、_____。

3. 尿路感染的主要感染途径是_____，其次是_____、_____、_____。

4. 无症状细菌尿的致病菌多为_____，患者有真性细菌尿而无尿路感染的症状。

三、简答题

1. 尿路感染的感染途径有哪些？最常见的感染途径是什么？

2. 简述急性肾盂肾炎和急性膀胱炎在临床表现上的相同点与不同点。

3. 真性菌尿的标准是什么？

四、选择题

1. 肾盂肾炎最常见的感染途径是(　　)。

    A. 上行感染   B. 直接蔓延   C. 血行感染

    D. 下行感染   E. 淋巴道感染

2. 肾盂肾炎最常见的致病菌是(　　)。

    A. 原虫   B. 厌氧菌   C. 粪链球菌

    D. 大肠埃希菌   E. 葡萄球菌

3. 患者，女，79 岁，因发热伴尿频、尿急、尿痛 1 日就诊。为明确诊断，应首先做(　　)检查。

    A. 血常规　　　　　　　　B. 膀胱镜　　　　　　　　C. 肾脏 B 型超声

    D. 阴道涂片　　　　　　　E. 尿细菌培养

4. 患者，女，30 岁，有反复发作尿频、尿急、尿痛史，肾区叩击痛（＋）。以下符合急性肾盂肾炎检查结果的是（　　　）。

    A. 尿镜检见大量红细胞　　B. 尿镜检见大量白细胞　　C. 尿蛋白（＋＋＋＋）

    D. 血尿素氮升高　　　　　E. 血肌酐升高

5. 诊断真性菌尿的标准为：在排除假阳性的情况下，清洁中段尿细菌定量培养需达到或超过（　　　）。

    A. $10^4/L$　　　B. $10^5/L$　　　C. $10^6/L$　　　D. $10^7/L$　　　E. $10^8/L$

6. 肾盂肾炎最主要的治疗措施是（　　　）。

    A. 卧床休息　　　　　　　B. 多饮水　　　　　　　　C. 应用抗菌药物

    D. 应用解痉剂　　　　　　E. 应用糖皮质激素

7. 患者，女，28 岁，产后 1 个月，突起畏寒、发热、尿频、尿急，体温 39.5 ℃，肾区叩击痛（＋），尿白细胞 10 个/高倍视野，红细胞 3～5 个/高倍视野。应初步诊断为（　　　）。

    A. 急性膀胱炎　　　　　　B. 尿道综合征　　　　　　C. 慢性肾盂肾炎急性发作

    D. 产褥热　　　　　　　　E. 急性肾盂肾炎

8. 下列关于尿路感染的预防措施中，错误的一项是（　　　）

    A. 多饮水，勤排尿　　　　　　　　B. 保持阴部的清洁

    C. 尽量避免尿路器械检查　　　　　D. 定期使用抗菌药物预防复发

    E. 与性生活有关的尿路感染者，性生活后排尿并服一次抗菌药

（选择题答案：1. A，2. D，3. E，4. B，5. E，6. C，7. E，8. D）

（蔡小红）

第三章　慢性肾衰竭

学习目标

掌握：慢性肾衰竭的概念、分期。

熟悉：慢性肾衰竭的临床表现和主要辅助检查。

了解：慢性肾衰竭的病因、发病机制和治疗要点。

项目教学案例 26：

患者，男，38 岁，近 4 年来无明显诱因晨起眼睑水肿，无乏力、厌食、腰痛、肉眼血尿等，到当地医务所测血压为 150/90 mmHg，未规律诊治。此后间断水肿，未予重视。近 2 年来夜尿增多，每晚 3～4 次，未诊治。近 1 个月来无明显诱因出现乏力、厌食，有时伴恶心、腹胀，无腹痛、腹泻及发热，尿量无明显改变，自服多潘立酮无好转，乏力、厌食进行性加重。体格检查：体温 36.8 ℃，脉搏 90 次/分，呼吸 20 次/分，血压 160/100 mmHg。慢性病容，贫血貌，双眼睑轻度水肿，口有氨味，浅表淋巴结未及肿大，心、肺、腹部未见异常，双下肢无水肿。实验室检查：血红蛋白 88 g/L，尿蛋白（＋＋），尿红细胞（＋＋），血肌酐 900 mol/L，HCO_3^- 15 mmol/L，血磷升高。B 型超声提示双肾缩小，双肾皮质回声增强，皮髓质分界不清。

工作任务 1：该患者患有什么疾病？

工作任务 2：患者的治疗要点有哪些？

慢性肾衰竭（chronic renal failure）是各种慢性肾脏病持续进展，缓慢出现肾功能进行性减退，最终产生代谢产物的潴留及水、电解质和酸碱平衡失调和全身各系统症状为表现的一种临床综合征。慢性肾衰竭为各种原发性和继发性肾脏疾病持续进展的共同转归，其终末期称为尿毒症（uremia）。国内按肾功能损害的程度将慢性肾衰竭分为 4 期，具体见表 6-3-1。

慢性肾脏病（chronic kidney disease）是指各种原因引起的慢性肾脏结构和功能障碍（肾脏损伤病史超过 3 个月），包括肾小球滤过率（GFR）正常和不正常的病理损伤、血液或尿液成分异常，以及影像学检查异常，或不明原因的肾小球滤过率下降（＜60 mL/min）超过 3 个月。

【病因及发病机制】

各种肾脏病变持续发展，最后均可导致慢性肾衰竭。在我国，慢性肾衰竭常见的病因为肾小球肾炎、高血压肾病、糖尿病肾病、多囊肾、梗阻性肾病等。在发达国家，糖尿病肾病、高血压肾小动脉硬化是慢性肾衰竭的主要病因。慢性肾衰竭的发病机制目前尚未完全明了，主要有以下学说。

表 6-3-1　慢性肾衰竭的分期

分期	肾单位减少	肌酐清除率/ (mL/min)	血肌酐/ (μmol/L)	血尿素氮/ (mmol/L)	相关表现
肾功能代偿期	25%～50%	50～80	133～177	正常	原发病症状
肾功能失代偿期	50%～70%	20～50	186～442	>7.1	食欲减退，轻度贫血，夜尿增多
肾衰竭期	70%～90%	10～20	451～707	17.9～28.6	临床表现明显，血生化轻度异常
尿毒症期	>90%(残存肾单位<10%)	<10	>707	>28.6	临床表现和血生化明显异常

1. **慢性肾衰竭进行性恶化的机制**

(1)健存肾单位学说：肾实质病变使肾单位减少，剩余的健存肾单位出现高灌注、高压力和高滤过，这种代偿可引起肾小球肥大，继而硬化；肾小球内皮细胞损伤，诱发血小板聚集，导致微血栓形成，损害肾小球，使其进一步硬化；肾小球通透性增加，使蛋白尿增加，可损伤肾小管间质。上述过程不断进行，健存肾单位越来越少，肾功能不断恶化，最终发展至尿毒症。

(2)矫枉失衡学说：机体为了适应因肌酐清除率下降造成的代谢紊乱，会发生一系列变化，结果出现新的紊乱。如慢性肾衰竭可导致低血钙、高血磷，刺激甲状旁腺分泌甲状旁腺激素(PTH)以促进尿磷排泄，但肾衰竭时肾排磷能力有限，机体分泌甲状旁腺激素持续增加，久之会发生继发性甲状旁腺功能亢进症，出现肾性骨营养不良症和多系统损害。

(3)肾小管高代谢学说：慢性肾衰竭时肾小管耗氧量增加，引起残余肾单位内氧自由基生成增多，自由基清除剂生成减少，脂质过氧化作用增强，导致细胞和组织损伤，使肾单位损害加重。

2. **尿毒症的发生机制**　尿毒症的发生主要与毒素，水、电解质和酸碱平衡失调，以及内分泌、代谢异常等有关。毒素包括：①小分子物质，如尿素、胍类、酚类、胺类等。②中分子物质，如激素、多肽以及结合的芳香族氨基酸等。③大分子物质，如甲状旁腺激素、胰岛素、胃泌素、肾素等。

【临床表现】

慢性肾衰竭早期除肌酐清除率下降外，无其他临床症状，仅表现为原发病的症状，当发展到残余肾单位不能调节机体最低需要时，才会出现慢性肾衰竭的各种表现。

1. **各系统症状与体征**

(1)消化系统表现：最早出现的症状为食欲缺乏，继之出现恶心、呕吐等。口中常有尿臭味，可伴舌、口腔黏膜溃疡，食管、胃、十二指肠可发生炎症。尿毒症患者消化道出血也很常见，主要与胃黏膜糜烂和消化性溃疡有关，以前者最为常见。

（2）血液系统表现：贫血为慢性肾衰竭必有的征象，主要原因为促红细胞生成素（EPO）减少，血液中存在抑制红细胞生成的物质及体内蛋白质、叶酸、铁等造血物质的缺乏。毒素也可致血小板功能异常，酸中毒致毛细血管脆性增加，表现为出血倾向。

（3）心血管系统表现：大部分患者存在不同程度的高血压，与水、钠潴留及肾素-血管紧张素分泌增多有关。长期高血压可引起动脉硬化、左心室肥大和心力衰竭。心血管病变是尿毒症患者的常见并发症和最主要死因，心力衰竭是尿毒症患者最常见的死亡原因，也可有尿毒症性心肌病，患者可出现尿毒症性心包炎或透析相关性心包炎，但前者已少见，后者主要见于透析不充分者。

（4）呼吸系统表现：酸中毒时，会出现呼吸深大。慢性肾衰竭患者免疫力低下，可出现尿毒症性支气管炎、肺炎、胸膜炎等。体液过多引起的肺水肿称为尿毒症肺水肿，X线胸片可见两侧肺门呈对称性"蝴蝶翼"征。

（5）神经、肌肉系统表现：早期表现为疲乏、失眠、头晕、注意力不集中等中枢神经系统受累的症状，其后可出现性格改变、记忆力减退、判断错误，可有神经肌肉兴奋性增加，如肌震颤、痉挛和呃逆等。尿毒症时，常有精神异常、淡漠、谵妄、幻觉、抽搐甚至昏迷等。周围神经受损主要表现为肢端的感觉异常，如麻木、烧灼感、痛感等，以及肌无力和肌萎缩，近端肌受累较常见。长期血液透析患者有些会发生透析性痴呆，与透析液铝含量过多导致铝中毒有关。

（6）皮肤表现：皮肤瘙痒是常见症状。尿毒症患者面色较深且萎黄，有轻度水肿感，称为尿毒症面容，多由贫血、尿色素沉着于皮肤所致。

（7）肾性骨营养不良症：指慢性肾衰竭出现的骨矿化和代谢异常，依常见顺序可出现纤维囊性骨炎、骨软化症、骨质疏松症及骨硬化症。肾性骨营养不良症可引起骨痛、行走不便和自发性骨折，但有症状者少见，其发生与继发性甲状旁腺功能亢进症、活性维生素 D_3 缺乏以及铝中毒、代谢性酸中毒、营养不良等有关。骨 X 线片约 35％可发现异常，骨活检约 90％发现异常，故早期诊断依靠骨活检。

（8）内分泌代谢异常：一些由肾产生或经肾代谢的内分泌激素发生紊乱，如甲状旁腺激素、胰岛素、胰高血糖素、泌乳素水平升高，促红细胞生成素、性激素水平降低，从而产生贫血、肾性骨营养不良症、性功能减退。

（9）代谢失调：①糖代谢紊乱，如空腹血糖升高、糖耐量减低，也可出现低血糖反应。②低蛋白血症。③脂代谢异常。④体温过低。

（10）免疫功能下降：机体易发生感染，以肺部感染最为常见，感染后全身反应及局部反应差。

2. 水、电解质和酸碱平衡失调

（1）钠、水平衡失调：肾浓缩稀释功能减退，尿比重在 1.010 左右，出现夜尿增多、多尿等。如摄入过量的钠和水，易致体液过多，表现为水肿、高血压、心力衰竭等。水肿时，常出现稀释性低钠血症。肾衰竭时，很少发生高钠血症。长期低盐饮食、呕吐、腹泻、不适当的利尿可致低钠血症，体液丧失而又补液不足时，可引起脱水。

（2）钾平衡失调：因肾衰竭时残余的肾单位远端肾小管排钾增加，肠道也增加钾的排出，故患者的血钾多正常，至尿毒症时才会出现高钾血症。高钾血症主要见于摄入钾增加、输库存血、代谢性酸中毒、使用抑制肾排钾的药物、高分解代谢等。肾衰竭时，低钾血症少见。

（3）钙、磷平衡失调：可出现低钙血症。钙缺乏与钙摄入不足、活性维生素 D 缺乏、高磷血症、代谢性酸中毒等多种因素有关。肾小球滤过率明显降低时，尿排磷减少，出现高血磷。在肾衰竭早期，血钙、血磷维持在正常水平，只有在肾小球滤过率＜20 mL/min时才会出现低血钙、高血磷。

（4）代谢性酸中毒：体内酸性代谢产物排泄障碍，肾小管泌氢功能缺陷，氨产生减少及肾小管对碳酸氢盐的重吸收减少，均可引起代谢性酸中毒，表现为呼吸深大、食欲缺乏、呕吐、头痛、烦躁甚至昏迷、心力衰竭及血压下降等。

使肾衰竭加重的常见诱因包括急性应激状态（如感染、手术或创伤等）、有效血容量不足、应用肾毒性药物、尿路梗阻、心力衰竭和严重心律失常、高血压、高蛋白饮食等。

3. 蛋白质、糖类、脂肪和维生素代谢紊乱　慢性肾衰竭患者蛋白质代谢紊乱一般表现为血清白蛋白水平下降、必需氨基酸缺乏，机体呈负氮平衡等；糖代谢异常主要表现为糖耐量减低和低血糖症；脂肪代谢紊乱以高甘油三酯血症多见；维生素 B_6 及叶酸缺乏在慢性肾衰竭中常见，与饮食摄入不足、某些酶活性下降有关。

【实验室及其他检查】

1. 血常规检查　可呈正细胞正色素性贫血，血红蛋白常＜80 g/L，红细胞计数减少，血小板偏低或正常，白细胞在感染和严重酸中毒时升高，血沉可增快。

2. 尿常规检查　早期尿比重多在 1.018 以下，晚期尿比重固定在 1.010～1.020。一般尿蛋白为（＋）～（＋＋＋）。镜检可有血尿，尿沉渣可见颗粒管型和蜡样管型。

3. 血生化检查　血浆蛋白＞60 g/L，白蛋白＜30 g/L，血钙＜2.0 mmol/L，血磷＞1.7 mmol/L，pH 值＜7.35，CO_2 结合力常在 18 mmol/L 以下。血中钾、钠、镁的浓度随病情而定。

4. 肾功能检查　肾小球滤过率下降，血尿素氮、肌酐升高，肾小管排泄功能降低。

5. 其他检查　X 线检查可观察肾的大小、形态以及有无尿路梗阻和结石；B 型超声或 CT 检查可确定肾的位置、大小、形态及观察肾的内部结构；放射性核素肾显影、肾图检查可检测肾功能，显示肾的位置、形态、大小及尿路通畅情况。如发现肾体积缩小，往往是慢性肾衰竭晚期的特征性改变。

【治疗要点】

慢性肾衰竭的肾功能代偿期，应积极治疗原发病，防止肾功能进一步恶化；失代偿期，除治疗原发病外，应防止或去除加重病情的诱因，保护残存肾功能；肾衰竭期，应限制蛋白质摄入，纠正水、电解质紊乱及酸碱失衡，并对症处理；尿毒症期，必须行透析或肾移植治疗。

1. 一般治疗　若患者肾衰竭表现轻微，可适当工作，避免诱因，定期检查肾功能和尿液。若为失代偿期患者，应注意休息。

2. 纠正水、电解质紊乱及酸碱平衡失调　氯化钠摄入不超过 6～8 g/d；有明显水肿者，应限制水、钠摄入量，补液量以前 1 日尿量增加 500～1000 mL 为宜，钠摄入量为 2～3 g/d(氯化钠摄入量为 5～7 g/d)；有脱水者，应及时补充水、钠，注意不要过量。有轻度低钾血症者，应口服钾盐或多吃含钾丰富的食物；有严重低钾血症者，需静脉输液补钾。有高钾血症时，除限制钾摄入外，还应采用利尿、导泻等方法加速钾的排泄；血钾＞6.5 mmol/L 时，需紧急处理，有条件时尽早行血液透析。轻度酸中毒时，口服碳酸氢钠，若 HCO_3^-＜13.5 mmol/L，且有酸中毒症状时，应静脉输液补碱。限制进食含磷食物，应用磷结合剂口服，如口服碳酸钙或醋酸钙、司维拉姆等；有明显低钙血症者，可口服骨化三醇，能有效提高血钙和防治肾性骨营养不良症，主要用于长期透析者。

3. 低蛋白饮食和必需氨基酸疗法　低蛋白饮食能使血尿素氮水平下降，尿毒症症状减轻，有利于降低血磷和减轻酸中毒。一般认为，肾小球滤过率降至 50 mL/min 以下时，需限制蛋白质摄入，根据肾小球滤过率做适当调整，动物蛋白可占 50%～60%。肾小球滤过率＜5 mL/min 时，每日摄入蛋白约 0.3 g/kg(20 g/d)，需加用必需氨基酸或必需氨基酸及其 α-酮酸混合制剂，使尿毒症患者维持较好的营养状态。

4. 对症治疗　①减轻消化道症状：伴有恶心、呕吐者，可口服多潘立酮；并发消化性溃疡、上消化道出血者，可予以相应处理。②控制高血压：使患者血压控制在 130/80 mmHg 以下，尽可能将尿蛋白减至最低水平(＜0.5 g/24 h)。降压方法和使用药物同一般高血压，首选血管紧张素转换酶抑制剂。③纠正贫血：轻度贫血可补充铁剂、叶酸等造血原料，重度贫血可输少量新鲜血或红细胞，但无持久性作用。促红细胞生成素治疗肾衰竭贫血疗效显著，副作用主要是高血压、头痛和偶有癫痫发作。④控制感染：感染时应选用无肾毒性的抗生素。⑤严格控制血糖：将空腹血糖控制在 5.0～7.2 mmol/L，糖化血红蛋白＜7%，可延缓慢性肾衰竭的进展。

5. 血液净化疗法　用人工方法代替肾排泄功能，使血液得到净化，帮助可逆性尿毒症患者度过危险期，维持终末期尿毒症患者生命，或为肾移植做准备。血液净化包括血液透析、腹膜透析和其他血液净化疗法。此类方法虽能代替肾排泄功能，但不能代替内分泌和代谢功能。

6. 肾移植　为目前最佳的肾替代疗法，移植成功的肾可使患者恢复正常的肾功能。移植肾的 1 年存活率约为 95%，5 年存活率约为 70%。

【预防】

劳逸结合，避免受凉，预防感染，避免使用肾毒性药物，保证足够热量的供给及低蛋白饮食，定期复查肾功能。

目标检测

一、名词解释
1. 慢性肾衰竭　2. 尿毒症

二、填空题
1. 我国慢性肾衰竭的病因主要有_____、_____、_____。
2. _____为慢性肾衰竭最常见和最早期的症状。慢性肾衰竭时，水、电解质紊乱以_____和_____最为常见。严重高钾血症可导致严重心律失常，甚至_____

_____。

3. 尿毒症的替代治疗主要包括_____和_____。

三、简答题

1. 慢性肾衰竭在临床上分为哪几期?

2. 慢性肾衰竭的临床表现有哪些?

四、选择题

1. 引起慢性肾衰竭的主要病因是( )。

    A. 慢性肾盂肾炎   B. 高血压肾病   C. 慢性肾小球肾炎

    D. 狼疮肾炎   E. 糖尿病肾病

2. 尿毒症期患者可出现多种水、电解质紊乱与酸碱平衡失调,但除外( )。

    A. 代谢性酸中毒   B. 高钾血症   C. 高血磷

    D. 高钙血症   E. 高血钠

3. 慢性肾衰竭患者最早出现的临床表现是( )。

    A. 贫血   B. 高血压   C. 皮肤瘙痒

    D. 肺炎   E. 胃肠道症状

4. 慢性肾衰竭引起的酸碱平衡失调主要表现为( )。

    A. 呼吸性酸中毒   B. 呼吸性碱中毒   C. 代谢性酸中毒

    D. 代谢性碱中毒   E. 呼吸性碱中毒合并代谢性碱中毒

5. 尿毒症少尿期患者忌输库存血,主要是防止引起( )。

    A. 血钾升高   B. 输血反应   C. 血尿素氮升高

    D. 血钙降低   E. 出血倾向

6. 患者,男,50 岁,确诊慢性肾小球肾炎 6 年。近 1 周出现恶心、呕吐、头晕、乏力、心悸、气短,血红蛋白 80 g/L,血 pH 值为 7.25,血尿素氮 22 mmol/L,血肌酐 540.4 μmol/L。该患者目前处于( )。

    A. 肾功能代偿期   B. 肾功能失代偿期   C. 氮质血症期

    D. 肾衰竭期   E. 尿毒症期

7. 患者,女,46 岁,确诊慢性肾衰竭,出现酸中毒后,给予 5% 碳酸氢钠 100 mL 静脉滴注,患者突然手足搐搦。此时首要的抢救措施是( )。

    A. 将压舌板置于上、下颌磨牙之间   B. 肌内注射苯妥英钠

    C. 肌内注射地西泮   D. 吸氧

    E. 静脉注射 10% 葡萄糖酸钙

8. 患者,男,30 岁,患慢性肾衰竭住院,夜间突然憋醒,端坐呼吸,咳大量粉红色泡沫痰。首先考虑发生了( )。

    A. 肺炎   B. 心包炎   C. 心肌炎   D. 左心衰竭   E. 心律失常

9. 患者,男,38 岁,6 年前发现蛋白尿,一直未正规治疗。1 周前出现头晕、乏力、恶心、呕吐。入院检查:血压 190/120 mmHg。水肿,尿蛋白(++),血肌酐 360 μmol/L,B 型超声示双肾缩小。为进一步明确诊断,还需做的检查是( )。

    A. 血常规   B. 内生肌酐清除率   C. 血清电解质

D. 静脉肾盂造影　　　　　E. 心电图

（选择题答案：1. C，2. D，3. E，4. C，5. A，6. D，7. E，8. D，9. B）

（蔡小红）

第四章 肾病综合征

项目教学案例 27：

汪某，男，31 岁。1 周前"感冒"后出现颜面和双下肢水肿、腹胀，尿量减少，约 600 mL/d，1 周内体重增加约 2.5 kg。体格检查：体温 37 ℃，脉搏 80 次/分，呼吸 20 次/分，血压 95/60 mmHg。神志清，疲倦，眼睑及颜面部水肿，咽部无充血，甲状腺不大，心、肺(一)，腹部膨隆，移动性浊音(＋)，四肢明显水肿，余未见异常。实验室检查：尿蛋白(＋＋＋)。血生化：血浆白蛋白 15 g/L，甘油三酯 3.5 mmol/L，24 小时尿蛋白定量为 3.8 g。

工作任务：汪某可能患有什么病？

肾病综合征(nephritic syndrome，NS)是由多种肾脏疾病引起的大量蛋白尿、低蛋白血症、水肿和高脂血症为主要临床表现的综合征。其诊断标准：①大量蛋白尿(＞3.5 g/d)。②低蛋白血症(血浆白蛋白＜30 g/L)。③水肿。④血脂异常。其中，前两项为诊断所必需。

【病因及发病机制】

1. **病因分类** 肾病综合征可分为原发性肾病综合征和继发性肾病综合征。原发性肾病综合征表现为不同类型的病理改变，常见的有微小病变型肾病、系膜增生性肾小球肾炎、局灶节段性肾小球硬化、膜性肾病、系膜毛细血管性肾小球肾炎。继发于全身和其他系统的疾病(如红斑狼疮、糖尿病、骨髓瘤等)也可引起肾病综合征。肾病综合征的分类及常见病因如表 6-4-1 所示。

2. **发病机制**

(1)大量蛋白尿：生理情况下，肾小球滤过膜具有分子屏障和电荷屏障作用，当这些屏障作用受损时，原尿中的蛋白含量增多，超过近曲小管对蛋白的重吸收能力时，会出现蛋白尿，当尿蛋白定量＞3.5 g/d 时，为大量蛋白尿。在此基础上，凡增加肾小球内压力及导致高灌注、高滤过的因素均可加重尿蛋白的排出。蛋白尿的选择性指肾脏在排泄蛋白质时对蛋白质分子量的大小有选择，尿中只有小分子量的蛋白质为选择性蛋白尿；尿中同时有大、小分子量的蛋白质为非选择性蛋白尿；常用选择性蛋白尿指数表示蛋白尿的选择性。

表 6 - 4 - 1　肾病综合征的分类和常见病因

分类	儿童	青少年	中老年
原发性肾病综合征	微小病变型肾病	系膜增生性肾炎、微小病变型肾病、局灶节段性肾小球硬化、系膜毛细血管性肾小球肾炎	膜性肾病
继发性肾病综合征	过敏性紫癜肾炎、乙肝相关性肾炎、系统性红斑狼疮肾炎	系统性红斑狼疮肾炎、过敏性紫癜肾炎、乙肝相关性肾炎	糖尿病肾病、肾淀粉样变性、骨髓瘤性肾病、实体瘤或淋巴瘤性肾病

(2)低蛋白血症：肾病综合征时，大量白蛋白从尿中丢失是低蛋白血症的重要原因。同时，近端肾小管分解蛋白增加，肝脏合成白蛋白不足，患者胃肠道黏膜水肿导致食欲减退、蛋白质摄入不足或吸收不良，都是加重低蛋白血症的原因；血浆中的某些免疫球蛋白(如 IgG)和补体成分、抗凝及纤溶因子、内分泌激素结合蛋白及金属结合蛋白也可减少。患者易产生感染、血液呈高凝状态、微量元素缺乏、内分泌紊乱和免疫功能低下等并发症。

(3)水肿：肾病综合征时，因低蛋白血症、血浆胶体渗透压下降，水分从血管腔内进入组织间隙，是导致肾病综合征水肿的基本原因。某些原发于肾内的水、钠潴留因素，也易导致水肿。

(4)高脂血症：肾病综合征时，会出现高胆固醇和(或)高甘油三酯血症，血清中低密度脂蛋白、极低密度脂蛋白浓度也会增加，其发生机制与肝脏合成脂蛋白增加和脂蛋白分解减弱相关。

【临床表现】

1. 症状与体征　肾病综合征患者常因上呼吸道感染、受凉或劳累起病，急缓不一，或隐匿起病。临床主要表现为水肿，为最常见的体征，常为全身性，身体下垂部位明显，多呈凹陷性水肿；严重者可有胸腔积液、腹水及心包积液，导致胸闷、呼吸困难，伴有尿量减少。持续性少尿可发生高血容量性心力衰竭。患者常有精神、食欲差，营养不良。

2. 临床分型　原发性肾病综合征按临床表现分为 2 型。①原发性肾病综合征 I 型(单纯性肾病综合征)：无持续性高血压，离心尿红细胞<10 个/高倍视野，尿蛋白有高度选择性，无持续性肾功能不全。②原发性肾病综合征 II 型(慢性肾小球肾炎肾病型)：常伴有血尿、高血压及肾功能不全，尿蛋白为非选择性，肾病表现常不典型。

3. 并发症

(1)感染：与血浆低蛋白、免疫功能紊乱和糖皮质激素治疗有关。常见的感染部位为呼吸道、泌尿道及皮肤。

(2)血栓、栓塞：由于有效循环血量减少及血脂异常，造成血液黏稠度增高，肝代偿性合成蛋白增加，引起机体凝血、抗凝血和纤溶系统失衡。肾病综合征时，血小板功能亢进、应用利尿剂和糖皮质激素等会进一步加重高凝状态，易发生血栓、栓塞性并发症，以肾静脉血栓最常见，也可出现肺静脉、下肢静脉、下腔静脉、冠状血管血栓及脑血管血栓。

（3）急性肾损伤（肾衰竭）：有效循环血量减少导致肾血流量下降，诱发肾前性氮质血症，经扩容、利尿后可恢复。少数患者可发生急性肾衰竭，出现少尿甚或无尿，可能因肾间质水肿压迫肾小管和大量管型堵塞肾小管，使肾小球内压升高，肾小球滤过率骤然下降所致，扩容、利尿治疗常无效。

（4）蛋白质及脂肪代谢紊乱：长期低蛋白血症可导致营养不良、小儿生长发育迟缓；免疫球蛋白减少，可导致机体免疫功能低下、易感染；内分泌激素结合蛋白不足，可诱发内分泌紊乱；金属结合蛋白丢失，可使微量元素缺乏；药物结合蛋白减少，可能会影响药物疗效；血脂异常会增加血液黏稠度，促进血栓、栓塞等并发症的发生或加重。

【实验室及其他检查】

1. 尿液检查　尿沉渣中可见红细胞及管型；脂质尿为肾病综合征的特点之一，尿中脂质可达正常人的 10 倍以上，可见脂肪小滴；尿蛋白≥（＋＋＋），24 小时尿蛋白定量≥3.5 g。

2. 血液检查　血浆白蛋白明显降低（＜30 g/L），血脂增高，血沉增快。

【治疗要点】

肾病综合征治疗的目的是去除病因与诱因，消除水肿，提高血浆蛋白，降低高血脂，降低血压，使尿蛋白减少乃至消失，保护肾功能，避免复发。

1. 一般治疗　严重水肿及低蛋白血症者，应卧床休息；水肿消失、一般情况好转后，可下床活动。保证充足的热量，不少于 126～147 kJ/（kg·d）。给予正常量的优质蛋白，即 0.8～1.0 g/（kg·d）。发生水肿时，应限制钠盐的摄入。为减轻血脂异常，应多吃富含不饱和脂肪酸及可溶性纤维的食物，限制饱和脂肪酸的摄入。

2. 对症治疗

（1）利尿消肿：①提高血浆胶体渗透压，可补充血浆或白蛋白，常用低分子右旋糖酐和 706 羧甲淀粉。②给予利尿剂，如噻嗪类利尿剂（氢氯噻嗪）、保钾利尿剂（氨苯蝶啶）等。

（2）降低血压：卧床休息以及限制水、盐摄入和应用利尿剂等，可使血压下降。降压效果差时，可用 β 受体拮抗剂、血管扩张剂、血管紧张素转换酶抑制药与血管紧张素 Ⅱ 受体阻滞剂等。血管紧张素转换酶抑制药与血管紧张素 Ⅱ 受体阻滞剂除可降压外，还可减少尿蛋白。

（3）抗凝治疗：血浆白蛋白低于 20 g/L 时，易有静脉血栓形成，应常规使用抗凝剂（如肝素或低分子肝素），也可用双嘧达莫或阿司匹林等。

（4）降血脂治疗：血脂异常时，可选用降脂药物进行治疗。

3. 糖皮质激素与免疫抑制剂的应用

（1）糖皮质激素：治疗肾病综合征的主要药物，可能是通过抑制炎症反应、免疫反应、醛固酮和抗利尿激素的分泌，影响肾小球的通透性等发挥利尿、消除尿蛋白的作用。糖皮质激素的用药原则为起始足量〔常用泼尼松，1 mg/(kg·d)，口服 8 周，必要时延长至 12 周〕，缓慢减药，长期维持。治疗反应可分为激素敏感型、激素依赖型和激素抵抗型。

(2)免疫抑制剂：一般在糖皮质激素无效时应用，常用环磷酰胺、氮芥、环孢素、麦考酚吗乙酯等。

4. 中医药治疗　肾病综合征的中医辨证多为脾肾两虚型，可给予健脾补肾利水的方剂(如真武汤)治疗；或雷公藤总苷，每次 20 mg，3 次/日，口服，有降蛋白的作用，可配合激素应用。

目标检测

一、名词解释

肾病综合征

二、填空题

1. _____导致血浆胶体渗透压下降是肾病综合征水肿的主要原因。

2. _____和_____是肾病综合征起病的根源。

3. 大量蛋白尿是 24 小时尿蛋白定量超过_____。

4. _____是治疗原发性肾病综合征的首选药物。

5. 使用糖皮质激素的注意事项是_____、_____、_____。

三、简答题

1. 简述典型原发性肾病综合征的临床表现。

2. 肾病综合征的诊断标准是什么？

3. 肾病综合征有哪些并发症？

四、选择题

1. 中老年肾脏综合征最常见的临床类型是(　　)。

    A. 微小病变　　　　　　　　B. 膜性肾病　　　　　　　　C. IgA 肾病

    D. 系膜毛细血管性肾炎　　　E. 局灶节段性肾小球硬化

2. 儿童原发性肾病综合征最常见的临床类型是(　　)。

    A. 系膜增生性肾小球肾炎　　B. 膜性肾病

    C. 微小病变型肾病　　　　　D. 系膜毛细血管性肾小球肾炎

    E. 局灶节段性肾小球硬化

3. 下列为肾病综合征患者主要临床表现的是(　　)。

    A. 糖尿　　　　　　　　　　B. 血尿　　　　　　　　　　C. 排尿困难

    D. 脓尿　　　　　　　　　　E. 蛋白尿

(4～5 题基于以下病例)

患者，男，28 岁，水肿、尿少 1 周，血压 130/80 mmHg。尿常规：蛋白(＋＋＋＋)，血浆白蛋白 25 g/L，24 小时尿蛋白定量 7 g。

4. 该患者最可能的诊断是(　　)。

    A. 肾病综合征　　　　　　　B. 肝硬化　　　　　　　　　C. 右心衰竭

　　D. 重度营养不良　　　　　E. 肾小球肾炎

5. 该患者首选的治疗措施是(　　　)。

　　A. 抗感染　　　　　　　B. 利尿剂　　　　　　　C. 糖皮质激素

　　D. 血浆置换术　　　　　E. 免疫抑制剂

　　(选择题答案：1. B，2. C，3. E，4. A，5. C)

(蔡小红)

第五章 良性前列腺增生

学习目标

掌握：良性前列腺增生的概念。

熟悉：良性前列腺增生的主要临床表现、并发症、常用辅助检查、治疗要点。

了解：良性前列腺增生的病因、发病机制及预防。

项目教学案例 28：

李先生，64 岁，因尿频、进行性排尿困难 3 年，突发下腹部疼痛约 3 小时就诊。生命体征平稳，神志清楚，两肺呼吸音清，心率 72 次/分，律齐，未闻及杂音；腹软，肝、脾未及，下腹部膨隆，压痛阳性。

工作任务 1：李先生发生下腹部疼痛最可能的原因是什么？

工作任务 2：主要的治疗措施有哪些？

良性前列腺增生（benign prostatic hyperplasia，BPH）简称前列腺增生，又称前列腺肥大，是一种常见的男性泌尿系统疾病，主要表现为前列腺组织的非癌性增生，导致尿道受压，引发排尿障碍，是男性老年人排尿障碍最常见的原因。其主要临床特征是尿频及排尿困难，病理表现为细胞增生而非肥大，50 岁以上男性高发，60 岁以上的发病率约为 50％，80 岁以上的发病率高达 90％左右。

【病因及发病机制】

良性前列腺增生的病因尚未明确，目前一致认为老龄和有功能的睾丸是发病的重要因素。随着年龄的增长，体内性激素平衡失调，睾酮转化为双氢睾酮（DHT）的增多，可刺激前列腺细胞增生。吸烟、遗传、肥胖、饮酒、性生活、高血压及糖尿病等均为前列腺增生的危险因素。

前列腺腺体由中央带、外周带和移行带组成，增生开始于围绕尿道精阜的腺体，即移行带，也以此处增生为主。增生组织呈多发结节，并逐渐增大，将外周的腺体挤压萎缩形成前列腺外科包膜。外科包膜与增生的前列腺腺体有明显界限，易于分离。增生的腺体突向后尿道，使前列腺尿道弯曲、伸长、变窄，尿道阻力增加，引起排尿困难。另外，前列腺内尤其是围绕膀胱颈部的平滑肌内有着丰富的 α 肾上腺素能受体，这些受体被激活，可使该处平滑肌收缩，增加前列腺尿道的阻力。

前列腺增生及 α 肾上腺素能受体兴奋会导致膀胱出口梗阻，为了克服阻力，逼尿肌代偿性肥大，加上长期膀胱内高压，膀胱壁出现小梁、小室或假性憩室。逼尿肌退变后，患者可出现尿频、尿急和急迫性尿失禁，引起上尿路扩张积水。如梗阻长期存在，逼尿肌萎缩，收缩力减弱，会导致膀胱不能排空而出现残余尿。随着残余尿量的增加，膀胱壁变薄，膀胱无张力扩大，出现慢性尿潴留或充盈性尿失禁。尿潴留可引起继发感染和结石形成，尿液反流可引起肾积水及肾功能损害。

【临床表现】

男性在 35 岁以后，前列腺可有不同程度的增生，多在 50 岁以后出现症状，60 岁左右症状更明显。其症状与前列腺体积大小之间并不一致，主要取决于引起梗阻的程度、病变发展速度以及是否合并感染等，症状可时轻时重。

1. 储尿期表现　尿频是前列腺增生患者最早出现的症状，尤以夜间明显。尿频的原因，早期是增生的前列腺充血刺激膀胱颈和三角区所致；随着梗阻加重，残余尿量增多，膀胱有效容量减少，尿频会加重。长期梗阻可导致逼尿肌功能改变，膀胱顺应性降低，尿频症状加重，并出现尿急、急迫性尿失禁。

2. 排尿期表现　排尿困难是前列腺增生患者最重要的症状，典型表现为排尿迟缓、无力、尿流细弱、射程短、排尿费力和时间延长、终末滴沥及排尿不尽感，并进行性加重。当梗阻逐渐加重，导致膀胱不能排空时，过多残余尿可使膀胱收缩力减弱，发生尿潴留，并出现尿失禁。前列腺增生患者可因着凉、劳累、饮酒、久坐、便秘等因素使前列腺充血、水肿，导致急性尿潴留。临床上出现不能排尿、下腹部疼痛，常需急诊处理。慢性尿潴留可无明显症状，过度充盈时，可出现充盈性尿失禁。

3. 并发症　包括尿潴留、泌尿系统感染、血尿、膀胱结石，严重者可导致肾积水或肾功能损害等。合并感染或结石时，可出现尿频、尿急、尿痛等症状。血尿并不多见，多为增生腺体表面黏膜较大的血管破裂引起，表现为不同程度的无痛性肉眼血尿。如梗阻不能解除，引起严重的肾积水、肾功能损害时，可导致慢性肾功能不全，表现为乏力、恶心、呕吐、贫血等。长期排尿困难可导致腹压增高，并发痔、脱肛、腹股沟疝等疾病。

【实验室及其他检查】

1. 直肠指检　首选的重要检查方法，简单而准确。检查时，可触及增大的前列腺，表面光滑，质韧而有弹性，边缘清楚，中间沟变浅或消失。

2. B 型超声检查（经腹或经直肠）　可清楚地显示前列腺体积的大小，增生腺体是否突入膀胱；可测量残余尿量，了解有无膀胱内结石及上尿路积水等。需要注意的是，经腹壁超声检查时需要膀胱充盈。

3. 尿流率检查　可确定前列腺增生患者排尿的梗阻情况。如尿流率 <15 mL/s，表示排尿不畅；如尿流率 <10 mL/s，则表示梗阻较为严重，常是手术指征之一。

4. 膀胱镜检查和静脉尿路造影　适用于有血尿的患者，需排除合并泌尿系统肿瘤的可能。

5. 血清前列腺特异性抗原（PSA）测定　前列腺有结节或质地较硬者，可测定血清前列腺特异性抗原，以排除前列腺癌。前列腺增生也可能导致血清前列腺特异性抗原轻度升高，血清前列腺特异性抗原正常值 <4 ng/mL，$4\sim10$ ng/mL 时多为前列腺增生，>10 ng/mL 提示前列腺癌的可能性较大。

【治疗要点】

1. 观察　前列腺增生未引起明显梗阻者，一般无须处理。

2. 药物　梗阻较轻或不能耐受手术者，可采用药物治疗，常用的药物有：①α肾上腺素能受体阻滞剂（如坦索罗辛），能有效地松弛膀胱颈及前列腺的平滑肌，减少尿道阻力，改善排尿功能。②5α-还原酶抑制剂（如非那雄胺），可缩小前列腺体积，适用于腺体明显增大者。上述两类药物联合使用，可延缓疾病进展。此外，还可选用 M 受体拮抗剂（缓解尿急）、植物制剂（如锯棕榈）等，但疗效尚存争议。

3. 手术治疗　排尿梗阻症状严重、残余尿量大于 50 mL 或既往有尿潴留病史、药物治疗效果不佳且能耐受手术者，应争取早日行手术治疗。手术方式包括开放性手术及经尿道前列腺切除术（TURP），以切除部分前列腺组织；微创治疗（如激光手术治疗），疗效肯定；还可使用经尿道球囊高压扩张术。此外，前列腺尿道网状支架及经直肠高强度超声聚焦疗法对缓解症状有一定疗效，适用于不能耐受手术的患者。

【预防】

告知患者注意保温，避免着凉；戒酒，少食刺激、辛辣食物；避免憋尿和久坐，保持大便通畅；慎用阿托品、654-2、维拉帕米等加重排尿困难的药物；及时治疗前列腺炎、膀胱炎与尿路结石等疾病；术后 1～2 个月内避免剧烈活动，如跑步、骑自行车、性生活等，防止继发性出血。

目标检测

一、名词解释

1. 良性前列腺增生　2. 充溢性尿失禁

二、填空题

1. 引起下尿路梗阻最常见的原因是_____。

2. 前列腺增生主要引起_____和_____两类症状。

3. 前列腺增生与前列腺癌鉴别，可检查血清_____，其正常值为_____。

4. 前列腺增生主要起始于_____部位，以前列腺_____和_____增生为特征。

5. 前列腺增生的并发症有_____、_____、_____、_____等。

三、简答题

1. 前列腺增生常用的检查方法有哪些？

2. 前列腺增生的手术适应证是什么？手术方式有哪些？

四、选择题

1. 前列腺增生引起尿路梗阻严重时出现的尿失禁类型是（　　）。

　A. 真性尿失禁　　　　　B. 充溢性尿失禁　　　　　C. 压力性尿失禁

　D. 急迫性尿失禁　　　　E. 反射性尿失禁

2. 患者，男，58 岁，出现夜尿次数增多、排尿不畅 1 周，去医院检查首先应进行（　　）。

    A. B 型超声或 CT 检查   B. 直肠指检   C. 试插导尿管

    D. 尿流动力学检查   E. 膀胱镜检查

（3～4 题基于以下病例）

患者，男，68 岁，有前列腺增生病史 5 年，今日赴酒宴后一直无法排尿，查下腹部耻骨上有半球形隆起，尿意强烈，痛苦难忍。

3. 考虑该患者发生了（   ）。

    A. 急性尿潴留   B. 膀胱结石   C. 前列腺癌

    D. 肠胀气   E. 腹水

4. 分析其发病的诱因是（   ）。

    A. 饮水过多   B. 天气寒冷   C. 过度疲劳

    D. 饮酒   E. 便秘

（选择题答案：1.D，2.B，3.A，4.D）

（蔡小红）

第六章　尿路结石

学习目标

掌握：尿路结石的临床表现。

熟悉：尿路结石的病因、防治原则及治疗重点。

了解：尿路结石的常用辅助检查。

项目教学案例 29：

王女士，28 岁，司机，因突发左腰腹部疼痛约 20 分钟来诊。诉疼痛呈绞痛，伴有恶心、呕吐。体格检查：体温 36.5 ℃，脉搏 86 次/分，呼吸 16 次/分，血压 130/80 mmHg。神志清楚，痛苦面容，辗转体位。两肺呼吸音清晰，心率 72 次/分，律齐，未闻及杂音；腹软，左中下腹压痛，左肾区叩痛阳性。

工作任务 1：王女士最可能的诊断是什么？

工作任务 2：需要做哪些检查以明确诊断？

工作任务 3：应如何治疗？

尿路结石(urolithiasis)又称尿石症，是常见的泌尿外科疾病之一，分为上尿路结石和下尿路结石。其中，上尿路结石有肾结石和输尿管结石，下尿路结石有膀胱结石和尿道结石。尿路结石的好发年龄在 20~40 岁，男性患者多于女性(约为 3∶1)，在我国南方地区多见。

尿路结石的原因比较复杂，除少数患者可因尿路梗阻、感染、异物、代谢异常等引起外，80%以上患者的病因不明，可能与种族、职业、地理环境和气候、饮食习惯、个体差异等因素有关。尿路结石的形成机制尚不明确，主要在肾和膀胱内形成，大多数输尿管结石和尿道结石是结石排出过程中在该处停留所致。结石沿输尿管移动，常停留或嵌顿在输尿管 3 个狭窄处，即肾盂输尿管连接处、输尿管跨过髂血管处和输尿管膀胱壁段，并以输尿管下 1/3 处最为多见。

第一节　上尿路结石

上尿路结石的主要症状为疼痛和血尿，其程度与结石的部位、大小、活动度以及有无损伤、感染、梗阻等因素有关。

【临床表现】

1. **疼痛**　为上尿路结石的主要症状。肾结石可引起肾区疼痛，伴有肋脊角叩击痛。

肾盂内大结石及肾盏结石可无明显临床症状，仅表现为腰部钝痛。输尿管结石可引起肾绞痛，表现为同侧腰腹部阵发性剧烈疼痛，并沿输尿管走行放射至同侧腹股沟处。如结石位于输尿管膀胱壁段，可伴有膀胱刺激征表现。

2. 血尿　常为镜下血尿，也可有肉眼血尿，是结石损伤尿路黏膜所致。有时，活动后血尿是上尿路结石的唯一表现。

3. 膀胱刺激征表现　输尿管膀胱壁段结石或伴有感染时，可出现尿频、尿急、尿痛等症状。

4. 其他　输尿管结石患者还可出现恶心、呕吐，系输尿管结石引起尿路梗阻时使输尿管管腔内压增高、管壁扩张、痉挛和缺血所致。由于输尿管与肠有共同的神经支配，可导致恶心、呕吐，常与肾绞痛伴发；尿路结石继发感染时，可出现发热、寒战等全身症状；双侧上尿路结石致完全性梗阻时，可导致无尿，发生尿毒症。

【实验室及其他检查】

1. 实验室检查　尿常规检查见肉眼或镜下血尿，伴感染时有脓尿，尿菌培养阳性，尿液分析（测尿 pH 值，钙、磷、尿酸、草酸盐及结石成分）有助于诊断。

2. 影像学检查

(1)B 型超声检查：能显示结石的特殊声影，了解有无肾包块及萎缩，可作为孕妇、肾功能不全者、造影剂过敏者诊断结石的方法。

(2)X 线（造影）及 CT 检查：诊断泌尿系统结石的重要手段。泌尿系统 X 线平片可以发现 95％ 以上的结石。排泄性尿路造影可观察有无引起结石的尿路异常，评价结石所致的肾结构和功能改变。CT 能发现 X 线平片、超声及造影不能显示的输尿管中、下段结石。逆行肾盂造影多在其他方法不能确定诊断时采用。

(3)内镜检查：包括膀胱镜、输尿管镜和肾镜检查，通常用于 X 线平片未显示的结石、造影有充盈缺损不能确诊时，在诊断的同时可进行治疗。

(4)磁共振水成像（MRH）检查：可了解结石梗阻后的肾、输尿管积水情况。

【治疗要点】

尿路结石的治疗需根据结石的性质、大小、部位、形态和患者个体因素选择不同的治疗方法。一般结石直径＜0.6 cm、光滑、无感染、无尿路梗阻时，可采用保守疗法；直径＜0.4 cm 且光滑的结石，90％ 左右可自行排出。

1. 病因治疗　病因明确者，可进行病因治疗，如治疗甲状旁腺功能亢进症、解除尿路梗阻等。

2. 药物治疗　尿酸结石，可给予饮食调节、碱化尿液（如枸橼酸钾、碳酸氢钠）及口服别嘌呤醇等；胱氨酸结石，需大量饮水、碱化尿液；感染性结石，需控制感染、酸化尿液（如氯化铵）等。此外，中药和针灸对排石也有一定的促进作用，常用药物有金钱草和车前子等。肾绞痛的治疗以解痉镇痛为主，可应用阿托品、哌替啶、曲马多、钙通道拮抗剂、黄体酮等。

3. 体外冲击波碎石术（ESWL）　即通过 X 线或 B 型超声对结石定位后，利用高能冲击波聚焦后作用于结石，使之裂解、粉碎后随尿排出体外的方法，适用于直径

≤2 cm的肾、输尿管上段结石。妊娠、出血性疾病、急性尿路感染、结石远端尿路梗阻、严重心血管疾病或脑血管疾病、安置心脏起搏器等患者应禁忌使用。

4. 手术治疗 包括经皮肾镜取石术(PCNL)、经输尿管镜碎石术、腹腔镜输尿管切开取石术或开放式手术治疗等。

【预防】

1. 大量饮水 除日间多饮水外,每夜加饮水1次,以增加尿量,保持成人24小时尿量在2000 mL以上是重要的预防措施,可减少晶体沉积,利于结石排出。

2. 调节饮食 草酸盐结石患者,应限制食用菠菜、花生、番茄、芦笋及饮浓茶;高尿酸患者,应避免高嘌呤食物,如动物内脏、家禽的皮等;高钙摄入者,应减少牛奶、豆制品、坚果类的摄入量,饮食中适量增加水果、蔬菜及粗粮。

3. 调节尿液酸碱度 尿酸结石、胱氨酸结石患者,可服用碱化尿液的药物及别嘌醇;草酸盐结石患者,可口服维生素 B_6。

第二节 下尿路结石

下尿路结石包括膀胱结石和尿道结石。

一、膀胱结石

膀胱结石可分为原发性膀胱结石与继发性膀胱结石。原发性膀胱结石少见,多与低蛋白饮食和营养不良有关;继发性膀胱结石常见于神经源性膀胱、良性前列腺增生、上尿路结石及异物进入膀胱者。

【临床表现】

膀胱结石的典型症状为排尿突然中断,疼痛放射至远端尿道及阴茎头部,多伴有排尿困难和膀胱刺激征,常有终末血尿。合并感染时,膀胱刺激征明显,可有脓尿。排尿费力,导致腹压增高,从而可并发脱肛。较大的结石可经直肠腹壁双合诊触及。

【实验室及其他检查】

B型超声检查可发现强回声团及声影,还可发现前列腺增生和膀胱憩室。X线检查可发现绝大部分结石。膀胱镜检查可直接看到结石,同时还能发现膀胱病变。

【治疗要点】

采用手术治疗,同时给予病因治疗。排尿困难者,先给予留置导尿;合并感染时,应使用抗菌药物。结石<2～3 cm者,可采取经尿道膀胱取石术;结石过大、过硬或膀胱憩室病变时,可施行耻骨上膀胱切开取石术。

二、尿道结石

尿道结石多见于男性,多数位于前尿道。绝大多数的尿道结石来自肾结石和膀胱结石。

【临床表现】

尿道结石的典型症状为排尿困难，点滴状排尿，伴尿痛，严重者可发生急性尿潴留及会阴部剧痛。

【治疗要点】

尿道结石的处理切忌粗暴，尽量不做尿道切开取石，以免造成尿道狭窄。前尿道结石，可在阴茎根部阻滞麻醉下压迫近端尿道，注入无菌液体石蜡，再轻轻向尿道远端推挤取出。后尿路结石，可先用尿道探条将结石推入膀胱，再按膀胱结石处理。

【预防】

1. 大量饮水　除日间多饮水外，每夜加饮水 1 次，以增加尿量，减少晶体沉积，利于结石排出。

2. 调节饮食　草酸盐结石患者，应限制菠菜、花生、番茄的摄入及饮浓茶；高尿酸患者，应避免高嘌呤食物，如动物内脏、家禽的皮等；高钙摄入者，应减少牛奶、豆制品、坚果类的摄入量，适量增加水果、蔬菜、粗粮和纤维素的摄入。

3. 调节尿液酸碱度　尿酸结石、胱氨酸结石的患者，应服用可碱化尿液的药物。

目标检测

一、名词解释

1. 尿石症　2. 体外冲击波碎石术

二、填空题

1. 输尿管结石常停留在 3 个生理狭窄处，即＿＿＿＿＿＿、＿＿＿＿＿＿、＿＿＿＿＿＿。

2. 肾结石和输尿管结石的主要症状是＿＿＿＿＿＿。

3. 诊断泌尿系统结石主要采用 3 种方法：＿＿＿＿＿＿、＿＿＿＿＿＿、＿＿＿＿＿＿。其中，＿＿＿＿＿＿是诊断泌尿系统结石的重要手段，孕妇诊断尿路结石的方法是＿＿＿＿＿＿。

4. 肾结石与输尿管结石直径小于＿＿＿＿＿＿，光滑，无感染、无尿路梗阻时，可采用保守疗法。体外冲击波碎石术适用于＿＿＿＿＿＿结石。

三、简答题

1. 简述肾结石和输尿管结石的临床表现。

2. 体外冲击波碎石术的禁忌证有哪些？

四、选择题

1. 患者，女，59 岁，行 B 型超声检查发现膀胱内有一枚 2.0 cm×2.0 cm 大小的结石，予膀胱镜下碎石、取石治疗，从结石外观看可能是尿酸盐结石。该患者的饮食应避免（　　）。

    A. 蛋黄、牛奶　　B. 马铃薯　　C. 菠菜　　D. 草莓　　E. 动物内脏

2. 患者，男，58 岁，有前列腺增生病史，今日排尿突然中断，伴剧烈疼痛，且放射至尿道口，但改变体位后又能继续排尿。其可能患有(　　)。

    A. 肾结石 　　　　　　　　B. 肾盂结石 　　　　　　　　C. 输尿管结石

    D. 膀胱结石 　　　　　　　　E. 尿道结石

3. 男孩，5 岁，排尿滴沥，每次排尿时用手牵拉阴茎，并啼哭不止。首先考虑(　　)。

    A. 尿道结石 　　　　　　　　B. 肾结石 　　　　　　　　C. 输尿管结石

    D. 膀胱结石 　　　　　　　　E. 尿道狭窄

4. 患者，女，30 岁，因左腰部酸胀、疼痛 2 周来院检查，尿常规示红细胞(＋＋)。为进一步诊治，可首先考虑检查(　　)。

    A. 血常规 　　　　　　　　B. B 型超声或摄腹部 X 线平片

    C. CT 或 MRI 　　　　　　　　D. 静脉尿路造影

    E. 膀胱镜

（选择题答案：1. B，2. D，3. A，4. B）

（张　颖　蔡小红）

第七篇

血液系统疾病

血液系统疾病是指原发(如白血病)或主要累及血液和造血器官(如缺铁性贫血)的疾病，包括红细胞疾病、粒细胞疾病、单核细胞和巨噬细胞疾病、淋巴细胞和浆细胞疾病、造血干细胞疾病、脾功能亢进、出血性及血栓性疾病。

血液系统疾病的临床表现可为诊断提供重要线索，但是明确诊断有赖于实验室检查，如血细胞计数、血红蛋白测定、血涂片检查、骨髓涂片检查、淋巴结和肿瘤的病理检查、细胞组织化学染色检测、凝血试验、溶血试验、免疫学检查等，甚至需要进行影像学检查、放射性核素测定等。

血液系统疾病的治疗包括去除病因，保持正常血液成分及其功能，去除异常血液成分和抑制异常功能，造血干细胞移植等。

第一章 贫 血

学习目标

掌握：贫血的概念和临床表现，缺铁性贫血、再生障碍性贫血的临床表现。

熟悉：贫血的防治原则和治疗要点，缺铁性贫血、再生障碍性贫血的概念、病因、防治原则及治疗要点。

了解：贫血的分类及实验室检查，缺铁性贫血的预防。

第一节 贫血概述

贫血(anemia)是指单位容积外周血液中的血红蛋白量、红细胞计数和血细胞比容低于正常最低参考值，不能运输足够的氧气到达组织而产生的综合征，以血红蛋白(Hb)较为常用。贫血是一类综合征，不是一种疾病。

我国诊断贫血的标准：在海平面地区，成年男性血红蛋白<120 g/L，女性(非妊娠)<110 g/L，孕妇<100 g/L。当血液被稀释或浓缩时，易致误诊、漏诊。

【分类】

根据不同的临床特点，贫血有不同的分类方法，各种分类对辅助诊断和指导治疗有一定意义。

(一)根据贫血的病因和发病机制分类

1. 红细胞生成减少性贫血

(1)造血干细胞的异常：如再生障碍性贫血、纯红细胞再生障碍性贫血及骨髓增生异常综合征。

(2)造血调节的异常造血微环境：包括骨髓基质及基质细胞、细胞因子。①骨髓基质及基质细胞受损(骨髓被异常组织浸润)：如白血病、骨髓瘤、骨髓纤维化、转移癌、恶性组织细胞病等。②造血调节因子水平异常：如甲状腺功能减退症、肾衰竭时红细胞生成素减少引起的贫血，以及某些肿瘤性疾病、某些病毒感染使体内肿瘤坏死因子(TNF)、干扰素(IFN)、炎症因子增多导致的慢性病性贫血。

(3)造血原料不足或利用障碍：造血原料指造血细胞增殖、分化、代谢所必需的物质，如叶酸和(或)维生素B_{12}缺乏造成细胞DNA合成障碍，致红细胞成熟障碍引起的巨幼细胞贫血；缺铁和铁利用障碍使血红蛋白合成障碍，缺铁可引起缺铁性贫血，铁利用障碍可致铁粒幼红细胞贫血等。

2. 红细胞破坏过多性贫血　红细胞破坏过多所致的贫血称为溶血性贫血。其发病机制分为红细胞自身异常和红细胞外在异常 2 类。

(1)红细胞自身异常：①红细胞膜结构的缺陷，如遗传性球形红细胞增多症、阵发性睡眠性血红蛋白尿。②红细胞酶活性的缺陷，如葡萄糖－6－磷酸脱氢酶缺乏。③血红蛋白异常，如血红蛋白病、珠蛋白生成障碍性贫血。④卟啉代谢异常，如先天性红细胞生成性卟啉病。

(2)红细胞外在异常：①免疫因素，如新生儿溶血性贫血、血型不符的输血反应、自身免疫性溶血性贫血、药物性免疫性溶血性贫血。②理化及生物因素，如砷化氢、苯肼、蛇毒等。③机械性溶血性贫血，人工心脏瓣膜及微血管病性贫血。

3. 失血性贫血

(1)急性失血：大量血液在短期内丢失，可引起急性失血性贫血。

(2)慢性失血：慢性长期小量失血，可使铁耗竭，引起缺铁性贫血。

(二)根据红细胞形态学分类

根据红细胞的形态，可将贫血分为大细胞性贫血、正常细胞性贫血和小细胞低色素性贫血 3 类(表 7－1－1)。

表 7－1－1　贫血的红细胞形态学分类

红细胞形态学类型	MCV /fL	MCH /pg	MCHC /(g/L)	临床类型
大细胞性贫血	＞100	＞34	316～354	巨幼细胞贫血
正常细胞性贫血	82～100	27～34	316～354	再生障碍性贫血、急性失血性贫血、溶血性贫血
小细胞低色素性贫血	＜82	＜27	＜316	缺铁性贫血、珠蛋白生成障碍性贫血、铁粒幼细胞贫血

注：MCV—平均红细胞体积；MCH—平均红细胞血红蛋白含量；MCHC—平均红细胞血红蛋白浓度。

【临床表现】

贫血的病理生理基础是血液携氧能力降低，其症状的轻重与原发病的性质，贫血的速度和程度，机体对缺氧的代偿能力、适应能力和体力活动程度，以及年龄等因素有关。其中，贫血的主要影响因素是贫血发生的速度与程度。贫血发生缓慢，无心、肺疾病基础，代偿机制可充分发挥，即使血红蛋白低于 80 g/L 亦可无症状，低于 60 g/L时才出现明显症状。但需注意的是，急性大量失血性贫血或急性溶血可导致全身各系统脏器突然严重缺氧，从而会出现明显症状。

1. 病史　注意询问与贫血发生有关的病史，如缺铁性贫血常有慢性失血病史，再生障碍性贫血常有化学毒物、放射性物质或特殊药物接触史，巨幼细胞贫血常有婴幼儿喂养不科学或孕妇营养缺乏史，遗传性溶血性贫血常有家族史。

2. 一般表现　乏力是贫血最常见和最早出现的症状，但为非特异性症状，也可出现低热等。皮肤黏膜苍白是贫血的突出体征。进行体格检查时，应特别注意皮肤黏膜颜色与毛发色泽改变，肝、脾、淋巴结肿大情况，有无巩膜黄染和水肿等。

3. 各系统表现

(1)中枢神经系统：可出现头痛、头晕、晕厥、耳鸣、失眠、记忆力下降、注意力不集中、疲倦、乏力、全身肌无力等，严重贫血时可发生昏迷。

(2)呼吸系统：稍事活动或情绪激动后出现气急，呼吸加深、加快。

(3)循环系统：活动后心悸、气促最常见，严重时可出现心率增快、脉压增加，最后导致心力衰竭。

(4)消化系统：有食欲缺乏、恶心、腹胀、腹泻或便秘，部分患者有明显舌炎表现。

(5)泌尿生殖系统：可出现多尿和低比重尿，严重者可有轻度蛋白尿甚至急性肾衰竭。女性患者可有月经失调，严重贫血者可出现性功能减退。

(6)皮肤及毛发：皮肤干燥，毛发干枯。

【实验室及其他检查】

1. 血液检查　①血红蛋白测定、红细胞计数及血细胞比容测定：结果均低于正常值的低限，其中血红蛋白值是确诊贫血最可靠的指标。②外周血涂片检查：可直接观察到红细胞的大小、形态及染色深浅度，而且可从中发现异形红细胞。③网织红细胞计数及绝对值：在溶血性贫血时可增高，骨髓造血功能受抑时网织红细胞可显著减少(再生障碍性贫血)。④红细胞平均数值的计算：有助于贫血的形态学分类。

2. 骨髓涂片检查　可观察骨髓增生程度，分为增生性贫血和增生不良性贫血两大类。

3. 尿常规与肾功能检查　可见尿比重低、蛋白尿，血肌酐、血尿素氮水平升高。

【治疗要点】

1. 病因治疗　为治疗贫血的首要原则与关键措施。贫血病因的性质决定了其治疗效果。

2. 药物治疗　病因不明时，不急于用药，否则会造成病情复杂，增加诊断难度。常用药物有铁剂、叶酸、雄激素、糖皮质激素和免疫抑制剂等。

3. 特殊治疗　如输血、脾切除及造血干细胞移植等。

第二节　缺铁性贫血

项目教学案例 30：

张女士，46 岁，乏力、心慌一个半月。一个半月前，开始逐渐心慌、乏力，上楼无力，进食正常，不挑食。大便每日 1 次，成形，颜色无异常。小便正常。睡眠可，体重似略减轻(未称体重)。既往无胃病史；近 3 个月月经不规则，量较多。体格检查：体温 36.5 ℃，脉搏 96 次/分，呼吸 18 次/分，血压 130/70 mmHg。贫血貌，皮肤无出血点和皮疹，浅表淋巴结不大，巩膜无黄染，舌乳头正常，甲状腺不大，肺部未见异常；心界不大，心率 96 次/分，律齐，心尖部可闻及 2/6 级收缩期吹风样杂音；腹平软，无压痛及反跳痛，肝、脾肋下未触及，双下肢不肿。辅助检查：血红蛋白 75 g/L，红细胞 3.08×10^{12}/L，白细胞 8.0×10^9/L，血小板 136×10^9/L。白细胞分类：中性分叶核占 69%，嗜酸性粒细胞占 3%，淋巴细胞占 25%，单核细胞占 3%。粪便隐血试验（＋），尿常规（－）。

工作任务 1：张女士患了何病？

工作任务 2：患者的病因可能有哪些？

工作任务 3：张女士的化验检查结果有何异常？

缺铁性贫血（iron deficient anemia）是指体内铁的需求与供给失衡，储存铁耗尽，不能满足正常红细胞生成的需要而发生的贫血。储存铁以铁蛋白和含铁血黄素的形式储存于骨髓、肝、脾等器官的单核巨噬细胞系统中，包括血清铁蛋白以及骨髓、肝、脾等器官组织中的可染铁。缺铁性贫血的特点是骨髓、肝、脾等器官组织中缺乏可染铁，血清铁浓度、转铁蛋白饱和度和血清铁蛋白降低，典型者呈小细胞低色素性贫血，是临床上最常见的一种贫血，各年龄组均可发生，以育龄期妇女和婴幼儿最为多见。

铁缺乏症是一种常见的综合征，发病最初可引起体内储存铁耗尽，继之缺铁性红细胞生成，最后才发生缺铁性贫血。

【病因及发病机制】

1. **慢性失血**　可造成大量铁丢失，失血 1 mL，约丧失铁 0.5 mg。慢性失血是缺铁性贫血最常见的病因，引起慢性失血的原因有胃肠道出血、钩虫病、痔、月经量过多、血红蛋白尿、尿毒症，以及反复鼻腔、气管和肺泡出血等。

2. **摄入不足**　饮食中缺乏足够的铁或食物结构不合理，可导致铁吸收和利用率降低。

3. **生理性铁需要量增加**　如婴儿、青少年，以及月经期、妊娠期和哺乳期女性对铁的需要量会增加。

4. **吸收障碍**　药物或胃、十二指肠疾病，亦可影响铁的吸收。

【临床表现】

1. **缺铁的原发病表现**　如慢性胃肠道疾病、女性月经过多、肿瘤等的相关症状与体征。

2. **贫血的共有表现**　起病隐匿，症状发展缓慢，一定程度上可出现乏力、头晕、眼花、耳鸣、心悸、活动后气短、皮肤黏膜苍白等。

3. **组织缺铁和含铁酶活性降低的表现**　儿童、青少年发育迟缓，体力不足，易怒、易动、兴奋、烦躁或不安，注意力不集中，咽下困难或咽下时有梗阻感，异食癖，皮肤干燥、无光泽和角化，毛发无泽、易断裂和脱落，指（趾）甲扁平、脆薄易裂和匙状甲（反甲）。

【实验室及其他检查】

1. **血常规检查**　呈典型的小细胞低色素性贫血，平均红细胞体积、平均红细胞血红蛋白含量、平均红细胞血红蛋白浓度均降低，网织红细胞计数正常或略升高，白细胞和血小板计数可正常或降低。

2. 骨髓涂片检查 幼红细胞轻度或中度增生，以中、晚幼红细胞增生为主。骨髓铁染色显示骨髓小粒可染铁消失，铁粒幼红细胞<15%，是诊断缺铁最可靠的指标。

3. 生化检查

(1)血清铁：指与转铁蛋白结合的铁，缺铁性贫血时减低(血清铁<8.95 μmol/L)。

(2)总铁结合力：指循环血液中的转铁蛋白数量，缺铁性贫血时增高(总铁结合力>64.44 μmol/L)。

(3)转铁蛋白饱和度：指血清铁占总铁结合力的百分比，缺铁性贫血时减低(转铁蛋白饱和度<15%)。

(4)血清铁蛋白：缺铁性贫血时，血清铁蛋白<12 μg/L。

(5)红细胞游离原卟啉：在缺铁或铁利用障碍时，血红素合成障碍，大量原卟啉不能与铁结合成为血红素，致红细胞游离原卟啉增高。缺铁性贫血时，红细胞游离原卟啉>4.5 μg/g。

【治疗要点】

1. 病因治疗 去除导致缺铁的原因、积极治疗基础疾病是治疗缺铁性贫血和预防复发的关键。

2. 铁剂治疗

(1)口服铁剂：作为首选，如硫酸亚铁、富马酸亚铁等口服铁剂。

(2)注射铁剂：如果口服铁剂不能耐受或胃肠道原因影响铁的吸收，可肌内注射铁剂，常用右旋糖酐铁深部肌内注射。

(3)注意事项：口服铁剂宜饭后服用，以减轻对胃肠道的刺激。口服液体铁剂时，宜用吸管，以防损坏牙釉质。口服铁剂可能引起胃肠道反应，如恶心、呕吐。注射铁剂剂量要准确，宜深部肌内注射。注射铁剂可能产生局部无菌性脓肿、发热、头痛、肌肉和关节痛、荨麻疹、低血压及过敏性休克。维生素 C 与铁剂同服，可协助铁的吸收和利用，有胃酸缺乏和胃肠道症状者可加用稀盐酸。禁饮浓茶，以免茶叶中的鞣酸影响铁在肠道的吸收。避免与牛奶、咖啡、蛋类、植物纤维、磷酸盐同服，以防高磷影响铁吸收。向患者解释服用铁剂后大便会发黑，避免引起其不必要的紧张。一般口服铁剂后网织红细胞计数会升高，5~10 天达高峰，2 周后血红蛋白开始升高，平均 2 个月恢复正常。铁剂治疗在血红蛋白恢复正常后需持续用药 4~6 个月，以补充储存铁。

【预防】

积极治疗原发病，对慢性失血等高危人群，推行铁强化食品，纠正偏食，多补充含铁量较丰富的食物，如动物内脏(肝脏、肾脏、心脏)、蛋黄、豆类、香菇、紫菜、海带、木耳等。含铁较低的食物为谷类，部分蔬菜、水果；含铁量最低的是乳类，如牛奶等。

加强妇幼保健，预防早产，做好喂养指导，提倡母乳喂养，及时添加含铁量高的辅助食品。对早产儿、孪生儿、妊娠期妇女、胃切除者，应视情况预防性口服铁剂。

鼓励患者在能耐受的活动范围内坚持身体活动，并逐渐增加活动量；指导患者正确服药，向出院患者说明贫血纠正后需继续口服铁剂半年的意义；嘱其应定期门诊随访，并做血常规检查。

第三节　再生障碍性贫血

项目教学案例 31：

王女士，58 岁，高热、咽痛 1 周。入院查体见贫血貌，浅表淋巴结无肿大，咽部充血，双肺未闻及干、湿啰音，心率 100 次/分，肝、脾不大。血常规：白细胞计数 1.4×10^9/L（白细胞分类：淋巴细胞占 92%，中性粒细胞占 8%），红细胞 1.8×10^{12}/L，血红蛋白 60 g/L，血小板 22×10^9/L。骨髓检查：增生低下，粒系占 10%，红系占 5%，巨核细胞未见，淋巴细胞占 90%。

工作任务 1：王女士可能患有何病？

工作任务 2：分析本病的病因。

工作任务 3：该患者的主要用药应包括哪几类？

再生障碍性贫血（aplastic anemia）是由多种原因引起的骨髓造血功能衰竭，以外周血出现全血细胞减少为主要表现的一组综合征，临床表现为进行性贫血、出血和感染。再生障碍性贫血在各年龄组均可发病，青年人和老年人多见，男、女发病率无明显差别。

【病因及发病机制】

1. **病因**　约半数以上再生障碍性贫血患者病因不明确，目前认为与以下因素有关。

（1）化学因素：包括各类可引起骨髓抑制的药物，如抗恶性肿瘤药、抗感染药、解热镇痛药等，其中以氯霉素发生率最高；其他还有工业用的化学物品，主要是苯及其衍生物。

（2）物理因素：如 X 线、镭、放射性核素等。

（3）生物因素：包括病毒性肝炎和各种重症感染，会影响骨髓造血。

2. **发病机制**

（1）造血干细胞内在增殖缺陷：患者骨髓干细胞的体外培养显示，造血干细胞的粒系、红系、巨核细胞系等干细胞均明显减少。一旦同基因骨髓移植成功，正常造血功能很快会恢复。

（2）造血微环境的缺陷：实验证实，再生障碍性贫血患者基质细胞分泌造血因子的能力与正常人不同。给再生障碍性贫血患者进行骨髓移植时，加用骨髓基质细胞及其幼稚细胞，可以使患者的骨髓恢复正常，说明再生障碍性贫血的发病可能与造血微环境的缺陷有关。

（3）异常免疫反应损伤：使用造血干细胞后，部分患者应用了大量免疫抑制剂，自身造血功能恢复，去除 T 淋巴细胞可使粒系和红系集落生长恢复正常；也有部分患者

(系统性红斑狼疮、恶性肿瘤等)血清中存在造血干细胞的自身抗体，说明部分再生障碍性贫血患者骨髓衰竭的发生与 T 淋巴细胞及其分泌的某些造血负调控因子所致的造血干细胞增殖及分化损伤有着密切的关系。

【临床表现】

再生障碍性贫血的主要表现为贫血、出血和感染，一般无肝、脾肿大。根据起病急缓、临床表现的严重程度，再生障碍性贫血可分为重型再生障碍性贫血和非重型再生障碍性贫血，见表 7-1-2。

表 7-1-2　重型再生障碍性贫血和非重型再生障碍性贫血的比较

区别要点	重型再生障碍性贫血	非重型再生障碍性贫血
起病急缓	迅速	缓慢
病程	短(1年内)	长(多年至数十年)
出血	为首发和主要表现，可有全身皮肤黏膜、内脏、眼底、颅内出血	出血轻，皮肤黏膜多见
感染	为主要表现，以细菌感染和真菌感染为主，有发热(高热)、肺炎、败血症表现，口咽部、肛周有坏死性溃疡	轻，以上呼吸道感染为主
贫血	进行性加重，症状明显	为首发和主要表现
预后	不良	较好

【实验室及其他检查】

1. 血常规检查　全血细胞明显减少，网织红细胞显著降低，贫血形态属于正细胞正色素性贫血。出血时间延长，重型再生障碍性贫血的血小板$<20\times10^9$/L，非重型再生障碍性贫血的血小板为$(20\sim80)\times10^9$/L。

2. 骨髓涂片检查

(1)重型再生障碍性贫血：多部位增生减低，粒系、红系及巨核细胞明显减少，非造血细胞增多，尤其是淋巴细胞增多明显，脂肪细胞增多。

(2)非重型再生障碍性贫血：多为增生减低，骨髓三系细胞均不同程度地减少，至少一个部位增生不良。如增生良好，常有晚幼红细胞比例增多，巨核细胞明显减少，非造血细胞及脂肪细胞明显增多。

【治疗要点】

1. 一般治疗　通常应注意以下几点：①多休息。②寻找并尽可能去除病因，避免使用对骨髓有毒性作用的药物。③预防感染，注意个人卫生，若中性粒细胞$<0.5\times10^9$/L 时，应采用保护性隔离。④针对重型再生障碍性贫血和非重型再生障碍性贫血患者的不同心理特点，耐心地介绍并教会患者如何预防出血、感染和贫血，帮助患者逐步树立战胜疾病的信心。

2. 重型再生障碍性贫血的治疗

(1)药物治疗：可应用免疫抑制剂及促造血药物。①免疫抑制药物，如抗胸腺细胞球蛋白和抗淋巴细胞球蛋白、环孢素、小剂量免疫球蛋白静脉滴注。②造血细胞因子，如重组人集落刺激因子、多能造血干细胞刺激因子(IL－3)、重组人红细胞生成素等，可直接刺激各阶段造血细胞，达到治疗目的；也可与抗淋巴细胞球蛋白或抗胸腺细胞球蛋白联合治疗，能使作用加强。

(2)造血干细胞移植：重型再生障碍性贫血首选人类白细胞抗原(HLA)配型相同的同种异基因骨髓移植，也可采用外周血造血干细胞移植。

3. 非重型再生障碍性贫血的治疗

(1)药物治疗：雄激素为首选药物。有免疫因素、出血倾向和溶血征象时，应用糖皮质激素。中医补肾药物与雄激素同用是目前国内最常用的治疗方法。

(2)脾切除或造血干细胞移植：对非重型再生障碍性贫血药物治疗半年以上效果不佳以及有脾脏破坏红细胞过多或有溶血、出血多但感染轻等适应证时，可考虑脾切除；也可采用造血干细胞移植。

【预防】

加强对生活和劳动环境的保护，避免暴露于各类射线之下，尽量少接触有毒的化学物质，少用、不用可能损害骨髓的药物。

目标检测

一、名词解释

1. 贫血　2. 再生障碍性贫血

二、填空题

贫血按病因和发病机制可分为_____、_____、_____。

三、选择题

1. 贫血最常见和最早出现的症状是(　　)。
   A. 头晕　　　B. 心悸　　　C. 食欲减退　　　D. 气短　　　E. 乏力

2. 成人出现缺铁性贫血最见的原因是(　　)。
   A. 铁摄入不足　　　　　　B. 铁需要量增加　　　　　C. 铁吸收不良
   D. 慢性失血　　　　　　　E. 急性失血

3. 中度贫血指外周血的血红蛋白低于(　　)。
   A. 120 g/L　　　B. 90 g/L　　　C. 60 g/L　　　D. 30 g/L　　　E. 10 g/L

4. 用铁剂治疗缺铁性贫血，疗效表现最早的指标为(　　)。
   A. 血红蛋白增加　　　　　B. 网织红细胞增加　　　　C. 红细胞计数增多
   D. 铁蛋白增加　　　　　　E. 红细胞比容升高

5. 诊断缺铁性贫血最敏感、最早期的可靠指标是(　　)。
   A. 血清铁　　　　　　　　B. 总铁结合力　　　　　　C. 转铁蛋白饱和度
   D. 红细胞游离原卟啉　　　E. 血清铁蛋白

6. 口服铁剂易引起的副作用是(　　)。

    A. 肝损害   B. 过敏反应   C. 胃肠道反应

    D. 铁中毒   E. 牙齿染色

7. 贫血治疗的首要原则是（　　）。

    A. 支持治疗   B. 病因治疗   C. 抗贫血药物

    D. 成分输血   E. 造血干细胞移植

8. 缺铁性贫血患者的红细胞形态可分为（　　）。

    A. 正常细胞性贫血   B. 大细胞性贫血   C. 单纯小细胞性贫血

    D. 小细胞低色素性贫血   E. 大细胞低色素性贫血

9. 临床最常见的贫血是（　　）。

    A. 缺铁性贫血   B. 溶血性贫血   C. 再生障碍性贫血

    D. 地中海贫血   E. 巨幼细胞贫血

10. 贫血的诊断主要依靠（　　）。

    A. 骨髓涂片检查   B. 贫血表现

    C. 红细胞计数及血红蛋白测定   D. 白细胞计数

    E. 网织红细胞计数

（选择题答案：1.E，2.D，3.B，4.B，5.E，6.C，7.B，8.D，9.A，10.C）

（孙妍珺　杨淑丽）

第二章　白血病

学习目标

掌握：白血病的概念、主要临床表现。

熟悉：白血病的分类，急、慢性白血病的防治原则及治疗要点。

了解：白血病的病因和发病机制，急、慢性白血病的主要辅助检查及预防。

项目教学案例 32：

李先生，25 岁，发热、牙龈出血、皮肤瘀斑 5 日。胸骨压痛明显，肝、脾肋下触及。血红蛋白 70 g/L，白细胞 50×10^9/L，血小板 20×10^9/L。骨髓涂片：原始细胞 0.09，过氧化物酶（一），糖原染色阳性，呈颗粒状，非特异性酯酶阴性，血清溶菌酶正常。

工作任务 1：李先生可能患有何病？

工作任务 2：主要用药应包括哪几类？

第一节　白血病概述

白血病(leukemia)是一类起源于造血干细胞的恶性克隆性疾病，克隆的白血病细胞在骨髓或其他造血组织中大量增生累积，浸润各组织脏器，使正常血细胞受到抑制，产生贫血、发热、出血以及肝、脾、淋巴结肿大的表现，外周血白细胞有质和量的变化。

【分类】

1. 根据白血病细胞的成熟程度和自然病程分类

(1)急性白血病：起病急，病程短(仅数月)，病情发展迅速，骨髓及外周血中以原始细胞及早期幼稚细胞为主，原始细胞一般超过 20%。

(2)慢性白血病：起病缓慢，病程稍长，病情发展较慢，骨髓及外周血中以较成熟的幼稚细胞和成熟细胞为主，原始细胞常不超过 10%。

2. 根据主要受累的细胞系列分类

(1)急性白血病：分为急性淋巴细胞白血病(ALL)和急性髓细胞性白血病(AML)。急性淋巴细胞白血病又可分为 3 种亚型：L_1 型、L_2 型、L_3 型。急性髓细胞性白血病又可分为 $M_0 \sim M_7$ 8 个亚型。

(2)慢性白血病：分为慢性髓细胞性白血病、慢性淋巴细胞白血病，以及少见的毛细胞白血病、幼淋巴细胞白血病。

3. 根据外周血白细胞总数和原幼细胞的多少分类　分为 2 类。①白细胞增多性白血病：外周血白细胞＞$10×10^9$/L，常见原始细胞和（或）幼稚细胞。②白细胞不增多性白血病：外周血白细胞＜$1.0×10^9$/L，原始细胞和（或）幼稚细胞可能缺如。

在各型白血病中，急性白血病多于慢性白血病。成年患者中以急性髓细胞性白血病最为多见，儿童患者中以急性淋巴细胞白血病最为多见。男性白血病的患病率略高于女性。全球范围内，白血病约占所有癌症的 3%，年发病率为 0.006%～0.009%。

【病因及发病机制】

人类白血病的病因尚不完全清楚。已肯定成人 T 细胞白血病是由人类 T 淋巴细胞病毒Ⅰ型引起的。人类 T 淋巴细胞病毒Ⅰ型可通过哺乳、性生活及输血的方式进行传播。电离辐射有致白血病的作用，无论是一次大剂量还是多次小剂量暴露，均可致病。多种化学物质（如苯）或药物（如氯霉素、保泰松等）可诱发或导致白血病。部分白血病的发病与遗传有关。某些血液病最终可发展为急性白血病，如淋巴瘤、骨髓增生异常综合征、阵发性睡眠性血红蛋白尿等。

第二节　急性白血病

急性白血病是骨髓中异常的原始细胞和幼稚细胞（白血病细胞）大量增殖的恶性克隆性疾病，临床表现为贫血、出血、感染和各组织器官的浸润。

【临床表现】

1. 贫血　部分患者由于病程短，可无贫血。贫血的发生与正常红系生成减少、无效红细胞生成、溶血，以及急、慢性失血等因素有关。

2. 发热　半数患者以发热为早期表现。低热为肿瘤热，高热往往提示继发感染，伴畏寒、出汗等。感染是急性白血病最常见的死亡原因之一，可发生在全身各个部位，以口咽部的口腔炎、牙龈炎、咽峡炎最为常见，还有肺部感染、肛周感染（肛周炎、肛旁脓肿）等，重症感染可引起败血症。感染与成熟粒细胞减少、功能缺陷及人体免疫力降低有关。

3. 出血　40%的患者以出血为早期表现。出血可发生在全身各部位，以皮肤瘀点、瘀斑，牙龈出血，鼻出血，月经量过多为多见。眼底出血可致视力障碍。最为严重的是颅内出血。急性早幼粒细胞白血病易并发弥散性血管内凝血及原发性纤维蛋白溶解，出现急骤而严重的全身广泛性出血，其中死于弥散性血管内凝血者占 20%～25%。出血的原因主要是血小板减少，其次是血管壁损伤、凝血障碍及抗凝物质增多。

4. 白血病细胞浸润的表现

（1）骨和关节疼痛：骨髓腔内白血病细胞过度增生，常致胸骨下段局部压痛。关节和骨骼疼痛，波及四肢多个关节并呈游走性，局部无红、肿、热表现。发生骨髓坏死时，可引起骨骼剧痛，以儿童急性淋巴细胞白血病多见。

（2）肝、脾和淋巴结肿大：淋巴结肿大以急性淋巴细胞白血病最为多见，大多无压痛和粘连，质软，轻至中度肿大。肝、脾可有轻至中度肿大，肝功能多正常。

（3）中枢神经系统白血病：由于化学治疗药物难以通过血脑屏障，因此隐藏在中枢神经系统的白血病细胞不能被有效杀灭，引起中枢神经系统白血病，轻者表现为头痛、头晕，重者可有恶心、呕吐、视物模糊、视盘水肿、颈项强直甚至抽搐和昏迷；多发生在白血病的缓解期，以急性淋巴细胞白血病最为常见，儿童尤甚。

（4）其他部位表现：具体如下。①口腔黏膜：可引起牙龈肿胀或增生等。②皮肤黏膜：可引起白血病皮疹（蓝灰色斑丘疹）、结节、斑块和溃疡等。③眼眶骨膜：绿色瘤好发部位，是粒细胞白血病形成的粒细胞肉瘤，可引起眼球突出、复视或失明。④性腺：睾丸受浸润时，多为单侧无痛性肿大，质硬，双侧活检均可发现白血病细胞，多见于急性淋巴细胞白血病缓解期的幼儿或青年。⑤内脏：可浸润肺、心、肾、消化道等，引起相应症状。

【实验室及其他检查】

1. 血常规检查　大多数患者外周血白细胞增高，超过 $10 \times 10^9/L$ 者称为白细胞增多性白血病，白细胞计数也可正常，或低于 $1.0 \times 10^9/L$，称为白细胞不增多性白血病。分类示原始细胞和幼稚（早幼）细胞百分比显著增多。患者有不同程度的贫血，多为正色素正常细胞性贫血，少数患者血涂片红细胞大小不等，可找到幼红细胞。约50%的患者血小板可低于 $60 \times 10^9/L$，部分患者出血时间延长。

2. 骨髓涂片检查　骨髓涂片是诊断急性白血病的主要依据和必备检查。骨髓细胞大多数呈增生明显或极度活跃，分类中原始细胞和幼稚（早幼）细胞大量增生，可占有核细胞的20%以上，正常幼红细胞及巨核细胞均显著减少。不同类型的急性白血病，其白血病细胞的形态特征也不相同，主要通过细胞化学染色进行急性白血病的分型诊断（表7-2-1）。

3. 其他检查　细胞免疫学检查对白血病的分型诊断具有重要意义。细胞遗传学和分子生物学检查对80%～85%的白血病患者可检测出染色体异常。血液生化检查可发现血清尿的浓度升高，尤其在化学治疗期间，甚至出现尿的结晶。

表7-2-1　急性白血病的分型鉴别

细胞化学染色	急性淋巴细胞白血病	急性粒细胞白血病	急性单核细胞白血病
过氧化物酶染色	（－）	分化差的原始细胞（－～＋）	分化好的原始细胞（－～＋＋＋）
过碘酸希夫染色	（＋）	（－～＋）	（－～＋）
非特异性酯酶染色	（－）	（－～＋），成块或颗粒状，弥漫性淡红色	（＋），弥漫性淡红色或颗粒状
中性粒细胞碱性磷酸酶染色	增加	减少或（－）	正常或增加

【治疗要点】

(一)一般治疗

1. 合理休息　视病情合理安排患者休息，预防外伤。有颅内出血者，应绝对卧床休息。

2. 增进营养　应注意补充营养，维持水、电解质平衡，宜给患者高热量、高蛋白、高维生素及易消化的饮食，尽量鼓励多进食，必要时给予静脉营养。

(二)对症处理

1. 紧急处理高白细胞血症　当血中白细胞$\geq 100 \times 10^9/L$时，应紧急使用血细胞分离机，清除过多的白细胞，同时给予化学治疗。

2. 纠正贫血　严重贫血者，可吸氧、输浓缩红细胞。

3. 防治感染　住层流病房或消毒隔离病房者发生细菌感染时，需积极给予抗生素治疗。

4. 控制出血　血小板过低引起的出血者，最好输注血小板。

5. 骨与关节疼痛的护理　骨与关节疼痛时，可给予局部按摩、支托痛处、变换体位、冷敷、放松疗法及穴位压迫，并使用止痛剂或镇静剂。

6. 防治高尿酸血症　化学治疗期间，白血病细胞破坏很多，尿酸增高，应鼓励患者多饮水，使每日尿量达 1500 mL 以上，并口服碳酸氢钠，以碱化尿液，或口服别嘌呤醇。

7. 心理支持　应多向患者介绍治疗成功的病例，对患者及其家属提出的有关疾病和治疗效果方面的问题，尽量给予满意的解释和答复，共同探讨争取长期缓解和治愈的对策。向患者解释坚持化学治疗全程与预后的直接关系，也向家属说明给予患者精神、物质支持的重要性。消除患者的顾虑和不良信息的干扰，帮助其树立信心。

(三)化学治疗

1. 化学治疗的目标　化学治疗的目的是控制白血病细胞的增殖和最大限度地杀灭白血病细胞，恢复正常的造血功能。白血病的缓解取决于白血病细胞对化学治疗药物的敏感程度和正常造血功能的恢复。其目标是使患者迅速获得完全缓解。完全缓解指白血病的症状和体征消失，外周血血红蛋白≥ 100 g/L（男）或≥ 90 g/L（女性及儿童），中性粒细胞绝对值$\geq 1.5 \times 10^9/L$，白细胞分类中无白血病细胞，血小板$\geq 100 \times 10^9/L$；骨髓中原始细胞及幼稚细胞$\leq 5\%$，红细胞及巨核细胞系列正常，无髓外白血病。理想的完全缓解为初诊时免疫学、分子生物学及细胞遗传学异常指标消失。

目前主要的化学治疗方法是联合化学治疗。由于白血病的细胞增殖周期为 5 日左右，因此每个化学治疗的疗程为 7～10 日。化学治疗结束后，大约经过 1 周的骨髓抑制期，之后周围血中血小板、中性粒细胞及血红蛋白依次恢复，再经过大约 2 周的骨髓恢复期，在此间歇期，由于白血病细胞倍增时间较长，因此正常造血细胞较白血病细胞先恢复。一般化学治疗间隔期为 3 周左右。

急性白血病的治疗分为诱导缓解期治疗和缓解后治疗。缓解后治疗有强化巩固和维持治疗，主要方法为化学治疗和造血干细胞移植。常规剂量的联合化学治疗力争 1～

2 个疗程达到完全缓解。完全缓解后强化巩固治疗，宜用 2～3 种化学治疗方案交替，至少 4～6 个疗程。化学治疗间歇期逐渐延长，进入维持治疗，以便杀灭残存白血病细胞，防止复发，延长缓解期和无病生存期。

2. 化学治疗的药物和方案

(1)急性淋巴细胞白血病的化学治疗：急性淋巴细胞白血病诱导缓解的基本方案是长春新碱(VCR)＋泼尼松，即 VP 方案，是急性淋巴细胞白血病的基础用药。儿童完全缓解率高达 80%～90%，成人仅为 50% 左右，完全缓解期为 3～8 个月。该方案复发率比较高。VP＋蒽环类药物(如柔红霉素)组成 DVP 方案，完全缓解率可以提高至 70% 以上。DVP 方案＋门冬酰胺酶即 DVLP 方案，可使成人完全缓解率提高到 75%～92%，是大多数急性淋巴细胞白血病采用的诱导方案。在 DVLP 方案基础上，还可加用其他药物，如环磷酰胺或阿糖胞苷。

缓解后的治疗有强化巩固、维持治疗以及中枢神经系统白血病(CNSL)防治。如未行异基因造血干细胞移植，急性淋巴细胞白血病巩固维持治疗一般需 3 年。强化治疗可用大剂量甲氨蝶呤(MTX)，维持治疗常用巯基嘌呤和甲氨蝶呤交替长期口服。复发指完全缓解后在身体任何部位可检出白血病细胞，其中以骨髓复发最常见。在髓外白血病中，中枢神经系统白血病最常见，预防中枢神经系统白血病有颅脊椎照射和腰穿鞘注两种方法，前者疗效确切，但因不良反应严重而限制了其临床应用，现多采用早期全身强化治疗＋鞘注(甲氨蝶呤＋地塞米松或阿糖胞苷＋地塞米松)预防中枢神经系统白血病的发生。异基因造血干细胞移植可使 40%～65% 的急性淋巴细胞白血病患者长期存活，因此造血干细胞移植至关重要。

(2)急性髓细胞性白血病的化学治疗：目前常用标准的诱导缓解方案是 DA(柔红霉素＋阿糖胞苷)方案，60 岁以下患者，总完全缓解率约为 63%(50%～80%)。国内常用的是高三尖杉酯碱和阿糖胞苷联合的 HA 方案，以及 HOAP 方案(长春新碱＋高三尖杉酯碱＋阿糖胞苷＋泼尼松)，完全缓解率为 60%～65%。经过 1 个疗程化学治疗获得完全缓解者，无病生存期的时间长；经过 2 个疗程化学治疗才达完全缓解者，5 年无病生存期仅为 10% 左右。经过 2 个标准疗程仍未完全缓解者，提示患者原发耐药存在，需更换方案，或行异基因造血干细胞移植。全反式维 A 酸治疗急性早幼粒细胞白血病患者的完全缓解约为 4 周，可加用蒽环类为基础的化学治疗，全反式维 A 酸＋化学治疗的完全缓解率为 70%～95%。对高白细胞的急性早幼粒细胞白血病，可用大剂量三氧化二砷，完全缓解率可达 65%～98%。巩固治疗可用原诱导方案＋其他方案交替化学治疗，巩固 4～6 个疗程。强化治疗可用大剂量阿糖胞苷(也可加其他药物，如柔红霉素、安吖啶、米托蒽醌等)，每月化学治疗 1 次，4～6 个疗程后可适当延长间歇时间，一般需要 2～3 年。

需要注意的是，多数化学治疗药物会产生胃肠道反应、骨髓抑制和局部反应(如脱发等)。

(四)造血干细胞移植治疗

急性白血病以骨髓移植效果最好，也可采用外周血造血干细胞移植、输全血或成分输血等。

第三节　慢性白血病

慢性白血病起病缓慢，病程较长，病情发展较慢，骨髓及外周血中以较成熟的幼稚细胞和成熟细胞为主，原始细胞常不超过 10%。慢性白血病分为 2 类：①慢性髓细胞性白血病，是一种发生于多能造血干细胞上的恶性骨髓增生性疾病，主要累及髓系，临床以脾大、白细胞异常增多、受累细胞中可找到费城染色体为特征。②慢性淋巴细胞白血病，是一种单克隆性小淋巴细胞增生的低度恶性疾病。这类细胞大量积聚在骨髓、血液、淋巴结和其他器官中，最终导致正常骨髓造血功能衰竭。慢性淋巴细胞白血病绝大多数为 B 细胞性，T 细胞性者较少，在欧美国家是最常见的白血病类型，在我国比较少见。

【临床表现】

1. 慢性髓细胞性白血病　以中年人最为多见，男性多于女性，起病缓慢，早期常无自觉症状，随病情发展，可出现不同程度的临床表现。慢性髓细胞性白血病的病程可分为 3 期。

(1)慢性期：患者有乏力、低热、多汗和盗汗、体重减轻等。脾大突出，可达脐或脐以下，质地坚硬，无压痛，平滑。若发生脾梗死，可引起脾区剧痛。明显肝大较少见，部分患者有胸骨中、下段压痛。病程为 1～4 年。白细胞显著增高时，眼底静脉充血与出血；白细胞极度增高时，表现为呼吸窘迫、头晕、言语不清、神经精神症状和血栓形成等。经治疗后，病情缓解时脾脏可缩小，病情发展时又可增大。

(2)加速期：主要表现为发热、进行性消瘦、骨骼疼痛、脾脏进行性增大，出现贫血和出血，对原来治疗有效的药物失效。此期可维持几个月至数年。

(3)急变期：即慢性髓细胞性白血病的终末期，主要表现与急性白血病相似，可有髓外白血病的临床表现。多数患者转变为急性粒细胞白血病，少数患者转换为急性淋巴细胞白血病或急性单核细胞白血病，偶有单核细胞、巨核细胞和红细胞等类型的急性变。急性变预后极差，往往在几个月内死亡。

2. 慢性淋巴细胞白血病　多数为 B 细胞性，T 细胞性者少见，发病多系老年人，男性多于女性，约 90% 的患者在 50 岁以后发病，起病十分缓慢，多无自觉症状，很多因其他疾病就诊时才被发现。慢性淋巴细胞白血病的主要表现如下。

(1)早期表现：疲倦乏力、食欲缺乏、消瘦、低热、盗汗，以及淋巴结肿大和肝脾大。淋巴结常出现轻至中度肿大，偶可明显肿大，多见于颈部、锁骨上、腋窝、腹股沟等处。肿大的淋巴结表面光滑，无压痛，质地中等，可移动。大多数患者有轻至中度脾大，轻度肝大，胸骨压痛少见。

(2)晚期表现：可出现皮肤黏膜结节、红皮病和瘙痒、贫血、感染、血小板降低，部分患者可并发自身免疫性溶血性贫血。

【实验室及其他检查】

1. 慢性髓细胞性白血病

(1)血常规检查：慢性期，白细胞数量明显增多，常超过 $20×10^9/L$，个别可达

$100 \times 10^9/L$ 以上，血片中以中性中幼粒细胞、晚幼粒细胞和杆状核粒细胞居多，原粒细胞及早幼粒细胞 < 10%；晚期，血小板减少；加速期，原始细胞 ≥ 10%；急变期，原粒细胞及早幼粒细胞 ≥ 20%。

（2）骨髓涂片检查：慢性期，骨髓增生明显至极度活跃，以粒细胞为主，其中中性中幼粒细胞、晚幼粒细胞及杆状核粒细胞明显增多，原粒细胞及早幼粒细胞 < 10%；加速期，原始细胞 ≥ 10%；急变期，原粒细胞＋早幼粒细胞 ≥ 50%。

（3）染色体和基因改变：90% 以上的慢性髓细胞性白血病患者的骨髓中期分裂细胞中出现费城染色体，即 t(9；22)(q34；q11)，为 9 号染色体长臂上 $C-Abl$ 原癌基因易位至 22 号染色体长臂的断裂点集中区（Bcr）形成 Bcr/Abl 融合基因。其编码的主要蛋白 P210 具有酪氨酸激酶活性，可导致慢性髓细胞性白血病的发生。粒细胞、红细胞、单核细胞、巨核细胞及淋巴细胞中可见费城染色体。

（4）生化检查：血清及尿中尿酸浓度升高，血清维生素 B_{12} 浓度及维生素 B_{12} 结合力显著增高。

2. 慢性淋巴细胞白血病

（1）血常规检查：持续性淋巴细胞增多；白细胞 > $10 \times 10^9/L$，高者甚至可达（30～200）$\times 10^9/L$；淋巴细胞 ≥ 50%，绝对值 ≥ $5 \times 10^9/L$（持续 4 周以上）；细胞形态以小淋巴细胞增多为主，少数幼淋巴细胞或不典型淋巴细胞，破碎细胞多见（该种细胞增多是慢性淋巴细胞白血病的特征）。晚期呈现明显贫血、血小板及中性粒细胞减少。

（2）骨髓涂片检查：有核细胞增生活跃，淋巴细胞 ≥ 40%，以成熟淋巴细胞为主，红细胞、粒细胞及巨核细胞系生成受抑制。

（3）染色体异常和基因突变：50%～80% 的患者有染色体异常，以 12、14 号染色体异常多见。50% 的患者可发生免疫球蛋白可变区基因突变，此类患者生存期长。若无突变者，则预后差。

（4）免疫学检查：从慢性淋巴细胞白血病细胞膜表面免疫球蛋白和胞质免疫球蛋白测定证实，95% 的慢性淋巴细胞白血病为 B 细胞型，2%～5% 的慢性淋巴细胞白血病为 T 细胞型。20% 的患者抗人球蛋白试验阳性。

【治疗要点】

1. 慢性髓细胞性白血病

（1）化学治疗：①甲磺酸伊马替尼，为目前首选的化学治疗药物，能特异性阻断三磷酸腺苷（ATP）在 Abl 激酶上的结合位置，进而抑制 Bcr/Abl 融合基因阳性细胞的增殖，适用于治疗费城染色体阳性的慢性髓细胞性白血病患者，而且可使干扰素治疗失败者以及加速期和急变期患者获得缓解，延长生存期。②羟基脲，起效快，持续时间短，常用剂量为每次 1.0 g，每日 2～3 次；维持量为每次 0.5 g，每日 1～2 次。其副作用少，主要不良反应有骨髓抑制、胃肠道反应及口腔溃疡；孕妇忌用。③白消安（马利兰），起效慢且后作用时间长，常用剂量为每次 2 mg，每日 3 次；维持量为每次 2 mg，每日或隔日 1 次。其不良反应为全血细胞减少、肺纤维化、皮肤色素沉着、精液缺乏及停经等。文献报道长期使用白消安治疗有促使慢性粒细胞白血病提前急变的可能，故现已较少使用。④靛玉红和异靛甲，是从中药制剂当归芦荟丸的主要成分青黛中提取的药品,常用剂量为 75~150 mg/d,分 3 次口服。靛玉红的不良反应为恶心、呕吐、腹痛、腹泻、骨和关节疼痛、水肿、血小板降低、皮疹及肝功能损害。异靛甲是我国首创的双吲哚抗肿瘤药,剂量为 50 mg,可逐渐加大至 100~150 mg,缩小脾脏作用强,是慢性髓细胞性白血病维持治疗的主要药物,不良反应为骨关节疼痛。⑤干扰素 α,能使 50%~70%的慢性髓细胞性白血病患者获得完全血液学缓解(全血细胞计数和白细胞分类正常,无髓外浸润),部分患者可获得细胞遗传学缓解(费城染色体转阴),宜早期、大剂量及不间断应用。

(2)造血干细胞移植:异基因骨髓和外周血造血干细胞移植是目前认为根治慢性髓细胞性白血病的标准治疗,移植应在慢性期缓解后尽早进行。

2. 慢性淋巴细胞白血病

(1)化学治疗:常用药物为苯丁酸氮芥、氟达拉滨、喷妥司汀、克拉曲宾、环磷酰胺、长春新碱及泼尼松等。氟达拉滨较苯丁酸氮芥效果好,但二者总生存期无差异。氟达拉滨联合环磷酰胺是目前治疗难治性复发慢性淋巴细胞白血病的有效方案。

(2)免疫治疗:阿来组单抗是人源化的鼠抗人 CD52 单克隆抗体,因慢性淋巴细胞白血病细胞表面均有 CD52 的表达,故其能清除骨髓和血液内的慢性淋巴细胞白血病细胞,可用于维持治疗。利妥昔单抗是人鼠嵌合型抗 CD20 单克隆抗体,因慢性淋巴细胞白血病细胞表面 CD20 表达较少,故需大剂量才有效。免疫治疗可与化学治疗药物联合应用。

(3)造血干细胞移植:在缓解期行自体造血干细胞移植治疗慢性淋巴细胞白血病可获得较理想的结果,但随访至 4 年,约半数会复发,部分老年患者可长期存活至治愈。

(4)并发症的防治:可用抗生素控制感染;脾大明显者,可行脾切除手术治疗。

【预防】

提高患者及其家属对高危险性因素的认识,加强各种防护措施;积极防治病毒性肝炎及其他病毒感染;育龄期妇女应避孕,妊娠期发病更应及时治疗;定期体检,经常注意血常规变化;缓解期应参加锻炼,以散步、慢跑为主;注意保暖,以免受凉,并注意家庭及个人卫生。

目标检测

一、名词解释

1. 白血病 2. 中枢神经系统白血病 3. 完全缓解

二、简答题

急性白血病的临床表现有哪些?

三、选择题

1. 急性白血病的首发表现是(   )。

    A. 发热　　　　　　　　B. 出血　　　　　　　　C. 骨骼疼痛

    D. 进行性贫血　　　　　E. 头痛、呕吐

2. 白血病患者的主要并发症和死亡原因是(   )。

    A. 严重贫血　　　　　　B. 感染　　　　　　　　C. 出血

　　　D. 肝、脾浸润　　　　　　　　E. 中枢神经系统白血病

3. 中枢神经系统白血病的药物治疗方法是（　　）。

　　　A. 静脉注射长春新碱　　　　B. 口服泼尼松　　　　　C. 鞘内注射甲氨蝶呤

　　　D. 肌内注射阿糖胞苷　　　　E. 静脉滴注环磷酰胺

4. 沈女士，诊断为急性白血病，化学治疗期间出现头痛、头晕、呕吐、视物模糊。
　　考虑其可能患有（　　）。

　　　A. 脑血管疾病　　　　　　　　B. 颅内出血　　　　　　C. 中枢神经系统白血病

　　　D. 癫痫　　　　　　　　　　　E. 偏头痛

（5～7 题基于以下病例）

　　孙先生，颈部淋巴结肿大伴头晕、乏力 2 个月。两颌下、颈部、腋窝及腹股沟淋巴结均明显肿大，胸骨压痛，肝肋下 1 cm，脾肋下 3 cm。血红蛋白 42 g/L，白细胞 18×10^{12}/L，血小板 30×10^{9}/L，血涂片中原始细胞占 87%，淋巴细胞占 40%。

5. 该患者最可能的诊断是（　　）。

　　　A. 急性淋巴细胞白血病　　　　　　B. 急性粒细胞白血病

　　　C. 慢性粒细胞白血病急性变　　　　D. 再生障碍性贫血

　　　E. 淋巴瘤

6. 为了明确诊断，下列应作为首选的检查是（　　）。

　　　A. 肝功能检查　　　　　　　　B. 骨髓涂片检查　　　　C. 淋巴结穿刺涂片

　　　D. 细胞化学染色　　　　　　　E. 血常规检查

7. 若患者出现头痛、头晕、脑脊液压力增高，最有可能发生的病情是（　　）。

　　　A. 颅内出血　　　　　　　　　B. 造血功能衰竭　　　　C. 化学治疗药物反应

　　　D. 中枢神经系统白血病　　　　E. 败血症

（选择题答案：1. D，2. B，3. C，4. C，5. A，6. B，7. D）

（孙妍珺　杨淑丽）

第三章　原发免疫性血小板减少症

学习目标

掌握：原发免疫性血小板减少症的概念、特点。

熟悉：原发免疫性血小板减少症的临床表现及防治原则。

了解：原发免疫性血小板减少症的病因、实验室及其他检查。

项目教学案例 33：

黄女士，21 岁，反复出现双下肢紫癜、月经过多 1 年，病前无服药史。脾肋下 1 cm。血常规：血红蛋白 105 g/L，白细胞 5.4×10^9/L，血小板 25×10^9/L。血沉、尿常规及肝功能检查结果正常。未找到红斑狼疮细胞。骨髓涂片检查见颗粒型巨核细胞增多。

工作任务 1：黄女士可能患有何病？

工作任务 2：其病因是什么？

工作任务 3：针对该病的主要用药应包括哪几类？

原发免疫性血小板减少症（primary immune thrombocytopenia）是一组免疫介导的血小板过度破坏与血小板生成受到抑制所致的血小板减少。其特点为广泛皮肤黏膜及内脏出血、外周血小板减少、骨髓巨核细胞发育成熟障碍、血小板生存时间缩短及血小板膜糖蛋白特异性自身抗体出现等。临床上将原发免疫性血小板减少症分为急性型和慢性型，急性型多见于儿童，慢性型多见于青年女性。

【病因及发病机制】

1. **感染**　细菌感染或病毒感染与发病有密切关系，急性型患者发病前 1～3 周多有上呼吸道感染或其他病毒感染史，慢性型患者常因感染而致病情加重。

2. **免疫因素**　现认为原发免疫性血小板减少症是一组与自身免疫相关的疾病，50%～70%患者的血清或血小板表面有血小板膜糖蛋白特异性自身抗体，对自身抗体致敏的血小板可被单核巨噬细胞系统破坏，且自身抗体可损害巨核细胞，造成血小板生成减少。

3. **脾脏因素**　脾脏是血小板抗体产生的主要场所，主要抗体为 IgG，脾脏内的单核巨噬细胞能清除致敏血小板，而且部分患者脾脏切除后血小板数量迅速上升，说明脾脏因素也影响原发免疫性血小板减少症的发病。

4. **其他**　原发免疫性血小板减少症的发生还可能与遗传因素有关。

【临床表现】

1. 急性型　主要见于儿童，发病前 1～3 周常有上呼吸道感染史，常起病急骤，部分患者有寒战、高热，出血症状较重，主要表现为皮肤黏膜广泛出血，有大量瘀点、瘀斑，分布不均，先发生在四肢，尤以下肢为多；重症者可有眼底出血或内脏出血。颅内出血是致命并发症，也是本病死亡的主要原因。急性型的病程为 4～6 周，少数病例迁延不愈，可转为慢性。

2. 慢性型　主要见于成人，常起病缓慢，出血症状轻，主要表现为反复发作的皮肤黏膜瘀点、瘀斑及外伤后出血不止、鼻出血、牙龈出血；内脏出血少见，女性患者可有月经过多；可伴失血性贫血和轻度脾大。慢性型的病程达数月至数年，经治疗后，部分患者可痊愈或缓解。

【实验室及其他检查】

1. 血常规检查　血小板计数减少程度不一，急性型 $<20\times10^9/L$，慢性型在 $50\times10^9/L$ 左右。出血时间延长，血块退缩不良。血小板平均体积偏大，但功能一般正常，可有不同程度的正常细胞性贫血或小细胞低色素性贫血。

2. 骨髓涂片检查　骨髓巨核细胞数正常或增多，急性型幼稚型巨核细胞增多；慢性型颗粒型巨核细胞增多显著，伴有成熟障碍。两型巨核细胞形成血小板均减少。

3. 血小板抗体及血小板相关补体测定　血小板相关免疫球蛋白和相关补体呈阳性。

【治疗要点】

1. 一般治疗　原发免疫性血小板减少症患者应注意休息，血小板 $<20\times10^9/L$ 时，应严格卧床休息；防止外伤，避免使用可能引起血小板降低的药物，必要时应用止血药物。

2. 药物治疗

(1)糖皮质激素：首选药物，适用于治疗急性型和慢性型急性发作期。其作用机制是抑制单核巨噬细胞系统对血小板的破坏，抑制血小板自身抗体生成及抗原抗体反应，降低毛细血管脆性，刺激骨髓造血及血小板向外周血的释放。常用制剂：泼尼松 30～60 mg/d，或用地塞米松、氢化可的松静脉滴注，一般用 3～6 周，以后逐步减少剂量。泼尼松维持量为 5～15 mg/d，持续 3～6 个月。使用期间，可引起库欣综合征、感染、血压升高等不良反应，故应定期检测血压、血糖、尿糖及白细胞计数。

(2)静脉注射丙种球蛋白：主要用于紧急治疗，以及不能耐受糖皮质激素治疗的患者、妊娠分娩、脾切除前的准备。

(3)免疫抑制剂：不作为首选，常用于激素治疗或脾切除无效者。其作用为抑制单核巨噬细胞的吞噬功能，抑制细胞和体液免疫反应，增加血小板的生成。常用制剂有长春新碱、环磷酰胺、硫唑嘌呤等。免疫抑制剂会引起骨髓造血功能抑制等不良反应，用药期间应定期检测白细胞计数。

(4)达那唑：一种合成的雄性激素，其作用机制是调节 T 细胞的免疫功能，抑制抗体产生，减少血小板破坏，剂量为 400～600 mg/d，口服，疗程 2 个月以上，可能对肝、肾功能有损害，亦可引起周期性偏头痛，癫痫患者应慎用。

3. 特殊治疗　包括脾切除、输全血和输血小板、血浆置换疗法等。

【预防】

避免进食粗硬食物、病毒感染、过度劳累、外伤、手术、应用某些影响血小板功能的药物(如阿司匹林、磺胺类药物、保泰松等)，定期进行门诊随访。

目标检测

一、名词解释

原发免疫性血小板减少症

二、选择题

1. 治疗原发免疫性血小板减少症时，应首选(　　)。

　　A. 血浆置换　　　　　　　　B. 脾切除　　　　　　　　C. 输注血小板

　　D. 糖皮质激素　　　　　　　E. 免疫抑制剂

2. 引起原发免疫性血小板减少症临床表现的关键因素是(　　)。

　　A. 血液中血小板减少　　　　　　B. 巨核细胞成熟障碍

　　C. 抗血小板抗体的产生　　　　　D. 肝、脾对血小板破坏增多

　　E. 雌激素抑制血小板生成

3. 陆女士，39岁，因下肢瘀点、瘀斑2个月余就医。实验室检查：血红蛋白92 g/L，红细胞计数 $9.0×10^9$/L，血小板计数 $12×10^9$/L。该患者的初步诊断为(　　)。

　　A. 白血病　　　　　　　B. 血友病　　　　　　C. 原发免疫性血小板减少症

　　D. 多发性骨髓瘤　　　　E. 再生障碍性贫血

4. 某原发免疫性血小板减少症患者血小板明显减少($18×10^9$/L)，出血严重。下列措施中，不正确的是(　　)。

　　A. 绝对卧床休息　　　　　　　B. 进普通饮食

　　C. 限制探视人员　　　　　　　D. 多饮水，多食蜂蜜、香蕉

　　E. 保持良好的排便习惯，保持排便通畅

5. 患者，女，18岁，皮肤反复出现紫癜和瘀斑，月经量多2年。既往经常有关节疼痛，10岁起经常出现刷牙出血。该患者不会出现的实验室检查结果是(　　)。

　　A. 出血时间延长　　　　　　　B. 凝血时间延长

　　C. 毛细血管脆性试验阳性　　　D. 血块回缩不良

　　E. 骨髓检查颗粒型巨核细胞增多

(选择题答案：1. D，2. B，3. C，4. B，5. B)

(孙妍珺　杨淑丽)

第八篇

内分泌与代谢性疾病

　　内分泌系统由内分泌腺和分布在功能器官、组织中的内分泌组织和细胞共同组成。内分泌腺有垂体、甲状腺、甲状旁腺、肾上腺、性腺及胰岛。具有内分泌组织的脏器有脑（尤其是下丘脑）、心、胃肠、肾、肝、脂肪、皮肤、胎盘组织等。它们所分泌的激素可通过血液传递（内分泌）、细胞外液局部或邻近传递（旁分泌）、直接作用于自身细胞（自分泌）、细胞内的化学物质直接作用在自身细胞（胞内分泌）等方式传递，到达靶器官或组织细胞，作用于相应受体，表达其生物学活性。内分泌系统疾病有激素分泌过多引起的功能亢进（如甲状腺功能亢进症）、激素分泌不足引起的功能减退（如甲状腺功能减退症）以及对激素的敏感性下降等。

　　代谢是人体生命活动的基础，通过代谢，机体同外界进行物质交换和转化，对摄入的物质进行分解、利用与更新，可为个体的生存、活动、生长、发育、生殖提供保障，并能维持内环境稳定。代谢包括合成代谢和分解代谢2个过程。合成代谢是营养物质进入机体内参与众多化学反应、合成较大的分子并转化为自身物质的过程，是需要能量的反应过程，其中三大营养物质以糖原、蛋白质和脂肪的形式在体内合成和储存；分解代谢是体内的糖原、蛋白质和脂肪等大分子物质分解为小分子物质的降解反应，是产生能量的过程。中间代谢指营养物质进入机体后在体内合成和分解代谢过程中的一系列化学反应。中间代谢任一环节出现障碍，则可引起代谢性疾病。

第一章　甲状腺功能亢进症

项目教学案例 34：

患者，女，27 岁，近 3 个月来乏力、怕热、多汗、心慌、消瘦、手颤、食欲亢进，大便次数增加。本次因近 1 个月来上述症状加重而就诊。体格检查：体温 37.4 ℃，脉搏 110 次/分，呼吸 24 次/分，血压 120/80 mmHg。发育正常，精神兴奋，明显消瘦，皮肤潮湿、多汗，双眼突出，颈软，甲状腺Ⅱ度肿大，质软，无压痛，可闻及血管杂音。心率 110 次/分，律齐，第一心音亢进。肺脏、腹部未见异常。双手细颤，双下肢无水肿。病理反射未引出。

工作任务 1：该患者可能患有什么病？

工作任务 2：为明确诊断，还需要做哪些检查？

甲状腺毒症（thyrotoxicosis）指循环血液中甲状腺激素（TH）过多引起的以交感神经兴奋性增高和代谢亢进为主要表现的一组临床综合征。甲状腺功能亢进症（hyperthyroidism），简称甲亢，指多种病因引起甲状腺腺体本身产生甲状腺激素过多的甲状腺毒症，其病因主要是格雷夫斯病（又称毒性弥漫性甲状腺肿）、毒性结节性甲状腺肿等。本节主要介绍格雷夫斯病。

格雷夫斯病是甲状腺功能亢进最常见的病因，好发于 20～50 岁的女性，男、女发病比例为 1∶4。格雷夫斯病的主要临床特点为甲状腺毒症、弥漫性甲状腺肿和眼征。

【病因及发病机制】

格雷夫斯病的病因和发病机制尚未完全阐明，目前公认其发生与自身免疫有关，属于器官特异性自身免疫病。

1. **遗传因素**　格雷夫斯病有显著的遗传倾向，临床可见家族性格雷夫斯病患者及其家属常同时或先后发生其他自身免疫性甲状腺疾病，如桥本甲状腺炎等。

2. **自身免疫因素**　格雷夫斯病患者的血清中存在促甲状腺激素（TSH）受体的特异性自身抗体，称为促甲状腺激素受体抗体（TRAb），又称抑制性促甲状腺激素结合免疫球蛋白（TBII）。促甲状腺激素受体抗体有 2 种类型：促甲状腺激素受体刺激性抗体（TSAb）和促甲状腺激素刺激阻断性抗体（TSBAb）。促甲状腺激素受体刺激性抗体是格雷夫斯病的致病性抗体，因为该抗体可与促甲状腺激素受体结合，导致甲状腺细胞增生和甲状腺激素合成、分泌增加。

3. 环境因素　如细菌感染、碘摄入量、性别、应激等都对格雷夫斯病的发生和发展有影响。

格雷夫斯病患者的甲状腺呈不同程度的弥漫性肿大。甲状腺滤泡上皮细胞增生，呈立方形或高柱状，滤泡腔内的胶质减少或消失。浸润性突眼患者的球后组织中有纤维组织增生，脂肪细胞、淋巴细胞和浆细胞浸润，大量黏多糖和糖胺聚糖沉积，透明质酸增多，眼外肌肿胀，肌纤维纹理模糊、透明变性、断裂和破坏，肌细胞内黏多糖增多。

【临床表现】

1. 甲状腺毒症表现

(1)高代谢综合征：甲状腺激素增多可导致交感神经兴奋性增高和新陈代谢加速，患者常有疲乏无力、怕热多汗、皮肤潮湿，以手(足)掌、面部、颈部、胸前、腋下等处多见，多食易饥，体重减轻，低热等。

(2)精神神经系统：常有多言好动、烦躁易怒、紧张、失眠、思想不集中、记忆力减退，手、眼睑或舌有细震颤，深反射亢进。

(3)心血管系统：甲状腺激素可直接作用于心肌和周围血管，增强交感神经兴奋性，使患者出现心悸、气短、心率加快、收缩压升高、舒张压降低、脉压增大，严重者可有甲状腺功能亢进性心脏病，出现心律失常、心脏增大及心力衰竭，以心房颤动等房性心律失常多见。

(4)消化系统：表现为易饥饿、多食、消瘦。由于胃肠蠕动快，因此大便次数会增多。重者可有肝大、肝功能异常，偶有黄疸。

(5)肌肉骨骼系统：主要表现为甲状腺毒症性周期性瘫痪，好发于年轻的亚洲男性人群，伴有低钾血症，特点为间歇发作的四肢弛缓性瘫痪，两侧对称，多累及下肢，也可累及上肢，重者可有肋间肌和膈肌麻痹，夜间发作较多，病程呈自限性，甲状腺功能亢进控制后可以自愈。少数甲状腺功能亢进症患者可有慢性甲状腺功能亢进性肌病，表现为肌无力甚至肌萎缩，还可影响骨骼，引起骨质疏松。

(6)生殖系统：女性患者月经量减少或闭经，男性阳痿，两性生殖能力下降。

(7)造血系统：周围血白细胞总数降低，淋巴细胞、单核细胞增多，血小板寿命缩短，可伴有血小板减少性紫癜。

2. 甲状腺肿　呈弥漫性、对称性肿大，质软，久病者较韧，无压痛。典型患者的甲状腺上、下极可触及震颤，并可闻及血管杂音。

3. 眼征　格雷夫斯病患者的突眼分为2类：非浸润性突眼和浸润性突眼。

(1)非浸润性突眼：又称单纯性突眼，一般双侧对称，因交感神经兴奋性增强使眼外肌群和上睑肌张力增高所致。非浸润性突眼的常见表现如下。①轻度突眼：突眼度不超过 19～20 mm。②施特尔瓦格征：瞬目减少，炯炯发亮。③上睑挛缩，睑裂增宽。④若弗鲁瓦征：眼球向上看时，前额皮肤不能皱起。⑤冯·格雷费征：双眼向下看时，由于上眼睑不能随眼球下落，显现出白色巩膜。⑥默比乌斯征：双眼视近物时，眼球辐辏不良。非浸润性突眼病情控制后，常可自行恢复，预后良好。

(2)浸润性突眼：又称格雷夫斯眼病，与眶周组织的自身免疫炎症反应有关。患者有畏光、流泪、眼内异物感、胀痛、复视、斜视、视力下降，检查时可见突眼、眼睑肿胀、结膜充血或水肿、眼球活动受限甚至眼球固定、眼睑闭合不全、角膜溃疡或全眼炎，甚至失明。

4. 特殊临床表现和类型

(1)甲状腺危象：多发生于较重的甲状腺功能亢进未予治疗或治疗不充分的患者，常见诱因有感染、手术、创伤、精神刺激等，临床表现为高热、大汗、心动过速(心率达140次/分以上)、烦躁不安、谵妄、恶心、呕吐、腹泻，严重者可有心力衰竭、休克及昏迷等，常因高热、心力衰竭、肺水肿、水及电解质紊乱而死亡。甲状腺危象患者的病死率高。

(2)甲状腺功能亢进性心脏病：指长期未控制的甲状腺功能亢进所致的心脏病，可出现严重心律失常、心力衰竭、心脏扩大、心绞痛或心肌梗死，须除外其他原因所致的心脏病。

(3)淡漠型甲状腺功能亢进症：以老年患者多见，起病隐匿，临床表现为心力衰竭伴心律失常、消瘦，高代谢综合征、眼征及甲状腺肿均不明显，易误诊为肿瘤、冠心病等。

(4)妊娠期一过性甲状腺毒症：妊娠期高浓度的人绒毛膜促性腺激素(HCG)可刺激促甲状腺激素受体，无甲状腺肿，无眼征，血清人绒毛膜促性腺激素浓度升高。

(5)胫前黏液性水肿：见于少数患者，多见于胫骨前下1/3处，也可见于足背、踝关节、肩部、手背或手术瘢痕处，偶见于面部。皮损大多为对称性，早期皮肤增厚、粗而韧，有广泛大小不等的棕红色或红褐色至暗紫色突起不平的斑块或结节；后期皮肤粗厚，如橘皮或树皮样，覆以灰色或黑色疣状物，下肢粗大，似象皮腿。

【实验室及其他检查】

1. 促甲状腺激素水平检测　促甲状腺激素浓度的变化是反映甲状腺功能最敏感的指标，也是筛查甲状腺功能亢进的第一线指标。

2. 血清总甲状腺素、总三碘甲状腺原氨酸检测　受血中甲状腺结合球蛋白含量影响，在患者无甲状腺结合球蛋白异常时，血清总甲状腺素、总三碘甲状腺原氨酸的升高提示甲状腺功能亢进。

3. 血清游离甲状腺素、游离三碘甲状腺原氨酸检测　血清游离甲状腺素、游离三碘甲状腺原氨酸是诊断甲状腺功能亢进症的主要指标，血中含量甚微，测定的稳定性不如血清总甲状腺素、总三碘甲状腺原氨酸。

4. ^{131}I摄取率　正常值(盖革-米勒计数管测定)为3小时5%～25%，24小时20%～45%，高峰在24小时出现。甲状腺功能亢进时，^{131}I摄取率的总摄取量增加，摄取高峰前移。

5. 甲状腺自身抗体测定　促甲状腺激素受体抗体是鉴别甲状腺功能亢进病因、诊断格雷夫斯病的指标之一。85%～100%的格雷夫斯病新诊断患者的促甲状腺激素受体刺激性抗体呈阳性。测定促甲状腺激素受体刺激性抗体对格雷夫斯病的早期诊断、指导用药、预示复发均有意义，并可作为停药的重要指标。

6. 影像学检查　B 型超声、核素扫描、CT 及 MRI 等检查有助于甲状腺及球后病变性质的诊断。

【治疗要点】

目前，尚不能对格雷夫斯病进行病因治疗，普遍采用抗甲状腺药物（ATD）、^{131}I 和手术治疗。3 种方法各有利弊，其中以抗甲状腺药物最常用。抗甲状腺药物通过抑制甲状腺合成甲状腺激素，而 ^{131}I 和手术治疗通过破坏甲状腺组织、减少甲状腺激素的产生来达到治疗目的。

1. 抗甲状腺药物　为甲状腺功能亢进治疗的基础，常用的有咪唑类和硫脲类。咪唑类包括甲巯咪唑和卡比马唑，硫脲类包括丙基硫氧嘧啶和甲硫氧嘧啶。目前普遍使用甲巯咪唑和丙基硫氧嘧啶，总疗程一般需 1.5～2 年。其适应证包括：①病情较轻，甲状腺轻、中度肿大。②年龄＜20 岁。③孕妇、高龄或因其他严重疾病不宜行手术治疗。④^{131}I 和手术治疗前的准备。⑤术后复发，不宜行 ^{131}I 治疗。甲巯咪唑和丙基硫氧嘧啶的不良反应有粒细胞减少、皮疹和中毒性肝病。

2. ^{131}I 治疗　治疗机制是甲状腺摄取 ^{131}I 后可释放出 β 射线，破坏甲状腺细胞，总有效率可达 95％左右，临床治愈率在 85％以上，复发率小于 1％。其适应证包括：①中度甲状腺功能亢进。②抗甲状腺药物治疗无效或过敏。③合并心、肝、肾等疾病或糖尿病，不宜或患者不愿行手术治疗。④甲状腺功能亢进症术后复发。妊娠和哺乳期妇女应禁用 ^{131}I 治疗。该疗法的并发症主要是甲状腺功能减退。

3. 手术治疗　手术的适应证包括：①中、重度甲状腺功能亢进，长期服药无效、停药复发或不能坚持服药。②甲状腺肿大显著，有压迫症状。③多结节性甲状腺肿伴甲状腺功能亢进。④胸骨后甲状腺肿。甲状腺次全切除术的治愈率为 95％左右，复发率为 0.6％～9.8％。浸润性突眼合并较严重的心、肝、肾疾病而不能耐受手术者，妊娠初 3 个月和第 6 个月以后的患者禁用手术治疗。

4. 其他治疗　①一般治疗：适当休息，补充足够热量和营养，食用无碘盐，忌服含碘药物，复方碘化钠溶液仅在手术前和甲状腺危象时使用。②β受体阻断药：可减慢心率，抑制甲状腺素（T_4）转化为三碘甲状腺原氨酸（T_3），常用普萘洛尔，有支气管疾病者可选用 $β_1$ 受体阻断药（如阿替洛尔、美托洛尔等）。③对症治疗：对精神紧张、烦躁不安或失眠者，可给予镇静剂。

5. 甲状腺危象的治疗　①抑制甲状腺激素合成：首选丙基硫氧嘧啶。②抑制甲状腺激素释放：可口服复方碘溶液。③应用普萘洛尔：可降低周围组织对甲状腺激素的反应。④静脉滴注氢化可的松：可提高机体的应激能力，抑制 T_4 转化为 T_3。⑤上述疗效欠佳时，可用腹膜透析、血液透析或血浆置换等迅速降低血清甲状腺激素浓度。⑥高热者，给予物理降温，避免用乙酰水杨酸类药物。⑦其他：可给予支持治疗。

6. 浸润性突眼的治疗　轻度浸润性突眼一般呈自限性，以局部治疗和控制甲状腺功能亢进为主，可戴有色眼镜，避免外来刺激；睡眠时，可用抗生素眼膏、纱布、眼罩等预防结膜炎、角膜炎；可抬高床头，以减轻眶周水肿。对于中、重度浸润性突眼，活动期的治疗方法包括给予糖皮质激素、靶向免疫抑制剂、眼眶放射治疗和眼眶减压手术。

7. 胫前黏液性水肿的治疗 对于轻者，无须特殊治疗；病程较长者，治疗效果较差，可采用倍他米松软膏局部应用加塑胶包扎，每晚 1 次，口服泼尼松，局部注射透明质酸酶或泼尼松龙混悬液。

【预防】

嘱患者忌服含碘食物和药物，宜摄入高热量、高蛋白、高维生素饮食，避免紧张、劳累，环境要安静、舒适，避免噪声刺激。

目标检测

一、名词解释

1. 甲状腺功能亢进症 2. 甲状腺危象

二、填空题

1. 目前临床治疗甲状腺功能亢进症的方法有_____、_____、_____。

2. 常用的抗甲状腺药物有_____、_____ 2 类。

三、选择题

1. 诊断甲状腺功能亢进症，最有意义的表现是（   ）。

　　A. 甲状腺对称性肿大　　　　B. 甲状腺弥漫性肿大

　　C. 血压升高　　　　　　　　D. 甲状腺触及震颤和闻及血管杂音

　　E. 心率大于 100 次/分

2. 不属于甲状腺功能亢进症的循环系统表现是（   ）。

　　A. 心动过速　　　　　　　　B. 心尖处第一心音亢进

　　C. 收缩期杂音　　　　　　　D. 脉压减小

　　E. 期前收缩

（选择题答案：1. D，2. D）

（杨淑丽）

第二章 糖尿病

学习目标

掌握： 糖尿病的临床表现、并发症及确诊的依据。

熟悉： 糖尿病的概念、分型、常用实验室及其他检查、防治原则和药物治疗要点。

了解： 糖尿病的病因及发病机制。

项目教学案例 35：

王先生，57 岁，体检时因发现空腹血糖升高（17.8 mmol/L）而就诊。平素无口干、多饮、多食、多尿及消瘦，无视物模糊。体格检查：体温 36.7 ℃，脉搏 78 次/分，呼吸 17 次/分，血压 135/85 mmHg，身高 178 cm，体重 85 kg。神志清楚，精神好。心、肺、腹部检查未见异常。颈部未闻及血管杂音，两足背动脉搏动对称。余未见异常。

工作任务 1：王先生可能患有什么病？为明确诊断，还需要做什么检查？

工作任务 2：王先生每日饮食中三大物质需要量应为多少？如何对其进行运动指导？

糖尿病（diabetes mellitus）是多种病因引起的以慢性血糖升高为特征的代谢性疾病。由于胰岛素分泌和（或）作用缺陷，引起糖、脂肪、蛋白质代谢紊乱，长期代谢紊乱可引起多系统损害，导致眼、肾、神经、心脏、血管等组织的慢性进行性病变，病情严重或应激时，可发生急性代谢紊乱，如糖尿病酮症酸中毒、高渗性高血糖状态等。

糖尿病是常见病、多发病，其患病率随着人们生活水平的提高、人口老龄化及生活方式的改变而迅速增加。2 型糖尿病的发病已趋向低龄化，在儿童中发病率逐渐升高。糖尿病是严重威胁人类健康的世界性公共卫生问题，在全球范围内，糖尿病患病率和患病人数急剧上升，据国际糖尿病联盟（IDF）统计，2021 年，全球成年糖尿病患者数已达 5.37 亿，我国成人糖尿病患者数量为 1.41 亿。

【分型】

糖尿病分型是依据对糖尿病病因、病理生理和临床表现的认识而建立的综合分型。2019 年，WHO 糖尿病专家委员会更新的糖尿病分型标准将糖尿病分为以下类型：1 型糖尿病（β 细胞破坏，常引起胰岛素绝对不足）、2 型糖尿病（从胰岛素抵抗为主伴胰岛素分泌不足到以胰岛素分泌不足为主伴胰岛素抵抗）、混合型糖尿病、其他特殊类型糖尿病（不同病因学相对明确的高血糖状态）、未分类糖尿病及妊娠期首次发现高血糖（妊娠期间糖尿病和妊娠糖尿病）。

【病因及发病机制】

糖尿病的病因及发病机制尚未完全明了,目前普遍认为遗传因素和环境因素共同参与了其发病过程。

1. 1型糖尿病(胰岛素依赖型糖尿病)

(1)遗传因素:1型糖尿病为多基因、多因素共同相互作用所致,遗传背景不同的亚型,其病因和表现不同。

(2)环境因素:①病毒感染,如柯萨奇病毒、风疹病毒、腮腺炎病毒、巨细胞病毒等,可通过直接损伤或启动胰岛β细胞的自身免疫反应引起β细胞的破坏。②化学毒性物质和饮食因素。③共生微生物,如肠道菌群等共生微生物的构成失衡和代谢产物与1型糖尿病的发病密切相关。

(3)自身免疫:许多证据提示,1型糖尿病为自身免疫病。①遗传易感性:与人类白细胞抗原区域密切相关,某些人类白细胞抗原区域和免疫调节、自身免疫病的发生有密切关系。②体液免疫:已发现约90%新诊断的1型糖尿病患者血清中存在胰岛细胞抗体。③早期病理改变:有淋巴细胞浸润的免疫性胰岛炎。④伴随其他自身免疫病:如格雷夫斯病、桥本甲状腺炎、艾迪生病。⑤免疫抑制治疗可预防小剂量链脲佐菌素所致的动物糖尿病。⑥同卵双生子中有糖尿病的一方从无糖尿病的一方接受胰腺移植后,可迅速发生胰岛炎和β细胞破坏。在遗传的基础上,病毒感染或其他环境因素激活T淋巴细胞介导的一系列自身免疫反应,造成胰岛β细胞破坏和1型糖尿病的发生。

2. 2型糖尿病(非胰岛素依赖型糖尿病)

(1)遗传因素:2型糖尿病是由多个基因和环境因素综合引起的复杂病,有较强的遗传倾向。其遗传特点为参与发病的基因大多是次效基因,有个别可能是主效基因,分别影响糖代谢有关过程中的某个中间环节,对血糖值无直接影响。多基因异常的总效应形成了遗传易感性。

(2)环境因素:如人口老龄化、生活方式改变、营养过剩、向心性肥胖、体力活动不足、子宫内环境以及应激、化学毒物等,特别是向心性肥胖和胰岛素抵抗,与2型糖尿病的发生有密切关系。

(3)胰岛素抵抗和β细胞功能缺陷:胰岛素抵抗指胰岛素作用的靶器官(主要是肝、肌肉、脂肪组织)对胰岛素作用的敏感性降低。β细胞功能缺陷主要表现为胰岛素分泌量的缺陷和胰岛素分泌模式异常。在胰岛素抵抗的情况下,β细胞代偿性分泌胰岛素增加(高胰岛素血症),以维持血糖正常;随着病情的进展,当β细胞功能有缺陷或对胰岛素抵抗无法代偿时,就会发生2型糖尿病。从血糖升高到出现临床症状的时间平均可长达7年,在此期间,对糖尿病的初级预防很重要。

(4)葡萄糖毒性和脂毒性:糖尿病的高血糖和脂代谢紊乱可进一步降低胰岛素的敏感性以及损伤胰岛β细胞功能,分别称为葡萄糖毒性和脂毒性。

【临床表现】

1. 症状与体征 糖尿病的主要临床表现为代谢紊乱症状群,典型表现为"三多一少",即多尿、多饮、多食和体重减轻,可有皮肤瘙痒,尤其是外阴瘙痒。血糖升高较快时，可使眼房水、晶体渗透压改变，引起屈光改变，导致视物模糊。许多患者可无任何症状，因各种疾病就诊化验时或仅于健康体检时发现血糖升高，也有部分患者因并发症和（或）伴发症而就诊。

2. 并发症

（1）急性并发症：具体如下。

1）糖尿病酮症酸中毒：糖尿病加重时，胰岛素绝对缺乏，血糖升高，脂肪分解增加，产生大量乙酰乙酸、β-羟丁酸和丙酮，三者统称为酮体。早期血酮升高，称为酮血症；尿酮排出增多，称为酮尿症，统称为酮症。糖尿病酮症酸中毒是胰岛素不足和拮抗胰岛素激素过多共同作用所致的严重代谢紊乱综合征，以高血糖、酮症和酸中毒为主要表现。糖尿病酮症酸中毒为最常见的糖尿病急症。

1型糖尿病患者有自发糖尿病酮症酸中毒的倾向，2型糖尿病患者在一定诱因下也可发生糖尿病酮症酸中毒。糖尿病酮症酸中毒的常见诱因有感染、胰岛素治疗中断或不适当减量、饮食不当，以及各种应激（如创伤、手术、妊娠和分娩）等，有时无明显诱因，其中 $20\%\sim30\%$ 的患者无糖尿病病史。

早期酮症或酸中毒代偿阶段常有糖尿病症状加重或首次出现，酸中毒失代偿后病情迅速恶化，出现食欲减退、恶心、呕吐、头痛、嗜睡、呼吸深快，呼出气中有烂苹果味（丙酮）；后期因严重失水，可出现尿量减少、皮肤黏膜干燥、眼球下陷、血压下降、心率加快、四肢厥冷；晚期可有不同程度的意识障碍、反射迟钝甚至消失，终至昏迷。少数患者可表现为腹痛，似急腹症。

进行实验室检查时，尿糖呈强阳性，尿酮阳性；当肾损害严重而肾阈值增高时，尿糖和尿酮可减少或消失；可有蛋白尿和管型尿；血糖多数为 $11.1\sim33.3$ mmol/L，也有部分患者血糖 <11.1 mmol/L；血酮体（正常 <0.6 mmol/L）升高，>1.0 mmol/L 为高血酮，>3.0 mmol/L 提示酸中毒。血酮体 $\geqslant3$ mmol/L 或尿酮体阳性（超过++）为糖尿病酮症酸中毒诊断的重要标准之一。

2）高血糖高渗状态（hyperglycemic hyperosmolar status，HHS）：指糖尿病患者出现严重高血糖、高血浆渗透压和脱水，伴有不同程度的意识障碍或昏迷，无明显酮症酸中毒。高血糖高渗状态多见于老年人，原来无糖尿病史或仅有轻度症状的患者。其诱因为引起血糖升高和脱水的因素，如急性感染、外伤、手术、脑血管意外等应激状态，使用糖皮质激素、免疫抑制剂、利尿剂、甘露醇等药物，透析治疗，静脉内高营养，水摄入不足或失水，误输较多葡萄糖液或摄入大量含糖饮料等，均可诱发或加重高血糖高渗状态。

高血糖高渗状态进展缓慢，常先有多饮、多尿，多食不明显或反而食欲减退，以致常被忽视；继而逐渐出现严重脱水和神经精神症状，患者反应迟钝、烦躁或淡漠、嗜睡，逐渐陷入昏迷。就诊时，常用严重脱水甚至休克，可有神经系统损害的定位体征，无酸中毒样大呼吸。与糖尿病酮症酸中毒相比，高血糖高渗状态的失水更为严重、神经精神症状更为突出。

实验室检查时，患者的血糖 $\geqslant33.3$ mmol/L、血浆渗透压 $\geqslant320$ mmol/L 可诊断为高血糖高渗状态。血钠正常或增高；无酮症或较轻，一般无明显酸中毒；有时高血糖高渗状态与糖尿病酮症酸中毒同时存在。临床上凡遇原因不明的脱水、休克、意识障碍及昏迷,均应想到高血糖高渗状态的可能性,尤其是血压低而尿量多者,不论有无糖尿病史,均应进行有关检查,以确定或排除高血糖高渗状态。

(2)感染:糖尿病患者容易并发各种感染,血糖控制差者更易发生,也更严重,常发生疖、痈等皮肤化脓性感染,可反复发生,足癣、体癣等皮肤真菌感染也较常见。真菌性阴道炎和前庭大腺炎是女性患者常见的并发症,多为白念珠菌感染所致;也可见肾盂肾炎和膀胱炎,容易反复发作。糖尿病合并肺结核的发生率较非糖尿病者高。

(3)慢性并发症:糖尿病的慢性并发症可遍及全身各重要器官,各种并发症可单独出现,或以不同组合同时或先后出现。并发症可在诊断糖尿病前已经存在,有些患者因并发症就诊时才发现患有糖尿病。大多数糖尿病患者死于心、脑血管动脉粥样硬化或糖尿病肾病。

1)微血管病变:糖尿病的特异性并发症,典型改变是微循环障碍和微血管基底膜增厚,主要累及视网膜、肾、神经和心肌组织,其中以糖尿病肾病及视网膜病变最为重要。①糖尿病肾病(DN):指糖尿病所致的慢性肾脏病,临床上以持续性蛋白尿和(或)肾小球滤过率进行性下降为主要特征,是终末期肾衰竭的主要原因,也是1型糖尿病患者的主要死因;在2型糖尿病,其严重性仅次于心、脑血管疾病。②糖尿病性视网膜病变:糖尿病病程超过10年,大部分患者可合并视网膜病变,这是导致患者失明的主要原因。③糖尿病心肌病:心脏微血管病变和心肌代谢紊乱可引起心肌广泛灶性坏死,诱发心力衰竭、心律失常、心源性休克和猝死。

2)动脉粥样硬化性血管疾病:糖尿病患者并发动脉粥样硬化的患病率较一般人群高,发病年龄较轻,病情进展较快。动脉粥样硬化主要侵犯主动脉、冠状动脉、脑动脉、肾动脉及肢体外周动脉等,引起冠心病、缺血性或出血性脑血管疾病、肾动脉硬化、肢体动脉硬化等。

3)神经系统并发症:①中枢神经系统并发症,如缺血性脑卒中。②周围神经病变,最常见,通常为对称性,下肢较上肢严重,病情进展缓慢,先出现肢端感觉异常,有时痛觉过敏、疼痛,夜间及寒冷季节加重;后期可有运动神经受累,出现肌力减弱,甚至肌萎缩和瘫痪。③自主神经病变,较常见,影响胃肠、心血管、泌尿生殖系统功能。

4)糖尿病足:指与下肢远端神经异常和不同程度周围血管病变相关的足部(踝关节或踝关节以下的部分)感染、溃疡和(或)深层组织破坏,表现为足部畸形、皮肤干燥,重者可发生溃疡、坏疽。糖尿病足是糖尿病非外伤性截肢、致残的主要原因。

5)其他:糖尿病还可引起视网膜黄斑病、白内障、青光眼、屈光改变及虹膜睫状体病变等,口腔疾病常见。糖尿病患者的肝癌、胰腺癌、膀胱癌等的发病率也升高,抑郁、焦虑和认知功能损害等也较常见。

【实验室及其他检查】

1. 尿糖测定 尿糖阳性是诊断糖尿病的重要线索,但尿糖阴性也不能排除糖尿病的可能。尿糖阳性提示血糖值超过肾糖阈,当肾脏病变时,肾糖阈升高,血糖虽高,但尿糖阴性。

2. 血糖测定 血糖升高是诊断糖尿病的主要依据,也是判断糖尿病病情和控制情况的主要指标，常用葡萄糖氧化酶法测定。可测血浆、血清或全血血糖，如血细胞比容正常，血浆、血清血糖比全血血糖可升高15%。诊断糖尿病时，必须用静脉血浆测定血糖。治疗过程中，随访血糖控制程度时，可用便携式血糖计（毛细血管全血测定）。空腹血糖在3.9～6.0 mmol/L（70～108 mg/dL）为正常，6.1～6.9 mmol/L（110～125 mg/dL）为空腹血糖受损（IFG），≥7.0 mmol/L（126 mg/dL）应考虑糖尿病的可能。

3. 口服葡萄糖耐量试验（OGTT）　当血糖高于正常范围而又未达到糖尿病诊断标准时，须进行口服葡萄糖耐量试验。口服葡萄糖耐量试验应在清晨空腹时进行，成人将75 g无水葡萄糖溶于250～300 mL水中，5～10分钟内饮完，测空腹及开始饮葡萄糖水后2小时静脉血葡萄糖浓度；儿童服糖量按体重1.75 g/kg计算，总量不超过75 g。

4. 糖化血红蛋白（HbA1c）和糖化白蛋白测定　糖化血红蛋白是葡萄糖与血红蛋白的氨基发生反应的产物，其量与血糖浓度呈正相关。正常人的糖化血红蛋白为3%～6%。糖化血红蛋白是目前诊断糖尿病及反映血糖控制情况的重要指标，血糖控制不良者，糖化血红蛋白升高，并与血糖升高的程度和持续时间相关。由于红细胞在血液循环中的寿命约为120日，因此糖化血红蛋白可反映患者近8～12周的平均血糖水平。果糖胺为糖化血浆白蛋白，是血浆蛋白（主要为白蛋白）与葡萄糖发生反应形成的，正常值为1.7～2.8 mmol/L。因白蛋白在血中浓度稳定，其半衰期为19日，故果糖胺可反映患者近2～3周总的血糖水平，为糖尿病患者近期病情监测的指标。

我国目前采用国际上通用的糖尿病诊断和分类标准（表8-2-1）。

表 8-2-1　糖尿病的诊断标准

诊断项目	静脉血浆葡萄糖或糖化血红蛋白水平
典型糖尿病症状	
加上随机血糖	≥11.1 mmol/L
或加上空腹血糖（FPG）	≥7.0 mmol/L
或加上口服葡萄糖耐量试验2小时血糖	≥11.1 mmol/L
或加上糖化血红蛋白	≥6.5%
无糖尿病典型症状者，须改日复查确认	

5. 胰岛素释放试验　试验方法同口服葡萄糖耐量试验。正常人空腹基础血浆胰岛素为35～145 pmol/L（5～20 mU/L），糖刺激后，胰岛素分泌增加，其高峰与血糖高峰一致，在30～60分钟达高峰，为基础值的5～10倍，3～4小时恢复到基础水平。

6. C肽释放试验　方法同胰岛素释放试验，正常人空腹基础值不小于400 pmol/L，峰值为基础值的5～6倍。

7. 其他　可行血脂、心、肝、肾、脑、眼科以及神经系统的各项辅助检查，疑有急性并发症时，可行酮体、电解质、酸碱平衡相关检查。

【治疗要点】

由于糖尿病的病因和发病机制未完全阐明，因此缺乏病因治疗。糖尿病的治疗强调早期、长期、综合以及治疗措施个体化的原则；治疗目标是将血糖恢复或接近正常水平，纠正代谢紊乱，消除症状，防止或延缓并发症的发生，保障儿童生长发育，维持良好的生活劳动及学习能力，延长寿命，降低病死率，提高患者生活质量。

国际糖尿病联盟(IDF)提出了糖尿病治疗的5个要点：医学营养疗法、运动治疗、血糖监测、药物治疗和糖尿病教育。

1. 医学营养疗法(MNT) 为重要的基础治疗措施，应长期严格执行。医学营养疗法的方案如下。

(1)计算总热量：首先按患者性别、年龄和身高查表，或用简易公式计算理想体重[理想体重(kg)＝身高(cm)－105]，然后根据理想体重和工作性质计算每日所需总热量。成人休息时，每日每千克理想体重给予热量105～125.5 kJ(25～30 kcal)，轻体力劳动时给予125.5～146 kJ(30～35 kcal)，中度体力劳动时给予146～167 kJ(35～40 kcal)，重体力劳动时给予167 kJ(40 kcal)以上。儿童、孕妇、乳母、营养不良和消瘦以及伴消耗性疾病者，应酌情增加，肥胖者酌减，使患者体重逐渐恢复至理想体重的±5%。

(2)营养物质含量：①糖类，占饮食总热量的50%～60%，提倡食用粗制米、面和一定量的杂粮，忌食葡萄糖、蔗糖、蜜糖及其制品。②蛋白质，含量一般不超过总热量的15%，成人每日每千克理想体重给予0.8～1.2 g。③脂肪，约占总热量的30%，饱和脂肪、多价不饱和脂肪与单价不饱和脂肪的比例应为1:1:1，每日胆固醇摄入量宜在300 mg以下。④各种富含可溶性食用纤维的食品，能够延缓食物吸收，降低餐后血糖高峰，饮食中纤维素含量不宜少于40 g/d，提倡食用绿叶蔬菜、豆类、块根类、粗谷物及含糖成分低的水果等。

(3)合理分配：确定每日饮食总热量和糖类、蛋白质、脂肪的组成后，按每克糖类、蛋白质产热分别为16.7 kJ(4 kcal)，每克脂肪产热37.7 kJ(9 kcal)，将热量换算为食物重量后制订食谱，并根据生活习惯、病情和配合药物治疗需要进行安排，按每日三餐分配为1/5、2/5、2/5或1/3、1/3、1/3，也可按四餐分配为1/7、2/7、2/7、2/7，坚持定时、定量进餐。

(4)随访：极为重要，根据患者病情变化，及时调整营养治疗方案。

2. 运动治疗 糖尿病患者应进行有规律的合适运动。1型糖尿病患者在接受胰岛素治疗时，常处于胰岛素相对不足和胰岛素过多之间，在胰岛素相对不足时，运动可使肝葡萄糖输出增加、血糖升高；在胰岛素相对过多时，运动使肌肉摄取和利用葡萄糖增加，可能诱发低血糖反应。因此，对1型糖尿病患者，体育锻炼宜在餐后进行。对2型糖尿病患者(尤其是肥胖患者)，适当运动有利于减轻体重、提高胰岛素的敏感性，如患者血糖>14～16 mmol/L，近期频繁发作低血糖或者血糖波动较大，有严重的急、慢性并发症时，应禁止运动。

3. 病情监测 包括血糖监测、动脉粥样硬化性心血管疾病危险因素和并发症的监测。定期监测血糖，建议患者用便携式血糖计自我监测血糖；为了解血糖控制情况，及时调整治疗方案，每3～6个月定期复查糖化血红蛋白，每年进行1～2次全面复查，以了解血脂、心脏、肾脏、神经及眼底的情况，尽早发现并发症，并给予相应治疗。

4. 口服药物治疗 在饮食和运动不能使血糖控制达标时，应及时使用降糖药物。

(1)促胰岛素分泌剂：①磺脲类，可刺激胰岛β细胞分泌胰岛素，而不依赖于血糖浓度，常用第二代磺脲类(如格列本脲、格列吡嗪、格列齐特、格列喹酮及格列美脲等)，可单用，或与其他类降糖药合用。几种磺脲类不宜同时使用，也不宜和其他胰岛素促分泌剂(如格列奈类)合用。磺脲类适用于饮食和运动治疗控制血糖不理想的非肥胖新诊断的2型糖尿病患者，不良反应中以低血糖反应最常见，另外可有体重增加、皮肤过敏、上腹不适及食欲减退等。②格列奈类，降糖作用快而短，主要用于控制餐后高血糖，于餐前或进餐时口服。格列奈类有瑞格列奈和那格列奈两种制剂，可单用，或与其他类降糖药合用，低血糖发生率低。

(2)双胍类：作用机制为抑制肝葡萄糖输出、改善胰岛素的敏感性、增加外周组织对葡萄糖的摄取和利用，宜进餐时服药。其主要制剂为二甲双胍，是2型糖尿病患者的一线用药，可单用，或与其他类降糖药合用，不良反应有消化道反应、皮肤过敏反应及乳酸酸中毒。

(3)噻唑烷二酮类：可增强外周组织对胰岛素的敏感性，明显减轻胰岛素抵抗。胰岛素抵抗现有制剂为罗格列酮和吡格列酮。噻唑烷二酮类可单用或与其他降糖药合用治疗2型糖尿病，尤其是胰岛素抵抗者，单用不引起低血糖；不宜用于1型糖尿病患者、儿童、孕妇和哺乳期妇女；主要不良反应为水肿，有心脏病、心力衰竭倾向或肝病者不用或慎用。

(4)α-葡萄糖苷酶抑制药：通过抑制小肠黏膜刷状缘的α-葡萄糖苷酶(如淀粉酶、麦芽糖酶、蔗糖酶)而延缓碳水化合物的吸收，降低餐后高血糖，有阿卡波糖和伏格列波糖2种制剂，为2型糖尿病的一线药物，尤其是空腹血糖正常而餐后血糖明显升高者，可单用，或与其他降糖药合用。α-葡萄糖苷酶抑制药与其他降糖药合用发生低血糖时，可给予葡萄糖口服或静脉注射，进食双糖或淀粉类食物无效。α-葡萄糖苷酶抑制药的不良反应为腹胀、排气增多或腹泻。

(5)二肽基肽酶-4抑制剂：通过抑制二肽基肽酶-4活性，从而减少胰高血糖素样肽-1的失活，提高内源性胰高血糖素样肽-1水平；可单药使用，或与其他口服降糖药物或胰岛素联合，主要用于治疗2型糖尿病。目前主要的二肽基肽酶-4抑制剂包括沙格列汀、西格列汀、维格列汀等。

(6)钠-葡萄糖共转运蛋白2抑制剂：通过抑制近端肾小管管腔侧细胞膜上的SGLT-2来抑制葡萄糖的重吸收，可单独使用，或与其他降糖药及胰岛素联合，治疗2型糖尿病。

5.胰岛素治疗

(1)适应证：①1型糖尿病。②新发病且与1型糖尿病鉴别困难的消瘦。③各种严重的糖尿病急、慢性并发症。④手术、妊娠和分娩。⑤2型糖尿病胰岛β细胞功能明显减退。⑥新诊断的2型糖尿病伴明显高血糖，或病程中无明显诱因出现体重下降显著。⑦某些特殊类型的糖尿病。

(2)胰岛素制剂：按作用起效快慢和维持时间，胰岛素制剂可分为短(速)效、中效、长效3类。短效胰岛素是唯一可经静脉注射的胰岛素，主要控制一餐饭后高血糖；中效胰岛素主要控制两餐饭后高血糖，以第二餐饭后为主；长效胰岛素无明显作用高峰，主要提供基础水平胰岛素。目前，胰岛素制剂有基因重组人胰岛素和动物胰岛素。

胰岛素不能冰冻保存，温度不宜高于 30 ℃或低于 2 ℃，不可剧烈晃动。

（3）不良反应：常见低血糖反应、视物模糊，罕见皮下脂肪萎缩或肥大、胰岛素过敏等。

6. 胰腺移植和胰岛细胞移植　治疗对象主要为 1 型糖尿病患者，目前尚局限于伴终末期肾病的 1 型糖尿病患者。

7. 糖尿病慢性并发症的防治　定期进行各种慢性并发症的筛查，以便早期诊断和处理。防治策略为控制危险因素，如控制高血糖、控制血压、纠正脂代谢紊乱、抗血小板治疗、控制体重、戒烟及改善胰岛素敏感性等。

8. 健康教育　对糖尿病患者进行健康教育是重要的基础治疗措施，是决定糖尿病管理成败的关键。教育的要点如下：①让患者了解糖尿病的基础知识和治疗控制要求，学会测尿糖或正确使用便携式血糖计，掌握医学营养治疗的具体措施和体育锻炼的具体要求。②了解使用降糖药的注意事项，学会胰岛素注射技术。

【预防】

在各级政府和卫生部门的指导下，全社会共同行动，参与糖尿病的预防、治疗、教育和保健计划。预防工作分 3 级：一级预防是避免糖尿病发病，二级预防是及早发现并有效治疗糖尿病，三级预防是延缓和（或）防治糖尿病并发症。提倡不吸烟，合理膳食，经常运动，防止肥胖。预防 2 型糖尿病的关键在于筛查出糖耐量减低人群，在糖耐量减低阶段进行干预处理，有可能使其保持在糖耐量减低或转变为正常糖耐量状态。

目标检测

一、名词解释

1. 糖尿病　2. 糖尿病酮症酸中毒　3. 糖尿病足

二、填空题

1. 糖尿病的典型表现为"三多一少"，即_____、_____、_____、_____。

2. 目前糖尿病的诊断标准之一为空腹血糖_____；糖尿病常见的急性并发症为_____。

3. 糖尿病微血管病变主要包括_____和_____。

三、简答题

1. 糖尿病的慢性并发症有哪些？

2. 目前临床常用的口服降糖药有哪些？

3. 列出胰岛素治疗的适应证。

四、选择题

1. 要确诊糖尿病，首选的检查方法是（　　）。

　　A. 尿糖定性试验　　　　B. 空腹血糖测定　　　C. 口服葡萄糖耐量试验

　　D. 血浆胰岛素测定　　　E. 糖化血红蛋白测定

2. 糖尿病患者最多见的神经病变是（　　）。

A. 交感神经炎   B. 迷走神经炎   C. 周围神经炎

D. 脑卒中   E. 内脏感觉神经炎

3. 发现某1型糖尿病患者诉饥饿、心悸、手足发抖、出汗，之后意识不清。应立即（   ）。

A. 报告医生   B. 静脉滴注生理盐水   C. 静脉滴注小剂量胰岛素

D. 静脉注射50%葡萄糖   E. 检查心电图

4. 糖尿病的基础治疗是（   ）。

A. 饮食治疗   B. 口服降糖药物治疗   C. 胰岛素治疗

D. 运动治疗   E. 胎儿胰岛移植

5. 可用来评估最近一段时间内血糖控制状况的检查方法是（   ）。

A. 尿糖定性试验   B. 空腹血糖测定   C. 口服葡萄糖耐量试验

D. 血浆胰岛素测定   E. 糖化血红蛋白测定

6. 糖尿病酮症酸中毒的诱因不包括（   ）。

A. 感染   B. 外伤及手术   C. 妊娠及分娩

D. 饮食不当   E. 胰岛素过量

7. 关于磺脲类降糖药的作用及适应证，错误的叙述是（   ）。

A. 能刺激胰岛β细胞分泌胰岛素   B. 适用于2型糖尿病

C. 肝、肾功能不全者忌用   D. 不宜用于1型糖尿病

E. 适用于伴有严重感染的糖尿病

8. 糖尿病性微血管病变中，最主要的是（   ）。

A. 肾小球硬化症   B. 肢端坏疽   C. 视网膜出血、水肿

D. 眼底动脉硬化   E. 以上均不是

9. 下列属于1型糖尿病患者主要死因的是（   ）。

A. 高渗性非酮症糖尿病昏迷   B. 糖尿病肾病

C. 大血管病变   D. 糖尿病视网膜病

E. 微血管病变

（选择题答案：1. B，2. C，3. D，4. A，5. E，6. E，7. E，8. C，9. B）

（杨淑丽）

第三章　高尿酸血症与痛风

📗 学习目标

掌握： 高尿酸血症的概念。

熟悉： 高尿酸血症的临床表现、防治原则及药物治疗要点。

了解： 高尿酸血症的病因、实验室及其他检查。

项目教学案例 36：

张某，男，45 岁，因右拇趾关节痛 6 小时入院。患者昨晚饮酒约 150 mL，今晨因右拇趾关节痛醒来，无发热，自服"芬必得"后稍好转，现入院进一步检查。1 年前体检时发现血尿酸稍高于正常，未予重视。右拇趾关节无外伤史。体格检查：体温36.5 ℃，脉搏 75 次/分，呼吸 16 次/分，血压 135/85 mmHg。体重指数为 28 kg/m² 。眼睑无水肿，耳郭无结节。右拇趾关节红肿，局部皮温高，触痛明显。余正常。

工作任务 1：张某患了什么病？其病因是什么？需要做什么检查以确诊？

工作任务 2：主要用哪几类药缓解症状？

高尿酸血症（hyperuricemia）是嘌呤代谢障碍引起的代谢性疾病，可分为原发性高尿酸血症和继发性高尿酸血症两大类。前者多由先天性嘌呤代谢异常所致，常与肥胖、糖和脂代谢紊乱、动脉硬化、高血压及冠心病等聚集发生；后者则由某些疾病（如慢性溶血、红细胞增多症、骨髓增生性疾病）或者药物引起。

在我国，高尿酸血症呈逐年递增和年轻化趋势，总体患病率约为 17.4%，男性高于女性，南方高于北方，沿海高于内陆，已成为继糖尿病、高血压、高脂血症后的"第四高"。

【病因及发病机制】

尿酸是人体内嘌呤的代谢终产物。人体中约 80% 的尿酸来源于内源性嘌呤代谢，而来源于富含嘌呤或核酸蛋白食物的仅占 20% 左右。正常情况下，人体每天尿酸的产生和排泄基本上保持动态平衡，尿酸排泄减少或产生过多，均可导致高尿酸血症。

1. 原发性高尿酸血症

（1）尿酸排泄减少：80%～90% 的高尿酸血症有尿酸排泄障碍，主要与肾小管对尿酸盐的清除率下降有关。

（2）尿酸产生过多：主要因为嘌呤代谢酶的缺陷所致，一旦嘌呤核苷酸代谢酶的调控发生异常，即可引起尿酸增多。

2. 继发性高尿酸血症　主要为肾脏疾病引起尿酸排泄减少、骨髓增生性疾病使尿酸生成增多、某些药物抑制尿酸的排泄等多种原因所致。

【临床表现】

1. 无症状性高尿酸血症　本病好发于肥胖、2 型糖尿病、高脂血症、高血压、动脉硬化和冠心病等患者，多于体检时发现。若仅有血尿酸波动性或持续性增高，则称为无症状性高尿酸血症。

2. 痛风性关节炎、尿路结石　从血尿酸增高至关节炎症状出现，可长达数年至数十年。有 5% ～ 12% 的高尿酸血症患者最终会发展成为痛风，患者会出现反复发作的痛风性急性关节炎、间质性肾炎和痛风石，严重者可伴有关节畸形或尿酸性尿路结石。

【实验室及其他检查】

1. 血尿酸测定　多采用血清标本、尿酸氧化酶法检测。在正常嘌呤饮食状态下，检测非同日 2 次空腹血尿酸水平，男性和绝经后女性的血尿酸＞420 μmol/L(7.0 mg/dL)、绝经前女性的血尿酸＞360 μmol/L(6.0 mg/dL)，即可诊断为高尿酸血症。

2. 尿酸测定　限制嘌呤饮食 5 日后，每日尿液中尿酸排出量＞800 mg(4.8 mmol)，为尿酸生成增多；每日尿酸排泄＜600 mg(3.6 mmol)，则为尿酸排泄减少。

3. 滑囊液或痛风石内容物检查　于偏振光显微镜下，可见滑囊液或痛风石内有针形尿酸盐结晶。

4. X 线检查　急性关节炎期进行 X 线检查，可见软组织肿胀；病情反复发作或慢性期，可见软骨缘破坏，关节面不规则，典型改变为骨质呈穿凿样、虫蚀样圆形或弧形的透亮缺损。

5. CT 与 MRI 检查　沉积在关节内的痛风石，CT 扫描可见不均匀的斑点状高密度影像；MRI 的 T1 加权像和 T2 加权像呈斑点状低信号。

【治疗要点】

原发性高尿酸血症的防治原则：①控制高尿酸血症，预防尿酸盐沉积。②防治高尿酸血症相关的代谢性和心血管危险因素。③防止痛风石形成和肾功能损害。

1. 改变生活方式　为治疗高尿酸血症的核心，包括健康饮食、戒烟、戒酒、坚持运动和控制体重。饮食应以低嘌呤食物为主，鼓励多饮水；避免诱发因素，积极治疗相关疾病。

2. 药物治疗　高尿酸血症与许多传统的心血管危险因素相关联。研究已证实，高尿酸血症是心血管事件的独立危险因素和冠心病死亡的独立危险因素，还可增加新发肾脏疾病风险并损害肾功能，因此应重视高尿酸血症的筛查与诊治。常用治疗药物有促进排尿酸药、抑制尿酸生成药物和碱性药物。

(1)促进排尿酸药：可抑制近端肾小管对尿酸盐的重吸收，增加尿酸排泄；适用于肾功能良好者；常用药物有苯溴马隆、丙磺舒等。

(2)抑制尿酸生成药物：通过抑制黄嘌呤氧化酶使尿酸生成减少；适用于尿酸生成过多或不适合使用排尿酸药物者，可动员沉积在组织中的尿酸盐，溶解痛风石；常用药物有别嘌醇、非布司他等。

（3）碱性药物：可防止尿酸盐在体内沉积，形成结石；可服用枸橼酸盐制剂、碳酸氢钠等。此外，金钱草、青皮、陈皮等中药也有碱化尿液的作用。

（4）其他药物：包括促进尿酸分解的药物、辅助降低尿酸的药物等。除此之外，需避免应用使血尿酸升高的药物，如利尿药（尤其是噻嗪类）、糖皮质激素、胰岛素等。

3. 积极控制与血尿酸升高相关的代谢异常及心血管疾病危险因素　如高脂血症、高血压、高血糖、脂肪肝及肥胖等。

【预防】

控制饮食总热量；限制高嘌呤食物，如动物内脏、鱼、虾、肉类、豆类等的摄入；避免辛辣食物，如茴香、胡椒、芥末等；戒酒；禁用抑制尿酸排泄的药物，如噻嗪类利尿剂；避免寒冷、劳累，以及外伤、感染等；选用低嘌呤食物，如各种谷类、水果、蔬菜、奶制品和鸡蛋等；每天饮水 2000 mL 以上，以增加尿酸的排泄。

目标检测

简答题

1. 高尿酸血症有哪些临床表现？
2. 原发性高尿酸血症的防治原则是什么？
3. 治疗高尿酸血症的常用药物有哪些？
4. 痛风患者应如何预防复发？

（杨淑丽）

第四章　血脂异常

学习目标

熟悉：血脂异常的防治原则。

了解：血脂、脂蛋白和载脂蛋白的概念，脂蛋白的构成，血脂异常的表现。

项目教学案例 37：

沈某，女，43 岁，体检时发现血脂异常，无其他不适。体格检查：体温 36.0 ℃，脉搏 70 次/分，呼吸 18 次/分，血压 130/82 mmHg。眼睑无水肿，口唇红润，肺脏、心脏、腹部检查均未见异常。血液检查：血清总胆固醇 7.51 mmol/L，甘油三酯 1.50 mmol/L，低密度脂蛋白胆固醇 2.60 mmol/L，高密度脂蛋白胆固醇 1.14 mmol/L。

工作任务：沈女士最可能患了什么病？治疗方案如何？

血脂是血浆中的中性脂肪（甘油三酯和胆固醇）和类脂（磷脂、糖脂、固醇、类固醇）的总称。血脂异常（dyslipidemia）指血脂中胆固醇、甘油三酯、低密度脂蛋白胆固醇升高，高密度脂蛋白胆固醇降低。脂质不溶或微溶于水，在血浆中必须与蛋白质结合，以脂蛋白的形式存在。脂蛋白是由蛋白质（载脂蛋白）、甘油三酯、胆固醇和磷脂组成的球形大分子复合物。因此，血脂异常实际上表现为异常脂蛋白血症。

【脂蛋白的分类和代谢】

应用超速离心法可将血浆脂蛋白分为 5 类：乳糜微粒（CM）、极低密度脂蛋白（VLDL）、中间密度脂蛋白（IDL）、低密度脂蛋白（LDL）及高密度脂蛋白（HDL）。载脂蛋白（Apo）是脂蛋白中的蛋白质部分，已发现的有 20 多种，按载脂蛋白的组成分为 ApoA、ApoB、ApoC、ApoD、ApoE，由于氨基酸组成的差异，每一型又可分为若干亚型。各类脂蛋白中载脂蛋白、甘油三酯、胆固醇和磷脂 4 种成分的组成比例不同，因蛋白质的比重较脂类大，故脂蛋白中的蛋白质含量越高，脂类含量越低，其密度越大；反之，则密度越小。所以，5 类脂蛋白的密度依次增加，而颗粒依次变小，因而它们的理化性质、代谢途径和生理功能也不同。

脂蛋白代谢有 2 条途径：外源性代谢途径指饮食摄入的胆固醇和甘油三酯在小肠中合成乳糜微粒及其代谢过程；内源性代谢途径为胆固醇在肝和小肠黏膜由乙酸合成，合成过程由羟甲基戊二酰辅酶 A 还原酶催化，甘油三酯主要由小肠（利用吸收的脂肪酸）和肝（利用乙酸和脂肪酸）合成。在肝脏中，由肝脏合成或从血浆摄取的胆固醇和甘油三酯被磷脂和载脂蛋白包裹在一起，形成极低密度脂蛋白，并被分泌到血浆中转变为中间密度脂蛋白和低密度脂蛋白，低密度脂蛋白进一步被肝脏或其他器官代谢。

不论何种原因,若引起脂质来源、脂蛋白合成、代谢过程关键酶异常或降解过程受体通路障碍等,均可能导致血脂异常。

【血脂异常的分类】

1. 表型分类　目前国际通用世界卫生组织制定的分类系统,将血脂异常分为5型(其中第Ⅱ型又分为2个亚型):Ⅰ型为乳糜微粒增加;Ⅱa型为低密度脂蛋白增加,Ⅱb型低密度脂蛋白和极低密度脂蛋白同时增加;Ⅲ型为乳糜微粒残粒和极低密度脂蛋白残粒增加;Ⅳ型为极低密度脂蛋白增加;Ⅴ型为极低密度脂蛋白和乳糜微粒同时增加。

2. 病因分类　按照病因,血脂异常可分为原发性血脂异常和继发性血脂异常2类。原发性血脂异常占绝大多数,由遗传基因缺陷和环境因素共同引起;继发性血脂异常可由全身系统性疾病、药物及不健康饮食引起。原发性血脂异常和继发性血脂异常可同时存在。

3. 临床分类　临床上,将血脂异常分为高胆固醇血症、高甘油三酯血症、混合性高脂血症和低高密度脂蛋白胆固醇血症。

【临床表现】

1. 黄色瘤、早发性角膜环及眼底改变　黄色瘤较为常见,是一种异常的局限性皮肤隆起,颜色为黄色、橘黄色或棕红色,多呈结节、斑块或丘疹形状,质地一般柔软,最常见的是眼睑周围的扁平黄色瘤,主要是真皮内集聚了吞噬脂质的巨噬细胞所致;早发性角膜环常出现于40岁以下的患者;严重的高甘油三酯血症可引起眼底改变。

2. 动脉粥样硬化　脂质在血管内皮下沉积,引起动脉粥样硬化,导致早发性和进展迅速的心、脑血管和周围血管病变。某些家族性血脂异常可于青春期前发生冠心病,甚至心肌梗死。严重的高甘油三酯血症可引起急性胰腺炎。

【实验室及其他检查】

测定空腹状态下(禁食12~14小时)血浆或血清的总胆固醇、甘油三酯、低密度脂蛋白胆固醇和高密度脂蛋白胆固醇含量。血脂异常的诊断标准通常采用《中国血脂管理指南(2023年)》关于我国血脂合适水平及异常分层标准,详见表8-4-1。

表8-4-1　血脂异常诊断及分层标准

分层	总胆固醇/(mmol/L)	低密度脂蛋白胆固醇/(mmol/L)	非高密度脂蛋白胆固醇/(mmol/L)	甘油三酯/(mmol/L)	脂蛋白a/(mg/L)
理想水平	—	<2.6	<3.4	—	—
合适水平	<5.2	<3.4	<4.1	<1.7	<300
边缘升高	5.2~6.19	3.4~4.09	4.1~4.89	1.7~2.29	—
升高	≥6.2	≥4.1	≥4.9	≥2.3	≥300
降低	—	<1.0	—	—	—

【治疗要点】

治疗血脂异常的目的在于降低缺血性心血管疾病的患病率和死亡率；治疗原则以饮食、运动锻炼为基础，根据危险因素、血脂决定是否或何时开始药物治疗，对继发性血脂异常，应积极治疗原发病。

1. 治疗性生活方式干预　推荐健康的生活方式，包括合理膳食、适度增加身体活动、控制体重及戒烟、限酒等。无论是否选择药物治疗，都必须坚持生活方式干预。

2. 药物治疗　根据血脂异常的类型，合理应用调脂药物：以高胆固醇血症和胆固醇升高为主的混合性高脂血症，首选他汀类，为羟甲基戊二酰辅酶 A 还原酶抑制剂，其制剂有洛伐他汀、辛伐他汀、普伐他汀、氟伐他汀、阿托伐他汀及瑞舒伐他汀等；以高甘油三酯血症和甘油三酯升高为主的混合性高脂血症，首选贝特类和烟酸类，也可选用 n-3 脂肪酸制剂；混合型高脂血症以总胆固醇与低密度脂蛋白胆固醇升高为主，首选他汀类；以总胆固醇升高为主，选用贝特类；总胆固醇、低密度脂蛋白胆固醇与甘油三酯均显著升高，考虑联合用药，他汀类与贝特类或烟酸类联合使用可明显改善血脂谱，但可能增加肌病和肝脏毒性的风险。

3. 其他治疗措施　如血浆净化治疗、手术治疗及基因治疗等。

【预防】

提倡均衡饮食，进行规律的体育锻炼，定期行健康检查以便及早发现血脂异常，并与肥胖症、心血管疾病、糖尿病等防治相结合，以降低血脂异常的发病率。

目标检测

一、名词解释

1. 血脂　2. 脂蛋白　3. 血脂异常

二、简答题

1. 血脂异常的临床表现有哪些？
2. 血脂异常的治疗原则是什么？

（杨淑丽）

第五章　骨质疏松症

学习目标

熟悉：骨质疏松症的临床表现及诊断依据。

了解：骨质疏松症的病因和防治原则。

项目教学案例 38：

患者，女，64 岁，1 日前无明显诱因出现腰痛而入院。无肉眼血尿，无下肢痛，休息和按摩不能缓解。其母 73 岁时发生过一次髋部骨折。体格检查：体温 36.0 ℃，脉搏 70 次/分，呼吸 18 次/分，血压 130/82 mmHg。眼睑无水肿，无突眼，口唇红润，甲状腺不大。输尿管行程无压痛，腰椎压痛明显。

工作任务 1：患者可能患了什么病？需要做何检查？

工作任务 2：治疗主要包括哪些措施？

骨质疏松症(osteoporosis)是一种以骨量减少、骨组织微结构破坏为特征，导致骨脆性增加的全身性骨病。按病因不同，骨质疏松症可以分为 2 类：①原发性骨质疏松症，又可分为 Ⅰ 型(绝经妇女骨质疏松症)和 Ⅱ 型(老年性骨质疏松症和特发性骨质疏松症，含青少年型)。②继发性骨质疏松症，常继发于内分泌代谢性疾病(如糖尿病、甲状腺功能亢进症、甲状旁腺功能亢进症、库欣综合征等)或全身性疾病。本章重点介绍原发性骨质疏松症。

【病因及发病机制】

正常成熟骨的代谢主要以骨重建形式进行。骨重建过程是骨吸收和骨形成过程相偶联的动态骨转换过程。骨吸收增加和(或)骨形成减少的因素都会导致骨量降低、骨组织微结构破坏、骨脆性增加，直至发生骨折。目前认为，骨质疏松症的发病是遗传和环境因素交互作用的结果。

1. **遗传**　峰值骨量(PBM)和骨质量主要与由遗传有关。已知与骨质疏松症有关的因素有维生素 D 受体、雌激素受体、Ⅰ 型胶原蛋白的基因、甲状旁腺激素及 IL-1、IL-6的基因等。

2. **骨吸收因素**　雌激素缺乏可使破骨细胞功能增强，加速骨丢失，是绝经妇女骨质疏松症的主要病因。另外，甲状旁腺激素(PTH)分泌过多，降钙素分泌下降，活性维生素 D 合成减少，骨组织的 IL-1、IL-6和肿瘤坏死因子(TNF)增高，护骨素减少等，亦可引发骨质疏松症。

3. **不良的生活方式和生活环境**　骨质疏松症和骨质疏松症性骨折的危险因素有很

多，如老龄、吸烟、酗酒、制动、体力活动过少、长期服用糖皮质激素、光照减少、钙和维生素 D 摄入不足等；营养不良、蛋白质摄入不足、肌肉功能减退是老年性骨质疏松症的重要原因。

【临床表现】

1. 骨痛　轻者可无症状，仅在 X 线摄片或骨密度检测时被发现；病情较重者，有腰背痛、乏力或全身性骨痛，腰背痛占骨质疏松症疼痛患者的 70%～80%；乏力常在劳累或活动后加重，负重能力下降或不能负重；骨痛常为弥漫性，无固定部位，检查时不能发现压痛区(点)。

2. 骨折　常发生在轻微外伤或日常活动中(如弯腰、转身、负重、挤压等)，多发部位为脊柱、髋部、前臂，其他部位亦可发生，脊柱以胸、腰椎压缩性骨折最常见。老年性骨质疏松症以股骨颈骨折多见，通常于摔倒或受挤压后发生。

3. 身体缩短和驼背　身体缩短、驼背是椎体压缩性骨折的突出表现。驼背和胸廓畸形常伴发胸闷、气短、呼吸困难等。

女性绝经后或双侧卵巢切除后，出现不明原因的慢性腰背痛、身材变矮或脊柱畸形，有脆性骨折史或脆性骨折家族史，或存在多种骨质疏松症的危险因素，均应考虑到患有骨质疏松症，应进一步进行相关检查，以明确诊断。

【实验室及其他检查】

骨质疏松症的确诊有赖于 X 线或骨密度测定。

1. 骨密度测定　常用方法有双能 X 线骨密度测量、定量计算机断层成像。双能 X 线骨密度测量的扫描时间短、图像清晰，是目前公认的诊断骨质疏松症的"金标准"。骨密度低于正常青年人平均值的 2.5 个标准差以上，为骨质疏松症；骨密度低于正常青年人平均值的 1～2.5 个标准差，为低骨量或骨量减少。严重骨质疏松症为骨质疏松症伴一处或多处骨折。

2. 血液生化检测　原发性骨质疏松症血清钙、磷皆正常。骨形成指标有碱性磷酸酶、血骨钙素及 I 型前胶原羧基端前肽；骨吸收指标有血抗酒石酸酸性磷酸酶，尿胶原吡啶啉和尿胶原脱氧吡啶啉，尿 I 型胶原的 N 末端肽、C 末端肽等。绝经妇女骨质疏松症多表现为骨形成和骨吸收指标均升高，老年性骨质疏松症(低转换型)的上述指标正常或低于正常。

3. 其他影像学检查　如选择椎体 X 线、CT、MRI 甚至放射性核素骨扫描等检查，可了解脊柱骨折情况或与其他继发性骨质疏松症相鉴别。

【治疗要点】

骨质疏松症的治疗原则强调综合治疗、早期治疗和个体化治疗，治疗目的是缓解骨痛、改善骨功能、提高骨量、预防骨折。

1. 一般治疗　加强营养，均衡膳食，保证充足的日照，规律运动；补充元素钙 800～1200 mg/d，维生素 D 400～600 U/d；纠正不良生活习惯，避免使用致骨质疏松症药物。

2. 二膦酸盐 为目前应用最广泛的抗骨质吸收药物。①口服制剂：如依替膦酸二钠、阿仑膦酸钠，因口服制剂的生物利用度仅为1%左右，故强调空腹单独服用，服后半小时避免平卧，用药后1小时方可进食。②静脉应用制剂：有氯屈膦酸二钠、帕米膦酸钠等。

3. 降钙素 为骨吸收的抑制剂，有鲑鱼降钙素（密钙息）、鳗鱼降钙素（益钙宁），不仅可以治疗骨质疏松，还能缓解骨质疏松引起的疼痛。应用前，需先补充数日钙剂和维生素D。

4. 雌激素 对绝经后骨质疏松症起预防作用，可降低骨折的风险，用于绝经妇女骨质疏松症的预防和治疗。常用药物有己烯雌酚，宜小剂量长期使用；尼尔雌醇，是新一代雌激素，剂量为每周1~2 mg；雌二醇皮贴剂，0.05~0.1 mg/d。

5. 其他药物 如甲状旁腺激素、氟化钠、依普拉封等。

6. 对症治疗 疼痛者，可给予适量非甾体抗炎药，如阿司匹林、吲哚美辛、塞来昔布等；顽固性疼痛者，可使用降钙素。发生骨折时，可给予牵引、固定、复位、手术及康复治疗。

【预防】

中老年人应加强运动，摄入充足的富含钙的食物，戒烟、酒，以增加骨量，运动时避免损伤，使用糖皮质激素等药物时应注意不良反应。

目标检测

一、名词解释

骨质疏松症

二、简答题

1. 骨质疏松症的危险因素有哪些？

2. 骨质疏松症的临床表现有哪些？其诊断的"金标准"是什么？

（杨淑丽）

第九篇

风湿性疾病

风湿性疾病(rheumatic disease)简称风湿病，是指影响骨、关节及其周围软组织(如肌肉、滑膜、肌腱、筋膜、神经等)的一组疾病，其病因有感染、免疫、代谢、内分泌、退行性、地理环境、遗传、肿瘤等。风湿病既可以是全身性或系统性的，也可以是局限性的；可以是器质性的，也可以是精神性或功能性的。

根据发病机制、病理及临床特点，风湿病被分为10大类近200种疾病。风湿病常见的疾病种类包括以下方面。①结缔组织病(connective tissue disease，CTD)：包括类风湿关节炎、红斑狼疮、硬皮病、多肌炎、血管炎、干燥综合征、重叠综合征等。②与脊柱炎相关的关节炎(脊柱关节病)：如强直性脊柱炎、赖特综合征、银屑病关节炎、炎性肠病关节炎等。③退行性变：如原发性骨关节炎、继发性骨关节炎。④与感染相关的风湿病：如风湿热、反应性关节炎等。⑤与代谢和内分泌相关的风湿病：如痛风、假性痛风、马方综合征、免疫缺陷病等。⑥肿瘤相关的风湿病：分为原发性(如滑膜瘤、滑膜肉瘤等)和继发性(如多发性骨髓瘤、转移瘤等)2类。⑦神经、血管疾病：如神经性关节病、雷诺病等。⑧骨及软骨病变：如骨质疏松症、骨软化、肥大性骨关节病、弥漫性原发性骨肥厚、骨炎等。⑨非关节性风湿病：如关节周围病变、椎间盘病变、特发性腰痛等。⑩其他伴有关节症状的疾病：如周期性风湿病、药物相关的风湿综合征、慢性活动性肝炎等。

本篇主要介绍类风湿关节炎及系统性红斑狼疮。

第一章　类风湿关节炎

学习目标

掌握：类风湿关节炎的临床表现。

了解：类风湿关节炎的病因、发病机制、主要辅助检查方法、治疗原则、药物治疗要点及复发的预防。

项目教学案例 39：

周某，女，43 岁，双手关节肿痛 3 年并逐渐加重，近 1 年来出现腕、肩、颈及双膝关节肿痛。体格检查：体温 36.5 ℃，脉搏 90 次/分，呼吸 18 次/分，血压 120/80 mmHg。双手指关节呈梭形改变，双腕、双膝关节肿胀、压痛，颈部活动障碍。

工作任务 1：分析周某最可能患有何病。

工作任务 2：为进一步确诊，周某需做哪些检查？

类风湿关节炎（rheumatoid arthritis，RA）是以侵蚀性、对称性多关节炎为主要临床表现的慢性、全身性自身免疫病。类风湿关节炎是慢性、进行性、侵蚀性疾病，如未给予适当治疗，病情逐渐加重，反复的关节炎症可导致关节结构的破坏、畸形及功能丧失，因此早期诊断、早期治疗至关重要。本病任何年龄都可发病，发病高峰在 35～50 岁，多见于女性，男、女患病之比约为 1∶4。

【病因及发病机制】

类风湿关节炎的病因和发病机制尚不明确，遗传、感染、内分泌及免疫系统失调是易感因素。流行病学调查显示，类风湿关节炎患者的一级亲属的发病率高于普通人群，单卵双胎儿患类风湿关节炎的概率高于双卵双胎儿。研究发现，人类白细胞抗原 HLA‑DR4 单倍型与类风湿关节炎的发病有关。目前虽无证据证实有导致类风湿关节炎的直接感染因子，但已经证明某些病毒和细菌等微生物（如 EB 病毒、结核分枝杆菌）可通过其体内的抗原性蛋白或多肽片段介导类风湿关节炎患者的自身免疫反应。类风湿关节炎多见于育龄女性，患者的滑液中雌激素浓度明显升高，说明性激素参与了类风湿关节炎的发生及发展过程。另外，寒冷、潮湿、疲劳、外伤、吸烟及精神刺激等均与类风湿关节炎的发病有关。

目前认为，免疫紊乱是类风湿关节炎主要的发病机制，以活化的 $CD4^+$ T 细胞和 MHC‑Ⅱ型阳性的抗原提呈细胞浸润滑膜关节为特点。滑膜的巨噬样滑膜细胞因抗原而活化，产生细胞因子，如白细胞介素（IL）‑1、白细胞介素‑6、白细胞介素‑8 及肿瘤坏死因子‑α（TNF‑α）等，导致滑膜慢性炎症。肿瘤坏死因子‑α 可进一步破坏关节软骨和骨，导致关节畸形。

类风湿关节炎的基本病理改变是滑膜炎和血管炎，急性期表现为滑膜水肿、充血、渗出及炎性细胞浸润；慢性期滑膜增生活跃，新生血管和纤维组织增生致滑膜增厚，表面形成许多绒毛状突起，突向关节腔内，或侵蚀长入的软骨和骨质。绒毛又名血管翳，早期以血管增生和炎性细胞浸润为特征，晚期以纤维增生为主，是造成关节破坏、畸形、功能障碍的病理学基础。

血管炎可发生在类风湿关节炎患者关节外的任何组织中，主要累及中、小动脉和（或）静脉，导致血管腔狭窄或堵塞。类风湿结节是血管炎的一种表现，常见于关节伸侧受压部位的皮下组织，也可发生在任何内脏器官或组织。

【临床表现】

类风湿关节炎多以缓慢而隐匿的方式起病，在出现明显关节症状前，可有数周的发热、乏力、全身不适、体重下降等表现，以后逐渐出现典型关节症状及关节外多系统受累的表现。少数患者起病较急，在数天内即出现多关节症状。

1. 关节表现 关节的主要表现分为滑膜炎症状和关节结构破坏，前者经治疗后有一定的可逆性，后者很难逆转。

（1）晨僵：指早晨起床后病变关节部位感觉僵硬，如胶黏着感，多见于95%以上的类风湿关节炎患者，日间长时间静止不动时也可出现，往往持续1小时以上，活动后减轻。晨僵为观察该病活动性的指标之一，也可见于多种关节炎，但在类风湿关节炎最突出。

（2）关节疼痛与压痛：关节痛是类风湿关节炎最早的症状，最常出现的部位为腕关节、掌指关节、近端指间关节，其次是足趾、膝、踝、肘、肩等关节，多呈对称性、持续性，疼痛的关节往往伴有压痛。

（3）关节肿胀：多因关节腔积液、周围软组织炎及滑膜增生所致，多呈对称性，常见部位为腕关节、掌指关节、近端指间关节、膝关节等。

（4）关节畸形：见于晚期患者，常见的关节畸形是腕关节和肘关节强直、掌指关节的半脱位、"尺侧偏斜"（双手掌指关节可向尺侧偏斜，如图9-1-1）、"天鹅颈"样畸形（近端指间关节过伸，继发远端指间关节屈曲，如图9-1-2）及"纽扣花"样畸形（近端指间关节屈曲位固定，远端指间关节过伸，如图9-1-3）。重症患者关节呈纤维性或骨性强直，失去关节功能，致使生活不能自理。

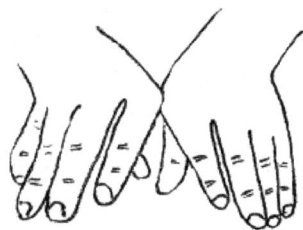

图9-1-1 类风湿关节炎患者"尺侧偏斜"畸形改变

（5）特殊关节：①颈椎的可动小关节及周围腱鞘受累，出现颈痛、活动受限，有时可因导致颈椎半脱位而出现脊髓受压表现。②肩关节、髋关节受累，表现为局部疼痛和活动受限。③颞颌关节受累，表现为讲话或咀嚼时疼痛加重，严重者张口受限。

（6）关节功能障碍：关节肿痛和结构破坏，都会引起关节的活动障碍。

美国风湿病协会根据类风湿关节炎影响日常生活的程度，将类风湿关节炎分为4

级。Ⅰ级：能照常进行日常生活和各项工作；Ⅱ级：可进行一般的日常生活和某种职业的工作，但参与其他项目活动受限；Ⅲ级：可进行一般的日常生活，但参与某种职业工作或其他项目活动受限；Ⅳ级：日常生活的自理能力和参与工作的能力均受限。

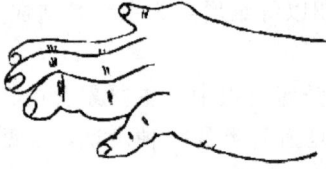

图 9-1-2　类风湿关节炎患者　　　　　图 9-1-3　类风湿关节炎患者
"天鹅颈"样畸形改变　　　　　　　　　"纽扣花"样畸形改变

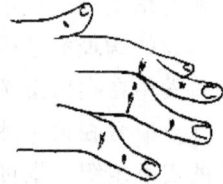

2. 关节外表现

(1)类风湿结节：较常见，多位于关节隆突部及受压部位的皮下，如肘鹰嘴突附近、跟腱、前臂伸面等处。一般结节直径在数毫米至数厘米，质硬，无压痛，不易活动，呈对称性分布。结节的存在提示疾病处于活动阶段。

(2)类风湿血管炎：重症类风湿关节炎患者可出现血管炎，有指甲下或指端出现的小血管炎，少数可引起局部组织缺血性坏死；眼部受累时，可出现巩膜炎、角膜炎、视网膜血管炎等。

(3)肺部受累：常见的有 5 种表现，即肺间质病变、胸膜炎、肺内类风湿结节、Caplan 综合征(尘肺患者患类风湿关节炎时易出现多发肺结节，也称类风湿尘肺)及肺动脉高压。其中，肺间质病变和胸膜炎较常见。

(4)心脏受累：可见心包炎、心内膜炎、心肌炎，其中以心包炎最常见。多数患者临床表现不明显。心脏受累多见于类风湿因子(RF)阳性和有类风湿结节的患者。

(5)神经系统受累：因滑膜炎导致的神经受压是类风湿关节炎患者出现神经系统病变最常见的原因，最常受累的是正中神经、尺神经及桡神经。例如，正中神经在腕关节处受压，会出现腕管综合征，表现为感觉异常或减退、肌无力、肌萎缩；多发性单神经炎多因小血管炎的缺血性病变所引起。

(6)其他：类风湿关节炎患者可有贫血，一般为正细胞正色素性贫血，其程度和病情活动度相关，尤其与关节的炎症程度相关。病情活动者，常见血小板增多，发病机制不明；胃肠道可受累，肾损害少见。部分患者可出现干燥综合征，表现为口干、眼干，检查时可见干燥性角膜、结膜炎及口干燥征；还有的患者可出现费尔蒂综合征，即类风湿关节炎伴有脾大和白细胞减少，甚至贫血、血小板减少。

【实验室及其他检查】

1. 血常规检查　有轻至中度贫血；活动期患者血小板可增高，白细胞及分类多正常。

2. 炎性标志物检查　血沉和 C 反应蛋白(CRP)常升高，并且与疾病的活动度相关。

3. 自身抗体检测　类风湿关节炎的某些抗体可在疾病早期出现，其特异性较类风湿因子高，如抗角蛋白抗体谱。

（1）类风湿因子（RF）：可分为 IgM、IgG 和 IgA 共 3 型，临床主要检测 IgM 型，其滴度一般与该病的活动性和严重性成正比。在 5% 左右的正常人中，也可出现低滴度的类风湿因子，因此类风湿因子阳性必须结合临床表现才能做出诊断。

（2）抗角蛋白抗体谱：包括抗聚角蛋白微丝蛋白抗体、抗环瓜氨酸肽抗体、抗核周因子抗体和抗角蛋白抗体。这组抗体的靶抗原为细胞基质的聚角蛋白微丝蛋白，环瓜氨酸肽是该抗原中的主要成分，因此抗环瓜氨酸肽抗体对类风湿关节炎的诊断敏感性和特异性高，已在临床普遍使用。

4. **免疫复合物和补体检测**　大部分患者血清中出现各种类型的免疫复合物，尤其是活动期和类风湿因子阳性患者。在急性期和活动期，患者血清补体均有升高，少数有血管炎者会出现低补体血症。

5. **关节滑液检查**　在关节有炎症时，滑液增多，滑液中的白细胞明显增多，且中性粒细胞占优势，含葡萄糖量低于血糖。

6. **关节影像学检查**

（1）X 线：对类风湿关节炎的诊断、关节病变分期、观察病情的演变均很重要，初诊至少应摄手指及腕关节的 X 线片。X 线诊断分为 4 期：Ⅰ期，关节周围软组织肿胀、关节端骨质疏松；Ⅱ期，关节间隙变窄；Ⅲ期，关节面出现虫蚀样改变；Ⅳ期，关节半脱位、关节破坏后的纤维性和骨性强直。

（2）其他：如关节 X 线数码成像、CT 及 MRI 等。MRI 可以显示关节软组织早期病变，如滑膜水肿、骨破坏病变的前期表现（即骨髓水肿）等；CT 可以显示 X 线摄片上尚看不出的骨破坏。

7. **类风湿结节的活检**　活检见到类风湿结节的典型病理改变有助于类风湿关节炎的诊断。目前，类风湿关节炎的诊断沿用美国风湿病协会 1987 年修订的类风湿关节炎分类标准，符合以下 7 项中的 4 项，可诊断为类风湿关节炎。

（1）关节晨僵持续至少 1 小时（≥6 周）。

（2）至少 3 个关节区的关节炎：关节肿痛涉及双侧近端指间关节、掌指关节、腕关节、肘关节、跖趾关节、踝关节、膝关节共 14 个关节区中的至少 3 区（≥6 周）。

（3）手关节炎：关节肿胀累及近端指间关节、掌指关节或腕关节（≥6 周）。

（4）对称性关节炎：同时出现左、右侧的对称性关节炎（近端指间关节、掌指关节及跖趾关节不要求完全对称）（≥6 周）。

（5）皮下类风湿结节。

（6）血清类风湿因子阳性（所用方法在正常人的检出率<5%）。

（7）手关节和腕关节 X 线片：可显示受累关节骨侵蚀或骨质疏松。

【治疗要点】

类风湿关节炎的治疗原则是早期治疗，联合用药，个体化原则及功能锻炼；治疗措施包括一般治疗、药物治疗、外科手术治疗，其中以药物治疗最为重要。

1. **一般治疗**　关节肿痛明显者，应强调休息及关节制动，关节肿痛缓解后，应注意关节的功能锻炼。理疗和外用药对缓解关节症状有一定作用。

2. **药物治疗**　治疗类风湿关节炎的常用药物分为 5 类：非甾体抗炎药、抗风湿药、糖皮质激素、中药制剂和生物制剂。

（1）非甾体抗炎药：具有镇痛、抗炎作用，可改善关节炎症状，但必须与抗风湿药同服。常用药物如塞来昔布、美洛昔康、双氯芬酸、吲哚美辛及萘普生等。非甾体抗炎药都会出现胃肠道副作用，使用剂量应个体化，只有在一种非甾体抗炎药足量使用1～2周后无效时才可更换为另一种，避免2种或2种以上非甾体抗炎药同时服用（其疗效不可叠加）。

（2）抗风湿药：较非甾体抗炎药发挥作用慢，可减缓或阻止关节的侵蚀及破坏，症状明显改善需1～6个月，一般首选甲氨蝶呤，并将它作为联合治疗的基本药物；其他药物还有柳氮磺嘧啶、羟氯喹、来氟米特、金制剂、青霉胺及环孢素等。

（3）生物制剂：靶向治疗的靶点主要针对细胞因子和细胞表面分子，常用 TNF - α 拮抗剂、IL - 6 拮抗剂，该类药物是近 30 年来类风湿关节炎治疗的一个新进展。

（4）糖皮质激素：此类药物有强大的抗炎作用。关节炎急性期，给予短效激素，剂量依病情严重程度而定，可使症状得到迅速、明显的缓解。关节腔内注射激素有利于减轻关节炎症状、改善关节功能，但 1 年内注射不宜超过 3 次，因为关节腔穿刺过多除可引起并发感染外，还可发生类固醇晶体性关节炎。

（5）中药制剂：常用的中药制剂包括雷公藤总苷、青藤碱等。

3. 外科手术治疗　包括关节置换和滑膜切除手术。关节置换适用于较晚期有畸形并失去功能的关节；滑膜切除术可使病情得到一定的缓解，但当滑膜再次增生时，病情又趋复发。

【预防】

了解疾病的相关知识，增强体质，避免各种诱因（如寒冷潮湿、疲劳、精神刺激等）；遵医嘱坚持服药，不可擅自调整用药，注意药物的副作用；定期复查。

目标检测

一、名词解释

1. 晨僵　2. 类风湿结节

二、简答题

类风湿关节炎有哪些关节表现和关节外表现？

三、选择题

1. 类风湿关节炎的治疗目的是（　　）。

　　A. 减轻症状

　　B. 控制病情的发展，减少关节的破坏，以达到较长时间的临床缓解

　　C. 尽可能保持受累关节的功能

　　D. 促进已破坏的关节骨的修复，并改善其功能

　　E. 以上都是

2. 以下不属于类风湿关节炎临床特征性表现的是（　　）。

　　A. 晨僵　　　　　　　　B. 腕关节、掌指关节肿痛

　　C. 近端指间关节肿痛　　D. 远端指间关节肿痛

E. 手指关节的半脱位畸形

3. 类风湿关节炎应用非甾体抗炎药的机制是（　　）。

A. 抑制滑膜炎　　　　B. 增强 NK 细胞活性　　　　C. 抑制 B 细胞功能

D. 抑制 T 细胞功能　　E. 抑制前列腺素合成

4. 与类风湿关节炎的关节表现不符合的一项是（　　）。

A. 关节疼痛　　　　　B. 关节肿胀　　　　　　　　C. 关节晨僵

D. 多累及小关节　　　E. 无关节畸形

（选择题答案：1. E，2. D，3. E，4. E）

（孙妍珺）

第二章　系统性红斑狼疮

掌握： 系统性红斑狼疮的临床表现。

熟悉： 系统性红斑狼疮的概念、治疗原则及治疗要点。

了解： 系统性红斑狼疮的病因和复发的预防。

项目教学案例 40：

李某，女，38 岁，近 1 年来出现面部红斑、反复发热、关节疼痛、乏力、对光敏感、脱发。近 10 日来，面部红斑加重，发热，体温最高 40 ℃，伴咳嗽、咳痰，痰为白色。体格检查：体温 38 ℃，脉搏 100 次/分，呼吸 20 次/分，血压 130/85 mmHg。神疲乏力，面部有蝶形红斑，脱发，双肺可闻及干、湿啰音。心率 100 次/分，心音弱，未闻及杂音。腹部无明显异常。

工作任务 1：李某可能患了何病？

工作任务 2：为明确诊断，还需要做哪些检查？

工作任务 3：如何对李某进行健康教育？

系统性红斑狼疮（systemic lupus erythematosus，SLE）是一种多系统损害的慢性系统性自身免疫病，其血清具有以抗核抗体为代表的多种自身抗体。系统性红斑狼疮的病程以病情缓解和急性发作交替为特点，有内脏损害者预后较差，以女性多见，尤其是 10~40 岁女性，男、女发病率之比约为 1∶9。

【病因及发病机制】

系统性红斑狼疮的病因和发病机制尚未明确。目前研究认为，系统性红斑狼疮的发病既与遗传、性激素等内在因素有关，也与环境因素有关。

1. 遗传　现已证实，系统性红斑狼疮是多基因病，多个基因在某种条件（环境）下相互作用改变了机体的正常免疫耐受性而致病。同卵双胎儿共患系统性红斑狼疮的概率约为 50%；系统性红斑狼疮患者的子女中，系统性红斑狼疮的发病率约为 5%。

2. 雌激素　研究证实，系统性红斑狼疮与雌激素有关。女性的患病率明显高于男性（在更年期前阶段为 9∶1，儿童及老人为 3∶1）。泌乳素水平升高亦可能对系统性红斑狼疮的病情有影响，妊娠后期和产后哺乳期常出现病情加重，可能与体内雌激素和泌乳素水平有关。

3. 环境　日光照射不但可以使系统性红斑狼疮皮疹加重，而且可以引起疾病复发或恶化，即光敏感现象。紫外线可使上皮细胞核的 DNA 解聚为胸腺嘧啶二聚体，后者具有很强的抗原性，可刺激机体产生大量自身抗体，使病情加重。含有芳香族胺基团或联胺基团的药物（如普鲁卡因胺、肼屈嗪、磺胺、苯巴比妥等）可诱发药物性狼疮，停药后症状可缓解。病原体、过敏等也可诱发或使病情加重。

在上述各种因素的作用下，易感者自身免疫耐受性减弱，免疫稳定功能紊乱，主要表现为抑制性 T 淋巴细胞减少、功能下降，辅助性 T 淋巴细胞活性增高及 B 细胞过度增殖活化，产生大量的多种自身抗体，导致多系统、多器官损伤。此外，自身抗体与相应抗原结合形成免疫复合物，沉积在组织中，造成组织损伤，主要病理改变为炎症反应和血管异常，可以出现在身体的任何器官，中、小血管因免疫复合物沉积或抗体直接侵袭而出现管壁炎症和坏死，继发的血栓使管腔变窄，导致局部组织缺血和功能障碍。

【临床表现】

系统性红斑狼疮的临床表现复杂多样，早期表现往往不典型，多数起病隐匿，开始仅累及 1~2 个系统，表现为轻度的关节炎、皮疹、隐匿性肾炎、血小板减少性紫癜等；多数由轻型逐渐出现多系统损害；也有一些患者一起病就累及多个系统。系统性红斑狼疮的病程多表现为病情加重与缓解交替。

1. 全身表现　活动期患者大多数有全身表现，约 90% 的患者有发热，以低中度热型常见，可有疲乏、体重下降等。疲乏是系统性红斑狼疮常见但易被忽视的症状，常是狼疮活动的先兆。

2. 皮肤与黏膜病变　80%~85% 的患者有皮疹，常见于暴露部位，以水肿性红斑最为常见。在鼻梁和双颊部呈蝶形分布的红斑是系统性红斑狼疮的特征性改变，其他皮肤损害还有盘状红斑、光敏感、斑丘疹、水疱、大疱、指掌部和甲周红斑、结节性红斑、脂膜炎、网状青斑、雷诺现象、脱发等。皮疹多无明显瘙痒，若有明显瘙痒，常提示过敏。黏膜损害以口腔溃疡或黏膜糜烂常见。

3. 关节和肌肉病变　约 90% 的患者会出现对称性多关节疼痛与肿胀，通常不引起骨质破坏，常见于指关节、腕关节、膝关节。系统性红斑狼疮可出现肌痛和肌无力，少数可有肌炎。

4. 肾损害　几乎所有患者的肾组织都有病理变化。约 75% 的患者有不同程度的肾损害，称为狼疮性肾炎（lupus nephritis，LN），临床表现为蛋白尿和（或）血尿、管型尿、水肿及高血压，病情可逐渐进展至肾衰竭。肾衰竭是系统性红斑狼疮患者的主要死亡原因之一。

狼疮性肾炎是系统性红斑狼疮最常见和严重的临床表现，系统性红斑狼疮患者肾活检时发现肾受累几乎为 100%。狼疮性肾炎的诊断：在确诊为系统性红斑狼疮的基础上，有肾脏损害表现，如持续性蛋白尿（尿蛋白定量 > 0.5 g/d，或定性 > +++）或管型（可为红细胞，血红蛋白，颗粒、管状或混合型）。

5. 心血管系统表现　患者常出现心包炎，可为纤维蛋白性心包炎、渗出性心包炎，心包填塞少见。系统性红斑狼疮可有心肌炎、心律失常，多数情况下心肌损害不太严重，重症系统性红斑狼疮可导致心力衰竭。系统性红斑狼疮可出现疣状心内膜炎，通常不引起临床症状，瓣膜上的赘生物不引起心脏杂音的改变，但可以脱落引起栓塞，或并发感染性心内膜炎。系统性红斑狼疮可有冠状动脉受累，表现为心绞痛和心电图上 ST-T 波改变，甚至出现急性心肌梗死。

6. 呼吸系统表现　肺胸膜炎常见，胸腔积液多为中小量渗出液。少数患者可发生狼疮性肺炎，表现为发热、干咳、气促，偶见咯血，肺部 X 线检查可见片状浸润阴影，多见于双下肺。肺间质病变主要是急性和亚急性期的毛玻璃样改变以及慢性期的纤维化，表现为活动后气促、干咳、低氧血症、肺弥散功能下降。

7. 神经系统表现　又称神经精神狼疮，轻者仅有偏头痛、性格改变、记忆力减退或轻度认知障碍；重者可表现为脑血管意外、昏迷、癫痫持续状态等。存在上述表现并除外感染、药物、代谢等继发因素的情况下，结合影像学、脑脊液、脑电图等检查，可诊断神经精神狼疮。少数患者有脊髓损伤，表现为截瘫、大小便失禁等，脊髓磁共振检查可明确诊断。

8. 消化系统表现　患者常有食欲缺乏、恶心、呕吐、腹痛、腹泻或便秘等，其中以腹泻较常见，可伴有蛋白丢失性肠炎，引起低蛋白血症；少数患者可发生胃肠穿孔、肠梗阻、胰腺炎等急腹症。系统性红斑狼疮常见肝酶升高，仅少数出现严重肝损害和黄疸。

9. 血液系统表现　患者常出现贫血、白细胞减少和(或)血小板减少。贫血可能为慢性病贫血或肾性贫血，短期内出现重度贫血常由自身免疫性溶血所致。部分患者可有无痛性轻、中度淋巴结肿大，以颈部和腋下多见，少数患者有脾大。

10. 其他　系统性红斑狼疮患者可有结膜炎、葡萄膜炎、视神经病变、眼底改变等，视神经病变可导致突然失明，眼底改变包括出血、视盘水肿、视网膜渗出等。系统性红斑狼疮常伴有继发性干燥综合征，有唾液腺和泪腺功能不全。

系统性红斑狼疮患者急性期的主要死因是多脏器严重损害和感染，尤其是伴有严重神经精神狼疮和急进性狼疮性肾炎的患者；远期死因主要为慢性肾衰竭、药物不良反应、冠心病等。

【实验室及其他检查】

1. 一般检查　血常规、尿常规指标异常提示血液系统和肾受损，血沉增快提示疾病控制尚不满意。

2. 自身抗体检测　患者血清中可以查到多种自身抗体，是系统性红斑狼疮诊断的标志、病情活动性的指标，也可以反映可能出现的临床亚型。

(1)抗核抗体谱：包括抗核抗体(ANA)、抗双链 DNA 抗体、抗 ENA 抗体。

1)抗核抗体：可见于约 98% 的系统性红斑狼疮患者，由于它特异性低，因此其阳性不能作为系统性红斑狼疮与其他结缔组织病的鉴别。

2)抗双链 DNA 抗体：诊断系统性红斑狼疮的标志抗体之一，多出现在系统性红斑狼疮活动期，对系统性红斑狼疮的诊断特异性为 95% 左右，敏感性为 70% 左右，与疾病的活动性及预后有关。

3)抗 ENA 抗体谱：一组临床意义不相同的抗体。①抗 Sm 抗体：诊断系统性红斑狼疮的标志抗体之一，特异性约为 99%，敏感性仅为 25% 左右，有助于早期和不典型患者的诊断或回顾性诊断。②抗 RNP 抗体：阳性率约为 40%，特异性不高，往往与系统性红斑狼疮的雷诺现象和肌炎相关。③抗 SSA 抗体：阳性率约为 30％，往往出现在亚急性皮肤型红斑狼疮患者、系统性红斑狼疮合并干燥综合征的患者及新生儿红斑狼疮的母亲。④抗 SSB 抗体：阳性率约为 10％，其临床意义与抗 SSA 抗体相同。⑤抗核糖体 P 蛋白抗体：往往提示有神经精神狼疮或其他重要内脏的损害。

（2）抗磷脂抗体：包括抗心磷脂抗体、狼疮抗凝物、梅毒血清试验假阳性等对自身不同磷脂成分的自身抗体。结合其特异临床表现，可诊断是否合并有继发性抗磷脂抗体综合征。

（3）抗组织细胞抗体：抗红细胞自身抗体以库姆斯试验测得，抗血小板抗体可导致血小板减少，抗神经元抗体多见于神经精神狼疮。

（4）其他：少数患者血清中可出现类风湿因子和抗中性粒细胞胞质抗体（ANCA）。

3. 补体检测　常用的补体检测有总补体（CH50）以及补体 C3、C4 的检测。补体低下，尤其是 C3 低下，常提示有系统性红斑狼疮活动；C4 低下，除表示系统性红斑狼疮活动外，尚可能是系统性红斑狼疮易感性（C4 缺乏）的表现。

4. 狼疮带试验　用免疫荧光法检测腕上方皮肤的真皮和表皮交界处有无免疫球蛋白（Ig）沉积带，系统性红斑狼疮的阳性率约为 50％。狼疮带试验阳性，代表系统性红斑狼疮的活动性。

5. 肾活检　对狼疮性肾炎的诊断、指导治疗和预后估计均有价值。

【治疗要点】

系统性红斑狼疮目前虽不能根治，但早期患者经合理治疗后，往往可以缓解。其治疗原则是活动且病情重者，给予强有力的药物控制；病情缓解后，给予维持性治疗。

1. 一般治疗　进行心理治疗，帮助患者树立乐观情绪，嘱其注意休息并避免阳光暴晒和紫外线照射等。

2. 药物治疗

（1）糖皮质激素：一般选用泼尼松或甲泼尼龙，只有鞘内注射时用地塞米松，常用剂量为 1 mg/（kg·d），晨起顿服，病情稳定后逐渐减量，维持量尽量小于 10 mg/d。激素冲击疗法用于急性暴发性危重系统性红斑狼疮，如急进性肾衰竭、神经精神狼疮的癫痫发作或明显精神症状、严重溶血性贫血等。

（2）免疫抑制剂：对于活动程度较严重的系统性红斑狼疮，应同时给予大剂量激素和免疫抑制剂，后者常用环磷酰胺或硫唑嘌呤。

（3）静脉注射大剂量免疫球蛋白：适用于病情严重或（和）并发全身性严重感染者，对重症血小板减少性紫癜有效。

（4）控制并发症及对症治疗：可根据病情选择治疗方案。

3. 其他治疗　如防治感染，给予血浆置换、人造血干细胞移植、生物制剂等。

【预防】

除遵医嘱服药外，还应帮助患者树立乐观情绪。对于病情稳定的慢性患者，可适当工作，但注意勿劳累，及早发现和治疗感染，避免使用可能诱发狼疮的药物（如避孕药等），避免阳光暴晒和紫外线照射，夏季外出时应注意穿长袖衣裤、戴遮阳帽或撑太阳伞，病损处的皮肤不宜用化妆品。需要注意的是，妊娠可能诱发系统性红斑狼疮活动并致流产、早产和死胎，育龄患者应避孕，或在医生指导下度过妊娠、分娩期。此外，疾病缓解期才可进行防疫注射，但尽可能不用活疫苗。

目标检测

一、名词解释

1. 系统性红斑狼疮　　2. 蝶形红斑

二、简答题

系统性红斑狼疮的临床表现有哪些？

三、选择题

1. 系统性红斑狼疮最常损害的组织或脏器是（　　）。

　　A. 肾脏　　　　　　　　B. 心脏　　　　　　　　C. 呼吸系统

　　D. 消化系统　　　　　　E. 中枢神经系统

2. 下列关于系统性红斑狼疮的描述，不正确的一项是（　　）。

　　A. 大多数患者有典型的面部蝶形红斑

　　B. 血清抗 Sm 抗体阳性有较高特异性

　　C. 绝大多数患者有发热

　　D. 约 90% 的患者有关节症状

　　E. 少数患者出现狼疮性肾损害

（选择题答案：1. A，2. E）

（孙妍珺）

第十篇

运动系统疾病

　　运动系统包括脊柱和四肢的骨、关节、肌肉、肌腱、血管、神经等组织和器官，是人体的重要系统。它除了具有人体的支架功能以外，还承担着人体日常生活和劳动功能。

　　体格检查是运动系统疾病最基本、最主要的检查方法。为了明确诊断，可根据患者情况选择影像学检查、电生理检查、实验室检查及关节内镜检查等。

第一章 骨 折

学习目标

掌握： 骨折的概念。

熟悉： 骨折的病因、临床表现及主要辅助检查。

了解： 常见骨折的治疗原则和紧急处理方法。

第一节 骨折概述

骨折(fracture)即骨的完整性和连续性中断。

一、骨折的成因

1. **直接暴力** 暴力直接作用部位发生骨折，常伴有软组织损伤，如重物撞击小腿，于撞击部位发生的胫腓骨干骨折。

2. **间接暴力** 暴力通过传导、杠杆、旋转及肌收缩使肢体远处发生骨折，如跌倒时手掌撑地导致桡骨远端骨折或肱骨髁上骨折，骤然跪倒时股四头肌猛然收缩引起的髌骨骨折。

3. **疲劳性骨折** 指长期、反复、轻微的直接或间接损伤导致的肢体某一特定部位骨折，如远距离行军容易导致第 2、3 跖骨及腓骨下 1/3 骨干骨折，也称应力性骨折。

二、骨折的分类

1. **依据骨折处皮肤、黏膜的完整性分类**

(1)闭合性骨折：指骨折处皮肤或黏膜完整，骨折端不与外界相通。

(2)开放性骨折：指骨折处皮肤或黏膜破裂，骨折端与外界相通。

2. **依据骨折的程度及形态分类**

(1)不完全骨折：指骨的完整性或连续性被部分破坏或中断，包括裂缝骨折和青枝骨折。

(2)完全骨折：指骨的完整性和连续性被全部中断。完全骨折按骨折线的方向和形态分为横行骨折、斜行骨折、螺旋形骨折、粉碎性骨折、嵌插骨折、压缩骨折、骨骺分离及凹陷性骨折。

3. **依据骨折端稳定程度分类**

(1)稳定性骨折：指骨折端不易移位或复位后不易再发生移位，如青枝骨折、裂纹骨折、嵌插骨折等。

（2）不稳定性骨折：指骨折端易移位或复位后容易再次发生移位，如粉碎性骨折、斜行骨折等。

三、骨折端移位

多数骨折的断端均有不同程度的移位，常见的有 5 种，且几种移位可同时存在。①成角移位：两骨折端的纵轴交叉成角。②侧方移位：以近侧骨折端为准，远侧骨折端向前、后、内、外的侧方移位。③缩短移位：两骨折端相互重叠或嵌插，使其缩短。④分离移位：两骨折端在纵轴上相互分离，形成间隙。⑤旋转移位：远侧骨折端围绕骨的纵轴旋转。

四、骨折的临床表现

大多数骨折一般只引起局部症状，严重的骨折和多发性骨折可引起全身反应。

1. 全身表现

（1）休克：骨折时发生的休克主要是出血所致，特别是骨盆骨折、多发性骨折和股骨骨折，其出血量可达 2000 mL 以上。严重的开放性骨折或者并发重要内脏器官损伤时，亦可导致休克。

（2）发热：骨折后，患者一般体温正常。出血量较大的骨折，血肿吸收时可出现低热，一般不超过 38.0 ℃。开放性骨折如果出现高热，应考虑感染。

2. 局部表现

（1）一般表现：主要有局部疼痛、肿胀和功能障碍。骨折局部剧烈疼痛，特别是移动患肢时加剧，伴有明显压痛，骨折时骨膜、骨髓以及周围组织血管破裂出血，在骨折处形成血肿，同时软组织损伤导致水肿，使患肢肿胀明显，甚至出现皮下瘀斑和张力性水疱。患肢活动受限，如为完全性骨折，可使受伤的肢体活动能力完全丧失。

（2）特有体征：畸形（如骨折端缩短、成角或旋转移位）、异常活动、骨擦音或骨擦感，具有以上 3 个骨折特有体征之一者，即可诊断为骨折。

（3）X 线检查：凡疑为骨折者，应常规进行 X 线摄片检查，可了解骨折的类型和骨折端移位情况，以指导治疗，并可显示难以发现的不完全性骨折、关节内骨折、深部骨折和小的撕脱骨折等。X 线检查对骨折的诊断和治疗有重要价值。

3. 并发症

（1）早期并发症：①休克，多为大出血或重要脏器损伤所致。②脂肪栓塞综合征，多见于成人，骨折处髓腔被破坏，骨髓的脂肪滴进入破裂的静脉窦内，可引起肺栓塞及脑栓塞，患者可出现呼吸困难、发绀、烦躁不安甚至昏迷和死亡，胸部 X 线检查可见广泛性肺实变。③重要内脏器官损伤，如肝、脾破裂，肺、膀胱、尿道及直肠损伤等。④周围组织损伤，可出现周围血管、神经损伤，脊柱骨折和脱位可引起脊髓损伤。⑤骨筋膜室综合征，指由骨、骨间膜、肌间隔及深筋膜共同形成的骨筋膜室内的肌肉和神经因急性缺血而产生的一系列早期症候群，多见于前臂掌侧和小腿，常由创伤后血肿、组织水肿或外包扎过紧、局部压迫等使骨筋膜室内压力增高所致，当压力达到一定程度时，可使供应肌肉的小动脉闭塞，导致肌挛缩、坏疽，重者可导致心律失常、休克和急性肾衰竭等。

（2）晚期并发症：①坠积性肺炎，主要见于长期卧床患者，尤其是年老体弱和伴有慢性疾病的患者。②压疮，多发生于骶尾部、髋部及足跟部，为局部血液循环障碍所致，常成为全身感染的来源。③下肢深静脉血栓形成，常见于下肢骨折或骨盆骨折，创伤后血液高凝，加上长时间制动，静脉血液回流缓慢，容易发生血栓。④缺血性肌挛缩，为骨折最严重的并发症之一，典型畸形为爪形手和爪形足，是骨筋膜室综合征处理不当的严重后果。⑤其他，如感染、损伤性骨化、缺血性骨坏死、关节僵硬、创伤性关节炎等。

五、骨折的愈合

1. 愈合过程

（1）血肿机化演进期：骨折导致髓腔、骨膜下及周围组织血管破裂出血，在骨折部位形成血肿。伤后6~8小时，由于凝血系统的激活，血肿凝结成血块，严重的损伤和血管断裂使骨折端缺血，导致部分软组织和骨组织坏死，引起骨折处无菌性炎症反应。缺血和坏死的细胞释放产物引起局部血管扩张、渗出、水肿及炎性浸润。中性粒细胞、单核细胞和巨噬细胞侵入血肿的骨坏死区，清除血凝块、坏死软组织及死骨，使血肿机化形成肉芽组织，并逐渐转化为纤维结缔组织，连接骨折两端，大约在骨折后2周完成。同时，骨折端附近的成骨细胞伤后不久即开始活跃增生，1周后开始形成与骨干平行的骨样组织，并逐渐增厚。

（2）原始骨痂形成期：骨内、外膜的成骨细胞大量增生，新生血管长入，使骨折端附近形成的骨样组织逐渐骨化，形成新骨，称为膜内成骨。紧贴骨皮质内外形成的新骨，称为内骨痂和外骨痂。骨折断端之间和髓腔内的纤维组织逐渐转化为软骨组织，随着成骨细胞侵入软骨基质，软骨细胞变性、凋亡，软骨基质钙化而骨化，即软骨内成骨，形成连接骨痂。内、外骨痂和连接骨痂相连，形成桥梁骨痂，标志着原始骨痂形成。这些骨痂不断钙化加强，当其足以抵抗旋转力、剪力及肌收缩时，达到临床愈合，需要4~8周。此时，X线可见骨折处梭形骨痂影，隐约可见骨折线。

（3）骨痂改造塑形期：原始骨痂被板层骨所代替，使骨折部位形成骨性连接，需8~12周。此时，骨髓腔重新沟通，骨折处恢复正常结构，骨折痕迹在组织学和放射学上完全消失。

2. 骨折临床愈合的标准　①局部无压痛及纵向叩击痛。②局部无异常活动。③X线显示骨折处有连续性骨痂，骨折线模糊。④拆除外固定后，可有一定负重能力，连续观察2周，骨折处不变形。

3. 影响骨折愈合的因素

（1）全身因素：儿童愈合快，老年人及患有慢性疾病者愈合时间明显延长。

（2）局部因素：骨折的类型和数量、骨折部位的血液供应、软组织的损伤程度、是否有软组织嵌入及感染等，都对骨折的愈合有一定的影响。

（3）治疗方法的影响：反复多次的手法复位、骨折固定不牢固、牵引治疗时牵引力过大、过早或不恰当的功能锻炼，均能影响骨折的愈合。开放性骨折清创时清除过多碎骨片，切开复位时剥离过多软组织和骨膜，影响骨折端的血供，亦可导致骨折延迟愈合或不愈合。

六、骨折的治疗要点

1. 骨折的急救　骨折急救的目的是用简单而有效的方法抢救患者生命，保护患肢，安全而迅速地转运患者，以便获得妥善处理。

(1)抢救休克：首先检查患者全身情况，如为休克状态，应注意保温，尽量减少搬动，有条件时立即输液、输血。发生昏迷者，应注意保持其呼吸道通畅。

(2)包扎伤口：对于开放性骨折，伤口出血绝大多数可用加压包扎止血；如骨折端戳出伤口，并已被污染，且未压迫血管、神经者，则不应进行复位，以免将污物带到伤口深部。

(3)妥善固定：固定是骨折急救的重要措施。固定的目的在于：①避免在搬运时加重软组织、血管、神经或内脏等的损伤。②减少骨折端活动，以减轻患者疼痛。③便于运送。

(4)迅速转运：经初步处理及妥善固定后，尽快转运至就近医院治疗。

2. 治疗原则　骨折治疗的三大原则为复位、固定和康复治疗。

(1)骨折的复位：指将移位的骨折端恢复正常或接近正常的解剖关系，重建骨的支架作用，包括手法复位和切开复位。复位是治疗骨折的首要步骤，也是骨折愈合的必要条件。

(2)骨折的固定：指将骨折维持在复位后的位置，使其在对位良好的情况下牢固愈合，包括内固定和外固定。固定是骨折愈合的关键。

(3)康复治疗：在不影响固定的前提下，应尽快恢复患肢肌肉、肌腱、韧带等软组织的舒缩活动。早期合理的功能锻炼是防止并发症发生和尽早恢复功能的重要保证。

第二节　常见骨折

一、锁骨骨折

【病因及发病机制】

锁骨骨折好发于青少年，多为间接暴力引起，如肩部着地或手、肘部着地，暴力传至锁骨所致。锁骨骨折多发生在中段，如移位明显，可引起臂丛神经损伤。

【临床表现】

锁骨骨折后出现局部肿胀、瘀斑，肩关节活动时疼痛加重，患者常用健手托住肘部，减少肩部活动引起的疼痛，检查时可扪及骨折端，有局部压痛及骨摩擦感。注意上肢的神经功能及血供情况，以判断有无臂丛神经及锁骨下血管损伤。X线摄片可发现无移位及儿童的青枝骨折。

【治疗要点】

1. 儿童的青枝骨折和成人的无移位骨折　可不做特殊治疗，用三角巾悬吊患肢3～6周后，开始肩关节活动；有移位的中段骨折，应采用手法复位，以横形"8"字绷带固定。

2. 可考虑切开复位内固定的情况 ①患者不能忍受绷带固定的痛苦。②复位后再次移位，影响外观。③开放性骨折。④合并血管、神经损伤。⑤陈旧性骨折不愈合。⑥锁骨外端骨折，合并喙锁韧带断裂。

二、肱骨干骨折

肱骨干骨折是指肱骨外科颈下 1～2 cm 至肱骨髁上 2 cm 段内的骨折。肱骨干中、下 1/3 段后外侧有桡神经沟，桡神经经内后方紧贴骨面斜向外前方进入前臂，如此处发生骨折，易导致桡神经损伤。

【病因及发病机制】

肱骨干骨折可由直接暴力或间接暴力引起。直接暴力常由外力作用于肱骨干中部，导致横行骨折或粉碎性骨折；间接暴力常因手部或肘部着地，力向上传导，导致肱骨干中、下 1/3 骨折。

【临床表现】

受伤后，上臂疼痛、肿胀、畸形，可见皮下瘀斑及上肢活动障碍。检查时，可见假关节活动、骨摩擦感、骨传导音减弱或消失。如合并桡神经损伤，可出现垂腕、掌指关节不能背伸、拇指不能伸、手背桡侧皮肤感觉减退或消失、前臂旋后障碍。X 线摄片可以确定骨折的类型以及移位方向。

【治疗要点】

1. 手法复位外固定 大多数肱骨干横行骨折或短斜行骨折可采用手法复位后以小夹板或石膏进行外固定的治疗方式。

2. 切开复位内固定 采用切开复位内固定术的指征为：①合并血管、神经损伤。②骨折有分离移位或骨折端有软组织嵌入。③同一肢体有多处骨折。④反复手法复位失败，骨折端对位、对线不良，估计愈合后影响功能。⑤陈旧骨折不愈合。⑥影响功能的畸形愈合。⑦8～12 小时内污染不重的开放性伤口。

3. 康复治疗 肱骨干骨折无论采取何种治疗方式，均应早期进行康复治疗。在锻炼过程中，要注意检查骨折对位、对线及愈合情况。

三、桡骨远端骨折

桡骨远端骨折是指距桡骨远端关节面 3 cm 以内的骨折。

【病因及发病机制】

桡骨远端骨折多为间接暴力引起，因跌倒时手部着地，暴力向上传导，导致桡骨远端骨折。

【临床表现】

1. 伸直型骨折(科利斯骨折) 多为跌倒时腕关节背伸位、手掌着地、前臂旋前而受伤，表现为局部肿胀、疼痛及典型的畸形姿势，即侧面看呈"银叉样"畸形，正面看呈"枪刺样"畸形。检查时，局部有明显压痛，腕关节活动障碍。X线检查可见骨折近端掌侧移位，远端向桡、背侧移位。

2. 屈曲型骨折(史密斯骨折)　常因跌倒时腕关节屈曲、手背着地引起，表现为腕部下垂、腕背侧皮下瘀斑、局部肿胀，腕部活动障碍。检查时，局部压痛明显。X线检查可见典型移位，近端向背侧移位，远端向掌侧、桡侧移位。

3. 桡骨远端关节面骨折伴腕关节脱位(巴顿骨折)　在腕背伸、前臂旋前位跌倒时，手掌着地，暴力经过腕骨传导撞击桡骨关节背侧而发生的骨折，腕关节向背侧移位，表现为与科利斯骨折相似的"银叉样"畸形及体征。X线检查可见典型移位。

【治疗要点】

桡骨远端骨折主要采取手法复位、夹板或石膏固定。严重粉碎性骨折或复位后不稳定者，可行切开复位内固定。

四、股骨颈骨折

【病因及发病机制】

股骨颈骨折往往是在滑倒时身体发生扭转倒地，间接暴力传导至股骨颈而发生的骨折，多见于中、老年人，与骨质疏松所致的骨质量下降有关。

【分类】

1. **按骨折线的部位分类**　①股骨头下骨折：骨折线位于股骨头下，易发生股骨头缺血、坏死。②经股骨颈骨折：骨折线位于股骨颈中部，易发生骨折不愈合或股骨头缺血、坏死。③股骨颈基底部骨折：骨折线位于股骨颈与大、小转子间的连线处，骨折容易愈合。

2. **按移位程度分类**　①不完全骨折：仅有部分出现裂纹。②完全骨折但无移位。③完全骨折部分移位：股骨头与股骨颈有一定的接触。④完全移位的骨折。

3. **按X线表现分类**　股骨颈骨折可分为内收骨折(属于不稳定骨折)和外展骨折(属于稳定骨折)。

【临床表现】

中、老年人有明确的摔倒史，髋部疼痛，下肢活动障碍，不能站立或行走，应怀疑股骨颈骨折的可能，有时伤后并不立即出现症状，数天后才出现髋部疼痛，活动后加重。检查时，可见患肢外旋畸形，患肢缩短，局部压痛及叩击痛。髋部正侧位X线检查可明确骨折的部位、类型及移位情况，是选择治疗方法的重要依据。

【治疗要点】

对于无明显移位的骨折、稳定性骨折，以及年龄过大或合并有严重心、肺、肝、肾等功能障碍者，可选择非手术治疗。内收型和有移位的骨折、65岁以上老年人的股骨头下型骨折、青少年的股骨颈骨折、股骨颈陈旧骨折不愈合者，应采取手术治疗。

五、股骨干骨折

股骨干骨折是指转子下、股骨髁上之间的骨折。股骨干血运丰富，发生骨折后常因大量失血导致休克，同时因为强大暴力易引起周围肌肉及筋膜损伤，可导致膝关节活动受限。

【病因及发病机制】

直接暴力(如重物打击、车轮碾压)直接作用于股骨，易引起横行骨折或粉碎性骨折，周围软组织损伤严重；间接暴力(如高处坠落伤、机器扭转伤)常导致股骨干斜行骨折或螺旋形骨折，周围软组织损伤较轻。

【临床表现】

股骨干骨折可根据伤后骨折的特征做出诊断，X线检查可明确骨折的部位、类型及移位情况。股骨下 1/3 段骨折时，有可能损伤腘动脉、腘静脉以及胫神经、腓总神经，体格检查时，要检查远端肢体的血液循环及感觉、运动功能。股骨干骨折尤其是合并多处骨折或双侧股骨干骨折时，随时有发生休克的可能，应注意患者的生命体征变化。

【治疗要点】

对比较稳定的股骨干骨折而软组织条件不好者，宜采取非手术治疗；非手术治疗失败、多处骨折、合并血管及神经损伤、无污染或污染轻的开放性骨折、陈旧骨折不愈合或畸形愈合导致功能障碍以及不能长期卧床的老年人，需要行手术治疗。

六、胫腓骨干骨折

【病因及发病机制】

由于胫、腓骨表浅，又是负重的主要骨，因此易遭受直接暴力损伤。胫腓骨干骨折占全身骨折的 6.8% 左右。不同损伤因素可引起不同形状的胫腓骨干骨折，如重物撞击、车轮碾压等，可引起骨同一平面的横行骨折、短斜行骨折或粉碎性骨折；如合并软组织开放伤，则为开放性骨折；从高处坠落，足着地，身体发生扭转时，可引起胫、腓骨螺旋形骨折或斜行骨折；若为双骨折，腓骨的骨折线常较胫骨的骨折线高，有时在胫骨下 1/3 的斜行骨折经力的传导，可致腓骨颈骨折。

【临床表现】

胫腓骨干骨折可分为 3 种类型：①胫腓骨干双骨折。②单纯胫骨干骨折。③单纯腓骨干骨折。临床上，胫腓骨干双骨折多见，表明所受的暴力大，骨和软组织损伤严重，并发症多，治疗有一定困难。单纯腓骨干骨折少见，因小腿外侧的直接暴力引起，如足球运动时被踢伤，多不发生明显移位，预后好。单纯胫骨干骨折也较少见，多为比较轻的直接暴力引起，由于腓骨的支撑，因此常不发生明显移位。

【治疗要点】

胫腓骨干骨折的治疗目的是矫正成角、旋转畸形,恢复胫骨上、下关节面的平行关系,恢复肢体长度。

无移位的胫腓骨干骨折,可采用小夹板或石膏固定。有移位的横行骨折或短斜行骨折,宜采用手法复位后以小夹板或石膏固定,固定期间应注意夹板和石膏的松度,并定时行 X 线检查。

不稳定的胫腓骨干双骨折,可采用根骨结节牵引,纠正短缩畸形后,于手法复位后以小夹板固定;6 周后,取消牵引,改用石膏固定;10～12 周后,可扶双拐下地部分负重行走。

目标检测

一、名词解释

1. 骨折　2. 骨筋膜室综合征

二、填空题

1. 骨折的愈合过程分成 3 个阶段:＿＿＿＿＿＿、＿＿＿＿＿＿、＿＿＿＿＿＿。

2. 骨折早期的并发症为＿＿＿＿＿＿、＿＿＿＿＿＿、＿＿＿＿＿＿、＿＿＿＿＿＿、

＿＿＿＿＿＿。

3. 骨折晚期的并发症为＿＿＿＿＿＿、＿＿＿＿＿＿、＿＿＿＿＿＿、＿＿＿＿＿＿、

＿＿＿＿＿＿。

4. 骨折治疗的 3 大原则是＿＿＿＿＿＿、＿＿＿＿＿＿、＿＿＿＿＿＿。

三、简答题

1. 简述骨折的临床愈合标准。

2. 骨折的急救措施主要包括哪些?

四、选择题

1. 患者骨折后早期由于严重创伤刺激或大量出血,易致(　　)。

　　A. 脂肪栓塞综合征　　　B. 重要内脏器官损伤　　　C. 感染

　　D. 坠积性肺炎　　　　　E. 休克

2. 运动员百米赛跑途中突然闻及左膝撕裂声,然后倒地,体格检查时左膝不能主动伸,X 线片显示髌骨断折。考虑造成骨折的原因是(　　)。

　　A. 直接暴力　B. 间接暴力　C. 病理性骨折　D. 肌肉拉力　E. 积累性劳损

3. 骨折后,最易发生骨缺血性坏死的部位是(　　)。

　　A. 股骨头　　B. 肱骨头　　C. 桡骨远端　　D. 锁骨远端　　E. 胫骨内髁

(选择题答案:1. E,2. D,3. A)

(郭　慧　叶建峰)

第二章　颈肩痛和腰腿痛

学习目标

熟悉： 颈肩痛和腰腿痛的临床表现、主要辅助检查。
了解： 颈肩痛和腰腿痛的病因、治疗原则。

颈肩痛和腰腿痛是临床常见症状，前者指颈、肩、肩胛等处疼痛；后者指下腰、腰骶、臀部等处的疼痛。颈肩痛和腰腿痛的病因复杂，以损伤为多，临床表现多样化，病程长，治疗较困难。本章主要介绍引起此类症状的几种常见疾病。

第一节　颈椎病

颈椎病是指颈椎间盘退行性变及其继发性椎间关节退行性变所导致的脊髓、神经、血管损害，从而出现的相应症状和体征。

【病因及发病机制】

1. **颈椎间盘退行性变**　为颈椎病最基本的病因。

2. **损伤**　急性损伤可使退行性变的颈椎和椎间盘损害加重，慢性损伤可加速已退行性变颈椎的病变过程而提前出现症状。

3. **颈椎先天性椎管狭窄**　由于椎管矢状径变小，即使退行性变比较轻，也可出现压迫症状而发病。

【临床表现】

1. **神经根型颈椎病**　由神经根受刺激或压迫所致，临床上最常见，开始时表现为颈肩痛，短期内加重，并向上肢放散，可有皮肤感觉异常、手指动作不灵活及上肢肌力下降等表现。检查时，可见患侧颈部肌痉挛，横突、斜方肌及三角肌压痛，患肢外展、后伸及上举受限，上肢牵拉试验阳性（方法为检查者以一手扶患者的患侧颈部，用另一手握患侧腕部，向相反方向牵拉，因臂丛神经被牵张，刺激受压的神经根而出现放射痛），压头试验阳性（方法为让患者取端坐位，头后仰并偏向患侧，检查者用手掌在其头顶加压，出现颈部疼痛并向患手放射）。

2. **脊髓型颈椎病**　占颈椎病的 $10\%\sim15\%$，主要病因为后突的髓核、椎体后缘骨赘、增生的黄韧带及后纵韧带钙化等，早期表现为四肢乏力、行走及持物不稳，随着病情发展，可出现自上而下的上运动神经元性瘫痪。

3. **交感神经型颈椎病**　①交感神经兴奋表现：如头痛、头晕（颈部转动时加重）、视物模糊、视力下降、心律不齐、心跳加速、心前区疼痛、血压升高、头颈部出汗异常、耳鸣、听力下降等。②交感神经抑制表现：如头晕、鼻塞、心动过缓、血压下降及腹胀等。

4.椎动脉型颈椎病 ①眩晕：主要症状，表现为旋转性、浮动性或摇晃性。②头痛：主要表现为顶枕部及枕部疼痛，多为发作性胀痛。③视觉障碍：表现为突发性弱视或失明、复视，短期内可自行恢复。④猝倒：常在头部突然旋转或屈伸时发生，倒地以后再站起，可继续正常活动。⑤其他：可有不同程度的运动障碍、感觉障碍及精神症状。

【实验室及其他检查】

1.神经根型颈椎病 X线平片可显示颈椎生理前凸消失、椎体前后缘骨质增生、椎间隙变窄、椎间孔狭窄等改变，CT或MRI检查可了解椎间盘突出、椎管及神经根管狭窄、脊神经受压情况。

2.脊髓型颈椎病 X线平片表现与神经根型颈椎病相似，CT及MRI检查可显示脊髓受压情况，脑脊液动力学及生化分析可了解椎管通畅情况。

【治疗要点】

1.非手术治疗 包括颌枕带牵引、颈托和围领、推拿按摩、物理治疗、用药等治疗方法。

2.手术治疗 经非手术治疗无效、反复发作者，或为脊髓型颈椎病，适宜于行手术治疗。手术治疗分为前路手术、前外侧手术及后路手术。

第二节 肩关节周围炎

肩关节周围炎，简称肩周炎，是指肩关节周围软组织、滑囊及关节囊的慢性炎症，俗称"五十肩"。其临床以肩关节疼痛、活动受限为特点，影像学检查显示关节腔变窄和轻度骨质疏松。

【病因及发病机制】

1.肩部因素 软组织退行性变、承受能力减弱是基本病因；过度活动、姿势不良是诱发因素；肩部外伤治疗不当，导致肩周组织粘连、萎缩，可使发病率上升。

2.肩外因素 肩部牵涉痛长期不愈，可导致肩关节周围炎；内分泌紊乱，可能会引起关节囊挛缩等。

【临床表现】

肩关节周围炎多发生于50岁左右，常缓慢发病，女性发病率略高于男性；疼痛以肩袖间隙区、肱二头肌长腱压痛为主，肩关节各方向活动有不同程度的受限，以外旋、外展、后伸时疼痛为重。体格检查时可见肩关节周围广泛压痛、活动受限、三角肌萎缩等。

【实验室及其他检查】

X 线片显示有不同程度的骨质疏松；MRI 检查可见关节囊增厚，>4 mm 时，对肩关节周围炎的诊断有特异性。

【治疗要点】

进行肩关节的主动活动，早期可给予物理治疗、针灸、按摩，以改善症状；疼痛明显者，可短期口服非甾体抗炎药；痛点局限者，可局部注射醋酸泼尼松龙。上述治疗无效者，可考虑行手术治疗。

第三节　腰椎间盘突出症

腰椎间盘突出症是因腰椎间盘的纤维环破裂，髓核突出压迫或刺激神经根、马尾神经引起的一种综合征，是腰腿痛最常见的原因之一，以腰 4～腰 5、腰 5～骶 1 椎间隙发病率最高。

【病因及发病机制】

成年后的腰椎间盘退行性变是腰椎间盘突出症的基本发病因素。腰部的急、慢性损伤，尤其是积累伤，是腰椎间盘变性的主要发现因素；妊娠也可增加腰椎间盘损害的机会。此外，腰椎间盘突出症还与遗传因素有关。

【临床表现】

1. 症状　腰痛是大多数患者最早出现的症状，呈下腰部感应痛；坐骨神经痛最为多见，典型表现为从下腰部开始向臀部、大腿后方、小腿外侧直到足部的放射痛；马尾神经受压时，可出现大小便障碍、鞍区感觉异常。

2. 体征　腰部活动受限，以前屈受限最明显；压痛及骶棘肌痉挛；腰椎侧凸，具有辅助诊断价值；约 90% 的患者可出现直腿抬高试验及加强试验阳性（检查时，嘱患者仰卧、伸膝，被动抬高患肢，抬高在 60° 以内即出现坐骨神经痛者，为直腿抬高试验阳性；阳性患者缓慢降低患肢高度直至放射痛消失，背屈患肢踝关节，如再次出现放射痛，则为加强试验阳性）。另外，患者还可出现感觉异常、肌力下降以及反射异常等表现。

【实验室及其他检查】

X 线平片可见脊柱退行性改变，并可发现有无结核、肿瘤等情况，但不能直接反映是否存在腰椎间盘病变；CT 和 MRI 检查可了解椎管及椎间盘病变，对本病有一定的诊断价值；肌电图可了解神经损害情况。

【治疗要点】

非手术治疗适用于腰椎间盘突出症初次发作或病程较短者、休息后可缓解者、X

线检查无椎管狭窄者，治疗方法包括绝对卧床休息、持续牵引、物理治疗、按摩、硬膜外注射皮质激素以及髓核化学溶解法等。非手术治疗无效或马尾神经受压者，可考虑行髓核摘除术等手术治疗。

【预防】

嘱患者应避免久坐及不正确的工作姿势，如弯腰取物时可采取屈髋、屈膝下蹲的方式，并避免急转、猛蹲、骤起等动作；加强腰背肌功能锻炼，每日3～4次，每次20～40分钟；告知患者可佩戴腰围支具，以减少腰部活动，减轻腰部肌肉劳损，缓解腰椎间隙内的压力。

目标检测

一、名词解释

1. 颈椎病　　2. 腰椎间盘突出症

二、简答题

1. 简述直腿抬高试验的检查方法。

2. 颈椎病的临床分型包括哪几种？

三、选择题

1. 临床表现为头痛、心跳加速、视力下降、头晕等症状的，属于（　　）颈椎病。

　　A. 交感神经型　　B. 神经根型　　C. 颈型　　D. 椎动脉型　　E. 脊髓型

2. 颈椎病最严重的类型是（　　）。

　　A. 神经根型　　B. 脊髓型　　C. 交感神经型　　D. 颈型　　E. 椎动脉型

3. 一般牵引可从（　　）开始。

　　A. 4～5 kg　　B. 7 kg　　C. 8 kg　　D. 9 kg　　E. 10 kg

4. 以下关于肩关节周围炎的描述，错误的是（　　）。

　　A. 女性多于男性　　　　　　B. 左侧多于右侧

　　C. 青少年患者多于中老年患者　　D. 三角肌有轻度萎缩

　　E. 肩关节外展、外旋、后伸受限

5. 患者，女，51岁，右肩痛半年，活动受限，近来自觉梳头困难。检查：右肩活动受限，肩周肌肉萎缩，局部明显压痛，X线片无异常。应考虑的诊断是（　　）。

　　A. 肩关节周围炎　　B. 类风湿关节炎　　C. 骨关节炎

　　D. 肩部肿瘤　　　　E. 肩关节结核

（选择题答案：1. A，2. B，3. A，4. C，5. A）

（郭　慧）

第十一篇

神经系统疾病

神经系统是人体最精细、结构和功能最复杂的系统，它接受体内、外环境变化的信息，进行整合活动后，通过神经和体液传出，调整其他各系统、各器官的功能，以适应环境的变化而保持机体的完整和统一。

神经系统可分为中枢神经系统(central nervous system)和周围神经系统(peripheral nervous system)两部分。中枢神经系统由脑、脊髓组成，周围神经系统由脑神经、脊神经组成。神经系统指挥和协调躯体的运动、感觉和自主神经功能，感受机体内、外环境传来的信息并做出反应，参与人的意识、学习、记忆、综合分析等高级神经活动。根据主司的功能不同，神经系统又可分为躯体神经系统和自主神经系统，前者主要调整人体，使之适应外界环境变化；后者主要调节其他系统和器官，即稳定机体的内环境。下丘脑是大脑皮质调节下的自主神经中枢，并调控垂体激素的释放。

第一章　神经系统疾病概述

学习目标

熟悉： 神经系统疾病的常见症状及相关检查。
了解： 神经系统疾病的病因和防治方法。

神经系统疾病（nervous system disease）达数百种，其主要表现为运动、感觉、反射及自主神经功能障碍。神经系统疾病的诊断包括定向诊断、定位诊断及定性诊断。

一、神经系统疾病的病因

神经系统疾病的病因包括感染、中毒、外伤、肿瘤、变性、遗传因素、血管改变、代谢障碍、免疫异常、先天畸形等。

1. **血管病变**　包括各种原因引起的脑和脊髓的血管疾病，主要有脑血管疾病、高血压脑病、脑血管畸形、脊髓梗死、脊髓出血等。

2. **感染**　病原微生物，如细菌、病毒、真菌、寄生虫、衣原体等，可引起急性化脓性脑膜炎、颅内脓肿、流行性乙型脑炎、单纯疱疹脑炎及脊髓炎等。

3. **肿瘤**　包括起源于颅内各种组织的原发性肿瘤和其他部位转移到颅内的继发性肿瘤，主要有胶质瘤、脑膜瘤、生殖细胞瘤、脑转移瘤、垂体瘤、神经鞘瘤、脊髓肿瘤等。

4. **外伤**　任何直接或间接外力作用于头颅、脊髓和周围神经，均可造成神经系统的损伤，主要有脑震荡、脑挫裂伤、硬膜外血肿、硬膜下血肿、脑内血肿、脊髓挫裂伤、周围神经损伤等。

5. **变性和遗传**　常见的疾病有阿尔茨海默病、皮克病、结节性硬化、帕金森病、肝豆状核变性、遗传性共济失调、运动神经元病、脊髓空洞症等。

6. **中毒**　许多生物毒素、金属毒素、有机化合物都可能引起神经系统损伤。

7. **先天性发育异常**　如颅裂和脊柱裂、扁平颅底、颅底压迹、椎管狭窄、脑性瘫痪等。

8. **代谢**　包括糖代谢、脂类代谢、氨基酸和有机酸代谢、核酸代谢、脂蛋白代谢等。

9. **其他**　自身免疫、营养障碍、其他系统病变继发神经系统损伤，都是重要的神经系统疾病的致病因素。

二、神经系统疾病的常见表现

神经系统结构及功能受到损害，在临床上会产生相应的症状、体征或综合征。同一病因损害神经系统不同部位时，临床表现可迥然不同；不同的病因损害同一部位时，神经定位表现又可基本或完全相同。

神经系统疾病的临床表现根据发病机制可分为4类。

1. **缺损表现**　神经组织受损，使正常神经功能减弱或缺失，如主侧半球脑梗死可导致对侧肢体偏瘫、偏身感觉障碍和失语；面神经炎时，可引起同侧面肌瘫痪。

2. **刺激表现**　神经结构受激惹后产生的过度兴奋表现，如大脑皮质运动区刺激性病变引起部分性运动性发作，腰椎间盘突出引起坐骨神经痛等。

3. **释放表现**　中枢神经系统受损，使其对低级中枢的控制功能减弱，从而使低级中枢的功能表现出来。比如，上运动神经元损害而出现的锥体束征，表现为肌张力增高、腱反射亢进和巴宾斯基征阳性。

4. **断联休克表现**　指中枢神经系统局部发生急性严重病变时，引起与之功能相关的远隔部位的神经功能短暂缺失，如较大量脑出血急性期，偏瘫肢体呈现肌张力减低、腱反射消失和巴宾斯基征阴性，即所谓的脑休克；急性脊髓横贯性病变时，受损平面以下同样表现为如上的弛缓性瘫痪，即所谓的脊髓休克；休克期过后，逐渐出现神经缺损表现及释放表现。

三、神经系统疾病的相关检查

1. **运动功能检查**

(1)肌容积：观察双侧对称部位肌肉外形或体积，注意有无假性肥大和萎缩。

(2)肌力：指肌肉收缩力。检查时，让患者做肢体屈伸运动，再从反方向施加阻力，测试患者克服阻力的力量，测试上、下肢伸肌和屈肌的肌力，以及双手的握力和分指力等，注意两侧肢体的对比。须排除因疼痛、关节强直或肌张力过高所致的活动受限。肌力通常分为6级，随意运动功能降低或丧失，即肌力的减退或丧失，称为瘫痪。0级：完全瘫痪，无肌肉收缩；1级：有肌肉收缩，但不能产生肢体动作；2级：肢体能在床面移动，但不能抬起；3级：肢体可抬离床面，但不能抵抗阻力；4级：能抵抗部分阻力，但不完全；5级：正常肌力。根据病变的部位不同，瘫痪可分为上运动神经元性(中枢性)瘫痪和下运动神经元(周围性)瘫痪。

(3)肌张力：指肌肉松弛状态下的肌肉紧张度和被动运动时遇到的阻力。检查时，触摸肌肉测试其硬度，并测试完全放松的肢体被动活动时的阻力大小，两侧对比，观察患者有无肌张力增强或减弱。

(4)共济运动：首先观察患者做各种精细动作(如穿衣、系纽扣、写字)时的表现，动作是否协调，再进行指鼻试验、跟膝胫试验、轮替运动、龙贝格征检查等。平衡与共济运动除与小脑有关外，尚有深感觉参与，故检查时应睁、闭眼各做1次。

(5)不自主运动：指随意肌不自主收缩所产生的一些无目的的异常运动，多为锥体外系受损所致，可表现为震颤、肌纤维震颤和肌束震颤、抽搐、舞蹈样动作等。

2. **感觉功能检查**　要求患者清醒、合作，并力求客观，先让患者了解检查的方法和要求，然后闭目，嘱其受到感觉刺激后立即回答。可取与神经路径垂直的方向（四肢环行，躯干纵行），自内向外或自上向下依次检查；各关节上、下和四肢内、外侧面及远、近端均要查到，并两侧对比。

(1)浅感觉：包括痛觉、触觉、温度觉。

(2)深感觉：包括运动觉、位置觉和振动觉。

(3)复合感觉：包括实体觉、两点辨别觉、定位觉和图形觉等。

3. 自主神经功能检查

(1)观察皮肤颜色和温度：注意有无皮肤发白、水肿、溃疡、压疮等，以了解血管功能。

(2)毛发、指甲营养状况：注意皮肤质地是否正常，有无粗糙、发亮、变薄、增厚、脱落溃疡或压疮等，毛发有无稀少、脱落，指甲有无起纹、枯脆、裂痕等。

(3)膀胱和直肠功能：了解排尿有无费力、急迫和尿意，有无尿潴留和残留尿，以及每次排尿的尿量，了解有无大便失禁或便秘。

四、神经系统疾病的防治

1. 神经系统疾病的预防

(1)对先天性疾病和遗传性疾病的预防：杜绝近亲结婚，进行婚前检查和产前检查，加强生育健康教育，注意围生期保健，对有遗传性疾病家族进行婚前监控，减少遗传性疾病的发生。

(2)对可干预病因的预防：如预防外伤、感染、营养障碍、中毒等，加强自我防护，注意安全生产，增强体育锻炼，养成健康的生活习惯和饮食习惯，避免或减少相关神经系统疾病的发生。

(3)对已知病因的预防：如高血压、糖尿病、血脂异常是脑血管疾病的危险因素，对它们进行积极治疗，可降低脑血管疾病的发生率和死亡率。

(4)对已发疾病的预防：防止复发，减少致残率，如对脑血管疾病进行针对性的治疗，可有效减少其复发，提高患者的生活、工作能力。

2. 神经系统疾病的治疗　应采取综合治疗措施，主张给予个体化治疗，将一般治疗和早期治疗相结合、对因治疗和对症治疗相结合、现代治疗手段和传统治疗方法相结合，加强康复治疗、心理治疗和护理。

目标检测

一、名词解释

1. 肌力　2. 肌张力　3. 瘫痪

二、简答题

1. 神经系统疾病的常见临床表现有哪些？

2. 肌力分为哪几级？

（杨淑丽）

第二章 急性脑血管疾病

🔘 学习目标

掌握： 急性脑血管疾病的临床表现。

熟悉： 急性脑血管疾病的概念、分类和防治原则。

了解： 急性脑血管疾病的病因、危险因素、实验室及其他检查、预防要点。

项目教学案例 41：

患者，男，56 岁，工人。因 1 小时前与人争吵后突然摔倒、神志不清而急诊入院。既往有高血压病史 10 余年。体格检查：体温 36.8 ℃，脉搏 88 次/分，呼吸 20 次/分，血压 200/160 mmHg。浅昏迷。双侧瞳孔等大等圆，直径约 3.0 mm，对光反射存在。口角歪向左侧。肥胖体型。CT 检查提示右基底节区可见均匀的高密度病灶。家属诉患者平时脾气急躁，降压药服用不规律，近 2 个月发现血糖升高。

工作任务 1：该患者最有可能患了何种疾病？

工作任务 2：应如何紧急处理？

第一节 急性脑血管疾病概述

急性脑血管疾病又称脑血管意外、脑卒中，是由急性脑部血液循环障碍导致的局限性或全面性脑功能缺损综合征。流行病学调查显示，脑卒中已成为我国居民首位致死病因，约 2/3 的存活者遗留瘫痪、失语等不同程度的残疾，给社会和家庭带来了沉重的负担和痛苦。

一、脑血管疾病的分类

脑血管疾病根据病变性质可分为出血性脑血管疾病和缺血性脑血管疾病两大类，前者包括脑出血和蛛网膜下腔出血；后者包括短暂性脑缺血发作、脑血栓形成及脑栓塞。其中，脑血栓形成最多见。

二、脑的血液供应

脑的血液由 2 组动脉系统供应，即颈内动脉系统和椎基底动脉系统。颈内动脉的主要分支有右眼动脉、脉络膜前动脉、后交通动脉、大脑前动脉及大脑中动脉，供应眼部和大脑半球前 3/5 部分的血液。椎基底动脉系统由椎动脉和基底动脉组成，椎动脉分支有脊髓后动脉、脊髓前动脉、延髓动脉、小脑后下动脉，基底动脉的分支主要有小脑前下动脉、迷路动脉、小脑上动脉和大脑后动脉。该系统供应大脑半球后 2/5 部分、丘脑、脑干和小脑的血液。

三、脑血管疾病的病因

1. 血管壁病变　以高血压性动脉硬化和动脉粥样硬化所致的血管损害最为常见，其次为多种原因所致的动脉炎，还有先天性血管疾病和各种原因所致的血管损伤以及药物、毒物、恶性肿瘤所致的血管病损等。

2. 心脏病和血流动力学改变　如高血压、低血压、血压的急骤波动、心瓣膜病、心肌病及心律失常，特别是心房颤动。

3. 血液成分改变及血液流变学异常　包括各种原因所致的高黏血症，以及凝血机制异常，特别是应用抗凝剂等。

4. 其他　包括空气、脂肪、癌细胞和寄生虫等栓子所致的栓塞，以及脑血管受压、外伤、痉挛等。

四、脑血管疾病的危险因素

1. 不可干预因素　包括年龄、性别、遗传因素和种族。

2. 可干预因素

(1)高血压：重要和独立的脑卒中危险因素。高血压与脑出血或脑梗死的发病危险性呈正相关，控制血压可显著降低脑卒中的发病率。

(2)心血管疾病：心房颤动、冠心病等各种原因所导致的心力衰竭均会增加短暂性脑缺血发作、脑卒中的发病率。

(3)糖尿病：脑卒中重要的危险因素。糖尿病与微血管病变、大血管病变、血脂异常及缺血性脑卒中的发生有关。

(4)无症状性颈动脉狭窄：缺血性脑卒中的重要危险因素，且狭窄程度与脑卒中的发病率正相关。

(5)吸烟：脑卒中重要的危险因素。

(6)血脂异常：与缺血性脑卒中发病率存在明显相关性。

(7)其他：包括不良饮食习惯（如大量饮酒、高盐饮食，以及果蔬、钾、鱼类摄入量少）、体力活动减少、超重与肥胖、高同型半胱氨酸血症，长期服用含雌激素的避孕药、寒冷气候等。

在可干预的危险因素中，高血压、心血管疾病、糖尿病发作和血脂异常是脑血管疾病发病最重要的四大危险因素。

五、脑血管疾病的预防

脑血管疾病目前缺乏有效的治疗方法，且死亡率和致残率较高，因此预防非常重要。脑血管疾病的预防包括一级预防和二级预防。①一级预防，为发病前的预防，是对存在可干预的危险因素的高危人群进行预防，为预防中最关键的一环，可有效地降低脑卒中的发生率。具体方法包括改变不健康的生活方式，积极治疗高血压、心血管疾病、糖尿病、血脂异常等相关疾病。②二级预防，是对已发生脑卒中或有短暂性脑缺血发作病史的个体预防脑卒中的复发，其主要目的是预防或降低再次发生脑卒中的危险和残疾率。

第二节　短暂性脑缺血发作

短暂性脑缺血发作(transient ischemic attack，TIA)指脑或视网膜局灶性缺血所致的、未发生急性梗死的短暂性神经功能缺失症状，临床症状多在数分钟至数小时内恢复，不遗留神经功能缺损症状和体征，并且无影像学脑梗死的证据。

【病因及发病机制】

短暂性脑缺血发作的发生与动脉粥样硬化、动脉狭窄、血液成分改变及血流动力学变化等因素有关，其发病主要有以下类型。

1. 微血栓　颈内动脉系统和椎基底动脉系统动脉硬化狭窄处的附壁血栓、硬化斑块及其中的血液分解物、血小板聚集物等游离脱落后，阻塞了脑部动脉，当栓子碎裂或向远端移动时，缺血症状消失。

2. 脑血流动力学改变　颈内动脉系统和椎基底动脉系统闭塞或狭窄时，如患者突然发生一过性血压过低，由于脑血流量减少，会导致短暂性脑缺血发作；血压回升后，症状会消失。心律不齐、房室传导阻滞、心肌损害亦可使脑局部血流量突然减少，从而引起短暂性脑缺血发作。

【临床表现】

短暂性脑缺血发作多见于中老年人，男性多于女性，多伴有高血压、糖尿病、血脂异常、冠心病等脑血管疾病的危险因素，具有突发性、发作性、短暂性、可逆性的临床特征。短暂性脑缺血发作的临床症状多种多样，其表现取决于受累部位血管的分布情况，累及颈内动脉系统者，有一侧肢体麻木无力、偏盲或单眼一过性黑矇、言语障碍等；累及椎基动脉系统者，有眩晕、构音不清、视物模糊或复视、共济失调、吞咽困难等。少数患者可有跌倒发作，发作时多无意识丧失，不留后遗症。

【实验室及其他检查】

短暂性脑缺血发作的 CT 或 MRI 检查大多正常，部分病例在发病早期出现一过性缺血灶；数字减影血管造影(DSA)或经颅多普勒超声(TCD)可见血管狭窄、动脉粥样硬化斑。

【治疗要点】

1. 病因治疗　对有明确病因者，应针对病因进行治疗，如治疗动脉粥样硬化、高血压、糖尿病、血脂异常等。

2. 药物治疗　①抗血小板聚集剂：非心源性栓塞所致的短暂性脑缺血发作，建议给予抗血小板治疗，主要包括阿司匹林和氯吡格雷。②抗凝治疗：心源性栓塞所致的短暂性脑缺血发作，可给予抗凝治疗。③其他：包括中医药、血管扩张药及扩容药等。

3. 手术和介入治疗　常用方法包括颈动脉内膜切除术和经皮腔内血管成形术。

【预防】

嘱咐患者保持情绪稳定，生活规律；坚持适当的体力活动，避免重体力劳动；经常发病的患者，避免从事过重的体力劳动及单独外出，以防跌倒；注意合理饮食，进食低盐、低糖、低脂、低胆固醇、丰富维生素、少刺激性的食物，戒烟、酒；积极治疗高血压、高脂血症、心血管疾病、糖尿病等疾病，以减少危险因素。

第三节　脑梗死

脑梗死又称缺血性脑卒中，是指各种脑血管病变所致脑部血液供应障碍，导致局部脑组织缺血、缺氧性坏死，从而迅速出现相应神经功能缺损的一类临床综合征。脑梗死是脑卒中的常见类型。

根据病因不同，脑梗死可分为 5 型：大动脉粥样硬化型、心源性栓塞型、小动脉闭塞型、其他明确病因型和不明原因型。其中，前 3 种是最主要的 3 种病因，本节主要介绍大动脉粥样硬化型。

【病因及发病机制】

大动脉粥样硬化型脑梗死最根本的病因是脑动脉粥样硬化，随着年龄增长，动脉粥样硬化加重，高龄、高血压、糖尿病、血脂异常、吸烟等是其重要的危险因素。当血液黏滞度增高、血流缓慢、血压降低（如不恰当地使用降压药）及血液凝固性异常时，可促使血小板、纤维素、白细胞等黏附、沉积，形成血栓。脑动脉的任何部位都可以发生脑血栓形成，以颈内动脉和大脑中动脉血栓形成常见。部分血栓形成后向近心端发展，使梗死范围扩大，最终血管完全闭塞，脑组织由于缺血、缺氧发生软化和坏死，病初 6 小时以内，肉眼尚见不到明显病变；8～48 小时病变部位即出现明显的脑肿胀、脑沟变窄、脑回扁平、脑灰白质界限不清；7～14 日脑组织的软化、坏死达到高峰，并开始液化；几个月甚至 1～2 年，软化和坏死组织被吞噬和清除，胶质增生，形成瘢痕，大的软化灶形成囊腔。如侧支循环代偿充分，可不出现症状，或症状较轻，恢复较快。

【临床表现】

大动脉粥样硬化型脑梗死起病缓慢，多见于有动脉粥样硬化的中老年人，部分患者发病前可有头痛、眩晕、肢体麻木无力及言语障碍等短暂脑供血不足发作史，大多在安静休息或睡眠时发作，醒后发现一侧肢体活动无力，通常无意识障碍和头痛、呕吐等颅内压增高症状。神经系统局灶症状与闭塞血管部位及侧支循环状态有关。

1. 颈内动脉系统闭塞　主要表现为病灶对侧肢体瘫痪或感觉障碍，优势半球受损时可伴有失语。颈内动脉闭塞时，还可出现病侧失明或伴对侧偏瘫或霍纳征，病侧颈动脉搏动减弱或消失，颈总动脉分叉处可听到杂音。

2. 椎基底动脉闭塞　主要表现为脑干和小脑受损的症状和体征，如眩晕、交叉性瘫痪、感觉障碍、眼球震颤、眼肌麻痹、同向偏盲、发音不清、吞咽困难、耳鸣及共济失调等。

椎基底动脉闭塞引发的脑梗死发作突然，一般在1～3日内达到高峰，几日后病情稳定，由于侧支循环的建立，逐渐转入恢复期；如较大动脉或广泛性梗死，症状可立即进入高峰，临床表现类似脑出血，常有意识障碍，病情危重。

【实验室及其他检查】

1. 颅脑CT检查　多数脑血栓形成病例于发病后24小时内CT检查不显示密度变化（对排除脑出血至关重要），在24小时后逐渐显示与闭塞血管供血区一致的低密度梗死灶。

2. MRI检查　脑梗死数小时内，病灶区即有磁共振信号改变。与CT相比，MRI显示病灶早，能早期发现大面积脑梗死，清晰显示小病灶及后颅凹的梗死灶，病灶检出率约为95%。

3. 其他检查　除血常规、尿常规外，还应检查血糖、血脂、血黏度、红细胞压积、血小板附着及聚集、心电图等。脑脊液检查大多正常。数字减影血管造影或磁共振血管成像（MRA）可发现血管狭窄或闭塞部位，经颅多普勒超声检查可发现血管及血流分布异常。

【治疗要点】

重症急性脑血管疾病患者一般应在卒中单元进行治疗，以提高疗效。重视早期和急性期的处理，尽早恢复脑缺血区的血液供应是急性脑梗死治疗的最根本目标。对有指征的患者，应力争尽早实施再灌注治疗。

1. 急性期的治疗

（1）一般治疗：以维持生命体征和处理并发症为主。保持气道通畅，合理使用降压药，如收缩压持续高于200 mmHg或舒张压＞110 mmHg时，一般将血压控制在收缩压≤185 mmHg或舒张压≤110 mmHg。对于大面积的脑梗死，需注意对脑水肿的处理，通常可用20%甘露醇，必要时加用地塞米松。此外，还应注意降低颅内压和预防脑疝的发生。

（2）溶栓治疗：目前最主要的恢复血流措施，可静脉滴注尿激酶、重组组织型纤溶酶原激活物等溶栓药物。有效抢救缺血半暗带的时间窗为发病4.5小时内（使用重组组织型纤溶酶原激活物溶栓）或发病6小时内（使用尿激酶溶栓）。溶栓治疗可增加脑出血的危险，用药期间应严密观察出、凝血时间及凝血酶原时间，以防出血，并注意静脉溶栓适应证的筛选。

（3）抗血小板聚集治疗：可用肠溶阿司匹林、氯吡格雷、双嘧达莫等。

（4）抗凝治疗：包括肝素、低分子肝素、华法林。对于长期卧床合并高凝状态的患者，可选用低分子肝素治疗；有心房颤动者，可选用华法林治疗。

（5）血管内介入治疗：包括血管内机械取栓、动脉溶栓和血管成形术。

（6）其他治疗：积极防治高血糖、感染、上消化道出血、发热、深静脉血栓形成、水及电解质平衡紊乱、心肌损伤、癫痫等并发症，根据患者具体情况，可使用神经保护治疗或高压氧和亚低温、中医药等治疗。

2. 康复期的治疗　尽早进行康复评定，并尽早开展系统、全面的康复治疗。比如，给予瘫痪肢体被动运动，防止关节挛缩、足下垂，或选用物理治疗、推拿、针灸等治疗；对于失语者，应进行语言训练。此外，康复期患者亦可使用阿司匹林等血小板抑制剂，以防复发。

第四节　脑出血

脑出血(intracerebral hemorrhage)是指原发性非外伤性脑实质出血。在我国，脑出血占脑卒中患者数的 10％～20％，是脑血管疾病中最严重的一种。脑出血起病急、进展快，急性期死亡率为 40％左右，脑水肿、颅内高压和脑疝形成是其致死的主要原因。脑出血的预后与出血量、出血部位及有无并发症相关。

【病因及发病机制】

高血压脑细小动脉硬化是脑出血的主要致病因素。脑出血还可由先天性脑动脉瘤、脑血管畸形、动脉粥样硬化、脑瘤、血液病(如再生障碍性贫血、白血病等)、感染、药物(如抗凝及溶栓剂等)、外伤及中毒等引发。长期高血压导致脑细小动脉硬化，使脑实质内小动脉壁缺氧、纤维样坏死，形成微小动脉瘤和夹层动脉瘤，一旦在情绪激动、劳累过度等诱因下出现血压急剧升高，超过其血管壁所能承受的压力时，血管就会破裂出血，形成脑内大小不同的出血灶。出血侧脑组织受压以及周围水肿，有时血液流入蛛网膜下腔，引起颅内压增高，严重者可致脑组织移位，形成脑疝或继发脑干出血，从而危及生命。高血压脑出血的部位约70％位于大脑基底节区，包括壳核、苍白球、丘脑和尾状核头。

【临床表现】

脑出血好发于有高血压病史的 50 岁以上的患者，多在情绪激动、劳动或活动后以及气温骤降时发病，少数可在休息或睡眠中发生，病情进展迅速，数分钟至数小时达到高峰，可有剧烈头痛伴呕吐，数分钟至几小时内可发生意识障碍、呼吸深有鼾声、脉搏慢而充实、血压升高、面色潮红、皮肤湿润、大小便失禁等。其出血部位不同，临床局灶表现亦不同。

1. 基底节区出血　最常见，表现为病灶对侧出现不同程度的偏瘫、偏身感觉障碍和同向性偏盲，即"三偏征"。早期瘫痪肢体肌张力降低、腱反射消失、病理反射阴性，数日或数周之后瘫痪侧肢体逐渐转变为典型痉挛性瘫痪、肌张力增高、腱反射亢进、病理反射阳性。出血病灶在主侧半球者，可有失语。如出血量多并破入脑室时，常累及下丘脑而引起高热、上消化道出血、脑水肿等。如有两侧瞳孔不等大，常提示小脑幕切迹疝，可危及生命。

2. 脑桥出血　表现为出血侧周围性面瘫和对侧肢体中枢性偏瘫，两眼球向病灶对侧凝视，严重时出现四肢瘫痪、两侧瞳孔呈针尖样和中枢性高热等三大特征性体征，伴有去大脑强直，预后差，死亡率高。

3. 小脑出血 表现为一侧或两侧枕后部疼痛、眩晕、视物不清、恶心、呕吐、步态不稳。如无昏迷者，可检出眼球震颤、共济失调；如脑干受压，可伴有去大脑强直发作。患者多迅速出现深昏迷，几小时内可因急性枕骨大孔疝而死亡。

4. 脑室出血 多为继发性，多见于脑出血破入脑室系统所致，以侧脑室为多，表现为突然昏迷加深、脑膜刺激征阳性、伴强直性抽搐，生命体征不稳定，预后极差，临床诊断较为困难，多依靠头颅 CT 检查确诊。

【实验室及其他检查】

1. 头颅 CT 检查 为诊断的首选方法，早期即可清楚显示脑出血的部位、范围和出血量。若为新鲜血肿，可显示高密度灶。此外，脑出血后动态复查 CT 可评估出血的演变情况。

2. 头颅 MRI 检查 脑出血的亚急性期或血肿消退期，MRI 可显示血肿的特征性形态，可发现 CT 不能确定的脑干或小脑的小量出血。

3. 脑脊液检查 脑脊液压力增高，呈均匀血性或洗肉水样，但腰穿有诱发脑疝的危险，一般无须进行该项检查。如需排除颅内感染和蛛网膜下腔出血，可谨慎进行。

4. 数字减影脑血管造影 有助于脑出血的病因诊断。

【治疗要点】

脑出血的治疗原则是脱水、降颅压，调节血压，防止继续出血，加强护理，防治并发症，降低死亡率和残疾率，减少复发。

1. 急性期的治疗 治疗目的是维持生命，预防并发症，减轻残疾程度，防止进一步出血。

(1)一般治疗：卧床休息 2~4 周，保持安静，避免不必要的身体移动，以免加重出血；密切观察患者的意识、瞳孔、呼吸、血压、脉搏等的变化；保持呼吸道通畅，间歇性吸氧；维持水、电解质平衡和营养，保持大便通畅；适时变换体位，防止压疮和肺炎的发生。

(2)降低颅内压和减轻脑水肿：此为急性期重要的治疗环节，常用 20% 甘露醇 125~250 mL，快速静脉滴注，每 6~8 小时给药 1 次；给予利尿剂，如呋塞米，静脉注射；甘油果糖 500 mL、10% 人血白蛋白 50~100 mL，静脉滴注。

(3)调节血压：血压过高可加重脑出血，调控血压时，应考虑患者的年龄、有无高血压史、有无高颅压、出血原因和发病时间等因素；降压速度不宜过快，血压不宜降得过低，以免影响脑部供血。

(4)应用止血药物：一般无须使用，如合并有消化道出血或凝血障碍时，可选用 6 -氨基己酸、对羧基苄胺、卡巴克洛等。

(5)治疗并发症：并发感染、应激性溃疡、抗利尿激素分泌异常综合征、痫性发作、中枢性发热、下肢深静脉血栓形成或肺栓塞的患者，可针对性给予相应治疗。

(6)手术治疗：可清除血肿、降低颅内压、挽救生命、争取神经功能恢复、降低致残率，注意要严格掌握手术适应证。

2. 恢复期的治疗 患者的生命体征平稳、病情不再进展时，宜尽早进行康复治疗。

比如，可加强肢体被动运动与主动运动锻炼，配以针灸、推拿、物理治疗，以促进功能恢复和防止瘫痪、肢体挛缩畸形；失语者，应积极进行言语练习；对于血压仍高的患者，要继续服用降压药物。为了促进脑功能恢复，可给予脑细胞活化剂，如吡拉西坦、胞磷胆碱等，以改善脑循环及代谢。

第五节　蛛网膜下腔出血

蛛网膜下腔出血（subarachnoid hemorrhage，SAH）是多种病因引起的脑底部或脑和脊髓表面血管破裂，血流直接流入蛛网膜下腔所致的急性出血性脑血管疾病，又称原发性蛛网膜下腔出血。蛛网膜下腔出血约占急性脑卒中的 10%，在任何年龄都可以发病，以青壮年多见，动脉瘤破裂所致者好发于 30～60 岁人群，血管畸形者多见于青少年。

【病因及发病机制】

蛛网膜下腔出血的病因复杂，最常见的为颅内动脉瘤，其中主要为先天性动脉瘤，少见于高血压、动脉粥样硬化所致的动脉瘤等；其次是脑血管畸形，以动静脉畸形常见；此外，也可见于脑底异常血管网、各种血管炎、出血性疾病等。

在情绪激动、过度疲劳等诱因下，血压急剧升高，超过血管壁所能承受的压力时，病变血管就会破裂出血，血液进入蛛网膜下腔，从而引起一系列临床症状。

【临床表现】

蛛网膜下腔出血患者多为中青年人，发病前多有明显诱因，如剧烈活动、过度劳累、激动、用力排便等，少数可在安静状态下发病，轻者可没有明显临床症状和体征，重者可突然昏迷甚至死亡。

1. 主要表现　典型临床表现为突发剧烈头痛、呕吐、脑膜刺激征及血性脑脊液，多数患者无意识障碍，可有烦躁不安；危重者可有谵妄、不同程度的意识不清甚至昏迷，少数可出现癫痫发作、精神症状及局灶性体征，如动眼神经麻痹、偏瘫、失语、视神经损害等，眼底检查可见玻璃体下片状出血。60 岁以上老年患者的表现常不典型，头痛、脑膜刺激征可不明显，而意识障碍和脑实质损害较重。

2. 常见并发症　①再出血，是蛛网膜下腔出血主要的急性并发症，也是致命的并发症，出血后 1 个月再出血的危险性最大。②脑血管痉挛，严重程度与神经功能缺损严重程度成正比。③脑积水，可分为急性脑积水和慢性脑积水，急性脑积水于发病 1 周内出现。④其他，如癫痫发作、低钠血症和血容量减少等。

【实验室及其他检查】

1. 颅脑 CT 检查　为确诊蛛网膜下腔出血的首选方法，出血早期敏感性高，可见蛛网膜下腔高密度出血征象。

2. 脑脊液检查　如果 CT 检查结果阴性，建议行脑脊液检查，可见脑脊液压力增高，外观呈均匀血性，出血数小时后逐渐变黄。

3. 实验室检查 血常规、凝血功能、肝功能及免疫学检查有助于寻找出血的原因。

4. 其他检查 颅脑CT血管成像、数字减影血管造影能更直观地显示动静脉畸形或其他引起出血的病变，磁共振成像、磁共振血管成像及经颅多普勒超声亦有一定的诊断价值。

【治疗要点】

蛛网膜下腔出血的治疗原则是降低颅内压，预防再出血，防止脑血管痉挛，去除病因和诱因，防止复发。

1. 一般治疗 蛛网膜下腔出血患者应住院治疗及监护，绝对卧床休息4～6周，保持大便通畅，避免情绪激动和不必要的身体移动，以防再出血。

2. 降低颅内压 因蛛网膜下腔出血可引起脑水肿及颅内压升高，严重者可出现脑疝，故应积极进行脱水降颅压治疗，可用20%的甘露醇、呋塞米、白蛋白等。

3. 预防再出血 常用6-氨基己酸、氨甲苯酸、巴曲酶等药物。

4. 防止迟发性脑血管痉挛 钙拮抗剂可减轻血管痉挛引起的症状，常用尼莫地平、盐酸氟桂利嗪（西比灵）口服，也可用尼莫同静脉滴注。

5. 手术治疗 为去除病因、及时止血、预防再出血和血管痉挛、防止复发的有效方法，应于发病后24～72小时进行。常用的手术方式包括动脉瘤颈夹闭术、动脉瘤切除术、动脉瘤栓塞术及动静脉畸形切除术等。

目标检测

一、名词解释

1. 短暂性脑缺血发作 2. 三偏征

二、简答题

描述脑出血急性期的治疗措施。

三、选择题

1. 脑血管疾病最重要的危险因素是（ ）。

    A. 高血脂   B. 高血压   C. 肥胖

    D. 吸烟   E. 高盐饮食

2. 蛛网膜下腔出血最具有特征的表现是（ ）。

    A. 剧烈头痛   B. 呕吐   C. 脑膜刺激征

    D. 短暂意识障碍   E. 一侧动眼神经麻痹

3. 内囊出血的典型表现是（ ）。

    A. 进行性头痛加剧   B. "三偏征"   C. 频繁呕吐

    D. 大小便失禁   E. 呼吸深而有鼾声

4. 老年人脑血栓形成易发生在夜间休息状态下的主要原因是（ ）。

    A. 气温较低   B. 晚餐过饱   C. 血糖过低

    D. 血压低，血流慢   E. 低枕平卧

5. 蛛网膜下腔出血最常见的病因是（ ）。

    A. 先天性动脉瘤   B. 脑血管畸形   C. 脑动脉粥样硬化

D. 再生障碍性贫血   E. 脑动脉炎

6. 搬动脑出血患者时应动作轻柔的目的是(   )。

    A. 保持患者舒适   B. 预防压疮   C. 减少情绪波动

    D. 防止损伤皮肤黏膜   E. 避免加重脑出血

7. 脑出血患者死亡的主要原因是(   )。

    A. 坠积性肺炎   B. 压疮感染   C. 脑疝

    D. 上消化道出血   E. 中枢性高热

8. 脑梗死最重要的病因是(   )。

    A. 动脉粥样硬化   B. 低血压   C. 血栓

    D. 菌栓   E. 脑血管畸形

9. 最常见的脑血管疾病是(   )。

    A. 短暂性脑缺血发作   B. 脑血栓形成   C. 脑梗死

    D. 脑出血   E. 蛛网膜下腔出血

10. 脑梗死在 CT 上最多发现低密度影的时间是在(   )。

    A. 发病 4 小时以后   B. 发病 8 小时以后   C. 发病 12 小时以后

    D. 发病 24 小时以后   E. 发病 1 周以后

(选择题答案：1. B，2. C，3. B，4. D，5. A，6. E，7. C，8. A，9. B，10. D)

(杨淑丽)

第三章 癫 痫

学习目标

掌握：癫痫的概念、临床特点及治疗原则。
了解：癫痫的病因、发病机制及预防。

癫痫(epilepsy)是由多种原因导致的大脑神经元突发性异常放电，引起短暂的大脑功能障碍的临床综合征，临床表现具有发作性、重复性、短暂性和刻板性。根据异常放电的位置不同、波及范围的差异，癫痫可表现为发作性运动、感觉、自主神经、意识、精神等功能异常。据世界卫生组织统计，癫痫的患病率约为7‰，全球约有5000万癫痫患者，我国的癫痫患者数至少达到了900万。

【病因及发病机制】

1. **病因** 国际抗癫痫联盟2017年将癫痫的病因分为6大类，即结构性、感染性、遗传性、代谢性、免疫性及不明原因。

2. **影响发作的因素**

(1)年龄：对癫痫的发病率、发作类型、病因及预后均有影响。

(2)遗传：症状性癫痫有遗传性，有的是单基因遗传，有的是多基因遗传，但不一定都有临床发作。

(3)其他因素：内分泌改变，如仅在月经期或妊娠期中发作的癫痫分别为经期性癫痫、妊娠癫痫。此外，睡眠不足、疲劳、饥饿等都可能成为癫痫发作的诱因。

3. **发病机制** 许多研究表明，癫痫发生的电生理基础是神经元异常放电。异常放电仅局限于大脑皮质的某一区域时，表现为部分性癫痫发作；当异常放电不仅扩及同侧半球，而且扩及对侧大脑半球时，可引起继发性全身性癫痫发作；当异常放电的起始部分在中央脑(丘脑和上部脑干)而不在大脑皮质，并仅扩及脑干网状结构上行激活系统时，表现为失神发作；而广泛投射至两侧大脑皮质和网状脊髓束受到抑制时，则表现为全身强直阵挛性发作。

【临床表现】

癫痫发作的临床表现常见的有以下几种。

1. **部分性发作** 起源于大脑半球局部神经元异常放电，包括单纯部分性发作、复杂部分性发作和部分性发作继发全面性发作3类。

(1)单纯部分性发作：又称局限性发作，以成人多见，一般持续数秒，主要表现为运动性发作(如口角、手指、脚趾等局部抽动)和感觉性发作(如皮肤发红、苍白、肠鸣、腹痛、大小便失禁等自主神经功能障碍）。由局限性发作转为全身性抽搐，称为杰克逊癫痫发作。

（2）复杂部分性发作：常见于成人，以精神症状及自动症为特征，发作前有数秒的幻觉、错觉、无故恐惧、焦虑，继而意识模糊或精神错乱，无意识地重复原来所做的动作，或出现其他无意识的动作，如舔舌、搓手、摸弄物件、奔跑、游走等。发作一般持续数分钟，也可长达数小时至数日，事后对其行为不能记忆，通常称之为精神运动性发作。

（3）部分性发作继发全面性发作：指单纯部分性发作可发展为复杂部分性发作，单纯或复杂部分性发作可泛化为全面性强直阵挛发作。

2. 全身性发作　包括全身强直阵挛发作（大发作）和失神发作（小发作）2 种。

（1）强直阵挛性发作：最常见，以意识障碍和全身对称性抽搐为特征。其症状演变可分为惊厥前期、惊厥期和惊厥后期。①惊厥前期：症状性癫痫患者在发作前瞬间出现片刻心悸、眩晕、肢体麻木、幻视、幻听、胸闷等，历时仅几秒，此期意识仍清楚，事后能回忆；特发性癫痫常先有双侧肢体短暂性肌痉挛，导致倾跌，此时意识已丧失。②惊厥期（强直阵挛期）：主要表现为突然意识丧失、全身抽搐，发作过程可分为强直和阵挛 2 期。强直期意识丧失，突然跌倒，全身骨骼肌持续性收缩，头后仰，上肢屈曲，下肢伸直，喉部痉挛，发出叫声，此期持续 10～20 秒。阵挛期全身骨骼肌呈间歇性痉挛，此期持续 30～60 秒。惊厥期的整个发作过程尚可出现呼吸暂停、全身青紫、瞳孔散大、大小便失禁、唾液和汗液分泌增多等自主神经表现。③惊厥后期（昏睡期）：阵挛停止，患者继之全身肌肉松弛，呼吸逐渐平稳，意识逐渐清醒，醒后常感头痛、乏力，对癫痫发作的经过全无记忆，自发作开始至意识恢复历时 5～15 分钟。

（2）失神发作：以一过性意识障碍为特征，多见于 5～12 岁儿童，发作形式多样，如突然发呆失神，呼之不应，面色苍白，玩耍和谈话等活动突然停止，持物落地；也可表现为机械地从事原先的活动，每次 5～10 秒，发作后立即清醒，对发作经过不能回忆。

3. 癫痫持续状态　若癫痫大发作在短期内频繁发生，患者在发作间隙仍处于昏迷状态，则称为癫痫持续状态，此时多伴有高热、脱水、酸中毒及电解质紊乱，若不及时抢救，可导致呼吸、循环衰竭，或因脑水肿而死亡。抗癫痫药物的突然停用或更换不合理以及感染是导致癫痫持续状态的常见诱因。

【实验室及其他检查】

1. 脑电图检查　为诊断癫痫最常用的辅助检查。间歇期检查，其阳性率可达40%～50%。若重复检查，并适当选用过度换气、闪光刺激、睡眠及药物等诱发试验，其阳性率可增加，长时间脑电图监测和视频录像能进一步提高其阳性率。主要的癫痫波为棘波、尖波、棘（尖）慢波、高度失律和其他发作性节律波等。

2. 神经影像学检查　可确定脑结构异常或损害，MRI 较 CT 更为敏感，数字减影血管造影对确定颅内血管病变、占位性病变以及外伤性血肿的部位、范围和性质有帮助。

【治疗要点】

癫痫的治疗不仅要完全控制发作或最大限度地减少发作次数，而且要保持或恢复患者原有的生理、心理和社会功能状态，提高其生存质量。

1. 发作期的处理　当患者处于意识丧失和全身抽搐时，原则是预防外伤及其他并发症，而不是立即用药。常用措施有立即辅助患者就地平躺，为其解开衣领、衣扣，使其头偏向一侧，以保持呼吸道通畅，及时给氧；尽快用压舌板或筷子、纱布、手帕等置于患者齿间，以防其咬伤舌和颊部；不可强行按压患者肢体，以免引起骨折和脱臼。随后，为防止癫痫再次发作，可选用地西泮、苯妥英钠和苯巴比妥等药物。

2. 间歇期的治疗　癫痫间歇期的治疗以药物治疗为主。

（1）用药原则和注意事项：①根据癫痫发作类型选用药物，原发性强直阵挛发作，可选用卡马西平、苯妥英钠、丙戊酸钠；继发性强直阵挛发作，可选用卡马西平或苯妥英钠、苯巴比妥；失神发作（小发作），可选用乙琥胺、丙戊酸钠、氯硝西泮；复杂部分性发作，可选用卡马西平、苯妥英钠、扑米酮。②单一或联合用药，尽量用单一药物，从小剂量开始，渐增至有效治疗剂量；当一种药物效果不满意时，可合并使用第二种药物。③在撤换和增加药物时，减药一定要慢，必须逐一增减，不宜随意减量或停药，以免诱发癫痫持续状态，如需换药，换药期间应有5～7天的过渡期。④坚持长期、规则用药，持续无发作2年以上，即存在减、停药的可能性，但是否减停及如何减停，还需要综合考虑，减停过程中应遵循缓慢和逐渐减量的原则。⑤定期随访，了解药物疗效，观察不良反应，并及时减量、停药或换药。

（2）抗癫痫药物：传统抗癫痫药物包括卡马西平、苯妥英钠、丙戊酸、苯巴比妥、乙琥胺等，新型的抗癫痫药物主要有托吡酯、奥卡西平、拉莫三嗪等。

3. 癫痫持续状态的治疗　癫痫持续状态是一种严重的紧急情况，需及时做出正确处理，以减少其致残率和死亡率。

（1）迅速控制抽搐：首选苯二氮䓬类药物，包括劳拉西泮（静脉）、地西泮（静脉）；经上述初始治疗后仍未终止发作，可静脉给予磷苯妥英、苯妥英钠、丙戊酸、左乙拉西坦和苯巴比妥治疗；如仍未控制，可使用全身麻醉药物。

（2）减轻脑水肿：可用20%甘露醇、呋塞米20～40 mg或10%葡萄糖甘油利尿脱水，以减轻脑水肿。

（3）其他：维护呼吸道通畅，注意循环功能，纠正水、电解质及酸碱平衡紊乱，控制高热及感染等。

4. 病因治疗　一旦病因明确，应对因治疗，如脑瘤、脑血管畸形、脑组织瘢痕、颅内异物等，可针对病因进行相应治疗；若为脑寄生虫病，需行抗寄生虫药物治疗。

5. 手术治疗　主要适用于难治性癫痫和颅内病变相关性癫痫的患者，是药物治疗以外的最主要的癫痫治疗方法。癫痫经长时间正规单药治疗，或先后用2种抗癫痫药物达到最大耐受剂量，以及经过一次正规的联合治疗后仍不见效，可考虑行手术治疗。

【预防】

做好产前特别是围产期保健工作，预防产伤、宫内缺氧等，对新生儿的抽搐和高热惊厥要及时控制；预防各种传染病、脑寄生虫病及脑外伤；解除患者精神负担，增强其信心，使其能配合治疗；嘱患者不宜再从事高空、岩边、水边、驾驶车辆等工作，避免过劳、情感冲动、过量饮酒等诱因。对于有家族史的原发性癫痫患者，在症状控制后可以结婚，但不宜生育。

目标检测

一、名词解释

1. 癫痫　2. 癫痫持续状态

二、选择题

1. 治疗癫痫持续状态的首选药物是（　　）。

    A. 苯巴比妥钠　　　　　　B. 苯妥英钠　　　　　　C. 利眠宁

    D. 安定　　　　　　　　　E. 10％水合氯醛

2. 癫痫患者的用药原则不包括（　　）。

    A. 大剂量　　　　　　　　B. 长期　　　　　　　　C. 规则

    D. 有选择　　　　　　　　E. 一药单用

3. 诊断原发性癫痫的主要依据是（　　）。

    A. 脑电图改变　　　　　　B. 临床现象　　　　　　C. 神经系统体征

    D. 家族史　　　　　　　　E. 临床现象＋脑电图改变

4. 全面性强直阵挛性癫痫发作，不可能见到的是（　　）。

    A. 发作性　　　　　　　　B. 神经元异常放电　　　C. 大脑功能失常

    D. 抽搐　　　　　　　　　E. 意识存在

5. 关于癫痫的药物治疗，下述表述不正确的是（　　）。

    A. 药物选择取决于发作类型

    B. 药物自低限量开始

    C. 定期复查，注意药物毒性反应及副作用

    D. 不能突然停药、换药

    E. 开始时即用数种药物同时治疗

（选择题答案：1. D，2. A，3. E，4. E，5. E）

（杨淑丽）

第四章　帕金森病

学习目标

掌握： 帕金森病的概念。

熟悉： 帕金森病的临床表现、治疗原则及药物治疗要点。

了解： 帕金森病的病因、主要辅助检查。

帕金森病（Parkinson's disease，PD）又名震颤麻痹，是一种常见的中老年人神经系统进行性变性疾病，以静止性震颤、运动迟缓、肌强直和姿势步态异常为主要特征。帕金森病多见于 60 岁以上人群，并随年龄增长而患病率升高。

【病因及发病机制】

帕金森病的病因迄今未明，可能与下列因素有关。

1. **遗传因素**　帕金森病在一些家族中呈现聚集现象，约 10％ 的帕金森病患者有家族史，表现为常染色体显性遗传。

2. **环境因素**　给猴注射四氢吡啶后，可出现类似人类原发性帕金森病的某些病理变化、行为症状、生化改变和药物治疗反应，故认为环境中与四氢吡啶分子结构类似的工业或农业毒素可能是帕金森病的致病因素之一。吸烟、咖啡、非甾体抗炎药、血浆高尿酸及体力活动与帕金森病发病风险呈负相关。

3. **神经系统老化**　帕金森病主要发生于中老年人，40 岁以前发病者少见。黑质多巴胺能神经元及纹状体多巴胺递质自 30 岁以后随年龄增长而逐年减少，只有黑质多巴胺能神经元减少 50％ 以上、纹状体多巴胺递质减少 80％ 以上，才会出现帕金森病的运动症状。因此，神经系统老化只是帕金森病发病的促发因素。

目前普遍认为，帕金森病并非单一因素所致，而是多种因素共同影响的结果。遗传因素可使患病易感性增加，但只有在环境因素及神经系统老化的共同作用下，导致黑质多巴胺能神经元大量变性而发病。帕金森病的主要病理改变是含色素的神经元变性、缺失，尤以黑质致密部多巴胺能神经元为著。

【临床表现】

大部分帕金森病患者在 60 岁以后发病，起病隐匿，发展缓慢，逐渐加剧，主要症状有静止性震颤、肌张力增高、运动迟缓等。初发症状以震颤最多（60％～70％），其次为步行障碍、肌强直和运动迟缓。症状常自一侧上肢开始逐渐波及同侧下肢、对侧上肢及下肢。

1. **静止性震颤**　常为首发症状，多由一侧上肢远端（手指）开始，逐渐扩展到同侧下肢及对侧肢体，下颌、口唇、舌及头部通常最后受累。其典型表现是拇指与屈曲的示指间呈"搓丸样"动作，安静或休息时出现或明显，随意运动时减轻或停止，紧张时加剧，入睡后消失。

2. 肌强直 表现为屈肌和伸肌同时受累，被动运动关节时始终保持增高的阻力，类似弯曲软铅管的感觉，故称"铅管样强直"。部分患者因伴有震颤，检查时可感到在均匀的阻力中出现断续停顿，如同转动齿轮的感觉，称为"齿轮样强直"，是由肌强直与静止性震颤叠加所致。

3. 运动迟缓 表现为随意动作减少，并因肌张力增高，姿势反射障碍而表现出一系列的特征性运动症状，如起床、翻身、步行、方向变换等运动迟缓；面部表情肌活动减少，常双眼凝视、瞬目减少，呈现"面具脸"；手指做精细动作（如解纽扣、系鞋带等）困难；书写时，字越写越小，呈现"写字过小征"。

4. 姿势、步态异常与平衡障碍 站立时呈屈曲体姿，步态障碍甚为突出。疾病早期患者表现为走路时下肢拖曳，随病情进展呈小步态，步伐逐渐变小、变慢，起步困难，行走时上肢的前后摆动减少或完全消失；转弯时，平衡障碍特别明显，因躯干僵硬，乃采取连续小步的步态，使躯干和头部一起转弯。晚期患者自坐位、卧位起立困难，迈步后即以极小的步伐向前冲去，越走越快，不能及时停步或转弯，称为慌张步态。

5. 其他症状 口、咽、腭肌运动障碍，讲话缓慢，语音低沉、单调，流涎，严重时可有吞咽困难。自主神经症状与体征较普遍，如汗腺分泌亢进所致的多汗、交感神经功能障碍所致的直立性低血压等。帕金森病一般不侵犯直肠和括约肌。

【实验室及其他检查】

1. 生化检测 脑脊液和唾液中 α-突触核蛋白、DJ-1 蛋白含量增高，脑脊液和尿中高香酸含量降低。

2. 基因检测 少数家族性帕金森病患者 DNA 印迹技术、聚合酶链反应、DNA 序列分析等可见基因突变。

3. 功能显像检测 通过正电子发射断层扫描与特定的放射性核素检测，可发现帕金森病患者脑内多巴胺转运体功能显著降低，且疾病早期即可被发现。

【治疗要点】

对于帕金森病患者，应采取综合治疗措施，包括药物治疗、外科手术治疗、肉毒毒素治疗、康复治疗、心理治疗等。

1. 药物治疗 为首选的治疗方法。药物治疗时应遵循的原则：从小剂量开始，缓慢递增，尽量以小剂量取得较满意的疗效；治疗方案应个体化，根据患者年龄、症状类型、严重程度、就业情况、药物价格及经济承受能力等选择药物。

（1）抗胆碱能药物：对震颤和强直有一定效果，对运动迟缓疗效较差，适用于震颤突出且年龄较轻的患者。常用药物有苯海索（安坦），主要副作用为口干、视物模糊、便秘及排尿困难等；青光眼及前列腺增生患者禁用。

（2）金刚烷胺：对少动、强直、震颤均有改善作用，对改善异动症有效，副作用有神志模糊、下肢网状青斑、踝部水肿等。

(3)复方左旋多巴：治疗帕金森病最基本、最有效的药物，对震颤、强直、运动迟缓等均有较好疗效；一般从小剂量开始，逐渐增量，以最低有效量作为维持量。其副作用有周围性和中枢性 2 类，前者有恶心、呕吐、低血压、心律失常；后者有症状波动、运动障碍(异动症)和精神症状等。闭角型青光眼、精神病患者禁用，活动性消化性溃疡患者慎用。

(4)多巴胺受体激动剂：主要有麦角类(如溴隐亭)和非麦角类(如普拉克索、吡贝地尔)。用药时均应从小剂量开始，渐增剂量至获得满意疗效而不出现副作用为度。

(5)单胺氧化酶 B 抑制剂：如司来吉兰(丙炔苯丙胺)，为选择性单胺氧化酶 B 抑制剂，与复方左旋多巴合用有协同作用。

(6)儿茶酚-O-甲基转移酶抑制剂：如恩他卡朋、托卡朋，与复方左旋多巴合用可增强后者疗效，单独使用无效。其副作用有腹泻、头痛、多汗、口干、转氨酶升高、腹痛、尿色变浅等。

2. 外科手术治疗　早期药物治疗显效，而长期治疗效果明显减退，并发严重的症状波动或异动症者，可考虑行手术治疗。目前常用的手术方法有苍白球、丘脑毁损术和脑深部电刺激术。

3. 康复及心理治疗　康复治疗作为辅助手段，对改善帕金森病症状也可起到一定作用，辅助患者进行言语、进食、走路及各种日常活动的训练对疾病的控制十分重要。此外，健康教育与心理疏导也是不可忽视的辅助措施。

【预防】

嘱患者避免接触可能的环境致病因素，发现疾病时积极治疗，提高患者生活质量。

目标检测

一、名词解释

1. 铅管样强直　2. 齿轮样强直　3. 面具脸　4. 慌张步态

二、简答题

1. 帕金森病的临床特征有哪些？其肌强直的特点是什么？

2. 帕金森病的治疗药物主要有哪些？

(杨淑丽)

第五章 痴 呆

学习目标

掌握：阿尔茨海默病的概念和临床特点。

熟悉：阿尔茨海默病的治疗原则。

了解：阿尔茨海默病的病因、发病机制及预防。

痴呆(dementia)是由于脑功能障碍而产生的获得性和持续性智能障碍综合征。智能损害包括不同程度的记忆、语言、视空间功能损害，人格异常及认知(如概括、计算、判断、综合和解决问题)能力的降低，患者常常伴有行为和情感的异常，这些功能障碍导致患者日常生活、社会交往和工作能力明显减退。

痴呆的发病率和患病率随年龄增长而增高。我国60岁以上人群中，痴呆的患病率为0.75%~4.69%。由于该病的患病率和致残率高、病程长、医疗费用高，给患者的家庭和社会带来了巨大负担和影响。引起痴呆的原因通常包括变性病性和非变性病性2种，前者主要包括阿尔茨海默病、路易体痴呆、帕金森病和额颞痴呆等；后者包括血管性痴呆、感染性痴呆、代谢性或中毒性脑病等。本章主要介绍阿尔茨海默病。

阿尔茨海默病(Alzheimer disease，AD)是一种以进行性认知功能障碍和行为损害为特征的中枢神经系统退行性病变。阿尔茨海默病的发病率随年龄增长而增高，85岁以上人群的发病率为20%~30%。

【病因及发病机制】

阿尔茨海默病的病因迄今仍不清楚，一般认为可能与遗传和环境因素有关。现有多种假说，影响较广的是β淀粉样蛋白瀑布假说，认为β淀粉样蛋白的生成和清除异常是导致神经元变性和痴呆发生的起始原因；另外一种是τ蛋白假说，认为过度磷酸化的τ蛋白影响了神经骨架微管蛋白的稳定性，导致神经元纤维缠结，从而破坏了神经元和突触的正常功能。此外，学者们还提出了免疫功能异常、神经血管、氧化应激等假说。

【临床表现】

阿尔茨海默病起病隐匿，包括2个阶段，即痴呆前阶段和痴呆阶段。

1. **痴呆前阶段**　主要表现为轻度认知功能障碍发生前期和轻度认知功能障碍。

2. **痴呆阶段**　此阶段患者认知功能损害造成了日常生活能力下降，根据认知损害的程度，大致可以分为轻、中、重3度，具体表现如下。

(1)记忆障碍：主要表现为逐渐发生的记忆障碍，如当天发生的事、刚刚做过的事或说过的话不能记忆,熟悉的人名想不起来,忘记约会,忘记贵重物品放在何处,词汇量减少。早期出现的经常性遗忘主要表现为近记忆力受损,随后远记忆力受损,使日常生活受到影响。

(2)认知障碍:阿尔茨海默病特征性的临床表现,掌握新知识的能力及社会接触能力下降,并随时间的推移而逐渐加重;渐渐出现语言功能障碍,不能讲完整的语句,口语量减少,命名障碍,出现错语症,交谈能力减退,阅读理解能力受损,但朗读能力可相对保留,表现出算错账、付错钱等计算能力障碍,最后连最简单的计算也不能正确完成;严重时,可出现空间定向能力障碍,如穿外套时手伸不进袖子、铺台布不能把台布的角和桌角对齐、迷路或不认识家门、不能画最简单的几何图形、不会使用最常用的物品(如筷子、汤匙等),但仍可保留运动的肌力和协调性。

(3)伴随的思维、心境、行为等精神障碍:此类症状往往是患者就医的主要原因,精神症状包括抑郁、情感淡漠或失控、焦躁不安、兴奋和欣快等,主动性减少,注意力涣散,白天自言自语或大声说话,恐惧独处;部分患者可出现片段妄想、幻觉状态及攻击倾向等,如怀疑自己的配偶有外遇、怀疑子女偷其钱物等;忽略进食或贪食;多数患者有失眠或夜间谵妄。约5%的患者可出现癫痫发作和帕金森综合征。

(4)并发症:可出现营养不良、肺部感染或泌尿系统感染、压疮等并发症,最终可因并发症而死亡。

【实验室及其他检查】

目前尚无确诊阿尔茨海默病的特殊检查,脑电图(EEG)可有广泛慢波。酶联免疫吸附试验(ELISA)检测脑脊液 τ 蛋白、Aβ 蛋白出现异常;生化检测可测出脑脊液多巴胺、去甲肾上腺素、5-羟色胺等神经递质及代谢产物含量减少。CT 和 MRI 检查可见脑萎缩、脑室扩大和脑沟增宽,双侧颞叶、海马萎缩;正电子发射体层摄影(PET)及MRI可发现额、颞、顶叶脑区代谢率或脑血流减低。

神经心理学检查对痴呆的诊断及鉴别诊断起重要作用。

【治疗要点】

阿尔茨海默病目前尚无有效逆转疾病进程的药物,主要为药物治疗、支持治疗和生活护理。

1. 药物治疗 ①改善认知功能的药物:可用乙酰胆碱前体(如卵磷脂和胆碱)增加乙酰胆碱的合成和释放,目前常用乙酰胆碱酯酶抑制剂,如多奈哌齐、石杉碱甲等,抑制乙酰胆碱酯酶降解并提高其活性,改善神经递质传递功能;还可选用兴奋性氨基酸受体拮抗剂,如美金刚。②控制精神症状的药物:有幻觉、妄想、抑郁、焦虑、激越、睡眠紊乱者,可选用氟西汀、帕罗西汀等抗抑郁药,以及利培酮、奥氮平等不典型抗精神病药。

2. 支持治疗 积极防治营养不良、肺部或泌尿系统感染、压疮等并发症。

3. 生活护理 有效的护理能延长患者的生命及改善患者的生活质量,并能防止摔伤、外出不归等意外事件的发生。另外,可通过职业训练、音乐治疗等改善患者的症状。

【预防】

了解阿尔茨海默病的相关知识；积极控制心、脑血管疾病；遵医嘱用药，缓解病情；进行康复训练。

目标检测

一、名词解释

1. 痴呆　2. 阿尔茨海默病

二、简答题

1. 阿尔茨海默病的主要临床表现有哪些？患者的主要死因是什么？

2. 阿尔茨海默病的治疗方法有哪些？

（杨淑丽）

第六章　颅脑损伤

学习目标

掌握： 颅脑损伤的主要临床特点。

熟悉： 颅脑损伤的治疗原则。

了解： 颅脑损伤的概念、分类及预防。

颅脑损伤在创伤中占有重要地位，其发生率仅次于四肢创伤，占全身各部位损伤的 20% 左右。颅脑损伤具有发病率高、伤情变化快、致残率和病死率高等特点。

第一节　颅脑损伤概述

【病因及发病机制】

1. **直接损伤**　暴力直接作用于头部引起的损伤，包括加速性损伤、减速性损伤和挤压伤。①加速性损伤：运动着的物体撞击头部，如头部遭到行使汽车撞击、拳击、棍击时，脑损伤往往多发生在着力点的部位。②减速性损伤：指运动着的头部突然碰击在静止物体上，引起减速性运动而造成的损伤，如高空坠落伤时脑损伤较多发生在着力点的对侧，称为对冲伤。③挤压伤：指头部两侧同时发生硬物体挤压时所发生的脑损伤，如产道狭窄或因使用产钳导致的婴儿脑损伤。

2. **间接损伤**　外力作用于头部以外的部位，暴力通过传递造成的脑损伤，主要有挥鞭样损伤和胸部挤压伤导致的脑损伤。

【分类】

1. **按损伤组织层次分类**　可分为头皮损伤、颅骨损伤及脑损伤。

2. **按颅腔是否与外界沟通分类**　①开放性颅脑损伤：指头皮、颅骨和硬脑膜 3 层均已破损，颅腔与外界相通，如颅底骨折合并脑脊液漏。②闭合性颅脑损伤：指硬脑膜仍完整，颅腔和外界没有直接相通。

3. **按脑组织损伤的类型分类**　①原发性颅脑损伤：指暴力作用头部时立即发生的脑损伤，如脑震荡、脑挫裂伤、脑干损伤等。②继发性颅脑损伤：指受伤一定时间后出现的脑受损病变，如脑水肿、颅内血肿等。

【病情分级】

按伤情轻重，颅脑损伤可分为轻型、中型和重型。

1. 轻型　单纯性脑震荡，昏迷时间在 30 分钟以内，仅有轻度头痛、头晕，神经系统无明显改变。

2. 中型　轻度脑挫裂伤或颅内小血肿，无脑受压征，昏迷时间在 6 小时以内，有轻度神经系统阳性体征，生命体征有轻度改变。

3. 重型　广泛脑挫裂伤及脑干损伤，或较大的颅内血肿，昏迷时间在 6 小时以上，有明显神经系统阳性体征及生命体征改变。

第二节　头皮损伤

头皮由外向内共有 5 层，即皮肤、皮下组织、帽状腱膜、帽状腱膜下层及骨膜层。皮下组织含有丰富的血管，外伤时易出血。帽状腱膜较为坚韧，帽状腱膜下层是位于帽状腱膜与骨膜之间的疏松结缔组织，出血或感染时容易扩散。骨膜在颅缝处贴附紧密，骨膜下血肿常不超过该颅骨范围。

头皮损伤常分为头皮血肿、头皮裂伤和头皮撕脱伤 3 种类型。

【临床表现】

1. 头皮血肿　多由钝器打击或撞击致伤，按血肿部位不同，可分为以下 3 种。①皮下血肿：位于皮肤表层与帽状腱膜之间，血肿小而局限，疼痛明显，扪诊时血肿中心凹陷、稍软、周边隆起，易误诊为凹陷性骨折。②帽状腱膜下血肿：位于帽状腱膜与骨膜之间，可蔓延至整个帽状腱膜下层，出血量大，小儿可引起休克，检查时可有明显波动感。③骨膜下血肿：常因相应颅骨骨折引起，血肿局限于某一颅骨范围，血肿张力大。

2. 头皮裂伤　多由锐器切割、穿刺或钝器打击而致伤，伤口的大小、形状、深度与致伤因素及帽状腱膜是否破裂有关。头皮因血供丰富，故裂伤引起的出血较多，严重者可发生休克。

3. 头皮撕脱伤　常因长发卷入旋转的机器内导致大块头皮自帽状腱膜下层甚至连同骨膜一起撕脱。根据撕脱程度，头皮撕脱伤可分为不完全撕脱和完全撕脱。头皮撕脱伤创面大，出血多，极易导致休克。

【治疗要点】

(1)较小的头皮血肿，可自行吸收，不需要处理；较大的血肿，宜采用局部加压包扎，必要时在无菌条件下穿刺抽血，对儿童、体弱者或巨大帽状腱膜下血肿，应防止发生休克；骨膜下血肿，应考虑到颅骨损伤甚至脑损伤的可能。

(2)头皮裂伤者，现场应立即加压包扎止血，并尽快去医院进行清创缝合。头皮血液丰富，伤口愈合和抗感染力强，如无明显感染，缝合时间可延长至 48～72 小时。

(3)头皮撕脱伤者，现场急救的关键是止血、止痛和防止休克，争取尽早到医院进行清创(6～8 小时内)、修复或皮肤移植。不完全撕脱者，如血液循环良好，可复位后适当加压包扎；完全撕脱者，将头部加压包扎，并将脱落的头皮用干燥清洁的敷料包裹，随患者迅速送往医院救治。

第三节　脑损伤

脑损伤按病理改变可分为原发性脑损伤和继发性脑损伤。原发性脑损伤是受伤当时所发生的脑损伤，如脑震荡、脑挫裂伤等；继发性脑损伤是脑损伤以后随着局部出血及炎症反应发展而发生的继发性病变，如脑水肿、颅内血肿、颅内压增高等。

【临床表现】

1. 脑震荡　为一过性脑功能障碍，主要表现如下。

(1)短暂意识障碍：伤后立即出现短暂的意识障碍，可为意识模糊或昏迷，时间持续数秒至几分钟，一般不超过 30 分钟。

(2)逆行性遗忘：脑震荡患者清醒后，大多不能回忆受伤前短时间内的经过，但对往事回忆清楚，称为逆行性遗忘。

(3)其他不适：部分患者可伴有头痛、头晕、恶心、呕吐、乏力、失眠、记忆力减退等症状，短期内可自行好转，但少数患者自觉症状持续时间较长，如超过 3 个月，称为脑外伤后综合征。

2. 脑挫裂伤　指脑组织实质性损伤，主要发生在大脑皮质，临床表现如下。

(1)意识障碍：伤后多立即出现，时间常超过半小时，其程度及持续时间与病情严重程度成正比。

(2)局灶症状和体征：脑皮质功能区受损，可出现相应的神经功能障碍表现，如语言中枢损伤会出现失语，运动区损伤会出现锥体束征、肢体抽搐、偏瘫等；若伤及"哑区"，可无神经系统损伤的表现。

(3)生命体征改变：随着脑组织水肿、颅内出血的进展，患者可伴有颅内压增高，表现为库欣现象(即血压升高、脉搏慢而洪大、呼吸深而慢)；若伴有下丘脑损伤，可出现中枢性高热。

(4)头痛、呕吐：常与自主神经功能紊乱、颅内压增高和继发蛛网膜下腔出血有关。

(5)颅内压增高与脑疝形成：多由继发脑水肿或颅内血肿所致，可使原发意识障碍和神经系统体征加重，生命体征、瞳孔改变及锥体束征更明显。

3. 颅内血肿　按血肿引起症状所需要的时间，颅内血肿可分为急性血肿(伤后 3 日内)、亚急性血肿(伤后 3 日至 3 周)、慢性血肿(伤后 3 周以上)；按出血来源和血肿所在部位，颅内血肿可分为硬脑膜外血肿、硬脑膜下血肿及脑内血肿。

(1)硬脑膜外血肿：血肿位于颅骨内板与硬脑膜之间，常因颅骨骨折引起脑膜中动脉或静脉窦破裂出血，以颞部最常见，多为急性血肿。具体表现如下：①意识障碍，典型的患者伤后立即出现原发性昏迷，然后清醒一段时间，再次出现继发性昏迷，中间清醒期长短与原发性脑损伤程度和颅内出血速度有关；如脑损伤较重，可无中间清醒期，表现为昏迷程度进行性加重；如果原发性脑损伤轻，可无原发性昏迷，因血肿形成引起颅内压增高而出现继发性昏迷。②颅内压增高，常伴有剧烈头痛、频繁呕吐、血压升高、脉搏慢而有力以及呼吸加深等代偿表现；出血量较大者，可形成脑疝。

③瞳孔改变，早期伤侧瞳孔缩小，继之瞳孔散大，对光反射消失；晚期双侧瞳孔散大，眼球固定。④神经系统局灶症状与体征，包括对侧肢体偏瘫、感觉障碍、锥体束征阳性。

(2)硬脑膜下血肿：血肿位于硬脑膜与蛛网膜之间，是最常见的颅内血肿，多继发于脑挫裂皮层血管破裂出血。具体表现如下：①意识障碍，多因脑挫裂伤较重而出现伤后持续昏迷，一般无中间清醒期。②较早出现颅内压增高与脑疝。③伴有脑挫裂伤症状。

(3)脑内血肿：血肿位于脑实质内或脑室内。

4. 颅内压增高与脑疝　颅内压是指颅腔内容物(包括脑组织、脑脊液及血液等)对颅腔壁所产生的压力，正常成人的颅内压为 $70\sim200$ mmH$_2$O，儿童的颅内压为 $50\sim100$ mmH$_2$O。颅内压持续超过 200 mmH$_2$O 时，即为颅内压增高。引起颅内压增高的主要因素为颅内感染、脑血管疾病、脑水肿、颅内血肿及颅内肿瘤等。

(1)颅内压增高"三主征"：剧烈头痛、喷射性呕吐、视神经盘水肿。以头痛最为常见，视神经盘水肿是颅内压增高的客观体征。

(2)生命体征的改变：早期机体代偿，可出现库欣现象；随着颅内压继续增高，则发展成失代偿，此时患者多已发生脑疝，表现为血压下降、脉搏细弱、呼吸浅促，最后出现呼吸、心跳停止。

(3)意识障碍：急性颅内压增高者，常表现出进行性意识障碍，患者由嗜睡、淡漠转向昏迷。

(4)脑疝形成：局灶性颅内压增高形成压力梯度差，使脑组织从高压区向低压区移位，导致脑组织、血管、颅神经受压，从而形成一系列严重的临床综合征，称为脑疝。脑外伤患者常见的脑疝有小脑幕裂孔疝、枕骨大孔疝(图 11-6-1)。

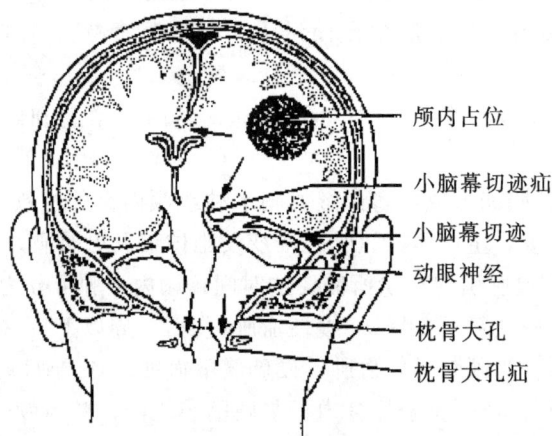

图 11-6-1　脑疝

1)小脑幕切迹疝：又称颞叶海马回疝或沟回疝，为幕上病变引起颅内压增高，将颞叶海马回、沟回挤压至小脑幕切迹以下。患者早期可出现颅内压增高症状，随着脑疝进展，可出现浅昏迷甚至深昏迷。早期患侧动眼神经受挤压，可使同侧瞳孔缩小，逐渐出现患侧瞳孔散大、对光反射减弱或消失；晚期可有双侧瞳孔散大。神经系统检查可见对侧肢体肌力减弱，病理征阳性。

2）枕骨大孔疝：又称小脑扁桃体疝，多为幕下病变引起颅内压增高，将小脑扁桃体挤压至枕骨大孔以下。患者表现为剧烈头痛、反复呕吐、颈强直，意识障碍出现较晚，没有典型的瞳孔改变，易突发呼吸、心搏骤停。

【实验室及其他检查】

1.CT 检查　可清楚显示脑挫裂伤、颅内血肿的部位和程度，为脑损伤的首选检查。

2.MRI 检查　对显示脑干、胼胝体及轴索损伤有独特优势。

3.腰椎穿刺检查　可了解有无蛛网膜下腔出血及测量颅内压，急性颅内压增高者慎用。

【治疗要点】

1.非手术治疗

（1）一般处理：将床头抬高，处于昏迷状态的患者应保持呼吸道通畅，防止呕吐及误吸，及时清除呼吸道分泌物；禁食，控制水摄入量，静脉输注或鼻饲维持营养；应用抗生素，防治颅内感染，必要时镇静止痛。

（2）降低颅内压治疗：给予吸氧、脱水剂、利尿剂、糖皮质激素、冬眠低温疗法及辅助过度换气等处理。

2.手术治疗　重度脑挫裂伤、颅内血肿和出现脑疝征象时，需进行血肿、病灶清除及减压术，脑室引流术。

【预防】

加强劳动保护，遵守交通规则，避免颅脑损伤的发生。对于颅底骨折出现脑脊液漏的患者，应采取患侧卧位，禁止堵塞、冲洗鼻腔及外耳道。对于昏迷患者，应保持呼吸道通畅，防止呕吐物及血凝块等堵塞呼吸道。颅脑外伤后出现的功能障碍，应在医生指导下进行康复训练。

目标检测

一、名词解释
1.逆行性遗忘　2.中间清醒期　3.库欣现象　4.脑疝

二、简答题
1.硬膜外血肿患者有哪些临床表现？
2.颅内压增高患者有哪些临床表现？
3.试比较小脑幕切迹疝和枕骨大孔疝的临床表现。

（杨淑丽　叶建峰）

第十二篇

精神障碍

精神障碍(mental disorder)是一类具有诊断意义的精神方面的问题，特征为认知、情绪、行为等方面的改变，可伴有痛苦体验和(或)功能损害，主要包括精神病性障碍、心境障碍、神经症性疾病及人格、适应不良等问题。

由各种原因引起的心理活动紊乱并以认知、情感、意志及行为异常为主要表现的疾病，称为精神疾病。

第一章　精神障碍概述

精神症状是异常精神活动的表现。异常的精神活动通常通过人们的外显行为，如仪表动作、言谈举止、神态表情以及书写内容等表现出来。

精神障碍的病因复杂，涉及生物、心理、社会等多方面，目前仍缺乏有效的生物学诊断指标。目前精神障碍的诊断主要依赖病史采集和精神科检查，通过对精神活动的综合分析和判断，发现和识别精神症状，才能初步判断个体是否有精神障碍。

一、常见精神症状

1. **感知觉障碍**　感觉是客观刺激作用于感觉器官所产生的对事物个别属性的反映，如形状、颜色、大小、重量和气味等。知觉是事物的各种不同属性反映到脑中进行综合，并结合以往的经验，在脑中形成的整体印象。正常情况下，感知觉与外界客观事物相一致。

(1)感觉障碍：多见于神经系统器质性疾病和癔症，包括感觉过敏、感觉减退、内感性不适(体感异常)。

(2)知觉障碍：包括以下几种。①错觉：指对客观事物的错误感知，正常人在光线暗淡、恐惧、紧张和期待等状态下可产生错觉，经验证后，可以得到纠正，临床上多见错听和错视。②幻觉：指没有现实刺激作用于感觉器官时出现的知觉体验，是一种虚幻的知觉，根据其所涉及的感官分为幻听、幻视、幻嗅、幻味、幻触及内脏性幻觉，以幻听最常见，患者可听到单调或复杂的声音。③感知综合障碍：指患者对客观事物能感知，但对某些个别属性(如大小、形状、颜色、距离、空间位置等)产生错误的感知，多见于癫痫，常见的有视物变形症、空间知觉障碍、时间感知综合障碍、非真实感。

2. **思维障碍**　思维是人脑对客观事物间接概括的反映，是人类认识活动的最高形式。由感知所获得的材料，经过大脑的分析、比较、综合、抽象和概括而形成概念，在概念的基础上进行判断和推理，这个过程称为思维。思维障碍的临床表现多种多样，主要包括思维形式障碍、思维内容障碍和思维逻辑障碍。

(1)思维形式障碍：包括联想障碍及思维逻辑障碍，常见的症状有思维奔逸、思维迟缓、思维贫乏、思维散漫、思维破裂、病理性赘述、思维中断、思维插入、思维化声、思维扩散、语词新作、逻辑倒错思维及象征性思维。

(2)思维内容障碍：包括妄想及超价观念。

1)妄想：一种病理性的歪曲信念，是病态推理和判断。妄想可分为原发性妄想和继发性妄想。①原发性妄想：突然发生，内容不可理解，与既往经历、当前处境无关，也不是来源于其他异常心理活动的病态信念，包括突发妄想、妄想知觉(患者突然对正常知觉体验赋以妄想性意义)、妄想心境或妄想气氛(患者感到他所熟悉的环境突然变得迷惑不解，而且对他具有特殊意义或不祥预兆，但很快即发展为妄想)。原发性妄想是精神分裂症的特征性表现，对诊断精神分裂症具有重要价值。②继发性妄想：发生在其他病理心理基础上的妄想，或在某些妄想基础上产生另一种妄想等，见于多种精神疾病。临床上通常按妄想的主要内容归类，常见的有被害妄想、关系妄想、物理影响妄想、夸大妄想、罪恶妄想、疑病妄想、钟情妄想、嫉妒妄想及被洞悉感，其中以被害妄想最常见。

2)超价观念：在意识中占主导地位的错误观念，其发生一般均有事实的根据。此种观念片面而偏激，带有强烈的情感色彩，明显影响患者的行为及其他心理活动。它的形成有一定的性格基础和现实基础，没有逻辑推理错误。超价观念与妄想的区别在于其形成有一定的性格基础与现实基础，内容比较符合客观实际，伴有强烈的情绪体验，多见于人格障碍和心理障碍。

3. 注意障碍 注意是指个体的精神活动集中地指向一定对象的过程。注意障碍通常有注意增强、注意涣散、注意减退、注意转移等表现。

4. 记忆障碍 记忆为既往事物经验的重现，是在感知觉和思维基础上建立起来的精神活动，包括识记、保持、再认或回忆3个基本过程。临床上常见的记忆障碍包括记忆增强、记忆减退、遗忘、错构及虚构。

5. 智能障碍 智能是一种复杂的综合精神活动的功能，反映的是个体在认识活动方面的差异，是对既往获得的知识、经验地运用，用于解决新问题、形成新概念的能力。智能包括观察力、记忆力、注意力、思维能力、想象能力等，涉及感知、记忆、注意和思维等一系列认知过程。智能障碍可分为精神发育迟滞(先天，或围生期，或生长发育成熟前，由于各种致病因素而致大脑发育不良或受阻，智能发育停留在一定的阶段)及痴呆(后天获得的智能、记忆力和人格的全面受损)两大类型。

6. 定向障碍 指对环境或自身状况的认识能力丧失或认识错误，多见于症状性精神病及脑器质性精神病伴有意识障碍时。双重定向，即对周围环境的时间、地点、人物出现双重体验，其中一种体验是正确的，而另外一种体验与妄想有关，是妄想性的判断或解释。

7. 情感障碍 情感指个体对客观事物的态度和因之而产生相应的内心体验。在精神疾病中，情感障碍通常表现为3种形式，即情感性质的改变、情感波动性的改变及情感协调性的改变。情感性质的改变可表现为情感高涨、情感低落、焦虑、恐惧；情感波动性的改变包括情感不稳、情感淡漠、易激惹性；情感协调性的改变包括情感倒错和情感幼稚。

8. 意志障碍 意志指人们自觉地确定目标，并克服困难，用自己的行动去实现目标的心理过程。常见的意志障碍有意志增强、意志减弱、意志缺乏及犹豫不决。

9. 动作行为障碍 动作指简单的随意和不随意运动，如挥手、点头等；行为是一系列动作的有机组合，是为达到一定目的而进行的复杂的随意运动。两者既有区别，又有联系，故往往被联合使用，称为动作行为。精神障碍患者由于疾病影响，可以出现不同形式的动作行为障碍，主要表现为：①精神运动性兴奋，指患者的动作行为及言语活动明显增多，包括协调性和不协调性2类。②精神运动性抑制，指动作行为和言语活动显著减少，主要包括木僵、蜡样屈曲、缄默症和违拗症等。

10. **自知力障碍** 自知力又称领悟力或内省力，指患者对自己精神状态的认识和判断能力。不同精神疾病自知力的损害程度是不同的，如焦虑障碍患者的自知力一般保持完整；精神分裂症等重性精神障碍患者的自知力一般是缺乏的，即患者不能认识到自己的病态表现，否认存在精神方面的问题，认为自己的幻觉、妄想等精神病理症状都是客观现实，故往往拒绝就医、治疗。自知力缺乏是重性精神障碍的重要标志，临床上往往将有无自知力及自知力恢复的程度作为判定病情轻重和疾病好转程度的重要指标。自知力完全恢复是精神疾病康复的重要指标之一。

二、精神障碍的检查

一份可靠而详细的精神科病历是诊断精神障碍的重要依据。一些精神障碍的患者可以自己提供病史；重型精神障碍的患者大多认为自己无病或隐瞒病情，需要家属、亲友、同事或邻居提供病史。现病史必须描述发病的有关情况和症状演变的过程，以及患者的工作、学习、生活和人际关系等各个方面的变化。既往史要特别注意过去的精神病史。体格检查和神经系统检查与内科检查相似，精神检查的基本方式是交流和观察，通过与患者交谈来观察患者的精神活动，可发现精神症状，目的是了解患者心理活动受损的范围和程度。

三、精神障碍的分类与诊断标准

目前，精神障碍的分类主要依据症状学表现，兼顾病因病理分类方向。我国制定的《中国精神障碍分类与诊断标准(第三版)》(CCMD-3)主要的类别如下。

0：器质性精神障碍。

1：精神活性物质所致精神障碍或非成瘾物质所致精神障碍。

2：精神分裂症和其他精神病性障碍。

3：情感性精神障碍(心境障碍)。

4：癔症、严重应激障碍和适应障碍、神经症。

5：心理因素相关生理障碍。

6：人格障碍、习惯与冲动控制障碍和性心理障碍。

7：精神发育迟滞与童年和少年期心理发育障碍。

8：童年和少年期的多动障碍、品行障碍和情绪障碍。

9：其他精神障碍和心理卫生情况。

该分类和诊断标准兼顾我国国情，并同国际接轨。

四、精神障碍的治疗

精神障碍的治疗复杂而困难，要牢固树立"以人为本"的理念，坚持"预防为主"的方针，遵循"循证医学"的原则。第一，要明确诊断，不同的精神障碍有不同的治疗方法。第二，按照病因，既要治标，又要治本。第三，处理好治疗、康复和预防复发之间的关系。急性期的治疗，主要是控制症状；接着进行康复治疗，使患者重新适应生活，回归社会；最后维持治疗，预防复发。在整个治疗过程中，要对患者倾注更多的人性关怀，尊重患者的人格，维护患者在入学、就业等方面的合法权益。

目标检测

一、名词解释

1. 感知综合障碍　2. 妄想

二、简答题

简述精神障碍的防治要点。

（王　菊　杨淑丽）

第二章　精神分裂症

学习目标

掌握： 精神分裂症的概念、治疗原则和药物治疗要点。

熟悉： 精神分裂症的临床表现。

了解： 精神分裂症的病因和诊断方法。

精神分裂症（schizophrenia）是一组病因未明的精神疾病，常有感知、思维、情感、行为等多方面的障碍，以及精神活动与环境的不协调，一般无意识障碍和明显的智能障碍。精神分裂症多起病于青壮年时期，常缓慢起病，病程迁延，有慢性化倾向和精神衰退的可能，部分患者可保持痊愈或基本痊愈状态。

【病因及发病机制】

精神分裂症的病因迄今未明，但多数专家认为很可能是人体内外多基因、多因素共同作用的结果。其可能的原因如下。

1. 遗传因素　精神分裂症的家系调查发现，该病患者近亲中的患病率要比一般人群高数倍，且血缘关系越近，发病率越高。双生子研究发现，同卵双生的患病率是异卵双生的 4~6 倍。研究发现，精神分裂症母亲所生的子女从小寄养于正常家庭环境中，成年后仍有较高的患病率，提示遗传因素在该病的发病中占主要地位。

2. 神经发育异常　精神分裂症的神经发育假说认为，由于遗传因素和母孕期或围产期损伤，在胚胎期大脑发育过程中就出现了某种神经病理改变，主要是新皮质形成期神经细胞从大脑深部向皮质迁移过程中出现了紊乱，导致心理整合功能异常。其即刻效应并不显著，但随着进入青春期或成年早期，在外界环境因素的不良刺激下，会不可避免地出现精神分裂症的症状。此外，通过对典型病例进行尸解研究发现，患者大脑结构发生边缘系统和颞叶结构缩小、半球不对称、脑室扩大、沟回增宽等变化。

3. 神经生化方面的异常　主要有 3 个方面的假说：①多巴胺（DA）假说；②氨基酸类神经递质假说；③5-羟色胺（5-HT）假说。

4. 躯体方面的因素　分娩、中毒、严重躯体感染等可能与精神分裂症的发生有关。胎儿期有病毒感染或出生时有窒息等并发症的人，成年后患精神分裂症的概率明显增高。

5. 心理社会因素　尽管有越来越多的证据表明，生物学因素特别是遗传因素在精神分裂症的发病中占有重要地位，但心理社会因素（如应激事件等）可以是某些精神分裂症患者发病的诱因。

【临床表现】

1. **感知觉障碍**　精神分裂症最突出的感知觉障碍是幻觉，以幻听最为常见。精神分裂症的幻听内容多半是争论性的，如两个声音议论患者的好坏；或评论性的，如对患者的所作所为评头论足。其他类型的幻觉虽然少见，但也可在精神分裂症患者身上见到。精神分裂症的幻觉体验可以非常具体、生动，也可以是模糊的，但多会给患者的思维、行动带来显著的影响，患者会在幻觉的支配下做出违背本性、不合常理的举动。

2. **思维障碍**

(1)妄想：一种病理性歪曲信念，是病态的推理和判断。在疾病的初期，患者对自己的某些明显不合常理的想法还持将信将疑的态度，但随着疾病进展，患者逐渐与病态的信念融为一体。最多见的妄想是被害妄想与关系妄想，可见于各个年龄阶段，涉及的对象从最初与患者有过矛盾的某个人渐渐扩展到同事、朋友、亲人，直至陌生人。妄想的内容与患者的生活经历、教育背景有一定程度的联系。

(2)被动体验：正常人对自己的精神和躯体活动有着充分的自主性，即能够自由支配自己的思维和运动，并在整个过程中时刻体验到这种主观上的支配感。但在精神分裂症患者中，常常会出现精神与躯体活动自主性方面的问题。患者丧失了支配感，感到自己的躯体运动、思维活动、情感活动都是受人控制的，有一种被强加的被动体验。

(3)思维联想障碍：由于原发的精神活动损害，精神分裂症患者的语言忽视常规的修辞，逻辑关系混乱，不恰当地使用符号、公式、自造的字(词语新作)表达十分简单的含义，思维散漫或不连贯，在交谈中经常游移于主题之外；重者可有思维破裂，言语支离破碎，根本无法交谈。

(4)思维贫乏：患者语量贫乏，缺乏主动言语，在回答问题时异常简短，多为"是""否"，很少加以发挥；即使语量足够，内容却含糊、过于概括，传达的信息量十分有限。同时，每次应答问题的过程总要延迟很长时间。

3. **情感障碍**　主要表现为情感迟钝或情感平淡。情感平淡并不仅仅以表情呆板、缺乏变化为表现，患者同时还有自发动作减少、体态语言缺乏，在谈话中很少或几乎不使用任何辅助表达思想的手势和肢体姿势，讲话语调单调、缺乏抑扬顿挫，同人交谈时很少与对方有眼神接触，多茫然凝视前方；患者丧失了幽默感及对幽默的反应，对亲人感情冷淡，亲人的伤病痛苦对患者来说无关痛痒。少数患者有情感倒错。抑郁与焦虑情绪在精神分裂症患者中并不少见。

4. **意志与行为障碍**

(1)意志减退：患者在坚持工作、完成学业、料理家务方面有很大困难，往往对自己的前途毫不关心，没有任何打算，或者虽有计划，却从不施行；孤僻离群，活动减少，可以连续坐几个小时而没有任何自发活动。

(2)紧张综合征：患者全身肌张力增高，包括紧张性木僵和紧张性兴奋2种状态，可交替出现，是精神分裂症紧张型的典型表现。木僵时以缄默、随意运动减少或缺失及精神运动无反应为特征，严重时，患者保持一个固定姿势不语不动、不进饮食、不自动排便，对任何刺激均不起反应。在木僵患者中，可出现蜡样屈曲，特征是患者的肢体可任人摆布，即使被摆成不舒服的姿势，也可似蜡塑一样较长时间维持不变。如将患者的头部抬高，好像枕着枕头，患者也能保持这样的姿势一段时间，称为"空气枕头"。木僵患者有时会突然出现冲动行为，即紧张性兴奋。

5. 定向、记忆、智能及自知力障碍　患者的注意、记忆、智能、概念形成与抽象能力有一定程度的损害，对自身疾病的性质和严重程度缺乏自知力。

6. 临床分型　根据临床症状群不同，精神分裂症可分为不同类型，包括单纯型、青春型、偏执型、紧张型、未分化型、残留型及精神分裂症后抑郁。不同的类型与起病缓急、临床特点、病程经过、治疗反应及疾病预后有一定关系。

【治疗要点】

1. 治疗原则

(1)应采取综合治疗的原则：一般在急性期以抗精神病药物治疗为首选治疗措施；在慢性期或疾病缓解期，除了用药治疗减轻症状外，社会心理康复治疗有利于患者对疾病的认识，促进患者自知力恢复，通过增强患者与社会接触、活跃患者精神生活，可有效防止精神衰退的发生。

(2)治疗"个别化"原则：应根据患者病情以及患者对药物的耐受性和依从性选药。

2. 治疗措施

(1)药物治疗：强调早期、足量、足疗程、单一用药、个体化用药，从小剂量开始，逐渐增到有效治疗剂量；精神症状控制后，给予治疗量的 $1/2 \sim 2/3$ 维持治疗。

常用的抗精神病药物有氯丙嗪、氟哌啶醇、奥氮平、喹硫平、奋乃静、舒必利、利培酮等，最主要的不良反应是锥体外系症状，其次是肝脏损害、影响内分泌、皮肤过敏反应、抗胆碱能样反应、体位性低血压等。使用抗精神病药物时，应注意观察，若出现不良反应，应及时处理。此外，应注意加强社会心理支持，防止复发。

1)氯丙嗪：我国抗精神分裂症的首选药，镇静作用比较强，出现锥体外系症状比较少，但对心血管和肝功能影响大，治疗剂量比较大，常用量为 $200 \sim 400 \, \text{mg/d}$，60岁以上患者应酌情减量，适用于兴奋躁动、行为紊乱、思维障碍、有幻觉妄想的精神分裂症患者。

2)氟哌啶醇：抗幻觉、妄想比较明显，镇静作用较弱，肝功能和心血管副作用比较小，但锥体外系症状比较明显，常用量为 $20 \sim 30 \, \text{mg/d}$。其主要用于兴奋躁动同时伴肝功能异常，或以行为障碍为突出症状者。为了较快地控制兴奋，可用氯丙嗪 $25 \sim 50 \, \text{mg}$ 或氟哌啶醇 $5 \sim 20 \, \text{mg}$，肌内注射。对兴奋程度较重者，可用氯丙嗪 $100 \, \text{mg}$ 或氟哌啶醇 $10 \sim 20 \, \text{mg}$ 加入 $250 \, \text{mL}$ 液体中静脉滴注。

对幻觉、妄想的首选药物是奋乃静。奋乃静虽比氯丙嗪的中枢镇静作用弱，但能有效地控制幻觉、妄想及思维联想障碍。此外，也可根据病情选用舒必利、氯丙嗪及氟哌啶醇等；紧张型精神分裂症可选用舒必利、奋乃静、氯丙嗪等药物。

(2)电休克治疗：紧张型精神分裂症、精神分裂症伴有明显抑郁症状者及某些精神分裂症患者经多种抗精神病药物治疗后疗效不佳者，可选择电休克治疗。

(3)环境和社会心理康复治疗：了解患者生活中的急、慢性应激因素，给予支持性的心理治疗，帮助患者克服家庭和社会中的不良刺激；通过心理教育，提高患者及其家属对疾病的应对技能，提高患者的人际沟通能力，动员家庭和社会力量开展对患者的社会心理治疗，如开展针对精神分裂症患者以个案管理为基础的社区服务模式（主动性社区治疗和职业康复等）；告知家属应密切配合，根据医嘱督促患者服药，进行长时间的维持治疗，以巩固疗效，防止复发。

【预防】

(1)加强精神卫生知识的宣传，使患者认识到坚持服药是预防的关键，指导患者合理用药、保持心情舒畅；向患者家属介绍药物的不良反应及相关处理方法；指导家属尊重患者，学会如何与患者相处以及如何解决生活中遇到的问题，创造良好的家庭环境和家庭氛围，鼓励患者参加一些力所能及的劳动，提高人际交往和社会适应能力，增加生活自信心，督促患者坚持服药。

(2)指导患者解决有关社会环境压力的方法，教育患者正确对待各种生活事件和不良的社会舆论，避免心理自卑感，预防复发。

(3)纠正家庭、社会公众对精神病患者的偏见和歧视，争取社会支持，减少引起复发的诱因。

目标检测

一、名词解释
1. 精神分裂症　2. 蜡样屈曲
二、简答题
1. 精神分裂症的主要临床表现有哪些？
2. 常用的抗精神分裂症药物有哪些？

（王　菊　杨淑丽）

第三章　心境障碍

学习目标

掌握：心境障碍的概念、治疗原则。

熟悉：心境障碍的临床表现、药物治疗要点。

了解：心境障碍的病因和诊断。

心境障碍(mood disorder)是指由各种原因引起的以显著而持久的心境或情感改变为主要特征的一组疾病。其临床特征是以情感高涨或低落为主要的、基本的或原发的症状，常伴有相应的认知和行为改变，可有幻觉、妄想等精神病性症状，多数患者有反复发作的倾向，每次发作多可缓解，部分患者可有残留症状或转为慢性。

【病因及发病机制】

心境障碍的病因和发病机制尚不清楚，大量研究资料提示遗传因素、神经生化因素和心理社会因素等对本病的发生有明显影响。

1. 遗传因素　家系研究心境障碍患者的生物学亲属的患病风险明显增加，同病率为一般人群的 10～30 倍，血缘关系越近，患病概率也越高。

2. 神经生化因素　一些研究初步证实了中枢神经递质代谢异常及相应受体功能改变可能与心境障碍的发生有关，主要有 5-羟色胺假说、去甲肾上腺素假说、多巴胺假说。

3. 神经内分泌功能异常　有研究发现，心境障碍患者有下丘脑-垂体-肾上腺轴(HPA)、下丘脑-垂体-甲状腺轴、下丘脑-垂体-生长素轴的功能异常，尤其是下丘脑-垂体-肾上腺轴功能异常。

4. 神经影像学改变　CT 研究发现，心境障碍患者脑室较正常对照组的脑室为大。MRI 发现，抑郁发作患者海马额叶皮质、杏仁核、腹侧纹状体等脑区萎缩。功能影像学研究发现，抑郁发作患者左额叶及左前扣带回局部脑血流量降低。应激所致抑郁模型动物神经病理学研究显示，海马神经元萎缩以及海马神经再生受损，并且抗抑郁药可以激活促进神经可塑性的胞内信号转导途径，逆转该种病理改变。

5. 心理社会因素　应激性生活事件与心境障碍，尤其是与抑郁发作的关系较为密切。抑郁发作前，约 92% 的人有促发生活事件，如女性抑郁发作患者在发病前 1 年所经历的生活事件频度是正常人的 3 倍；个体经历一些可能危及生命的生活事件后 6 个月内，抑郁发作危险系数会增加 6 倍。常见的负性生活事件，如丧偶、离婚、婚姻不和谐、失业、严重躯体疾病、家庭成员患重病或突然病故，均可导致抑郁发作。

【临床表现】

1. 抑郁发作　表现为情绪低落、思维迟缓、意志活动减退"三低"症状，但这些典型症状不一定出现在所有的抑郁障碍患者中。目前认为，抑郁发作的表现可分为核心症状、心理症状群和躯体症状群。发作应至少持续2周，并且不同程度地损害社会功能，或给本人造成痛苦或不良后果。

(1)情绪低落：患者自觉情绪低沉、苦恼忧伤，情绪的基调是低沉灰暗的。患者常自觉兴趣索然，痛苦难熬，忧心忡忡，郁郁寡欢，有度日如年、生不如死的感觉，自称"高兴不起来""活着没意思"等，愁眉苦脸，唉声叹气。典型病例常有晨重夜轻的特点，即情绪低落在早晨时较为严重，而傍晚时可有所减轻。

(2)抑郁性认知：常有"三无"症状，即认为自己已无希望，是无用之人，也很无助；并可能在此基础上引发自杀观念和行为，甚至出现"扩大性自杀"（患者会认为活着的亲人也非常痛苦，会在杀死亲人后再自杀，导致极其严重的后果）。

(3)兴趣缺乏：凡事缺乏兴趣，对任何事都提不起劲。患者对以前喜爱的各种活动兴趣显著减退甚至丧失，如患者以前是很爱打球的人，现在却对打球一点儿兴趣都没有。

(4)快感缺失：患者丧失了体验快乐的能力，不能从平日从事的活动中获得乐趣。

(5)思维迟缓：患者思维联想速度缓慢，反应迟钝，思路闭塞，自觉愚笨，思考问题困难。

(6)意志活动减退：患者意志活动呈显著持久的抑制，表现为行动缓慢、生活被动或懒散、不想做事、不愿与周围人交往、常独坐一旁或整日卧床、少出门或不出门、回避社交。

(7)生物学症状：如睡眠障碍（早醒）、食欲下降、性欲减退、精力缺失。

2. 躁狂发作　典型临床表现是情感高涨、思维奔逸、活动增多的"三高"症状，可伴有夸大观念或妄想、冲动行为等。发作应至少持续1周，并有不同程度的社会功能损害，可给自己或他人造成危险或不良后果。躁狂可一生仅发作一次，也可反复发作。

(1)情感高涨：躁狂发作的主要原发症状。典型表现为患者自我感觉良好，主观体验特别愉快，生活快乐幸福；整日兴高采烈，笑逐颜开。其高涨的情感具有一定的感染力，言语诙谐风趣，常博得周围人的共鸣，引起阵阵欢笑。症状轻时，可能不被视为异常，但了解患者的人可以看出这种表现的异常性。

(2)思维奔逸：患者联想速度明显加快，思维内容丰富多变，自觉脑子聪明、反应敏捷，语量大、语速快，口若悬河，自觉语言表达跟不上思维速度；联想丰富，概念一个接一个地产生，或引经据典，或高谈阔论、信口开河，由于患者注意力随境转移，思维活动常受周围环境变化的影响，致使话题突然改变，讲话的内容常从一个主题很快转到另一个主题，严重时可出现"音联"和"意联"。患者讲话时眉飞色舞或手舞足蹈，常因说话过多而出现口干舌燥，甚至声音嘶哑。

(3)活动增多、意志行为增强：多为协调性精神运动性兴奋，即认知、情绪情感与增多的运动行为相协调。患者自觉精力旺盛，能力强，兴趣范围广，想多做事，做大事，想有所作为，因而活动明显增多，整日忙碌不停，但多虎头蛇尾、有始无终；有的表现为喜交往、爱凑热闹，与人一见如故，爱管闲事，爱打抱不平，爱与人开玩笑，爱接近异性，注重打扮装饰，但并不得体，行为轻率或鲁莽(如挥霍、不负责任或不计后果等)，自控能力差。患者无疲倦感，声称"全身有使不完的劲"。病情严重时，自我控制能力下降，举止粗鲁，可出现攻击和破坏行为。

(4)夸大观念及夸大妄想：患者的思维内容与心境高涨一致。在心境高涨的背景上，常出现夸大观念(常涉及健康、容貌、能力、地位和财富等)，自我评价过高，言语内容夸大，说话漫无边际，认为自己才华出众、出身名门、腰缠万贯、神通广大等，自命不凡，盛气凌人；严重时，可达到妄想的程度。有时患者的思维内容障碍也可出现关系妄想、被害妄想等，内容多与高涨的心境有关，且持续时间也较短。

(5)睡眠需求减少：睡眠明显减少，患者常诉"我的睡眠质量非常高，不愿把有限时间浪费在睡眠上"，虽终日奔波，但无困倦感。

3. 双相障碍　既有躁狂或轻躁狂发作，又有抑郁发作的一类心境障碍，称为双相障碍。双相障碍的临床特点是反复(至少 2 次)出现心境和活动水平的明显改变，有时表现为心境高涨、精力充沛和活动增加，有时表现为心境低落、精力减退和活动减少，发作间期通常完全缓解，最典型的表现形式是躁狂和抑郁交替发作。

【治疗要点】

1. 治疗原则

(1)心境障碍的治疗：主要包括药物治疗、心理治疗和物理治疗，要达到 3 个目标。①提高临床治愈率，最大限度地减少病残率和自杀率，关键在于尽早消除临床症状。②提高生存质量，恢复社会功能。③预防复发。

(2)药物治疗的原则：①个体化合理用药。②剂量逐步递增。③小剂量疗效不佳时，根据不良反应和耐受情况增至足量。④如仍无效，可考虑换药，换用同类另一种药物或作用机制不同的另一类药。⑤尽可能单一用药，足量、足疗程治疗。

2. 治疗措施

(1)抑郁障碍的药物治疗：各种抗抑郁药物的疗效大体相当，各有特点，药物如何选择主要取决于以下因素。①考虑抑郁障碍的症状特点：伴有明显激越的抑郁发作，可优先选用有镇静作用的抗抑郁剂；伴有强迫症状的抑郁发作，可优先选用选择性 5-羟色胺再摄取抑制剂或氯米帕明；非典型抑郁，可选用选择性 5-羟色胺再摄取抑制剂；伴有精神病性症状的抑郁发作，不宜选用安非他酮。②既往用药史：如既往治疗药物有效，则继续使用，除非有禁忌证。③药理学特征：如镇静作用较强的药物对明显焦虑激越的患者可能较好。④药物间相互作用：如有无药效学或药动学配伍禁忌。⑤患者躯体状况和耐受性。⑥治疗获益及药物价格。目前一般推荐选择性 5-羟色胺再摄取抑制剂、选择性 5-羟色胺和去甲肾上腺素再摄取抑制剂、去甲肾上腺素和特异性5-羟色胺再摄取抑制剂作为一线药物选用。由于价格因素，在我国不少地区，阿米替林、氯米帕明、马普替林等仍作为治疗抑郁发作的首选药物。

(2)躁狂发作的药物治疗：躁狂发作均以心境稳定剂为主，目前比较公认的心境稳定剂主要包括锂盐(碳酸锂)和卡马西平、丙戊酸盐。临床研究显示，其他抗癫痫药(如拉莫三嗪加巴喷丁)、第二代抗精神病药物(如喹硫平、奥氮平、利培酮与氯氮平等)也具有一定的心境稳定作用，可作为候选的心境稳定剂使用。

（3）双相障碍的药物治疗：无论是双相障碍抑郁发作，还是双相障碍躁狂发作，都应该采用心境稳定剂进行治疗。随机对照研究证明，碳酸锂治疗双相抑郁有效，平均有效率为76%，而且不会导致转相或诱发快速循环发作。若已接受一种心境稳定剂足量治疗但抑郁障碍症状仍然未获缓解甚至恶化的患者，加用另一种心境稳定剂（锂盐或丙戊酸盐）与加用抗抑郁药物治疗同样有效，不过2种心境稳定剂联用时患者的耐受性较差。很多第二代抗精神病药物也都被美国食品药品监督管理局批准用于双相障碍抑郁发作了。临床研究证实，奥氮平能有效治疗急性双相抑郁发作并预防其短期内转为躁狂发作。奥氮平联合氟西汀的疗效优于单用奥氮平。

（4）心境障碍的电休克治疗：严重的心境障碍患者，应首选电抽搐或改良电抽搐治疗；对药物治疗无效的患者，也应采用电抽搐治疗。电抽搐治疗见效快、疗效好，6～12次为1个疗程，治疗后仍需用药物维持治疗。

（5）心境障碍的心理治疗：在药物治疗的同时，常合并心理治疗，尤其是有明显心理社会因素作用的心境障碍患者或恢复期患者。支持性心理治疗通过聆听、解释、指导、鼓励和安慰等帮助患者正确认识和对待自身疾病，主动配合治疗。认知疗法、行为治疗、人际心理治疗、婚姻及家庭治疗等一系列的治疗技术能帮助矫正患者的适应不良行为，改善患者的人际交往能力和心理适应功能，提高患者家庭和婚姻生活的满意度，从而减轻或缓解患者的症状，调动患者的积极性，纠正其不良人格，提高其解决问题的能力和应对应激的能力，节省医疗费用，促进康复，预防复发。

目标检测

一、名词解释

1. 心境障碍　2. 抑郁发作　3. 躁狂发作　4. 双相障碍

二、简答题

1. 抑郁发作的主要临床表现有哪些？

2. 躁狂发作的主要临床表现有哪些？

3. 心境障碍的治疗原则有哪些？

（王　菊）

第四章 神经症

学习目标

掌握：神经症的概念。
熟悉：神经症的临床表现、治疗原则及药物治疗要点。
了解：神经症的病因及其诊断。

神经症（neurosis）是一组主要表现为焦虑、抑郁、恐惧、强迫、疑病症状或神经衰弱症状的精神障碍。神经症的特征为患者病前多有一定的易患素质基础和个性特征，疾病的发生与发展常受心理、社会（环境）因素的影响，症状没有可以证实的器质性病变作为基础，与患者的现实处境不相称，患者对存在的症状感到痛苦和无能为力，自知力完整或基本完整，有求治要求，病程大多持续迁延。

在《中国精神障碍分类与诊断标准》（第3版）中，神经症分为有恐惧症、焦虑症、强迫症、躯体形式障碍、神经衰弱、其他或待分类的神经症6类。本章主要介绍恐惧症和焦虑症。

第一节 恐惧症

恐惧症（phobia）又称恐怖性神经症，是一种以过分和不合理地惧怕外界某种客观事物或情境为主要表现的神经症。患者明知这种恐惧反应是过分的或不合理的，但在相同场合下仍反复出现，难以控制。恐惧发作时，常常伴有明显的焦虑和自主神经症状。患者极力回避恐惧的客观事物或情境，或是带着畏惧去忍受，因而影响其正常活动。恐惧症主要包括特定恐惧症、旷场恐惧症和社交恐惧症3类亚型。

【病因及发病机制】

1. **遗传因素** 旷场恐惧症具有家族遗传倾向，尤其会影响女性亲属，双生子研究结果同样提示旷场恐惧症可能与遗传有关，且与惊恐障碍存在一定联系。某些特定的恐惧症具有明显的遗传倾向，如血液和注射恐惧，这类患者对恐怖刺激所产生的反应也与一般的恐惧症患者不同，表现为心动过缓，而不是心动过速，易于发生晕厥。

2. **生化因素** 某些研究发现，社交恐惧症患者出现恐惧症状时血浆肾上腺素水平升高，患者可能有去甲肾上腺素功能失调。

3. **心理社会因素** 心理学家认为，恐惧症状的扩展和持续是由于症状的反复出现使焦虑情绪条件化，而回避行为则阻碍了条件化的消退，这也是行为治疗的理论基础。

【临床表现】

恐惧症患者所恐惧的对象达数百种之多，通常将其归纳为 3 类。

1. 旷场恐惧症　又称广场恐惧症，是恐惧症中最常见的一种，约占 60%，多起病于 25 岁左右，35 岁左右是另一发病高峰年龄，女性多于男性；主要表现为对某些特定环境的恐惧，如高处、广场、密闭的环境和拥挤的公共场所等，患者害怕离家或独处，害怕进入商店、剧场、车站或乘坐公共交通工具。恐惧发作时，还常伴有抑郁、强迫、人格解体等症状。

2. 社交恐惧症　多在 17～30 岁发病，女性明显多于男性，常无明显诱因，突然起病；主要特点是害怕被人注视，一旦发现别人注意自己就脸红、不敢抬头、不敢与人对视，甚至觉得无地自容，因而回避社交，不敢在公共场合演讲，集会时不敢坐在前面。常见的恐惧对象是异性、严厉的上司和未婚夫（妻）的父母等，也可以是熟人，甚至是自己的亲属、配偶。

3. 特定恐惧症　指患者对某一具体的物件、动物等有一种不合理的恐惧，最常见的为对某种动物的恐惧，如蛇、狗、猫、鼠、鸟、蜘蛛、青蛙、毛毛虫等；有些患者害怕鲜血或尖锐锋利的物品；还有些患者对自然现象产生恐惧，如黑暗、风、雷电等。特定恐惧症的症状较恒定，多只限于某一特定对象，部分患者却可能在消除了对某一物体的恐惧之后又出现新的恐惧对象，常起病于童年，以女性多见。

【治疗要点】

1. 行为疗法　为治疗恐惧症的首选方法。系统脱敏疗法、暴露冲击疗法对恐惧症效果良好。行为疗法的基本原则：一是消除恐惧对象与焦虑恐惧反应的条件性联系；二是对抗回避反应。

2. 药物治疗　三环类抗抑郁剂（如丙米嗪和氯米帕明）对恐惧症有一定的疗效，并能减轻焦虑和抑郁症状；单胺氧化酶抑制剂类（如吗氯贝胺）对社交恐惧症有一定效果；氟西汀、帕罗西汀等也可部分缓解恐惧症状。苯二氮䓬类与普萘洛尔因能缓解患者的焦虑，从而能增强患者接受行为治疗的信心。

第二节　焦虑症

焦虑症（anxiety neurosis）是一种以焦虑、紧张、恐惧情绪为主的神经症，以广泛和持续性焦虑或反复发作的惊恐不安为主要特征，常伴有自主神经紊乱、肌肉紧张与运动性不安，临床分为广泛性焦虑障碍与惊恐障碍 2 种主要形式。前者大多起病于 20～40 岁，而惊恐发作多发生于青春后期或成年早期。

【病因及发病机制】

1. 遗传因素　已有的研究显示，遗传因素在焦虑症的发生中起一定作用。

2. 生化因素　①乳酸盐假说：惊恐发作是能够通过实验诱发的少数几种精神障碍之一，有实验给焦虑症患者注射乳酸钠，结果多数患者诱发了惊恐。②去甲肾上腺素假说：焦虑症患者多有去甲肾上腺素能活动的增强。③5-羟色胺假说：许多主要影响中枢神经5-羟色胺的药物对缓解焦虑症状有效，表明5-羟色胺参与了焦虑的发生，但其确切机制尚不清楚。

3. **心理因素** 行为主义理论认为，焦虑是对某些环境刺激的恐惧而形成的一种条件反射。以动物实验为例，如果按压踏板会引起一次电击，则按压踏板会成为电击前的一种条件刺激，而这种条件刺激可引起动物产生焦虑的条件反射，这种条件反射会导致动物回避按压踏板，避免电击。这一动物模型说明，焦虑发作是通过学习获得的对可怕情境的条件反应。心理动力学理论认为，焦虑源于内在的心理冲突，是童年或少年期被压抑在潜意识中的冲突在成年后被激活，从而形成焦虑。

【临床表现】

1. **广泛性焦虑障碍** 又称慢性焦虑症，是焦虑症最常见的表现形式，常缓慢起病，以经常或持续存在的焦虑为主要临床特点，具有以下表现。

(1)精神性焦虑：精神上的过度担心是焦虑症状的核心，表现为对未来可能发生的、难以预料的某种危险或不幸事件的经常担心；有的患者不能明确意识到他担心的对象或内容，而只是一种提心吊胆、惶恐不安的强烈内心体验，称为自由浮动性焦虑；有的患者担心的也许是现实生活中可能发生的事情，但其担心、焦虑和烦恼的程度与现实很不相称，称为预期焦虑。患者常有恐慌的预感，终日心烦意乱、忧心忡忡、坐卧不宁，似有大祸临头之感，常伴有注意力不集中、记忆力下降等表现。

(2)躯体性焦虑：表现为运动不安与多种躯体症状。运动不安可表现为搓手顿足、不能静坐、不停地来回走动、无目的的小动作增多，有的患者表现为舌、唇、指肌的震颤或肢体震颤。躯体症状主要表现为胸骨后的压缩感，常伴有气短；肌肉紧张表现为主观上的一组或多组肌肉不舒服的紧张感，严重时有肌肉酸痛，多见于胸部、颈部及肩背部肌肉，紧张性头痛也较常见。

(3)自主神经功能紊乱：表现为心动过速、皮肤潮红或苍白、口干、便秘或腹泻、出汗、尿意频繁等，男性患者可出现早泄、阳痿，女性患者可出现月经紊乱等。

(4)觉醒度提高：表现为过分的警觉，对外界刺激敏感，易于出现惊跳反应，注意力难以集中或易受干扰，难以入睡或睡中易惊醒，情绪易激惹，感觉过敏。

(5)其他表现：广泛性焦虑障碍患者虽常合并疲劳、抑郁、强迫、恐惧、惊恐发作及人格解体等，但这些症状通常不是疾病的主要临床表现。

2. **惊恐障碍** 又称急性焦虑障碍。其特点是发作的不可预测性和突然性，患者反应程度强烈，常体会到濒临灾难性结局的害怕和恐惧，而惊恐症状终止也迅速；有的患者突然感到一种突如其来惊恐体验，伴濒死感或失控感，以及严重的自主神经功能紊乱症状；有的患者好像觉得死亡将至、灾难将至而奔走、惊叫、四处呼救，伴有胸闷、心动过速、心律不齐、呼吸困难或过度换气、头痛、头晕、四肢麻木和感觉异常、出汗、全身发抖或全身无力等自主神经症状。惊恐障碍通常起病急骤，终止也迅速，一般历时5~20分钟，很少超过1小时，不久又可突然再发，发作期间始终意识清晰、高度警觉，发作后仍心有余悸、担心再发，不过此时焦虑的体验不再突出，而代之以虚弱无力，需数小时至数天才能恢复。

【治疗要点】

1. 心理治疗

(1)健康教育：焦虑症患者一般容易接受新的信息，尤其是一些有助于解释或减轻焦虑程度的信息。因此，对这类患者进行健康教育是必要的。健康教育的内容应包括对疾病性质的讲解，如焦虑的本质、为何会产生焦虑等，让患者消除某些顾虑。同时，要了解患者自身对疾病的理解，及时洞悉患者的某些不良认知，教给患者一些简单实用的应对焦虑的方法，改变其某些不良的生活方式。

(2)认知疗法：焦虑症患者容易出现2类逻辑错误。一是过高地估计负性事件出现的可能性，尤其是与自己有关的事件；二是过分戏剧化或灾难化地想象事件的结果。焦虑症患者对事物的一些歪曲认知是造成疾病迁延不愈的原因之一，治疗者要帮助患者改变不良认知或进行认知重建。

(3)行为治疗：焦虑症患者往往有焦虑引起的肌肉紧张，自主神经功能紊乱引起的心血管系统与消化系统症状，运用呼吸训练、放松训练、分散注意等行为治疗方法比较有效。对于因焦虑或惊恐发作而回避社交的患者，可以应用系统脱敏治疗。

2. 药物治疗

(1)苯二氮䓬类：抗焦虑作用强，起效快，包括地西泮、氯硝西泮、阿普唑仑、去甲羟西泮、三唑仑等。一般来说，发作性焦虑，选用短程作用药物；持续性焦虑，则多选用中、长程作用的药物；入睡困难者，一般选用短、中程作用药物；易惊醒或早醒者，选用中、长程作用药物。临床应用一般从小剂量开始，逐渐加大到最佳治疗量，维持2～6周后逐渐停药，以防成瘾。停药过程不应短于2周，以防症状反跳。

(2)抗抑郁剂：三环类抗抑郁剂(如丙米嗪、阿米替林等)对广泛性焦虑有较好疗效，治疗剂量一般为75～150 mg/d，治疗作用一般在治疗第3周后出现；对低剂量无效的患者，可适当增加剂量到150～200 mg/d。需要注意的是，三环类抗抑郁剂有较强的抗胆碱能副作用和心脏毒性作用。选择性5-羟色胺再摄取抑制剂类(如氟西汀、帕罗西汀等)对某些焦虑患者有效，且服用方便、副作用较少，已在临床上广泛使用。

(3)β肾上腺素能受体拮抗剂：常用普萘洛尔，对于减轻患者自主神经功能亢进所致的躯体症状(如心悸、心动过速、震颤、多汗、气促等)有较好疗效。

(4)其他药物：如丁螺环酮，因无依赖性，故也常用于焦虑症的治疗，缺点是起效慢。

目标检测

一、名词解释

1. 神经症　2. 恐惧症　3. 焦虑症

二、简答题

焦虑症的主要临床表现有哪些？

（王　菊　杨淑丽）

第十三篇

中 毒

　　化学物质进入人体，在效应部位累积到一定量而产生组织和器官损害的全身性疾病，称为中毒(poisoning)。引起中毒的化学物质，称为毒物。

　　中毒有急性和慢性之分，临床常见的中毒多为急性中毒，如有机磷农药中毒、一氧化碳中毒等。

急性中毒

⊙ 学习目标

掌握：急性中毒的紧急处理原则。

熟悉：急性中毒、有机磷农药中毒、一氧化碳中毒的发病机制、临床表现、常用实验室检查与诊断要点。

了解：急性中毒的概念和病因。

项目教学案例 42：

患儿，男，3 岁，因气急、呼吸困难、哭闹 2 小时入院。入院查体：体温 38 ℃，脉搏 78 次/分，呼吸 26 次/分，血压 90/60 mmHg。两侧瞳孔等大等圆，直径 2 mm。唇微绀，两肺满布哮鸣音及湿啰音。入院后，立即给予氨茶碱、地塞米松，8 小时后未见好转，并出现泡沫痰；又试用阿托品后，症状有所好转。经反复询问，其父母回忆起昨日曾将一空的"3911"农药瓶放在屋内地上，患儿拿农药瓶盛水玩过。

工作任务 1：患儿最可能患了什么病？

工作任务 2：应该如何抢救？

毒物一次大剂量或在 24 小时内多次进入体内，迅速引起严重中毒症状，甚至危及生命，称为急性中毒（acute poisoning）。慢性中毒是指长时间暴露，毒物进入人体蓄积中毒而出现临床表现，起病慢，病程长，多为职业中毒。本章主要介绍急性中毒。

第一节　中毒概述

【病因、分类及发病机制】

1. **病因及分类**　根据中毒时的环境不同，中毒可分为职业性中毒与非职业性中毒 2 类，前者指工农业生产过程中某些有毒物质在使用、储存、运输时因不严格遵守安全操作防护制度或与毒物密切接触而发生的中毒；后者指日常生活中误食、意外接触有害物质、用药过量、自杀或谋杀等情况，使过量有毒物质进入体内而引起的中毒。根据来源和用途不同，引起中毒的毒物可分为工业性毒物、药物、农药、有毒动物或植物。

2. **发病机制**

（1）侵入途径：毒物主要通过 3 种途径侵入人体。①呼吸道：以气体形态由呼吸道吸入的毒物可迅速进入血液发生中毒，毒性作用出现早而重，如一氧化碳中毒。②消化道：毒物经口摄入中毒时，主要经小肠吸收，经小肠液和酶作用后，毒性物质部分发生改变，然后进入血液循环，经肝解毒后分布到全身，是生活中中毒的常见途径，如进食有毒食物。③皮肤黏膜：正常皮肤的类脂质层能防止水溶性毒物侵入，少数脂溶性毒物可经皮肤或黏膜吸收中毒，如苯、有机磷化合物中毒等。皮肤有损伤或多汗时，可加速机体对毒物的吸收。被毒蛇咬伤时，毒物可经伤口入血，从而使人中毒。

（2）毒物代谢：大多数毒物主要在肝脏通过氧化、还原、水解及结合等作用进行代谢。多数毒物经代谢后毒性降低，少数毒物代谢后毒性反而增强，如对硫磷氧化为对氧磷，后者毒性更强。

（3）毒物排泄：肾脏是排泄毒物的主要器官，呼吸道、消化道、皮脂腺及乳腺、汗液、泪液等也可排泄部分毒物。

（4）毒物对机体的作用：①局部刺激、腐蚀作用。②缺氧，如一氧化碳等毒物会阻碍氧的吸收、转运或利用。③麻醉作用，如有机溶剂和吸入性麻醉药有强亲脂性，可通过血-脑屏障进入脑组织，抑制其功能。④抑制酶的活性，如有机磷农药可抑制胆碱酯酶活力。⑤干扰细胞或细胞器的生理功能。⑥竞争受体，如阿托品使用过量，可阻断毒蕈碱受体，产生毒性作用。

【临床表现】

中毒的临床表现主要取决于毒物的作用机制和机体对毒物的反应性。急性中毒严重者，常出现呼吸困难、发绀、昏迷、惊厥、休克等。另外，患者还会出现全身各系统与组织损害的临床表现。①皮肤黏膜表现：如灼伤、发绀、黄疸、口唇呈樱桃红色等。②神经系统表现：如昏迷、谵妄、肌肉震颤、惊厥、瘫痪、精神失常等。③眼部表现：如瞳孔扩大（阿托品、莨菪碱类中毒）、瞳孔缩小（有机磷、氨基甲酸酯类杀虫药中毒）、视神经炎（甲醇中毒）等。④呼吸系统表现：如呼出特殊气味（乙醇中毒有酒味、氰化物中毒有苦杏仁味、有机磷农药中毒有蒜味）、呼吸加快或减慢，重者可有肺水肿的相应表现。⑤循环系统表现：如心律失常、心源性休克、心脏停搏等。⑥泌尿系统表现：如肾小管堵塞、肾缺血或肾小管坏死、急性肾衰竭等。⑦血液系统表现：如溶血性贫血、出血、白细胞减少等。⑧发热：可见于阿托品、二硝基酚或棉酚等中毒。

第二节 临床常见急性中毒

临床常见的急性中毒为有机磷农药中毒、一氧化碳中毒、药物中毒、毒蛇咬伤等，本节重点介绍有机磷农药中毒和一氧化碳中毒。

一、有机磷农药中毒

【临床表现】

1. 急性中毒表现

（1）毒蕈碱样症状（M样症状）：有机磷农药中毒时，因副交感神经过度兴奋，产生类似毒蕈碱样作用，可出现平滑肌痉挛、腺体分泌增加、气道分泌物增多、括约肌松弛的相关表现，如瞳孔缩小、腹痛、腹泻、多汗、流涎、流泪、咳嗽、气促、呼吸困难、肺部啰音、肺水肿、大小便失禁等。

(2)烟碱样症状(N样症状)：有机磷农药中毒时，乙酰胆碱在横纹肌神经肌肉接头处大量积聚，兴奋N受体，使面、眼睑、舌、四肢及全身骨骼肌痉挛性收缩，出现肌束颤动、牙关紧闭、全身肌肉强直性痉挛，甚至呼吸肌麻痹，导致周围性呼吸衰竭。交感神经节节后纤维末梢释放儿茶酚胺，表现为血压增高和心律失常。

(3)中枢神经系统症状：中枢神经系统受乙酰胆碱刺激，表现为头晕、头痛、烦躁不安、谵妄、抽搐及昏迷，严重者可发生呼吸、循环衰竭，甚至死亡。

(4)局部损害：有机磷农药接触皮肤后，可发生过敏性皮炎、皮肤水疱或剥脱性皮炎；污染眼部时，可出现结膜充血和瞳孔缩小。

2. 迟发性多发性神经病　中度和重度中毒患者在中毒症状消失后2～3周可出现迟发性多发神经损害，表现为感觉、运动型多发性神经病，累及肢体末梢，可发生下肢瘫痪、四肢肌肉萎缩等。

3. 中间综合征　重度中毒患者在急性中毒症状缓解后和迟发性多发性神经病之前，在急性中毒后24～96小时突然出现眼睑下垂、眼外展障碍、面瘫及呼吸肌麻痹，可因呼吸衰竭而突然死亡，称为中间综合征。

【实验室及其他检查】

尽快采集可疑物并立即送检，检验标本尽量不放防腐剂。

怀疑有机磷农药中毒时，应立即进行全血胆碱酯酶活力测定，这是诊断有机磷农药中毒、判断中毒程度、观察疗效和估计预后的特异性指标。正常人血胆碱酯酶活力值为100％，低于80％为异常，50％～70％为轻度中毒，30％～50％为中度中毒，30％以下为重度中毒。

二、一氧化碳中毒

【临床表现】

1. 急性中毒表现

(1)轻度中毒：可有头晕、头痛、恶心、呕吐、心悸、乏力等，如及时脱离中毒环境，吸入新鲜空气或给予氧疗，症状可迅速消失，数小时即可恢复清醒状态。

(2)中度中毒：出现胸闷、气短、呼吸困难、幻觉、视物不清、判断力降低、运动失调、嗜睡、意识模糊甚至浅昏迷，口唇可呈樱桃红色。若及时给予氧疗，可完全恢复正常，一般无并发症。

(3)重度中毒：迅速发生昏迷、呼吸抑制、肺水肿、心律失常、心力衰竭，呈去皮质综合征状态，受压部位皮肤可出现红肿和水疱，眼底检查可发现视盘水肿，可引起呼吸衰竭、循环衰竭及肾衰竭而导致死亡。

2. 迟发型神经精神综合征　严重一氧化碳中毒患者经抢救苏醒后，经2～60天"假愈期"，可出现迟发性脑病，表现为精神意识障碍(呈痴呆、木僵、谵妄或去大脑皮质状态)、锥体外系神经障碍(由于基底神经节损害，出现震颤麻痹综合征，如表情淡漠、四肢肌张力增高、静止性震颤、前冲步态等)、锥体系神经损害(如偏瘫、病理反射阳性或小便失禁等)、大脑皮质局灶性功能障碍(如失语、失明及继发性癫痫等)、脑神经损害(如视神经萎缩、听神经损害)或周围神经损害。

【实验室及其他检查】

怀疑一氧化碳中毒时，应及早进行血碳氧血红蛋白浓度测定。正常人血碳氧血红蛋白浓度为 5%～10%，轻度一氧化碳中毒时可达 10%～30%，中度一氧化碳中毒时可达 30%～40%，重度一氧化碳中毒时可达 40%～60%。

三、急性中毒的治疗

治疗原则：①立即终止接触毒物，脱离中毒现场。②紧急复苏和对症支持治疗。③清除体内尚未吸收的毒物。④促进已吸收毒物的排出。⑤应用解毒药。⑥防治并发症。具体治疗措施如下。

1. 立即终止接触毒物

(1)吸入性中毒：立即将患者移离现场，加强通风，呼吸新鲜空气；及时清除呼吸道分泌物，保持呼吸道通畅，吸氧，保暖。对于昏迷者，应将其舌拉出，保持下颌前倾，以防舌后坠。

(2)皮肤黏膜接触性中毒：应立即脱掉被污染的衣服、鞋、帽，对接触部位，应进行严格的彻底清洗，尤其不能遗漏毛发、甲缝和腋窝处，一般选用清水进行清洗，禁忌使用热水，以免造成血管扩张，增加毒素吸收。若毒物溅入眼内，应立即用清水或生理盐水彻底冲洗，一般不用化学拮抗剂。

(3)毒蛇咬伤中毒：对毒物由四肢进入体内的患者，可在肢体近心端绑扎止血带，阻止毒物经静脉或淋巴管弥散。注意止血带应每 30 分钟放松 1 次，每次放松 1 分钟。

2. 紧急复苏和对症支持治疗　急性中毒昏迷者，需保持呼吸道通畅，维持呼吸和循环功能，密切观察意识状态、生命体征等情况；注意保持水、电解质和酸碱平衡；惊厥抽搐时，用苯巴比妥、地西泮等抗惊厥药；对疼痛者，选用哌替啶等镇痛剂；严重中毒者，出现心脏停搏、休克、呼吸衰竭、循环衰竭、肾衰竭时，应立即进行急救及心肺复苏。

3. 清除体内尚未吸收的毒物　对口服中毒者，应及时采用催吐、洗胃、吸附、导泻和灌肠等方式进行排毒，愈早、愈彻底处理，效果愈好。

(1)催吐：对于神志清醒、合作的患者，可嘱其饮清水 200～300 mL，然后用压舌板、手指等刺激咽后壁或舌根部诱发呕吐，反复进行，直到吐出物澄清；也可用依米丁(吐根糖浆)、阿扑吗啡等药物进行催吐。需要注意的是，处于昏迷、惊厥、休克状态的患者，服腐蚀性毒物、石油蒸馏物或腐蚀剂的患者，伴有肺水肿、心血管疾病、妊娠和门静脉高压的患者，应禁忌催吐，因为上述人群在催吐过程中可能会引起窒息、出血、食管撕裂及胃穿孔等并发症。

(2)洗胃：无论催吐效果如何，均应及早、彻底地进行洗胃，毒物服入 1 小时内洗胃最有效，但对于吸收慢的毒物，服毒后超过 4～6 小时者仍应洗胃。对昏迷、孕妇及伴有心血管疾病者，宜采用吸引器洗胃。洗胃液以温开水最为常用，也可根据毒物种类进行选择。常用洗胃液见表 13-1-1。洗胃不当可致胃穿孔、吸入性肺炎和窒息等并发症。

表 13-1-1　常用洗胃液的适应证与禁忌证

溶液	作用机制	适应证	禁忌证
温水、生理盐水	清洗	砷、硝酸银、溴化物及原因未明的急性中毒	—
1:5000 高锰酸钾	强氧化剂	催眠镇静药、阿片类、烟碱、生物碱、氰或砷化物、无机磷或士的宁等中毒	对硫磷（1605）等硫代类中毒
2%碳酸氢钠	分解	有机磷农药、氨基甲酸酯类、拟除虫菊酯类、苯、铊、汞、硫、铬、硫酸亚铁或磷等中毒	敌百虫或强酸（硫酸、硝酸或盐酸）等中毒
1%~3%鞣酸	沉淀	吗啡类、辛可芬、洋地黄、阿托品、颠茄、发芽马铃薯或毒蕈等中毒	—

（3）活性炭吸附：在摄毒 1 小时内，可使用超过毒物量的足量活性炭来吸附毒物，首次 1~2 g/kg，加水 200 mL，由胃管注入，2~4 小时重复应用 0.5~1.0 g/kg，直至症状改善。

（4）导泻：洗胃或给予活性炭后，经胃管注入 25%硫酸钠或 50%硫酸镁（中枢神经系统抑制的患者禁用硫酸镁）导泻。

（5）灌肠：适用于口服中毒超过 6 小时以上，导泻无效者及抑制胃肠蠕动的毒物（如巴比妥、颠茄类等），可用 1%温肥皂水 5000 mL 连续多次灌肠。

（6）全肠灌洗：通过促使排便，加快排出而减少毒物在体内的吸收，一般使用聚乙二醇溶液。其不被人体吸收，也不会造成患者水和电解质的紊乱，适用于口服重金属、缓释药物、肠溶药物中毒以及消化道藏毒品者。

4. 促进已吸收毒物的排出

（1）强化利尿：肾功能正常或损害较轻者，可用甘露醇等渗透性利尿剂或呋塞米，也可口服或静脉补液增加尿量，加速利尿，以利于毒物排出。

（2）改变尿液酸碱度：以碳酸氢钠碱化尿液，可增加弱酸性药物（如苯巴比妥、水杨酸类）由尿液排出；碱性毒物（如苯丙胺、士的宁和苯环己哌啶）中毒时，静脉输注维生素 C 或氯化铵，可酸化尿液。

（3）吸氧：一氧化碳中毒时，可给予吸氧，或给予高压氧治疗。

（4）血液净化：中毒严重者，可用血液透析、血液灌流、血浆置换等血液净化措施。

5. 应用解毒药

（1）常用解毒药：根据毒物种类，尽快选用特异性解毒药。常用的解毒药见表 13-1-2。

（2）一般解毒剂：仅少数毒物有特效解毒药物，对于大多数急性中毒患者，可使用一般解毒剂，如中和剂、还原剂、氧化剂、吸附剂、保护剂及沉淀剂。

表 13 - 1 - 2　常用的解毒药

解毒药物	针对的毒物种类
依地酸钙钠	铅
二巯丙醇	砷、汞
二巯丙磺钠	砷、汞、铜、锑
二巯丁二钠	锑、铅、汞、砷或铜
亚甲蓝	亚硝酸盐、苯胺或硝基苯等
亚硝酸盐、硫代硫酸钠	氰化物
甲吡唑、乙醇	乙二醇、甲醇
奥曲肽	磺酰脲
胰高血糖素	β 受体拮抗药、钙通道阻滞药、普鲁卡因、奎尼丁和三环类抗抑郁药
纳洛酮	阿片类麻醉药、地西泮、乙醇
氟马西尼	苯二氮䓬类
阿托品、盐酸戊乙奎醚和碘解磷定	有机磷农药

6.防治并发症　卧床时间较长者，要定时翻身，以免发生坠积性肺炎、压疮或血栓栓塞性疾患等；惊厥时，要注意保护患者，避免其受伤。

四、中毒的预防

(1)加强防毒宣传，介绍中毒的预防和急救知识。初冬时节，应宣传预防煤气中毒的常识；夏季应宣传预防农药中毒的常识及预防食物中毒的知识；通过改善水源，预防地方性砷中毒或氟中毒。

(2)加强毒物的管理：按规定进行有毒物品的生产、保管和运输。对于医院、家庭和小儿活动场所，要严格用药管理，做好药物的保管。精神病患者用药时，要有专人负责。

目标检测

一、名词解释

1.急性中毒　2.M 样症状　3.N 样症状　4.迟发性多发性神经病　5.中间综合征

二、简答题

1.有机磷农药中毒、一氧化碳中毒的临床表现主要有哪些？

2.急性中毒的治疗原则及主要措施有哪些？

3.模拟情境演练：几位同学分别饰演救护人员、患者家属，对一煤气中毒患者(模型人)进行抢救，重点训练施救的正确程序、救护用语和主要救护措施。

（蔡小红　王　菊）

第十四篇

传染病

　　传染病(communicable disease)是由病毒、细菌、真菌、支原体、衣原体、立克次体、螺旋体、原虫、蠕虫等病原微生物和寄生虫感染人体后，能在人与人、动物与动物或人与动物之间传播的一类疾病。本篇重点介绍传染病的流行病学、发病机制、临床表现、诊断、治疗及预防措施。

第一章　传染病概论

传染病是指由病原生物感染人体后产生的有传染性、在一定条件下可造成流行的疾病。病原体侵袭人体，人体与病原体相互作用、相互斗争的过程，称为感染。感染有5种表现形式：①病原体被清除；②病原携带状态；③隐性感染(不显性感染或亚临床感染)；④潜伏性感染；⑤显性感染(临床感染)。上述表现常呈动态变化，其中隐性感染是大多数传染病最常见的表现。

在感染过程中，机体是否发病取决于机体的免疫力，病原体的数量、致病力、侵入途径和定位以及病原体的变异性。

一、传染病的特征

1. 基本特征

(1)特异病原体：所有传染病都是由特异的病原体引起的，包括微生物与寄生虫。

(2)传染性：病原体从一个宿主传给另一个宿主的特征，称为传染性。传染性是传染病与其他感染性疾病的主要区别，所有传染病都有传染性。

(3)流行性：传染病在人群中传播蔓延的特征，称为流行性。按流行过程的强度和广度，流行性可分为暴发、散发、流行、大流行4种。某些传染病还有明显的季节性、地方性和外来性。

(4)免疫性：人体被病原体感染后，可产生针对该病原体及产物的特异性免疫，免疫持续时间的长短因传染病的种类而异。

2. 临床特点

(1)病程规律：传染病的典型病程分为4期。①潜伏期：从病原体侵入人体到出现临床症状之前的一段时间，称为潜伏期。潜伏期长短不一，短者仅数分钟或数小时，长者达数月甚至数年。此期是确定检疫期的重要依据。②前驱期：指从潜伏期末到出现某传染病所特有的临床表现前的一段时间。起病急骤的传染病前驱期很短，甚至不明显。此期的表现是非特异性的。③症状明显期：病情达高峰，出现该病所特有的症状和体征，容易发生并发症。此期持续时间的长短与传染病的种类和机体的免疫力有关，传染性极强。④恢复期：传染病的症状和体征逐渐消失，生理功能紊乱逐渐得到纠正，病原体大多被清除；少数患者可复发，或成为病原体携带者。此期仍可发生并发症和后遗症。某些传染病进入恢复期后，可出现复发与再燃。患者进入恢复期后已稳定一段时间，由于潜伏于组织内的病原体再度繁殖至一定程度，初发病的症状再度出现，称为复发，见于疟疾、伤寒、细菌性痢疾等传染病。有些患者在恢复期时体温未稳定下降至正常，又再发热，称为再燃。

（2）特有表现：每个传染病都有特有的表现，而有些表现为大多数传染病所共有，熟悉其特点，有助于疾病的鉴别。①发热：绝大多数传染病所共有的症状，是传染病的突出表现之一。了解热型有助于传染病的诊断，如伤寒极期可出现稽留热，疟疾可出现间歇热，布鲁氏菌病可出现波状热等。②发疹：包括皮疹和黏膜疹，是许多传染病的特征之一。熟知疹的形态、大小、出疹时间、发疹顺序、分布和消退情况，有利于某些传染病的诊断和鉴别诊断。③毒血症：病原体的各种代谢产物入血，引起全身功能紊乱和中毒性临床表现，如高热、疲乏、头痛、厌食、全身不适、肌肉疼痛等，严重时可出现意识障碍、脑膜刺激征、呼吸和循环衰竭等。④单核吞噬细胞系统反应：在病原体及其代谢产物的作用下，单核吞噬细胞系统可出现充血、增生等反应，临床上表现为肝大、脾大和淋巴结肿大。

（3）临床类型：根据病程长短，传染病可分为急性传染病、亚急性传染病及慢性传染病；根据临床特征，传染病可分为典型传染病和不典型传染病；根据病情轻重，传染病可分为轻型传染病、中型传染病、重型传染病、极重型传染病及暴发型传染病。

二、传染病的流行过程

1. 流行的基本条件　传染病的流行必须具备传染源、传播途径和易感人群 3 个条件。

（1）传染源：指体内有病原体生存，并能将病原体排出体外的人和动物，如传染病患者、病原携带者、隐性感染者及受感染的动物。

（2）传播途径：病原体从传染源排出进入其他易感者的途径，称为传播途径。常见的传播途径有空气传播、飞沫传播、尘埃传播、水源传播、食物传播、虫媒传播、接触传播、血液传播、体液传播、血制品传播、土壤传播、母婴传播及医源性传播。

（3）易感人群：指对某种传染病缺乏特异性免疫力的人群。人群对某种传染病易感性的高低明显影响传染病的发生和传播。

2. 影响流行过程的因素　流行过程受社会因素和自然因素的影响。社会因素包括社会制度、社会生产条件、精神文明和物质文明水平、风俗习惯和医疗卫生条件等；自然因素是指地理、气候、土壤、动物、植物等自然条件。其中，社会因素尤其是社会制度起主导作用。

三、传染病的诊断

传染病正确的早期诊断有利于及时隔离患者，及时采取有效的防治措施，控制传染病的扩散和蔓延。诊断传染病须根据以下 3 个方面的资料进行综合分析。

（1）流行病学资料：包括年龄、性别、籍贯、职业、饮食卫生习惯、旅居地区、发病季节、传染病接触史、预防接种史、既往史、家庭和集体类似患者的发病情况等。

（2）临床资料：包括病史、症状和体征，应根据传染病的特点仔细询问和进行体格检查。

（3）辅助检查：包括血、尿、粪的常规和生化检查，病原体的直接检查和培养分离，分子生物学检查，免疫学检测，内镜检查，影像学检查和活组织检查等。

四、传染病的治疗要点

传染病的治疗包括一般治疗、病原治疗、对症治疗、心理治疗、免疫调节治疗、中医治疗、康复治疗、并发症和后遗症的治疗等。

五、传染病的预防

1. 发生疫情前的措施　开展爱国卫生运动，在农村地区，要抓好两管（水管、粪管）和五改（改良水井、厕所、畜圈、炉灶、环境）；在城镇地区，要加强污水、垃圾、粪便及废气的处理。城乡居民都必须注意饮水、饮食和个人卫生。

2. 发生疫情时的措施

（1）管理传染源：加强对传染病患者、病原体携带者、接触者和动物传染源的管理，做到早发现、早诊断、早报告、早隔离、早治疗。2018 年版的《中华人民共和国传染病防治法》规定，有甲、乙、丙 3 类传染病属法定的传染病。①甲类：鼠疫、霍乱。②乙类：严重急性呼吸综合征（SARS）、病毒性肝炎、细菌性和阿米巴性痢疾、伤寒和副伤寒、艾滋病、淋病、梅毒、脊髓灰质炎、人感染高致病性禽流感、麻疹、百日咳、白喉、流行性脑脊髓膜炎、猩红热、流行性出血热、狂犬病、钩端螺旋体病、布鲁氏菌病、炭疽、流行性乙型脑炎、血吸虫病、疟疾、登革热、肺结核、新生儿破伤风。③丙类：丝虫病、包虫病、流行性和地方性斑疹伤寒、麻风病、黑热病、流行性感冒、流行性腮腺炎、风疹、急性出血性结膜炎、感染性腹泻（霍乱、细菌性和阿米巴性痢疾、伤寒和副伤寒除外）。

若发现传染病患者，应立即向当地卫生防疫机构报告疫情。甲类传染病在城镇发现后 2 小时内通过传染病疫情监测信息系统上报，在农村不超过 6 小时；乙类传染病在城镇发现后 6 小时内网络直报，在农村 12 小时内上报；丙类传染病属监测管理传染病，要求发现后 24 小时内上报。

一旦发现传染病患者或疑似患者，应立即隔离治疗。隔离期限由传染病的传染期或化验结果而定。有条件时，应在临床症状消失后做 2～3 次病原学检查（每次间隔 2～3 日），结果阴性时，方可解除隔离。早期治疗不仅能使患者早日治愈，降低病死率，减少后遗症的发生，而且能及早消除病原体携带状态，减少传染源，减少疾病的传播机会。对病原体携带者，应隔离治疗、随访观察。对接触者，应进行医学观察、留验或卫生处理，也可给予免疫接种或药物预防。对动物传染源，应予以隔离、治疗或杀灭。

（2）切断传播途径：根据不同的传染病制订不同的切断传播途径的方案；做好呼吸道和肠道的消毒隔离工作，如驱虫、杀虫及个人防护措施等。

（3）保护易感人群：主要是提高人群的免疫力，包括增加营养、进行体育锻炼、预防接种及使用中草药预防等。

📝 目标检测

一、名词解释

1. 传染病　2. 传染源　3. 易感人群

二、填空题

传染病流行的基本条件包括＿＿＿＿＿＿＿＿、＿＿＿＿＿＿＿＿、＿＿＿＿＿＿＿＿。

三、简答题

传染病的基本特征有哪些？

四、选择题

1. 传染病共有的最常见的表现是（　　　）。

　　A. 发热　　　　B. 心悸　　　　C. 皮疹　　　　D. 腹痛　　　　E. 乏力

2. 根据《中华人民共和国传染病防治法》，甲类传染病包括（　　　）。

　　A. 炭疽、霍乱　　　　　　B. 鼠疫、艾滋病

　　C. 鼠疫、霍乱　　　　　　D. 严重急性呼吸综合征（SARS）、艾滋病

　　E. 艾滋病、鼠疫、霍乱

3. 传染病治疗的关键是（　　　）。

　　A. 对症治疗　　　　　B. 病原治疗　　　　　　C. 中医治疗

　　D. 一般支持疗法　　　E. 心理治疗

4. 人体能对抗再感染的主要原因是（　　　）。

　　A. 非特异性免疫功能　B. 特异性免疫功能　　　C. 预防用药

　　D. 注射疫苗　　　　　E. 增强体质

5. 确定一种传染病的检疫期是根据该病的（　　　）。

　　A. 最短潜伏期　　　　B. 平均潜伏期　　　　　C. 最长潜伏期

　　D. 传染期　　　　　　E. 前驱期

6. 在传染病感染过程中，必须通过免疫学检查才能发现的感染表现形式是（　　　）。

　　A. 隐性感染　　　　　B. 潜伏性感染　　　　　C. 显性感染

　　D. 病原体被清除　　　E. 病原携带状态

7. 大多数传染病在感染过程中最常见的表现是（　　　）。

　　A. 隐性感染　　　　　B. 潜伏性感染　　　　　C. 显性感染

　　D. 病原体被清除　　　E. 病原携带状态

（选择题答案：1. A，2. C，3. B，4. B，5. C，6. A，7. A）

（孙　静　杨淑丽）

第二章　病毒性肝炎

学习目标

掌握：各型病毒性肝炎的传染源、传播途径及防治原则。
熟悉：各型病毒性肝炎的主要临床表现及诊断标准。

病毒性肝炎（viral hepatitis）是由多种肝炎病毒引起的以肝脏损害为主的一组全身性传染病。按病原学分类法，引起病毒性肝炎的病毒可分为甲型肝炎病毒、乙型肝炎病毒、丙型肝炎病毒、丁型肝炎病毒和戊型肝炎病毒。

【流行病学特征】

1. 甲型肝炎　由甲型肝炎病毒（HAV）引起。

(1)传染源：急性期甲型肝炎患者和隐性感染者，患者在潜伏期末已有传染性。

(2)传播途径：主要通过粪-口途径传播。

(3)流行情况：以秋、冬季节发病率高，发病年龄以学龄儿童为多，有时可呈暴发流行。发病前曾在甲肝暴发流行区工作、生活或逗留；与甲肝患者有过密切接触，共同生活、共用餐具、饮用污染的水或食物；发病前 2～6 周内，曾进食过毛蚶、蛤蜊、牡蛎、醉蟹等水产品。

2. 乙型肝炎　由乙型肝炎病毒（HBV）引起。

(1)传染源：主要是急、慢性乙型肝炎患者和无症状的病毒携带者，病前 2～7 周已有传染性。

(2)传播途径：主要通过血液传播（即通过乙型肝炎病毒阳性者的血液或血制品传播）、母婴传播（即通过胎盘或生殖细胞、围产期、产后哺乳等传播）、密切接触传播（即通过乙型肝炎病毒感染者的唾液、精液、尿液、阴道分泌物等传播，尤其是性接触传播）。

(3)流行情况：发病无季节性，多呈散发，婴幼儿及青少年发病率高，男性乙型肝炎表面抗原（HBsAg）携带者多于女性，母婴传播的患者常有家庭聚集性。

3. 丙型肝炎　由丙型肝炎病毒（HCV）引起。

(1)传染源：主要是慢性丙型肝炎患者和无症状的病毒携带者，尤其是职业献血员。

(2)传播途径：主要通过血液或血制品传播、性接触传播、母婴传播、日常生活密切接触传播及静脉毒瘾者传播。

(3)流行情况：发病无明显季节性，多见于成人。经常暴露于血液环境中的人，如外科和妇产科医生等手术者及某些患者（如血友病、体外循环、血液透析、肾移植、肿瘤、输大量库存血、多次输血者)易感染丙型肝炎病毒。

4.丁型肝炎 由丁型肝炎病毒(HDV)引起。

(1)传染源:主要是慢性丁型肝炎患者和无症状的病毒携带者。

(2)传播途径:与乙型肝炎基本相同,但母婴传播的情况比性接触传播少。

(3)流行情况:与乙型肝炎基本相同,但感染率较低,是在乙型肝炎病毒感染的基础上所致的重叠感染。

5.戊型肝炎 由戊型肝炎病毒(HEV)引起。

(1)传染源:主要是急性戊型肝炎患者,患者在潜伏期末和急性早期便有传染性。

(2)传播途径:与甲型肝炎相似,主要经粪便污染水源或食物和日常生活接触传播。

(3)流行情况:发病高峰在夏、秋季,多见于青壮年,男性多于女性,卫生条件差的地区容易感染,水源、食物被污染可致流行或暴发流行。该病有明显家庭聚集性。

【临床表现】

1.潜伏期 甲型肝炎的潜伏期平均为 30 日(15～45 日),乙型肝炎的潜伏期平均为 70 日(40～180 日),丙型肝炎的潜伏期平均为 50 日(15～150 日),丁型肝炎的潜伏期同乙型肝炎,戊型肝炎的潜伏期平均为 40 日(10～70 日)。

2.起病状况 甲型肝炎和戊型肝炎多为急性起病;乙型肝炎多为缓慢起病;丙型肝炎多在输血后发生,散发病例也多缓慢起病;丁型肝炎与乙型肝炎常重叠感染,故病情严重,并呈进行性发展。

3.临床分类 各型病毒性肝炎的临床表现大致相似,略有区别,一般可分为 4 型。

(1)急性肝炎:分为急性黄疸型肝炎和急性无黄疸型肝炎。

1)急性黄疸型肝炎:以甲型肝炎和戊型肝炎多见,病程分为 3 期。①黄疸前期:从自觉症状到黄疸出现前,持续数日至 3 周,平均持续 5～7 日。②黄疸期:从黄疸开始到黄疸消失,持续 2～6 周。尿色加深数日后,继而巩膜、皮肤发黄,多在 3～7 日达高峰。部分患者可出现皮肤瘙痒、心率减慢、粪便颜色变浅或呈陶土色。黄疸出现后,一般症状会减轻,体征有肝大、肝区有触痛及叩痛,部分患者有轻度脾大;肝功能出现明显异常。③恢复期:此期持续 2～6 周。

2)急性无黄疸型肝炎:以乙型肝炎和丙型肝炎多见,占急性肝炎病例的 90% 以上。此型肝炎平均病程为 1 个月,症状与急性黄疸型肝炎相似,但较轻,无黄疸,且起病缓慢;体征有肝大、肝区压痛、脾大;肝功能多异常;病程长短不一,多于 3 个月内恢复,少数患者反复发作或迁延不愈,转为慢性肝炎。

(2)慢性肝炎:指急性肝炎病程超过半年未愈者或发病日期不明,或虽无肝炎病史,但影像学或肝活检病理学检查符合慢性肝炎表现者。慢性肝炎仅见于乙型肝炎、丙型肝炎及丁型肝炎。慢性肝炎按病情程度可分为下列 3 种类型。①轻度慢性肝炎:病情较轻,反复出现疲乏、头晕、消化道症状,肝区不适,肝大伴压痛,轻度脾大,部分病例症状、体征缺如,但生化指标仅 1～2 项轻度异常。②中度慢性肝炎:病程超过半年,症状、体征、实验室检查介于轻度和重度之间。③重度慢性肝炎:病情较重,症状和体征明显而持续,丙氨酸氨基转移酶(ALT)反复而持续升高,白蛋白降低或白蛋白/球蛋白比例倒置，丙种球蛋白明显升高，血清总胆红素大于 85.5 μmol/L，凝血酶原活动度小于 50%，肝活检有早期肝硬化的病理改变。

（3）重型肝炎：占全部肝炎病例的 0.2%～0.5%，病死率甚高。5 型肝炎病毒感染均可导致重型肝炎。①急性重型肝炎：亦称暴发型肝炎，多有诱因，如起病后未适当休息、营养不良、嗜酒或服用损害肝脏的药物、妊娠或合并感染等；起病 10 日以内出现黄疸迅速加深、肝脏迅速缩小、出血倾向、中毒性鼓肠、腹水迅速增多、肝臭、肝肾综合征和肝性脑病（如嗜睡、性格改变、烦躁、昏迷、抽搐、锥体束损害体征、脑水肿和脑疝等）；病程超不过 3 周，多因肝性脑病、肝肾综合征、脑疝、消化道出血而死亡，病死率高。②亚急性重型肝炎：急性黄疸型肝炎起病 10 日以上出现重型肝炎症状的，称为亚急性重型肝炎。此型患者的精神、神经症状多出现于疾病的后期，患者常死于消化道出血、肝功能衰竭、肺部或腹腔等处的感染，存活者易发展为肝炎后肝硬化。③慢性重型肝炎：亦称慢性肝炎亚急性重型肝炎，表现同亚急性重型肝炎，但有慢性肝炎、肝硬化或乙肝表面抗原（HBsAg）携带史，预后差，病死率高。

（4）淤胆型肝炎：又称毛细胆管炎型肝炎，为长期或 3 周以上肝内梗阻性黄疸，常出现皮肤瘙痒、粪便颜色变浅、肝大，以及梗阻性黄疸的实验室检查结果。

（5）肝炎后肝硬化：根据肝脏炎症情况分为活动性和静止性。前者有慢性肝炎活动表现，伴有门静脉高压表现；后者无炎症活动表现，症状无特异性。

【实验室及其他检查】

1. 肝炎病毒标志物检测

（1）甲型肝炎：血清抗 HAV‐IgM 阳性，提示新近感染；血清抗 HAV‐IgM 阴性而抗 HAV‐IgG 阳性，提示过去感染过甲型肝炎病毒，已产生免疫。

（2）乙型肝炎：血清乙型肝炎病毒标志物测定对该病有确诊价值。①乙型肝炎病毒表面抗原（HBsAg）、乙型肝炎表面抗体（HBsAb）：HBsAg 阳性，表明存在现症乙型肝炎病毒感染；HBsAb 阳性，提示过去感染过乙型肝炎病毒或预防接种过乙肝疫苗，已有保护性免疫；HBsAb 阴性，说明对乙型肝炎病毒易感，需注射疫苗。②乙型肝炎病毒 e 抗原（HBeAg）、乙型肝炎病毒 e 抗体（HBeAb）：HBeAg 持续阳性，提示乙型肝炎病毒正在复制，传染性较强，易转变为慢性；HBeAb 持续阳性，提示乙型肝炎病毒复制处于低水平。③乙型肝炎病毒核心抗原（HBcAg）、乙型肝炎病毒核心抗体（HBcAb）：HBcAg（存在于肝细胞核内）阳性，意义同 HBeAg 阳性；低滴度 HBcAb‐IgG 阳性，提示过去有感染；高滴度 HBcAb‐IgG 阳性，提示低水平感染；HBcAb‐IgM 阳性，提示急性期感染或慢性肝炎急性发作，乙型肝炎病毒在活动性复制。④乙型肝炎病毒脱氧核糖核酸（HBV DNA）：病毒进行复制、具有传染性的直接标志。HBV DNA 阳性，提示体内乙型肝炎病毒有活动性复制。

（3）丙型肝炎：血清丙型肝炎病毒抗体阳性，是丙型肝炎病毒感染的标志；丙型肝炎病毒 RNA（HCV RNA）阳性，提示病毒感染和复制。

（4）丁型肝炎：急性丁型肝炎病毒感染时，血清丁型肝炎病毒 IgM 抗体阳性。同时感染乙型肝炎病毒和丁型肝炎病毒时，抗 HBc‐IgM 阳性；重叠感染乙型肝炎病毒和丁型肝炎病毒时（大部分是在乙型肝炎病毒感染的基础上引起丁型肝炎病毒的感染），抗 HBc-IgM 阴性，丁型肝炎病毒 IgM 抗体和抗 HBc-IgG 阳性。慢性丁型肝炎病毒感染时，丁型肝炎病毒 IgG 抗体持续高滴度阳性。肝穿刺病理检查，肝内丁型肝炎病毒抗原和血清中丁型肝炎病毒 RNA 持续阳性，可提高检出率。

(5)戊型肝炎：血清戊型肝炎病毒 IgM 抗体和戊型肝炎病毒 IgG 抗体同时阳性，可确诊为急性戊型肝炎。斑点杂交法或聚合酶链反应检测血清和粪便戊型肝炎病毒 RNA (HEV RNA)为阳性。

2. 其他检查

(1)血常规、尿常规检查：急性肝炎初期，血白细胞计数正常或略高，黄疸期时血白细胞计数减少，淋巴细胞及大单核细胞增高，可见异型淋巴细胞。急性重型肝炎时，血白细胞计数和中性粒细胞均增高。

(2)肝功能检查：各型肝炎血清丙氨酸氨基转移酶大多升高，可进行血清白蛋白、胆红素等检测。

(3)其他：B 型超声、CT、肝活体组织等检查有利于各型病毒性肝炎的诊断。

【治疗要点】

1. 一般治疗

(1)休息：对于急性黄疸型肝炎患者，应强调早期隔离和卧床休息，直至症状基本消失再逐渐起床活动。对于重型肝炎患者，必须绝对卧床休息，设专人护理，在床边加床挡保护。一般轻症或无黄疸型肝炎患者，以休息为主，可轻度活动。肝炎患者要避免过度劳累。

(2)饮食治疗：急、慢性肝炎患者宜进清淡、低脂、高维生素、易消化的半流质饮食或软食，病情好转后，可给予高热量、高蛋白质和高维生素的食物。对于重型肝炎患者，应给予低盐、低脂、低蛋白、高糖饮食。各型肝炎患者均需戒酒。

2. 药物治疗　对于急性肝炎，以一般治疗为主，配以护肝药物治疗，避免应用对肝有损害的药物。对于慢性肝炎(乙、丙、丁型)，可采用抗病毒药、免疫调节剂和护肝药物治疗。

(1)改善和恢复肝功能：如维生素 B、维生素 C、维生素 K、维生素 E、叶酸、门冬氨酸钾镁、葡醛内酯(肝泰乐)、甘利欣、联苯双酯、垂盆草、肝达片、思美泰、凯西莱、强力宁注射液、山豆根注射液、小柴胡冲剂、复方氨基酸、水解蛋白、人血白蛋白等。

(2)抗病毒药物：慢性乙型肝炎抗病毒药物主要有干扰素和核苷(酸)类似物 2 类，其中主要使用的一线治疗药物包括聚乙二醇干扰素、恩替卡韦、富马酸替诺福韦酯及富马酸丙酚替诺福韦；慢性丙型病毒性肝炎的治疗药物以直接抗病毒药物为主，如推荐以索磷布韦或维帕他韦为代表的泛基因型直接抗病毒药物治疗方案。

(3)免疫调节剂：选用特异性转移因子、免疫核糖核酸、胸腺素、乙肝疫苗、白介素-2 等。

(4)中医治疗：根据中医辨证给药，如肝郁气滞型患者，宜疏肝行气，用逍遥散加减；脾虚湿困型患者，宜健脾利湿，用参苓白术散加减；肝肾阴虚型患者，宜滋阴养肝，用一贯煎加减；气滞血瘀型患者，宜疏肝理气、活血化瘀，用桃红四物汤加减。

(5)重型肝炎的治疗：①避免诱发肝性脑病的一切因素。②宜进高热量、高维生素、低蛋白饮食。③治疗肝性脑病可用降血氨药物和复方支链氨基酸等。④积极防治出血、腹水、感染、脑水肿、弥散性血管内凝血及肾衰竭，迅速纠正低血糖、低血钾以及水、电解质紊乱，改善微循环等。⑤促进肝细胞再生，可选用肝细胞生长因子、前列腺素 E_1 等。⑥有条件者，可使用血浆置换疗法、人工肝支持系统肝移植等。

【预防】

(1)教育患者严格遵守肝炎隔离制度：甲型肝炎和戊型肝炎患者，隔离时间自发病之日起，至少 30 日；急性乙型肝炎和丁型肝炎患者，隔离时间自发病起到病情稳定，慢性期患者和 HBsAg 携带者应适当隔离；丙型肝炎患者，隔离至黄疸完全消退、肝功能正常、血清 HCV RNA 转阴。对肝炎接触者，需医学观察 40 日。

(2)严格遵守院内消毒制度，注意个人卫生，养成饭前、便后洗手的良好习惯；对于被污染的衣被、餐具和日常生活用品，须定期暴晒、煮沸或用消毒液浸泡。

(3)对饮食行业人员、自来水管理员、保育员等，应定期进行健康普查，一旦发现患病，经治疗痊愈后观察半年，半年内无症状出现、肝功能检查连续 3 次正常，可恢复原工作。若发现病原携带者，应给予治疗或调换其他工作。

(4)对于献血员，在每次献血前应做体格检查，凡有肝炎病史、肝功能异常和各型肝炎血清病毒标志物阳性者，不得献血；并且对血制品要加强管理，输血顺序要严格，输血器具应彻底消毒。

(5)对 HBsAg 携带者，要加强随访，告知其不能献血，平时注意饮食卫生、经期卫生、个人卫生和行业卫生，防止唾液、血液、尿液及其他分泌物污染周围环境，感染他人；所有用具要和健康人的分开；不宜从事餐饮或婴幼儿护理工作；HBsAg 阳性的孕妇在产前要积极治疗，并加强产程和产后的卫生保护，以阻断母婴传播。

(6)加强卫生宣传教育，做好水源保护、饮水消毒、粪便无害化处理、环境卫生，消灭蚊蝇及蟑螂等；对服务行业的公用工具，应加强卫生监督。

(7)对易感人群，可进行被动免疫，如用高效价乙型肝炎免疫球蛋白对 HBsAg 阳性的母亲所生的婴儿于出生后 12 小时内肌内注射 1 mL，并于 1 个月、2 个月、7 个月龄时各肌内注射乙肝疫苗 1 针。儿童和孕妇接触后，10 日内注射丙种球蛋白对甲型肝炎和戊型肝炎有较好的预防作用。主动免疫可使用甲肝疫苗、乙肝疫苗分别预防甲型肝炎和乙型肝炎。

目标检测

一、简答题

1. 乙型肝炎的传播途径有哪些？
2. 各型病毒性肝炎的传播途径有何不同？
3. 简述乙型肝炎病毒抗原、抗体检测的临床意义。

二、选择题

1. 患者，男，56 岁，3 个月前因胃癌行手术治疗，术中输血 600 mL，术后 40 天起感乏力、食欲减退。查血 ALT 200 U，AST 190 U，乙型肝炎病毒表面抗原

（十）。首先考虑为（　　）。

    A. 甲型肝炎   B. 乙型肝炎   C. 丙型肝炎

    D. 丁型肝炎   E. 戊型肝炎

2. 属于 DNA 病毒的是（　　）。

    A. 甲型肝炎病毒   B. 乙型肝炎病毒   C. 丙型肝炎病毒

    D. 丁型肝炎病毒   E. 戊型肝炎病毒

3. 能保护人体防止感染乙型肝炎病毒的物质是（　　）。

    A. 乙型肝炎病毒表面抗体   B. 乙型肝炎病毒 e 抗体

    C. 乙型肝炎病毒核心抗体   D. 乙型肝炎病毒 e 抗原

    E. 乙型肝炎病毒脱氧核糖核酸多聚酶

4. 在我国，最多见的病毒性肝炎类型是（　　）。

    A. 甲型和乙型   B. 乙型和丙型   C. 丙型和丁型

    D. 甲型和戊型   E. 乙型和戊型

5. 诊断慢性肝炎，其肝炎病程至少应超过（　　）。

    A. 3 个月   B. 6 个月   C. 12 个月   D. 18 个月   E. 24 个月

6. 以血液和体液为主要传播途径的病毒性肝炎类型是（　　）。

    A. 甲型、乙型、丙型   B. 乙型、丙型、丁型   C. 丙型、丁型、戊型

    D. 甲型、丙型、戊型   E. 乙型、丁型、戊型

7. 急性病毒性肝炎早期主要的治疗措施是（　　）。

    A. 卧床休息   B. 保肝药物   C. 免疫制剂

    D. 抗病毒药物   E. 维生素类药物

8. 下列属于甲型肝炎主要传播途径的是（　　）。

    A. 注射、输血传播   B. 飞沫传播   C. 唾液传播

    D. 粪-口传播   E. 母婴传播

9. 被乙型肝炎患者血液污染的针头刺破皮肤后，宜采取（　　）。

    A. 碘酒消毒   B. 应用干扰素   C. 立即注射乙肝疫苗

    D. 注射丙种球蛋白   E. 注射高效价乙肝免疫球蛋白

（选择题答案：1. B，2. B，3. A，4. B，5. B，6. B，7. A，8. D，9. E）

（孙　静　杨淑丽）

第三章　流行性感冒

学习目标

掌握：流行性感冒的传染源、传播途径及预防措施。
熟悉：流行性感冒的主要临床表现及治疗要点。
了解：流行性感冒的实验室检查。

流行性感冒(influenza)简称流感，是由流感病毒(甲、乙、丙 3 型)引起的急性呼吸道传染病，临床以高热、乏力、头痛、全身肌肉酸痛等中毒症状较重而上呼吸道卡他症状较轻为特征，婴幼儿、年老体弱者及孕妇易并发细菌性肺炎。流行性感冒一年四季均可发病，传染性强，易引起暴发或大流行，尤其是甲型流感。

【流行病学】

1. **传染源**　为流行性感冒患者和隐性感染者，从潜伏期开始至症状出现后约 1 周均有传染性，特别是发病 2～3 天的传染性最强。

2. **传播途径**　主要经飞沫传播，也可通过接触被污染的生活用品、手等间接传播。

3. **人群易感性**　人群普遍易感。感染后，可对同型病毒获得一定的免疫力，但免疫维持时间不长，不同亚型间无交叉免疫，可反复发病。

4. **流行特征**　流感病毒侵入人体后，极易引起流行和大流行。甲型流感和乙型流感相似，可引起流行；而丙型流感多为散发。

【临床表现】

流行性感冒的潜伏期为数小时至 4 天，一般为 1～3 天；其症状一般较普通感冒重。

1. **典型流感(单纯型流感)**　最为常见，起病急骤，伴有畏寒、高热、头痛、全身酸痛、疲乏、食欲减退等全身中毒症状，可伴或不伴有轻度的鼻塞、流涕、咽痛、干咳等上呼吸道症状，体征较轻。

2. **肺炎型流感**　大多发生于婴幼儿、老年人，以及有慢性心、肺疾病的患者，或免疫力低下者。病初呈典型流感表现，1～2 天后病情迅速加重，出现持续高热、剧烈咳嗽、气促发绀。体格检查可见双肺满布干、湿啰音，无肺实变体征，严重者可出现心力衰竭。

3. **中毒型流感**　极少见，有全身毒血症的表现，主要表现为高热、血压下降、休克、心力衰竭、弥散性血管内凝血、多脏器功能衰竭等，病死率高，预后不良。

4. **胃肠型流感**　以呕吐和腹泻等症状为特征，伴有典型流感症状。

【临床分型】

流行性感冒分为 3 型。①A 型：最常见，可广泛流行、人畜共患。A 型病毒可再分为 A1、A2 型，并按结构再划分，如 A 型 H_5N_1 毒株、A 型 H_3N_2 毒株、A 型 H_1N_1 毒株等。病毒可因不定时的基因突变而衍生新品种。②B 型：也会流行，症状较 A 型轻，无再分亚型。③C 型：主要以散发病例出现，无再分亚型。

流感病毒有一层脂质囊膜，膜上有蛋白质，是由血凝素（H）和神经氨酸酶（N）组成的，均具有抗原性。A 型流感病毒变异是常见的自然现象，主要是 H 和 N 的变异。

一般感染人类的流感病毒的血凝素有 H_1、H_2 和 H_3 3 种；$H_4 \sim H_{16}$ 则只会感染人类以外的其他动物，如鸡、猪及鸟类。N 分为 $N_1 \sim N_9$ 9 个亚型。

【实验室及其他检查】

1. 血常规检查　血白细胞计数正常或减低，淋巴细胞相对增高。合并细菌感染时，白细胞总数和中性粒细胞增高。

2. 病毒分离检查　起病 2～3 天，可用咽部漱口液或咽拭子进行流感病毒分离。

3. 蛋白水平检测　可用双侧深部下鼻甲黏膜印片染色检查包涵体，或用免疫荧光抗体检查病毒抗原。

4. 血清学检查　常在急性期和病后 3～4 周取患者双份血清，进行血凝抑制试验、补体结合试验或酶联免疫吸附试验等检测特异性抗体，效价在 4 倍以上或单次检测抗体滴度＞1∶80 有诊断价值。

5. 影像学检查　肺炎型患者 X 线片可见散在絮状阴影。

【治疗要点】

1. 一般治疗　卧床休息，多饮水，进食易消化的流质或半流质食物，加强病情观察，做好口腔、鼻腔与皮肤护理。有高热、烦躁、呕吐等中毒症状者，宜进行降温、补充体液、吸氧，给予抗生素、镇静剂及防治心功能不全等相应的治疗措施。

2. 药物治疗

(1)神经氨酸酶抑制剂：如奥司他韦、扎那米韦，较敏感。

(2)金刚烷胺：可抑制病毒复制，主要的不良反应有口干、头晕、嗜睡、失眠、激动及共济失调等。

(3)抗生素：合并细菌性肺炎者，可酌情使用。

(4)中医治疗：风热型，宜辛凉解表、清热解毒，用银翘散加减，或用桑菊饮；风寒型，宜辛温解表、疏散风寒，用葱豉汤，或用荆防败毒散。

【预防】

1. 管理传染源　隔离患者至热退后 2 天。2 天后，必须外出或到公共场所时，应戴口罩。

2. 切断传播途径　在流行期间，暂停各种集会和大型活动，于公共场所可喷洒漂白粉澄清液；居室注意通风，每日用紫外线消毒，或用乳酸蒸熏。

3. 保护易感染人群　对流行区人群，应加强保护，特别是易感染人群，可选用流感减毒活疫苗进行接种预防；也可用金刚烷胺或中草药预防性服药。

目标检测

一、填空题

1. 单纯型流行性感冒的临床表现为_____症状较重，_____症状较轻。

2. 流行性感冒的传染源有_____和_____，主要经_____传播。

3. 根据临床表现，流行性感冒可分为_____、_____、_____和_____ 4 型。

二、简答题

1. 流行性感冒分为哪几型？

2. 如何预防流行性感冒？

三、选择题

1. 关于流行性感冒的免疫情况，描述正确的为（　　）。
    A. 各亚型间有交叉免疫力　　　　　　　B. 病后可获得稳固免疫力
    C. 病后可获得对同型病毒的免疫力　　　D. 接种疫苗后可获得稳固免疫力
    E. 接种疫苗后对同一亚型的变种无交叉免疫力

2. 流行性感冒的临床特点为（　　）。
    A. 上呼吸道症状较轻，发热和全身中毒症状也较轻
    B. 上呼吸道症状较轻，发热和全身中毒症状较重
    C. 上呼吸道症状、发热和全身中毒症状均较重
    D. 上呼吸道症状较轻，无发热和全身中毒症状
    E. 无上呼吸道症状，而发热和全身中毒症状较重

3. 关于流行性感冒，下列描述不正确的是（　　）。
    A. 患者需隔离至退热后 2 天
    B. 老年人和儿童患者常并发肺炎
    C. 白细胞计数正常或减低
    D. 金刚烷胺对甲、乙、丙 3 型流感病毒均有抑制作用
    E. 确诊需要依靠病毒分离

4. 能抑制流感病毒的药物是（　　）。
    A. 氧氟沙星　　B. 红霉素　　C. 金刚烷胺　　D. 万古霉素　　E. 银翘散

5. 预防流行性感冒最有效的方法是（　　）。
    A. 使用抗生素　　　　　　B. 使用中草药　　　　　　C. 使用抗毒素
    D. 使用抗病毒药物　　　E. 免疫接种预防

（选择题答案：1. C，2. B，3. D，4. C，5. E）

（孙　静　王　菊）

第四章　狂犬病

学习目标

掌握：狂犬咬伤伤口的处理和预防接种措施。

熟悉：狂犬病的临床表现和治疗要点。

了解：狂犬病的病因和流行病学特点。

狂犬病(rabies)是由狂犬病毒引起的一种累及中枢神经系统为主的人兽共患的急性传染病，人多因病兽咬伤通过唾液而感染。狂犬病的主要临床表现为特有的狂躁、恐水、怕风、咽肌痉挛、进行性肌肉瘫痪等。该病因有典型的恐水、怕风的临床特征，故又称之为"恐水症"，至今无特效药，一旦发病，病死率极高。

【流行病学】

1. 传染源　携带狂犬病毒的动物是主要传染源，在我国，主要是病犬，其次是携带病毒的猫、猪、牛、马等家畜和野生动物等。

2. 传播途径　主要通过病犬咬伤传播，也可由带病毒的唾液自抓伤、舔伤的黏膜和皮肤侵入，少数可通过宰杀、剥皮、切割病犬等方式感染。

3. 人群易感性　人群普遍易感，人被病犬咬伤后的发病率为 15%～20%，被病兽咬伤后是否发病与咬伤部位、创口严重程度、局部处理情况、疫苗接种情况和机体免疫力等因素有关。

4. 流行特征　全年均可发病，我国近年来随着养犬数量的增加，该病的发病率也有上升趋势。

【临床表现】

狂犬病的潜伏期长短不一，一般在 3 个月内，也可长达 10 年以上，潜伏期的长短与年龄、咬伤部位、伤口深浅、病毒侵入的数量和毒力等因素有关。

1. 前驱期　常有低热、倦怠、头痛、恶心、全身不适，继而出现恐惧不安，对声、光、风等刺激敏感而有喉头紧缩感，持续 2～4 天，在原咬伤部位及其神经支配区有麻、痒、蚁走感，这是本病早期具有诊断意义的特征性表现。

2. 兴奋期　高度兴奋，极度恐惧，尤以恐水、怕风、惧光表现突出，闻水声、风声或仅提及水时即可引起咽喉肌严重痉挛，常因声带痉挛而声嘶、吐词不清；严重发作时，全身肌肉阵发性抽搐，以致角弓反张，或呼吸肌痉挛而致呼吸衰竭；体温常升高至 38～40 ℃，甚至超过 40 ℃；交感神经功能亢进表现为大量流涎、大汗淋漓、心率加快、血压升高。多数患者神志清楚，少数可出现精神失常，如幻听、幻视等。该期的持续时间为 1~3 天。

3. 麻痹期　痉挛停止，全身出现弛缓性瘫痪，由安静进入昏迷，最终因呼吸、循环衰竭而死亡。该期持续时间一般为 6~18 小时。

在我国，狂犬病以躁狂型多见。另一型为麻痹型，又称静型，少见，患者常有高热、头痛、呕吐等，咬伤部位肌群无力，单肌瘫痪或上行性对称性四肢瘫痪，最终因肌肉瘫痪而死亡。

【实验室及其他检查】

1. 血常规、尿常规检查　外周血白细胞轻、中度增多，中性粒细胞占 80% 以上；尿常规检查可发现轻度蛋白尿。

2. 脑脊液检查　脑脊液压力稍增高，细胞数轻度增高，以淋巴细胞为主，蛋白轻度增高。

3. 病原学检查　可通过免疫荧光法检测抗原，细胞培养分离病毒，镜检找内基小体等。

4. 抗体检查　存活 1 周以上者，可做血清中和试验或补体结合试验检测抗体，效价上升有诊断意义。

【治疗要点】

狂犬病的治疗以对症综合治疗为主。

1. 隔离治疗　首先应隔离患者，防止其唾液污染其他人，将患者安置在安静环境内做监护治疗。

2. 对症治疗　使用镇静剂减轻痉挛、麻痹及其引起的疼痛，改善缺氧，必要时行气管切开；维持水、电解质及酸碱平衡，维持心血管功能；发生脑水肿者，可给予脱水剂。

【预防】

被犬类咬伤后，应立即彻底处理伤口，接种狂犬病疫苗及免疫血清是预防的重要方法。

1. 管理传染源　捕杀野犬；对家犬、警犬等，应登记并预防接种；对病死动物，应做焚毁或深埋处理。

2. 伤口处理　尽快用 20% 肥皂水或 0.1% 苯扎氯铵反复冲洗至少 0.5 小时（两者不能合用），以去除犬涎，杀灭涎内病毒。挤出污血，如为穿通伤口，应将导管插入并接注射器充分冲洗，冲洗后以 70% 乙醇或 2% 碘伏涂擦伤口。伤口一般不缝合或包扎，以便排血引流；可酌情使用抗生素和破伤风抗毒素。

3. 预防接种　①狂犬病疫苗：我国常用地鼠肾细胞疫苗，全程 5 针，即在咬伤后第 0 日、第 3 日、第 7 日、第 14 日、第 30 日各肌内注射 1 针（2 mL）；严重咬伤者，可加到 10 针，即从咬伤当日到第 6 日起，每日 1 针，于第 10 日、第 14 日、第 30 日、第 90 日各注射 1 针。②被动免疫：用人抗狂犬病高效价免疫球蛋白或抗狂犬病马血清，尽可能在咬伤后 48 小时内注射。前者效果好，剂量为 20 U/kg；后者剂量为

40 U/kg，使用前需做皮肤试验，阳性者应脱敏注射，即用总量的 1/2 做局部伤口注射、1/2 做肌内注射。

目标检测

一、名词解释

狂犬病

二、填空题

1. 狂犬病的主要传染源为_____，传播途径为_____。

2. 狂犬病的典型临床表现可分为_____、_____和_____ 3 期。

三、简答题

1. 狂犬病在临床上有哪些表现？

2. 被狂犬咬伤后，怎样才能有效预防狂犬病的发生？

四、选择题

1. 我国狂犬病的主要传染源是（   ）。

    A. 患者   B. 家猫   C. 野狼   D. 病犬   E. 吸血蝙蝠

2. 被狂犬咬伤后是否发病，影响最小的因素是（   ）。

    A. 咬伤部位   B. 咬伤程度   C. 衣着厚薄

    D. 患者年龄   E. 伤口处理情况

3. 关于狂犬病的流行病学，下列叙述错误的是（   ）。

    A. 发达国家狂犬病的主要传染源是野生动物

    B. 病毒主要通过咬伤的皮肤侵入体内

    C. 发展中国家狂犬病的主要传染源是病犬

    D. 狂犬病可通过呼吸道传播

    E. 外观正常的动物不会引起狂犬病

4. 下列属于狂犬病早期最有意义的临床表现的是（   ）。

    A. 烦躁、失眠   B. 低热、头痛、全身不适   C. 恶心、呕吐

    D. 对声、光、风敏感   E. 伤口及其神经支配区麻木、蚁走感

5. 关于狂犬病的临床表现，下列叙述错误的是（   ）。

    A. 恐水和怕风   B. 大量流涎、出汗

    C. 大部分患者兴奋期神志不清   D. 极度恐惧

    E. 部分患者可出现精神失常和谵妄

6. 男孩，6 岁，不幸被家犬咬伤左手，伤口较深，家犬外观无异常。7 日后家犬死亡。对该病例的诊断，应首先考虑（   ）。

    A. 流行性脑脊髓膜炎   B. 病毒性脑炎   C. 乙型脑炎

    D. 狂犬病   E. 结核性脑膜炎

（选择题答案：1. D，2. D，3. E，4. E，5. C，6. D）

（孙　静　王　菊）

第五章　细菌性痢疾

学习目标

掌握：细菌性痢疾的临床表现。

熟悉：细菌性痢疾的治疗及预防方法。

了解：细菌性痢疾的病因特点、流行过程及实验室检查方法。

细菌性痢疾（bacillary dysentery）简称菌痢，是由痢疾志贺菌引起的肠道传染病，临床上以腹痛、腹泻、黏液脓血便及里急后重等为特征，可伴有发热及全身毒血症表现。其病理损害主要为乙状结肠、直肠黏膜的炎症与溃疡。细菌性痢疾的发病率高，主要通过消化道传播，终年散发，夏、秋季可引起流行。

【病因及发病机制】

痢疾志贺菌为肠杆菌科志贺菌属，属革兰氏阴性杆菌，无鞭毛、荚膜，有菌毛。依据抗原结构和生化特点，志贺菌属可分为 A（痢疾志贺菌）、B（福氏志贺菌）、C（鲍氏志贺菌）、D（宋氏志贺菌）4 群，以及 47 个血清型或亚型。我国目前仍以 B 群为主，D 群有不断上升趋势，近年局部地区 A 群有流行。痢疾志贺菌对外界环境有一定的抵抗力，在蔬菜、瓜果及被污染的物品上可存活 10～20 天，对加热、酸及一般消毒剂均很敏感。各型志贺菌死亡裂解后，均释放内毒素，内毒素是引起全身毒血症的主要毒素，A 群还可产生外毒素，其具有神经毒素、细胞毒素与肠毒素的作用，从而可加重肠黏膜的炎性变化及肠道外病变。

【流行病学】

1. 传染源　细菌性痢疾的传染源为急、慢性患者和带菌者。

2. 传播途径　细菌性痢疾主要经粪-口传播。痢疾志贺菌随患者或带菌者的粪便排出，污染食品、水源、手或生活用品，经口感染，亦可通过苍蝇或蟑螂等媒介传播。

3. 人群易感性　人群对痢疾志贺菌普遍易感，感染后可获得一定的免疫力，但持续时间不长，无巩固免疫力，易造成再感染而反复多次发病。

4. 流行特征　细菌性痢疾全年散发，以夏、秋季多见。

【临床表现】

细菌性痢疾的潜伏期一般为 1～4 天（数小时至 7 天）。依据病程及病情，细菌性痢疾可分为下列 2 型。

1. 急性细菌性痢疾　根据肠道症状及毒血症轻重情况可分为普通型、轻型、重型及中毒型 4 种类型。

(1)普通型(典型)：起病急，有高热伴寒战、头痛、恶心等全身中毒症状，并出现腹痛、腹泻伴里急后重，每日排便 10 次至数十次不等且量少，开始为稀便，1～2 天后呈黏液脓血便，左下腹压痛明显，肠鸣音亢进；病程为 1～2 周，多数患者可自行恢复，少数患者病程较长。

(2)轻型(非典型)：症状轻，不发热或仅有低热，腹痛轻，里急后重不明显，每日腹泻 10 次以内，稀便有黏液，一般无脓血；大多在 1 周左右不治而愈，亦可转为慢性。

(3)重型：急性发热，每天腹泻超过 30 次，为稀水脓血便，有腹痛，里急后重明显；后期可出现严重腹胀、中毒性肠麻痹，伴呕吐，外周循环衰竭。部分病例以中毒性休克为突出表现，可有酸中毒、体温不升。

(4)中毒型：多见于 2～7 岁儿童，成人偶有发生。突然高热起病，可反复惊厥、昏迷、嗜睡，临床以休克、严重毒血症和(或)中毒性脑病为主，而肠道症状不明显，病情进展迅速，病死率高。中毒型可分为 3 种临床类型：休克型(周围循环衰竭型)、脑型(呼吸衰竭型)及混合型(以上两型同时或先后存在，是最为严重的一种临床类型)。

2. 慢性细菌性痢疾　指病程超过 2 个月以上者，可分为以下 3 型。

(1)急性发作型：半年内有细菌性痢疾病史，一般情况下病情稳定，但因受凉、劳累、饮食不当引起急性发作，临床表现同急性普通型细菌性痢疾，全身毒血症不明显。

(2)慢性迁延型：病情迁延不愈或时好时坏、时轻时重，大便呈稀便或不成形便，常带有黏液，偶有脓血，亦可腹泻与便秘交替出现，病程久之，可有失眠、多梦、健忘等神经衰弱症状，以及乏力、消瘦、食欲下降、贫血等表现；左下腹压痛，伴乙状结肠增厚，可扪及乙状结肠呈条索状。

(3)慢性隐匿型：有急性细菌性痢疾史，无临床症状，但粪便培养可检出病菌，乙状结肠镜检查可见肠黏膜病变。

【实验室及其他检查】

1. 血常规检查　急性细菌性痢疾的白细胞总数轻至中度增高，可达 $(10～20)×10^9/L$，中性粒细胞亦增加；中毒型细菌性痢疾的白细胞总数可达 $(15～30)×10^9/L$。慢性细菌性痢疾可有贫血。

2. 粪便检查　外观为黏液脓血便，镜检可见较多脓细胞或白细胞($\geqslant$15 个/高倍视野)、少量红细胞和巨噬细胞。粪便培养检出志贺菌，即可确诊。为提高检出阳性率，应在用药前采集新鲜、含黏液脓血的粪便，及时送检。

3. 免疫学检查　如荧光抗体染色法、荧光菌球法等比较简便、快速、敏感，但假阳性多。

4. 其他检查　如用酶联免疫吸附法检测志贺菌 DNA，不仅能缩短检测时间，而且能检出已用有效药治疗患者的标本中死亡的志贺菌 DNA，尤其适用于细菌培养阴性的标本检测；用乙状结肠镜检查可直接发现肠腔病变，但一般适用于慢性细菌性痢疾患者。

【治疗要点】

1. 急性细菌性痢疾的治疗

(1)一般治疗及对症治疗：嘱患者应卧床休息，消化道隔离至临床症状消失；给予少渣、易消化的流质或半流质饮食；保证给予足够的水分和电解质，并维持酸碱平衡；如因严重吐泻引起脱水、酸中毒及电解质紊乱者，须静脉或口服补液予以纠正；对于高热、腹痛者，可给予退热、止痉；对毒血症严重者，应采用适宜的对症治疗，抗菌治疗的同时可酌情小剂量应用糖皮质激素，以减轻中毒症状。

(2)抗菌治疗：由于耐药菌株增加，最好参照当前菌株药物敏感情况选择用药，可酌情使用下列药物。①喹诺酮类：目前治疗细菌性痢疾较理想的药物。②磺胺类：严重肾病、磺胺过敏及血白细胞明显减少者禁用。③其他抗生素：可适当选用阿奇霉素、庆大霉素，利福平对痢疾志贺菌也有一定杀灭作用，还可选用阿米卡星及头孢菌素类等。

2. 中毒性菌痢的治疗

(1)抗菌治疗：选择敏感抗菌药物，静脉联合用药，病情好转后改为口服。

(2)控制高热与惊厥：可用物理降温或退热剂。高热伴反复惊厥者，可给予氯丙嗪和异丙嗪 $1\sim2$ mg/kg，肌内注射，必要时可给予地西泮、苯巴比妥或水合氯醛灌肠。

(3)休克型的治疗：①扩充血容量。②纠正酸中毒。③应用血管活性药物改善微循环。④保护重要脏器功能，包括强心治疗。⑤应用糖皮质激素。

(4)其他：防治脑水肿与呼吸衰竭，可用脱水剂、血管活性药、糖皮质激素、吸氧、呼吸兴奋剂，必要时可使用人工呼吸机。

3. 慢性细菌性痢疾的治疗

(1)对症和支持疗法：寻找诱因，避免劳累、受凉、进生冷饮食。当出现肠道菌群失衡时，立即停用抗菌药物，用乳酸杆菌或双歧杆菌制剂，以利于肠道厌氧菌生长。对于体质虚弱者，应及时使用免疫增强剂。

(2)抗菌治疗：联合应用 2 种不同类型的有效抗菌药物，每个疗程为 $10\sim14$ 天，必要时可给予多疗程治疗。

(3)局部灌肠疗法：肠黏膜病变经久不愈者，可采用药物保留灌肠，用 0.5％卡那霉素或 5％～10％大蒜溶液加少量氢化可的松，每次 150 mL，每晚 1 次，10～14 天为1 个疗程，如效果好，可重复应用。

【预防】

1. 管理传染源　患者应隔离至症状消失后大便培养 2 次阴性或大便正常后 1 周，患者和带菌者应彻底治疗。

2. 切断传播途径　加强饮水、食物、粪便的卫生管理，消灭苍蝇，养成良好的个人卫生习惯。

3. 保护易感人群　加强体育锻炼，增强体质，加强营养，提高机体抗病能力；为提高机体免疫力，可口服痢疾 F2a 型"依链株"活菌苗，免疫力可维持 6～12 个月，但与其他菌型无交叉免疫。

目标检测

一、名词解释

细菌性痢疾

二、填空题

1. 痢疾志贺菌根据抗原结构和生化特点可分为_____、_____、_____、_____4个群，目前我国流行的以_____为主。

2. 急性细菌性痢疾根据临床表现可分为_____、_____、_____、_____4种类型。

3. 慢性细菌性痢疾临床可分为_____、_____、_____3型。

4. 中毒性菌痢可分为_____、_____、_____3型。

三、简答题

1. 试述急性细菌性痢疾的临床分型及各型的特点。

2. 细菌性痢疾应如何确诊？

3. 急性细菌性痢疾与中毒性菌痢应如何治疗？

四、选择题

1. 下列属于细菌性痢疾主要传播途径的是（   ）。

　　A. 血液　　B. 呼吸道　　C. 消化道　　D. 接触传播　　E. 虫媒传播

2. 在细菌性痢疾流行期间，重要的传染源是（   ）。

　　A. 慢性期患者和带菌者　　B. 急性期患者　　C. 重症患者

　　D. 轻症患者　　　　　　　E. 急性恢复期患者

3. 慢性细菌性痢疾的病程应该超过的时间是（   ）。

　　A. 1个月　　B. 2个月　　C. 3个月　　D. 半年　　E. 1年

4. 对细菌性痢疾确诊最可靠的依据是（   ）。

　　A. 典型脓血症　　　　B. 大便镜检发现大量脓细胞、吞噬细胞

　　C. 大便培养阳性　　　D. 明显里急后重

　　E. 免疫检查阳性

5. 患儿，男，5岁，因高热、抽搐4小时入院。其母述患儿前一天曾进食未洗的水果。入院查体：体温39.6 ℃，神志不清，面色苍白，四肢湿冷，脉细速。外周血白细胞18×10^9/L，中性粒细胞0.90。该患儿的诊断应首先考虑（   ）。

　　A. 乙型脑炎　　B. 败血症　　C. 脑型疟疾　　D. 爆发型流脑　　E. 中毒性菌痢

6. 患者，男，25岁，吃水果后出现腹痛、腹泻、里急后重，体温38.9 ℃。实验室检查：外周血白细胞10×10^9/L，中性粒细胞0.90，淋巴细胞0.10；大便常规：白细胞10个/高倍视野，红细胞6个/高倍视野。最可能的诊断是（   ）。

　　A. 病毒性肠炎　　B. 细菌性肠炎　　C. 食物中毒　　D. 细菌性痢疾　　E. 霍乱

（选择题答案：1. C，2. A，3. B，4. E，5. E，6. D）

（孙　静　王　菊）

第六章 伤 寒

学习目标

掌握：伤寒的流行病学特点、临床表现、治疗原则及预防措施。
熟悉：伤寒的并发症、诊断、实验室检查。
了解：伤寒的病因和发病机制。

项目教学案例 43：

患者，女，20 岁，持续发热 16 天，体温 38～39 ℃，伴乏力、食欲减退、腹胀，近 3 天未解大便。体格检查：体温 39 ℃，脉搏 90 次/分。面色苍白，神志恍惚，听力下降，前胸可见 5～6 个充血性皮疹，心、肺(一)，肝肋下 2.0 cm，脾肋下 1.0 cm。实验室检查：血白细胞计数 $2.0 \times 10^9/L$，中性粒细胞 44%，淋巴细胞 56%；尿常规、大便常规均正常。

工作任务 1：该患者可能患了什么病？为明确诊断，还需做哪些检查？
工作任务 2：该患者的治疗原则和饮食原则是什么？

伤寒是由伤寒沙门菌引起的急性肠道传染病，以持续发热、全身中毒症状、相对缓脉、玫瑰疹、脾肿大及白细胞减少等为临床特征。伤寒的主要并发症为肠出血及肠穿孔。

【病因及发病机制】

伤寒沙门菌属于沙门菌属 D 组，为革兰氏阴性菌，呈短杆状，有鞭毛，能运动，不产生芽孢，无荚膜。其可在普通培养基上生长，在含胆汁的培养基上生长更好。伤寒沙门菌不产生外毒素，在其发病机制中起重要作用的是菌体裂解所释放的内毒素。

【流行病学】

伤寒遍布世界各地，以热带及亚热带地区为多，在不重视饮食卫生的地区可引起流行。

1. 传染源　患者及带菌者是伤寒的唯一传染源。

2. 传播途径　通过粪-口途径感染人体。病菌随患者或带菌者的粪便排出，污染水或食物，经手及苍蝇、蟑螂等间接污染水和食物而传播。

3. 人群易感性　人对伤寒沙门菌普遍易感。伤寒发病后可获得较稳固的免疫力，再次发病者少见。

4. 流行特征　该病全年可见，以夏、秋季最多，以学龄期儿童和青年人多见。

【临床表现】

1. **典型表现**　伤寒的潜伏期为 3～60 天，一般为 7～14 天。伤寒常分为初期、极期、缓解期及恢复期 4 期。

(1)初期：指病程第 1 周。初期起病缓慢，体温呈阶梯状上升，于 3～7 天后可达 39～40 ℃，伴有畏寒(寒战少见)、全身不适、食欲缺乏、腹泻等表现，右下腹可有轻压痛。

(2)极期：指病程第 2～3 周，典型症状相继出现。①持续发热：高热不退，多呈稽留热型，一般持续 14 天或更长。近年来，由于早期不规律使用抗生素或激素，使得弛张热及不规则热型增多。②相对缓脉：成人多见，多数患者体温高而脉率相对缓慢，部分患者出现重脉，儿童及心肌损害者相对缓脉不明显。③消化道症状：常有腹痛，位于右下腹，或呈弥漫性；多见便秘，仅有 10% 左右的患者出现腹泻、水样便；舌苔厚腻，舌尖及边缘质红无苔，有"伤寒舌"之称。④肝脾肿大：半数以上患者于病程第 1 周末肝、脾开始肿大，质软，有些患者有肝功能损害。肝脾肿大和肝功能异常可随伤寒病情的好转逐渐恢复。⑤玫瑰疹：病程 7～14 天时，于胸腹部及背部出现淡红色小斑丘疹(四肢罕见)，称为玫瑰疹，直径为 2～4 mm，压之褪色，散在分布，多在 10 个以下，一般在 2～4 天内变淡、消失，可分批出现。⑥神经系统中毒症状：患者常有表情淡漠、反应迟钝、听力减退等，重者可有谵妄、昏迷、颈项强直等，儿童可出现抽搐。

(3)缓解期：病程第 4 周，病情开始好转，体温开始波动下降，食欲开始恢复，腹胀减轻，肿大的脾脏回缩，压痛减轻。但须警惕的是，此期仍可出现肠出血及肠穿孔等并发症。

(4)恢复期：病程第 5 周，体温正常，症状消失，肝、脾恢复正常，食欲好转。

伤寒的再燃与复发：再燃是指患者进入缓解期后，体温波动下降，尚未正常，热度又再次升高，持续 5～7 天后退热，可能与菌血症未被完全控制有关。复发是指患者进入恢复期，体温正常后 1～3 周症状重新出现，血培养再度阳性，多见于抗菌治疗不彻底的患者。

2. **其他临床类型**

(1)轻型：患者全身毒血症表现较轻，病程短，1～2 周即可痊愈。

(2)迁延型：热程可达 5 周以上，伴有慢性血吸虫病患者，热程可长达数月之久，肝脾肿大明显。

(3)逍遥型：起病时毒血症轻微，患者可照常工作，部分病例发生肠穿孔、肠出血等并发症后才被诊断。

(4)暴发型：起病急，全身中毒症状重，高热或体温不升，常并发中毒性脑病、肠麻痹、心肌炎等，预后凶险。

3. **并发症**　①肠出血，为较严重的并发症，多发生于病程第 2～3 周。②肠穿孔，为最严重的并发症，多发生于病程第 2～3 周，位于回肠末段。③中毒性肝炎，多发生于病程第 1～3 周。④其他，如支气管肺炎、中毒性心肌炎、急性胆囊炎、溶血性尿毒综合征等。

【实验室及其他检查】

1. 血常规检查　白细胞总数在$(3\sim5)\times10^9/L$，中性粒细胞减少，嗜酸性粒细胞减少或消失，病情恢复后逐渐恢复正常，病程中动态观察嗜酸性粒细胞变化可估计病情和判断预后。

2. 细菌培养　①血培养：确诊伤寒最常用的方法。②骨髓培养：对已用抗生素治疗、血培养阴性、诊断不明的患者，骨髓培养尤为重要。

3. 血清学检查　肥达试验，用已知伤寒沙门菌菌体 O 抗原、鞭毛 H 抗原及副伤寒甲、乙、丙杆菌鞭毛抗原检测患者血清中相应抗体的凝集效价，病程第 2 周开始阳性率逐渐增加，第 4～5 周阳性率可上升至 80%。O 抗体（即 IgM）出现较早，仅维持数月，H 抗体（IgG）出现较晚，可维持数年。通常 O 抗体效价在 1：80 以上，H 抗体效价在 1：160 以上，副伤寒甲、乙型的 H 抗体效价在 1：160 以上有参考价值；每 5～7 天检测 1 次，如效价逐次增加，则诊断意义更大。轻度感染、早期使用有效抗生素或免疫反应低下等，可能使患者血清效价始终不高，故肥达试验阴性不能排除伤寒。免疫功能紊乱或感染其他沙门菌，肥达反应也可呈假阳性。

【治疗要点】

1. 一般治疗　①隔离与休息：给予消化道隔离，临床症状消失后每隔 5～7 天送检粪便培养，连续 2 次为阴性结果，可解除隔离；发热期患者，必须卧床休息。②护理和饮食：密切观察体温、脉搏、血压变化，注意腹胀和大便性状，保持口腔、皮肤清洁，防止肺部感染；给予易消化、富有营养的流质或无渣半流质饮食，少量多餐；热退后应继续进食一段时间的无渣饮食，以免诱发肠出血或肠穿孔，一般退热后 2 周才恢复正常饮食。

2. 对症治疗　①高热：用温水或酒精擦拭，不宜用大量退热药，以免发生虚脱。②便秘：用开塞露或低压生理盐水灌肠，忌用泻药。③腹胀：用松节油腹部热敷或肛管排气，少食产气食物，如豆浆、牛奶等，禁用新斯的明。④毒血症严重或有心肌损害时，加用小剂量糖皮质激素，有明显腹胀者慎用，以免诱发肠出血、肠穿孔。⑤腹泻：进食低糖、低脂饮食，一般不使用鸦片制剂，以免产生肠腔积气。

3. 病原治疗　常用药物：①第三代喹诺酮类，如氧氟沙星、环丙沙星等，目前作为临床治疗首选药。②头孢菌素类，以第三代头孢菌素疗效较好，如头孢哌酮与头孢他啶等。③氯霉素、氨苄西林等，仅用于敏感菌株的治疗。

4. 并发症的治疗

(1)肠出血：大量出血时，应暂停饮食及口服药物，绝对卧床休息，密切观察血压、脉搏、便血等情况，注意水、电解质的补充，并给予适当镇静剂及止血剂，必要时输血；烦躁不安时，可适当使用镇静剂；大量出血经内科积极治疗无效时，可考虑行手术治疗。

(2)肠穿孔：应早诊断、早治疗，禁食，胃肠减压，加强支持疗法及抗感染治疗，视具体情况及时行手术治疗。

5. 慢性带菌者的治疗　治疗常较困难，一般认为如合并胆道疾患，须同时进行胆囊切除术，才能获得较好的效果。根据药敏试验选择治疗药物，如氧氟沙星、左氧氟沙星或环丙沙星等。

【预防】

1. 管理传染源　伤寒患者需隔离治疗至体温正常后 15 天，或每隔 5 天做粪便培养 1 次，连续 2 次阴性后方可解除隔离。对带菌者，必须治疗彻底，某些从业者必要时应调整工作。

2. 切断传播途径　患者的排泄物、日用品等均应消毒，积极开展卫生宣传教育，搞好粪便、水源、饮食的卫生管理，消灭苍蝇和蟑螂，养成良好的卫生习惯。

3. 保护易感人群　接种伤寒、副伤寒菌苗，提高人群的抵抗力；应加强患者在患病期间的饮食管理，防止出现并发症。

目标检测

一、名词解释

1. 玫瑰疹　2. 再燃　3. 相对缓脉

二、填空题

1. 典型伤寒的临床分期有_____、_____、_____和_____ 4 期。

2. 伤寒的并发症包括_____、_____、_____和_____，其中最严重的是_____。

3. 确诊伤寒最常用的方法为_____。

三、简答题

1. 伤寒的并发症有哪些？

2. 伤寒的治疗要点有哪些？

四、选择题

1. 下列为伤寒初期确诊依据的是（　　）。

　　A. 尿培养伤寒沙门菌阳性　　　B. 胆汁培养伤寒沙门菌阳性

　　C. 肥达试验阳性　　　　　　　D. 血培养伤寒沙门菌阳性

　　E. 大便培养伤寒沙门菌阳性

2. 伤寒并发症中最严重的是（　　）。

　　A. 肠出血　　　　　　　B. 肠穿孔　　　　　　　C. 中毒性心肌炎

　　D. 溶血性尿毒综合征　　E. 中毒性肝炎

3. 伤寒患者出现肝脾肿大的主要原因是（　　）。

　　A. Ⅰ型变态反应　　　　B. Ⅲ型变态反应　　　　C. 伤寒性肝炎

　　D. 中毒性肝炎　　　　　E. 全身单核巨噬细胞系统增生性反应

4. 伤寒沙门菌的主要致病因素为（　　）。

　　A. 肠毒素　　　　　　　B. 神经毒素　　　　　　C. 外毒素

　　D. 内毒素　　　　　　　E. 细胞毒素

5. 引起伤寒不断流行、传播的主要传染源是（　　　）。

    A. 普通型伤寒患者　　　B. 暴发型伤寒患者　　　　C. 慢性带菌者

    D. 潜伏期伤寒患者　　　E. 恢复期伤寒患者

6. 患者，女，25岁，发热7天，伴食欲减退及腹胀，发病前有涉水经历。体格检查：体温40 ℃，脉搏80次/分，脾肋下2 cm。外周血白细胞总数3.5×10⁹/L，中性粒细胞0.52，淋巴细胞0.48。该患者可能性最大的诊断为（　　　）。

    A. 斑疹伤寒　　　　　　B. 血吸虫病　　　　　　　C. 阿米巴病

    D. 伤寒　　　　　　　　E. 钩端螺旋体病

（选择题答案：1. D，2. B，3. E，4. D，5. C，6. D）

（孙　静　王　菊）

第七章　性传播疾病

学习目标

掌握： 梅毒和艾滋病的传播途径、确诊依据和预防措施。

熟悉： 梅毒和艾滋病的概念、病因、感染途径。

了解： 梅毒和艾滋病的临床表现、治疗措施。

性传播疾病（sexually transmitted disease）是指一类通过性行为及其他间接接触方式传播和感染的疾病总称。性传播疾病包括梅毒、淋病、软下疳、性病性淋巴肉芽肿、腹股沟淋巴肉芽肿、非淋菌性尿道炎、尖锐湿疣、生殖器疱疹、滴虫阴道炎、艾滋病等。本章重点介绍梅毒和艾滋病。

第一节　梅　毒

梅毒（syphilis）是由梅毒螺旋体引起的侵犯多系统、多脏器的全身慢性传染病。

【病因及发病机制】

梅毒的病原体为梅毒螺旋体（苍白螺旋体）。梅毒螺旋体从黏膜和破损的皮肤侵入人体后，可侵犯全身各组织和器官，早期主要侵犯皮肤和黏膜，晚期可侵犯骨骼及心、肝、脾等内脏器官，亦可侵犯中枢神经系统，产生各种症状和体征。梅毒螺旋体可潜伏多年，甚至终身。梅毒有自愈倾向，但易复发。

【流行病学】

1. 传染源　患者是梅毒的唯一传染源，感染者的血液、皮损分泌物中含有大量梅毒螺旋体。

2. 传播途径　患者的血液、皮损、精液、乳汁和唾液中均含有梅毒螺旋体。梅毒根据传播途径的不同可分为获得性梅毒和先天性梅毒，潜伏期一般为 9～90 天，传播途径包括性接触传播、垂直传播、输血传播、间接接触传播等。

【临床表现】

1. 获得性梅毒

（1）一期梅毒：标志性临床特征是硬下疳。①好发部位：男性的阴茎、龟头、冠状沟、包皮、尿道口，女性的大阴唇、小阴唇、宫颈、肛门等，也可见于唇、舌、乳房等处。②硬下疳的特点：一般于不洁性交后 2～4 周出现，大多为单发、不痛不痒、呈圆形或类圆形、边界清晰的溃疡，高出皮面，疮面较清洁，有继发感染者的分泌物增多，触之有软骨样硬度，持续时间为3～8周，可自愈，无瘢痕或仅遗留轻度萎缩性瘢痕及色素沉着。③硬化性淋巴结炎：出现硬下疳后1周内，部分患者会出现腹股沟或附近淋巴结肿大，可单个也可多个，肿大的淋巴结大小不等、质硬、不粘连、不破溃、无痛，称为硬化性淋巴结炎。

(2)二期梅毒：梅毒从感染后3个月到2年内为二期梅毒，于硬下疳消退后发生或重叠发生。二期梅毒可侵犯皮肤、黏膜、骨骼、内脏、心血管、神经系统，主要表现为皮肤梅毒疹(如斑疹、丘疹、疱疹)、口腔及阴道黏膜损害、虹膜炎及虹膜睫状体炎、骨膜炎、关节炎等。此期梅毒实验室诊断均为阳性。全身症状发生在皮疹出现前，可有发热、头痛、骨关节酸痛、肝脾肿大及淋巴结肿大。二期梅毒的症状一般在3～12周内自行恢复，之后进入无症状潜伏期。

(3)三期梅毒(晚期梅毒)：发生在感染梅毒后2年，主要表现为皮肤、黏膜的溃疡性损害或内脏器官的肉芽肿病变。①梅毒性树胶样肿：晚期非特异性的肿样损害。皮肤树胶样肿表现为结节或结节溃疡。结节性梅毒疹好发于头皮、肩胛、背部及四肢的伸侧；树胶样肿常发生在小腿部，为深溃疡形成萎缩样瘢痕；发生在上额时，组织坏死、穿孔；发生于鼻中隔者，则骨质被破坏，可形成马鞍鼻。梅毒性纤维瘤缓慢生长的皮下纤维结节呈对称性、大小不等、质硬、不活动、不破溃、表皮正常、无炎症、无痛、可自消，多发生在大关节附近。②心血管梅毒：主要侵犯升主动脉、主动脉弓部位，引起主动脉瓣关闭不全和冠状动脉狭窄，即梅毒性心脏病。③神经梅毒：多发生于感染后的10～20年，可无症状，也可发生梅毒性脑膜炎、脑血管梅毒、脑膜树胶样肿、麻痹性痴呆。脑膜树胶样肿为累及一侧大脑半球皮质下的病变，可出现颅压增高、头痛及脑局部压迫症状。实质性神经梅毒系脑或脊髓病损，前者形成麻痹性痴呆；后者表现为脊髓后根及后索的退行性变、感觉异常、共济失调等多种病征，分为无表现神经梅毒、脑膜梅毒、脑膜血管梅毒、脑实质梅毒和树胶样肿性神经梅毒5种主要类型。

2. 先天性梅毒

(1)早期先天性梅毒：患儿出生时即瘦小，出生后2～10周出现症状，病变类似于成人的严重二期梅毒，有传染性；可出现皮肤干燥、斑疹、丘疹、水疱或大疱等皮肤黏膜损害；全身淋巴结肿大、无粘连、无痛、质硬，多有梅毒性鼻炎；出生后约6周出现皮肤损害，呈水疱、大疱型皮损(梅毒性天疱疮)或斑丘疹、丘疹鳞屑性损害，可发生骨软骨炎、骨膜炎，多有肝、脾大，血小板减少和贫血。神经梅毒少见。无硬下疳表现是先天性梅毒的特征之一。

(2)晚期先天性梅毒：多发生在2岁以后，无传染性，骨骼和感觉器官(如眼、耳)受累多见。一类是早期病变所致的骨、齿、眼、神经及皮肤的永久性损害，如马鞍鼻、半月形门齿等，无活动性。另一类是仍具活动性损害所致的临床表现，如角膜炎、神经性耳聋、神经系统表现异常、脑脊液变化、肝脾肿大、鼻或颚树胶样肿、关节积液、骨膜炎、指炎及皮肤黏膜损害，主要表现为发育不良、智力低下，皮肤黏膜损害和成人相似。

3. 先天潜伏梅毒　无临床表现，但血清反应呈阳性。发病年龄小于2岁者，为早期先天潜伏梅毒；发病年龄大于 2 岁者，为晚期先天潜伏梅毒。

【实验室及其他检查】

梅毒相关的实验室检查可有阳性发现，如暗视野显微镜、免疫荧光显微镜镜检可发现梅毒螺旋体，梅毒血清学试验阳性。

【治疗要点】

梅毒的治疗原则为早诊断、早治疗，疗程规则、剂量足够；治疗后需定期临床和实验室随访，性伙伴应同查、同治。早期梅毒经彻底治疗可治愈，并可去除传染性。晚期梅毒治疗可消除组织内炎症，但已破坏的组织不会自然修复，成为后遗症。治疗药物首选青霉素，如水剂青霉素、普鲁卡因青霉素、苄星青霉素等；对青霉素过敏者，可用四环素、多西环素和红霉素。

第二节 艾滋病

艾滋病是获得性免疫缺陷综合征（acquired immunodeficiency syndrome，AIDS）的简称，是由人类免疫缺陷病毒（human immunodeficiency virus，HIV）引起的一种严重慢性传染病。该病目前尚无有效防治方法，病死率极高，已成为当今世界各国极为关注的公共卫生问题。HIV 主要经性接触、血液和母婴传播，主要侵犯和破坏辅助性 T 淋巴细胞（CD4$^+$ T 淋巴细胞），导致机体免疫细胞和（或）功能受损乃至缺陷，最终并发多种机会感染和肿瘤。

【病因及发病机制】

艾滋病的病原体是 HIV。HIV 是一种反转录病毒，可在体外淋巴细胞中培养增殖，对外界环境抵抗力较弱，加热和一般消毒剂均可将其灭活，但其对紫外线不敏感。HIV 主要存在于精液、宫颈液及血液中。

HIV 侵入机体后，主要侵犯人体免疫系统，可特异性地作用于 CD4$^+$ T 淋巴细胞、巨噬细胞和树突细胞，CD4$^+$ T 淋巴细胞数量减少、功能下降，异常免疫被激活，机体免疫功能缺陷，可引起多种机会感染和肿瘤。

HIV 侵入细胞，先以单股 RNA 为模板，反转录为双股 DNA，在细胞分裂时整合于宿主细胞 DNA，宿主细胞被刺激活化时，再转录为病毒 RNA，并合成病毒蛋白，以芽生方式释出。通过复制增殖，病毒大量释放入血，引起病毒血症，淋巴系统及 CD4$^+$ T 淋巴细胞广泛受侵。受感染的 CD4$^+$ T 淋巴细胞与其他 CD4$^+$ T 淋巴细胞发生融合，细胞膜通透性增加，可发生溶解坏死。CD4$^+$ T 淋巴细胞被破坏，可导致免疫调节障碍。HIV 还可诱导抗淋巴细胞抗体产生，引起免疫病理反应，最后使免疫功能全面受损，易发生各种机会性感染和恶性肿瘤。病理解剖可见各种机会性感染所造成的病变或卡波西肉瘤。

【流行病学】

2017 年，我国报告的艾滋病的病例数为 57194 例。2013—2017 年，艾滋病患者的报告死亡数均居乙类传染病死亡数首位。

1. 传染源 HIV 感染者和艾滋病患者是艾滋病唯一的传染源,均具有传染性。

2. 传播途径 HIV 的传播途径主要包括性接触传播、血液或血制品传播、母婴传播及其他途径传播。

3. 人群易感性 人群普遍易感,以青壮年为主,男同性恋者、性生活混乱者、药瘾者、多次接受输血或血制品者是艾滋病的高危人群。

4. 流行情况 艾滋病于 1981 年首次发现于美国,现呈世界性分布,各大洲均有病例发生,其中以非洲流行最为严重,欧美现已基本处于稳中有降的态势,亚洲近年来病例急剧增多。我国艾滋病的流行情况:20 世纪 80 年代的感染者主要是外国人和海外华侨,20 世纪 90 年代初的感染者成批出现在静脉吸毒者中,同时在性病患者等人群中也有报告,近年来有疫情不断扩大趋势。

【临床表现】

艾滋病的潜伏期较长,平均为 8～9 年,可短至数月,也可长达 15 年。根据我国有关艾滋病的治疗标准和指南,艾滋病可分为以下 3 期。

1. 急性期 部分患者感染后出现类似血清病的症状,以发热最常见,可伴有出汗、不适、厌食、恶心、头痛、咽痛、关节肌肉痛、淋巴结肿大及神经系统症状等,多数患者临床症状轻微,持续 1～3 周后缓解。

2. 无症状期 部分患者从无明显的急性期症状而直接进入此期。此期一般持续 8 年或更长,无自觉症状,但血清抗 HIV 阳性,具有传染性。此期患者可出现持续性全身淋巴结肿大,主要表现为全身除腹股沟淋巴结以外有 2 处(腋下、颈部)或 2 处以上的淋巴结肿大,特点是多对称发生,直径在 1 cm 以上,无痛,不粘连,持续 3 个月以上,伴有发热、体重减轻,可持续数月,还可发生单纯疱疹、白念珠菌感染等。

3. 艾滋病期

(1)HIV 相关症状:感染 HIV 后的最终阶段,主要表现为 HIV 相关症状、各种机会感染和肿瘤。

(2)各种机会感染和肿瘤。①呼吸系统:如肺孢子菌肺炎,肺结核,复发性细菌、真菌性肺炎;卡波西肉瘤也常侵犯肺部。②中枢神经系统:如新隐球菌脑膜炎、结核性脑膜炎、弓形虫脑病。③消化系统:如白念珠菌食管炎、巨细胞病毒性食管炎、肠炎等。④口腔:如鹅口疮、舌毛状白斑、复发性口腔溃疡等。⑤皮肤:如带状疱疹、尖锐湿疣、真菌性皮炎等。⑥眼部:如视网膜脉络膜炎、视网膜炎等。⑦肿瘤:如恶性淋巴瘤、卡波西肉瘤等。

【实验室及其他检查】

1. 血常规检查 多有红细胞、血红蛋白、白细胞计数降低,淋巴细胞明显减少。

2. 免疫学检查 T 淋巴细胞减少,$CD4^+$ T 淋巴细胞进行性下降,$CD4^+/CD8^+ < 1$(正常值为 1.2～1.5)。

3. 特异性诊断 检查 HIV 抗体检测是 HIV 感染诊断的"金标准";还可进行酶联免疫吸附试验(ELISA)、免疫印迹法及固相放射免疫沉淀试验、特异性抗原(p24 抗原)

检查、特异性核酸(血或脑脊液中 HIV RNA)检测、HIV 分离等检测。

【治疗要点】

1. 抗病毒治疗　以高效抗反转录病毒治疗(HAART)为主,目前国际上有 7 大类 40 多种药物,如齐多夫定、奈韦拉平、沙奎那韦等,多采用联合用药,以降低耐药性。

2. 免疫治疗　可用骨髓移植、同系淋巴细胞输注等免疫重建疗法,或用白介素-2、胸腺素等提高免疫功能。

3. 机会性感染和肿瘤治疗　卡氏肺孢子虫肺炎首选复方磺胺甲噁唑,弓形虫病可用乙胺嘧啶、螺旋霉素,巨细胞病毒感染可用阿昔洛韦或更昔洛韦,隐球菌脑膜炎可用两性霉素或氟康唑。

4. 支持及对症治疗　给予休息、输血、营养支持,做好隔离、消毒、口腔和皮肤护理。

【预防】

1. 管理传染源　发现 HIV 感染者,城镇于 6 小时内、农村于 12 小时内向当地疾控部门报告。有条件的医疗机构,可进行辅助性治疗。

2. 切断传播途径　①教育患者和无症状的 HIV 携带者应严格遵守隔离制度。②对传染源的血液、分泌物、排泄物和一切污染物品,应彻底消毒。③患者应增加营养,注意休息。④HIV 抗体阳性者,严禁献血、献精液、捐献组织器官。⑤已感染的育龄妇女,应避免妊娠、哺乳;HIV 抗体阳性者分娩的婴儿应定期随访监测。⑥患者的家属或性伴侣应做 HIV 抗体检测或病毒分离,阳性者需进行医学观察和隔离治疗。⑦避免与患者或疑似者及 HIV 抗体阳性者发生性接触,做好婚前检查,限制和 HIV 感染者结婚。⑧密切接触者和医护人员要注意做好自身保护,并定期做相关检查;对高危人群,应定期检测 HIV 抗体。⑨加强保健教育和法制教育,养成良好的道德观念,取缔卖淫嫖娼,禁止性乱行为;严禁毒品注射;加强过境检疫,密切注意过境旅客健康卡中的记载内容;严格检查进口的各类血制品,推广应用一次性注射器。

3. 保护易感人群　为保护易感人群,可试用多肽疫苗、亚单位疫苗、基因重组疫苗、核酸疫苗等 HIV 疫苗。

目标检测

一、名词解释

1. 艾滋病　2. 梅毒

二、填空题

1. 梅毒根据传播途径的不同,可分为_____和_____。

2. 梅毒的治疗原则为_____、_____、_____、_____。

3. 治疗梅毒的首选药物为_____。

4. 艾滋病是由_____引起的一种严重传染病,其传染源是_____、_____。

5. 根据我国有关诊疗标准,艾滋病可分为_____、_____、_____

3 期。

三、简答题

1. 二期梅毒的临床表现有哪些?

2. 请你结合艾滋病的传播途径,说说如何预防艾滋病。

四、选择题

1. HIV 主要侵犯( ),从而引起免疫功能缺陷。

   A. 抑制性 T 淋巴细胞　　　　B. 辅助性 T 淋巴细胞　　　　C. 单核细胞

   D. 巨噬细胞　　　　　　　　E. 中性粒细胞

2. 艾滋病患者肺部感染最多见的病原体是( )。

   A. 结核分枝杆菌　　　　　　B. 巨细胞病毒　　　　　　C. 卡氏肺孢子虫

   D. 白念珠菌　　　　　　　　E. 新型隐球菌

3. 关于艾滋病的综合预防措施,下列表述错误的是( )。

   A. 进行卫生宣传教育

   B. 控制传染源,对传染源实行有效的医学监督

   C. 针对不同的传播方式采取预防措施,切断传播途径

   D. 采取自我防护

   E. 进行丙种球蛋白预防性注射

4. 关于获得性梅毒的传染方式,下列表述正确的是( )。

   A. 主要是间接接触,也可以是性接触传染

   B. 主要是性接触,也可以是间接接触传染

   C. 性接触和间接接触同样重要

   D. 可通过飞沫传播

   E. 除性接触传染外,不再有其他方式

5. 一期梅毒的主要表现为( )。

   A. 硬下疳　　　　　　　　　B. 软下疳　　　　　　　　C. 尖锐湿疣

   D. 扁平湿疣　　　　　　　　E. 掌跖梅毒疹

6. 下列皮损中,不属于二期梅毒损害的是( )。

   A. 黏膜斑　　B. 树胶样肿　　C. 脓疱疹　　D. 玫瑰疹　　E. 扁平湿疣

7. 下列损害中,属于三期梅毒的是( )。

   A. 扁平湿疣　　　　　　　　B. 扁平疣　　　　　　　　C. 硬下疳

   D. 树胶样肿　　　　　　　　E. 丘疹性梅毒疹

8. 治疗梅毒的首选药物是( )。

   A. 更昔洛韦　　　　　　　　B. 长春新碱　　　　　　　C. 青霉素

   D. 红霉素　　　　　　　　　E. 干扰素

9. 下列不属于 HIV 主要传播途径的是( )。

   A. 异性不洁性行为　　　　　B. 同性性行为　　　　　　C. 共餐共食

   D. 静脉吸毒　　　　　　　　E. 母婴传播

10. 下列不属于 HIV 感染高危人群的是( )。

   A. 医务工作者　　　　　　　B. 血友病患者　　　　　　C. HIV 感染者所产婴儿

D. 静脉吸毒者　　　　E. 野外工作人员

11. HIV 感染的临床分期不包括(　　)。

A. 急性感染期　　　B. 潜伏期　　　　　　C. 持续性全身淋巴结肿大

D. 艾滋病期　　　　E. 无症状期

12. HIV 感染者的体液和分泌物中，传染性最大的是(　　)。

A. 羊水　　　　　　B. 血液　　　　　　C. 精液和阴道分泌物

D. 唾液　　　　　　E. 汗液

13. 下列不易传播 HIV 的途径是(　　)。

A. 同性性交　　　　B. 异性性交　　　　C. 哺乳

D. 握手　　　　　　E. 不洁输血

（选择题答案：1.B，2.C，3.E，4.B，5.A，6.B，7.D，8.C，9.C，10.E，11.B，12.B，13.D）

（孙　静　王　菊）

第十五篇

皮肤病

　　皮肤病的种类较多，常见的有真菌、病毒、细菌、动物等因素感染所致的皮肤病，以及遗传、代谢、免疫、物理、化学等因素所致的皮肤损害。

第一章　浅部真菌病

学习目标

掌握：浅部真菌病的临床表现。

熟悉：浅部真菌病的防治原则。

了解：浅部真菌病的病因、实验室及其他检查。

真菌病(mycosis)是由真菌引起的一大类感染性疾病。临床根据真菌入侵组织深浅及部位的不同，将真菌病分为浅部真菌病、皮下真菌病和系统性真菌病。浅部真菌病的病原微生物包括皮肤癣菌、酵母菌和其他霉菌。皮肤癣菌是浅部真菌病最常见的致病微生物，主要侵犯人和动物的皮肤角质层、毛发、甲板，统称为皮肤癣菌病。浅部真菌病根据发病部位命名，常见的有头癣、体癣、股癣、手癣、足癣等。

第一节　头　癣

头癣(tinea capitis)是指累及头发和头皮的皮肤癣菌感染。

【病因及发病机制】

头癣的致病微生物多为小孢子菌和毛癣菌属。根据致病菌和临床表现不同，头癣可分为黄癣、白癣、黑点癣、脓癣4种类型。黄癣由许兰毛癣菌感染引起，白癣由铁锈色小孢子菌、犬小孢子菌和石膏样小孢子菌等感染引起，黑点癣主要由断发毛癣菌和紫色毛癣菌感染引起。头癣主要通过直接接触感染，也可通过物品间接感染。

【临床表现】

1. 黄癣　皮损初起为针尖样大小的淡红黄色斑点，以后形成淡黄色痂，附着于头皮的痂下炎症明显，呈潮红糜烂面；皮损可扩大融合成大片，甚至波及整个头皮。本型真菌在发内生长，可造成头发易断、干燥、无光泽、毛发脱落，还可破坏毛囊并形成永久性秃发；皮损处可有特殊的鼠臭味。

2. 白癣　皮损初起为群集的红色小丘疹，并迅速扩大成圆形或椭圆形斑，表面覆盖有灰白色鳞屑，附近可有较小的相同皮损，称为"母子斑"；一般无炎症反应，伴有不同程度的瘙痒；病发多于距头皮2~4 mm处折断。本型因病损不破坏毛囊，故无永久性秃发，愈后不留瘢痕。

3. 黑点癣　皮损初起为散在的灰白色鳞屑斑，而后逐渐扩大成片；病发刚出头皮即折断，残根在毛囊口处呈现黑点状，皮损处稍痒。本型属发内型感染，愈后常留有秃发和点状萎缩性瘢痕。

4. 脓癣　皮损初起为成群的炎性毛囊丘疹，逐渐融合成隆起的炎性肿块，毛囊口处可形成脓疱，如同蜂窝状，皮损处毛发松动、易拔出，常伴有耳后、颈、枕部淋巴结肿大。本型病损可破坏毛囊，愈后常留有永久性秃发和瘢痕。

【实验室及其他检查】

1. 真菌镜检及培养　为诊断头癣的"金标准"。真菌直接镜检时，黄癣病发内可见菌丝和节孢子，癣痂内充满鹿角状菌丝和厚壁孢子；白癣病发外可见成堆的圆形及卵圆形小孢子；黑点癣病发内可见呈链状排列的圆形孢子；脓癣可见发内或发外孢子。

2. 滤过紫外线灯检查　黄癣呈暗绿色荧光，白癣呈亮绿色荧光，黑点癣无荧光。

3. 皮肤镜（毛发镜）检查　白癣可见摩斯电码样发或发外菌套，黑点癣可见螺旋形发、逗号样发等。

【治疗要点】

头癣应采取综合治疗方案，包括内服用药、局部外用药物、洗发、剪发、消毒5项措施联合。口服药物常用伊曲康唑或特比萘芬，治疗过程中要定期检查肝功能，如发现异常，应及时停药。局部可用碘酊、联苯苄唑溶液或霜剂、特比萘芬霜等外用抗真菌药涂于患处，每日2次，连用8周；或用硫黄皂、酮康唑洗剂洗头，每日1次，连用8周。治疗时，尽可能将病发剪除，每周1次，连续8周。

第二节　体癣和股癣

体癣（tinea corporis）指发生于除毛发、头皮、掌跖、甲以外的体表部位的皮肤癣菌感染。股癣（tinea cruris）指发生在腹股沟、会阴、臀部及肛周的浅表皮肤的皮肤癣菌感染，属于特殊部位的体癣。

【病因及发病机制】

体癣和股癣主要由皮肤癣菌感染引起，包括红色毛癣菌、须癣毛癣菌、疣状毛癣菌、犬小孢子菌、石膏样小孢子菌等，通过直接或间接接触感染，也可因自身的手、足癣或甲癣等感染蔓延而引起。

【临床表现】

体癣和股癣以夏、秋季多发，糖尿病、肥胖、多汗、慢性消耗性疾病、长期应用糖皮质激素或免疫抑制剂者易感染。

体癣的皮损初起为红色丘疹、丘疱疹或小水疱，随后形成有脱屑的红斑，边缘逐渐向外扩展，中央趋于消退，形成边界清楚的环状或多环状，周边常分布丘疹及水疱，中央可有色素沉着，长期反复搔抓可引起局部湿疹样或苔藓样变。股癣好发于腹股沟部位，也可累及臀部和阴囊，典型皮损与体癣相同，部分患者可出现湿疹样改变，瘙痒显著，并因患处透气性差、潮湿、易摩擦，常使皮损炎症明显。

【实验室及其他检查】

真菌直接镜检可找到孢子和菌丝。

【治疗要点】

体癣和股癣以局部治疗为主。皮损泛发或外用药疗效不佳者，可考虑系统治疗。

皮损局部可用各种唑类、丙烯胺类等抗真菌药，坚持用药2周以上，或皮损消退后继续用药1～2周，以免复发。婴幼儿患者以及皮损在腹股沟等部位的皮肤薄嫩处者，应选择刺激性小、浓度较低的外用药，并保持局部清洁、干燥。皮损广泛或外用药物疗效不佳时，可考虑内服药物治疗增强疗效，如伊曲康唑或特比萘芬。

第三节　手癣和足癣

手癣(tinea manum)指皮肤癣菌侵犯手掌、指间、掌侧平滑皮肤引起的浅表真菌感染。足癣(tinea pedis)主要累及部位为足趾间、足跖、足跟和足侧缘。

【病因及发病机制】

手癣和足癣主要由红色毛癣菌、絮状表皮癣菌、指(趾)间毛癣菌、石膏样小孢子菌等感染引起，主要通过接触感染，用手搔抓患癣部位或与患者共用洗脚盆、浴巾、手套及鞋袜等为主要传播途径。

【临床表现】

手、足癣(特别是足癣)是最常见的浅部真菌病，在全世界范围内广泛流行，夏季发病率高。足癣以双侧受累多见，多由一侧传播至对侧；而手癣常为单侧。手、足癣根据皮损情况可分为3型。

1. 水疱型　好发于掌心、指(趾)间、足跖及足侧缘。皮损初起为针尖样深在水疱，疱壁厚、液清，不易破溃，可融合成多房性大疱，去除疱壁后，可见蜂窝状基底及鲜红的糜烂面，数天后水疱干涸，呈领圈样脱屑，瘙痒明显。

2. 鳞屑角化型　好发于足跟及掌跖部，呈弥漫性皮肤粗糙，皮损处角质增厚，表面干燥、脱屑，易发生皲裂，可向手、足背部蔓延，一般无瘙痒。

3. 浸渍糜烂型　好发于趾(指)缝，足癣尤以第3～4和第4～5趾间多见，表现为局部皮肤浸渍发白、表皮易剥脱，剥脱后可见潮红糜烂面，常伴有裂隙，可有不同程度的瘙痒，继发细菌感染时有臭味。

足癣(尤其浸渍糜烂型)易继发细菌感染，可出现急性淋巴管炎、淋巴结炎、蜂窝织炎或丹毒，炎症反应明显时，还可引发局部湿疹样改变和癣菌疹。

【实验室及其他检查】

真菌直接镜检或真菌培养可见菌丝及孢子。

【治疗要点】

手、足癣以局部治疗为主，疗程一般为2～4周，根据不同临床类型选择不同的方法。比如，水疱型可选用唑类霜剂或溶液等；浸渍糜烂型，可给予硼酸溶液、依沙吖啶溶液等湿敷，待渗出减少时，再给予氧化锌粉、咪康唑粉等，皮损干燥后再外用霜剂、软膏等；鳞屑角化型，可选用复方苯甲酸软膏。鳞屑角化型手、足癣或外用药疗效不佳时，可考虑系统药物治疗，口服曲康唑或特比萘芬；如有继发感染时，可联合应用抗生素；引发癣菌疹时，可给予抗过敏药物。

【预防】

(1)早发现、早诊断、早治疗，并做好消毒隔离工作。对患癣家畜和宠物，需给予相应的治疗和处理；对托儿所、学校、理发店等，应加强卫生宣教和管理。

(2)注意个人卫生，不与患者共用衣物、鞋袜、浴盆、毛巾等，内衣应宽松、透气；手、足癣和甲癣患者应积极治疗，减少自身传染的机会；应避免接触患病的宠物及牲畜。

(3)手、足癣伴甲真菌病者，应同时治疗甲真菌病，消灭传染源，穿透气性好的鞋袜，保持足部干燥，不共用鞋袜、浴盆、脚盆等生活用品。

目标检测

一、填空题

1. 根据致病菌和临床表现，头癣可分为 _____、_____、_____、_____ 4型。

2. 手癣和足癣可分为 _____、_____、_____ 3型。

3. 头癣的治疗宜采用 _____、_____、_____、_____、_____ 5条措施联合。

二、简答题

1. 简述头癣的临床分型及表现。

2. 简述手、足癣的临床表现。

3. 简述浅部真菌病的防治要点。

三、选择题

1. 浅部真菌病主要侵犯(　　)。

　　A. 基底细胞层　　B. 皮脂腺　　C. 汗腺　　D. 表皮角质层　　E. 真皮

2. 最常见的浅部真菌病是(　　)。

　　A. 花斑癣　　B. 手、足癣　　C. 头癣　　D. 体癣　　E. 股癣

3. 真菌的基本形态为(　　)。

　　A. 孢子和假菌丝　　　　B. 菌丝和孢子　　　　　　C. 孢子和出芽孢子

　　D. 菌丝和假菌丝　　　　E. 厚壁孢子和菌丝

4. 关于股癣的治疗，下列不正确的是(　　)。

　　A. 皮损消退后，应继续用药1～2周

B. 因患者瘙痒剧烈，故应选用刺激性较强的酒精制剂止痒

C. 有手、足癣者，应积极治疗

D. 皮损广泛者，可考虑口服药物治疗

E. 以外用抗真菌药物治疗为主

5. 关于真菌病的预防，下列不正确的是（　　）。

A. 改变患处皮损周围真菌的生存环境，不利于足癣彻底治愈

B. 注意公共卫生和个人卫生

C. 应避免穿不透气的鞋、袜或合成纤维衣物

D. 一旦症状消除，在足和鞋内使用抗真菌粉剂

E. 不使用他人内衣裤和洗浴用品

6. 以下对浅部真菌病的描述，不正确的是（　　）。

A. 指限于皮肤最外层、毛发、甲板和黏膜的真菌感染

B. 感染大多轻微，容易诊断

C. 包括皮肤癣菌病、浅表念珠菌病、马拉色菌相关疾病等

D. 疗效较差，不易痊愈

E. 诊断目前主要依靠临床表现和真菌检查

7. 头癣内服用药治疗首选（　　）。

A. 灰黄霉素　　B. 制霉菌素　　C. 两性霉素　　D. 克霉唑　　E. 酮康唑

8. 白癣最常见的致病菌是（　　）。

A. 红色毛癣菌　　　　　B. 马拉色菌　　　　　　　C. 絮状表皮癣菌

D. 大、小孢子菌　　　　E. 许兰毛癣菌

9. 头皮出现小片状鳞屑斑，毛发细小，病发刚出头皮即折断。应考虑（　　）。

A. 石棉状癣　　B. 黑点癣　　C. 黄癣　　D. 白癣　　E. 脓癣

10. 患儿，女，10岁，头部有直径约2 cm大小的圆形白色鳞屑性的斑片，无明显炎症，毛发干燥并失去光泽，有断发和脱发，围绕毛杆可见白色菌鞘。根据皮损判断，应当属于（　　）。

A. 黄癣　　　　　　　B. 头皮脂溢性皮炎　　　　　C. 白癣

D. 头皮糠疹　　　　　E. 头皮银屑病

11. 患者，男，40岁，腰部沿扎裤带处皮肤发生多片环形损害，边界清楚，边缘有丘疹、丘疱疹、鳞屑，中心消退，瘙痒。最可能的诊断是（　　）。

A. 体癣　　B. 带状疱疹　　C. 玫瑰糠疹　　D. 脂溢性皮炎　　E. 麻风

（选择题答案：1. D，2. C，3. B，4. B，5. A，6. A，7. A，8. D，9. B，10. C，11. A）

（王　菊　蔡小红）

第二章 湿疹、荨麻疹

学习目标

掌握：湿疹、荨麻疹的临床表现。

熟悉：湿疹、荨麻疹的防治方法。

了解：湿疹、荨麻疹的病因、诊断、实验室及其他检查。

第一节 湿 疹

湿疹(eczema)是由多种内、外因素引起的真皮浅层及表皮的炎症。临床上，湿疹的急性期皮损以丘疱疹为主，有渗出倾向，瘙痒明显；慢性期以苔藓样变为主，易反复发作。

【病因及发病机制】

湿疹的病因尚未阐明，可能与慢性感染、内分泌及代谢改变、血液循环障碍、神经精神因素、遗传因素等有关。另外，湿疹还可因进食鱼、虾、牛肉、羊肉等食物，吸入花粉、尘螨、细颗粒物等物质，接触动物毛皮、各种化学品(如化妆品、肥皂、合成纤维等)以及生活环境(如日光、干燥、炎热等)诱发而加重。

【临床表现】

湿疹根据临床表现和病程可分为急性湿疹、亚急性湿疹和慢性湿疹。湿疹可以在某一阶段开始发病，并向其他阶段演变。

1. **急性湿疹** 好发于面部、手、足、前臂及小腿外露部位，常对称分布。皮损初起为红斑，略有水肿；而后在红斑基础上出现大小不等的丘疹、丘疱疹或小水疱，常融合成片，边界不清，瘙痒剧烈；继发感染时，可形成脓疱、脓痂及淋巴结肿大；合并单纯疱疹病毒感染时，可形成严重的疱疹性湿疹。

2. **亚急性湿疹** 表现为红肿及渗出减轻，可有丘疹及少量丘疱疹存在，皮损颜色呈暗红色，可有少量鳞屑和轻度浸润，自觉明显瘙痒。若再次暴露于致敏原、新的刺激下或处理不当时，可导致湿疹急性发作，如经久不愈，则可发展为慢性湿疹。

3. **慢性湿疹** 常由急性湿疹或亚急性湿疹演变而来，也可由于刺激轻微、持续而一开始就表现为慢性化，表现为皮肤红斑、苔藓样变、脱屑、增厚粗糙、色素沉着或色素减退，多见于手、足、小腿、肘窝、乳房、外阴等处，常对称发病；自觉有明显瘙痒感，常呈阵发性。

4. 几种特殊类型的湿疹

(1)手部湿疹：发病率高，起病缓慢，表现为手部红斑，皮肤粗糙、干燥，局部浸润性肥厚，边界较清，冬季易形成皲裂。

(2)汗疱疹：手部湿疹的特殊类型，多见于掌跖和指(趾)侧缘，皮损为位于表皮深处的针尖至粟粒大小的水疱，可融合成大疱，内含浆液，干涸后形成衣领状脱屑，自觉不同程度的瘙痒或烧灼感。

(3)乳房湿疹：多见于哺乳期女性，可单侧或双侧发病，表现为乳头、乳晕或包括其周围皮肤的暗红斑，伴有丘疹、丘疱疹，边界不清，可伴有裂隙、渗出和糜烂，瘙痒明显，发生裂隙时可出现疼痛。

(4)外阴、阴囊和肛门湿疹：瘙痒剧烈，局部可因过度搔抓、热水烫洗而出现红肿、渗出、糜烂；长期反复发作时，可呈慢性湿疹改变，表现为局部皮肤苔藓样变。

(5)钱币样湿疹：好发于四肢，表现为密集的小丘疹和丘疱疹融合而成的圆形或类圆形钱币样斑片，边界清楚；急性期时，红肿、渗出明显；慢性期时，色素增加，皮损增厚，表面干燥、有鳞屑，瘙痒明显。

(6)自身敏感性皮炎：原发局限性湿疹病变加重，瘙痒剧烈，有时可有灼热感，可伴有浅表淋巴结肿大，重者有全身不适及发热。

(7)传染性湿疹样皮炎：自身敏感性皮炎的特殊类型，初发时皮肤潮红，继而出现丘疹、水疱、糜烂，瘙痒剧烈，局部淋巴结可肿大且有压痛。

【治疗要点】

尽量避免各种可以引起湿疹发病或加重的因素；发病期间，避免过度洗烫，避免饮酒和食用辛辣食物，可口服抗组胺药、镇静剂等，用于抗炎、止痒。外用药物治疗，急性期无渗出或渗出不多时，可用糖皮质激素霜剂；渗出多时，可给予3%硼酸溶液或依沙吖啶溶液冷敷；渗出减少时，可用糖皮质激素霜剂与油剂交替使用；亚急性期可使用糖皮质激素乳剂、糊剂，加用抗生素，以预防和控制感染；慢性期可选用软膏、硬膏及涂抹剂；顽固性局限性皮损时，可用糖皮质激素局部封包。

第二节　荨麻疹

荨麻疹(urticaria)是皮肤黏膜因暂时性血管通透性增加而产生的一种局限性水肿反应，俗称"风疹块""风团"。荨麻疹的主要临床特征为红色或苍白色风团及不同程度的瘙痒，可伴或不伴有血管性水肿。

【病因及发病机制】

多数患者不能找到荨麻疹发病的确切原因，尤其是慢性荨麻疹患者。荨麻疹常见的可能诱因为食物(如动物蛋白、植物、食物添加剂)、药物(如青霉素、血清制剂、各种疫苗)、感染(如病毒、细菌、寄生虫、真菌)、呼吸道吸入物及皮肤接触物(如花粉、动物皮屑和毛发、尘螨)、物理因素(如冷、热、日光、摩擦及压力)、精神及内分泌因素等。某些系统性疾病(如系统性红斑狼疮、恶性肿瘤、代谢障碍、自身免疫性甲状腺炎等)亦可伴发荨麻疹。

荨麻疹的发病机制分为免疫性和非免疫性 2 种。二者均可使肥大细胞释放组胺等物质,引起小血管扩张、血管通透性增加、腺体分泌增加、平滑肌收缩,从而引起皮肤、黏膜、消化道和呼吸道的一系列症状。

【临床表现】

根据病程、病因等特征,荨麻疹可分为自发性荨麻疹和诱导性荨麻疹 2 类。自发性荨麻疹又可分为急性自发性荨麻疹和慢性自发性荨麻疹。

1. 急性自发性荨麻疹　起病急,患者自觉皮肤瘙痒,并很快在瘙痒部位出现红色或苍白色大小不等的风团,形状不规则,可孤立存在,或融合成片,皮肤表面凹凸不平,呈橘皮样改变;数分钟至数小时后,水肿减轻,风团逐渐消失,不留痕迹,皮损持续时间一般不超过 24 小时,但新风团可不断发生。胃肠道黏膜受累时,可出现恶心、呕吐、腹痛和腹泻等;喉头、支气管受累时,可出现呼吸困难甚至窒息;由感染引起者,可出现寒战、高热、脉速等全身中毒表现;病情严重者,可出现心悸、烦躁、血压降低等过敏性休克表现。

2. 慢性自发性荨麻疹　指自发性风团和(或)血管性水肿反复发作超过 6 周以上且每周发作至少 2 次以上者。患者的全身症状一般较轻,风团反复发生,可达数月或数年,常与感染及系统性疾病有关,可因饮酒、部分口服药物等使病情加剧。

3. 诱导性荨麻疹　临床上还可见到一些特殊类型的荨麻疹,如延迟压力性荨麻疹、皮肤划痕症(人工荨麻疹)、日光性荨麻疹、冷接触性荨麻疹、热接触性荨麻疹、振动性荨麻疹、胆碱能性荨麻疹、接触性荨麻疹、水源性荨麻疹等。

【治疗要点】

荨麻疹的治疗原则为抗过敏和对症治疗,并积极寻找和去除病因。急性自发性荨麻疹宜首先选用镇静作用轻的第二代 H_1 受体拮抗剂,钙剂和维生素 C 可降低血管通透性,与抗组胺药有协同作用;病情严重,伴有休克、喉头水肿的患者,应立即给予肾上腺素、地塞米松等药物及时抢救。慢性自发性荨麻疹以抗组胺药为主,首选第二代 H_1 受体拮抗剂,可给予氯雷他定、咪唑斯汀、盐酸西替利嗪等口服;单一药物无效时,可以 2 种药物联用或交替使用。诱导性荨麻疹在使用第二代 H_1 受体拮抗剂的基础上,根据不同类型可联合使用不同药物。发病与感染相关者,可适当选用抗生素。局部止痒治疗时,夏季可选止痒液、炉甘石洗剂等,冬季则选有止痒作用的乳剂(如苯海拉明霜);对日光性荨麻疹,还可局部使用遮光剂。

【预防】

注意饮食,戒烟、酒,避免进食海鲜、蛋、奶、辛辣刺激性食物,多进食新鲜蔬菜。病情得到控制后,可逐渐增加进食品种;尽量不接触染发剂等化学物品;对于寒冷性荨麻疹患者,应注意保暖。

目标检测

一、名词解释

荨麻疹

二、填空题

1. 根据临床表现和病程，湿疹可分为_____、_____、_____3种。

2. 荨麻疹的发病机制可分为_____和_____2种类型。

3. 荨麻疹在临床上可分为_____、_____和_____。

三、简答题

1. 根据病程和临床表现，湿疹可分为哪几种？

2. 荨麻疹的常见病因有哪些？其治疗原则是什么？

四、选择题

1. 下列疾病中，常有渗出倾向的是（　　）。

　　A. 疥疮　　B. 湿疹　　C. 荨麻疹　　D. 银屑病　　E. 股癣

2. 发生在（　　）的湿疹瘙痒最重。

　　A. 下肢　　B. 外阴和肛门　　C. 头皮　　D. 躯干　　E. 前臂

3. 急性湿疹，皮肤呈红斑，密集丘疹、丘疱疹，无水肿、糜烂、渗液。外用药首选（　　）。

　　A. 炉甘石洗剂　　　　B. 氧化锌糊剂　　　　C. 黑豆馏油糊剂

　　D. 5％糠馏油软膏　　E. 氟轻松软膏

4. 急性湿疹在（　　）的情况下，可使病情恶化或加重。

　　A. 用热水及肥皂水洗浴　　　　B. 过度搔抓伴发细菌感染

　　C. 给予不适当的外用药　　　　D. 精神紧张、情绪剧烈波动

　　E. 以上均有可能

5. 慢性湿疹最需与（　　）进行鉴别。

　　A. 特异性皮炎　　B. 急性湿疹　　C. 荨麻疹　　D. 神经性皮炎　　E. 药疹

6. 急性期湿疹宜选用（　　）。

　　A. 软膏　　B. 糊剂　　C. 醑剂　　D. 湿敷剂　　E. 酊剂

7. 亚急性期湿疹宜选用（　　）。

　　A. 软膏　　B. 糊剂　　C. 醑剂　　D. 湿敷剂　　E. 酊剂

8. 慢性期湿疹宜选用（　　）。

　　A. 软膏　　B. 糊剂　　C. 醑剂　　D. 湿敷剂　　E. 酊剂

9. 下列有关湿疹治疗的叙述，不正确的是（　　）。

　　A. 合并感染者，可加用抗生素

　　B. 慢性湿疹迁延不愈者，需口服糖皮质激素

　　C. 内服药的目的主要是抗炎止痒

　　D. 消除体内慢性病灶及其他全身性疾病

　　E. 根据皮疹的形态特点，选用适当的剂型和药物

10. 引起荨麻疹的主要化学介质是(　　)。

　　A. 花生四烯酸　　　B. 乙酰胆碱　　　C. 组胺　　　D. 白介素　　　E. 激肽

11. 下列属于急性荨麻疹主要原因的是(　　)。

　　A. 食物和药物　　　　　B. 感染病灶　　　　　C. 紫外线

　　D. 寄生虫病　　　　　　E. 胃肠功能紊乱

12. 荨麻疹的典型皮损为(　　)。

　　A. 水疱　　　B. 丘疹　　　C. 风团　　　D. 皲裂　　　E. 红斑

13. 急性荨麻疹的皮疹特点为(　　)。

　　A. 簇集丘疹　　　　　　B. 成群水疱　　　　　C. 突发突消的成批风团

　　D. 苔藓样变　　　　　　E. 大片斑疹

14. 诊断慢性荨麻疹时，病程至少为(　　)。

　　A. 1周　　　B. 2周　　　C. 3周　　　D. 6周　　　E. 半年以上

15. 治疗急性荨麻疹起效最迅速的药物为(　　)。

　　A. 抗生素　　　　　　　B. 肾上腺素　　　　　C. 皮质类固醇激素

　　D. 维生素　　　　　　　E. H_1受体拮抗剂

16. 慢性荨麻疹的治疗应(　　)。

　　A. 使用皮质类固醇激素　　　　B. 给药时间固定

　　C. 不宜同时使用几种抗组胺药　　D. 风团控制后即可停药

　　E. 以抗组胺药为主

17. 急性荨麻疹起病常较急，皮肤突然发痒，很快会出现(　　)。

　　A. 广泛麻疹样红斑　　　　　　B. 大小不等的鲜红色风团

　　C. 广泛猩红热样红斑　　　　　D. 散在或密集分布的瘀点、瘀斑

　　E. 粟米大小的丘疹、丘疱疹

18. 患者，女，30岁，双下肢反复出现多处小片状类圆形红斑，以及密集成簇的丘疱疹，边界清楚，瘙痒，冬重夏轻。应考虑患者可能患有(　　)。

　　A. 郁积性皮炎　　　B. 干燥性湿疹　　　C. 钱币状湿疹

　　D. 体癣　　　　　　E. 多形性红斑

(选择题答案：1. B，2. B，3. A，4. E，5. D，6. D，7. B，8. A，9. B，10. C，11. A，12. C，13. C，14. D，15. B，16. E，17. B，18. C)

（王　菊　蔡小红）

第三章 皮 炎

🔵 学习目标

掌握：接触性皮炎、神经性皮炎、药疹的临床表现。
熟悉：接触性皮炎、神经性皮炎、药疹的防治方法。
了解：接触性皮炎、神经性皮炎、药疹的病因和诊断方法。

第一节 接触性皮炎

接触性皮炎(contact dermatitis)是指由于接触某些外源性物质后，在接触部位的皮肤黏膜发生的急性、亚急性或慢性炎症反应。接触性皮炎可分为刺激性接触性皮炎和变应性接触性皮炎。

【病因及发病机制】

1. 病因　包括原发性刺激物和变应性致敏物。常见的原发性刺激物有酸类、碱类、金属元素及其盐类、有机溶剂等；变应性致敏物的可能来源包括橡胶制品、皮毛及皮革制品、染发剂、除垢剂、颜料稀释剂、化妆品、杀虫剂、合成树脂等。

2. 发病机制　有些物质在低浓度时为致敏物，在高浓度时则为刺激物。

(1)刺激性接触性皮炎：由于接触物(如强酸、强碱等化学物质)本身具有强烈刺激性或毒性，因而使接触者发病。其特点包括：①任何人接触后均可发病。②没有固定的潜伏期。③皮损多局限于直接接触部位，边界清楚。④停止刺激物接触后，皮损会逐渐消退。

(2)变应性接触性皮炎：接触物质本身无刺激性，多数人接触后不发病，但可作为致敏因子使少数人在接触后经过一定的潜伏期，在接触部位的皮肤、黏膜发生Ⅳ型超敏反应。初次反应阶段大约需4天时间，二次反应阶段多在24～48小时内即产生明显的炎症反应。其特点包括：①有一定的潜伏期，初次接触不发生反应，经过1～2周后再次接触相同致敏物才发病。②皮损主要分布于接触部位，亦可累及周围及其他区域。③易反复发作，再次接触相同变应原时可诱发。④斑贴试验呈阳性。

【临床表现】

根据病程，接触性皮炎可分为急性接触性皮炎、亚急性接触性皮炎和慢性接触性皮炎，还存在一些病因、临床表现等方面具有一定特点的特殊临床类型。

1. 急性接触性皮炎　起病急，典型表现为皮损局限于接触部位，为边界清楚的红斑，其上有丘疹和丘疱疹，严重者可出现水疱和大疱；疱壁破溃后呈糜烂面，有时可发生组织坏死；往往自觉瘙痒和烧灼痛，抓挠后可将致病物质带到远隔部位，产生类似皮损。少数患者可出现全身症状。去除接触物后，如经积极治疗，1～2周内可痊愈，会遗留暂时性色素沉着。

2. 亚急性接触性皮炎和慢性接触性皮炎　当接触物的刺激性较弱或浓度较低时，呈亚急性起病，表现为轻度红斑和丘疹，边界不清楚；若反复接触，可引起局部皮损慢性化，表现为轻度增生及苔藓样变。

3. 特殊类型的接触性皮炎　①化妆品皮炎：指接触化妆品或染发剂所致的皮炎。轻者表现为接触部位红肿、丘疹和丘疱疹，重者在红斑基础上出现水疱或水疱遍及全身。②尿布皮炎：因尿布更换不勤，尿液经产氨细菌分解后产氨较多，刺激皮肤所致，部分和尿布材质有关，多见于婴儿会阴部，可累及腹股沟及下腹部，皮肤大片潮红，可出现丘疹或斑丘疹，边界清楚，形态多与尿布包扎范围一致。③空气源性接触性皮炎：因空气中的化学悬浮物导致的暴露部位的急、慢性皮疹，特别是面部、上眼睑等。患者自觉瘙痒或灼热，表现为潮红、水肿、丘疹、丘疱疹、水疱，重者可融合成大疱。化学悬浮物的主要来源可能为香水、油漆、喷雾剂、化学粉尘、植物花粉等。

【治疗要点】

本病的治疗原则为寻找病因，迅速脱离接触物，积极对症处理。为防止复发，治愈后应尽量避免再次接触变应原。根据病情，可口服抗组胺药或糖皮质激素。急性期红肿明显的患者，可外用炉甘石洗剂；渗出明显时，可使用3％硼酸溶液湿敷；亚急性期患者有少量渗出时，可给予外用糖皮质激素糊剂或氧化锌，无渗出时，可使用糖皮质激素霜剂；慢性期患者一般选用有抗炎作用的软膏，合并感染时可加用外用抗生素（如新霉素、莫匹罗星等）。

第二节　神经性皮炎

神经性皮炎(neurodermatitis)是一种常见的以阵发性瘙痒和皮肤苔藓样变为特征的慢性炎症性皮肤神经功能障碍性疾病。

【病因及发病机制】

神经性皮炎的病因尚不明确，部分患者存在一定的遗传易感性，可能与精神因素（如紧张、焦虑、忧郁等）及其他炎症性皮肤病（如特应性皮炎等）相关，受多种因素影响（如失眠、刺激性饮食、搔抓、局部衣物摩擦、感染等）。慢性摩擦和搔抓可使患者的病程出现瘙痒—搔抓—瘙痒的恶性循环，会导致皮肤苔藓样变。

【临床表现】

依皮损范围的大小，神经性皮炎可分为局限性神经性皮炎和播散性神经性皮炎。

1. 局限性神经性皮炎　多见于中青年人，好发于颈项、肘部伸侧、腰骶部、股内侧、小腿、外阴、肛周等易搔抓处，多局限于一处，或两侧对称分布。典型表现为针尖至米粒大小的多角形扁平丘疹，呈正常肤色或淡褐色，质地较为坚实，有光泽，表面有少量鳞屑。随着病情发展，皮损融合扩大，形成苔藓样变，中央皮损明显，边缘可见扁平丘疹，界限清楚，可为圆形、类圆形或不规则形。

2. 播散性神经性皮炎　多见于成年人及老年人，广泛分布于眼睑、头皮、躯干、四肢等处，自觉阵发性瘙痒，夜间自觉加重，皮损多呈苔藓样变，其周围常见抓痕或血痂；病程呈慢性经过，常年不愈或反复发作。

【治疗要点】

避免局部刺激，治疗以止痒、控制炎症和缓解苔藓样变为主。局部外用焦油类、钙调磷酸酶抑制剂或糖皮质激素，封包疗法和局部封闭可能具有更好疗效。皮损泛发或顽固者，可用紫外线光疗、超声波导入等治疗。针灸疗法可能对部分患者有效。此外，患者可口服抗组胺药控制瘙痒，严重者可试用普鲁卡因静脉封闭，皮损泛发者可口服雷公藤多苷片或其他具有抗炎作用的药物，合并失眠者可睡前服用镇静催眠类药物。

第三节　药　疹

药疹(drug eruption)是药物通过口服、吸入、注射等途径进入人体后引起的皮肤黏膜炎症性反应，严重者可累及其他系统多脏器损害，甚至危及生命。

【病因及发病机制】

药物是否会引起疾病，与个体因素和药物因素均相关。个体因素方面，不同个体对药物反应的敏感性不同，所导致的表现也有所不同，同一个体在不同时期对药物的敏感性也不尽相同。药物因素方面，理论上任何药物都有可能导致药疹，但不同种类的药物致病的危险性不同。临床上引起药疹的药物常见的有抗生素(如青霉素类、头孢菌素类、四环素类)、解热镇痛药、抗癫痫药、镇静催眠药、中草药、异种血清制剂及各种生物制剂等。

药疹的发病机制比较复杂，可分为超敏反应和非超敏反应两大类。

1. 超敏反应　各型超敏反应均可发生药疹，并表现为不同临床特征，如荨麻疹型药疹、血管神经性水肿及过敏性休克等为Ⅰ型超敏反应，血小板减少性紫癜型药疹、药物性溶血性贫血及粒细胞减少等为Ⅱ型超敏反应，血管炎型药疹、血清病样综合征等为Ⅲ型超敏反应，湿疹型药疹为Ⅳ型超敏反应。多数药疹均属超敏反应机制，其特点包括以下几个方面：①有一定的潜伏期。②临床表现复杂，皮损形态各异。③只发生于少数过敏体质的服药者。④病情轻重与药物的药理及毒理作用、剂量无关。⑤在高敏状态下易发生交叉过敏现象。⑥有一定自限性，停止使用诱发药物后，病情较轻者可好转。⑦抗过敏和糖皮质激素治疗有效。

2. 非超敏反应　少见，可能与药理作用、过量反应、药物的蓄积、药物不良反应、菌群失调、药物使已存在的皮肤病被激发、参与药物代谢的酶缺陷或抑制等有关。

【临床表现】

1. **发疹型药疹**　又称麻疹型药疹或猩红热型药疹，为最常见的药疹类型，约占所有药疹的 90%，多见于应用解热镇痛药、磺胺类、青霉素类（尤其是半合成青霉素）、巴比妥类等药物的患者。皮疹多在首次用药 1～2 周内出现，再次用药可在数小时到 3 天内发生，可伴有发热。麻疹型药疹为针尖大小的红色斑丘疹，以躯干多见，严重者可伴发小出血点，瘙痒明显。猩红热型药疹呈弥漫性鲜红斑，或米粒至豆大的红色斑丘疹，常自面颈部开始，向躯干及四肢蔓延，常于 1～4 天内遍布全身，以四肢屈侧和皱褶部位明显，伴有严重瘙痒，病程为 1～2 周，皮损消退后伴有糠状脱屑。

2. **荨麻疹型药疹**　较常见，约占所有药疹的 5%，多由血清制品、呋喃唑酮、β-内酰胺类抗生素和非甾体抗炎药诱发。皮损表现为瘙痒性风团，持续时间长，潮红明显；可同时伴有血清病样表现，如发热、关节疼痛、淋巴结肿大、蛋白尿等，严重者可出现过敏性休克。

3. **固定型药疹**　常由解热镇痛药、四环素类、磺胺类、巴比妥类药物引起，可发生于全身各处，好发于口腔和生殖器的皮肤黏膜交界处，约占所有药疹的 80%，亦可累及躯干和四肢。服用同样药物，几乎均在同一部位发病，所以称之为固定型药疹。典型皮疹为圆形或椭圆形水肿性暗红色斑疹，边界清楚，严重者可出现水疱或大疱，黏膜皱褶处可有糜烂、渗出。患者一般无全身症状，自觉轻度瘙痒或疼痛；愈后遗留有色素沉着，具有特征性。

4. **紫癜型药疹**　抗生素、巴比妥类、利尿剂等药物可引起过敏性紫癜，好发于双下肢，亦可累及躯干和上肢，表现为红色瘀点或瘀斑，压之不褪色，双侧对称，严重者可出现腹痛、血尿、便血、关节疼痛等。

5. **痤疮型药疹**　多由长期应用糖皮质激素、避孕药、碘剂、溴剂等引起，表现为毛囊性丘疹、脓疱疹等痤疮样皮损，多发生于面部及胸背部，病程进展缓慢，停药后可迁延数月始愈，一般无全身症状。

6. **光感性药疹**　多因服用光感性药物（如氯丙嗪、磺胺类、四环素类、补骨脂、吩噻嗪类及避孕药等）后经日光或紫外线照射而发病，可分为光毒反应性药疹和光变应性药疹。

7. **多形红斑型药疹**　常由解热镇痛药、磺胺类、巴比妥类等药物引起。皮损常为暗红色水肿性红斑、丘疹，中央可出现水疱，好发于四肢远端；重者可泛发全身，尤以口、眼、外阴黏膜受累严重，疼痛剧烈，并可伴有发热、肝肾功能损害、继发感染等，预后差。

8. **中毒性表皮坏死松解症**　又称大疱性表皮松解型药疹，为最严重的药疹类型，常由解热镇痛药、磺胺类、抗生素、巴比妥类等药物引起，一般起病急，初起为暗红色斑片，很快在斑片处出现大小不等的水疱和表皮松解，一擦即破，出现大量渗出，皮损处触痛明显；全身中毒症状重，若抢救不及时，可造成死亡。

9. **药物超敏反应综合征**　常由抗癫痫药和磺胺类药物引起，也可由别嘌醇、硫唑嘌呤、甲硝唑、特比萘芬、米诺环素和钙通道阻滞剂等引起。初发表现为高热，皮损为很快波及周身的红斑、丘疹或麻疹样皮损，可发展为剥脱性皮炎样皮损或红皮病，可有多形红斑样靶形损害、肿胀性红斑、水疱，也可出现无菌性脓疱及紫癜，面部水肿具有特征性。内脏若受侵，可发生急性重型肝炎及肝衰竭而致死。停用诱发药物后，病情仍会迁延，并可能出现再次加重，死亡率为10%左右。

10. **剥脱性皮炎型药疹** 又称红皮病型药疹，常由解热镇痛药、磺胺类、抗生素、抗癫痫药、巴比妥类等药物引起。皮损初起为麻疹样或猩红热样，逐渐加重并融合成片，全身皮肤红肿，可伴有水疱、渗出和糜烂，有特异性臭味；2～3周后，皮肤红肿消退，掌跖部出现手套或袜套样剥脱。累及口腔黏膜和眼结膜时，可出现进食困难、畏光、眼结膜充血等。患者全身症状明显，重者多因全身衰竭或继发感染死亡。

11. **急性泛发性发疹性脓疱病** 约90%由药物引起，是一种急性发热性药疹，表现为泛发性无菌性小脓疱、水肿性红斑，皮损从面部、皱褶部开始，几小时内会波及周身。

12. **靶向药物皮肤不良反应** 不同类型的靶向药物可诱发不同表现的药疹。比如，表皮生长因子受体抑制剂(如吉非替尼)的药疹发生率为50%～90%，通常发生在用药后1～3周，以丘疹样脓疱疹最常见，还可表现为甲沟炎、毛发改变、皮肤干燥及瘙痒等。

【实验室及其他检查】

1. **体内试验**

(1)皮肤试验：常用的特异性检查包括皮内试验、点刺试验、划破试验和斑贴试验等。皮内试验适用于预测皮肤速发型超敏反应，准确度高，较常用，如临床上预测青霉素过敏反应。对药物引起的湿疹型药疹和接触性皮炎，斑贴试验较有意义，也较为安全。

(2)药物激发试验：适用于口服药物所致的较轻型皮疹，并且疾病本身要求必须使用该种药物治疗时(如抗癫痫药、抗结核药等)，在皮损消退半个月后，口服试验剂量(一般为治疗量的1/8～1/4或更小量)，以查出可疑致敏药物；禁用于重型药疹及速发型超敏反应性药疹患者。

2. **体外试验** 包括嗜碱性粒细胞脱颗粒试验、淋巴细胞转化试验等，安全性高，但试验结果不稳定，临床上难以普遍开展。

【治疗要点】

停用诱发药物(包括可疑致敏药物)，加速药物的排出，尽快消除药物反应，预防和及时治疗并发症。

1. **普通药疹** 给予抗组胺药、维生素C、钙剂等。皮损局部视病损情况选择外用药物，若以红斑、丘疹为主者，可外用炉甘石洗剂或糖皮质激素霜剂；以糜烂、渗出为主者，可间歇湿敷，外用氧化锌油。

2. **重症药疹**

(1)及早使用足量糖皮质激素：如地塞米松、氢化可的松、甲泼尼龙等药物，待皮损颜色变淡、体温下降、无新发皮损后，可逐渐减量。

(2)防治继发感染：药疹关键治疗措施之一，应做到无菌操作，注意消毒隔离。早期选择广谱、不易致敏的抗生素，之后根据细菌学检验结果选择合适药物。

（3）支持治疗：及时纠正水、电解质紊乱及酸碱失衡，低蛋白血症等，注意维持血容量，酌情给予能量合剂。

（4）静脉注射人免疫球蛋白可中和致敏抗体，血浆置换可清除诱发药物及其代谢毒性产物和炎症介质。

（5）加强护理及局部治疗：对于糜烂、渗出部位，应加强湿敷及局部抗感染；结膜受累时，需定期冲洗，以减少感染和防止球结膜与睑结膜粘连，并外用抗生素；口腔黏膜受累时，应注意口腔清洁，并防止念珠菌感染；外阴及肛周红肿、糜烂处，应保持清洁、干燥；身体受压部位，应防止压疮发生。

【预防】

避免滥用药物，尽量减少用药种类。就诊时，主动向医生提供既往过敏史。出现药疹时，应停止一切可疑药物，避免搔抓，防止继发感染。

目标检测

一、名词解释

1. 接触性皮炎　2. 神经性皮炎　3. 药疹

二、填空题

1. 接触性皮炎属于_____型超敏反应。

2. 接触性皮炎的发病机制一般分为_____和_____。

3. 神经性皮炎好发于_____或_____处。

4. 药疹的发病机制可分为_____和_____2类。

5. 致敏药物的检测可分为_____和_____2类。

三、简答题

1. 接触性皮炎的病因有哪几类？诊断要点有哪些？

2. 简述神经性皮炎的临床表现。

3. 易导致药疹的药物有哪些？

四、选择题

1. 夏季发生于双足背前端的接触性皮炎，考虑其可能的接触物为（　　）。

　　A. 皮鞋　　B. 袜子　　C. 拖鞋　　D. 肥皂　　E. 洗涤剂

2. 属于原发性刺激物的物质是（　　）。

　　A. 浓硫酸　　B. 硼酸　　C. 生漆　　D. 动物的皮毛　　E. 以上都是

3. 由原发性刺激引起的接触性皮炎，发病因素取决于（　　）。

　　A. 接触物是否有抗原性　　　　B. 是首次接触还是再次接触

　　C. 机体对该物质是否过敏　　　D. 接触物的刺激性或毒性

　　E. 机体本身的抵抗力

4. 原发性刺激物引起的皮炎，其损害轻重与（　　）无关。

　　A. 刺激物的浓度　　　B. 接触量　　　　　C. 接触时间

　　D. 个人的体质　　　　E. 接触部位

5. 为寻找接触性皮炎的病因，对可疑致敏的接触物，常用（　　）帮助确诊。

    A. 皮肤划痕试验　　　　B. 划破试验　　　　　　　C. 激发试验

    D. 皮内试验　　　　　　E. 斑贴试验

6. 以阵发性剧痒及皮肤苔藓样变为特征的慢性炎症性皮肤病为（　　）。

    A. 瘙痒症　　　　　　　B. 神经性皮炎　　　　　　C. 湿疹

    D. 接触性皮炎　　　　　E. 扁平苔藓

7. 神经性皮炎的主要症状为（　　）。

    A. 瘙痒　　　　　　　　B. 疼痛　　　　　　　　　C. 麻木

    D. 烧灼感　　　　　　　E. 无明显感觉

8. 神经性皮炎的好发部位是（　　）。

    A. 头皮　　　　　　　　B. 面部　　　　　　　　　C. 颈部

    D. 躯干　　　　　　　　E. 腹股沟部

9. 神经性皮炎典型的皮损为（　　）。

    A. 密集丘疹、丘疱疹　　　　　　B. 粟粒大小的毛囊性丘疹

    C. 圆锥形毛囊性炎性丘疹　　　　D. 小片水肿性红斑

    E. 多数针尖大小的扁平丘疹

10. 不属于神经性皮炎表现的是（　　）。

    A. 好发于易受摩擦的部位　　　　B. 慢性经过，不复发

    C. 无渗出倾向　　　　　　　　　D. 剧烈瘙痒

    E. 皮疹为苔藓样变，有扁平丘疹

11. 泛发性神经性皮炎的治疗宜首选（　　）。

    A. 苯妥英钠　　　　　　B. 口服安定剂（如安定）　　C. 地塞米松静脉滴注

    D. 日光浴　　　　　　　E. 口服广谱抗生素

12. 剥脱性皮炎型药疹患者，发疹前曾用过多种药物。以下药物中，可以确定为致敏药物的为（　　）。

    A. 苯巴比妥　　　B. 链霉素　　　C. 青霉素　　　D. 保泰松　　　E. 都有可能

13. 关于药疹的叙述，下列正确的是（　　）。

    A. 剂量大才能发生皮疹

    B. 皮疹与药理作用无关，与服药量无一定相关性

    C. 皮疹与药理作用有关，与服药量有一定相关性

    D. 与服药时间有关

    E. 与季节有关，春、夏季易发

14. 患者，男，23岁，因头痛服用索米痛片1粒，1小时后唇部发麻，龟头冠状沟处刺痒，继之上述部位红肿。该患者可诊断为（　　）。

    A. 单纯疱疹　　B. 梅毒　　C. 药疹　　D. 包皮龟头炎　　E. 接触性皮炎

15. 对固定型药疹，下列描述不正确的是（　　）。

    A. 为特定药物引起的药疹　　　　B. 停服致敏药物后可痊愈

    C. 为边界清楚的红斑　　　　　　D. 可有水疱发生

    E. 经常发作可使病变增加

16. 关于药疹的治疗措施，错误的是（　　）。

    A. 所有药疹都必须内服糖皮质激素　　　　B. 给予抗过敏药

    C. 可用钙剂　　　　　　　　　　　　　　D. 可给予维生素

    E. 只有重症药疹，才能内服糖皮质激素

17. 起病急骤，红斑迅速弥漫全身，尼氏征阳性的药疹，多考虑（　　）。

    A. 剥脱性皮炎型药疹　　　　　　　　　　B. 固定型药疹

    C. 多形红斑型药疹　　　　　　　　　　　D. 猩红热样型药疹

    E. 中毒性表皮坏死松解症

18. 临床上，当我们怀疑某一患者所患为药疹时，首先应（　　）。

    A. 预防感染，以降低死亡率　　　　　　　B. 停用可疑致敏药物

    C. 给予抗组胺药治疗　　　　　　　　　　D. 局部治疗及对症治疗

    E. 及早足量使用糖皮质激素

19. 以下不符合超敏反应引起的药疹特点的是（　　）。

    A. 抗过敏药物治疗常有效

    B. 仅发生于少数有特异过敏体质的服药者

    C. 药疹治愈后可对该致敏药物脱敏

    D. 有一定的潜伏期

    E. 皮疹与药物的理化性质及服药量无关，多为正常用药量

（选择题答案：1.C，2.A，3.D，4.D，5.E，6.D，7.A，8.C，9.E，10.B，11.B，12.E，13.B，14.C，15.A，16.A，17.E，18.B，19.C）

（王　菊）

第十六篇

女性生殖系统炎症

正常女性生殖系统具有对病原体的自然防御功能，一般不发生炎症。

两侧大阴唇合拢可遮掩阴道口，阴道前、后壁紧贴可防止外来病原体的感染。阴道鳞状上皮在雌激素影响下增生变厚，糖原含量增加，在阴道内乳杆菌的作用下，糖原分解产生乳酸，维持阴道正常的酸性环境（阴道 pH 值为 3.8～4.4），抑制了大部分病原体的繁殖。宫颈内口紧闭，宫颈管内膜分泌大量的黏液，形成"黏液栓"，可堵塞宫颈管，使病原体不易侵入宫腔。子宫内膜周期性剥脱产生月经，可及时清除宫腔内的病原体。

第一章 外阴阴道炎

外阴阴道炎是指发生于外阴及阴道皮肤或黏膜的炎症，是妇科门诊的常见疾病。当阴道的自然防御功能遭到破坏或大量病原体侵入时，可导致外阴阴道炎；长期使用抗生素或各种原因造成全身或局部免疫力低下时，阴道内菌群失去平衡，造成菌群紊乱，也可产生外阴阴道炎；幼女及绝经后妇女由于雌激素缺乏，阴道上皮菲薄，细胞内糖原含量减少，阴道 pH 值可高达 7 左右，使阴道抵抗力低下，比青春期及育龄妇女更易受感染。

第一节 非特异性外阴炎

非特异性外阴炎（non‐specific vulvitis）是一种由物理或化学等非病原体因素所致的外阴皮肤或黏膜的炎症病变，是常见的外阴炎。

【病因及发病机制】

引起非特异性外阴炎的常见病因有阴道分泌物、产后恶露以及经血的刺激。此外，糖尿病患者的糖尿刺激，粪瘘、尿瘘患者的粪便、尿液浸渍，个人卫生习惯不良，每日不能及时清洗外阴，肠道蛲虫感染，经期长时间使用卫生巾或长期穿紧身化纤内裤所致的外阴局部潮湿、不透气等，亦可引起非特异性外阴炎。

【临床表现】

外阴皮肤瘙痒、灼热、疼痛，于活动、性交、排便及排尿时加重。检查外阴时，急性炎症者表现为外阴充血、糜烂、水肿、破溃，抓痕严重者可形成湿疹或溃疡；慢性炎症者表现为外阴皮肤增厚、粗糙、苔藓样变，有抓痕和皮屑脱落，也可有皲裂。

【治疗要点】

治疗原则：保持外阴清洁、干燥，对症治疗，消除病因。嘱患者应每日清洁外阴，勤换内裤，注意休息，不摩擦及搔抓患病部位。

1. 病因治疗　查找并积极消除发病原因，纠正个人不良卫生习惯，改善局部卫生；若为产妇及月经期妇女，应每日清洁外阴，勤换内裤及卫生巾；对于糖尿病患者，应积极控制血糖；有尿瘘、粪瘘的患者，应及时行手术修补，不穿紧身化纤内裤。

2. 局部治疗　一般可用0.1％聚维酮碘液或1∶5000的高锰酸钾溶液坐浴，每日2次，每次15～30分钟；坐浴后，为患处涂抹抗生素软膏或紫草油。若为急性期患者，可选用局部物理治疗，如微波、红外线理疗等。

第二节　滴虫阴道炎

滴虫阴道炎(trichomonal vaginitis)是由阴道毛滴虫引起的阴道炎，是最常见的阴道炎类型，也是常见的性传播疾病。

【病因及发病机制】

阴道毛滴虫适宜在pH值为5.2～6.6的潮湿环境中生长、繁殖。月经前后阴道的pH值发生变化、接近中性，隐藏在阴道内的滴虫于月经前后得以繁殖，引起炎症发作。滴虫主要通过性交直接传播，也可通过公共设施、污染的医疗器械及敷料等途径间接传播。20％～50％的患者无症状，称为带虫者。

【临床表现】

滴虫阴道炎的主要症状为白带增多，典型白带为黄绿色、稀薄、泡沫状阴道分泌物，有腥臭味，伴有外阴瘙痒。检查阴道时，可见阴道黏膜和宫颈阴道部明显充血，严重时有出血点，形成"草莓样"宫颈，阴道穹后部有较多的黄绿色、稀薄、泡沫状分泌物。单纯带虫者的阴道黏膜可无异常改变。

【实验室及其他检查】

阴道分泌物涂片检查：在阴道分泌物中找到活动的滴虫，即可确诊。

【治疗要点】

1. 全身用药　口服甲硝唑200 mg，每日3次，连服7日；或替硝唑2 g，单次口服，疗效更好。

2. 局部用药　可置甲硝唑于阴道内，每日1次，连用7日。

嘱患者用药期间及停药72小时内不可饮酒；对于性伴侣，应同时给予治疗，以避免重复感染，口服甲硝唑200 mg，每日3次，连服7日；加强对公共设施(如浴池、游泳池)的消毒，预防感染；污染的器械及敷料，应严格消毒后再使用。

第三节　外阴阴道假丝酵母菌病

外阴阴道假丝酵母菌病（vulvovaginal candidiasis，VVC）是一种由假丝酵母菌感染引起的外阴阴道炎，发病率仅次于滴虫阴道炎。

【病因及发病机制】

外阴阴道假丝酵母菌病由假丝酵母菌感染所致。假丝酵母菌有菌丝相和酵母相，为双相菌。假丝酵母菌为条件致病菌，适宜生长于酸性环境中，一般 pH 值多在 4.0～4.7。假丝酵母菌平时寄生于阴道内，但菌量极少且呈酵母相，并不引起症状，只有当全身及阴道局部免疫力下降，假丝酵母菌大量繁殖并转变为菌丝相时，才出现症状。如服用大剂量糖皮质激素或免疫缺陷者，机体免疫力下降；阴道内糖原增多、酸性增强时，假丝酵母菌迅速繁殖引起炎症，故本病多见于孕妇、糖尿病患者、接受大剂量雌激素治疗以及服用含高剂量雌激素的避孕药者。此外，长期应用抗生素，抑制乳杆菌生长，改变了阴道内微生物之间的相互制约关系，造成菌群紊乱；或穿化纤质地的紧身衣裤，会阴局部的温度、湿度增加，亦可使假丝酵母菌大量繁殖而引起感染。

【临床表现】

外阴阴道假丝酵母菌病的主要症状为外阴剧烈瘙痒、灼痛，严重时坐立不安，可伴有尿频、尿痛及性交痛；典型白带为白色稠厚凝乳块或豆渣样；检查时可见外阴肿胀，常有抓痕，小阴唇内侧及阴道黏膜被白色膜状物覆盖，擦除后，可见阴道黏膜红肿或表浅溃疡。

【实验室及其他检查】

阴道分泌物涂片检查：镜下找到假丝酵母菌芽孢和假菌丝，即可确诊；顽固病例应查尿糖或血糖。

【治疗要点】

1. 全身治疗　可口服伊曲康唑 200 mg，每日 1 次，连服 3～5 日；也可用氟康唑150 mg，顿服。

2. 局部治疗　用 2％～4％碳酸氢钠溶液冲洗阴道后，放置咪康唑类栓剂或片剂。

3. 其他治疗　积极治疗糖尿病，合理使用广谱抗生素、激素，必要时停用；孕妇需坚持治疗至妊娠 8 个月以上，避免分娩时感染新生儿，导致新生儿口腔黏膜炎。

4. 预防措施　保持外阴清洁干燥，患者的毛巾、内裤等应隔离烫洗；不穿化纤质地的紧身衣裤，穿纯棉内裤，经常换洗。

第四节　细菌性阴道病

细菌性阴道病（bacterial vaginosis，BV）是由阴道加德纳菌、某些厌氧菌及支原体等混合感染引起的阴道病变。

【病因及发病机制】

正常情况下，阴道内寄居有各种细菌，其中以乳杆菌占优势，维持阴道内环境。发生细菌性阴道病时，阴道内乳杆菌减少，其他病原体大量繁殖，主要有阴道加德纳菌、某些厌氧菌及人型支原体。促使阴道菌群变化的原因仍不清楚，可能与反复阴道灌洗、频繁性交等因素有关。

【临床表现】

$10\%\sim40\%$ 的细菌性阴道病患者可无症状。有症状者，多数表现为阴道分泌物增多、稀薄、呈灰白色、有恶臭或鱼腥臭味，伴外阴瘙痒或灼热感；阴道黏膜无充血、红肿。

【实验室及其他检查】

细菌性阴道病的诊断依据：①阴道分泌物 pH 值＞4.5。②胺试验阳性。③线索细胞阳性，阴道分泌物涂片镜检可见表面呈颗粒状、边缘不清的阴道上皮细胞（即线索细胞）。④阴道壁常黏附匀质、稀薄、白色的阴道分泌物。

以上 4 项中有 3 项阳性，即可诊断为细菌性阴道病。

【治疗要点】

1. 全身治疗　口服甲硝唑，每次 400 mg，每日 2 次，连用 7 日；注意个人卫生及会阴清洁。

2. 局部治疗　每晚用酸性溶液冲洗阴道后，放入甲硝唑栓剂，连用 7 日；或用 2%克林霉素软膏涂抹阴道，每晚 1 次，连用 7 日。

3. 其他　无阴道炎症状者，不要过度灌洗阴道，以免破坏阴道内环境。

目标检测

一、填空题

1. 滴虫阴道炎的病原体是＿＿＿＿＿＿＿＿＿。

2. 滴虫阴道炎的阴道分泌物呈＿＿＿＿＿＿＿。

3. 外阴阴道假丝酵母菌病的典型白带为＿＿＿＿＿＿＿＿。

4. 滴虫阴道炎患者的阴道 pH 值为＿＿＿＿＿＿＿。

5. 细菌性阴道病主要的病原体为＿＿＿＿＿＿＿、＿＿＿＿＿＿＿和＿＿＿＿＿＿＿。

6. 外阴阴道假丝酵母菌病常见于＿＿＿＿＿＿＿、＿＿＿＿＿＿＿、＿＿＿＿＿＿＿及＿＿＿＿＿＿＿。

二、简答题

1. 女性外阴瘙痒可由哪些原因引起？

2. 如何诊断滴虫阴道炎、外阴阴道假丝酵母菌病及细菌性阴道病？

3. 简述女性生殖系统的自然防御功能。

4. 简述滴虫阴道炎的治疗及注意事项。

三、选择题

1. 正常阴道中的优势菌群是（　　）。

    A. 大肠埃希菌　　　B. 梭状杆菌　　　C. 棒状杆菌　　　D. 乳杆菌　　　E. 类杆菌

2. 阴道有大量黄绿色、脓性含泡沫的白带，最可能的疾病是（　　）。

    A. 慢性子宫颈炎　　　　　　　B. 外阴阴道假丝酵母菌病　　　C. 子宫内膜炎

    D. 滴虫阴道炎　　　　　　　　E. 老年性阴道炎

3. 滴虫阴道炎的白带性状呈（　　）。

    A. 白色，均匀，稀薄　　　　　B. 血性　　　　　　　　　　C. 稀薄，泡沫状

    D. 稠厚，豆渣样　　　　　　　E. 脓性

4. 治疗滴虫阴道炎最常用的药物是（　　）。

    A. 诺氟沙星　　　B. 甲硝唑　　　C. 制霉菌素　　　D. 青霉素　　　E. 头孢拉定

5. 治疗外阴阴道假丝酵母菌病最常用的药物是（　　）。

    A. 甲硝唑　　　B. 诺氟沙星　　　C. 青霉素　　　D. 伊曲康唑　　　E. 头孢拉定

6. 诊断细菌性阴道病的指标不包括（　　）。

    A. 匀质、稀薄的白带　　　　　B. 阴道 pH 值＞4.5　　　　　C. 氨臭味试验阳性

    D. 线索细胞阳性　　　　　　　E. 支原体阳性

7. 患者，女，54 岁，白带增多，均匀，稀薄，有臭味，阴道黏膜无明显充血，阴
　　道 pH 值为 5。其最可能的诊断是（　　）。

    A. 急性淋病　　　　　　　　　B. 细菌性阴道病　　　　　　C. 滴虫阴道炎

    D. 外阴阴道假丝酵母菌病　　　E. 老年性阴道炎

8. 患者，女，56 岁，外阴瘙痒 1 周，白带呈乳块状，镜检发现假丝酵母菌菌丝。
　　合理的处理是（　　）。

    A. 阴道内放置咪康唑栓　　　　　　　B. 阴道内放置甲硝唑栓

    C. 阴道内放置己烯雌酚栓　　　　　　D. 外阴涂抹氢化可的松软膏

    E. 外阴用 0.5％醋酸溶液清洗

9. 患者，女，48 岁，有糖尿病史 7 年，外阴瘙痒 2 个月余，白带无异味。妇科检
　　查：阴道黏膜充血，白带多且呈凝乳块状。对本病例，最可能的诊断是（　　）。

    A. 细菌性阴道病　　　B. 萎缩性阴道炎　　　　　　C. 外阴硬化性苔藓

    D. 非特异性外阴炎　　　E. 外阴阴道假丝酵母菌病

10. 患者，女，30 岁，白带增多伴腥臭味 1 个月。妇科检查见阴道分泌物稀薄，
　　呈灰白色。镜检发现线索细胞。应考虑的诊断为（　　）。

    A. 滴虫阴道炎　　　B. 外阴阴道假丝酵母菌病　　　C. 细菌性阴道病

    D. 支原体性阴道炎　　　E. 衣原体性阴道炎

（选择题答案：1. D，2. D，3. C，4. B，5. D，6. E，7. B，8. A，9. E，10. C）

（潘　青）

第二章 子宫颈炎

学习目标

掌握： 子宫颈炎的病因和病原体。

熟悉： 子宫颈炎的主要临床表现和处理原则。

了解： 子宫颈炎的类型及特点。

项目教学案例 45：

李某，女，36岁，阴道分泌物增多已半年，近来出现血性白带，检查宫颈时，触之易出血，子宫正常大小，附件（一）。

工作任务1：李某可能患有什么疾病？

工作任务2：首先应做哪些检查？

子宫颈炎是育龄女性的常见病，可分为急性子宫颈炎和慢性子宫颈炎2种类型。子宫颈管黏膜上皮为单层柱状上皮，抗感染能力较差，易发生感染。急性子宫颈炎常与急性子宫内膜炎或急性阴道炎同时存在，若急性子宫颈炎未及时治疗或病原体持续存在，可发展为慢性子宫颈炎，临床上以慢性子宫颈炎多见。

第一节 急性子宫颈炎

急性子宫颈炎（acute cervicitis）是指子宫颈发生的急性炎症，主要表现为局部充血、水肿，上皮变性、坏死。

【病因及发病机制】

急性子宫颈炎常见于感染性流产、产褥期感染、宫颈手术或损伤并发感染及不洁性交后。其病原体主要是淋病奈瑟球菌及沙眼衣原体，主要见于性传播疾病的高危人群，其次与细菌性阴道病病原体、生殖支原体感染有关。淋病奈瑟球菌和沙眼衣原体均可感染子宫颈管柱状上皮，沿黏膜面扩散至浅层感染。

【临床表现】

1. 症状 急性子宫颈炎大多无症状，有症状者主要表现为阴道分泌物增多，呈黏液脓性，偶有血丝；伴下腹坠痛、腰酸胀、性交痛或尿频、尿急、尿痛。

2. 体征 妇科检查见宫颈红肿、充血、糜烂，黏膜外翻，触痛明显，可见脓性分泌物从宫颈管内流出。若为淋病奈瑟球菌感染，常累及前庭大腺和尿道旁腺，可见阴道口、尿道口黏膜充血、水肿及大量脓性分泌物。

【实验室及其他检查】

1. 阴道分泌物涂片检查　查找淋病奈瑟球菌、滴虫、假丝酵母菌及各种化脓菌等病原体。涂片革兰氏染色找中性粒细胞内有无革兰氏阴性双球菌对诊断女性淋病的敏感性、特异性差。

2. 淋病奈瑟球菌培养　为诊断淋病的"金标准"，核酸检测诊断淋病奈瑟球菌的敏感性和特异性高。

3. 检测沙眼衣原体　方法包括酶联免疫吸附试验(常用)、核酸检测(敏感、特异的方法)及衣原体培养(少用)。

【治疗要点】

急性子宫颈炎的治疗原则为及时、足量、彻底，同时治疗性伴侣。

针对病原体，以全身抗感染治疗为主，即使用抗生素进行治疗。抗生素的选择、给药途径、剂量和疗程应根据所感染的病原体和病情严重程度而定。若为急性淋病奈瑟球菌感染，常用头孢曲松钠、头孢克肟等；若为沙眼衣原体感染，常用多西环素、阿奇霉素、红霉素、氧氟沙星等。

第二节　慢性子宫颈炎

慢性子宫颈炎(chronic cervicitis)指子宫颈间质内有大量慢性炎性细胞浸润，可伴有子宫颈腺上皮及间质的增生和鳞状上皮的化生。

【病因及发病机制、病理分型】

慢性子宫颈炎多为病原体持续感染所致，其病原体与急性子宫颈炎相似。临床多数患者可无急性过程，直接表现为慢性炎症。其病理改变有以下几种类型。

1. 宫颈管黏膜炎　感染后因子宫颈管黏膜皱襞较多，易形成持续性子宫颈黏膜炎，主要表现为子宫颈管黏液增多及脓性分泌物，且反复发作。

2. 宫颈糜烂　宫颈外口处呈细颗粒状的红色区称为宫颈糜烂，糜烂面为单层柱状上皮覆盖，病原体易侵入此上皮引起炎症，是最常见的病理改变。

3. 宫颈肥大　慢性炎症长期刺激使宫颈管组织腺体和间质增生，纤维结缔组织增厚，导致宫颈肥大、硬度增加。

4. 宫颈息肉　慢性炎症长期刺激使宫颈管黏膜增生，形成宫颈息肉。息肉为一个到多个不等，色红、舌形、质软而脆，易出血，蒂多细长，根部附着于宫颈外口或子宫颈管内。只要炎症存在，即使去除息肉，仍可复发。

5. 宫颈腺囊肿　宫颈糜烂愈合过程中，新生鳞状上皮覆盖并引起潴留而形成囊肿，检查可见宫颈表面有多个青白色小囊泡突出，内含无色黏液。

【临床表现】

1. 症状　多无症状，少数患者可表现为阴道分泌物增多、反复发作，可为淡黄色黏液状、脓性或血性；有糜烂或息肉者，可有性交后出血；如炎症扩散至盆腔，可伴有腰骶部痛、下腹坠胀。

2. 体征　妇科检查可见子宫颈有不同程度的糜烂或肥大，有时可见息肉。

【实验室及其他检查】

慢性子宫颈炎须与宫颈上皮内瘤样病变、宫颈腺囊肿、早期浸润癌、宫颈结核、宫颈尖锐湿疣等鉴别，可常规定期行宫颈刮片细胞学检查。有宫颈糜烂样改变者，可进行宫颈细胞学检查和（或）人乳头瘤病毒（HPV）检测，必要时行活体组织检查，以明确诊断。

【治疗要点】

慢性子宫颈炎以局部治疗为主，包括物理治疗、药物治疗和手术治疗。

1. 物理治疗　常用冷冻、激光、微波、波姆光凝结等方法，破坏糜烂面，使之坏死、脱落后被新生鳞状上皮覆盖。

2. 药物治疗　阴道上药适用于糜烂面小、炎症浸润较浅的病例。

3. 手术治疗　糜烂面积广而深、反复治疗无效者，可考虑行手术治疗，目前可采用宫颈镜下宫颈锥形电切术；有宫颈息肉者，行宫颈息肉摘除术或电切术。

目标检测

一、填空题

1. 急性子宫颈炎的治疗原则为＿＿＿＿＿＿、＿＿＿＿＿＿。

2. 慢性子宫颈炎的病原体主要为＿＿＿＿＿＿、＿＿＿＿＿＿、＿＿＿＿＿＿。

3. 慢性子宫颈炎的病理改变有＿＿＿＿＿＿、＿＿＿＿＿＿、＿＿＿＿＿＿。

4. 慢性子宫颈炎的治疗以＿＿＿＿＿＿为主，可采用＿＿＿＿＿＿、＿＿＿＿＿＿、＿＿＿＿＿＿等疗法。

5. 慢性子宫颈炎的物理疗法包括＿＿＿＿＿＿、＿＿＿＿＿＿、＿＿＿＿＿＿等。

二、简答题

1. 急性子宫颈炎与慢性子宫颈炎的主要表现有哪些？应如何防治？

2. 试述慢性子宫颈炎的病理特点。

三、选择题

1. 近年来，急性子宫颈炎的主要病原体为（　　　）。

　　A. 大肠埃希菌　　　　　B. 链球菌　　　　　　　C. 肠球菌

　　D. 淋病奈瑟球菌　　　　E. 金黄色葡萄球菌

2. 下列关于急性子宫颈炎的病因，错误的是（　　　）。

　　A. 感染性流产　　　　　　B. 多为急性盆腔炎的一部分

　　C. 阴道异物并发感染　　　D. 宫颈损伤

　　E. 产褥期感染

3. 急性子宫颈炎不可能出现的临床表现为（　　　）。

　　A. 阴道分泌物增多　　B. 尿频、尿急、尿痛　　C. 下腹部包块

D. 性交后出血　　　　　E. 外阴瘙痒

4. 对急性子宫颈炎的治疗,以下说法正确的是(　　)。

A. 主要是对症治疗

B. 对淋病奈瑟球菌感染者,首选大环内酯类

C. 对衣原体感染者,首选头孢曲松钠

D. 对衣原体感染者,应用抗衣原体药物的同时加用抗淋病奈瑟球菌药物

E. 主要针对病原体治疗

5. 慢性子宫颈炎最常见的病理变化是(　　)。

A. 宫颈肥大　　　　　B. 宫颈糜烂　　　　　C. 宫颈息肉

D. 宫颈腺囊肿　　　　E. 宫颈黏膜炎

6. 慢性子宫颈炎的病理变化不包括(　　)。

A. 宫颈糜烂　　　　　B. 宫颈肥大　　　　　C. 宫颈息肉

D. 宫颈湿疣　　　　　E. 宫颈管炎

7. 慢性子宫颈炎出现腰骶部疼痛时说明(　　)。

A. 炎症扩散至盆腔　　B. 重度糜烂　　　　　C. 乳突状糜烂

D. 宫颈息肉　　　　　E. 宫颈腺体囊肿形成

8. 下列慢性子宫颈炎的病因,错误的是(　　)。

A. 多由急性子宫颈炎治疗不彻底转变而来

B. 常因分娩、流产或手术损伤宫颈后,病原体入侵而引起感染

C. 主要病原体是淋病奈瑟球菌和沙眼衣原体

D. 卫生不良也可是其病因

E. 雌激素缺乏、局部抗感染能力差,也可引起慢性子宫颈炎

9. 慢性子宫颈炎患者的主要症状是(　　)。

A. 腰骶酸痛感　　　　B. 白带增多　　　　　C. 下腹坠痛

D. 月经量增多　　　　E. 血性白带

10. 关于慢性子宫颈炎的叙述,错误的是(　　)。

A. 物理疗法是目前治疗宫颈糜烂较好的方法

B. 临床多无急性过程的表现

C. 单纯型糜烂不伴间质增生

D. 宫颈腺体囊肿是病原体侵入腺体内所引起的

E. 病原体主要侵入宫颈柱状上皮所覆盖的部分

(选择题答案:1. D,2. B,3. C,4. E,5. B,6. D,7. A,8. D,9. B,10. D)

(潘　青)

第三章 盆腔炎

学习目标

掌握：盆腔炎的类型和特点、主要临床表现和处理原则。

熟悉：盆腔炎的病因和病原体。

了解：盆腔炎的发病机制。

项目教学案例 46：

于某，女，25 岁，人工流产后 3 个月，白带正常，近几日感到下腹部坠痛，以左侧明显，立即来医院就诊。

工作任务 1：于某可能患有什么病？

工作任务 2：其病因是什么？

工作任务 3：应如何治疗？

盆腔炎(pelvic inflammatory disease，PID)为女性上生殖道的一组感染性疾病，主要包括子宫内膜炎、输卵管炎、输卵管卵巢脓肿、盆腔腹膜炎，炎症可局限于一个部位，也可同时累及几个部位，最常见的是输卵管炎、输卵管卵巢炎。盆腔炎是女性的常见疾病，多发生于性活跃期、绝经前的女性，初潮前、绝经后或未婚者很少发生盆腔炎。正常情况下，女性生殖道除外阴、阴道、宫颈有生理性防御功能外，女性月经期的子宫内膜周期性剥脱也是消除宫颈感染的有利条件。当机体自然防御能力被破坏或机体免疫功能下降时，外源性致病菌侵入可导致盆腔炎的发生。

盆腔炎的病原体包括内源性和外源性两个来源，如需氧菌、厌氧菌、沙眼衣原体、支原体等，临床多见淋病奈瑟球菌、沙眼衣原体以及需氧菌、厌氧菌的混合感染。①需氧菌：包括葡萄球菌、链球菌、大肠埃希菌、淋病奈瑟球菌、阴道嗜血杆菌等。②厌氧菌：盆腔感染的重要细菌之一，常见的有消化球菌、消化链球菌、脆弱类杆菌，感染后易形成盆腔脓肿等。③沙眼衣原体：感染后症状不明显，但能严重破坏输卵管结构及功能，并引起盆腔广泛粘连。④支原体：正常阴道菌群之一，在一定条件下可引起生殖道炎症。

病原体的感染途径有沿生殖道黏膜上行蔓延、经淋巴系统蔓延、经血循环传播、直接蔓延。

盆腔炎可分为急性盆腔炎和慢性盆腔炎 2 类。急性盆腔炎患者可有严重症状，甚至因败血症、感染性休克而危及生命；慢性盆腔炎患者可反复发作、经久不愈，严重影响女性健康。

第一节　急性盆腔炎

急性盆腔炎（acute pelvic inflammatory disease）是盆腔部位急性炎症病变的统称。

【病因及发病机制、病理分型】

急性盆腔炎的常见诱因有产后或流产后宫腔内组织残留、产道损伤，宫腔内手术无菌操作技术不严，经期个人卫生不良，不洁性生活史，邻近器官感染（如阑尾炎、腹膜炎直接蔓延），宫内节育器继发感染等。

急性盆腔炎有以下几种病理改变。

1. 急性子宫内膜炎及急性子宫肌炎　多见于流产、分娩后，子宫内膜充血、水肿、坏死，有血性或脓性渗出物；发生子宫肌炎时，子宫体略增大，子宫壁充血、水肿。

2. 急性输卵管炎、输卵管卵巢炎、输卵管卵巢脓肿　若炎症通过淋巴播散至宫旁结缔组织，首先累及输卵管肌层，病变以输卵管间质炎为主。若炎症经子宫内膜向上蔓延，首先侵犯输卵管黏膜层，病变以输卵管内膜炎为主，甚至可形成输卵管积脓。卵巢与输卵管伞端粘连并发生炎症时，称为输卵管卵巢炎，又称附件炎。若卵巢脓肿壁与输卵管穿通，则可形成输卵管卵巢脓肿。

3. 急性盆腔结缔组织炎　多为内生殖器炎症经淋巴系统及生殖器黏膜蔓延引起，盆腔结缔组织充血、水肿、大量炎性细胞浸润，以宫颈结缔组织炎最常见，可形成盆腔腹膜外脓肿。

4. 急性盆腔腹膜炎、败血症及脓毒败血症　急性盆腔腹膜炎多由盆腔脏器感染蔓延而来，感染的腹膜充血、水肿、增厚，炎性渗出可引起盆腔脏器粘连；当大量脓性渗出液积聚于子宫直肠陷凹时，则可形成盆腔脓肿，脓肿可向阴道、膀胱、直肠自行破溃，或破入腹腔，引起弥漫性腹膜炎；严重时，可发生败血症或脓毒败血症，甚至危及患者生命。

【临床表现】

1. 症状　因炎症的轻重及范围大小不同而症状不同，轻者无症状或症状较轻微，典型症状为下腹部剧痛、发热、阴道分泌物增多，可出现月经量增多、经期延长；非月经期发病可有阴道不规则出血，白带增多，部分患者有膀胱刺激症状及肛门坠胀感。

2. 体征　妇科检查可见阴道充血，有脓性分泌物，伴有恶臭味；宫颈充血、水肿、举痛明显；子宫增大、压痛、活动受限；双侧附件区增厚或可触及包块，压痛明显。如已发展成盆腔腹膜炎，则下腹部有肌紧张、压痛、反跳痛。

【实验室及其他检查】

可进行血常规检查、阴道和宫颈分泌物化验、宫颈分泌物培养及药敏试验。若阴道后穹隆抽出脓液，应做培养及药敏试验。B型超声发现盆腔内积液、附件区肿物，可协助诊断。

【治疗要点】

急性盆腔炎的治疗以抗生素治疗为主，必要时可行手术治疗。抗生素的使用原则为经验性、广谱、及时和个体化。

治疗急性盆腔炎时，应积极、彻底，根据药敏试验选用最有效的抗生素，针对病原体进行治疗，常用头孢菌素、喹诺酮类、甲硝唑，也可使用克林霉素、氨基糖苷类、青霉素及四环素类药物，一般口服或肌内注射；病情严重时，可静脉用药或联合用药。

有炎症包块的患者，若疗效不佳，应考虑行手术治疗。

【预防】

急性盆腔炎的预防措施：做好经期、孕期及产褥期的卫生保健；严格掌握产科、妇科手术指征，注意无菌操作，术后预防感染；注意性生活卫生。

第二节　慢性盆腔炎

慢性盆腔炎(chronic pelvic inflammatory disease)是盆腔部位慢性炎症性病变的统称。

【病因及发病机制、病理分型】

慢性盆腔炎多由急性盆腔炎治疗不彻底或患者体质较差、病程迁延所致，也可无急性盆腔炎病史。慢性盆腔炎的病情顽固，当机体抵抗力较差时，常有急性发作。其病理改变有以下几种。

1. 慢性输卵管炎与输卵管积水　慢性输卵管炎多为双侧，输卵管增粗、变硬，常与周围粘连。输卵管内膜粘连可导致管腔不通或伞端粘连闭锁，管腔分泌物积聚或积脓，之后脓液吸收，浆液渗出，可形成输卵管积水。

2. 输卵管卵巢炎与输卵管卵巢囊肿　输卵管炎累及卵巢时，两者相互粘连，可形成炎性包块。输卵管伞端与卵巢粘连贯通，浆液渗出，可形成输卵管卵巢囊肿；或输卵管卵巢脓肿内脓液吸收后，由渗出液形成囊肿。

3. 慢性盆腔结缔组织炎　宫旁纤维组织增生、变硬，与盆壁相连，子宫活动受限或固定不能活动，常偏于患侧。

【临床表现】

1. 症状　全身症状常不明显。慢性炎症形成的粘连和盆腔充血可引起下腹坠胀、疼痛或腰骶酸痛，患者可有经量过多或月经失调，输卵管粘连、阻塞可致不孕。

2. 体征　妇科检查时可发现子宫多呈后倾后屈、固定不活动。若为输卵管炎，则可触及条索状增粗的输卵管；若为输卵管积水或输卵管卵巢囊肿，则可在盆腔触及活动受限的囊性肿物。若为慢性盆腔结缔组织炎，则子宫一侧或两侧有片状增厚、压痛，宫骶韧带常增粗、变硬且有触痛。

【实验室及其他检查】

B 型超声检查、腹腔镜检查可协助慢性盆腔炎的诊断。

【治疗要点】

慢性盆腔炎主要使用抗生素进行治疗，必要时可行手术治疗。

1. 抗生素治疗　用药原则为经验性、广谱、及时、个体化。根据药敏试验结果选用抗生素较为合理，但通常需在药敏试验前即给予抗生素治疗，因此初始治疗往往根据经验选择抗生素。由于盆腔炎症的病原体多为淋病奈瑟球菌、沙眼衣原体以及需氧菌、厌氧菌的混合感染，因此抗生素的选择应涵盖以上病原体，宜选择广谱抗生素以及联合用药，以便清除病原体、改善症状及体征、减少后遗症。在盆腔炎性疾病诊断后的 48 小时内及时用药，可明显降低后遗症的发生率。经过给予适当的抗生素积极治疗，绝大多数盆腔炎性疾病能彻底治愈。

2. 手术治疗　用抗生素治疗效果不满意的输卵管卵巢脓肿、盆腔积脓及输卵管积水，可行手术治疗。

3. 中药治疗　具有活血化瘀、清热解毒作用的中药对慢性盆腔炎也有一定疗效。

【预防】

注意性生活卫生，减少性传播疾病；及时治疗下生殖道的感染；加强公共卫生教育，提高公众对生殖道感染的认识和了解预防的重要性。

目标检测

一、填空题

1. 盆腔炎主要包括_____、_____、_____、_____。
2. 引起盆腔炎的病原体主要为_____、_____、_____、_____。
3. 急性盆腔炎的病理类型包括_____、_____、_____。
4. 慢性盆腔炎的病理类型包括_____、_____、_____。

二、简答题

1. 盆腔炎的病因主要有哪些？
2. 急性盆腔炎与慢性盆腔炎各有哪些临床表现？
3. 如何治疗急性盆腔炎与慢性盆腔炎？常用药物各有哪几类？

三、选择题

1. 关于盆腔炎，下列描述不正确的是（　　）。

　　A. 产褥感染，主要经淋巴系统蔓延

　　B. 病原菌常沿阴道、子宫、输卵管黏膜上行感染

　　C. 阑尾炎可直接蔓延引起输卵管炎

　　D. 经血液循环是大肠埃希菌传播的主要途径

　　E. 葡萄球菌是多见的病原菌

2. 关于急性盆腔炎的描述，正确的是（　　）。

　　A. 高热，子宫两侧压痛明显，白细胞升高

　　B. 停经，恶心，呕吐，阴道少量出血

　　C. 痛经逐渐加重，盆腔有肿块

　　D. 不孕，输卵管碘油造影呈串珠样

　　E. 停经，压痛及反跳痛，阴道后穹隆饱满

3. 关于急性盆腔炎，下列描述不正确的是（　　　）

　　A. 盆腔脓液培养诊断较宫颈管分泌物培养可靠

　　B. 常发生于产后、盆腔手术后

　　C. 可引起盆腔脓肿或败血症

　　D. 表现为下腹剧痛，伴有高热、寒战

　　E. 急性期应定期做盆腔检查，以了解病情变化

4. 严重的急性盆腔炎，应取的体位是（　　　）。

　　A. 平卧位　　　B. 右侧卧位　　　C. 半卧位　　　D. 头低位　　　E. 胸膝卧位

5. 急性盆腔炎行妇科检查时的体征不包括（　　　）。

　　A. 阴道内有脓性分泌物，后穹隆触痛明显

　　B. 盆壁增厚，有压痛，如"冰冻骨盆"

　　C. 宫体略大，有压痛，活动受限

　　D. 子宫两侧或一侧可扪及片状增厚

　　E. 宫颈充血，举痛明显

6. 急性盆腔炎出现下列症状宜行手术治疗，除了（　　　）。

　　A. 出现输卵管积脓或输卵管卵巢脓肿

　　B. 药物治疗2～3天无效，患者中毒症状加重

　　C. 经药物治疗2～3天无效，且原有肿块增大

　　D. 并发急性子宫肌炎

　　E. 可疑脓肿破裂

7. 慢性盆腔炎病变主要存在于（　　　）。

　　A. 子宫旁结缔组织、卵巢及输卵管　　　B. 子宫内膜及输卵管

　　C. 子宫旁结缔组织及输卵管　　　D. 子宫肌层及输卵管

　　E. 盆腔腹膜、卵巢和输卵管

8. 下列关于慢性盆腔炎的病理变化，正确的是（　　　）。

　　A. 败血症　　　　　　B. 输卵管卵巢脓肿　　　　C. 急性输卵管卵巢炎

　　D. 输卵管卵巢囊肿　　　E. 输卵管积脓

9. 关于慢性盆腔炎的表述，错误的是（　　　）。

　　A. 常为急性盆腔炎未彻底治疗，病程迁延所致

　　B. 慢性输卵管炎常为双侧

　　C. 输卵管积水表面光滑，可游离于盆腔之外

　　D. 输卵管卵巢囊肿为良性上皮性肿瘤

　　E. 慢性盆腔炎可急性发作

10. 慢性盆腔炎的临床表现不包括（　　　）。

    A. 恶心、呕吐   B. 月经不调   C. 下腹隐痛

    D. 异位妊娠   E. 不孕

11. 下列不属于慢性盆腔炎诊断依据的是（　　）。

    A. 经期不洁史   B. 流产后   C. 肺结核

    D. 腹膜炎史   E. 伴有不孕

12. 慢性盆腔炎患者在（　　）的情况下可考虑行手术治疗。

    A. 月经过多   B. 两侧输卵管增粗   C. 不孕

    D. 炎性包块，久治无效   E. 痛经

13. 患者，女，36岁。孕3个月自然流产后7天，阴道出血不多，分泌物呈脓血性、有气味，发热伴小腹疼痛5天，今晨疼痛加剧。体格检查：体温39.6 ℃，痛苦病容，腹痛拒按，子宫略大而软，有压痛，右侧附件区压痛明显，可触及一边界不清的囊性肿块，约为5 cm×6 cm×4 cm大小，左侧有轻压痛，白细胞为$1.5×10^9$/L，中性粒细胞为0.9。本例患者最可能的诊断是（　　）。

    A. 急性盆腔炎，盆腔脓肿形成   B. 右侧卵巢囊肿，继发感染

    C. 流产诱发急性阑尾炎   D. 异位妊娠

    E. 卵巢囊肿蒂扭转

14. 患者高热、腹痛，触诊子宫旁两侧片状增厚。其可能的诊断为（　　）。

    A. 卵巢囊肿蒂扭转   B. 急性盆腔炎   C. 急性阑尾炎

    D. 宫外孕   E. 卵巢巧克力囊肿

15. 患者，女，32岁，药物流产后5天，高热伴右下腹痛2天。妇科检查：白带呈脓性，宫颈举痛，宫体如妊娠6周，右附件区有明显压痛。本例患者最可能的诊断是（　　）。

    A. 急性阑尾炎   B. 宫外孕   C. 急性盆腔炎

    D. 卵巢巧克力囊肿破裂   E. 以上都不是

（选择题答案：1. D，2. A，3. D，4. C，5. B，6. D，7. A，8. D，9. D，10. A，11. C，12. D，13. A，14. B，15. C）

（潘　青）

第十七篇

感官系统疾病

感官是感受外界事物刺激的器官，主要包括眼、耳、鼻、舌等。其中，眼司视觉，耳司听觉，鼻司嗅觉，舌司味觉。人体的感官系统为人的生活提供了很多便利。限于篇幅，本篇仅介绍眼科常见疾病中的老年性白内障、青光眼、沙眼、结膜炎、角膜炎，以及鼻部常见疾病中的鼻炎、鼻窦炎。

第一章　老年性白内障

学习目标

掌握： 老年性白内障的临床表现。

熟悉： 老年性白内障的治疗原则。

了解： 老年性白内障的概念和病因。

老年性白内障（senile cataract）是最常见的白内障类型，主要病变为晶状体老化后的退行性改变，表现为晶状体混浊，随着年龄的增长，其发病率明显升高。

【病因及发病机制】

老年性白内障的发病机制较为复杂，可能是环境、营养代谢和遗传等多种因素对晶状体长期作用的结果。流行病学研究表明，过多的紫外线照射、吸烟、过量饮酒、糖尿病、心血管疾病、高血压、外伤等与白内障的形成有关。一般认为，氧化作用是引起白内障的最早期变化。氧化作用可损伤晶状体的细胞膜，并使正常的晶状体核内的可溶性晶状体蛋白聚合，导致晶状体内原本排列规则的结构改变，屈光指数发生波动，使通过晶状体的光线发生散射。

【临床表现】

老年性白内障的主要症状为渐进性、无痛性视力减退，双眼同时或先后发病，临床表现有视力下降、对比敏感度下降、屈光改变、单眼复视或多视、眩光、色觉改变和视野缺损等。不同类型的白内障具有其特征性的混浊表现，当晶状体混浊局限于周边部时，需散瞳后才能看到。根据白内障开始出现混浊的部位不同，老年性白内障可分为皮质性白内障、核性白内障及后囊下白内障 3 种类型。

1. 皮质性白内障　为老年性白内障中最常见的类型，按其发展过程可分为 4 期。

（1）初发期：裂隙灯显微镜下，在晶状体皮质中可见到空泡和水隙，晶状体周边前、后皮质内出现轮辐状楔形混浊，汇合于赤道部，尖端指向中心。散瞳后，用检眼镜检查，在红光反射时可见片状或轮辐状阴影。此期尚未累及晶状体瞳孔区，一般不影响视力，经数年才发展到下一期。

（2）未成熟期（膨胀期）：晶状体混浊逐渐加重，皮质因吸收水分而膨胀、增大，晶状体体积增大。增大的晶状体将虹膜向前推移，前房变浅，常可诱发青光眼急性发作。用裂隙灯检查可见晶状体呈灰白色混浊，虹膜投影晶状体皮质尚透明，在深层混浊皮质上形成新月形阴影，称为虹膜投影，为此期的特点。此期视力明显下降，眼底难以看清。

（3）成熟期：晶状体膨胀消失，体积变小，完全混浊，呈乳白色，前房深度恢复正常；部分患者的囊膜上还可以看到钙化点。此期视力下降至光感或手动，眼底不能窥入。

（4）过熟期：持续时间过长，晶状体内水分继续丢失，体积变小，前房加深，囊膜皱缩，虹膜震颤；晶状体纤维分解液化，呈乳白色；棕黄色硬核沉于囊袋下方，可随着体位的变化而移动。此期液化的皮质容易外渗到晶状体囊膜外，可引起晶状体蛋白诱发的葡萄膜炎；晶状体皮质也可引起晶状体溶解性青光眼；晶状体悬韧带发生退行性变，易发生晶状体脱位。

2. 核性白内障　混浊主要发生在晶状体核，发病较早，进展缓慢，核的混浊从胎儿核或成人核开始，早期晶状体核呈黄色，逐渐变为黄褐色、棕色、棕黑色甚至黑色。早期患者视力不受影响，随着晶状体核密度的逐渐增加，屈光力增强，可发生近视，到后期视力严重减退，眼底后极部看不清。

3. 后囊下白内障　主要在晶状体后囊膜下浅层皮质出现棕黄色混浊，其中可见小空泡和结晶样颗粒，呈锅巴状。由于混浊位于视轴，因此早期即可出现视力障碍；后期可发展为完全性白内障，也可合并晶状体皮质和核混浊。

【治疗要点】

1. 药物治疗　目前尚无使混浊吸收和晶状体代谢恢复正常的药物，故药物（如卡他灵、谷胱甘肽等）治疗老年性白内障的效果不确定。

2. 手术治疗

（1）手术时机的选择：既往认为白内障成熟期为最佳手术时机，目前由于显微技术的进步以及人工晶体的应用，当白内障引起视力下降并影响生活和工作时，即可行手术治疗。

（2）术前检查：包括全身检查和眼部检查。全身检查包括血压、血糖、心电图、胸部 X 线和肝功能等检查，以及血常规、尿常规、出凝血时间检查；眼部检查包括视功能检查、裂隙灯显微镜检查、眼压、测量角膜曲率和眼轴长度、眼部 B 型超声等检查。

（3）手术方法：主要有白内障晶状体囊内摘除术、白内障晶状体囊外摘除术、白内障超声乳化吸除术、人工晶状体植入术等。

3. 白内障术后的视力矫正

白内障摘除术后因晶状体缺如，呈高度远视状态，可通过植入人工晶体或术后佩戴框架眼镜及角膜接触镜矫正。植入人工晶体技术目前已广泛应用。

目标检测

一、填空题

1. 老年性白内障根据混浊开始出现的部位不同，可分为＿＿＿＿＿＿、＿＿＿＿＿＿、＿＿＿＿＿＿ 3 种类型。

2. 皮质性白内障根据发展过程可分为＿＿＿＿＿＿、＿＿＿＿＿＿、＿＿＿＿＿＿、＿＿＿＿＿＿ 4 期。

二、简答题

1. 老年性白内障分为哪几个类型？成熟期有哪些表现？

2. 老年性白内障以哪种治疗为主？目前首选的手术方式是哪种？

三、选择题

1. 眼内压是眼球内容物作用于眼球壁的压力。正常人的眼压值是（　　）。

    A. 10～20 mmHg   B. 10～18 mmHg   C. 18～20 mmHg

    D. 10～21 mmHg   E. 21～30 mmHg

2. 以下不属于老年性白内障膨胀期表现的是（　　）。

    A. 前房变浅   B. 可引起晶状体溶解性青光眼

    C. 可有复视   D. 虹膜投影（＋）

    E. 可有多视

3. 皮质性白内障进展过程中，（　　）易引起晶体过敏性葡萄膜炎。

    A. 初发期   B. 未成熟期   C. 成熟期   D. 过熟期   E. 以上都不会

4. 散瞳后用透照法检查，在周边部环状红色反光中，中央有一盘状阴影的是（　　）。

    A. 皮质性白内障的成熟期   B. 皮质性白内障的膨胀期

    C. 后囊膜下白内障   D. 核性白内障

    E. 晶状体溶解性青光眼

5. 全世界致盲原因中，占首位的疾病是（　　）。

    A. 儿童盲   B. 白内障   C. 沙眼   D. 河盲   E. 青光眼

6. 下列可以明确诊断白内障的方法是（　　）。

    A. 验光   B. 裂隙灯显微镜   C. 视觉诱发电位

    D. 视野检查   E. 角膜内皮镜检查

7. 白内障手术的术前检查包括（　　）。

    A. 血压   B. 心电图、胸透和肝功能检查

    C. 血糖   D. 血常规、尿常规及出、凝血时间检查

    E. 以上各项均有

8. 关于老年性白内障的药物治疗，下列说法正确的是（　　）。

    A. 某些药物可以使早期白内障发生逆转

    B. 中医药治疗对白内障有特效

    C. 通过补充抗氧化损伤药物，可以阻止白内障的发展

    D. 目前尚无疗效肯定的药物

    E. 手术治疗无并发症

（选择题答案：1. D，2. B，3. D，4. B，5. B，6. B，7. E，8. D）

（王　菊）

第二章　青光眼

学习目标

掌握： 青光眼的概念。

熟悉： 青光眼的临床表现和治疗原则。

了解： 青光眼的病因。

青光眼（glaucoma）是一组以特征性视神经萎缩和视野缺损为共同特征的眼病，是致盲的主要眼病之一，有一定的遗传倾向。病理性眼压增高是其主要危险因素，临床表现为视神经萎缩、眼压增高、视野缺损和视力下降。

正常人眼压平均值为 10～21 mmHg。临床上，有些人的眼压高于上限，但不出现视神经和视野损害，称为高眼压症（ocular hypertension，OH）；有些人眼压在正常范围内，却出现典型的视神经萎缩和视野缺损，称为正常眼压性青光眼（normal tension glaucoma，NTG）。可见，眼压增高并非都是青光眼，而正常眼压也不能排除青光眼的可能性。

根据青光眼的病因与发病机制、前房角形态和发病年龄等因素，可将其分为原发性青光眼、继发性青光眼和儿童青光眼 3 类。

第一节　原发性青光眼

原发性青光眼（primary glaucoma）是指病因及发病机制尚不明确的一类青光眼。根据眼压升高时前房角的开闭状态，原发性青光眼可分为开角型和闭角型 2 种。我国以闭角型青光眼居多，欧美国家以开角型青光眼多见。

【临床表现】

1. 原发性闭角型青光眼　指周边虹膜堵塞小梁网或与小梁网发生永久粘连，导致房水外流受阻，使眼压增高，引起视神经和视野损害的一类青光眼。其可分为急性和慢性 2 类。

（1）急性闭角型青光眼：典型发作分为几个不同的临床阶段，即临床前期、先兆期、急性发作期、间歇期、慢性期及绝对期。①临床前期：多无自觉症状，但具有前房浅、前房角狭窄、虹膜膨隆等表现，特别是在一定诱因条件下眼压明显升高者，也可诊断为本病的临床前期。②先兆期：一过性或多次反复的小发作，表现为患侧头痛、虹视或雾视，或伴有同侧鼻根部酸胀，休息后可自行缓解或消失，多无永久性损害。③急性发作期：表现为剧烈头痛、眼痛、视力下降、畏光、流泪，可伴有恶心、呕吐等症状；检查时可见眼睑水肿、结膜充血、角膜上皮水肿，角膜后色素沉着、前房极浅、房水混浊、瞳孔中等散大、光反射消失并呈竖椭圆形，眼压升高、眼底多因角膜水肿看不清；有时晶状体前囊下可见小片状白色混浊，称为青光眼斑。④间歇期：指小发作后自行缓解，此时前房角重新开放或大部分开放，眼压能稳定在正常水平。⑤慢性期：指反复小发作或急性大发作后前房角广泛粘连，眼压中度增高，眼底出现视盘凹陷，视野缺损。⑥绝对期：指持续高眼压造成视神经严重破坏，视力下降、光感丧失，可出现剧烈疼痛。

（2）慢性闭角型青光眼：患者前房变浅及前房角狭窄程度较急性闭角型青光眼患者轻，过程缓慢，一般没有眼压急剧升高的急性症状，常常到晚期感觉到有视野缺损时才被发现，视盘在高眼压作用下逐渐萎缩，形成凹陷。

2. 原发性开角型青光眼　特点为眼压升高，前房角始终开放。本型起病隐匿，多在晚期视功能严重受损时才被发现，早期眼压不稳定，随着病情发展，眼压逐渐增高；视野缺损早期表现为孤立的旁中心暗点和鼻侧阶梯，以后逐渐扩大和加深，形成弓形暗点，同时周边视野向心性缩小，晚期仅残存管状视野和颞侧视野。视盘凹陷进行性扩大和加深，视杯直径与视盘直径之比扩大，视网膜神经纤维缺损，视盘可有少量出血。本型发病一般为双眼性，但通常因双眼发病时间不一，故表现为双眼眼压、视盘、视野改变以及瞳孔对光反射的不对称性。

【治疗要点】

原发性青光眼治疗的目的是保存视功能，治疗方法主要为降低眼压和保护视神经治疗。

1. 常用降眼压药　主要通过增加房水流出、减少眼内容积和抑制房水生成3种途径降低眼压，其中增加房水流出来降低眼压最符合正常房水生理功能的维持。

（1）拟副交感神经药（缩瞳剂）：最常用的是1%～4%毛果芸香碱滴眼液或4%毛果芸香碱凝胶。毛果芸香碱可直接兴奋瞳孔括约肌，缩小瞳孔，开放前房角，也可刺激睫状肌收缩，增加房水外流。

（2）β肾上腺素受体阻滞剂：常用0.25%～0.5%噻吗洛尔、0.25%～0.5%倍他洛尔和0.25%～0.5%盐酸左布诺洛尔等滴眼液，主要通过抑制房水生成来降低眼压，长期应用的后期降压效果会减弱。

（3）肾上腺素受体激动剂：常用0.2%酒石酸溴莫尼定，可选择性兴奋α_2受体，同时减少房水生成和促进房水排出。

（4）前列腺素衍生物：常用0.005%拉坦前列素、0.004%曲伏前列素和0.03%贝美前列素，主要作用为增加房水经葡萄膜巩膜外流通道排出，不减少房水生成。

（5）碳酸酐酶抑制剂：常用乙酰唑胺，可通过减少房水生成来降低眼压，多作为局部用药的补充。

（6）高渗剂：常用50%甘油和20%甘露醇，前者口服，后者静脉快速滴注，短期内可提高血浆渗透压，减少眼内容量，迅速降低眼压。

2. 常用抗青光眼手术　①解除瞳孔阻滞的手术，如周边虹膜切除术、激光虹膜切除术。②解除小梁网阻力的手术，如前房角切开术、小梁切开术、选择性激光小梁成形术。③建立房水外引流通道的手术(滤过性手术)，如小梁切除术、非穿透性小梁手术、激光巩膜切除术、房水引流装置植入术。④减少房水生成的手术，如睫状体冷凝术、睫状体透热术、睫状体光凝术。⑤青光眼白内障联合手术。

3. 视神经保护性治疗　钙通道阻滞剂、谷氨酸拮抗剂、神经营养因子、抗氧化剂(维生素C、维生素E)以及某些中药可从不同环节起到一定的视神经保护作用。

4. 原发性闭角型青光眼的治疗　急性闭角型青光眼的治疗原则是通过药物、激光或手术的方式重新开放前房角或建立新的引流通道，术前可用综合药物治疗，缩小瞳孔，开放前房角，迅速控制眼压，以减少组织损害，之后立即行手术治疗。慢性闭角型青光眼的治疗原则也是通过药物、激光或手术的方式控制眼压，从而达到保护视神经的目的。

5. 原发性开角型青光眼的治疗　治疗的目的主要是保存视功能，治疗方法包括降低眼压(药物治疗、激光治疗和滤过性手术治疗)和视神经保护性治疗。

第二节　继发性青光眼

继发性青光眼(secondary glaucoma)是指由于某些眼病、全身疾病或用药反应，干扰或破坏了正常的房水循环，使房水流出通路受阻，引起眼压增高的一组青光眼。根据在高眼压状态下前房角开放或关闭，继发性青光眼也可分为开角型和闭角型2类。继发性青光眼多累及单眼，一般无家族性。眼球钝挫伤后眼压增高，可继发青光眼；长期应用糖皮质激素可引起糖皮质激素性青光眼。引起继发性青光眼的常见疾病还包括粘连性白斑、晶状体脱位、虹膜睫状体炎、视网膜缺血性疾病等。

治疗继发性青光眼时，除治疗青光眼外，还必须同时治疗相关疾病，后者常已使眼组织遭受一定程度的破坏，在诊断和治疗上往往比原发性青光眼更为复杂，预后也较差。

第三节　原发性先天性青光眼

原发性先天性青光眼(primary congenital glaucoma，PCG)是儿童青光眼的一种类型，多因胚胎时期前房角发育异常(可合并虹膜异常)，引起房水外流受阻、眼压升高所致的一类青光眼。其临床表现为畏光、流泪、眼睑痉挛，是主要特征性症状；还可表现为不肯睁眼、角膜增大、角膜上皮水肿、角膜外观呈毛玻璃样混浊、眼压升高、前房角异常、青光眼性视盘凹陷、眼轴长度增加超过正常生长速度、视力减退或失明等。

原则上，一旦确诊为原发性先天性青光眼，应尽早行手术治疗。由于药物的不良反应，长期药物治疗的价值有限，药物治疗仅作为手术治疗前临时降眼压和术后辅助降眼压的手段。眼压控制后，还应尽早采取适当的措施防治弱视。

预防：①指导患者避免情绪波动，消除焦虑、紧张情绪，保持愉悦心情。②指导患者遵医嘱按时、按量用药，并告之药物的作用和不良反应。③不宜暴饮暴食，戒烟、酒，禁饮浓茶、咖啡等刺激性饮料。④患者生活起居要有规律，劳逸结合，适度参加体育活动，如散步、打太极拳、游泳等。不宜在暗室或黑暗环境中长时间工作、学习或娱乐(如看电视、看电影、操作电脑等)。睡眠时，枕头应适当垫高，避免长时间低头、弯腰增加头部淤血，而致眼压增高。⑤教会患者正确使用滴眼液和眼膏，以及自我监测眼压的方法，当出现眼胀痛、红肿、恶心、呕吐、视力下降时，应立即到医院检查。

目标检测

一、名词解释

1. 青光眼　2. 原发性闭角型青光眼

二、简答题

1. 原发性闭角型青光眼急性发作期的临床表现有哪些？

2. 慢性闭角型青光眼的诊断依据是什么？

三、选择题

1. 我国青光眼常见的类型是（　　）。

    A. 新生儿血管性青光眼　　　　　B. 原发性开角型青光眼

    C. 原发性闭角型青光眼　　　　　D. 恶性青光眼

    E. 先天性青光眼

2. 患者一侧原发性闭角型青光眼急性发作，对侧没发作的眼有青光眼解剖学基础。该患者对侧眼为（　　）。

    A. 先兆期　　　B. 临床前期　　　C. 不能确定　　　D. 间歇期　　　E. 慢性期

3. 先天性青光眼的发病机制为（　　）。

    A. 视神经萎缩　　　　　　　　　B. 小梁网和巩膜静脉窦发育异常

    C. 眼球先天发育较小　　　　　　D. 先天性前房角阻塞

    E. 前房角先天狭窄

4. 关于先天性青光眼的临床表现，不正确的一项为（　　）。

    A. 眼压升高　　　　　　　　　　B. 角膜增大　　　　　　　　C. 前房浅

    D. 青光眼杯进行性扩大　　　　　E. 畏光、流泪

5. 关于青光眼的药物治疗，不正确的说法是（　　）。

    A. 主要是降低眼压　　　　　　　B. 点药次数并非越多越好

    C. 可采取个体化治疗　　　　　　D. 防止视神经进一步损伤

    E. 只能单独使用

6. 治疗闭角型青光眼首选的药物是（　　）。

    A. 受体阻滞剂　　　　　　　　　B. 碳酸酐酶抑制剂　　　　　　C. 扩瞳剂

    D. 缩瞳剂　　　　　　　　　　　E. 甘露醇

（选择题答案：1. C，2. B，3. B，4. C，5. E，6. D）

（王　菊）

第三章 沙眼、结膜炎、角膜炎

学习目标

掌握：沙眼、结膜炎、角膜炎的概念及病因。
熟悉：沙眼、结膜炎、角膜炎的临床表现。
了解：沙眼、结膜炎、角膜炎的治疗原则。

第一节 沙 眼

沙眼（trachoma）是由沙眼衣原体感染引起的一种慢性传染性结膜、角膜炎症。

【病因及发病机制】

沙眼的病原体为沙眼衣原体，主要通过直接接触或污染物间接传播，节肢昆虫也是其传播媒介。沙眼的急性期较瘢痕期更具传染性。其易感危险因素包括不良的卫生条件、营养不良、酷热或沙尘气候。热带、亚热带区或干旱季节容易传播。

【临床表现】

沙眼常双眼起病，潜伏期为 5～14 日。幼儿症状隐匿，可自行缓解，不留后遗症。成人则早期即出现并发症。沙眼初期表现为滤泡性慢性结膜炎，以后逐渐进展到结膜瘢痕形成。

急性期患者可有畏光、流泪、眼红、眼痛、异物感及黏液脓性分泌物，伴有弥漫性角膜上皮炎和耳前淋巴结肿大，眼科检查时可见睑结膜充血、乳头增生、穹隆部结膜滤泡。

慢性期患者可有眼痒、异物感、干燥和烧灼感，眼科检查时可见睑结膜污秽、肥厚，同时有乳头、滤泡增生，在上穹隆部结膜及睑板上缘结膜最明显，可出现垂帘状的角膜血管翳。结膜充血减轻，病变逐渐为结缔组织所取代，最终形成瘢痕。

沙眼早期在角膜上缘可出现新生血管，向透明角膜生长，称为角膜血管翳。随病情进展，病变可向中央瞳孔区发展，影响视力。沙眼特有的体征为沙眼性角膜血管翳和睑结膜瘢痕。

沙眼晚期可发生睑内翻及倒睫、上睑下垂、慢性泪囊炎、实质性结膜干燥症、角膜混浊、干眼症及睑球粘连等并发症，严重者可致失明。

【实验室及其他检查】

结膜刮片染色检查发现沙眼包涵体有助于诊断，沙眼衣原体抗原的荧光抗体染色法或酶联免疫测定也有助于诊断。

【治疗要点】

1. 全身治疗 对于急性期或重症患者，可给予抗生素治疗，选用红霉素、阿奇霉素、四环素等。

2. 局部治疗 对于活动期沙眼患者，可局部使用1%四环素眼膏、左氧氟沙星滴眼液、红霉素眼膏涂眼。

3. 并发症的治疗 根据不同的并发症选择手术治疗，行手术矫正倒睫及睑内翻是防止晚期沙眼瘢痕形成导致失明的关键措施。

第二节 结膜炎

结膜炎（conjunctivitis）是指眼结膜受到外界刺激和感染而引起的炎症，主要类型有急性卡他性结膜炎、慢性细菌性结膜炎、病毒性结膜炎等。

一、急性卡他性结膜炎

急性卡他性结膜炎又称急性或亚急性细菌性结膜炎，俗称"红眼病"，指由细菌感染引起的急性结膜炎或亚急性结膜炎，多见于春、秋季节，是一种常见的传染性较强的眼部疾病。

【病因及发病机制】

急性卡他性结膜炎的常见致病菌依次为表皮葡萄球菌、金黄色葡萄球菌、流感嗜血杆菌及肺炎双球菌等。其传染途经为接触传播，如手、毛巾及公共用具等。

【临床表现】

急性卡他性结膜炎起病急，潜伏期为1～3日。表皮葡萄球菌、金黄色葡萄球菌性结膜炎患者多伴有睑缘炎、黏液脓性分泌物、睁眼困难；肺炎双球菌性结膜炎患者多出现结膜充血、黏液脓性分泌物，结膜下出血，球结膜水肿，可有上呼吸道症状；流感嗜血杆菌感染者多表现为结膜充血、水肿，球结膜下出血、脓性或黏液脓性分泌物；白喉杆菌引起的急性膜性或假膜性结膜炎最初眼睑红、肿、热、痛，可伴有耳前淋巴结肿大。

检查时，可见结膜充血，结膜囊内脓性分泌物。急性卡他性结膜炎的病程一般少于3周，行细胞学检查、细菌培养及药敏试验可以明确病原。

【治疗要点】

急性卡他性结膜炎一般有自限性，治疗时可选择适当的抗生素眼药水滴眼，睡前涂抗生素眼膏；眼部分泌物较多时，可用3％硼酸溶液或生理盐水冲洗结膜囊。本病禁止热敷和遮盖病眼。

二、慢性细菌性结膜炎

慢性细菌性结膜炎指由各种原因引起的结膜慢性炎症，可由急性结膜炎演变而来，或为毒力较弱的病原菌感染所致。

【病因及发病机制】

1. 感染性因素　常见致病菌为表皮葡萄球菌、金黄色葡萄球菌等。
2. 继发因素　如鼻泪管阻塞、慢性泪囊炎、慢性睑缘炎、睑板腺功能异常等。

【临床表现】

慢性细菌性结膜炎病程进展缓慢，持续时间长，可单侧或双侧发病；患者多自觉眼痒、眼干、烧灼感、眼刺痛、视疲劳等，眦部有少量黏液性分泌物；检查时可见睑结膜轻度充血，随病情变化出现睑结膜肥厚、粗糙和乳头增生，分泌物为黏液性或白色泡沫样。金黄色葡萄球菌引起者常伴有溃疡性睑缘炎或角膜周边点状浸润。

【治疗要点】

对于慢性细菌性结膜炎的治疗，应查找病因，根据不同致病因素进行抗感染治疗，先局部使用广谱抗生素，确定致病菌后，再给予敏感抗生素。根据病情轻重，可选择结膜囊冲洗、局部用药、全身用药或联合用药。当患眼分泌物多时，可局部使用3％硼酸水或生理盐水冲洗结膜囊；局部使用有效的抗生素滴眼剂和眼药膏，如0.3％妥布霉素、1％阿奇霉素、0.3％氧氟沙星、0.5％莫西沙星、0.3％加替沙星及0.3％～0.5％左氧氟沙星。若为耐药性葡萄球菌性结膜炎，可使用万古霉素滴眼剂。若为慢性葡萄球菌性结膜炎，可适当使用0.25％硫酸锌滴眼剂。

【预防】

(1)严格注意个人卫生和集体卫生，提倡勤洗手、洗脸，不用手或衣袖拭眼。

(2)急性期患者需隔离，以避免传染，防止流行。一眼患病时，应防止另一眼感染。

(3)严格消毒患者用过的洗脸用具、手帕及接触的医疗器皿。

(4)医护人员在接触患者之后必须洗手、消毒，以防交叉感染。必要时，应戴防护眼镜。

三、病毒性结膜炎

病毒性结膜炎是由多种病毒感染引起的结膜炎，临床上常见的有流行性角膜结膜炎、咽结膜热、流行性出血性结膜炎等。病毒性结膜炎好发于春、夏季节，传染性强，起病快，发病率高。腺病毒性角膜结膜炎主要表现为流行性角膜结膜炎和咽结膜热两大类型，主要传播方式是通过人与人之间的接触或传染。咽结膜热主要通过呼吸道分泌物进行传播。

【病因及发病机制】

流行性角膜结膜炎由腺病毒 8、19、29 和 37 型腺病毒引起，咽结膜热由腺病毒 3、4 和 7 型引起，流行性出血性结膜炎主要由肠道病毒 70 型引起。

【临床表现】

流行性角膜结膜炎的潜伏期为 5～7 日，流行性出血性结膜炎多于 18～48 小时内发病。

流行性角膜结膜炎的眼部症状明显，主要有畏光、流泪、疼痛和异物感，以及水样分泌物。急性期表现为眼睑水肿，结膜充血、水肿，48 小时内出现滤泡和结膜下出血，急性滤泡性结膜炎和炎症晚期出现的角膜上皮下浸润是本病的典型特征。儿童可出现发热、咽痛、中耳炎、腹泻等全身表现。检查时见结膜充血、水肿，穹隆部结膜和睑结膜有大量滤泡，常出现眼部开始受累侧的耳前淋巴结肿大和压痛，是和其他类型结膜炎的重要鉴别点。

咽结膜热多见于 4～9 岁儿童和青少年，以急性滤泡性结膜炎、咽炎和发热为特点。发病前常有全身乏力、体温上升、自觉流泪、眼红和咽痛等表现。检查时可见眼部滤泡性结膜炎、一过性浅层点状角膜炎及上皮下混浊，耳前淋巴结肿大。咽结膜热有自限性，大多 10 日左右好转。

流行性出血性结膜炎常有眼痛、畏光、异物感、流泪、结膜下出血、眼睑水肿等表现。明显的球结膜下出血，多数患者出现滤泡形成，伴有耳前淋巴结肿大。

【治疗要点】

病毒性结膜炎以局部治疗为主，局部可用 0.1％碘苷、0.4％吗啉胍、0.1％利巴韦林等抗病毒滴眼液滴眼，局部冷敷可缓解症状。并发角膜炎时，可按角膜炎处理。

第三节　角膜炎

角膜炎（keratitis）是指由外伤或病原菌侵染角膜造成的炎症。常见的角膜炎类型有细菌性角膜炎和真菌性角膜炎。

一、细菌性角膜炎

细菌性角膜炎是由细菌感染引起的角膜炎症，又称细菌性角膜溃疡，可导致角膜上皮缺损和角膜基质坏死。

【病因及发病机制】

细菌性角膜炎的常见致病菌为葡萄球菌、铜绿假单胞菌、肺炎链球菌和大肠埃希菌，诱发因素包括角膜外伤、剔除角膜异物、倒睫、糖尿病患者等。

【临床表现】

细菌性角膜炎起病急，最明显的表现是眼痛、畏光、流泪、眼睑痉挛等刺激症状。由于炎症导致角膜混浊，患者多有视力减退，检查时可见结膜睫状充血，重者可有球结膜水肿。早期角膜炎性渗出及炎性细胞浸润，随病情进展，可形成角膜溃疡；重者还可出现前房积脓、角膜穿孔及全眼球炎等。若角膜刮片或细菌培养阳性，则可以确诊为细菌性角膜炎。

【治疗要点】

急性期可使用高浓度抗生素滴眼液高频率滴眼(第1个小时每15分钟滴1次，此后每1小时1次)，以使角膜基质尽快达到抗生素的有效治疗浓度，也可用广谱抗生素结膜下注射；晚上涂抗生素眼膏。口服大量维生素C、维生素B有助于溃疡愈合。发生溃疡穿孔时，可考虑行角膜移植手术。

二、真菌性角膜炎

真菌性角膜炎是由真菌引起的感染性角膜病变。

【病因及发病机制】

真菌性角膜炎的常见致病菌为曲霉菌、念珠菌、镰刀菌及酵母菌等，多见于植物性角膜损伤后。

【临床表现】

真菌性角膜炎起病缓慢，早期自觉有异物感，可有角膜刺激症状及视力下降。角膜病灶呈灰白色，表面粗糙，易刮除；溃疡周围有浅沟，周围可见"伪足"或"卫星灶"；前房积脓多见。如果不及时控制，易导致真菌性眼内炎。若角膜病灶刮片及真菌培养阳性，则可以确诊为真菌性角膜炎。

【治疗要点】

真菌性角膜炎的治疗必须从速，首选对真菌敏感的抗真菌药物，如0.25％两性霉素B、0.5％咪康唑、5％纳他霉素滴眼液，禁用糖皮质激素。溃疡愈合后，仍需用药2～4周或更久。合并虹膜睫状体炎者，可给予1％阿托品散瞳。药物治疗无效者，需进行穿透性角膜移植手术。

目标检测

一、名词解释

1. 沙眼　2. 角膜刺激症状

二、简答题

1. 沙眼的后遗症和并发症有哪些？

2. 细菌性角膜炎与真菌性角膜炎的治疗用药有何不同？

三、选择题

1. 引起沙眼的病原微生物是（　　）。
   A. 细菌　　　B. 真菌　　　C. 支原体　　　D. 衣原体　　　E. 真菌

2. 内翻倒睫最多见于（　　）。
   A. 上睑下垂　　　　　　B. 溃疡性睑缘炎　　　　　C. 慢性结膜炎
   D. 眼外伤　　　　　　　E. 沙眼

3. 瘢痕性睑内翻最常见的原因是（　　）。
   A. 角膜溃疡　　　B. 沙眼　　　C. 睑缘炎　　　D. 角膜炎　　　E. 急性结膜炎

4. 下列关于沙眼的叙述，错误的是（　　）。
   A. 可通过受污染的水、洗脸用具等传染
   B. 引起感染的抗原型有 A、B、C 或 Ba
   C. 治疗原则以眼局部药物治疗为主
   D. 急性感染期可严重影响视力
   E. 沙眼衣原体耐寒、怕热

5. 沙眼最常见的并发症是（　　）。
   A. 上睑下垂　　　　　　B. 睑内翻及倒睫　　　　　C. 角、结膜干燥症
   D. 角膜混浊　　　　　　E. 睑球粘连

6. 沙眼的治疗以（　　）为主。
   A. 口服给药　　　　　　B. 手术　　　　　　　　　C. 局部滴抗感染药物
   D. 器械治疗　　　　　　E. 全身抗感染治疗

7. 引起结膜炎最常见的病因为（　　）。
   A. 微生物感染　　　　　　　　B. 肺结核、梅毒等全身疾患
   C. 免疫性病变　　　　　　　　D. 化学损伤
   E. 物理刺激

8. 结膜炎常见的危险因素有（　　）。
   A. 眼局部或全身免疫功能下降　　　B. 营养缺乏或吸收不良
   C. 泪道阻塞和感染　　　　　　　　D. 干眼症
   E. 以上全是

9. 结膜炎最基本的体征是（　　）。
   A. 滤泡形成　　　　　　B. 分泌物增多　　　　　C. 球结膜水肿
   D. 结膜充血　　　　　　E. 视盘增生

10. 结膜炎不会出现的表现有（　　）。
    A. 可有分泌物　　　　　B. 视力正常　　　　　C. 睫状体无压痛
    D. 紫红色充血　　　　　E. 充血近穹隆部

11. 结膜炎治疗最基本的给药途径是（　　）。
    A. 全身用药　　　　　　B. 滴眼液点眼　　　　　C. 雾化吸入
    D. 用眼膏涂眼　　　　　E. 冲洗结膜囊

12. 以下不属于细菌性角膜炎致病菌的是（　　）。
    A. 念珠菌　　　　　　　B. 大肠埃希菌　　　　　C. 肺炎链球菌

　　D. 葡萄球菌　　　　　　E. 变形杆菌

13. 关于细菌性角膜炎的临床特点，不正确的是（　　）。

　　A. 起病急，常在外伤后 4～48 小时发病

　　B. 眼痛、眼胀、畏光、流泪

　　C. 伴有脓性分泌物

　　D. 早期出现边界不清的角膜上皮溃疡

　　E. 眼睑水肿，睫状充血

14. 角膜溃疡表面出现大量脓性分泌物，溃疡发展迅速，很快发生大面积角膜穿孔的是（　　）。

　　A. 真菌性角膜炎　　　　B. 蚕食性角膜溃疡　　　　C. 铜绿假单胞菌性角膜溃疡

　　D. 细菌性角膜炎　　　　E. 单纯疱疹病毒性角膜炎

15. 对于真菌性角膜炎，最有价值的诊断依据是（　　）。

　　A. 起病相对缓慢，病程较长　　B. 病灶周围出现卫星灶

　　C. 有角膜外伤史　　　　　　　D. 病灶外观干燥而粗糙

　　E. 病灶区角膜刮片找到真菌菌丝

16. 真菌性角膜炎的病因有（　　）。

　　A. 长期大量使用免疫抑制剂　　B. 长期大量使用糖皮质激素

　　C. 植物性角膜外伤　　　　　　D. 长期大量使用广谱抗生素

　　E. 以上均对

17. 对于细菌性角膜炎的治疗，描述正确的一项为（　　）。

　　A. 局部可热敷、包眼

　　B. 可选用抗生素结膜下注射

　　C. 频繁点用抗生素眼药水

　　D. 应用乙二胺四乙酸眼药水，口服维生素 B、维生素 C

　　E. 以上均可

18. 关于真菌性角膜炎的治疗，下列不正确的是（　　）。

　　A. 忌用皮质类固醇

　　B. 并发虹膜睫状体炎者，可局部应用 1% 毛果芸香碱

　　C. 局部应用抗真菌药物

　　D. 保守治疗无效时，可行手术治疗

　　E. 全身应用抗真菌药物

（选择题答案：1. C，2. B，3. B，4. C，5. E，6. D，7. A，8. E，9. D，10. D，11. B，12. A，13. D，14. C，15. E，16. E，17. E，18. B）

（王　菊）

第四章　鼻炎、鼻窦炎

学习目标

掌握： 鼻炎、鼻窦炎的临床表现。
熟悉： 鼻炎、鼻窦炎的治疗原则。
了解： 鼻炎、鼻窦炎的病因。

第一节　鼻　炎

鼻炎（rhinitis）是细菌、病毒、变应原、各种理化因子以及某些全身疾病引起的鼻腔黏膜的炎症。其主要病理改变为鼻黏膜肿胀、充血、渗出、增生、萎缩或坏死等。

一、急性鼻炎

急性鼻炎（acute rhinitis）是上呼吸道感染的一部分，是由病毒感染引起的鼻腔黏膜急性炎症性疾病，传染性强，季节变换时容易发生，冬季多见。

【病因及发病机制】

病毒感染为急性鼻炎的主要病因，最常见的是鼻病毒，其次是流感病毒和副流感病毒、腺病毒、冠状病毒、柯萨奇病毒、呼吸道合胞病毒等。病毒主要经呼吸道吸入传播，其次可通过被污染的物体或食物进入体内。机体在受凉、过度劳累、过度吸烟或饮酒等全身因素，以及鼻中隔偏曲、慢性鼻炎、鼻息肉等鼻腔慢性疾病等局部因素的影响下，可诱发急性鼻炎。

【临床表现】

急性鼻炎的潜伏期为 1～3 天，病程为 7～10 天。

1. 症状　初期可有周身不适、头痛、畏寒、发热等类似感冒症状，局部表现为鼻腔干燥、灼热感、酸痛不适、痒感、打喷嚏，继而出现鼻塞、水样鼻涕、闭塞性鼻音。继发细菌感染后，可出现黏液性或脓性鼻涕，伴有耳部闷胀不适或堵塞感，部分患者伴有耳鸣或听力下降等。

2. 体征　鼻腔检查时可见鼻黏膜充血、肿胀，总鼻道或鼻底可见水样、黏液样或黏液脓性分泌物。

3. 并发症　如急性鼻窦炎、急性中耳炎、鼻前庭炎、急性咽炎、喉炎、气管炎及支气管炎等。

【治疗要点】

急性鼻炎以支持、对症和对因治疗为主，同时注意预防并发症。

1. 全身治疗 针对病因和全身症状进行治疗，给予抗病毒药物、解热镇痛药等；合并细菌感染或可疑并发症时，可给予抗生素治疗。嘱患者多饮水，进清淡饮食，注意休息，保持大便通畅，有利于康复。

2. 局部治疗 鼻用糖皮质激素具有抗炎作用，是目前临床治疗急性鼻炎的首选局部用药，临床常用盐酸羟甲唑啉喷雾剂、0.5%～1%麻黄碱滴鼻液等鼻用减充血剂滴鼻，可减轻鼻黏膜肿胀、鼻塞，改善引流。此类药物长期使用易导致药物性鼻炎，故连续使用不应超过7日。

3. 其他治疗 可采用中医药疗法辅助治疗。

4. 预防并发症 加强锻炼身体，增加户外活动，增强对寒冷的适应能力；注意劳逸结合和合理饮食；避免接触感染源，流行性感冒流行期间应避免与患者密切接触。

二、慢性鼻炎

慢性鼻炎(chronic rhinitis)是指由细菌、病毒、变应原、多种理化因子以及某些全身疾病引起的鼻腔黏膜的慢性炎症性疾病。其临床表现以鼻塞、分泌物增多、病程持续数月以上或反复发作为特征。根据是否有变应性因素，慢性鼻炎可分为变应性鼻炎和非变应性鼻炎，后者又可以分为血管运动性鼻炎、妊娠性鼻炎、萎缩性鼻炎、药物性鼻炎、干燥性鼻炎等。

【病因及发病机制】

慢性鼻炎的致病因素及机制包括：①全身因素，如贫血、肺结核、糖尿病、风湿病、营养不良、内分泌失调、过度疲劳、过度吸烟或饮酒，以及慢性心、肝、肾疾病等。②局部因素，如急性鼻炎反复发作或治疗不彻底，炎症未能痊愈，均可导致慢性鼻炎。③职业及环境因素，如各种粉尘、化学物质及刺激性气体等，均可导致慢性鼻炎。

【临床表现】

1. 变应性鼻炎 以鼻痒、阵发性连续喷嚏、大量水样鼻涕和鼻塞为主要特征，部分患者有嗅觉减退。检查时可见鼻腔黏膜苍白、水肿，亦可表现为充血或浅蓝色，下鼻甲尤为明显，鼻腔常见水样分泌物。

2. 血管运动性鼻炎 男、女均可发病，多见于青年女性，环境因素可激发鼻部症状，如温度、气压、刺激性气体等。其主要表现为鼻塞、流涕、喷嚏、鼻痒等，也可以某种症状为主。

3. 萎缩性鼻炎 女性多见，体质瘦弱者较强壮者多见，主要表现为鼻塞、鼻咽干燥、鼻出血、嗅觉减退或消失，也可出现前额、颞侧或枕部头痛及头晕。

【治疗要点】

1. 变应性鼻炎 根据分类和程度，采用阶梯式疗法，即根据病情由轻到重，循序渐进地依次采用抗组胺药、糖皮质激素等进行治疗。治疗方法主要有避免接触过敏原、药物治疗、免疫治疗和手术治疗等。

2. 血管运动性鼻炎　采用综合治疗的策略，尽量避免接触刺激性因素，如鼻内给予糖皮质激素、抗组胺药、抗胆碱能药物等治疗，药物无效或效果不佳者，可采用手术治疗。

3. 萎缩性鼻炎　无特效药物，目前多采用局部洗鼻和全身综合治疗。

第二节　鼻窦炎

鼻窦炎(sinusitis)是鼻窦黏膜的化脓性炎症，按炎症的性质可分为急性鼻窦炎和慢性鼻窦炎。

一、急性鼻窦炎

急性鼻窦炎(acute sinusitis)多继发于急性鼻炎，主要病理改变为鼻窦黏膜的急性卡他性炎症或化脓性炎症，严重者可累及骨质和周围组织及邻近器官，引起严重并发症。

【病因及发病机制】

1. 全身因素　受凉、过度劳累、维生素缺乏、营养不良、内分泌失调及其他全身慢性疾病等引起全身抵抗力降低是急性鼻窦炎的常见诱因。

2. 局部因素　①鼻中隔偏曲、急性或慢性鼻炎、鼻息肉等鼻腔疾病。②邻近器官感染病灶，如扁桃体炎、牙根尖炎等。③鼻窦外伤骨折或异物进入鼻窦，可将致病菌直接带入鼻窦，引发鼻窦炎症。④鼻腔内填塞物留置时间过长，可导致医源性鼻窦炎。⑤气压改变，可引起非阻塞性航空性鼻窦炎。

引起急性鼻窦炎的致病菌多为化脓性球菌，如肺炎链球菌、溶血性链球菌、葡萄球菌等；其次为杆菌，如流感嗜血杆菌、变形杆菌和大肠埃希菌等；此外，厌氧菌感染亦较常见。临床上，急性鼻窦炎常可见到球菌与杆菌、需氧菌与厌氧菌的混合感染。

【临床表现】

1. 全身症状　原有症状加重，出现畏寒、发热、食欲减退、全身不适等，小儿和体弱的老年人可有消化道和下呼吸道症状。

2. 局部症状　患侧持续性鼻塞、流脓性涕、头痛或局部疼痛、嗅觉障碍等。急性上颌窦炎患者可有眶上额部疼痛，伴有同侧面颊部痛或上颌磨牙痛；急性筛窦炎的疼痛局限在内眦或鼻根部，也可放射至头顶部；急性额窦炎常表现为前额部周期性、真空性疼痛；急性蝶窦炎表现为颅深部或眼球深处的钝痛，可放射至头顶和耳后，亦可引起枕部疼痛。

3. 体征　颌面部相应部位肿胀和压痛；鼻黏膜肿胀、充血，鼻腔内有大量脓性鼻涕。有厌氧菌或大肠埃希菌感染时，脓性鼻涕会有恶臭味（多为牙源性上颌窦炎）。

【实验室及其他检查】

鼻窦 CT 是诊断急性鼻窦炎的首选影像学检查方法，磁共振成像检查是急性鼻窦炎与肿瘤性病变鉴别的重要手段。

【治疗要点】

急性鼻窦炎的治疗原则：去除病因，解除鼻腔、鼻窦通气和引流障碍，控制感染和预防并发症。

1. 全身治疗　急性鼻窦炎的一般治疗同上呼吸道感染和急性鼻炎。可使用足量抗生素，及时控制感染，有厌氧菌感染时，给予抗厌氧菌药物，如替硝唑或甲硝唑；变应性鼻炎、哮喘等特应性体质者，必要时可应用抗变态反应药物，及时治疗邻近感染病变。

2. 局部治疗　可在鼻内应用减充血剂及糖皮质激素。

3. 鼻腔冲洗　临床多使用特制的鼻腔冲洗药进行鼻腔冲洗，根据患者情况选择合适的冲洗液体。

4. 上颌窦穿刺冲洗　在全身症状消退和局部症状基本控制后行上颌窦穿刺冲洗，既有助于诊断，也可用于治疗。冲洗后，可向鼻窦内注入替硝唑或甲硝唑溶液。

5. 其他治疗　急性鼻窦炎还可采用中医药疗法进行辅助治疗。

二、慢性鼻窦炎

慢性鼻窦炎(chronic sinusitis)是发生于鼻窦黏膜的慢性炎症性疾病，病程一般超过 12 周。慢性鼻窦炎常合并哮喘及慢性阻塞性肺疾病等下呼吸道疾病，已经成为严重的公共健康问题。慢性鼻窦炎可分为不伴鼻息肉的慢性鼻窦炎和伴鼻息肉的慢性鼻窦炎。

慢性鼻窦炎多为急性鼻窦炎反复发作未彻底治愈所致，多双侧或多窦发病。其病因及致病菌与急性鼻窦炎相似；临床表现为流脓涕、鼻塞、头痛、嗅觉减退或消失，可并发视力减退和失明；鼻腔检查时，可见鼻黏膜充血、肿胀、肥厚，中鼻甲肥大，中鼻道狭窄及脓性分泌物等；鼻窦 CT 检查可显示窦腔大小、形态、密度及黏膜增厚情况或息肉阴影等。

治疗要点：不伴鼻息肉的慢性鼻窦炎，首选药物治疗，根据病情在鼻腔局部应用糖皮质激素和鼻腔冲洗治疗 3 个月，如疗效不佳，则可以考虑行鼻内镜手术治疗，术后应当定期随访，并继续给予鼻用糖皮质激素联合鼻腔冲洗治疗。同时，针对部分难治性患者，应根据患者具体情况，酌情给予小剂量大环内酯类抗生素的个体化治疗。

伴鼻息肉的慢性鼻窦炎治疗策略包括药物治疗和手术治疗。给予药物治疗时，局部可使用糖皮质激素鼻喷剂和滴剂，围手术期全身使用糖皮质激素，根据病情可使用抗菌药物、黏液溶解促排剂、抗过敏药物和中药等。药物治疗无效时，可以进一步采用手术治疗，切除鼻息肉，开放鼻窦，改善鼻窦通气和引流。

慢性鼻窦炎的预防原则：①增强体质，改善生活和工作环境；②积极治疗全身性疾病，提高全身和局部抵抗力；③及时、合理地治疗急性鼻炎以及邻近器官的各种慢性炎性疾病，保持鼻窦的通气和引流。

目标检测

一、名词解释

1. 鼻炎　2. 鼻窦炎

二、简答题

1. 简述急性鼻窦炎的治疗原则。

2. 慢性鼻炎的发生与哪些因素有关？如何对患者进行健康教育？

3. 简述变应性鼻炎的临床表现。

三、单项选择题

1. 下列不符合急性鼻炎症状的是（　　）。

    A. 发热、头痛　　　　　　B. 鼻塞及嗅觉障碍　　　　　C. 鼻腔内有黄绿色脓性痂皮

    D. 流水样或黏性鼻涕　E. 鼻黏膜充血

2. 下列不符合急性鼻炎检查所见的是（　　）。

    A. 鼻黏膜急性充血　　　　　　　B. 闭塞性鼻音

    C. 鼻腔充满水样或黏液性分泌物　　D. 前驱期鼻腔内无分泌物，黏膜干燥

    E. 鼻黏膜肿胀、苍白

3. 下列不属于单纯性鼻炎临床表现的是（　　）。

    A. 持续性鼻塞　　　　　B. 交替性鼻塞　　　　　　C. 间歇性鼻塞

    D. 鼻塞可随体位改变　E. 以上都不对

4. 急性鼻窦炎伴下午头痛，应考虑（　　）。

    A. 急性额窦炎　　　　　B. 急性上颌窦炎　　　　　C. 急性筛窦炎

    D. 急性眶内炎　　　　　E. 急性蝶窦炎

5. 下列与头痛有关的叙述，正确的是（　　）。

    A. 慢性鼻炎引起的头痛不重要　　B. 偏头痛是由鼻窦炎引起的

    C. 鼻窦炎多出现前额部痛　　　　D. 鼻窦炎的头痛位于表面

    E. 鼻窦炎引起的头痛使用头孢曲松最好

6. 关于鼻窦炎与头痛，正确的是（　　）。

    A. 急性蝶窦炎的头痛位于枕部及乳突部

    B. 急性额窦炎的头痛晨起开始，中午剧痛，下午减轻

    C. 急性上颌窦炎的头痛晨起轻，下午重，傍晚减轻

    D. 急性筛窦炎多在鼻根和额部疼痛

    E. 以上都对

7. 关于儿童易发鼻窦炎的原因，错误的是（　　）。

    A. 儿童易患呼吸道感染　　B. 儿童鼻窦黏膜较厚　　　C. 儿童抵抗力较低

    D. 儿童鼻窦自然开口比较大　E. 儿童增殖体较肥大

8. 关于急性鼻窦炎的描述，错误的是（　　）。

    A. 常为多组感染　　　　　　B. 全身症状突出

    C. 头痛较重且有规律性　　　D. 治疗以全身用抗生素为主

E. 及时做上颌窦穿刺抽脓

9. 患者因感冒后鼻塞伴流脓涕 2 周就诊，门诊怀疑急性鼻窦炎。下列说法错误的是（　　）。

　　A. 治疗以全身用抗生素为主　　　　B. 首选鼻内镜鼻窦手术

　　C. 头痛较重，有时间规律　　　　　D. 常为多组感染

　　E. 全身症状突出

10. 关于急性鼻窦炎的描述，下列说法正确的是（　　）。

　　A. 颈部无痛性肿物　　　　　　　　B. 耳鸣、耳闷感

　　C. 间断性鼻塞，伴喷嚏　　　　　　D. 大量脓涕，伴头痛

　　E. 较多脓性分泌物，伴听力下降

11. 赵某，女，31 岁，海南人，反复鼻塞、流脓性涕，头痛 1 年余。赵某可能患有（　　）。

　　A. 鼻咽癌　　　　　　B. 慢性鼻窦炎　　　　　C. 慢性中耳炎

　　D. 变应性鼻炎　　　　E. 以上都不是

（选择题答案：1. C，2. E，3. A，4. B，5. C，6. E，7. B，8. E，9. B，10. D，11. B）

（王　菊）

附　录

附录一 临床医学概要教学大纲
（供参考）

一、课程性质

临床医学概要（疾病学基础）是医药类专业（如药学、药品经营与管理、医学检验技术、卫生检验技术、医学生物技术、医学营养、医学影像技术、康复治疗技术、口腔医学技术、眼视光技术、社区管理与服务、健康管理、卫生信息管理、卫生财会等）的重要临床专业课程。它基于医学基础课程，又是临床各科的基础，与药学、药品经营与管理、医学检验技术、医学生物检验技术、医学营养、眼视光技术、口腔医学技术、康复治疗技术等专业的其他专业课程存在密切联系，是一门重要的基础性、桥梁性课程，对于社区管理与服务、健康管理、卫生信息管理、卫生财会等专业而言，更是主要的临床医学课程。

临床医学概要主要介绍临床医学的基本知识和方法、临床各科常见病的临床特点及防治措施，内容涵盖诊断学以及内科、外科、儿科、妇（产）科、五官科、传染科等常见疾病。课程内容主要包括临床诊疗基础、临床疾病总论、各系统常见疾病 3 个部分。临床诊疗基础包括常见症状、问诊与病史、体格检查、实验室及其他检查；临床疾病总论包括体液代谢和酸碱平衡失调、感染、休克、肿瘤、创伤、临床营养支持治疗；常见病主要介绍各系统的内、外科常见病，传染性疾病，中毒，女性生殖系统炎症及感官系统疾病的病因、临床表现、防治原则等。

二、课程教学目的

通过对本课程的学习，学生可以对临床常见疾病的临床表现、检查方法和诊治原则有较为全面的认识，初步构建高职高专医药类专业人才所必需的临床医学知识结构，培养临床医疗服务过程所需的基本实践技能，逐步养成医药类专业岗位工作所需的执业态度，并为学习其他专业课程和从事专业实践奠定基础。

三、本课程的教学方法和考核评价方法

临床医学概要是一门临床课程，教学中应将理论与实践教学有机融合，采用高端模拟患者、多媒体课件、视频、图片等现代教育技术和手段，创设临床工作情境，提高学生的学习兴趣和效果。有条件者，应将学校教学与临床见习结合起来，建议采用多元化考核评价机制和方法，将理论与实践考核相结合、自评与他评相结合，充分发挥教师的主导作用和学生的主体作用。

四、课程总学时及各篇学时分配

各院校的医学相关类专业的人才培养方案或教学计划中，临床医学概要这一课程的教学内容可能有所不同。各单元建议学时分配见附表1，各院校可根据专业开课的具体情况做适当调整。

附表 1　各单元建议学时分配

单元	学时		
	理论	实践	合计
绪论	1	0	1
第一篇　临床诊疗基础	8	3	11
第二篇　临床疾病总论	9	2	11
第三篇　呼吸系统疾病	8	2	10
第四篇　循环系统疾病	8	2	10
第五篇　消化系统疾病	8	2	10
第六篇　泌尿系统疾病	4	1	5
第七篇　血液系统疾病	4	1	5
第八篇　内分泌与代谢性疾病	6	2	8
第九篇　风湿性疾病	2	0	2
第十篇　运动系统疾病	3	1	4
第十一篇　神经系统疾病	5	1	5
第十二篇　精神障碍	2	0	2
第十三篇　中　毒	2	0	2
第十四篇　传染病	4	1	5
第十五篇　皮肤病	2	0	2
第十六篇　女性生殖系统炎症	2	0	2
第十七篇　感官系统疾病	2	0	2
合计	80	18	98

五、教学基本内容

绪　论

(1)临床医学概要的概念、临床医学发展简史。

(2)健康与疾病的概念。

(3)临床医学概要的学习目标与学习方法。

第一篇　临床诊疗基础

(1)问诊与病史的概念，问诊的目的与重要性，问诊的对象、内容、方法与技巧、注意事项。

(2)医院病案。

(3)发热、头痛、咳嗽与咳痰、咯血、呼吸困难、心悸、发绀、恶心与呕吐、呕血与黑便、腹痛、腹泻与便秘、血尿、黄疸、胸痛、水肿、意识障碍的概念、主要病因、临床特征和病理意义。

(4)体格检查前的准备及注意事项,体格查检的基本方法、内容与注意事项。

(5)血液检查、尿液检查、粪便检查、常用肾功能检查、肝脏病常用检查、临床常用血生化检查的检查方法、参考值、临床意义及应用。

(6)心电图检查的概念、常用导联、心电图各波段正常范围、心电图描记测量方法、心电图临床应用、常见异常心电图的判断和意义。

(7)X线检查、CT检查、超声检查、磁共振成像、核医学检查的方法及临床应用。

第二篇　临床疾病总论

(1)人体体液的组成与分布情况,体液平衡的调节机制,体液平衡失调的防治原则,等渗性、低渗性、高渗性脱水以及低钾血症、代谢性酸中毒的概念、主要临床表现和治疗原则,其他类型体液代谢失调的临床表现及治疗原则。

(2)感染的概念、分类、临床表现及防治原则,常见软组织急性化脓性感染的病因及发病机制、临床表现、治疗要点,全身性感染的病因及发病机制、临床表现、实验室及其他检查、治疗要点。

(3)休克的概念、病因、发病机制、临床表现、诊断要点、病情监测、治疗要点及预防。

(4)肿瘤的概念、病因、分类、命名,良性肿瘤与恶性肿瘤的临床特点,肿瘤的TNM分期、临床表现、实验室及其他检查、治疗要点、预防,肺癌、胃癌、肝癌、乳腺癌、女性生殖系统肿瘤的病因及发病机制、临床表现、实验室及其他检查、治疗要点。

(5)创伤的概念、分类、病因及发病机制、临床表现、实验室及其他检查、治疗要点、预防,常见腹部内脏损伤概述以及脾破裂、肝破裂、胃和十二指肠损伤等的诊疗要点。

(6)输血的适应证、注意事项,血液成分制品的种类、血液代用品的种类,自体输血的概念、方法,输血的并发症及其防治。

(7)临床营养支持治疗的基本概念,营养状态的评定方法,营养支持治疗的适应证,肠内、外营养的概念、制剂、输注方法、常见适应证、并发症。

第三篇　呼吸系统疾病

(1)急性上呼吸道感染的概念、病因、分类、临床表现、治疗原则及常用药物的种类。

(2)急性气管支气管炎的概念、病因、临床表现、治疗原则及常用药物的种类。

(3)慢性阻塞性肺疾病的概念、病因、临床表现、治疗原则及常用药物的种类。

(4)慢性肺源性心脏病的概念、病因、临床表现、治疗原则及常用药物的种类。

(5)支气管哮喘的概念、病因、临床表现、治疗原则及常用药物的种类。

(6)呼吸衰竭的概念、病因、分类、临床表现、治疗原则及常用药物的种类。

(7)肺炎的概念、病因、分类、临床表现、治疗原则及常用药物的种类。

(8)肺结核的概念、病因、分类、临床表现、治疗原则及常用药物的种类。

第四篇　循环系统疾病

(1)心力衰竭的概念、分类、基本病因及诱因,慢性心力衰竭的临床表现、常用实验室及其他检查、治疗原则和要点。

(2)心律失常的概念、分类和病因,常见心律失常的临床表现、主要诊断方法、治疗原则。

(3)高血压的概念、诊断标准、病因、一般表现、并发症及危急症表现、常用实验室及其他检查,高血压急症的治疗原则,常用降压药物的种类,高血压的健康教育要点。

(4)动脉粥样硬化的病因、发病机制、临床表现、治疗原则。

(5)冠心病的概念、临床分型、病因,心绞痛、心肌梗死的概念,典型心绞痛、心肌梗死的表现、心电图的表现及血清心肌标志物的临床意义、防治原则、药物治疗要点。

(6)先天性心脏病、心脏瓣膜病的概念、病因、主要辅助检查、防治原则。

(7)病毒性心肌炎、原发性心肌病的概念、分类、病因、临床表现、治疗原则。

(8)心脏停搏、心肺复苏的概念、原因、临床表现、急救技术(心肺复苏术)。

第五篇　消化系统疾病

(1)胃食管反流病的概念、病因、临床表现、常用实验室及其他检查、治疗要点。

(2)急性胃炎、慢性胃炎的概念、病因、临床表现、常用实验室及其他检查、防治原则、药物治疗要点。

(3)消化性溃疡的概念、主要病因、发病机制、临床表现、并发症、常用实验室及其他检查、防治原则、药物治疗要点。

(4)肝硬化的概念、病因、临床表现、并发症、常用实验室及其他检查、防治原则、药物治疗要点。

(5)胆道感染与胆石症的病因、临床表现、主要的实验室检查、治疗原则。

(6)急性胰腺炎的病因、病理、临床表现、主要的实验室检查、治疗原则。

(7)急性阑尾炎的病因、临床表现、主要辅助检查、治疗要点。

(8)肠梗阻的病因、临床表现、主要辅助检查、治疗要点。

(9)小儿腹泻的病因、临床表现、治疗要点。

(10)痔的概念、病因、临床表现、常用实验室及其他检查、治疗要点。

第六篇　泌尿系统疾病

(1)急性肾小球肾炎、慢性肾小球肾炎的病因、临床表现、常用实验室及其他检查、防治原则、药物治疗要点。

(2)尿路感染的病因、临床表现、常用实验室及其他检查、防治原则、药物治疗要点、健康教育要点。

(3)慢性肾衰竭的概念、分期、病因及发病机制、临床表现、主要辅助检查、治疗原则、健康教育要点。

(4)肾病综合征的病因、临床表现、常用辅助检查、防治原则。

(5)前列腺增生的病因、临床表现、常用辅助检查、防治原则。

(6)泌尿系统结石的病因、临床表现、常用实验室及其他检查、防治原则、治疗要点。

第七篇　血液系统疾病

(1)贫血的概念、分类、临床表现、常用实验室检查、防治原则与要点。

(2)缺铁性贫血、再生障碍性贫血的概念、病因、临床表现、实验室检查、防治原则、药物治疗要点，缺铁性贫血的健康教育。

(3)白血病的概念、分类、病因及发病机制、临床表现、主要辅助检查、防治原则、药物治疗要点、健康教育。

(4)特发性血小板减少性紫癜的概念、病因、临床表现、实验室及其他检查、防治原则。

第八篇　内分泌与代谢性疾病

(1)甲状腺功能亢进症的病因、临床表现、常用实验室及其他检查、防治原则、药物治疗要点。

(2)糖尿病的概念、分类、病因、发病机制、临床表现、并发症、常用实验室及其他检查、确诊的主要依据、防治原则、药物治疗要点。

(3)高尿酸血症的病因、临床表现、常用实验室及其他检查、防治原则、药物治疗要点、健康教育要点。

(4)血脂、脂蛋白和载脂蛋白的概念，脂蛋白的构成，高脂血症的临床表现、防治原则。

(5)骨质疏松症的病因、发病机制、临床表现、诊断、防治原则。

第九篇　风湿性疾病

(1)类风湿关节炎的病因、发病机制、临床表现、主要辅助检查、治疗原则、药物治疗要点、复发的预防。

(2)系统性红斑狼疮的概念、病因、临床表现、治疗原则、治疗要点、复发的预防。

第十篇　运动系统疾病

(1)骨折的概念和病因，常见骨折的治疗原则及紧急处理方法。

(2)颈肩痛和腰腿痛的病因、临床表现、主要辅助检查、治疗原则。

第十一篇　神经系统疾病

(1)神经系统疾病的病因、常见症状、相关检查、防治原则。

(2)急性脑血管疾病的概念、分类、病因、危险因素、临床表现、实验室及其他检查、防治原则。

(3)癫痫的概念、病因及发病机制、临床特点、治疗原则、健康教育要点。

(4)帕金森病的病因、临床表现、主要辅助检查、治疗原则、药物治疗要点、健康教育要点。

(5)阿尔茨海默病的概念、病因及发病机制、临床特点、治疗原则、健康教育要点。

(6)颅脑损伤的概念、分类、主要临床特点、治疗原则。

第十二篇　精神障碍

(1)精神障碍的概念、分类、常见症状、相关检查,常见精神疾病的防治原则。

(2)精神分裂症的病因、临床表现、诊断、治疗原则和药物治疗要点。

(3)心境障碍的病因、临床表现、诊断、治疗原则和药物治疗要点。

(4)神经症的病因、临床表现、诊断、治疗原则和药物治疗要点。

第十三篇　中　毒

中毒的概念和病因,急性中毒(有机磷农药中毒、一氧化碳中毒)的临床表现、紧急处理原则。

第十四篇　传染病

(1)传染病的概念、感染和免疫、流行过程和影响因素、基本特征和临床特点、诊断方法、治疗和预防。

(2)病毒性肝炎的概念、分型、病因及发病机制、流行病学特点、临床表现、实验室检查、治疗原则和预防。

(3)流行性感冒的病因、流行病学特点、临床表现、实验室检查、治疗原则和预防。

(4)狂犬病的病因、流行病学特点、临床表现、实验室检查、治疗原则和预防。

(5)细菌性痢疾的病因、流行病学特点、临床表现、并发症、实验室检查、治疗和预防。

(6)伤寒的病因及发病机制、流行病学特点、临床表现、实验室检查、治疗和预防。

(7)梅毒、艾滋病的病因、流行病学特点、临床表现、实验室检查、防治原则。

第十五篇　皮肤病

(1)浅部真菌病的病因、临床表现、诊断、防治措施。

(2)湿疹、荨麻疹的病因、临床表现、诊断、防治措施。

(3)接触性皮炎、神经性皮炎、药疹的病因、临床表现、诊断、防治措施。

第十六篇　女性生殖系统炎症

(1)外阴阴道炎、子宫颈炎、盆腔炎症性疾病的概念、病因,盆腔炎症性疾病的感染途径。

(2)外阴阴道炎、子宫颈炎、盆腔炎症性疾病的临床表现、治疗原则和药物治疗要点。

第十七篇　感官系统疾病

(1)白内障、青光眼的概念、病因、临床表现、治疗原则。

(2)结膜炎、沙眼、角膜炎的概念、病因、临床表现、治疗原则。

(3)鼻炎、鼻窦炎的病因、临床表现、治疗原则。

(蔡小红　杨淑丽)

附录二　临床医学概要实训指导

实训一　问诊与体格检查

【实训目的】

(1)通过本课的学习,学生能够说出问诊的内容,学会并能正确运用问诊的方法和技巧进行问诊。

(2)通过临床见习,学生能识别呼吸系统、循环系统、消化系统疾病常见的阳性体征。

(3)通过与患者及其家属的接触,学生能提高沟通的能力。

【实训时间】

2学时。

【实训准备】

(1)医生准备:阅读病案资料,讨论问诊与体格检查的方法及注意事项。

(2)环境及用物准备:患者/模拟患者、记录纸、笔等,体格检查用物。

(3)患者准备:临床见习时,预先告知患者,使其有心理准备。

【实训方法】

(一)问诊

(1)学生2人一组,一位同学扮演患者(自己预先设计患有某种疾病),另一位扮演医生,相互练习问诊与病史采集。

(2)有条件时,可问诊患者或模拟标准化患者。

(3)带教老师巡视、指导,及时解答学生的问题,并及时反馈、矫正。

(4)按问诊的内容顺序进行问诊:一般项目、主诉、现病史、既往健康史、用药史、个人史/成长发展史、家族健康史、系统回顾。

(5)讨论:①你在问诊中主要采用了哪些用语?②你在问诊中有没有遗漏重要的问诊内容?哪些方面最容易被你忽略,今后问诊时应如何引起重视?③小组间交流问诊的心得,你有什么发现?

(二)体格检查

(1)带教老师在呼吸内科、心血管内科、消化内科病房选择适合见习的常见病患者若干例。

(2)5～10名学生组成1个实训小组，每组有1名带教老师负责临床见习全过程。

(3)让学生参阅患者的必要资料，了解患者基本情况，确定体格检查的目的和方式。

(4)由带教老师将学生带到患者床边，或安排合适的环境，介绍并引导学生观察和识别常见的阳性体征。

(5)检查结束后，应向患者及其家属致谢、道别，充分体现医患双方之间的友好合作关系。

(三)常见阳性表现

1. **呼吸系统疾病常见阳性表现**　①见习病种：肺炎、肺气肿、肺不张、胸腔积液、胸膜增厚、气胸等。②主要症状：发热、胸痛、咳嗽、咳痰、胸闷、气短、呼吸困难等。③视诊：异常胸廓(如桶状胸)，呼吸运动增强或减弱，"三凹征"，呼吸节律改变(如潮式呼吸、间停呼吸等)。④触诊：触觉语颤增强、减弱或消失。⑤叩诊：病理性叩诊音，包括在正常肺部清音区出现的浊音、实音、鼓音或过清音。⑥听诊：病理性肺泡呼吸音，包括肺泡呼吸音增强、减弱或消失，呼气延长；啰音，包括干啰音(如鼾音、哮鸣音)、湿啰音(如大、中、小水泡音等)。

2. **心血管系统疾病常见阳性表现**　①见习病种：风湿性心脏病、心功能不全、心脏扩大等。②主要症状：心悸、气短、呼吸困难、心绞痛、头晕、咳粉红色泡沫样痰等。③视诊：心前区隆起、心尖冲动弥散、二尖瓣面容、端坐呼吸、颈静脉怒张。④触诊：心尖抬举样搏动、心前区震颤、水冲脉、奇脉、短绌脉、肝颈静脉反流征。⑤听诊：心房颤动、期前收缩、收缩期与舒张期杂音。

3. **消化系统疾病常见阳性表现**　①见习病种：肝硬化腹水、腹膜炎、不完全性幽门梗阻、肠梗阻等。②主要症状：腹痛、腹胀、反酸、恶心、呕吐、腹泻、食欲不振、便秘、发热等。③视诊：腹部隆起、蛙状腹、舟状腹、脐疝、腹壁静脉曲张等。④触诊：溃疡病压痛点、胆囊炎压痛点、腹部包块的触诊、肝脏的触诊。⑤叩诊：移动性浊音的叩诊。⑥听诊：肠鸣音活跃、亢进或减弱。

【**实训考核与评价**】

(1)带教老师用评分表对小组、学生问诊及体格检查的见习情况进行评价。

(2)各小组整理资料，讨论收获及存在的问题，每位学生写一份见习体会。

(叶建峰)

实训二　呼吸衰竭患者的救治

【实训目的】

在带教老师的指导下，学生通过临床见习、基于工作任务的高端模拟患者综合实训和病案讨论，熟悉呼吸衰竭患者诊疗的流程及方法，能对患者实施主要治疗措施。

【实训时间】

2 学时。

【实训准备】

(1)医生准备：阅读病案资料，讨论诊疗步骤和措施。病案讨论时，将病案发给学生预习。

(2)环境及用物准备：医院病房（或模拟重症监护病房）、呼吸衰竭患者（或高端模拟患者）、吸引器、呼吸机、肺功能仪、血气分析仪、心电监护仪、手电筒、抢救用药、输液装置、氧气等。

(3)患者准备：临床见习时，预先告知患者或其家属，使其做好心理准备。

【实训方法】

(一)临床见习

(1)询问某呼吸衰竭患者的现病史、既往史、服药情况、主要症状及伴随症状等。

(2)重点进行胸部检查，阅读实验室及其他辅助检查报告。

(3)阅读入院诊断及医嘱。

(4)分组讨论患者的临床表现，提出诊疗方案和措施，包括还需做哪些实验室检查、用哪些药物及药物应用时的注意事项、病情监护要求等。

(5)集中交流、讨论，带教老师反馈、点评、总结。

(6)根据见习资料，模拟填写一份入院病史。

(二)病案讨论

1. 讨论前准备　展示案例、入院诊断、医嘱（参考本实训案例或带教老师自编），可配合观看呼吸衰竭患者的救治视频。

2. 讨论方法

(1)分组对病例进行讨论，列出患者的主要诊断、治疗计划及措施。

(2)选出小组代表进行交流，其他同学补充。

(3)带教老师进行点评和反馈、矫正，归纳总结。

3. 作业　课后将本次实训的主要体会、经验或教训撰写为实训报告。

(三)基于工作任务的高端模拟患者综合实训

1. 案例　王先生，69 岁，因"发热、咳嗽、咳痰 1 周，呼吸困难 3 天，加重伴意识不清 1 天"入院。患者于 1 周前受凉后出现发热（体温不详），咳嗽，开始为少量白色黏痰，继之痰量增多，为黄色脓性痰，3 天前出现呼吸困难、口唇发绀，被送到当地医院给予"抗生素、吸氧、雾化吸入等"治疗，病情无明显好转。今晨突然出现胸闷气促、发绀加重、端坐呼吸、咳嗽无力，呼吸 40 次/分以上，血压下降，意识模糊，急送医院救治。体格检查：体温 38.5 ℃，脉搏 126 次/分，呼吸 50 次/分，血压 90/60 mmHg。意识模糊，面色、口唇发绀，严重呼吸困难，"三凹征"明显，两肺可闻及干、湿啰音。辅助检查：吸氧情况下，动脉血氧饱和度 $<70\%$，$PaO_2 < 60$ mmHg，$PaCO_2 >$

50 mmHg；氧合指数≤200；胸部 X 线检查提示弥漫性肺浸润影。医嘱：内科护理常规、一级护理、病危，流质。每 1～2 小时监测血压、脉搏、呼吸 1 次，记录 24 小时出入量及动脉血气分析结果。吸痰（必要时），保持呼吸道通畅，持续低流量吸氧，每 4 小时雾化吸入 1 次；氨茶碱 0.25 g、地塞米松 40 mg，加入 5％葡萄糖溶液 250 mL 中静脉滴注，每日 1 次；头孢呋辛 0.75 g，加入 5％葡萄糖溶液 100 mL 中静脉滴注，每日 2 次。

学习小组请完成以下工作任务：

（1）列出初步诊断。

（2）对模拟患者进行心电、呼吸监护，监测动脉血气。

（3）对模拟患者有序实施吸痰、吸氧、雾化吸入等操作。

（4）对模拟患者进行用药治疗、病情观察和疗效观察。

2. 综合实训方法

（1）课前学生分小组讨论各项工作任务。

（2）课中每组派出 1 名学生抽签，抽到某项任务时，该小组同学即进行该项任务的实训表演。

（3）某组学生在实训表演时，其他组同学通过同步视频转播观看。

（4）实训结束后，由带教老师组织学生进行自评和互评，最后点评、总结。

3. 作业　课后将本次实训的主要体会、经验或教训撰写为实训报告。

【实训考核与评价】

（1）带教老师用评分表对小组、学生的见习和病案讨论情况进行评价。

（2）带教老师、学生用评分表对模拟实训效果进行综合评价。

（3）带教老师批阅实训报告。

（蔡小红）

实训三　心肺复苏术

【实训目的】

通过对本实训内容的学习，学生能了解心肺复苏术的基本知识，学会判断事故现场伤员的意识、呼吸和心跳是否存在的方法，熟练掌握实施心肺复苏术的操作要领，达到能在紧急救护现场采取积极措施保护伤员生命安全的目的。

【实训时间】

2 学时。

【实训准备】

（1）医生准备：阅读病案资料，讨论心肺复苏术的步骤和措施。

（2）环境及用物准备：心肺复苏人体模型。

(3)患者准备：临床见习时，预先告知患者，使之有心理准备。

【实训方法】

(一)病案讨论

案例1：某日，一山区发生一起儿童落水事件，在"120"急救车未抵达之前，现场围观的当地村民对落水的小女孩实施了急救，但因村民们无人懂得急救知识，施救不得当，最终未能挽回女孩的生命。

案例2：某日，学生夏某因在家中洗澡发生煤气中毒事件，其父立即把她带离现场后予以施救，刚开始夏某没有任何反应，但其父并未放弃，继续对其施救，终于把女儿从死亡的边缘拉了回来。

提问：从上面的两个案例中，请同学们思考一下，为什么第一个溺水的女孩没有救活，而第二个女孩重新获得生命？

回答：①及时施救。②方法得当。

讲解：以上事实告诉我们，当人们在家中或公共场所遭遇突发事件，如溺水、煤气中毒、触电、车祸、化学品爆炸或其他意外等紧急情况，专业人员尚未赶到现场时，对伤员及时予以施救显得多么重要，这直接关系到一个或若干个鲜活的生命。有数据表明，当人们遭遇上述意外情况，一旦发生心搏骤停、呼吸停止时，在4分钟以内进行心肺复苏，存活率可达到43%~53%；在8分钟以内进行心肺复苏，存活率可达到10%左右；在10分钟以后进行心肺复苏，存活率几乎为0。抢救生命的黄金时间为意外发生后的4~6分钟内。

讨论：判断人死亡的标准是什么？请从下列选项中做出选择：①呼吸停止。②心跳停止。③脑死亡。

学生讨论后回答：①、②、③。

带教老师讲解：在一般情况下，心跳停止4分钟之内，即脑组织缺氧4分钟之内，可以恢复其原有功能；心跳停止超过4分钟，易造成脑组织永久性（不可逆）损害，甚至导致死亡。因此，人们把意外发生后的4~6分钟称为"抢救生命的黄金时间"。

(二)心肺复苏的操作步骤示教

带教老师先讲述，把7个步骤全部打印出来。

让人体模型平卧在地上，施救者站在模拟伤者的右侧。带教老师边讲解边演示，让学生边模仿边说出每一个动作表达的意思。

(1)轻拍高喊，拨打"120"电话（自己或委托他人讲清伤者的病情、目前所处的地理位置）。

（提问：为什么要这样做？回答：初步判断伤者的意识是否清醒，以便决定是否对其实施心肺复苏。）

(2)摆正体位：脸朝上（松开伤者领口，解开衣服纽扣、领带、腰带，保证呼吸通畅）。

(3)一看（伤者眼球是否转动，胸部和上腹部有无呼吸起伏），二听（伤者口鼻有无出气声，施救者头转向左面，耳朵向下），三感觉（判断伤者有无自主呼吸和意识，主要观察其胸部的起伏)。

(4)以右手示指、中指轻轻搭在伤者的颈动脉上,判断有无心跳(脉搏)。

(5)开始进行胸外心脏按压,30 次。将右手两指放在肋骨交接(凹陷)处,左手掌根与其平行,右手交叉叠放在左手手掌上(强调:左手掌根放好后不要移动);双臂绷直,与地面垂直,双手按压,上身略向前倾(借上身的体重进行按压)。按压深度:4~5 cm("寸到寸半最合适")。按压频率:80~100 次/分(与仪器中发出的声音频率一致即可)。仪表显示:黄灯太轻,红灯太重,黄绿条最合适(人工呼吸和心脏按压都能显示)。

(6)仰头举颏(下巴),清除口中异物(包括老年人口中的义齿),以保证呼吸道通畅。

(7)捏鼻托颏,做人工呼吸 2 次(注意使用正确的人工呼吸方法)。

讨论:如何做人工呼吸?

学生回答:……口对口,口对鼻。

带教老师归纳:右手推颏,使颏与地面成 90°角,左手捏住鼻孔,用嘴对嘴吹气。

强调:姿势正确,不要掐住伤者的喉咙,以免加重伤者伤情("捏鼻吹气时大嘴包小嘴,不吹气时手松开")。

(三)学生操作练习

第一、二组按"训练模式"操作,第三组开始按"考核模式"操作。

学生 2 人一组,1 人负责人工呼吸,1 人负责搭脉搏并进行心脏按压,可以有 1 位学生在旁边提示操作要领(操作结束后,学生点评和带教老师点评)。

第二组学生 2 人开始操作,结束后进行自我点评。其他组学生点评,带教老师点评。

第三组学生 2 人操作后,带教老师或机器打分,出示成绩单。

(四)带教老师小结

如果时间允许,可以先请学生对整堂课做一个简单小结。

通过这节课的学习,大多数学生知道了在家中或公共场所遇到各种意外发生(有人员出现心跳、呼吸骤停)时,首先要判断伤者是否还有意识、呼吸和脉搏,抓紧时间对伤者实施心肺复苏(在拨打"120"急救电话的同时),与时间赛跑,抢救生命。

讨论:哪些人需要实施心肺复苏?

说明:煤气中毒、溺水、车祸、触电等人需要心肺复苏,而脑血管意外、心肌梗死、气胸患者不需要心肺复苏(保持原状)。

1. 带教老师再次总结心肺复苏应注意的事项

(1)复苏前,要注意观察有无呼吸及气道是否通畅。

(2)每次吹气不宜过快。

(3)人工呼吸前要吸两大口气。

(4)需要胸外按压的患者,要使其平卧于硬板床或地板上。

(5)按压部位要准确。

(6)按压姿势要正确,按压力度要适当。

(7)胸外按压与人工呼吸要同步进行。

2.带教老师最后说明终止心肺复苏的条件

(1)伤者已恢复自主的呼吸和脉搏。

(2)有医务人员到达现场。

(3)心肺复苏持续1小时后,伤者瞳孔散大、固定,呼吸和心跳不恢复,表示脑及心脏死亡。

【实训考核与评价】

(1)带教老师用评分表对小组、学生的病案讨论及操作情况进行评价。

(2)带教老师、学生用评分表对模拟实训效果进行综合评价。

(3)带教老师批阅实训报告。

【实训报告与反思】

心肺复苏术实训报告

班级: 姓名: 学号: 组别:

一、根据操作过程填空

1.基础生命支持技术主要包括_____。

2.基础生命支持技术的适应证是_____。

3.心脏停搏的判断标准:_____、_____。

4.实施心肺复苏中的A、B、C和D分别指的是_____、_____、_____、_____。

5.实施心肺复苏时,成人的按压频率为_____次/分,吹气频率为_____次/分。

6.按压有效的主要指征是_____。

二、操作流程

用箭头表示。

三、案例思考题

2024年11月19日上午9时,宁波某高校一大学生在校运动会跑完5000 m比赛后突然出现心跳、呼吸骤停,在旁的学生在30秒内进行了现场的心肺复苏术。6分钟后,患者心跳、呼吸恢复;10分钟后,意识恢复,"120"救护车也到达现场,送患者做进一步检查。如果你就在现场,面对这样的情景,你会怎样做?

实训时间:_____年___月___日   星期_____

(叶建峰)

实训四 肝硬化合并肝性脑病患者的救治与健康教育

【实训目的】

在带教老师的指导下,学生通过临床见习、病例讨论或基于工作任务的高端模拟患者综合训练,熟悉肝硬化患者的诊疗流程及方法,能对患者实施主要治疗措施及抢救配合。

【实训时间】

2 学时。

【实训准备】

(1)医生准备：阅读病案资料，讨论诊疗步骤和措施。病案讨论时，将病案发给学生预习。

(2)环境及用物准备：医院病房(或在模拟病房)、肝硬化患者(或高端模拟患者)、抢救用药、氧气等。

(3)患者准备：临床见习时，预先告知患者，使之有心理准备。

【实训方法】

(一)临床见习

(1)带教老师在消化内科病房选定肝硬化、肝性脑病患者若干例。

(2)学生分组(每组 6~10 人)对患者进行体格检查，向患者及知情者询问病史，阅读实验室及其他检查报告单。

(3)分组讨论患者的临床表现，提出诊疗方案和措施，包括还需做哪些实验室检查、用哪些药物及药物应用时的注意事项、饮食和营养指导、康复指导、健康教育要点等，并进行集体交流。带教老师讲评、小结。

(4)在老师带领下去医院观看学习三腔双囊管插管术。

(5)根据见习资料，模拟填写一份入院病史。

(二)病案讨论

1. 讨论前准备　展示案例(带教老师自编或参见下面的案例)，或观看一段肝硬化患者的视频。

2. 讨论方法

(1)分组对案例进行讨论，列出患者的主要诊断，拟订诊疗方案及主要措施，包括做哪些实验室检查、用哪些药物及药物应用时的注意事项、饮食和营养指导、康复指导、健康教育要点等。

(2)选出小组代表进行交流，其他同学补充。

(3)带教老师进行点评和反馈、矫正，归纳总结。

3. 作业　课后将诊断及诊疗计划要点撰写于实训报告中。

(三)基于工作任务的高端模拟患者综合实训

1. 案例　患者，男，46 岁，10 年前患无黄疸性肝炎，1 年来腹胀、腹部增大，经医院检查确诊为肝硬化，半年来乳房增大，今日因神志不清入院。身体评估：意识模糊，消瘦，前胸散在蜘蛛痣，两侧乳房稍增大，腹部稍隆起，肝、脾均在肋下 2 cm，质中度硬，腹部移动性浊音阳性，双下肢水肿。检查：血红蛋白 70 g/L，白细胞 3×10^9/L，血小板 60×10^9/L。

学习小组请完成以下工作任务：

（1）根据病情对该患者进行初步诊断。患者乳房发育、蜘蛛痣及全血细胞减少的原因是什么？

（2）目前患者最需要做哪些实验室检查？可能的检验结果是什么？

（3）目前主要给患者应用哪些药物？请模拟进行用药指导。

（4）请根据患者的病情，对患者或其家属进行饮食和营养方面的指导。

（5）患者经治疗1周后病情稳定，请对患者或其家属进行康复训练指导。

2．综合实训方法

（1）条件许可时，可在模拟病房进行综合实训，预先将有关参数输入高端模拟患者程序中，带教老师或实验员在后台模拟患者与学生对话。

（2）课前学生分小组讨论各项工作任务。

（3）课中每组派出1名学生抽签，抽到某项任务时，该小组同学即进行该项任务的实训表演。

（4）某组学生在实训表演时，其他组同学通过同步视频转播观看。

（5）实训结束后，带教老师组织学生自评和他评，最后点评、总结。

3．辅助参考资料

（1）入院诊断：肝硬化并发肝性脑病。

（2）抢救患者的主要措施：收入重症监护病房，进行心电、血压、呼吸监护，鼻饲流质饮食，吸氧，查血常规、血小板计数、出凝血时间、血型、配血，停用患者既往自用的一切药物，慎用对药物代谢酶有诱导或抑制作用的药物，每日检查患者的肝脏大小、神志变化及其他生命体征，饮食以高碳水化合物、低动物蛋白、低脂肪为宜，给予支持治疗（包括足够的热量供应、支链氨基酸、维生素B、维生素C、维生素K等，补充鲜血浆，并注意补液量），抗感染（考虑应用喹诺酮类），促进肝细胞再生，促进体内氨的清除（应用门冬氨酸鸟氨酸及锌制剂），拮抗神经毒素对神经递质的抑制作用（除支链氨基酸外，可应用苯二氮䓬受体拮抗剂氟马西尼），防治颅内压增高及电解质、酸碱平衡紊乱，促进有害药物的排泄。

4．作业　课后将本次实训的主要体会、经验或教训撰写于实训报告中。

【实训考核与评价】

（1）带教老师用评分表对小组、学生的见习和病案讨论情况进行评价。

（2）带教老师、学生用评分表对模拟实训效果进行综合评价。

（3）带教老师批阅实训报告。

（叶建峰）

实训五　消化性溃疡患者的诊治与健康教育

【实训目的】

在带教老师的指导下，学生通过临床见习、病例讨论或基于工作任务的高端模拟患者综合训练，熟悉消化性溃疡患者的诊疗流程及方法，能对患者实施主要治疗措施及抢救配合。

【实训时间】

1 学时。

【实训准备】

阅读病案资料，讨论诊疗步骤和措施。病案讨论时，将病案发给学生预习。

【实训方法】

进行病案讨论。

1. 讨论前准备　展示案例：患者，男，32 岁，教师，出现周期性节律性上腹部疼痛 5 年，突然剧烈疼痛伴呕吐 1 小时入院。5 年前，开始每年天气转冷季节发生上腹部隐痛，天气转暖后缓解，疼痛多发生在上午 11 时左右，下午 4—5 时进食后缓解，常有夜间疼痛，有时有反酸、胃烧灼感。入院当日进中餐后，突然出现上腹部剧烈疼痛，伴恶心、呕吐，吐出胃内容物，急诊入院。半年前曾做纤维胃镜检查，提示十二指肠球部溃疡，椭圆形，中心覆盖白苔，周围潮红，有炎症性水肿。入院查体：体温 37.2 ℃，脉搏 100 次/分，呼吸 22 次/分，血压 124/80 mmHg。急性病容，板样腹，上腹部压痛明显，有反跳痛；叩诊肝浊间界消失。实验室检查：白细胞计数 14.0×10^9/L，中性粒细胞 0.85。腹部 X 线透视见膈下有游离气体。

(1)该患者最可能的诊断是什么？诊断依据是什么？

(2)叙述该病的临床表现、合并症及治疗要点。

(3)根据该患者的病情特点，如何对其进行健康教育？

2. 讨论方法

(1)分组对案例进行讨论，列出患者的主要诊断，拟订诊疗方案及主要措施，包括做哪些实验室检查、用哪些药物及药物应用时的注意事项、饮食和营养指导、康复指导、健康教育要点等。

(2)选出小组代表进行交流，其他同学补充。

(3)带教老师进行点评和反馈、矫正，归纳总结。

3. 作业　课后将诊断及诊疗计划要点撰写于实训报告中。

【实训考核与评价】

(1)带教老师用评分表对小组、学生的病案讨论情况进行评价。

(2)带教老师批阅实训报告。

（杨淑丽）

实训六　高血压合并冠心病患者的救治与健康教育

【实训目的】

在带教老师的指导下，学生通过临床见习、病例讨论或基于工作任务的高端模拟患者综合训练，熟悉冠心病患者的诊疗流程及方法，能对患者实施主要的治疗措施。

【实训时间】

2学时。

【实训准备】

(1)医生准备：阅读病案资料，讨论诊疗步骤和措施。病案讨论时，将病案发给学生预习。

(2)环境及用物准备：医院病房(或在冠心病监护模拟病房)、冠心病患者(或高端模拟患者)、心电监护仪或心电图机、电击复律仪、抢救用药、氧气等。

(3)患者准备：临床见习时，预先告知患者，使之有心理准备。

【实训方法】

(一)临床见习

(1)询问某高血压合并冠心病(心绞痛或心肌梗死)患者的现病史、过去史、服药情况、主要症状及伴随症状、情绪等。

(2)重点进行心脏检查，阅读实验室检查报告，为患者实施心电图检查。

(3)阅读入院诊断及医嘱。

(4)分组讨论患者的临床表现，提出诊疗方案和措施，包括还需做哪些实验室检查、用哪些药物及药物应用时的注意事项、饮食和营养指导、康复指导、健康教育要点等。

(5)学生集中交流、讨论，带教老师反馈、纠正问题、点评、总结。

(6)学生根据见习资料，模拟填写一份入院病史。

(二)病案讨论

1. 讨论前准备　展示案例(带教老师自编或参见下面的案例)，或观看一段冠心病患者的视频。

2. 讨论方法

(1)分组对案例进行讨论，列出患者的主要诊断，拟订诊疗方案及主要措施，包括做哪些实验室检查、用哪些药物及药物应用时的注意事项、饮食和营养指导、康复指导、健康教育要点等。

(2)选出小组代表进行交流，其他同学补充。

(3)带教老师进行点评，反馈、纠正问题，归纳总结。

3. 作业　课后将诊断及诊疗计划要点撰写于实训报告中。

(三)基于工作任务的高端模拟患者综合实训

1. 案例　林先生，72 岁，因晚餐后突发心前区剧烈疼痛 1 小时不能缓解来院急诊。有高血压史 3 年余，心绞痛史 6 个月。体格检查：体温 37.8 ℃，脉搏 96 次/分，呼吸 15 次/分，血压 86/56 mmHg。面色苍白，大汗淋漓，唇绀，两肺呼吸音清，心率 100 次/分，心律不齐。心电图示 $V_1 \sim V_5$ 导联有深而宽的 Q 波，ST 段弓背向上抬高，室性期前收缩(3～4 次/分)。

学习小组请完成以下工作任务：

(1)根据病情，对林先生进行初步诊断。

(2)目前林先生最需要做哪些实验室检查？可能的检验结果是什么？

(3)目前主要给林先生应用哪些药物？请模拟进行用药指导。

(4)请根据林先生的病情，对他或家属进行饮食和营养方面的指导。

(5)林先生经治疗 1 周后病情稳定，请对他及其家属进行康复训练指导。

2. 综合实训方法

(1)条件许可时，可在冠心病监护模拟病房进行综合实训，预先将有关参数输入高端模拟患者程序中，带教老师或实验员在后台模拟患者与学生对话。

(2)课前学生分小组讨论各项工作任务。

(3)课中每组派出 1 名学生抽签，抽到某项任务时，该小组同学即进行该项任务的实训表演。

(4)某组学生在实训表演时，其他组同学通过同步视频转播观看。

(5)实训结束后，带教老师组织学生自评和他评，最后点评、总结。

3. 辅助参考资料

(1)入院诊断：原发性高血压，冠心病，急性广泛前壁心肌梗死，偶发室性期前收缩。

(2)医嘱要点：①收入冠心病监护病房，绝对卧床休息。②进行心电、血压、呼吸监护。③给予流质饮食。④吸氧。⑤查血常规、血小板计数、出凝血时间、血型、配血。⑥给予阿司匹林 160 mg，嚼碎后服用，立即！吗啡 10 mg，静脉注射，每 4 小时 1 次；利多卡因 50 mg，静脉注射，每 10 分钟 1 次，共 3 次；继以 250 mg 加入 5% 葡萄糖溶液 250 mL 中，1 mg/min，静脉滴注，立即！硝酸甘油 10 mg，加入 5% 葡萄糖溶液 250 mL 中，静脉滴注，5～10 μg/min，立即！尿激酶 150 万 U，加入 5% 葡萄糖溶液 100 mL 中，静脉滴注，30 分钟内滴完，立即！美托洛尔 12.5 mg，口服，每日 2 次；依那普利 5 mg，口服，每日 1 次。⑦准备行经皮冠状动脉腔内成形术及冠脉支架植入。

4. 作业　课后将本次实训的主要体会、经验或教训撰写于实训报告中。

【实训考核与评价】

(1)带教老师用评分表对小组、学生的见习和病案讨论情况进行评价。

(2)带教老师、学生用评分表对模拟实训效果进行综合评价。

(3)带教老师批阅实训报告。

(蔡小红)

实训七 泌尿系统疾病患者的救治与健康教育

【实训目的】

在带教老师的指导下，学生通过临床见习、病例讨论或基于工作任务的高端模拟患者综合训练，熟悉泌尿系统疾病患者的诊疗流程及方法，能对患者实施主要治疗措施、抢救配合及健康指导。

【实训时间】

1 学时。

【实训准备】

阅读病案资料，讨论诊疗步骤和措施。病案讨论时，将病案发给学生预习。

【实训方法】

(一)病案讨论

1. 讨论前准备　展示案例或观看一段泌尿系统疾病患者的视频。

2. 讨论方法

(1)分组对案例进行讨论，列出患者的主要诊断，拟订诊疗方案及主要措施，包括做哪些实验室检查、用哪些药物及药物应用时的注意事项、饮食和营养指导、康复指导、健康教育要点等。

(2)选出小组代表进行交流，其他同学补充。

(3)带教老师进行点评和反馈、矫正，归纳总结。

3. 作业　课后将诊断及诊疗计划要点撰写于实训报告中。

(二)基于工作任务的高端模拟患者综合实训

1. 案例　刘女士，62 岁，有泡沫尿 15 年，伴恶心、少尿 10 天。患者 15 年来反复出现眼睑及双下肢水肿、泡沫尿、尿蛋白升高，近 6 年发现血压升高，2 年来还伴有乏力、夜尿增多，近 10 天出现恶心、呕吐、尿量减少，乏力、水肿加重，口服利尿剂治疗后效果不明显，病程中无尿频、尿急、尿痛，无关节痛、低热，无肝炎病史。体格检查：体温 36.7 ℃，脉搏 86 次/分，呼吸 18 次/分，血压 170/105 mmHg。营养不良、慢性病容，表情淡漠。皮肤黏膜苍白、无黄染，眼睑及球结膜水肿，口唇稍发绀；双肺叩诊呈清音，呼吸音稍粗，两肺底可闻及湿啰音伴少量哮鸣音；心尖冲动位于左侧第 5 肋间锁骨中线外侧 0.5 cm 处，心尖冲动弥散，心浊音界向左扩大，心率 86 次/分，律齐；腹平软，肝、脾肋下未触及，腹部移动性浊音(-)，双肾区无叩痛；双下肢呈凹陷性水肿，腰骶部有中度水肿。

学习小组请完成以下工作任务：

(1)根据病情对刘女士进行初步诊断。

（2）目前刘女士最需要做哪些检查以明确诊断？

（3）目前主要给刘女士应用哪些药物？请模拟进行用药指导。

（4）请根据刘女士的病情，对她或其家属进行生活方面的指导。

2. 综合实训方法

（1）条件许可时，可在模拟病房进行综合实训，预先将有关参数输入高端模拟患者程序中，带教老师或实验员在后台模拟患者与学生对话。

（2）课前学生分小组讨论各项工作任务。

（3）课中每组派出1名学生抽签，抽到某项任务时，该小组同学即进行该项任务的实训表演。

（4）某组学生在实训表演时，其他组同学通过同步视频转播观看。

（5）实训结束后，带教老师组织学生自评和他评，最后点评、总结。

3. 作业　课后将本次实训的主要体会、经验或教训撰写于实训报告中。

【实训考核与评价】

（1）带教老师用评分表对小组、学生的病案讨论情况进行评价。

（2）带教老师、学生用评分表对模拟实训效果进行综合评价。

（3）带教老师批阅实训报告。

（杨淑丽）

实训八　白血病患者的救治与健康教育

【实训目的】

在带教老师的指导下，学生通过临床见习、病例讨论或基于工作任务的高端模拟患者综合训练，熟悉白血病患者的诊疗流程及方法，能对患者实施主要的治疗措施、抢救配合及健康指导。

【实训时间】

1学时。

【实训准备】

阅读病案资料，讨论诊疗步骤和措施。病案讨论时，将病案发给学生预习。

【实训方法】

（一）病案讨论

1. 讨论前准备　展示案例或观看一段白血病患者的视频。

2. 讨论方法

（1）分组对案例进行讨论，列出患者的主要诊断，拟订诊疗方案及主要措施，包括做哪些实验室检查、用哪些药物及药物应用时的注意事项、饮食和营养指导、康复指导、健康教育要点等。

(2)选出小组代表进行交流，其他同学补充。

(3)带教老师进行点评和反馈、矫正，归纳总结。

3. 作业　课后将诊断及诊疗计划要点撰写于实训报告中。

(二)基于工作任务的高端模拟患者综合实训

1. 案例　李先生，35岁，发热伴全身酸痛半个月，加重伴出血倾向1周，半个月前无明显诱因发热(38.5 ℃)，伴全身酸痛，轻度咳嗽，无痰，二便正常，给予一般抗感冒药治疗无效，1周来病情加重，刷牙时牙龈出血。病后进食减少，睡眠差，体重无明显变化。入院体格检查：体温38 ℃，脉搏96次/分，呼吸20次/分，血压120/80 mmHg。前胸和下肢皮肤有少许出血点，浅表淋巴结不大，巩膜不黄，咽充血(＋)，扁桃体不大，胸骨有轻压痛；心率96次/分，律齐；肺叩诊清音，右下肺有少许湿啰音，腹平软，肝、脾未及。实验室检查：血红蛋白82 g/L，网织红细胞0.5％，白细胞5.4×10^9/L，原幼红细胞30％，血小板49×10^9/L，尿、粪常规(-)。

学习小组请完成以下工作任务：

(1)根据病情对李先生进行初步诊断。

(2)目前李先生最需要做哪些实验室检查以明确诊断？

(3)目前主要给李先生应用哪些药物？请模拟进行用药指导。

(4)请根据李先生的病情，对他或其家属进行生活方面的指导。

2. 综合实训方法

(1)条件许可时，可在模拟病房进行综合实训，预先将有关参数输入高端模拟患者程序中，带教老师或实验员在后台模拟患者与学生对话。

(2)课前学生分小组讨论各项工作任务。

(3)课中每组派出1名学生抽签，抽到某项任务时，该小组同学即进行该项任务的实训表演。

(4)某组学生在实训表演时，其他组同学通过同步视频转播观看。

(5)实训结束后，带教老师组织学生自评和他评，最后点评、总结。

3. 作业　课后将本次实训的主要体会、经验或教训撰写于实训报告中。

【实训考核与评价】

(1)带教老师用评分表对小组、学生的病案讨论情况进行评价。

(2)带教老师、学生用评分表对模拟实训效果进行综合评价。

(3)带教老师批阅实训报告。

(杨淑丽)

实训九　糖尿病患者的救治与健康教育

【实训目的】

在带教老师的指导下，学生通过临床见习、病例讨论或基于工作任务的高端模拟患者综合训练，熟悉糖尿病患者的诊疗流程及方法，能对患者实施主要的治疗措施及抢救配合。

【实训时间】

1 学时。

【实训准备】

(1)医生准备：阅读病案资料，讨论诊疗步骤和措施。病案讨论时，将病案发给学生预习。

(2)环境及用物准备：医院病房、糖尿病患者、心电监护仪、抢救用药、氧气等。

(3)患者准备：临床见习时，预先告知患者，使其有心理准备。

【实训方法】

(一)临床见习

(1)询问某糖尿病患者的现病史、过去史、服药情况、主要症状及伴随症状、情绪等。

(2)阅读实验室检查报告，为患者进行血糖测定。

(3)阅读入院诊断及医嘱。

(4)分组讨论患者的临床表现，提出诊疗方案和措施，包括还需做哪些实验室检查、用哪些药物及药物应用时的注意事项、饮食和营养指导、康复指导、健康教育要点等。

(5)学生集中交流、讨论，带教老师反馈、矫正、点评、总结。

(6)根据见习资料，模拟填写一份入院病史。

(二)病案讨论

1. 讨论前准备　展示案例或观看一段糖尿病患者的视频。

2. 讨论方法

(1)分组对案例进行讨论，列出患者的主要诊断，拟订诊疗方案及主要措施，包括做哪些实验室检查、用哪些药物及药物应用时的注意事项、饮食和营养指导、康复指导、健康教育要点等。

(2)选出小组代表进行交流，其他同学补充。

(3)带教老师进行点评和反馈、矫正，归纳总结。

3. 作业　课后将诊断及诊疗计划要点撰写于实训报告中。

(三)基于工作任务的高端模拟患者综合实训

1. 案例　郭女士，63 岁，因多饮、多尿 20 余年，昏迷 1 天入院。患者 20 余年前开始口渴、多饮、多尿，一直坚持服用"消渴丸"等口服降糖药治疗，并坚持控制饮食。半个月前由于感冒，发展为肺内感染，同时自觉糖尿病加重，口渴明显，全身疲乏无力，自行加大降糖药剂量。查空腹血糖为 15.1 mmol/L，尿糖（＋＋＋＋）。近 3 天咳嗽加重，并且体温升高达 39 ℃，伴食欲减退、恶心、呕吐，经抗感染治疗，发热略有好转。昨日下午开始出现意识障碍、幻觉，今晨昏迷。入院体格检查：体温 37.8 ℃，脉搏 112 次/分，呼吸 30 次/分，血压 98/64 mmHg。神志不清，压眶反射存在。呼吸急促，无烂苹果味，查体不合作。全身皮肤及黏膜干燥，弹性差，无黄染。双肺呼吸音粗，左肺中下野可听到中、小水泡音，无哮鸣音，右肺未闻及干、湿啰音。心界正常，心率 112 次/分，心律规整，心音钝，无病理性杂音。全腹略凹陷，无压痛及反跳痛，肝、脾未触及。双肾区无叩击痛，双下肢无水肿。双上肢拍击样粗大震颤，生理反射略亢进，病理反射未引出。

学习小组请完成以下工作任务：

(1)根据病情，对郭女士进行初步诊断。

(2)目前郭女士最需要做哪些实验室检查？

(3)如果对郭女士进行抢救，抢救中应注意哪些问题？

(4)请根据郭女士的病情，对她或其家属进行饮食和营养方面的指导。

2. 综合实训方法

(1)条件许可时，可在模拟病房进行综合实训，预先将有关参数输入高端模拟患者程序中，带教老师或实验员在后台模拟患者与学生对话。

(2)课前学生分小组讨论各项工作任务。

(3)课中每组派出 1 名学生抽签，抽到某项任务时，该小组同学即进行该项任务的实训表演。

(4)某组学生在实训表演时，其他组同学通过同步视频转播观看。

(5)实训结束后，带教老师组织学生自评和他评，最后点评、总结。

3. 作业　课后将本次实训的主要体会、经验或教训撰写于实训报告中。

【实训考核与评价】

(1)带教老师用评分表对小组、学生的见习和病案讨论情况进行评价。

(2)带教老师、学生用评分表对模拟实训效果进行综合评价。

(3)带教老师批阅实训报告。

(杨淑丽)

实训十　类风湿关节炎患者的诊治与健康教育

【实训目的】

在带教老师的指导下，学生通过临床见习、病例讨论，熟悉类风湿关节炎患者的诊疗流程及方法，能对患者实施主要的治疗措施。

【实训时间】

1 学时。

【实训准备】

阅读病案资料，讨论诊疗步骤和措施。病案讨论时，将病案发给学生预习。

【实训方法】

1. 病案讨论 患者，女，56 岁，2 年前无明显诱因出现左踝关节肿痛而就诊，X 线片示踝关节未见明显异常，予休息、布洛芬等治疗，关节痛可缓解，但易复发。近 3 个月来，逐渐出现双手掌指关节、近端指间关节肿痛，双手肿痛严重时不能用手拿重物。自诉口干、乏力。体格检查：双侧第 2、3 掌指关节及近端指间关节肿胀明显，压痛阳性；踝关节肿痛不明显。实验室检查：类风湿因子 400 U/mL，抗核抗体、抗可溶性抗原抗体及核心磷脂抗体阴性，$HLA-B27$（－），红细胞沉降率 40 mm/h，C 反应蛋白 20 mg/L，血、尿常规及肝、肾功能正常。

学习小组请完成以下工作任务：

(1)该患者的初步诊断是什么？诊断依据有哪些？

(2)该患者的临床表现及治疗要点是什么？

(3)根据该患者的病情特点，应如何对其进行健康教育？

2. 讨论方法

(1)分组对案例进行讨论，列出患者的诊断，拟订诊疗方案及主要措施，包括做哪些实验室检查、用哪些药物治疗及药物应用时的注意事项、饮食和营养指导、康复指导、健康教育等。

(2)选出小组代表进行交流，其他同学补充。

(3)带教老师进行点评和反馈、矫正，归纳总结。

3. 作业 课后将诊断及诊疗计划要点写于实训报告中。

【实训考核与评价】

(1)带教老师用评分表对小组、学生的病案讨论情况进行评价。

(2)带教老师批阅实训报告。

（郭 慧）

实训十一 颈椎病患者的诊治与健康教育

【实训目的】

在带教老师的指导下，学生通过临床见习、病例讨论，熟悉颈椎病患者的诊疗流程及方法，能对患者实施主要的治疗措施。

【实训时间】

1 学时。

【实训准备】

阅读病案资料，讨论诊疗步骤和措施。病案讨论时，将病案发给学生预习。

【实训方法】

1. 病案讨论 患者，男，50岁，双下肢麻木、踩棉花感5年，加重伴双上肢疼痛2个月。患者于5年前无明显诱因出现双下肢麻木，走路时有脚踩棉花感，可长距离行走。曾口服药物（具体不详），症状无好转。2个月前，出现双上肢麻痛，原有症状进行性加重，行走困难。既往体健。骨科查体：颈椎生理曲度变直，颈部无明显压痛、叩击痛。四肢感觉减退，左侧第5肋间至脐上2 cm感觉减退。双手中指、环指、小指麻木；左大腿内侧、膝前、小腿外侧、足背内侧麻木，右小腿前侧、背侧麻木伴痛觉减退；四肢肌张力增高，双侧肱二头肌、肱三头肌肌力5级，右侧伸腕肌肌力4级，左侧伸腕肌肌力3级，右侧腕屈肌肌力5级，左侧屈腕肌肌力3级；左侧胫前肌肌力4级，拇长伸肌肌力3级。双侧肱二头肌反射、肱三头肌反射均亢进，双侧跟腱反射亢进。双侧踝阵挛可引出，双侧霍夫曼征阳性，双侧巴宾斯基征阳性。

学习小组请完成以下工作任务：

(1)患者的初步诊断是什么？如何进行分型？诊断依据有哪些？

(2)为明确诊断，应进一步做哪些辅助检查？

(3)该型疾病的临床表现及治疗方法是什么？

2. 讨论方法

(1)分组对案例进行讨论，列出患者的诊断，讨论该疾病的临床分型，拟订诊疗方案及主要措施，包括进一步做哪些辅助检查、治疗方法的选择、疾病危害、康复指导、健康教育等。

(2)选出小组代表进行交流，其他同学补充。

(3)带教老师进行点评和反馈、矫正，归纳总结。

3. 作业 课后将诊断、分型、诊断依据及诊疗计划要点撰写于实训报告中。

【实训考核与评价】

(1)带教老师用评分表对小组、学生的病案讨论情况进行评价。

(2)带教老师批阅实训报告。

（郭　慧）

实训十二　病毒性肝炎患者的诊治与健康教育

【实训目的】

在带教老师的指导下，学生通过病例讨论、临床见习，熟悉病毒性肝炎患者的诊疗流程及方法，能对患者实施主要的治疗措施及抢救配合。

【实训时间】

1学时。

【实训准备】

阅读病案资料，讨论诊疗步骤和措施。病案讨论时，将病案发给学生预习。

【实训方法】

1. 病案讨论 王某，男，37岁，因腹胀、乏力3个月，加重1周入院。体格检查：意识清，精神差，呈慢性肝病面容，颈部及前胸可见数枚蜘蛛痣，巩膜及皮肤中度黄染，心、肺无阳性体征。腹平软，肝右肋下2 cm，有压痛，脾肋下未及。移动性浊音阳性，双下肢不肿。实验室检查：谷丙转氨酶245 U/L，谷草转氨酶378 U/L，白蛋白/球蛋白比值<1；乙肝"两对半"呈小三阳。腹部B型超声提示腹水少量，慢性肝病表现，胆囊水肿。

学习小组请完成以下工作任务：

(1)该患者最可能的诊断是什么？其诊断依据有哪些？

(2)根据该患者目前的病情，请制订治疗措施。

(3)根据该患者的病情特点，如何对其进行健康教育？

2. 讨论方法

(1)分组对案例进行讨论，列出患者的主要诊断，拟订诊疗方案及主要措施，包括做哪些实验室检查、用哪些药物及药物应用时的注意事项、饮食和营养指导、康复指导、健康教育要点等。

(2)选出小组代表进行交流，其他同学补充。

(3)带教老师进行点评和反馈、矫正，归纳总结。

3. 作业 课后将诊断及诊疗计划要点撰写于实训报告中。

【实训考核与评价】

(1)带教老师用评分表对小组、学生的病案讨论情况进行评价。

(2)带教老师批阅实训报告。

（杨淑丽）

实训十三 艾滋病患者的救治与健康教育

【实训目的】

在带教老师的指导下，学生通过临床见习、病例讨论或基于工作任务的高端模拟患者综合训练，熟悉艾滋病患者的诊疗流程及方法，能对患者实施主要的治疗措施、抢救配合及健康指导。

【实训时间】

1学时。

【实训准备】

阅读病案资料，讨论诊疗步骤和措施。病案讨论时，将病案发给学生预习。

【实训方法】

(一)病案讨论

1. 讨论前准备　展示案例或观看一段艾滋病患者的视频。

2. 讨论方法

(1)分组对案例进行讨论，列出患者的主要诊断，拟订诊疗方案及主要措施，包括做哪些实验室检查、用哪些药物及药物应用时的注意事项、饮食和营养指导、康复指导、健康教育要点等。

(2)选出小组代表进行交流，其他同学补充。

(3)带教老师进行点评和反馈、矫正，归纳总结。

3. 作业　课后将诊断及诊疗计划要点撰写于实训报告中。

(二)基于工作任务的高端模拟患者综合实训

1. 案例　吴先生，27岁，未婚，有双性恋史5年，经常有无保护的高危性行为。因胸闷、喘憋3个月，发现HIV抗体阳性2天入院。患者于3个月前无明显诱因出现活动后胸闷、喘憋，无咳嗽、咳痰，在当地医院诊断为"肺炎"，经抗炎对症治疗后未见明显缓解。2天前，查HIV抗体阳性。入院查体：全身浅表淋巴结未触及肿大，口唇发绀，口腔上腭有片状溃疡，心、肺未见明显异常。体温37.5℃，呼吸19次/分，脉搏90次/分，血压100/80 mmHg。$CD4^+$ T细胞/$CD8^+$ T细胞比例倒置；胸部X线检查示两肺纹理增强，可见沿纹理走行的纤维条索状及小斑片状阴影，提示肺孢子虫肺炎可能性大。

学习小组请完成以下工作任务：

(1)根据病情，对吴先生进行初步诊断。

(2)目前主要应给吴先生进行哪些治疗？

(3)根据吴先生的病情，如何对其进行健康指导？

(4)针对吴先生的病情特点，应进行哪些心理指导？

2. 综合实训方法

(1)条件许可时，可在模拟病房进行综合实训，预先将有关参数输入高端模拟患者程序中，带教老师或实验员在后台模拟患者与学生对话。

(2)课前学生分小组讨论各项工作任务。

(3)课中每组派出1名学生抽签，抽到某项任务时，该小组同学即进行该项任务的实训表演。

(4)某组学生在实训表演时，其他组同学通过同步视频转播观看。

(5)实训结束后，带教老师组织学生自评和他评，最后点评、总结。

3. 作业　课后将本次实训的主要体会、经验或教训撰写于实训报告中。

【实训考核与评价】

(1)带教老师用评分表对小组、学生的病案讨论情况进行评价。

(2)带教老师、学生用评分表对模拟实训效果进行综合评价。

(3)带教老师批阅实训报告。

（杨淑丽）

参考文献

［1］蔡小红．临床医学概要［M］.3 版．西安：西安交通大学出版社，2020.

［2］万学红，卢雪峰．诊断学［M］.10 版．北京：人民卫生出版社，2024.

［3］葛均波，王辰，王建安．内科学［M］.10 版．北京：人民卫生出版社，2024.

［4］蔡小红，胡桂才，李秀霞．内科学［M］.3 版．南京：江苏凤凰科学技术出版社，2020.

［5］陈孝平，张英泽，兰平．外科学［M］.10 版．北京：人民卫生出版社，2024.

［6］崔勇，高兴华．皮肤性病学［M］.10 版．北京：人民卫生出版社，2024.

［7］郝峻巍，罗本燕．神经病学［M］.9 版．北京：人民卫生出版社，2024.

［8］陆林，李涛．精神病学［M］.9 版．北京：人民卫生出版社，2024.

［9］范先群，颜华．眼科学［M］.10 版．北京：人民卫生出版社，2024.

［10］孔北华．妇产科学［M］.10 版．北京：人民卫生出版社，2024

［11］张欣，张罗．耳鼻咽喉头颈外科学［M］.10 版．北京：人民卫生出版社，2024.

［12］石远凯，孙燕．临床肿瘤内科手册［M］.7 版．北京：人民卫生出版社，2023.